本书由大连市人民政府资助出版

Illust of CT/MRI Applied Anatomy
Head & Face
CT/MRI 应用解剖学图解
头部和面部

主　编　　韩玉成　孙传恕　沈晓速

副主编　　王　冰　赖声远　于　晶　鞠振录

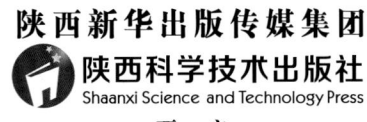

陕西新华出版传媒集团
陕西科学技术出版社
Shaanxi Science and Technology Press
———西安———

图书在版编目（CIP）数据

CT/MRI 应用解剖学图解 . 头部和面部 / 韩玉成，孙传恕，沈晓速主编 . — 西安：陕西科学技术出版社，2020.1
ISBN 978-7-5369-7769-3

Ⅰ . ① C… Ⅱ . ①韩… ②孙… ③沈… Ⅲ . ①计算机 X 线扫描体层摄影—应用—头部—人体解剖学—图谱②计算机 X 线扫描体层摄影—应用—面—人体解剖学—图谱③核磁共振成像—应用—头部—人体解剖学—图谱④核磁共振成像—应用—面—人体解剖学—图谱 Ⅳ . ① R322-64

中国版本图书馆 CIP 数据核字 (2019) 第 301299 号

CT/MRI 应用解剖学图解·头部和面部
CT/MRI Yingyong Jiepouxue Tujie·Toubu He Mianbu

主编　韩玉成　孙传恕　沈晓速

责任编辑	付　琨　潘晓洁
封面设计	萨木文化

出 版 者	陕西新华出版传媒集团　陕西科学技术出版社 西安市曲江新区登高路1388号陕西新华出版传媒产业大厦B座 电话（029）81205187　传真（029）81205155　邮编710061 http://www.snstp.com
发 行 者	陕西新华出版传媒集团　陕西科学技术出版社 电话（029）81205180 81206809
印　　刷	西安牵井印务有限公司
规　　格	889mm×1194mm　16开本
印　　张	30.5
字　　数	600千字
版　　次	2020年1月第1版 2020年1月第1次印刷
书　　号	ISBN 978-7-5369-7769-3
定　　价	350.00元

版权所有　翻印必究
（如有印装质量问题，请与我社发行部联系调换）

编委会

总策划 韩玉成　孙传恕

主　编 韩玉成　孙传恕　沈晓速

副主编 王　冰　赖声远　于　晶　鞠振录

参编人员（按姓氏拼音排序）

邴　晶	大连市中心医院放射科
蔡兆诚	大连大学附属中山医院放射科○
陈　速	盘锦市中心医院放射科○
陈宏海	大连医科大学附属第二医院放射科
程绍玲	大连医科大学附属第二医院放射科
戴　威	盘锦市中心医院放射科○
都兴麟	大连瓦房店第三医院病案室☆
范鸿禹	大连大学附属中山医院放射科○
盖　鸿	盘锦市中心医院放射科○
郭振浩	大连瓦房店第三医院放射科
郭永利	大连化工集团医院放射科
韩松岩	盘锦市中心医院放射科
韩玉成	大连市中心医院放射科☆
鞠振录	盘锦市中心医院放射科○
赖声远	大连医科大学附属第二医院放射科☆○
刘　健	大连瓦房店第三医院放射科
吕长福	盘锦市中心医院放射科
马得壮	大连瓦房店第三医院放射科○
孟兆清	大连市中心医院放射科

沙　琳	大连医科大学附属第二医院放射科
沈　晶	大连大学附属中山医院放射科○
沈晓速	盘锦市中心医院放射科
孙传恕	大连医科大学附属第二医院放射科○
孙红霞	大连瓦房店第三医院放射科○
孙虹越	盘锦市中心医院放射科
孙晓明	盘锦市中心医院放射科
王　冰	大连瓦房店第三医院放射科○
王晓梅	大连医科大学附属第二医院放射科○
王　勇	大连市中心医院放射科
杨　昱	大连瓦房店第三医院放射科
于　晶	大连大学附属中山医院放射科○
翟方兵	大连医科大学附属第二医院放射科
张　清	大连大学附属中山医院放射科○
张国庆	大连市结核病医院放射科
张喜友	大连医科大学附属第二医院放射科

注：☆为兼本册图书美术创意者。○为本册图书正式采用图像的提供者。

主编简介

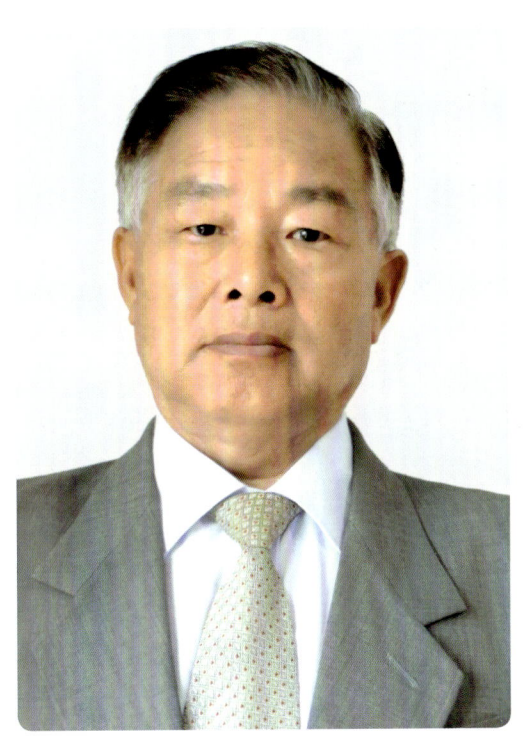

韩玉成

1968年毕业于第四军医大学临床医学系六年制本科。1981年毕业于中国医学科学院北京协和医学院研究生院，医学硕士。曾就职于大连医科大学附属第一医院等医院放射诊断科，从事医学影像学临床和教研工作50余年。1985年后多次出国留学和进行学术交流。历任医师、讲师、副主任医师、教授、放射科主任兼放射学教研室主任和大连市放射学会副主任委员、辽宁省放射学会常务委员、中华放射学会胸组委员等职。先后在《中华放射学杂志》《中华肿瘤杂志》等国家核心学术期刊及国内外学术会议以第一作者发表论文34篇，主编《实用CT解剖图谱》等学术专著5部。

主编简介

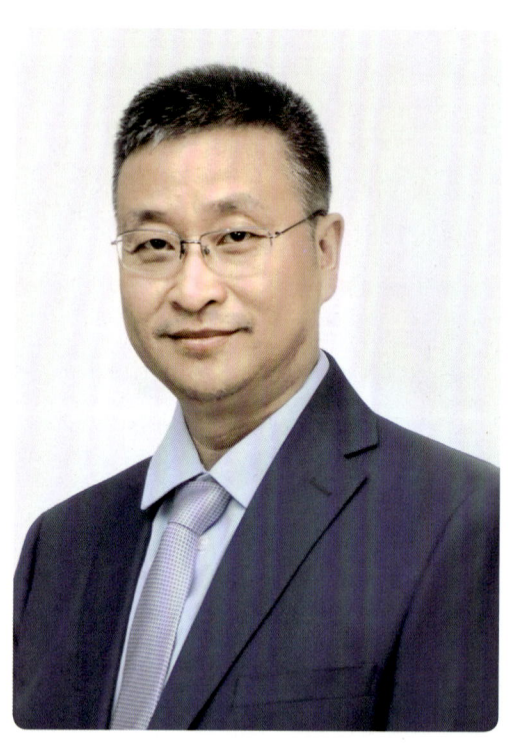

孙传恕

1992年毕业于大连医科大学临床医学系五年制本科。2011年毕业于大连医科大学研究生院，医学硕士。就职于大连医科大学附属第二医院放射科。迄今已经从事临床医学和教研工作近30年。历任医师、助教、讲师、副教授、教授和CT介入医学中心主任等职。常年从事CT定位穿刺活检等临床诊断和治疗工作，在相关学术领域中具有丰富的临床经验和科研成果，组建起了一支深受广大患者信任与欢迎的技术团队。先后在国内外学术杂志发表科研论文10余篇。

主编简介

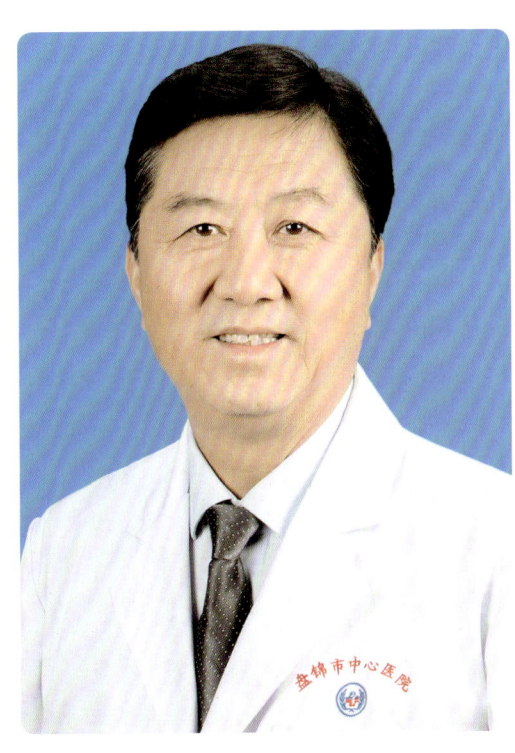

沈晓速

1989年毕业于沈阳医学院临床医学系本科。1976年起先后就职于盘锦市大洼县医院、盘锦市第一人民医院、盘锦市中心医院。迄今从事临床医学和行政管理工作40余年。历任医师、放射科主任、副院长和院长等职。现任辽宁省放射学会常务委员、盘锦市放射学会主任委员、锦州医科大学硕士研究生导师。长期担任盘锦市放射学分会主任委员，为教育和培养盘锦地区的医学影像学队伍做出了卓越的贡献。先后多次出国访问和进行学术交流，并获得省、市科技进步奖多项，发表国家级、省级学术论文20余篇。

前 言

随着CT/MRI成像技术的不断进步，CT/MRI图像将人类活体的解剖结构显示得越来越细致和逼真，许多解剖结构逐步从看不到变成看得到，乃至看得非常清晰，CT/MRI图像大大拓宽了医生们观察和诊断的视野。然而，CT/MRI图像与人体解剖学文献之间在表达形式方面存在着诸多差异。首先，我们在CT/MRI图像上所见的解剖结构与在解剖学文献、解剖标本及术中所见的解剖结构在大小、形态、颜色和空间关系等方面均有明显差别。其次，在解剖学教科书中人体正常解剖的表现相对单一和固定，而在临床所阅读的CT/MRI图像上既表现出无数个体之间的千差万别，又涵盖着性别、年龄、体型、状态、生理周期和时相等多种因素所赋予的变化，其解剖内容要复杂得多、丰富得多。第三，在CT/MRI图像上，解剖结构是由黑白灰阶显示的，这与解剖图书、解剖标本和术中所见是完全不同的，必须建立起黑白灰阶与人体解剖结构和组织成分之间的对应关系，方能理解CT/MRI图像上所显示的解剖内容。进一步讲，CT图像上的黑白灰阶代表着人体解剖结构的密度差异，MRI图像上的黑白灰阶则代表着人体解剖结构磁信号的不同。所以，相同的解剖结构在CT和MRI图像上的表现也不尽相同，甚至会完全相反。其中MRI图像又因为检查序列不同而产生出不同的灰阶图像，注入造影剂后的CT/MRI图像又在平扫的基础上增加了因血液供应而产生的许多新信息。上述种种因素使得即便是熟知人体解剖学知识的医生在阅读CT/MRI图片时也常常会感到困惑，常常会讨论或自问"这个是什么，那个又是什么?"。由于人体解剖学知识与CT/MRI影像之间存在着的巨大落差，所以迫切需要在两者之间架起一座桥梁，这座桥梁便是"CT/MRI应用解剖学"。CT/MRI应用解剖学是在综合运用人体解剖学知识和CT/MRI技术的过程中所产生的一门新学科。一方面，我们阅读CT/MRI图像必须以人体解剖学作为理论基础；另一方面，人体解剖学知识又因为CT/MRI应用解剖学的出现而焕发出勃勃生机，获得延伸和发展，两者相辅相成。我们在日常读片中逐渐将CT/MRI影像与人体解剖学的知识融会贯通的过程也正是CT/MRI应用解剖学产生、积累和发展的必由之路。

任何疾病都是在正常人体解剖结构的背景下产生和发展的，若能对正常人体解剖结构的CT/MRI表现了如指掌，那么当这些解剖结构因病变而出现任何细微改变时，你就能及时捕捉到病变并对其进行准确的定性和定量诊断。一本好的CT/MRI应用解剖学图书就应当从这一思路出发，尽量做到形式为内容服务、形式与内容统一。我曾于1998年10月在陕西科学技术出版社主编出版了《实用CT解剖图谱》一书，尽管书中存在诸多缺憾和不足，但读者的积极评价和热情支持还是令我们备受鼓舞。从那时起，我们就开始筹划撰写一部更贴近临床需求、内容更丰富和更便于阅读的CT/MRI应用解剖学图书。历经20年的积累和沉淀，通过主创与全体参编人员数年间的辛勤工作，全新的"CT/MRI应用解剖学图解"系列图书终于接棒《实用CT解剖图谱》，陆续在陕西科学技术出版社出版。全书包括"头部和面部""颈部和胸部""腹部和盆腔"和"脊柱和四肢"4个分册，每个分册对其所涵盖的解剖部位分别进行CT/MRI整体解剖概览和CT/MRI解剖要点解析。

前者先建立起人体各部的整体解剖概念，后者则对重点解剖区域或结构以解剖要点（point）的形式做进一步细致讲述。本书在以往同类图书的基础上，试图以更适当的模式来讲述CT/MRI应用解剖学的内容，也算是一种探索。希望这套丛书能够为临床各科医师阅读CT/MRI图像提供帮助，使大家共同向CT/MRI应用解剖学的深度和广度进军。一部新书难免出现缺点和错误，我们诚恳地期待读者朋友们对书中出现的缺点或问题积极给予地批评和指正。CT/MRI应用解剖学是一门蕴藏着极大生命力的新学科，它还在不断发展，需要解决的问题很多。"江山代有人才出，长江后浪推前浪"，让我们一起来为CT/MRI应用解剖学的发展添砖加瓦，沿着一条崎岖而又美丽的路奋勇向前，一代又一代。

斗转星移，苦尽甘来。回顾"CT/MRI应用解剖学图解"系列图书的写作过程，既有"山重水复疑无路"的困惑，也有"柳暗花明又一村"的喜悦，当我们终于走过这一段路的时候，我要衷心感谢各位主创和全体参编人员所付出的艰辛努力，感谢大连市人民政府对本套丛书的支持和资助，感谢陕西科学技术出版社的全力配合。我本人还要借这部图书的出版来回报培育我的母校第四军医大学和中国医学科学院北京协和医学院，致谢每一位曾经栽培、指导过我的老师，感谢一起奋斗过的同道。最后，衷心希望本书能够成为广大读者朋友们专业成长道路上的一块小小的铺路石，期待你们的批评和指导。

2019年11月于大连

目　录

头部篇 1

第 1 章　头部 CT/MRI 解剖概览 3

1.1 头部 CT/MRI 横断面观察 4
    1.1.1　扫描基线 4
    1.1.2　横断面图像分组 4
        图 1.1-1　头部 CT/MRI 横断面 - 头顶层面 6
        图 1.1-2　头部 CT/MRI 横断面 - 脑室和基底核层面 16
        图 1.1-3　头部 CT/MRI 横断面 - 脑干层面 22
        图 1.1-4　头部 CT/MRI 横断面 - 层面识别 TEST 34

1.2 头部 CT/MRI 冠状面观察 36
    1.2.1　扫描基线 36
    1.2.2　冠状面图像分组 36
        图 1.2-1　头部 CT/MRI 冠状面 - 额叶前部层面 38
        图 1.2-2　头部 CT/MRI 冠状面 - 胼胝体层面 41
        图 1.2-3　头部 CT/MRI 冠状面 - 枕叶层面 48
        图 1.2-4　头部 CT/MRI 冠状面 - 层面识别 TEST 51

1.3 头部 CT/MRI 矢状面观察 52
    1.3.1　扫描基线 52
    1.3.2　矢状面图像分组 52
        图 1.3-1　头部 CT/MRI 矢状面 - 正中矢状面 54
        图 1.3-2　头部 CT/MRI 矢状面 - 脑室和基底核层面 55
        图 1.3-3　头部 CT/MRI 矢状面 - 脑凸面层面 58
        图 1.3-4　头部 CT/MRI 矢状面 - 层面识别 TEST 61

第 2 章　头部 CT/MRI 要点解析 63

2.1 脑膜 64
    2.1.1　硬脑膜 64
        ● Point-01：硬脑膜的厚度及其 CT/MRI 表现 65
    2.1.2　硬脑膜静脉窦 68
        a present：硬脑膜静脉窦的汇流关系 69
        ● Point-02：上矢状窦 70

- Point-03：直窦 ·· 72
- Point-04：窦汇 ·· 74
- Point-05：横窦 ·· 76
- Point-06：乙状窦 ··· 78
- Point-07：下矢状窦 ·· 82
- Point-08：海绵窦 ··· 84
- Point-09：其他硬脑膜静脉窦 ·· 87
- Point-10：硬脑膜静脉窦的附属结构 ·· 89

2.1.3　硬脑膜折叠 ·· 92
- Point-11：大脑镰 ··· 92
- Point-12：小脑幕 ··· 94
- Point-13：小脑镰 ··· 96
- Point-14：鞍隔 ·· 97
- a present：空蝶鞍 ··· 99

2.1.4　蛛网膜 ·· 100
- Point-15：蛛网膜下腔 ··· 100
- a present：与蛛网膜和蛛网膜下腔相关的疾病 ······························· 102

2.1.5　软脑膜 ·· 103
- Point-16：脉络膜裂 ··· 103
- Point-17：血管周围间隙 ·· 106
- a present：血管周围间隙与腔隙性脑梗死的鉴别 ··························· 109

2.2　大脑半球皮质 ··· 109

2.2.1　大脑半球脑凸面脑叶的划分 ·· 109
- Point-01：外侧裂 ·· 110
- Point-02：中央沟 ·· 112
- a present：脑回环 ·· 114
- Point-03：枕前切迹、外侧顶颞线和颞枕线 ··································· 115

2.2.2　大脑半球脑凸面脑沟回 ··· 117
- Point-04：额叶上组脑沟回 ·· 117
- Point-05：额叶下组脑沟回 ·· 120
- Point-06：顶叶脑沟回 ··· 123
- Point-07：颞叶和枕叶脑沟回 ·· 125
- Point-08：岛叶脑沟回 ··· 130

2.2.3　大脑半球内侧面脑沟回 ··· 136
- Point-09：大脑半球内侧面脑沟回 ··· 136

2.2.4　大脑半球底面脑沟回 ·· 139
- Point-10：额叶底面脑沟回 ·· 140
- Point-11：颞、枕叶底面脑沟回 ··· 142

目录

- ● Point-12：中心脑底 ······ 144
- 2.2.5 边缘系统 ······ 148
  - ● Point-13：边缘叶 ······ 148
  - a present：扣带三兄弟 ······ 150
  - ● Point-14：杏仁体和海马 ······ 150
  - ● Point-15：穹窿 ······ 153
  - a present：与海马连合相关的解剖结构 ······ 153
  - ● Point-16：嗅脑 ······ 155
  - a present：人类嗅觉系统的几个相关概念 ······ 155
  - ● Point-17：隔区 ······ 158
  - a present：边缘系统概念的成长史 ······ 160

2.3 大脑半球内核 ······ 161
- 2.3.1 大脑半球髓质 ······ 161
  - ● Point-01：大脑半球髓质分区 ······ 162
  - ● Point-02：上组联络纤维束 ······ 164
  - ● Point-03：下组联络纤维束 ······ 168
  - ● Point-04：胼胝体 ······ 172
  - ● Point-05：其他连合纤维束 ······ 175
  - ● Point-06：内囊 ······ 179
- 2.3.2 基底核 ······ 183
  - ● Point-07：基底核 ······ 183
  - a present：腹侧基底核 ······ 187
- 2.3.3 间脑 ······ 187
  - ● Point-08：背侧丘脑 ······ 187
  - ● Point-09：下丘脑 ······ 190
  - ● Point-10：上丘脑 ······ 193
  - ● Point-11：底丘脑和后丘脑 ······ 195

2.4 脑干 ······ 198
- a present：12 对颅神经概览及其与脊神经的区别 ······ 198
- 2.4.1 中脑 ······ 200
  - ● Point-01：中脑 ······ 200
  - ● Point-02：出自中脑的动眼神经 ······ 203
  - ● Point-03：出自中脑的滑车神经 ······ 205
- 2.4.2 脑桥 ······ 206
  - ● Point-04：脑桥 ······ 206
  - ● Point-05：三叉神经 ······ 209
  - a present：三叉神经半月节综合征、岩尖综合征和三叉神经痛 ······ 211
  - ● Point-06：出自脑桥的展神经 ······ 212

- Point-07：出自脑桥的面神经 …… 213
  - a present：面神经的三"膝"和一"丘" …… 216
- Point-08：出自脑桥的前庭蜗神经 …… 217

2.4.3 延髓 …… 219
- Point-09：延髓 …… 219
- Point-10：进出延髓的颅神经 …… 222

2.5 小脑 …… 225

2.5.1 小脑蚓部分叶 …… 225
- Point-01：小脑蚓部上组小叶群 …… 226
- Point-02：小脑蚓部后组小叶群 …… 229
- Point-03：小脑蚓部下组小叶和叶间裂 …… 231

2.5.2 小脑半球分叶 …… 233
- Point-04：小脑半球上半部小叶和叶间裂 …… 233
- Point-05：小脑半球下半部小叶和叶间裂 …… 239

2.5.3 小脑半球内核 …… 243
- Point-06：小脑半球内核 …… 243
  - a present：小脑蚓部和小脑半球小叶的对应关系 …… 246
- Point-07：小脑脚 …… 247

2.6 脑室系统 …… 250

2.6.1 脑室 …… 250
- Point-01：侧脑室和室间孔 …… 250
- Point-02：侧脑室脉络丛和脉络膜裂 …… 254
- Point-03：第三脑室和大脑水管 …… 256
- Point-04：第四脑室 …… 259
  - a present："第五脑室"和"第六脑室" …… 262

2.6.2 脑池 …… 264
- Point-05：幕上脑池 …… 264
- Point-06：幕水平脑池 …… 266
- Point-07：幕下脑池 …… 269
  - a present：脑脊液循流路线和循流特点 …… 272

2.7 脑动静脉 …… 273

2.7.1 脑动脉 …… 273
- Point-01：颈内动脉五分段法 …… 273
  - a present：颈内动脉五分段法与七分段法比较 …… 275
- Point-02：颈内动脉的其他颅内分支 …… 276
- Point-03：大脑前动脉 …… 278
- Point-04：大脑中动脉 …… 280
- Point-05：椎动脉、基底动脉及其分支 …… 282

目录

- Point-06：脑底动脉环 ... 285
  - 2.7.2 脑静脉 ... 287
  - Point-07：大脑深静脉 ... 287
- **2.8 颅底** ... 290
  - 2.8.1 前颅窝 ... 290
  - Point-01：前颅窝和筛孔 ... 290
  - 2.8.2 中颅窝 ... 293
  - Point-02：中颅窝 ... 293
  - Point-03：视神经管 ... 295
  - Point-04：破裂孔 ... 297
  - Point-05：圆孔 ... 298
  - Point-06：卵圆孔 ... 300
  - Point-07：棘孔 ... 302
  - a present：颅底三孔 ... 303
  - 2.8.3 后颅窝 ... 304
  - Point-08：后颅窝 ... 304
  - Point-09：颈静脉孔 ... 306
  - Point-10：舌下神经管 ... 308
  - Point-11：颈内动脉管 ... 309
  - a present：颅底孔道与进出的颅神经和血管 ... 311

面部篇 ... 313

第 3 章　面部 CT/MRI 解剖概览 ... 315

3.1 面部 CT/MRI 横断面观察 ... 316
- 3.1.1 扫描基线 ... 316
- 3.1.2 横断面图像分组 ... 316
  - 图 3.1-1　面部 CT/MRI 横断面 - 眼眶层面 ... 318
  - 图 3.1-2　面部 CT/MRI 横断面 - 鼻腔层面 ... 324
  - 图 3.1-3　面部 CT/MRI 横断面 - 口腔层面 ... 330

3.2 面部 CT/MRI 冠状面观察 ... 344
- 3.2.1 扫描基线 ... 344
- 3.2.2 冠状面图像分组 ... 344
  - 图 3.2-1　面部 CT/MRI 冠状面 - 眼眶层面 ... 346
  - 图 3.2-2　面部 CT/MRI 冠状面 - 蝶窦层面 ... 351

图 3.2-3　面部 CT/MRI 冠状面 - 耳部层面 ·············· 354

3.3　面部 CT/MRI 矢状面观察 ················· 358

3.3.1　扫描基线 ················· 358
3.3.2　矢状面图像分组 ················· 358
　　图 3.3-1　面部 CT/MRI 矢状面 - 耳部层面 ·············· 360
　　图 3.3-2　面部 CT/MRI 矢状面 - 眼眶层面 ·············· 364
　　图 3.3-3　面部 CT/MRI 矢状面 - 鼻腔层面 ·············· 367

第 4 章　面部 CT/MRI 要点解析 ················· 369

4.1　眼球和眼眶 ················· 370

4.1.1　眼球、视神经和视觉通路 ················· 370
- Point-01：眼球 ················· 370
- Point-02：视神经 ················· 372
- Point-03：视觉通路 ················· 374

　a present：视路损伤与视野缺失 ················· 376

4.1.2　眼眶和眶内其他结构 ················· 376
- Point-04：眼外肌 ················· 377
- Point-05：眼眶内其他解剖结构 ················· 380
- Point-06：眶壁和眶尖 ················· 383

　a present：进出眶尖的颅神经和血管 ················· 385

4.2　外耳、中耳和内耳 ················· 386

4.2.1　外耳 ················· 386
- Point-01：外耳道和鼓膜 ················· 386

4.2.2　中耳 ················· 389
- Point-02：鼓室腔 ················· 389
- Point-03：听小骨 ················· 392
- Point-04：咽鼓管 ················· 395

　a present：为什么小儿易患中耳炎，成人的中耳炎常经久不愈 ··· 397
- Point-05：乳突窦和乳突小房 ················· 398

4.2.3　内耳与内耳道 ················· 400
- Point-06：骨迷路 ················· 400
- Point-07：内耳道和内耳道底 ················· 402

　a present：人类与声音 ················· 404

4.3　鼻、副鼻窦和鼻咽 ················· 405

4.3.1　鼻 ················· 405
- Point-01：外鼻 ················· 405
- Point-02：鼻腔 ················· 408

目录

a present：关于鼻腔的几个问题 ········ 412
4.3.2 副鼻窦 ········ 412
● Point-03：额窦 ········ 412
a present：额窦炎症的特殊临床表现 ········ 414
● Point-04：筛窦 ········ 414
● Point-05：蝶窦 ········ 417
● Point-06：上颌窦 ········ 419
a present：副鼻窦开口与"窦口 - 鼻道复合体" ········ 421
4.3.3 鼻咽 ········ 422
● Point-07：鼻咽 ········ 422
a present：关于增殖体肥大的诊断 ········ 424

4.4 口腔、涎腺和口咽 ········ 425
4.4.1 口腔 ········ 425
● Point-01：口腔前庭 ········ 425
● Point-02：固有口腔 ········ 427
● Point-03：牙齿 ········ 428
● Point-04：舌 ········ 431
4.4.2 涎腺 ········ 433
● Point-05：腮腺 ········ 433
a present：腮腺深叶和副腮腺 ········ 436
● Point-06：下颌下腺 ········ 436
● Point-07：舌下腺 ········ 438
4.4.3 口咽 ········ 440
● Point-08：口咽 ········ 440
a present：口咽峡与吞咽动作 ········ 442
a present：扁桃体上隐窝和扁桃体上窝 ········ 442

4.5 颌面软组织间隙 ········ 443
4.5.1 颌周组软组织间隙 ········ 443
● Point-01：颌周组软组织间隙浅组 ········ 443
● Point-02：颌周组软组织间隙深组 ········ 448
a present：翼腭间隙和翼腭窝 ········ 451
4.5.2 口底组软组织间隙 ········ 452
● Point-03：口底组软组织间隙 ········ 452
4.5.3 咽旁组软组织间隙 ········ 454
● Point-04：咽旁组软组织间隙 ········ 454
a present：颌面软组织间隙的分组、沟通和关联 ········ 457

4.6 面部其他解剖结构 ········ 458
4.6.1 颞下颌关节 ········ 458

- Point-01：颞下颌关节 ·· 458
- Point-02：颞下颌关节运动解剖 ······························ 460
4.6.2 咀嚼肌群 ·· 462
- Point-03：咀嚼肌群 ··· 462
4.6.3 茎突 ·· 465
- Point-04：茎突 ·· 465
a present：茎突过长 ·· 468

参考文献 ·· 469

头 部 篇

颅脑是支配全身生命活动的神经中枢，颅脑与面部被颅底分隔成功能完全不同且各自独立的 2 个解剖大区，在本书中分头部篇和面部篇进行讲述。头部篇主要讲述颅脑的 CT/MRI 应用解剖学。颅脑历来是人体解剖学中重点和难点相对集中的部位，故本书的头部篇也必然成为 CT/MRI 应用解剖学中的重点篇章之一。

颅脑由颅腔和脑构成。

颅腔由 8 块颅骨密闭构成。其中分布在中线上的单块颅骨和两侧对称分布的颅骨各有 4 块。中线分布的额骨、筛骨和蝶骨位于颅腔的前方，枕骨位于颅腔的后方。其中筛骨只构成颅底，而额骨、蝶骨和枕骨则参与构成颅底和颅腔的穹窿部。两侧对称分布的颅骨位于颅腔的中间，两块顶骨在中线对接形成矢状缝，两侧顶骨的外侧为两块颞骨。位于中线两侧的顶骨更侧重于构成颅腔穹窿部，而位于顶骨两侧的颞骨则以构成颅底为主。全部 8 块颅骨中，除筛骨外均参与构成颅腔的穹窿部和颅底。

脑由端脑、间脑、脑干和小脑组成，为人体的最高"司令部"。正如俗语所言"人无头不走，鸟无头不飞"。脑是人体中最复杂、最精细的器官。不仅上述脑的各个部分的结构非常细致和复杂，而且上述各级神经中枢之间的从属、关联和互动也是极其复杂的。同时，脑又是人体中最为脆弱的器官。试想一下，在整个人体内，被骨骼严密包裹在里面的器官是不是只有脑和脊髓？这一方面说明脑对于人体而言无比重要，另一方面又说明脑组织是最为脆弱的器官组织，哪怕是一个轻微损害都有可能酿成极为严重的后果，甚至危及生命。从解剖学角度看，脑是人体内最为精细和复杂的器官；而从组织学角度讲，神经细胞又是人体中唯一不能再生的细胞。总之，脑是整个人体中最为金贵而又最为复杂的器官，因此，脑在人体解剖学和 CT/MRI 应用解剖学中所占的篇幅总是全书中最多的。

学习头部 CT/MRI 解剖，要注意正确使用三维重建技术和牢固建立起三维立体概念。一方面，要充分发挥 CT/MRI 三维立体显示技术的优势，在有条件的情况下进行精确的三维重建，以显示细小结构的准确位置和毗邻关系；另一方面，在没有三维重建条件时，通过对局部解剖三维立体概念的建立，以普通 CT/MRI 断面图像来分析病变的解剖位置和毗邻关系。这些对于颅脑疾病的诊断和治疗具有重要价值。

为方便学习和掌握错综复杂的颅脑 CT/MRI 影像学解剖，我们在本篇第 1 章的解剖概览中以 CT/MRI 横断面、冠状面和矢状面图像对整个颅脑解剖做整体浏览；在本篇第 2 章的要点解析中，则将头部 CT/MRI 的解剖内容划分为脑膜、大脑半球皮质、大脑半球内核、脑干、小脑、脑室系统、脑动静脉和颅底 8 节进行较为详尽的讲述。

头部 CT/MRI 解剖概览
chapter 01

> 本章内容包括头部 CT/MRI 的横断面观察、冠状面观察和矢状面观察 3 节。
>
> 在对上述横断面、冠状面和矢状面 CT/MRI 序列图像进行观察时，我们将在各个层面中出现的相对突出且容易识别的某些解剖结构作为标志，对横断面、冠状面和矢状面 CT/MRI 的全部序列图像进行整理和分组，以便在观察过程中能够快捷准确地对每个层面进行定位并对在每个层面上分布的解剖结构进行识别和记忆，从而提高对头部 CT/MRI 图像浏览的水平和效果。

1.1 头部 CT/MRI 横断面观察

1.1.1 扫描基线

CT 和 MRI 在头部横断面扫描技术方面最突出的差别就是扫描基线 (base line) 不同。

(1) 头部 CT 横断面扫描基线

1962 年，世界神经病学联合会 (WFN) 公布将 OM 线 (orbito-meatal line) 作为头部 CT 横断面扫描的扫描基线。该基线是自眼眶下缘至外耳孔之间的连线，解剖学者提出时称其为 "Frankfurt-Virchow 平面"，后命名为眶耳线。然而在 CT 扫描的操作中发现眼眶下缘不如外眼角更易确定，所以自外眼角至外耳孔之间的 CM 线 (canthomeatal line)，即 "眦耳线" 逐步取代了 OM 线，而临床上仍习惯沿用 "OM 线" 的名称。

(2) 头部 MRI 横断面扫描基线

1952 年，Talairach 等在解剖学上提出以前后连合平面 (AC-PC plane)，即前连合上缘至后连合下缘之间的连线作为横断面解剖学观察的基线。继而 Schaltenbrand 和 Bailey 于 1954 年提出以连合间平面 (intercommissural plane)，即连接前、后连合中心的连线作为横断面解剖学观察的基线。MRI 问世后，除了将上述前后连合平面作为扫描基线之外，Oliver 等人于 1985 年提出以胼胝体平面 (callosal plane) 或胼胝体线 (CG-CS，callosal line)，即连接胼胝体膝部下缘至胼胝体压部下缘之间的切线为头部 MRI 横断面的扫描基线，此基线在 MRI 扫描时更容易应用。

文献认为 OM 线与前后连合线 (AC-PC) 近乎平行，两者之间的差别仅为 1.4°左右；而将 OM 线与胼胝体线进行比较，则可体现出大约 10°~15°的仰角。这些均可在应用中参考。

1.1.2 横断面图像分组

头部 CT/MRI 横断面扫描所获得的各个层面的图像可以将头顶、脑室基底核和脑干等解剖结构作为标志，大致分为 3 组层面[1]。

(1) 第 1 组层面：头顶层面

这一组层面大约在距离头顶 0~50mm 的范围，以 10mm 为单位可以将该组层面分为 5 个层面，主要显示头顶部的头皮、颅骨、头顶部脑皮质和半卵圆中心。其中，0~10mm 层面显示头皮和颅骨；10~40mm 层面显示头顶部大脑半球皮质的脑沟回；40~50mm 层面显示半卵圆中心。个体之间因头颅大小不同会略有差异。

---

[1] 上述头部 CT/MRI 横断面图像的层面分组只是为便于读片而人为进行的分组。由于个体间的解剖学差异以及设备和技术操作方面等因素的存在，各层面图像显示的解剖结构不可能按照 1cm 的间隔那么规则地分布，个体之间会有出入，不可以机械照搬而应领会其精神，目的是以此帮助我们在临床读片时对头部横断面图像的层面位置和解剖内容进行快速的识别和判定。

(2) 第 2 组层面：脑室和基底核层面

这一组层面位于半卵圆中心下方至脑干上方，包括侧脑室大部、第三脑室和几乎全部基底核，大约在距离头顶 50～80mm 的范围。以 10mm 为单位可以将该组层面分成 3 个层面，主要显示侧脑室、第三脑室、基底核、丘脑和该层面上的大脑半球皮质和髓质。其中，50～60mm 层面显示侧脑室体部上段和伴随的尾状核体部；60～70mm 层面显示侧脑室体部下段、前角、三角区、丘脑上段以及伴随的尾状核成分；70～80mm 层面继续显示其下方的侧脑室前角、三角区、第三脑室、丘脑下段和该水平的部分基底核。

(3) 第 3 组层面：脑干层面

这一组层面范围最长，大约在距离头顶 80～140mm 之间，涵盖全部脑干和小脑。以 10mm 为单位可以将该组层面分成 6 个层面，主要显示脑干和小脑。其中，80～90mm 层面显示底丘脑和中脑；90～100mm 层面显示部分中脑和脑桥上段；100～110mm 层面显示脑桥上段和中段大部；110～120mm 层面显示脑桥中段和延髓上段；120～130mm 层面显示延髓下段；130～140mm 显示延髓末端和脊髓。

下面我们依据上述内容分组，将从图 1.1-1 至图 1.1-4 对头部全部层面的 CT/MRI 横断面图像进行快速浏览。

图 1.1-1 为头部 CT/MRI 横断面 - 头顶层面：

1. 距头顶 0～10mm，显示头皮和颅骨
2. 距头顶 10～20mm，显示头顶皮质
3. 距头顶 20～30mm，显示头顶皮质
4. 距头顶 30～40mm，显示头顶皮质
5. 距头顶 40～50mm，显示半卵圆中心

图 1.1-2 为头部 CT/MRI 横断面 - 脑室和基底核层面：

1. 距头顶 50～60mm，显示侧脑室体部和伴随的尾状核体部
2. 距头顶 60～70mm，显示侧脑室前角、三角区、丘脑上段及基底核
3. 距头顶 70～80mm，显示第三脑室、丘脑下段及基底核

图 1.1-3 为头部 CT/MRI 横断面 - 脑干层面：

1. 距头顶 80～90mm，显示底丘脑和中脑
2. 距头顶 90～100mm，显示中脑和脑桥上段
3. 距头顶 100～110mm，显示脑桥上段和中段
4. 距头顶 110～120mm，显示脑桥中段和延髓上段
5. 距头顶 120～130mm，显示延髓下段
6. 距头顶 130～140mm，显示延髓末端和脊髓

图 1.1-4 为头部 CT/MRI 横断面图像层面识别 TEST。

图 1.1-1 头部 CT/MRI 横断面 - 头顶层面

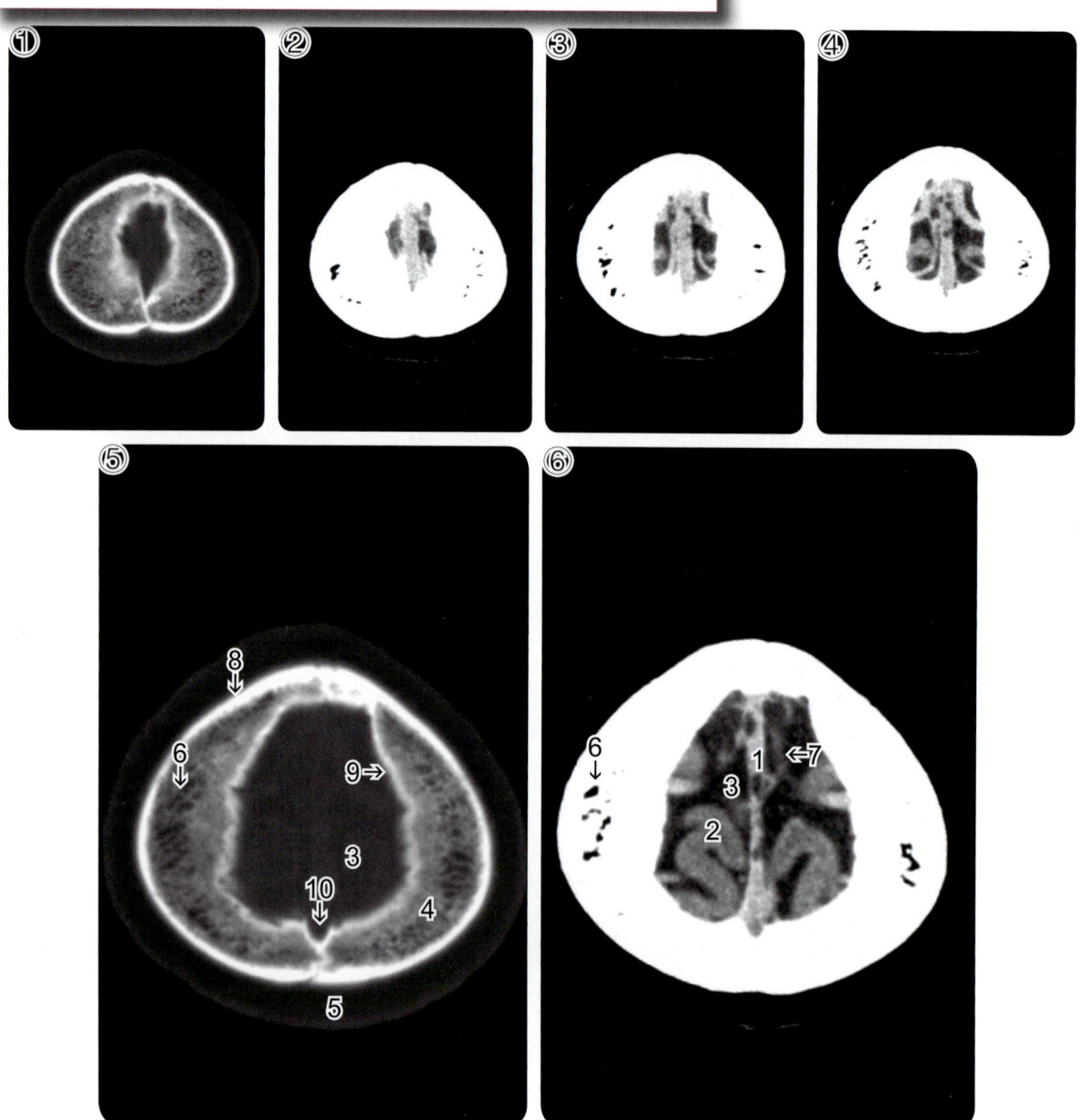

1. 上矢状窦；2. 头部顶层脑回；3. 蛛网膜下腔；4. 颅骨；5. 头皮；6. 颅骨板障脂肪；7. 血管；8. 颅骨外板；9. 颅骨内板；10. 静脉窦凹

图 1.1-1-1a CT 横断面图像 - 头顶层面

距头顶 0～10mm，主要显示头顶部的皮肤和颅骨。

图①至图④为上方层面的图像，以显示头顶的头皮和颅骨为主，另外有少量静脉窦、血管和蛛网膜下腔等结构；图⑤和图⑥为下方层面图像的骨窗和脑窗，除头皮和颅骨外，还可见位于最高层面上的少量脑回。

CT 图像的骨窗有利于观察皮肤、骨骼内外板和板障，脑窗无法显示皮肤，也不能清晰地观察颅骨结构，但是脑窗可以清晰地观察颅内的解剖结构，如脑沟回、静脉窦和其他血管等，这2种窗在显示头部解剖结构方面各有优势，可起到很好的互补作用。

头顶层面的颅骨非常宽厚，这是因为扫描平面与颅板之间呈倾斜角度的关系。注意在 CT 的脑窗图像中可以观察到板障内的密度最低的脂肪成分，这在 MRI 则难以做到。从这里可以看出 CT 在观察骨骼方面与 MRI 的不同。

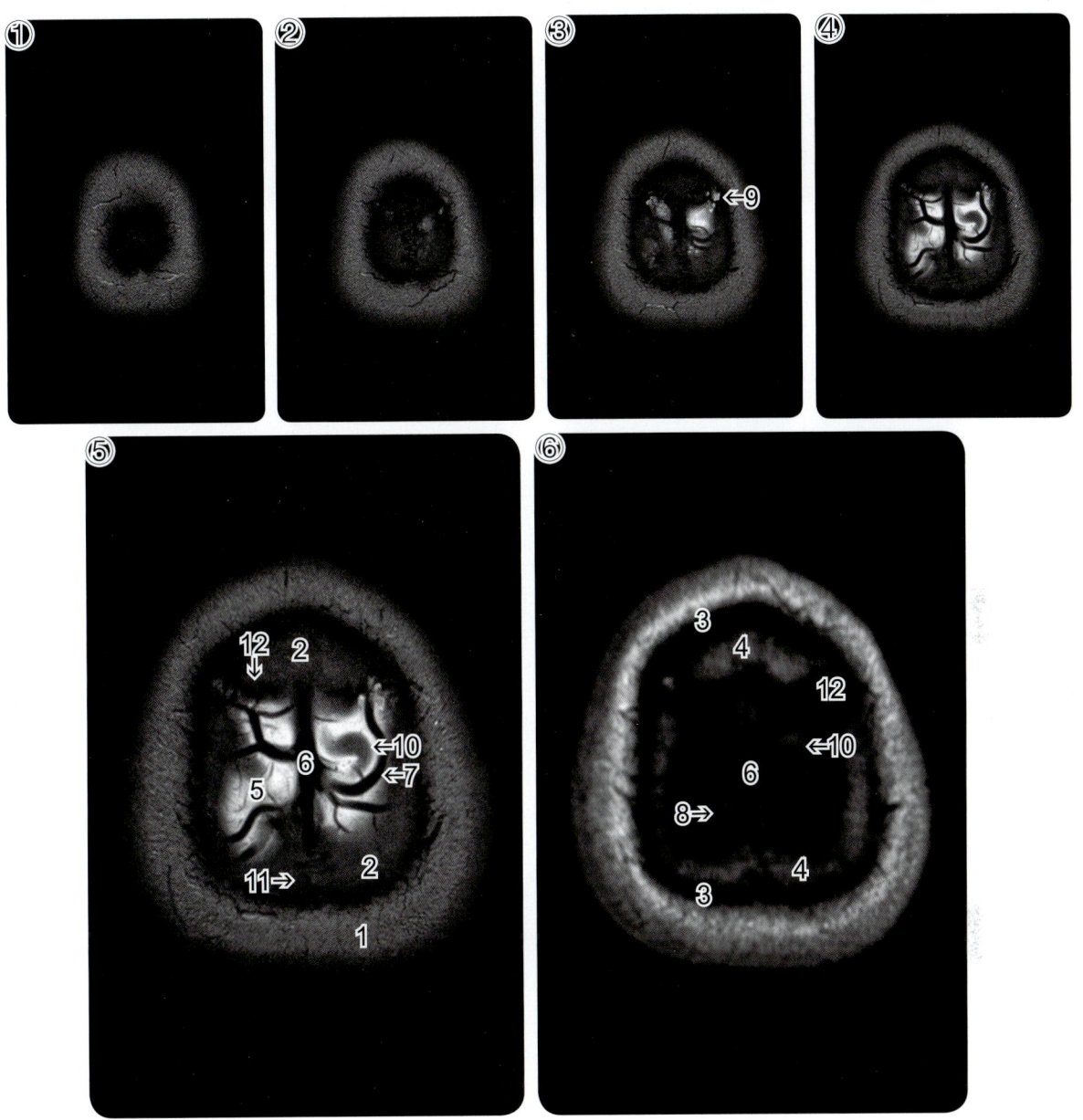

1. 皮肤；2. 颅骨；3. 颅骨外板；4. 颅骨板障；5. 蛛网膜下腔；6. 上矢状窦；7. 大脑上静脉；8. 静脉隐窝；9. 蛛网膜颗粒；10. 最高层面脑回；11. 颅骨矢状缝；12. 颅骨冠状缝

图 1.1-1-1b　MRI 横断面图像 - 头顶层面

距头顶 0～10mm，显示头顶部的皮肤和颅骨解剖结构。

图①至图④为上方层面的 T2 加权图像，显示头皮、颅骨和少量颅内结构；图⑤和图⑥为下方层面的 T1 和 T2 加权图像，显示两者对于头顶皮肤和颅骨结构等显示的不同特点。

T1 加权图像显示颅骨外板和板障之间信号不同，T2 加权图像则有助于显示极高信号的脑脊液、无信号的血管和硬脑膜静脉窦，两者在显示解剖结构方面发挥了各自的优势，有很好的互补作用。值得注意的是，在该组层面，呈穹窿状的头顶颅骨外板、板障和内板因为斜坡状走行分布而呈现宽厚模糊的带状结构，衬附在颅骨内面的硬脑膜不能清晰地显示。

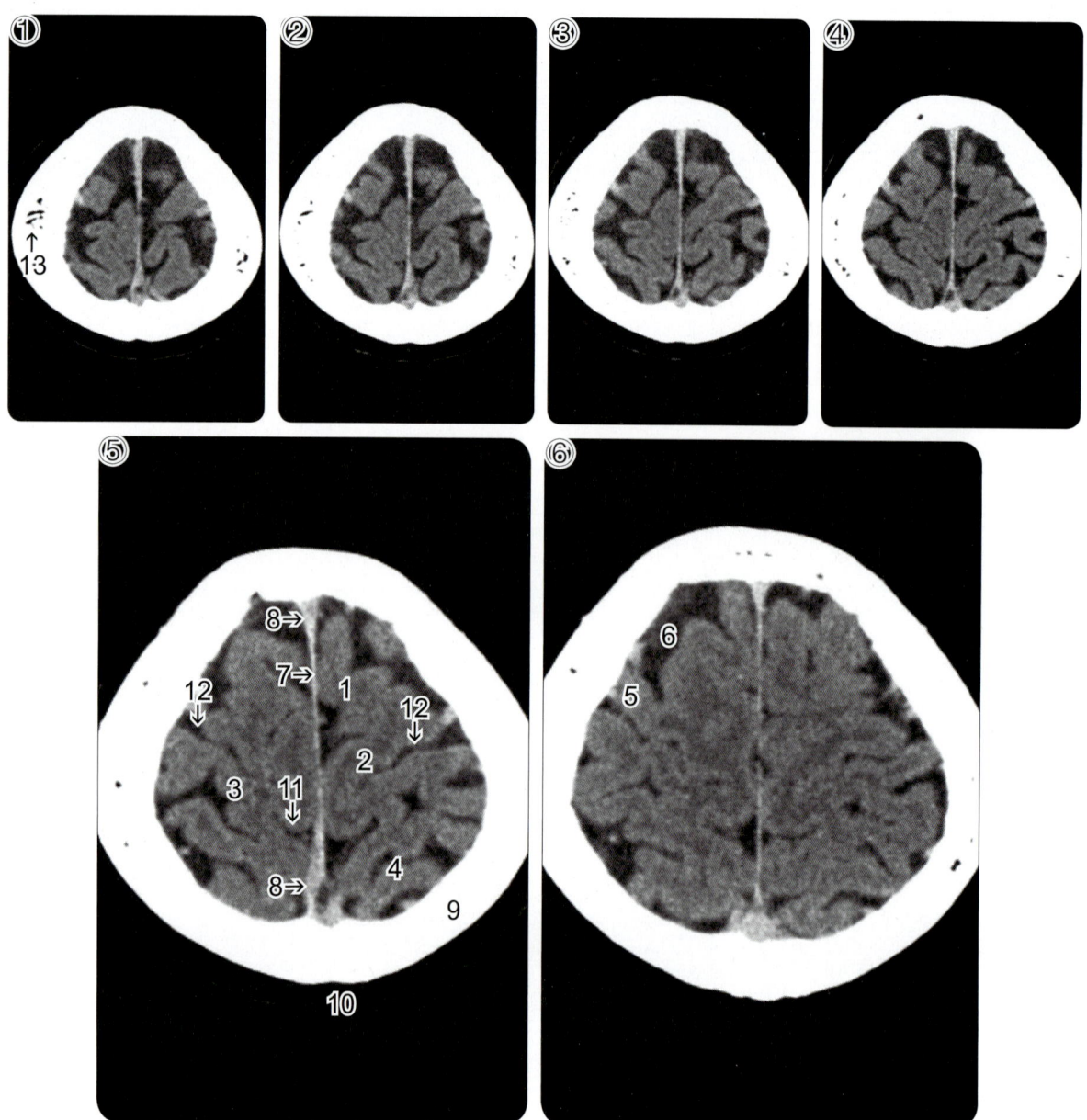

1. 额上回；2. 中央前回；3. 中央后回；4. 顶上小叶；5. 额中回；6. 蛛网膜下腔；7. 大脑镰；8. 上矢状窦；9. 颅骨；10. 头皮；11. 扣带沟缘支；12. 中央沟；13. 颅骨板障脂肪

图 1.1-1-2a　CT 横断面图像 - 头顶层面

距头顶 10～20mm，显示头顶皮质。

图①至图④为上方层面的图像，显示头顶脑沟回逐层增多；图⑤和图⑥为下方层面的图像，这些 CT 横断面脑窗图像可更清晰、全面地显示头顶部的脑沟回。

CT 在显示颅内脑沟回等方面较 MRI 稍有逊色，但是也是可以有所作为的。

头顶层面脑沟回的显示以横断面为最佳选择。随着层面的下移，脑回越来越密集，CT 对脑沟的显示也逐渐模糊和不够完整，故对脑沟回的定位能力会逐渐下降，需要更仔细地观察和更高的分析水平。所以，观察头顶层面的脑沟回时应该抓住第 1、第 2 个层面进行观察。

本层面属于二脑叶层面，以中央沟为界，可将本层面的脑叶分为前方的额叶和后方的顶叶。

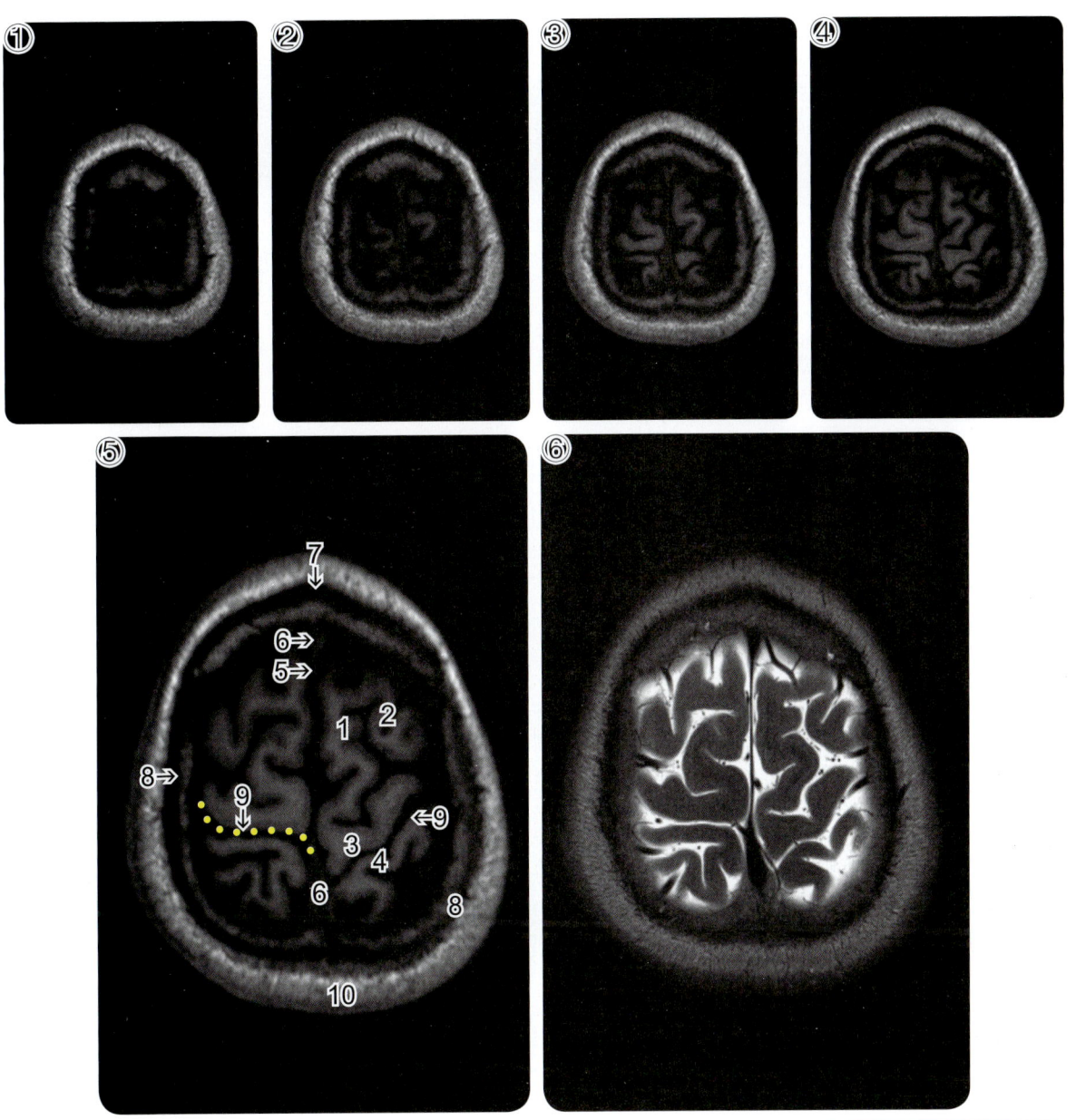

1. 额上回；2. 额中回；3. 中央前回；4. 中央后回；5. 大脑镰；6. 上矢状窦；7. 颅骨外板；8. 颅骨板障；9. 中央沟；10. 头皮

图 1.1-1-2b　MRI 横断面图像 - 头顶层面

距头顶 10～20mm，显示头顶皮质。

图①至图④为上方层面的 T1 加权图像，显示头顶少量脑沟回；图⑤和图⑥为下方层面的 T1 和 T2 加权图像，可以显示较上图更多的头顶层面脑沟回，另外，T2 加权图像可显示脑脊液中的血管。

中央沟的识别是额顶叶分界和中央前回及中央后回确认的关键，本图显示的两侧中央沟并不完全对称，这就提示我们今后在对 CT/MRI 图像进行观察时，要充分理解活体解剖表现的差异性，我们每天接触的 CT/MRI 图像绝不会像解剖学图谱那样千篇一律。

本层属于二脑叶层面，以中央沟为界可以将本层面的大脑半球分为前方的额叶和后方的顶叶。

● 请在图⑤和图⑥中寻找两侧的扣带沟缘支，这对于中央沟的准确定位是十分重要的。

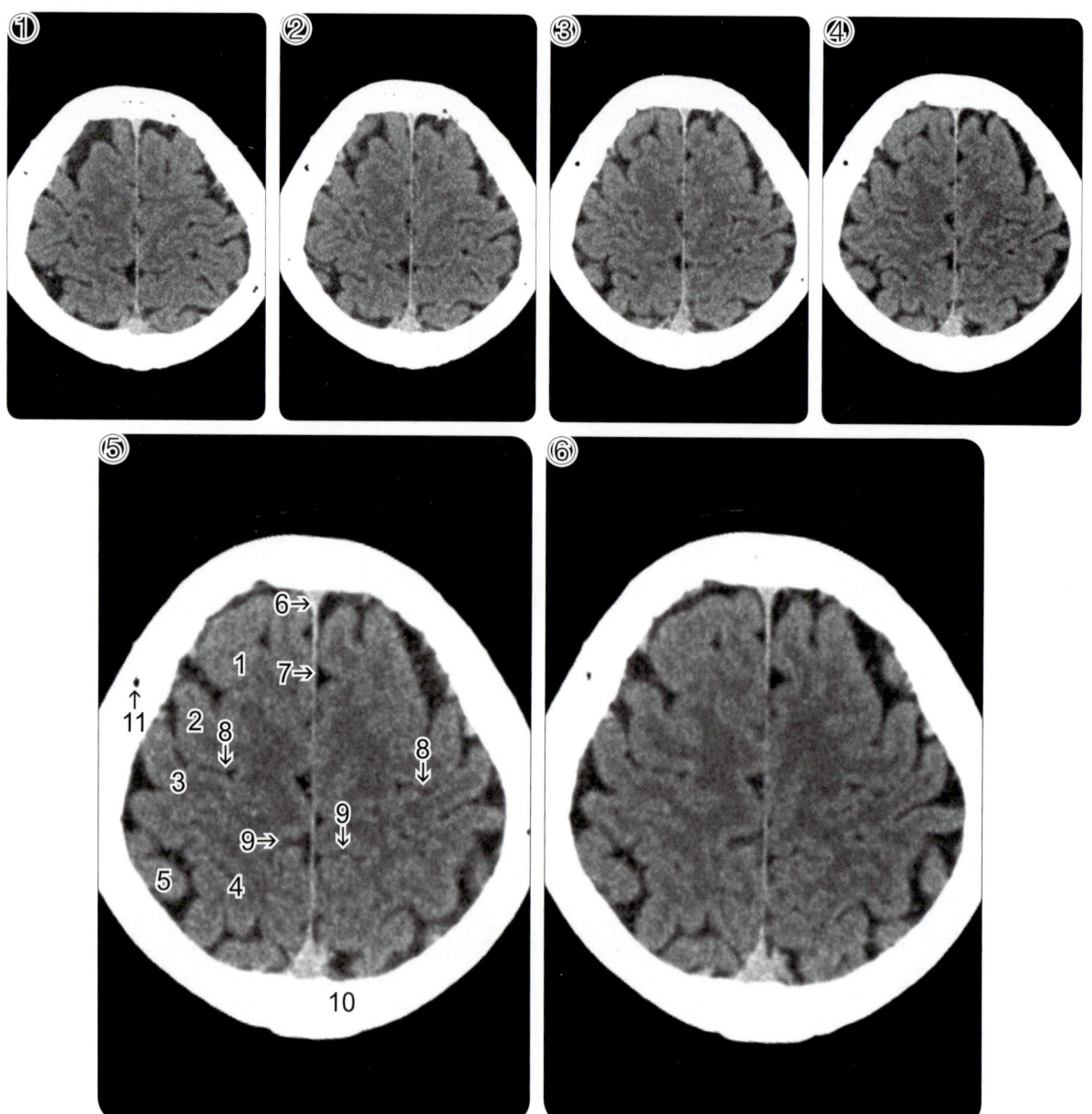

1. 额叶脑回；2. 中央前回；3. 中央后回；4. 顶上小叶；5. 顶下小叶；6. 上矢状窦；7. 大脑镰；8. 中央沟；9. 扣带沟缘支；10. 颅骨；11. 颅骨板障内脂肪

图 1.1-1-3a　CT 横断面图像 - 头顶层面

距头顶 20～30mm，显示头顶皮质。

与图 1.1-1-2a 比较，显示头顶脑沟回数目更多、范围更大，但仍然为二脑叶层面，额叶与顶叶以中央沟分界，中央沟大致将大脑半球等分为前后两部分。

在日常工作中，可以观察到两侧脑沟回的分布规律基本一致，但并不完全对称，个体之间会有丰富的变化和差别。医学影像学医生每天可能观察到数十个乃至上百个个体的 CT/MRI 图像，从而可以深切体会人体影像学解剖的丰富多彩和千变万化。这些都是在人体解剖学中所无法体验的。

本层面所含脑沟回的面积更大，范围更广，故对脑沟回的分析和识别的难度也更大些。

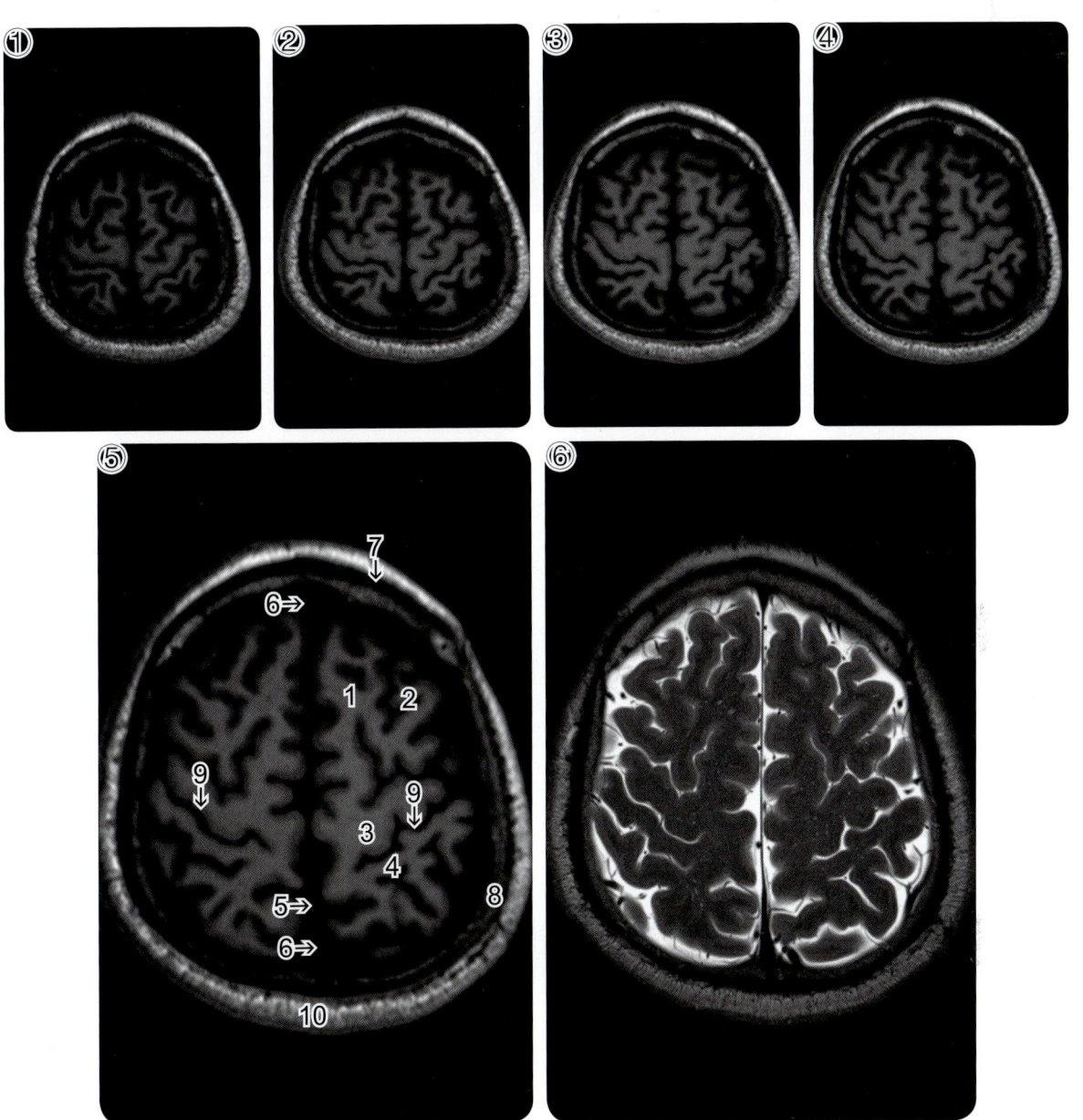

1. 额上回；2. 额中回；3. 中央前回；4. 中央后回；5. 大脑镰；6. 上矢状窦；7. 颅骨外板；8. 颅骨板障；9. 中央沟；10. 头皮

图 1.1-1-3b　MRI 横断面图像 - 头顶层面

距头顶 20～30mm，显示头顶皮质。

图①至图④为上方层面的 T1 加权图像，图⑤和图⑥为下方层面的 T1 和 T2 加权图像，图像中脑沟回的面积和范围更大，但是与 CT 图像比较，其脑沟回的显示要清晰许多，故脑沟回的形态和走行也就更清楚。

中央沟的识别是额顶叶分界和中央前回及中央后回确认的关键，在本图中所显示的两侧中央沟的位置较前图更对称，说明同一解剖结构随层面不同可以有所变化。

因为在头部，MRI 与 CT 的扫描基线不同，所以在 MRI 横断面图像上，中央沟的位置略偏后，大致在大脑半球的中后 1/3 交界处。

● 请试着在上面的小图中寻找一下中央沟。

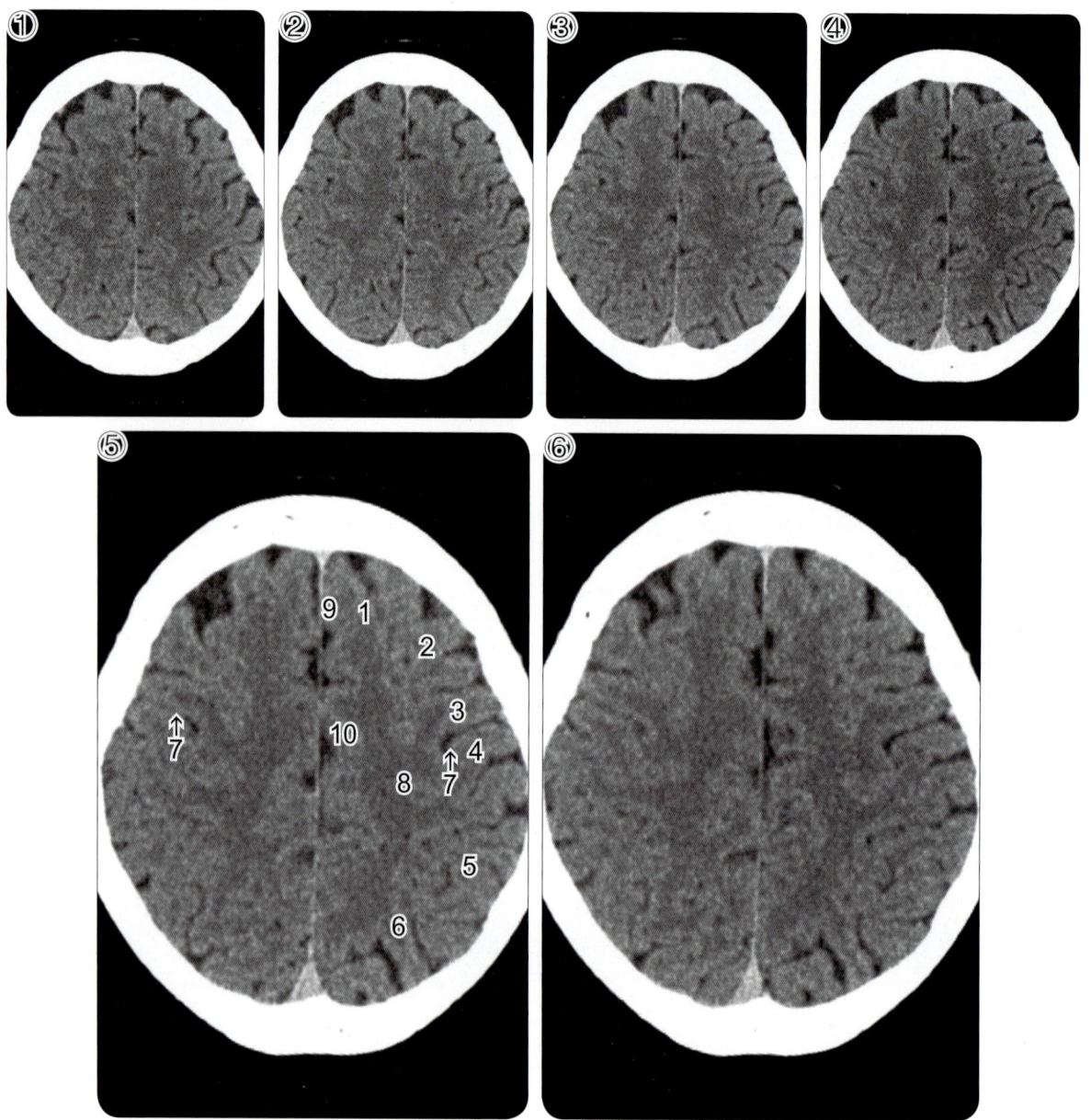

1. 额上回；2. 额中回；3. 中央前回；4. 中央后回；5. 顶下小叶；6. 顶上小叶；7. 中央沟；8. 半卵圆中心；9. 额叶内侧回；10. 扣带回

图 1.1-1-4a　CT 横断面图像 - 头顶层面

距头顶 30～40mm，显示头顶皮质向半卵圆中心过渡。

图①至图④为上方层面的图像，图⑤和图⑥为下方层面的图像，在上述图像中，于大脑半球中央开始出现半卵圆中心，其外围由大脑半球内侧面和大脑半球脑凸面的脑沟回所围绕。与上方层面的图 1.1-1-3a 比较，这些脑沟回短而密集，在图像上进行分析和识别就比较困难一些，可借助脑沟回所在位置进行判断或在对连续层面的观察过程中追踪识别。

本层面显示大脑镰自前往后完整连续，在该层面中纵裂两侧的脑沟均比较明显，说明这里的脑沟回为额叶和顶叶在大脑半球内侧面的额内侧回和楔前叶。另外，在本层面图像的纵裂后端如出现比较明显的脑沟则可能为顶枕裂，提示在下一层面中即将出现枕叶。

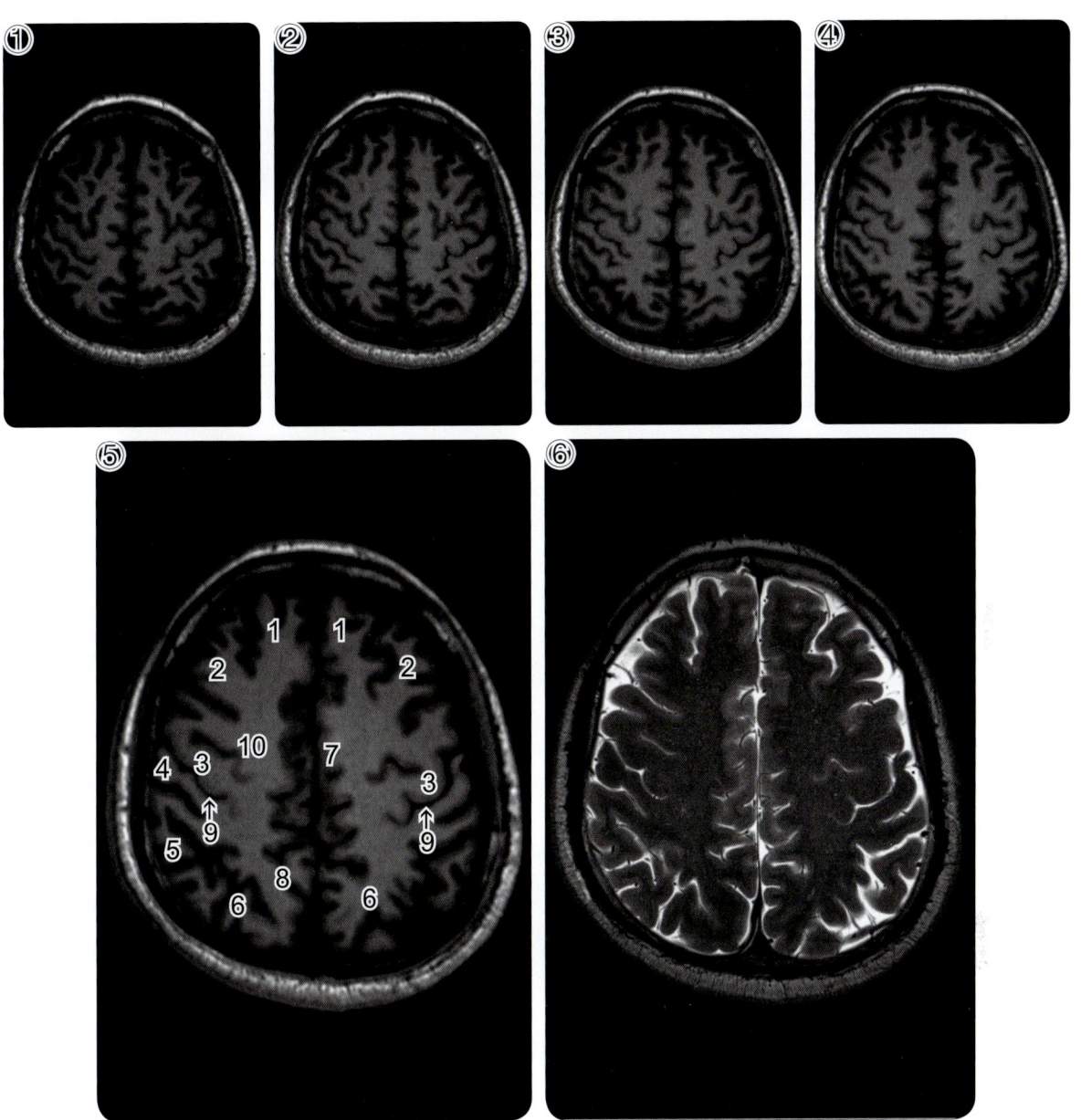

1. 额上回；2. 额中回；3. 中央前回；4. 中央后回；5. 顶下小叶；6. 顶上小叶；7. 扣带回；8. 楔前叶；9. 中央沟；10. 半卵圆中心

图 1.1-1-4b MRI 横断面图像 - 头顶层面

距头顶 30～40mm，显示头顶层面从皮质向半卵圆中心过渡。

图①至图④为上方层面的 T1 加权图像，图⑤和图⑥为下方层面的 T1 和 T2 加权图像，自本层面开始，半卵圆中心出现，同时在半卵圆中心周围脑沟回的数目明显增多，陆续出现顶上小叶、顶下小叶、扣带回和楔前叶等更多的脑沟回成分。

注意观察本层面纵裂两侧的扣带回的具体位置，扣带回在宽度、脑沟深度等形态上与同层面其他脑回具有明显不同的特点。扣带回前面为额内侧回，后面为楔前叶。

本层面与上一层面比较，中央沟的位置略前移，但是与大致相同层面的 CT 图像比较，中央沟位置仍然偏后，且额叶仍然略大于顶叶。

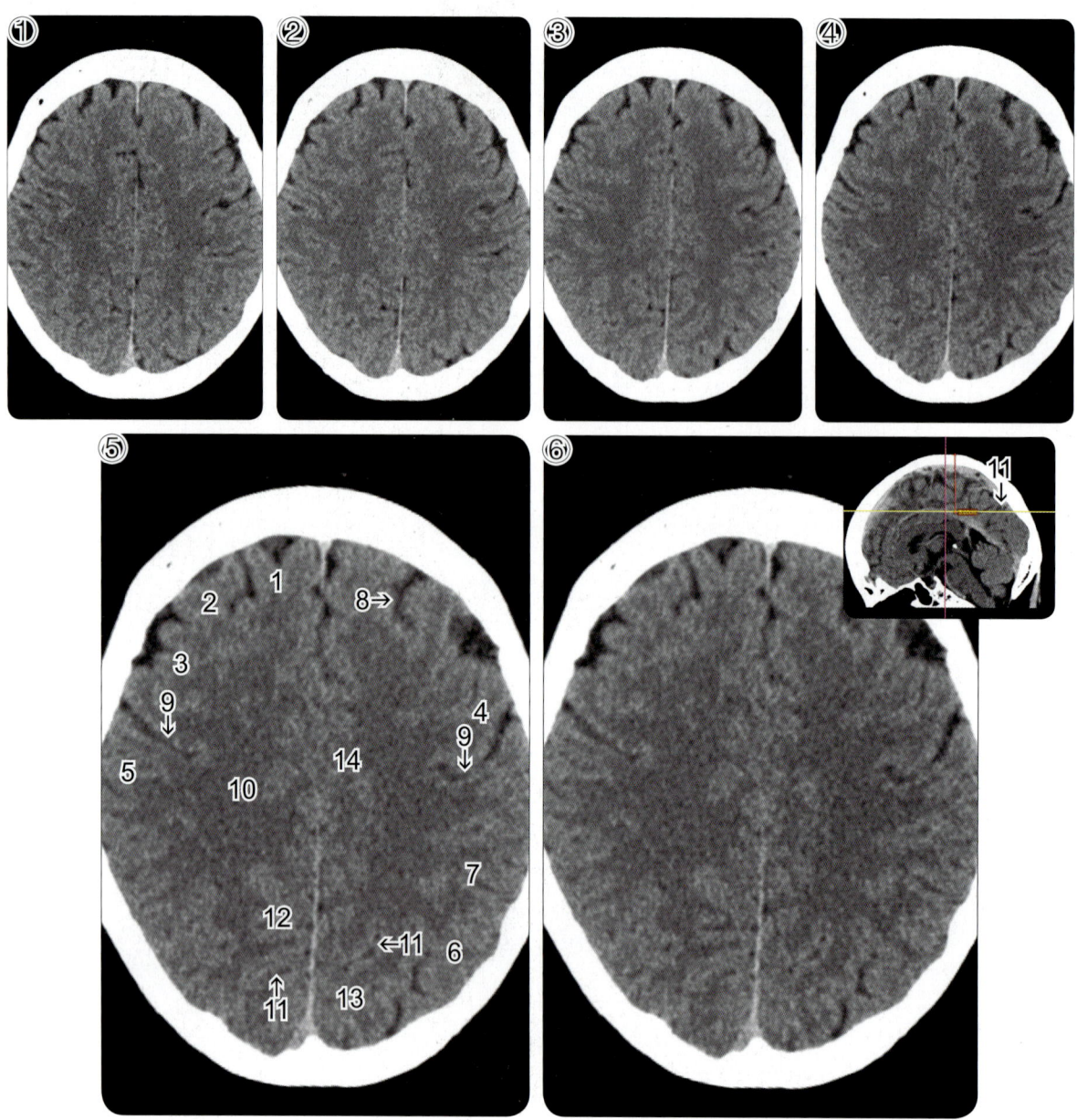

1. 额上回；2. 额中回；3. 额下回；4. 中央前回；5. 中央后回；6. 顶上小叶；7. 顶下小叶；8. 额上沟；9. 中央沟；10. 半卵圆中心；11. 顶枕裂；12. 楔前叶；13. 枕叶；14. 扣带回

图 1.1-1-5a　CT 横断面图像 - 头顶层面

距头顶 40～50mm，显示半卵圆中心。

图①至图④为上方层面的图像，图⑤和图⑥为下方层面的同幅图像。

在纵裂前方两侧为额内侧回，纵裂中段两侧为扣带回，纵裂后方可见楔前叶与舌叶以顶枕裂为界。从定位片中可以看出，本层面中段经过大脑镰下方，在大脑半球后方的大脑镰旁出现堆积的脑回和一个隐约可见的较深脑沟，此脑沟为顶枕裂。也就是说在此层面，在大脑半球的后部出现枕叶。自此层面开始出现枕叶，从以额叶和顶叶平分天下的二脑叶层面变为包括额叶、顶叶和枕叶的三脑叶层面。由于在脑凸面上顶叶和枕叶之间常常没有脑沟等作为可靠的解剖标志进行分界，可自顶枕裂向后外方画出一条斜行前凸的弧线作为顶叶与枕叶的分界。

在本层面，位于纵裂后端两侧的是枕叶上部，内侧面为楔叶，脑凸面为枕上回。

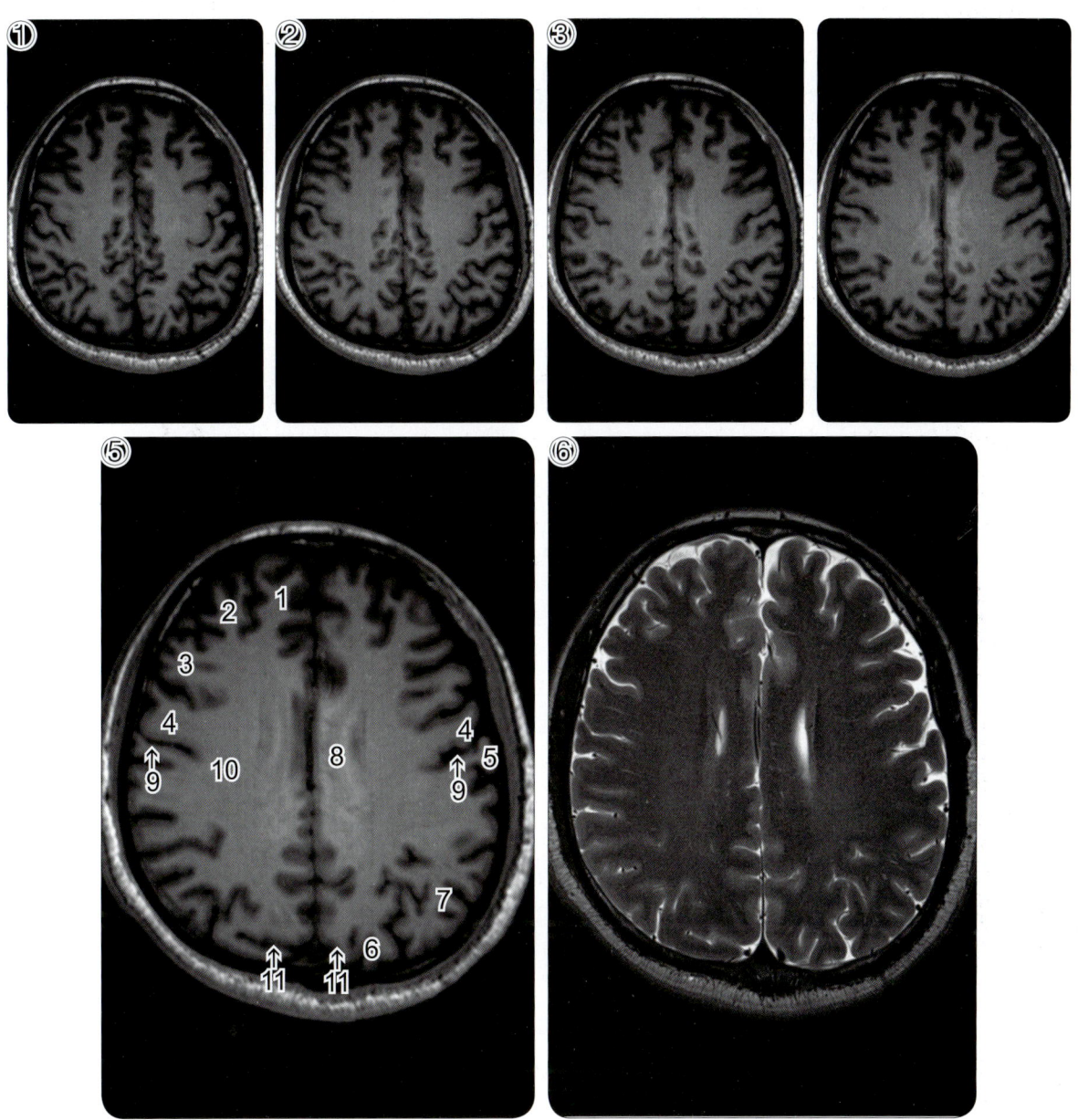

1. 额上回；2. 额中回；3. 额下回；4. 中央前回；5. 中央后回；6. 枕叶；7. 顶下小叶；8. 扣带回；9. 中央沟；10. 半卵圆中心；11. 顶枕裂

图 1.1-1-5b MRI 横断面图像 - 头顶层面

距头顶 40～50mm，显示半卵圆中心。

图①至图④为上方层面的 T1 加权图像，图⑤和图⑥为下方层面的 T1 和 T2 加权图像，显示在半卵圆中心最低层面，露出少量侧脑室体部。

本层面显示半卵圆中心随着层面下移而增大。另外，中央沟的位置也逐步前移，这符合中央沟在脑凸面上自后上方向前下方走行的解剖表现，这个走行特点也可以帮助我们判断中央沟的位置。

与 CT 图像相似，本层面在大脑半球纵裂的后方可见顶枕裂出现，但是位置上略偏后一些。即自本层面开始，在大脑半球的后方出现枕叶成分。其位置大致位于大脑半球后极的内侧。与 CT 图像一样，此层面开始也是从二脑叶层面变成三脑叶层面。

需要注意的是，侧脑室顶部的出现意味着半卵圆中心结束，脑室和基底核层面开始。

图 1.1-2　头部 CT/MRI 横断面 - 脑室和基底核层面

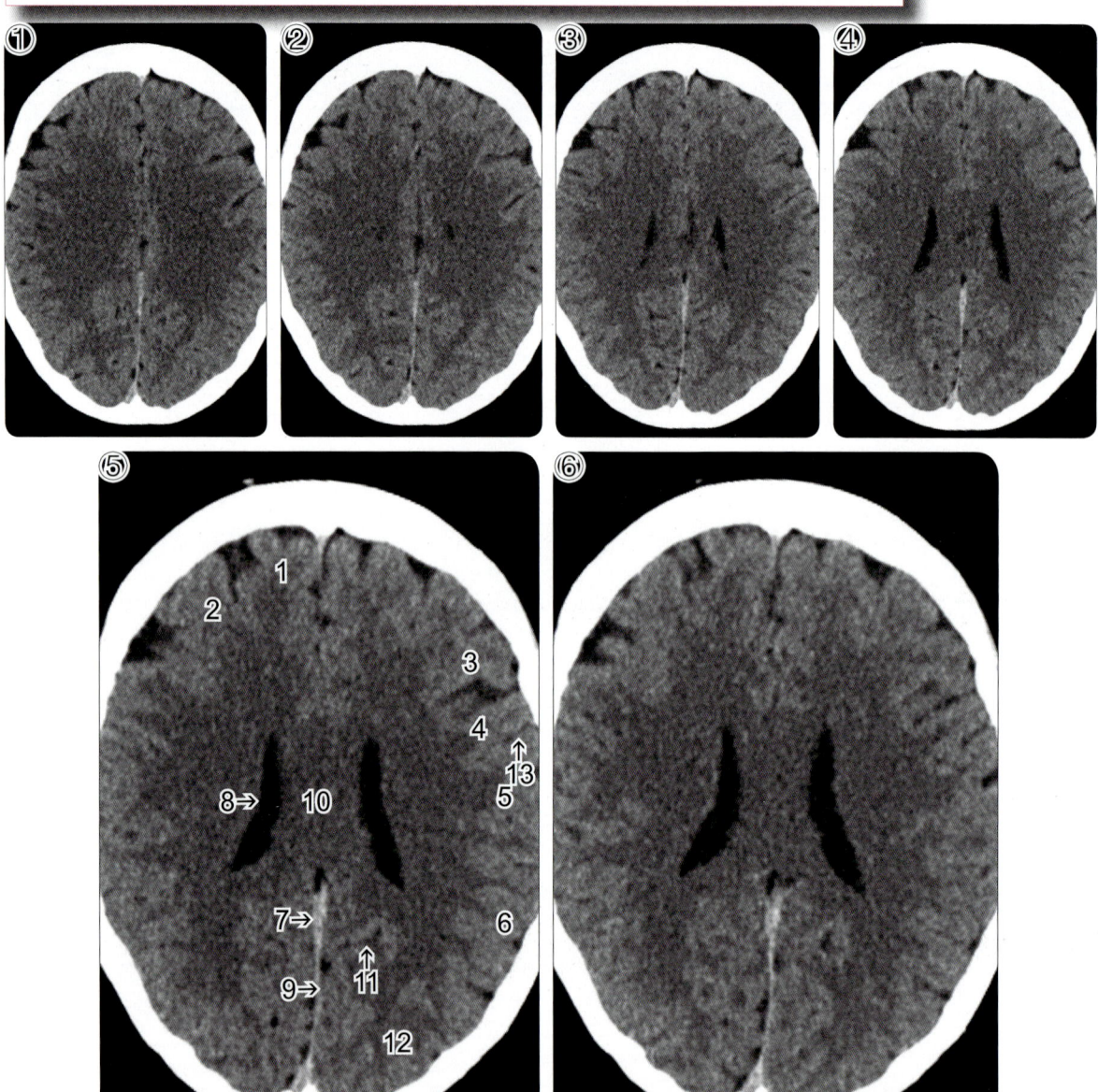

1. 额上回；2. 额中回；3. 额下回；4. 中央前回；5. 中央后回；6. 顶下小叶；7. 下矢状窦；8. 侧脑室体；9. 大脑镰；10. 胼胝体；11. 顶枕裂；12. 枕叶；13. 中央沟

图 1.1-2-1a　CT 横断面图像 - 脑室和基底核层面

距头顶 50～60mm，显示侧脑室体部和伴随的尾状核体部。

图①至图④为上方层面的图像，图⑤和图⑥为下方层面的图像。

从本组层面开始就进入脑室和基底核层面了，脑室和基底核也就成为本组层面观察的重点内容。脑室和基底核层面约有 30～40mm 范围。

CT 对基底核等结构的辨认比 MRI 要差一些，但是我们依然可以结合解剖学知识对大多数基底核结构进行观察和定位。基底核观察的难点是比较细小的尾状核尾部、屏状核和在密度、信号方面与周围结构差别较小的苍白球。另外，杏仁核和腹侧核群也是 CT/MRI 观察中的难点。

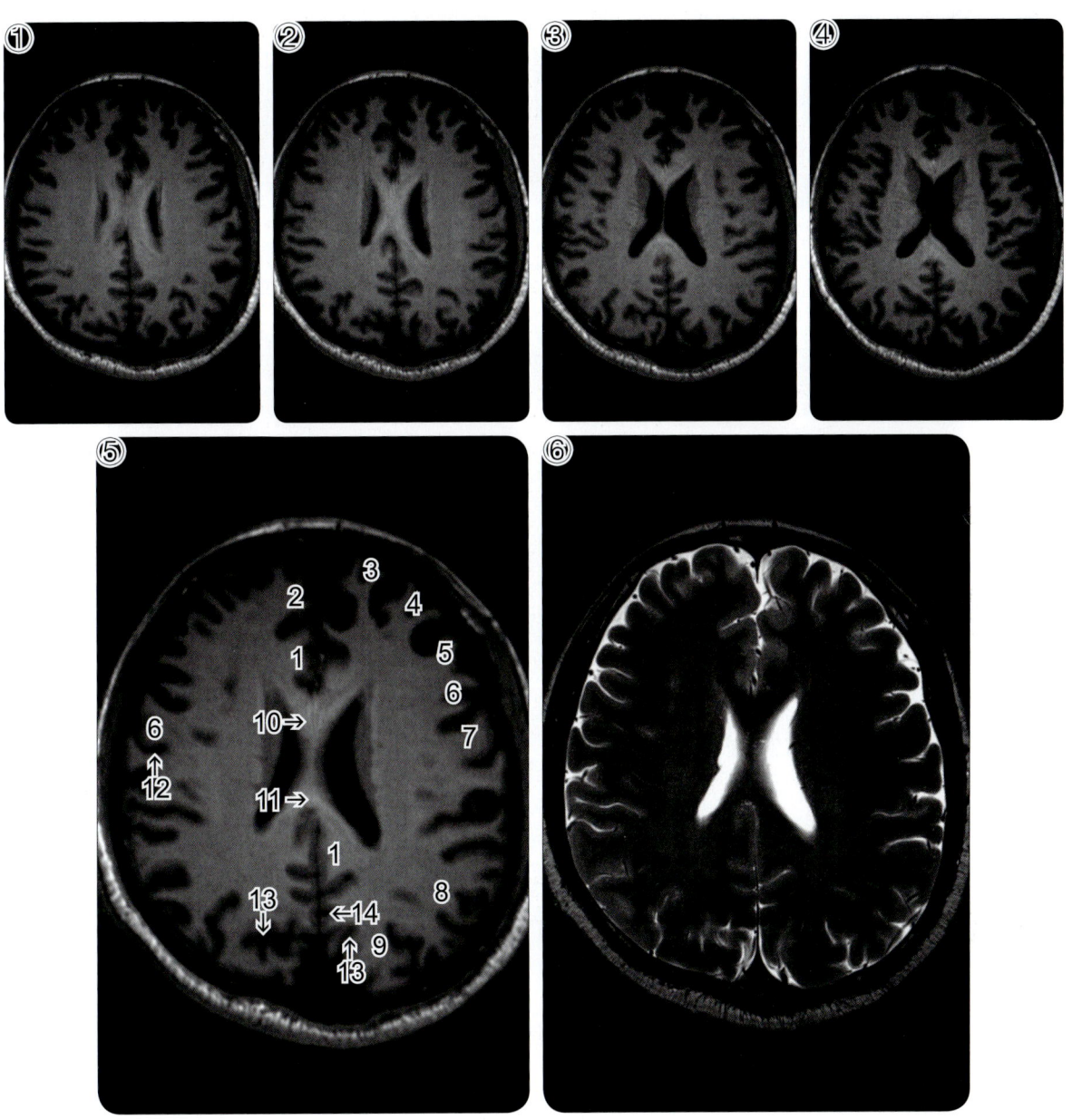

1. 扣带回；2. 额叶内侧回；3. 额上回；4. 额中回；5. 额下回；6. 中央前回；7. 中央后回；8. 顶下小叶；9. 枕叶；10. 胼胝体膝部；11. 胼胝体压部；12. 中央沟；13. 顶枕裂；14. 楔前叶

图 1.1-2-1b MRI 横断面图像 - 脑室和基底核层面

距头顶 50～60mm，显示侧脑室体部和伴随的尾状核体部。

图①至图④为上方层面的 T1 加权图像，图⑤和图⑥为下方层面的 T1 和 T2 加权图像。

在本组层面的图像上，沿着大脑半球表面自前往后可以依次观察到扣带回、额叶内侧回、额上回、额中回、额下回、中央前回、中央后回、顶下小叶和顶上小叶等额叶、顶叶的几乎全部脑回。

重要脑沟的确定是识别具体脑沟回的基础，在本层面，扣带沟、中央沟和顶内沟的识别最为关键。顶内沟是分隔顶上小叶与顶下小叶的重要标志，在本层面中自顶叶后外边缘向侧脑室体部后方的连线处寻找较深而明显的脑沟是确定顶内沟的一个可以参考使用的方法。

本层面的扣带回前段位于胼胝体膝部与额内侧回之间，后段位于胼胝体压部与楔前叶之间，楔前叶的后方为楔叶。

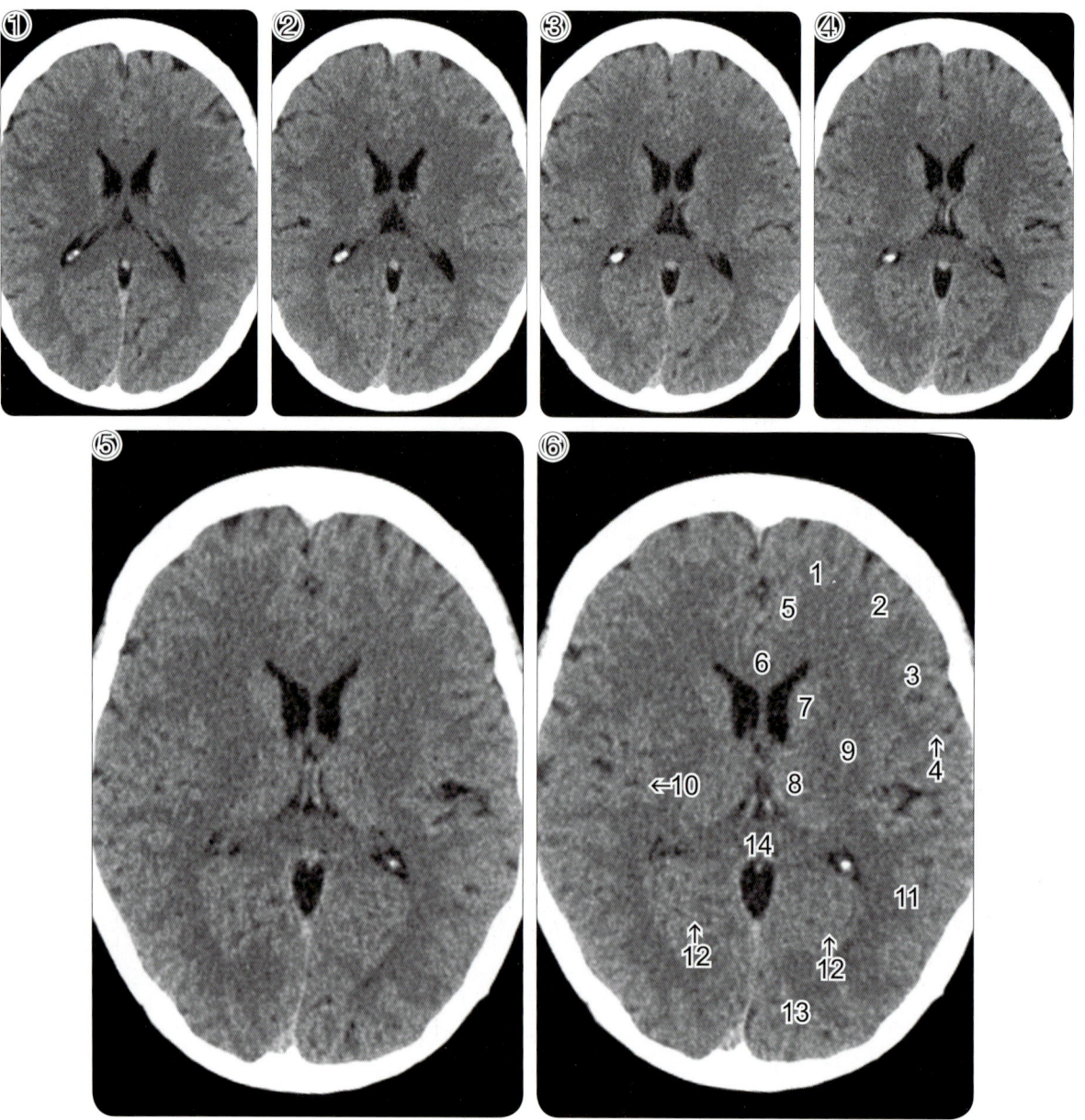

1. 额上回；2. 额中回；3. 额叶岛盖；4. 中央沟；5. 扣带回；6. 胼胝体膝部；7. 尾状核头；8. 丘脑；9. 壳核；10. 岛叶；11. 顶下小叶；12. 顶枕裂；13. 枕叶；14. 胼胝体压部

图 1.1-2-2a　CT 横断面图像 - 脑室和基底核层面

距头顶 60～70mm，显示丘脑上段及同水平的基底核。

图①至图④为上方层面的图像，图⑤和图⑥为下方层面的图像。

与上一组层面比较，本组层面出现更多的脑室和基底核成分，包括侧脑室前角、侧脑室三角区、丘脑上段、壳核顶端和尾状核头等结构。胼胝体则从体部向下移行为膝部和压部。

在本层面的 CT 横断面图像上，中央沟的显示不够明显，大致位于额顶岛盖的中点处；顶枕裂则大致自直窦附近向两侧延伸，其前方为扣带回，后方为枕叶。

本层面的另外一个观察点是在壳核外侧出现一个新的脑叶，即岛叶。岛叶位于壳核和屏状核的外围，岛叶的皮质又被额叶、顶叶和颞叶的皮质所覆盖，这些覆盖岛叶的皮质被称为"岛盖"。

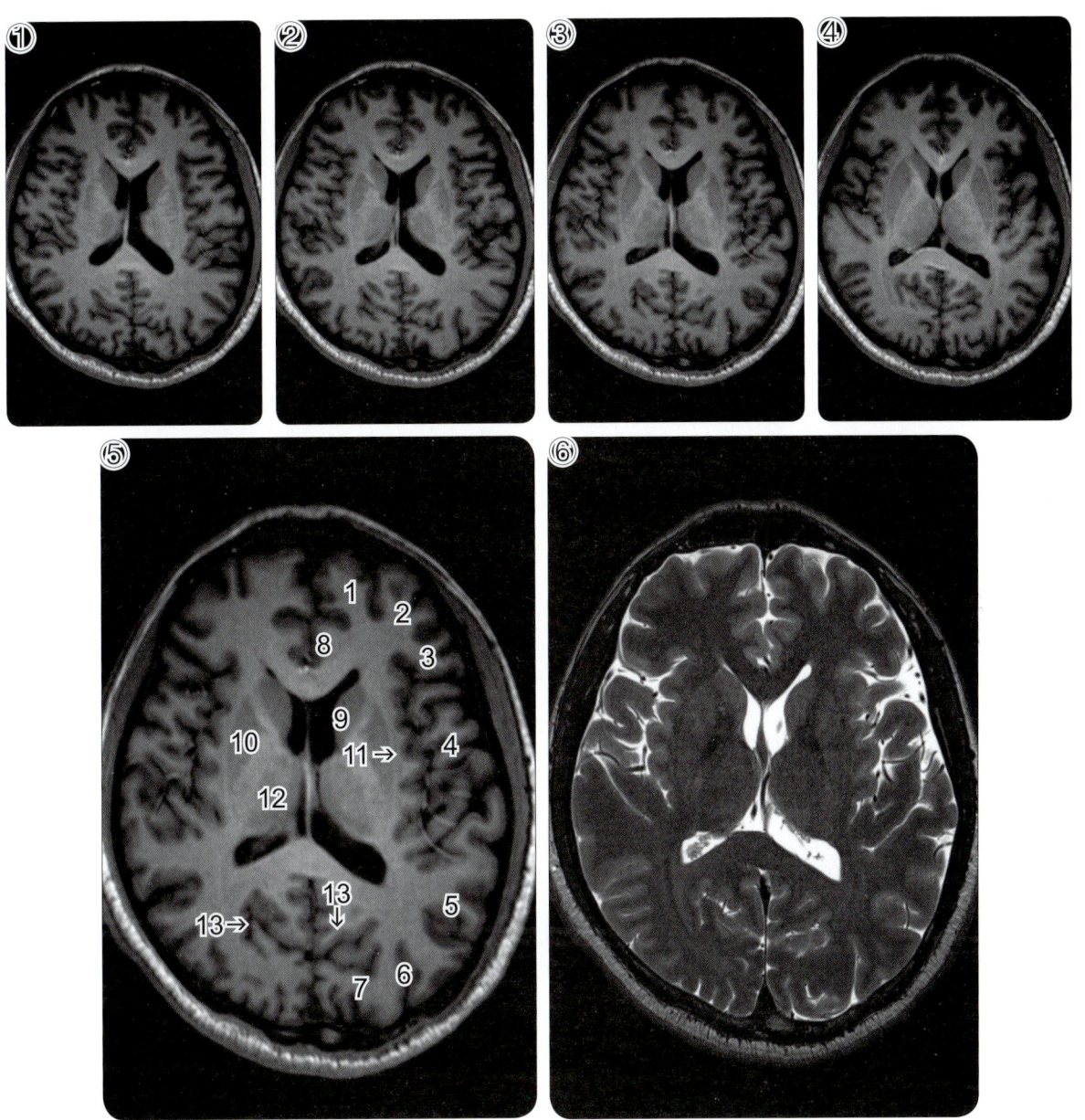

1. 额上回；2. 额中回；3. 额叶岛盖；4. 额顶岛盖；5. 颞叶后部；6. 顶下小叶；7. 枕叶；8. 扣带回；9. 尾状核头；10. 壳核；11. 屏状核；12. 丘脑；13. 顶枕裂

图 1.1-2-2b MRI 横断面图像 - 脑室和基底核层面

距头顶 60～70mm，显示侧脑室前角、三角区、丘脑上段及同水平的基底核。

本组层面的 MRI 图像显示其信号分辨率明显超过 CT 图像的密度分辨率，可详细观察到丘脑和各个基底核等结构的形态、位置和相互间的关系。

本层面的岛盖主要由额叶和顶叶皮质构成。前方的岛盖成分为额下回的岛盖部，其后的岛盖称为额顶岛盖，即由额叶和顶叶成分共同构成余下部分的岛盖。中央沟向前下方延伸，大致终止于额顶岛盖的中点处。

在本层面的顶枕裂前方的脑皮质又由 2 部分组成：扣带回在前，楔前叶在后。

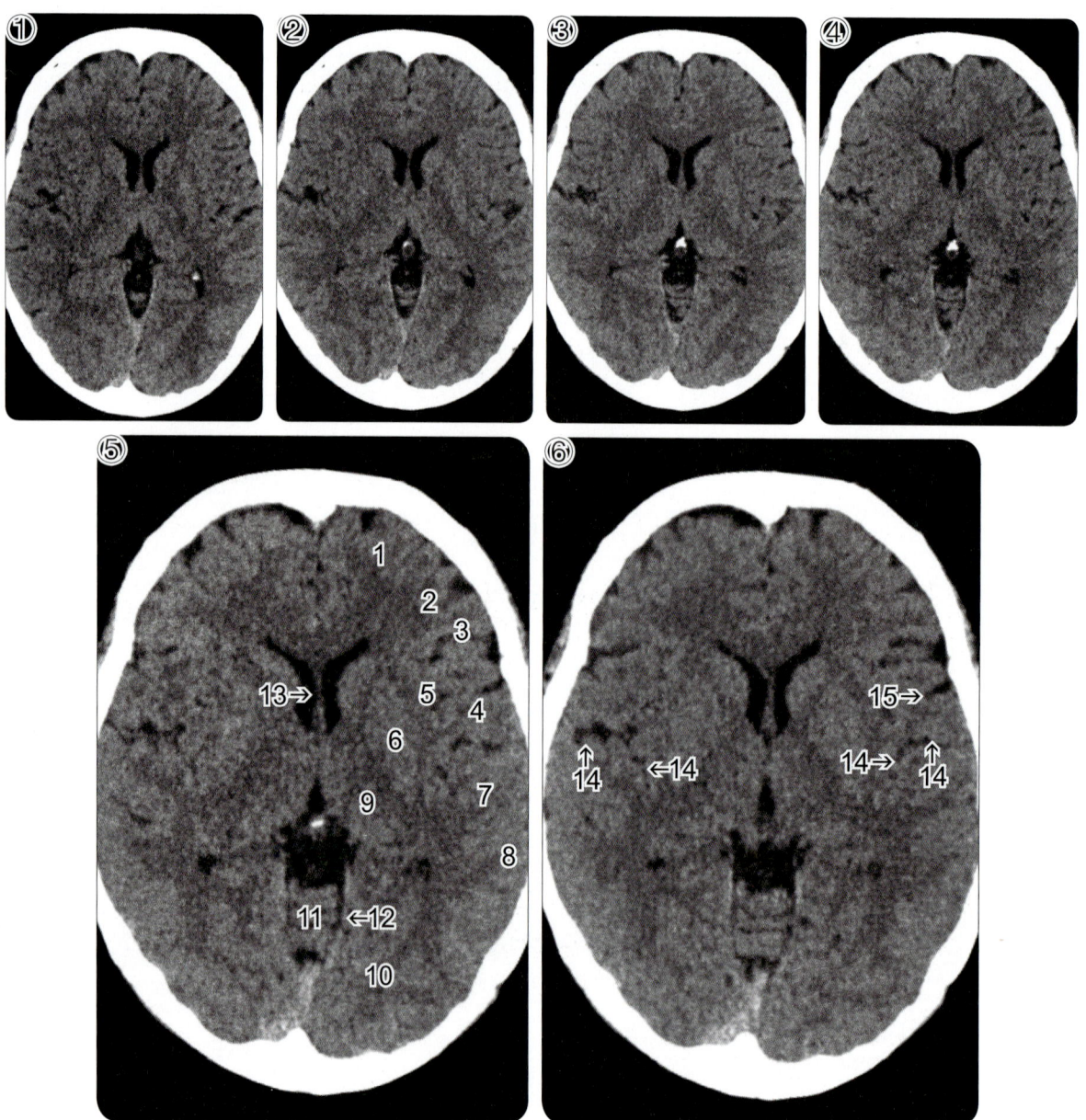

1. 额上回；2. 额中回；3. 额叶岛盖；4. 额顶岛盖；5. 岛叶；6. 壳核；7. 颞上回；8. 颞中回；9. 丘脑；10. 枕叶；11. 小脑蚓部；12. 小脑幕切缘；13. 室间隔；14. 外侧裂；15. 中央沟

图 1.1-2-3a CT 横断面图像 - 脑室和基底核层面

距头顶 70～80mm，显示丘脑下段及同水平的基底核。

图①至图④为上方层面的图像，图⑤和图⑥为下方层面的图像，在该组层面的 CT 图像上，新看到的脑组织结构有幕上的颞叶和幕下的小脑蚓部等结构。

与相应层面的 MRI 图像比较，本层面的 CT 图像因为扫描基线角度的后倾，可较早观察到小脑幕切缘和小脑蚓部最上方的山顶等解剖结构。

本层面可以依据外侧裂的识别来进一步区分周围的岛叶、岛盖和颞叶等解剖结构。外侧裂前方为额顶岛盖，后方为颞叶，内侧为岛叶，外侧为额顶岛盖等。

● 在本层面中可见前方的胼胝体膝部，而后方的胼胝体压部已经消失，请思考一下，胼胝体压部消失之后，来自压部的神经纤维都去哪里了？

第1章 头部 CT/MRI 解剖概览

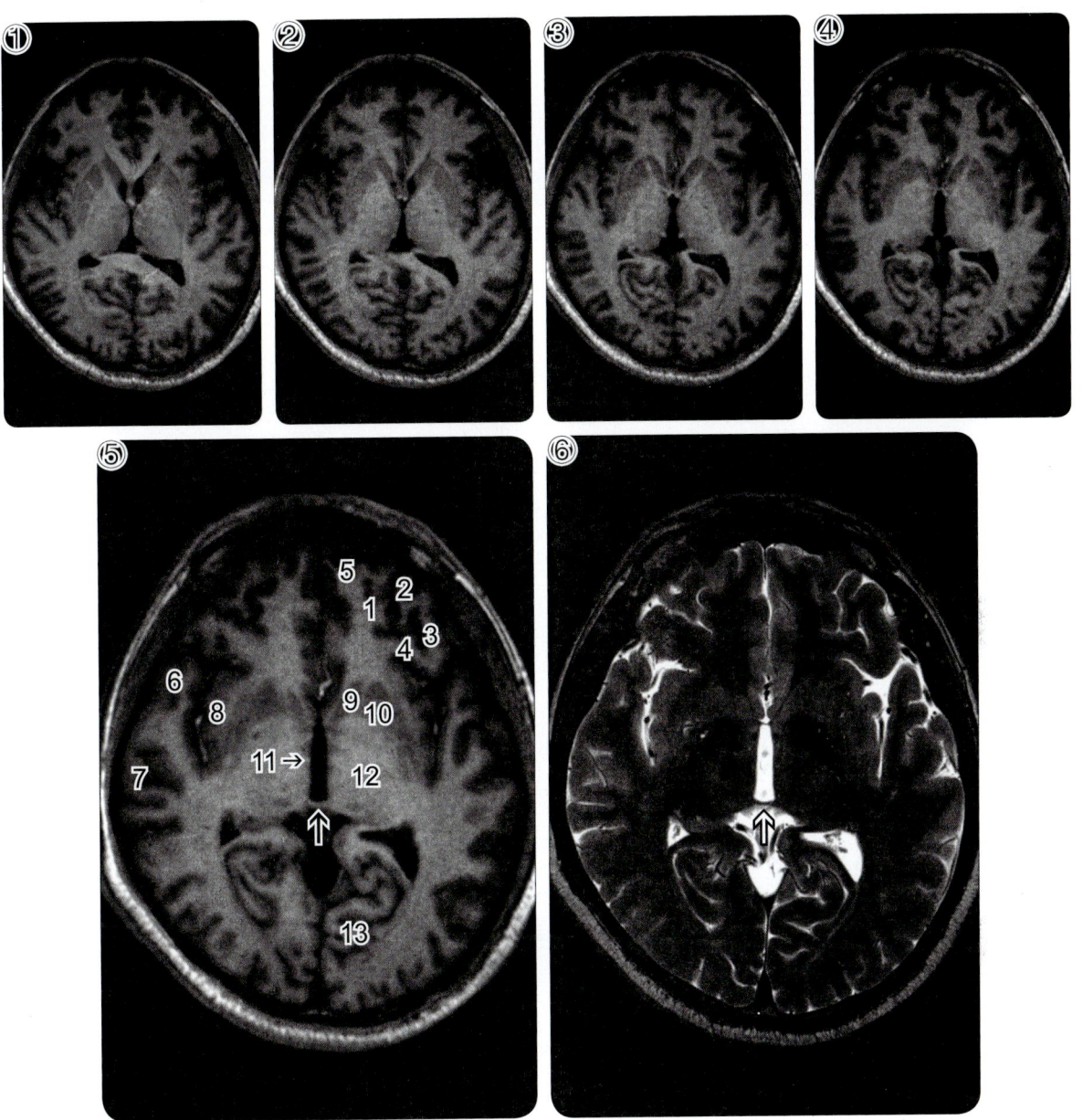

1. 眶内侧回；2. 眶前回；3. 眶外侧回；4. 眶后回；5. 额上回；6. 颞上回；7. 颞中回；8. 岛叶；
9. 尾状核；10. 壳核；11. 第三脑室；12. 丘脑；13. 枕叶

图 1.1-2-3b MRI 横断面图像 - 脑室和基底核层面

距头顶 70 ～ 80mm，显示侧脑室前角、三角区、丘脑下段及同水平基底核。

图①至图④为上方层面的 T1 加权图像，图⑤和图⑥为下方层面的 T1 和 T2 加权图像，上述 MRI 图像与同层的 CT 图像之间存在一定差别，顶叶岛盖消失，仅显示岛叶外下方的额叶和颞叶岛盖。

该层面显示丘脑、尾状核和壳核等结构的下部，丘脑和基底核几乎已经全部显示完毕。

本层面图像的额叶观察，在前方较高层面上显示额叶的上、中、下回等解剖结构，而在前方较低层面则可显示额叶底面的眶回。眶回识别的关键是对眶沟的认识和理解，这又是一个影像学观察的难点。注意眶沟的 CT/MRI 表现极为丰富，绝非教科书所呈现的典型的和死板的 "H" 字形。

● 在图⑤和图⑥中可见第三脑室后方有一个连接两侧大脑半球的横行索条样结构（箭头指示），其信号与脑白质类似，请你思考一下，这是一个什么解剖结构？

图 1.1-3 头部 CT/MRI 横断面 - 脑干层面

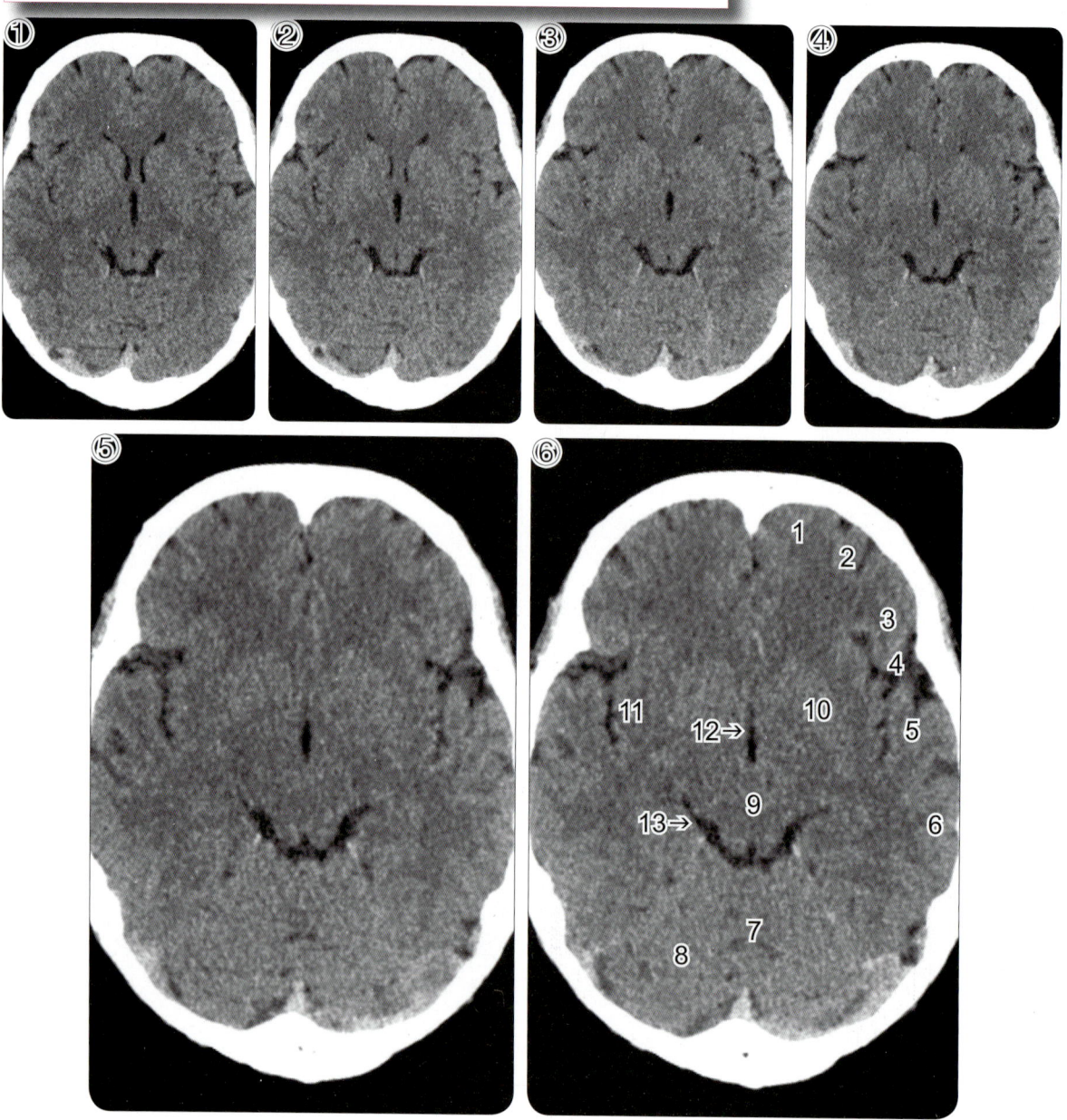

1. 额上回；2. 额中回；3. 额下回；4. 额叶岛盖；5. 颞叶岛盖；6. 颞中回；7. 小脑蚓部；8. 小脑半球；9. 中脑；10. 壳核；11. 岛叶；12. 第三脑室；13. 环池

图 1.1-3-1a CT 横断面图像 - 脑干层面

距头顶 80～90mm，显示底丘脑、中脑和部分基底核。

图①至图④为上方层面的图像，图⑤和图⑥为下方层面的图像。该层面从底丘脑层面向中脑移行过渡，因为扫描基线不同，故 CT 图像与 MRI 图像也有很大区别。在 CT 图像上可以看到前方为壳核和底丘脑，后方则显示大部分为幕下的小脑；而在 MRI 图像上，前方仅显示腹侧基底核群，而后方仅显示少量小脑蚓部的成分。

本层面可见小脑幕切缘呈"八"字形，其内侧为幕下的小脑，其外侧除紧靠小脑幕切缘的部分为少量的枕叶外，其余绝大部分为颞叶。

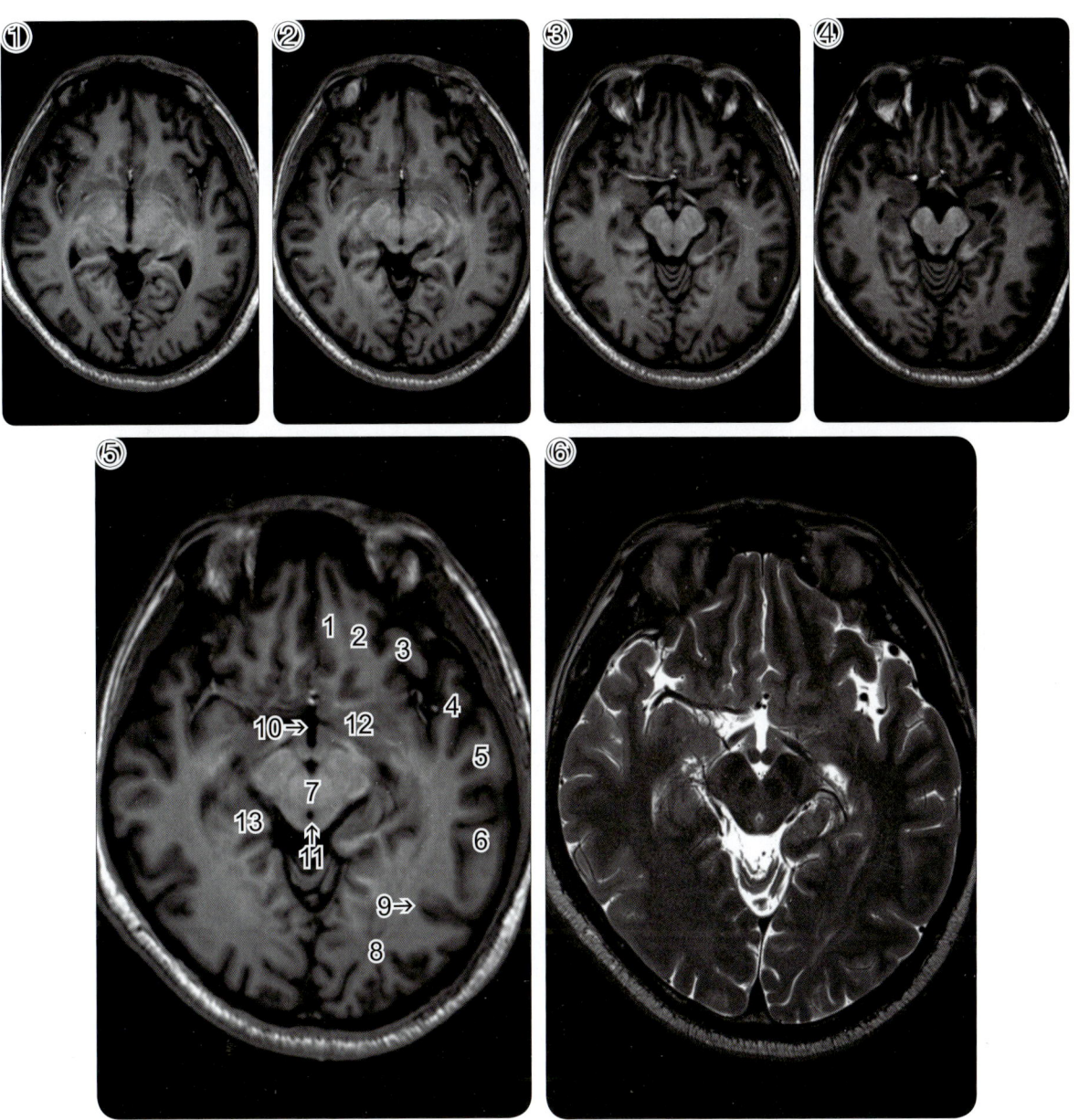

1. 直回；2. 眶内侧回；3. 眶后回；4. 颞上回；5. 颞中回；6. 颞下回；7. 中脑；8. 枕叶；9. 顶枕裂；10. 第三脑室下部；11. 大脑水管；12. 腹侧基底核；13. 海马旁回

图 1.1-3-1b　MRI 横断面图像 - 脑干层面

距头顶 80～90mm，显示底丘脑、中脑和杏仁核等基底核成分，自此进入脑干层面。

图①至图④为上方层面图像，图⑤和图⑥为下方层面图像。该层面通过间脑与脑干的交界区，层面偏上方为中心脑底、腹侧基底核、底丘脑和后丘脑的内、外侧膝状体等；层面偏下方为脑干的中脑。

腹侧基底核是指位于中心脑底附近的基底核部分，包括腹侧苍白球、Meynert 核、嗅结节和伏隔核等，文献有时直接标注为 "nucleus basalis"，容易与基底核混淆。

脑干层面开始的解剖标志：a. 底丘脑出现：因为底丘脑为间脑的底层，位于间脑与脑干交界处；b. 乳头体、第三脑室下部、视束出现；c. 红核与黑质出现：红核与黑质位于底丘脑和中脑上段层面。

需要注意的是，脑干层面开始后，基底核和脑室层面基本结束，唯有第四脑室位于脑干层面内。

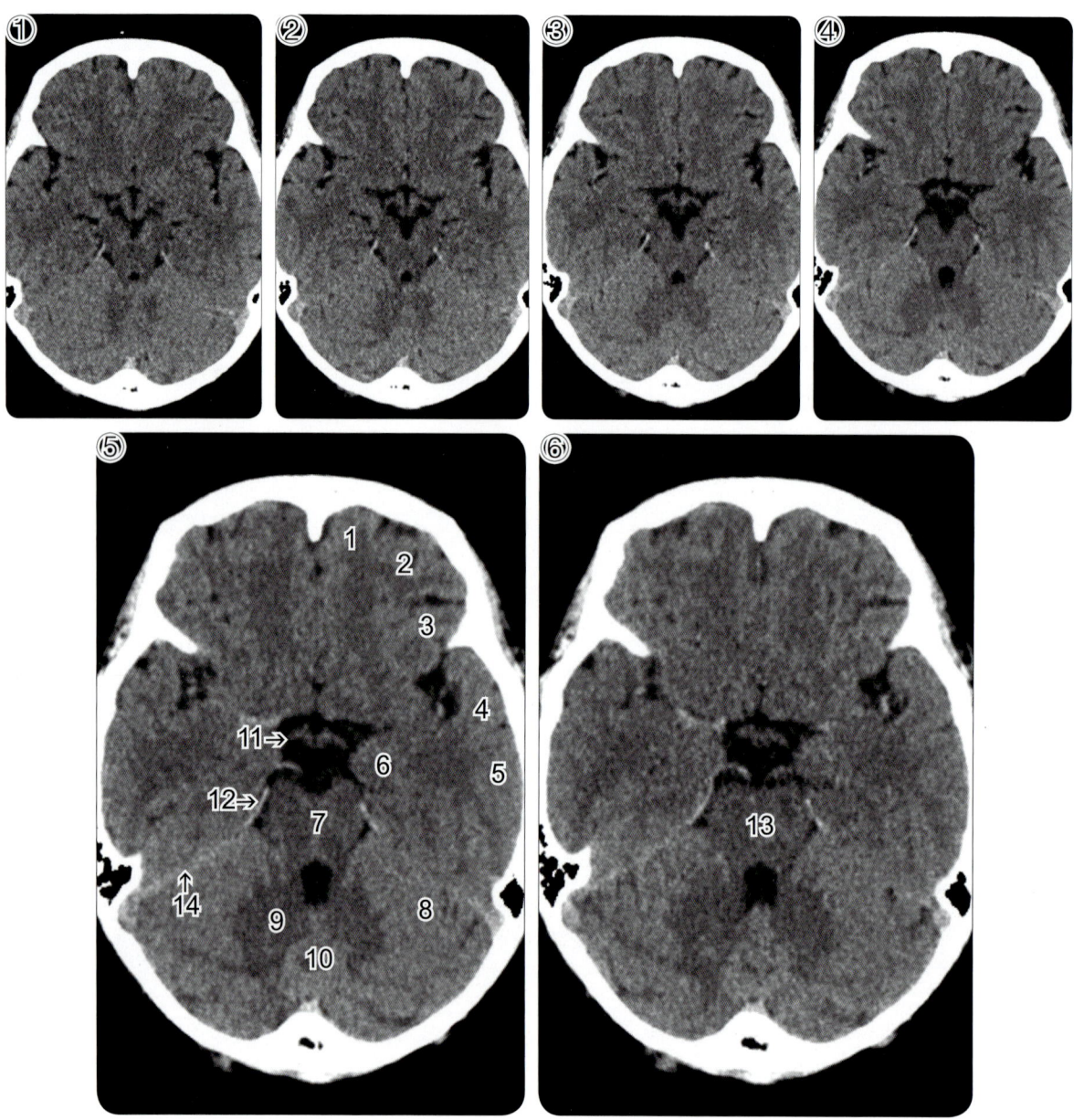

1. 额上回；2. 额中回；3. 额下回；4. 颞中回；5. 颞下回；6. 海马旁回钩；7. 中脑；8. 小脑半球；9. 小脑髓体；10. 小脑蚓部；11. 视交叉；12. 小脑幕切迹；13. 脑桥；14. 小脑幕

图 1.1-3-2a　CT 横断面图像 - 脑干层面

距头顶 90～100mm，显示中脑和部分脑桥。

图①至图④为上方层面的图像，图⑤和图⑥为下方层面的图像。该 CT 层面显示前、中、后颅窝。前颅窝内为额叶；中颅窝两侧为颞叶，中间为基底池；后颅窝内为中脑和小脑。中脑是本层面 CT 图像最重要的解剖标志。

该层面的脑干部分以中脑为主，仅下方开始移行为脑桥顶部；脑室系统则从大脑水管移行为第四脑室上部。这些都与 CT 横断面扫描时上扬的扫描基线有关。

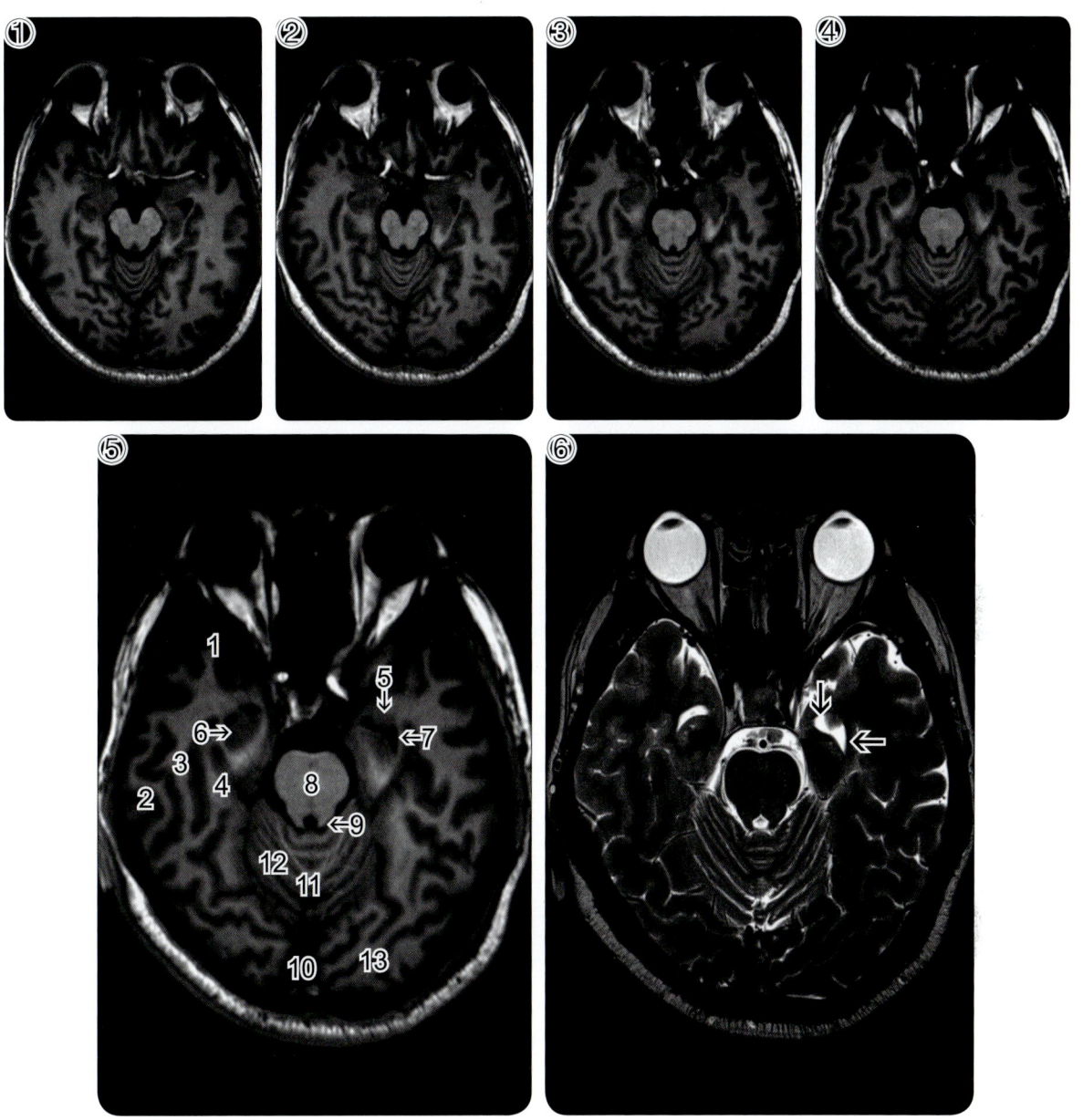

1. 颞极；2. 枕颞外侧回；3. 梭状回；4. 海马旁回；5. 杏仁核；6. 海马；7. 侧脑室颞角；8. 脑桥上段；9. 小脑上脚；10. 上矢状窦；11. 小脑蚓部；12. 小脑半球；13. 枕叶

图 1.1-3-2b MRI 横断面图像 - 脑干层面

距头顶 90～100mm，显示脑桥上段。

图①至图④为上方层面的图像，图⑤和图⑥为下方层面的图像。在与 CT 扫描类似的脑干层面的 MRI 图像上，前颅窝逐渐移行为面部，后颅窝则仅有少量的幕下小脑成分，其两侧依然为幕上的颞叶和枕叶。该层面仍然可显示颞叶、枕叶、侧脑室颞角、海马和杏仁核等结构。

脑桥上段的最重要标志是在该层面可见到小脑上脚。

海马旁回钩区域为本层面观察的重点和难点，该区域的侧脑室下角表现为哑铃状，其外侧部分为侧脑室下角的前端（横箭头指示），前内侧部分为拐向内侧的侧脑室下角钩隐窝（竖箭头指示）。在两者前方形成充盈缺损的灰质结构为杏仁体，在两者后方的灰质结构为海马。

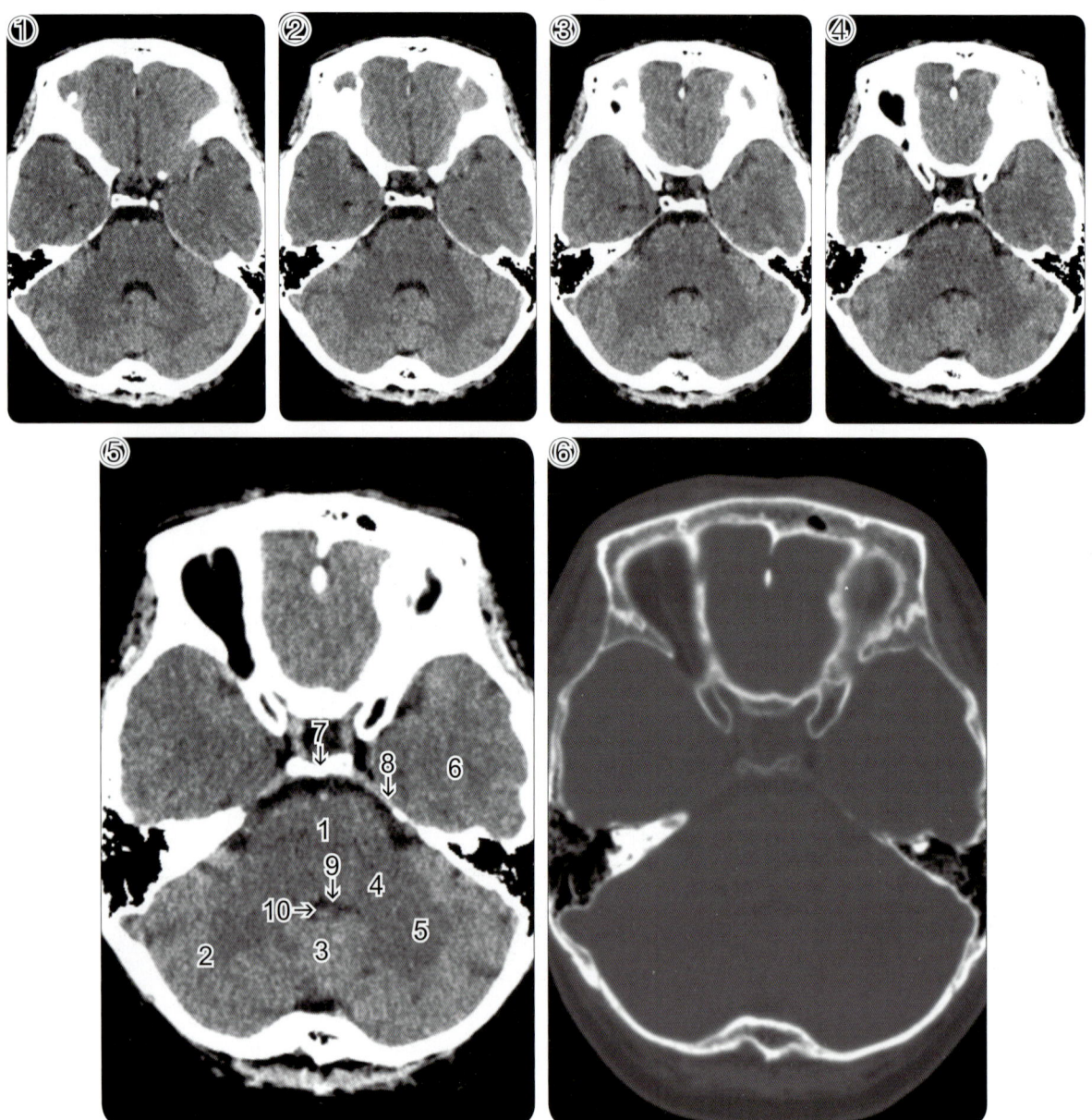

1.脑桥；2.小脑半球；3.小脑蚓部；4.小脑中脚；5.小脑髓体；6.颞叶；7.鞍背；8.小脑幕脚；9.第四脑室；10.小结

图 1.1-3-3a　CT 横断面图像 - 脑干层面

距头顶 100～110mm，显示脑桥中段。

图①至图④为上方层面的图像，图⑤和图⑥为下方同一层面的图像。本层面显示前颅窝内额叶成分逐渐减少，由眼眶取代；中颅窝仅剩颞叶前部。

因为扫描基线不同，在脑干水平的各个层面上，CT 与 MRI 图像所显示的解剖结构有明显不同。

关于第四脑室下半部的界定问题，在解剖上，第四脑室下半部的后壁为下髓帆，下髓帆后方为小脑蚓部的小结，故在横断面的 CT/MRI 图像上，第四脑室的下半段因小结的存在而形成典型的马蹄铁形状。所以小结存在并形成马蹄铁形状的层面即可考虑为第四脑室的下半部。当马蹄铁形状消失之后的下方层面则可以考虑已经超过第四脑室而进入小脑延髓池。

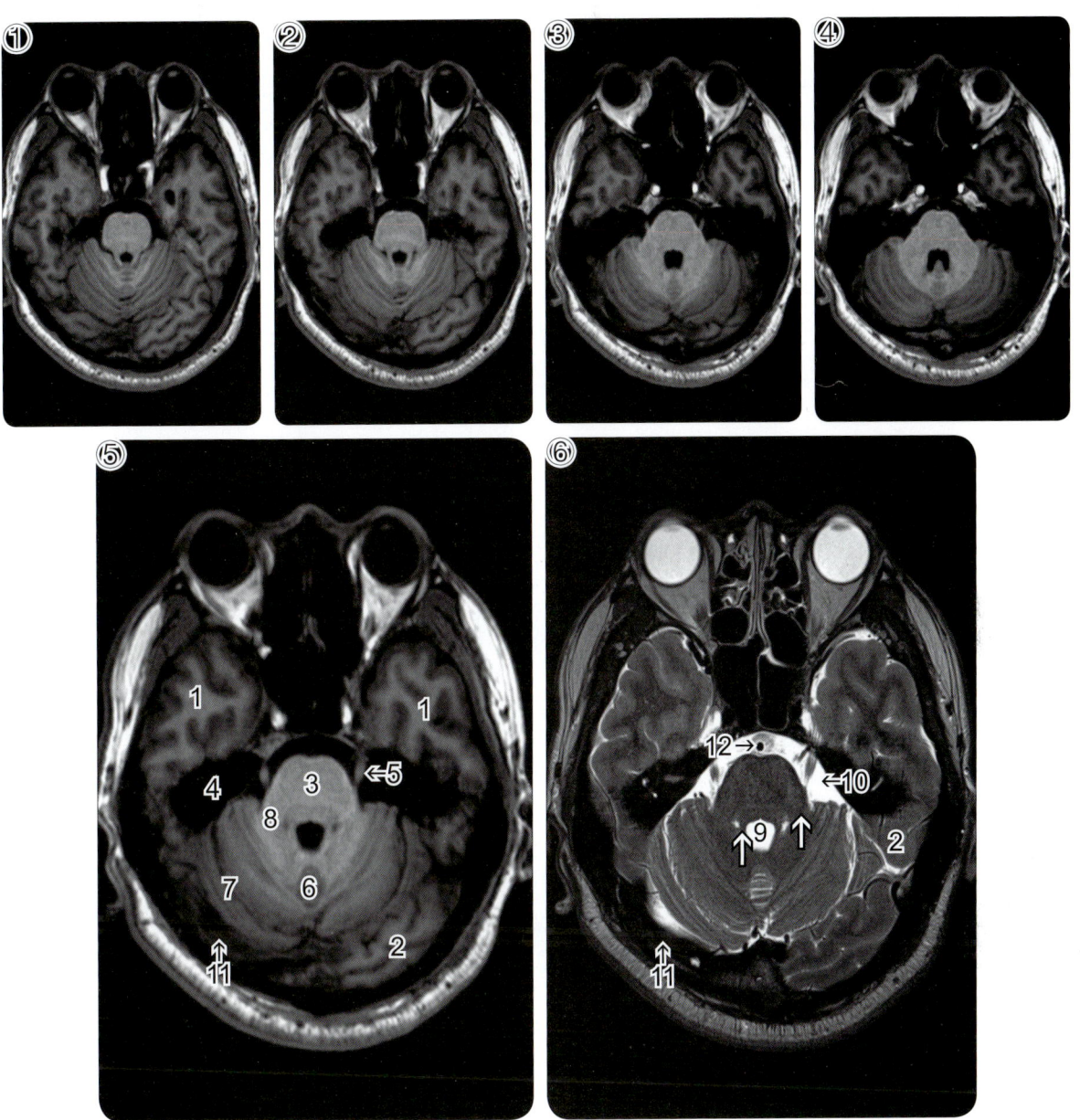

1. 颞叶；2. 枕叶；3. 脑桥；4. 岩锥；5. 三叉神经；6. 小脑蚓部；7. 小脑半球；8. 小脑中脚；9. 第四脑室；10. 桥小脑角池；11. 横窦；12. 基底动脉

图 1.1-3-3b MRI 横断面图像 - 脑干层面

距头顶 100～110mm，显示脑桥上、中段。

图①至图④为上方层面的图像，图⑤和图⑥为下方层面的图像。该层面通过脑桥的上段和中段，上段的解剖标志是小脑上脚，中段的解剖标志是小脑中脚。在图⑤和图⑥中，既可以看到小脑上脚又可以看到小脑中脚，表明该层面是脑桥上段和中段交界处。

● 图⑥中第四脑室右侧的箭头指向小脑上脚，左侧的箭头指向小脑中脚，这两者同时出现在本层面，意味着本层面恰好位于脑桥上段和中段的交界处。

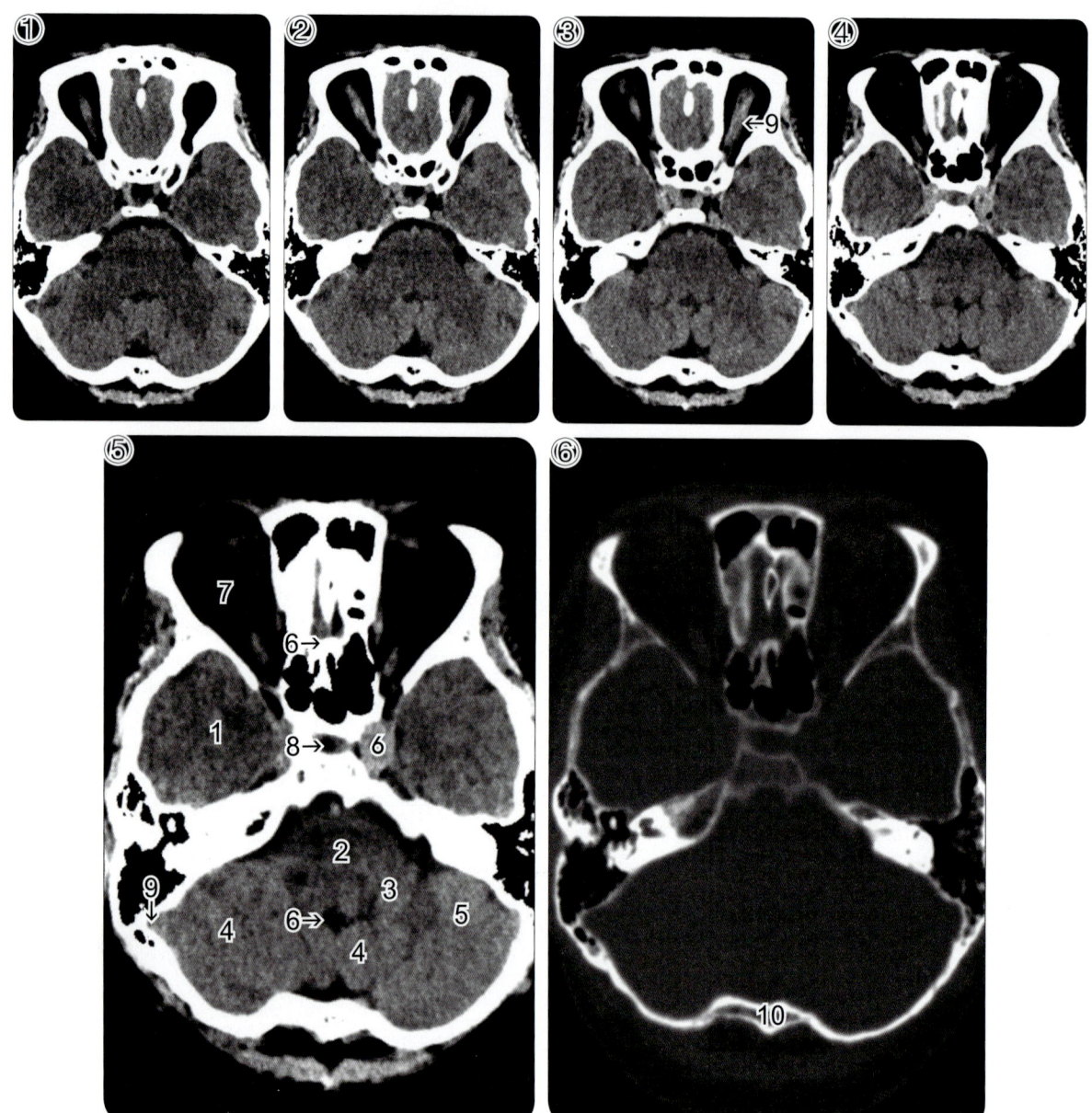

1. 颞叶；2. 脑桥；3. 小脑中脚；4. 小脑扁桃体；5. 小脑半球；6. 小脑延髓池；7. 眼眶；8. 蝶鞍；9. 乙状窦；10. 枕外隆凸；6. 疑似鞍旁病变

图 1.1-3-4a　CT 横断面图像 - 脑干层面

距头顶 110～120mm，显示脑桥中、下段。

图①至图④为上方层面的图像，图⑤和图⑥为下方同一层面的图像。该层面显示脑桥区域有明显的横行亨氏伪影，影响脑桥的观察。

观察注意点：在本层面序列图像中，可见第四脑室后壁中线处前突的结节状阴影逐渐消失，取而代之的是在第四脑室后方仅剩下 2 个结节状的小脑扁桃体，说明第四脑室已经基本结束或已经到达小脑延髓池水平。注意，这与对侧的 MRI 图像略有不同。

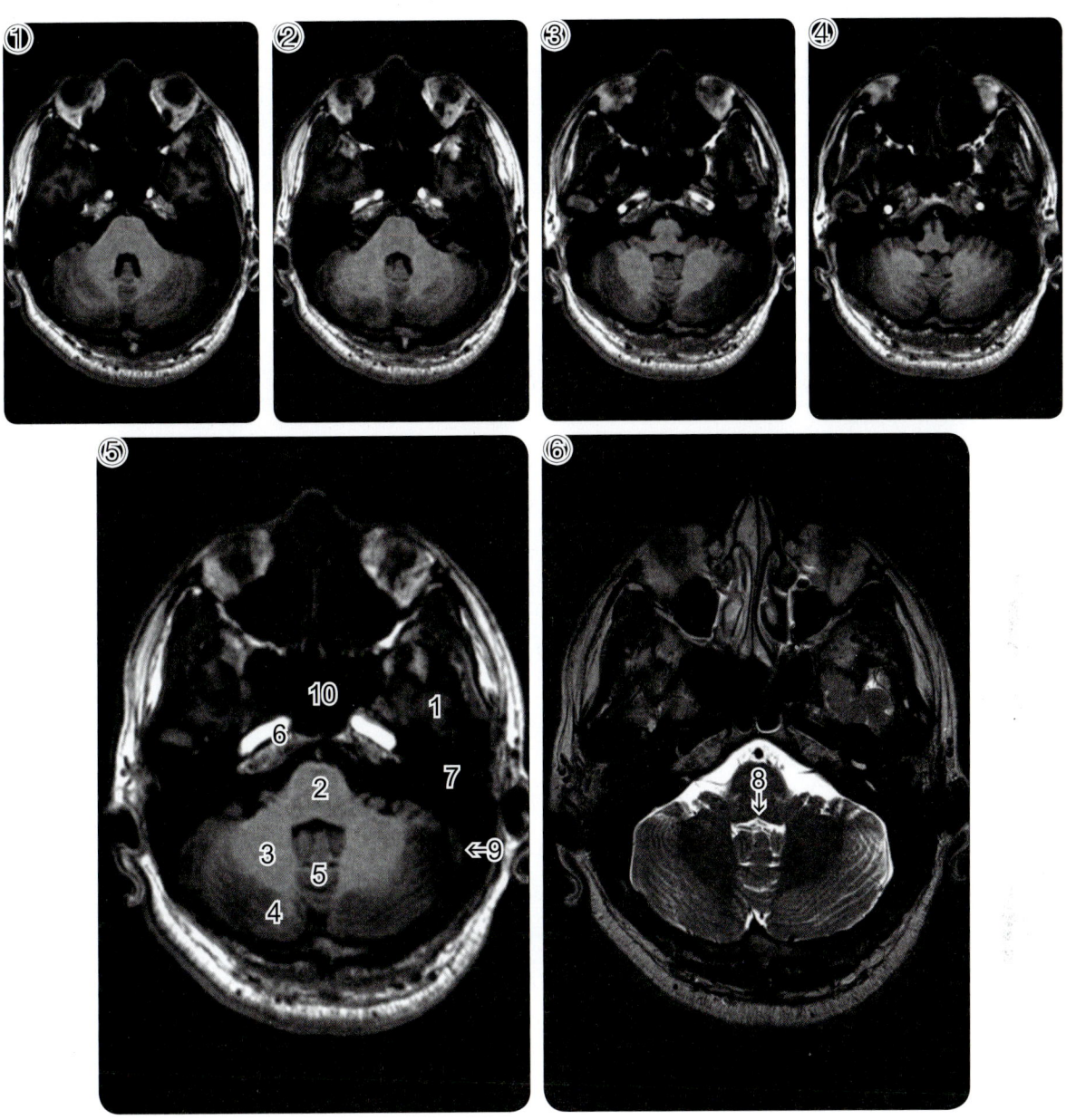

1. 颞叶；2. 脑桥下段；3. 小脑髓体；4. 小脑半球皮质；5. 小脑蚓部；6. 颈内动脉；7. 颞骨岩锥；8. 第四脑室；9. 乙状窦；10. 蝶窦

图 1.1-3-4b MRI 横断面图像 - 脑干层面

距头顶 110～120mm，显示脑桥下段和延髓上段。

图①至图④为上方层面的图像，图⑤和图⑥为下方层面的图像。图①至图④依照顺序分别显示脑桥中、下段和延髓上段，图⑤和图⑥是以 T1 和 T2 图像显示脑桥与延髓交界水平。

图⑥中数字 8 指示的是第四脑室，其依据是在第四脑室的后方同时看到小结及其两侧的小脑扁桃体阴影，说明在该层面中应该还是在第四脑室水平。

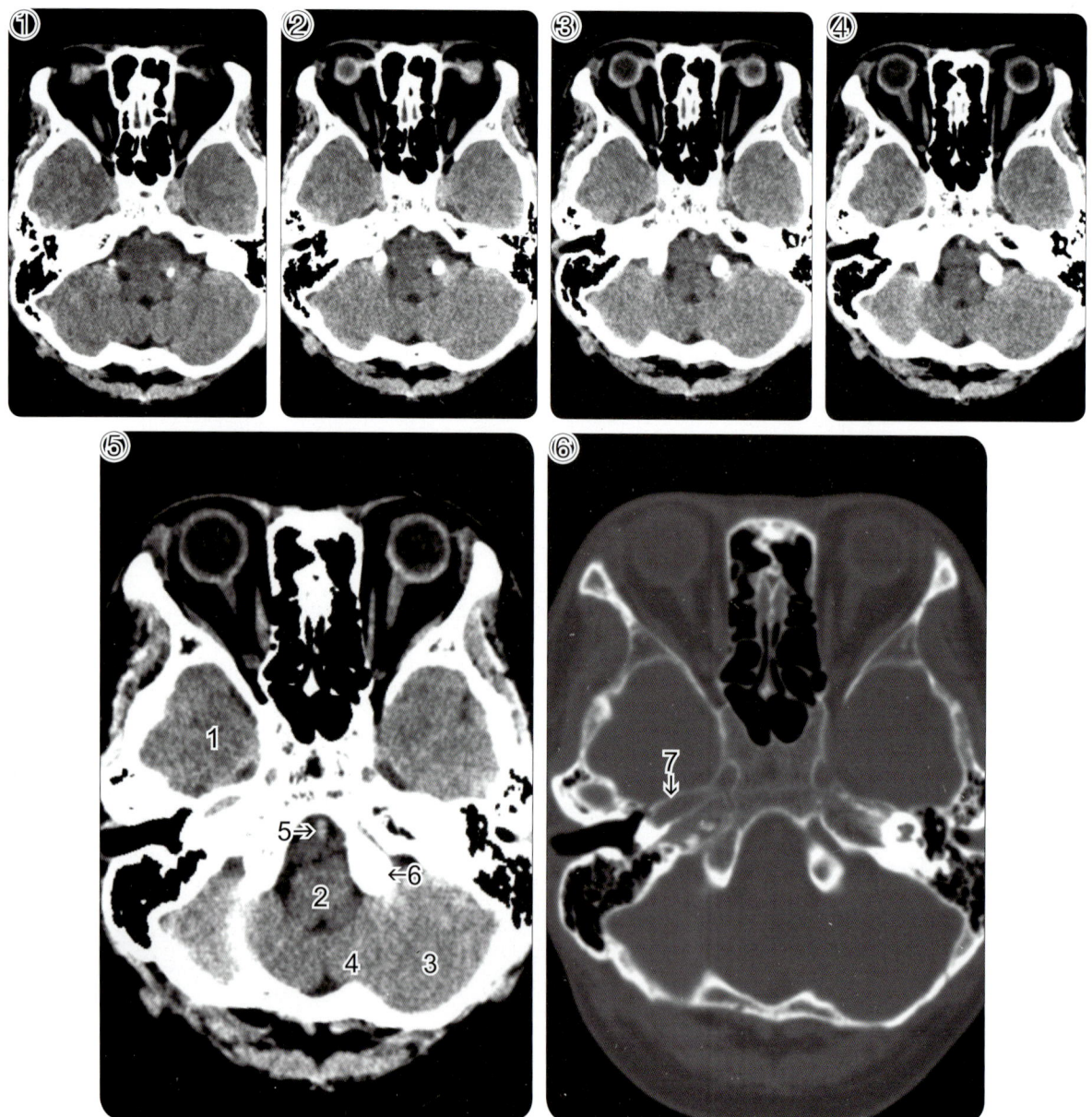

1. 颞叶；2. 延髓；3. 小脑半球；4. 小脑扁桃体；5. 椎动脉；6. 枕骨髁；7. 颈内动脉管

图 1.1-3-5a　CT 横断面图像 - 脑干层面

距头顶 120～130mm，显示延髓上段。

图①至图④为上方层面的图像，图⑤和图⑥为下方层面的图像。

本层面位于枕骨大孔上方，显示延髓上段与小脑半球下极层面。延髓上段的后方两侧与小脑扁桃体紧密相连，当颅内压力剧增时，小脑扁桃体被挤压至枕骨大孔，甚至椎管内，向前方压迫延髓的呼吸和循环等生命中枢，可危及生命。

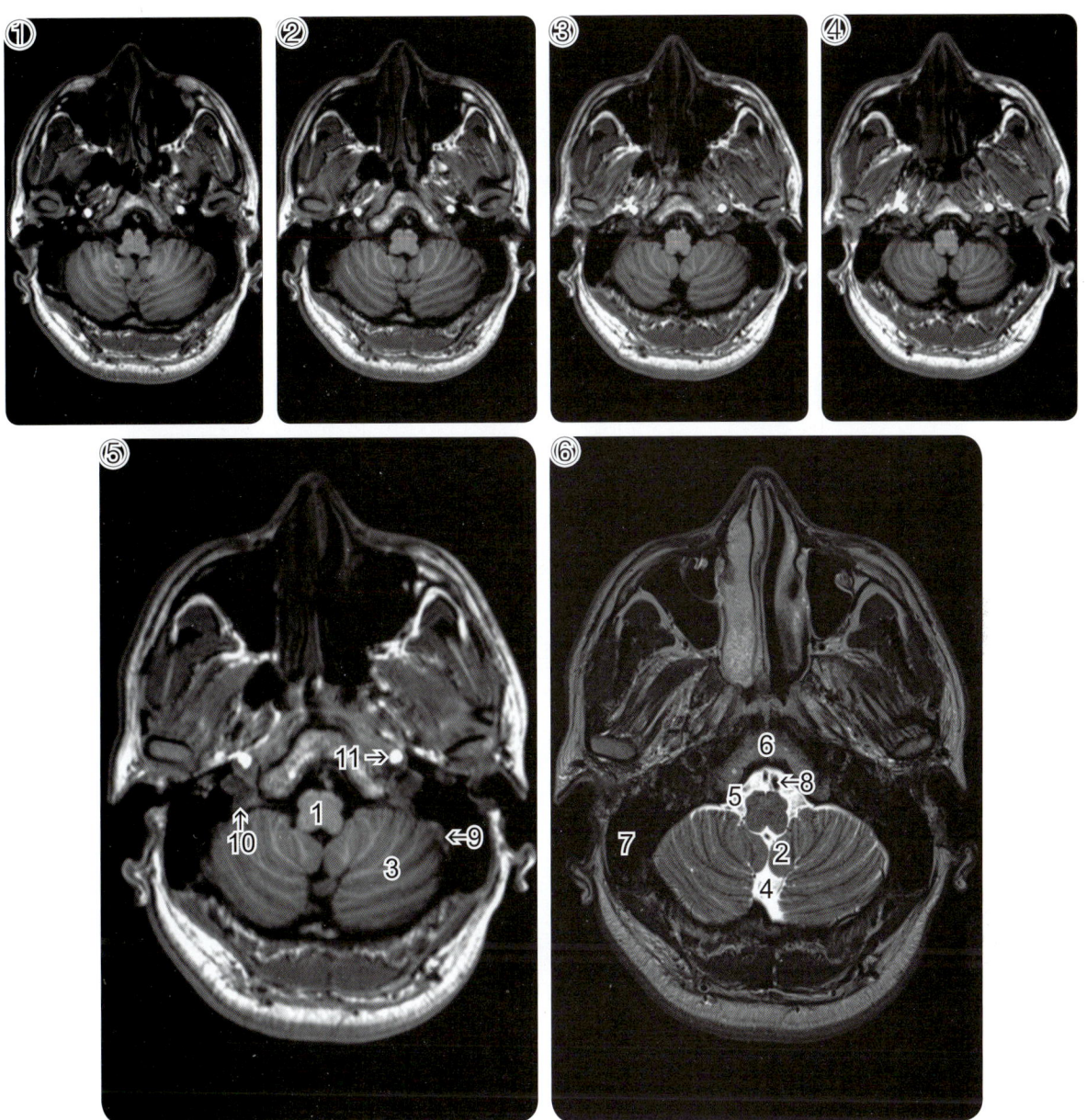

1. 延髓下段；2. 小脑扁桃体；3. 小脑半球；4. 小脑蚓池；5. 小脑延髓池；6. 斜坡；7. 颞骨乳突；8. 椎动脉；9. 乙状窦；10. 乙状窦出口；11. 颈内动脉

图 1.1-3-5b MRI 横断面图像 - 脑干层面

距头顶 120 ～ 130mm，显示延髓中、下段。

图①至图④为上方层面的图像，图⑤和图⑥为下方同一层面的图像。

该层面通过延髓的中段和下段，与延髓的主要区别是没有小脑下脚从延髓背侧通过。整个延髓呈圆柱状，与脊髓形态接近。另外，延髓中、下段的另外一个解剖特点是可见其后方的中线附近有明显的结节样结构，即小脑扁桃体。此层面显示第四脑室已经消失，代之以位于第四脑室下方的小脑延髓池。

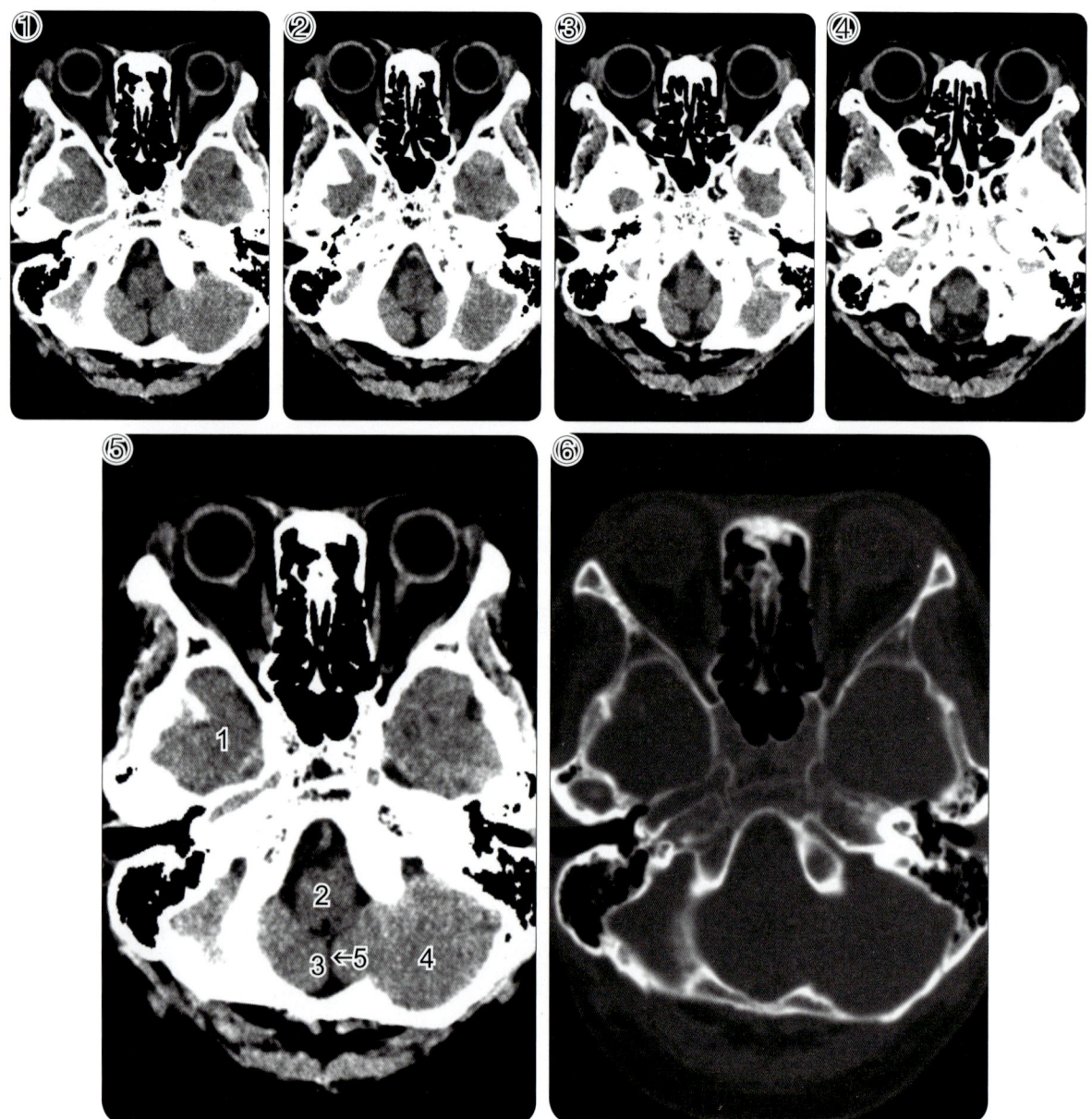

1. 颞叶；2. 延髓；3. 小脑扁桃体；4. 小脑半球；5. 小脑蚓

图 1.1-3-6a CT 横断面图像 - 脑干层面

距头顶 130～140mm，显示延髓末端至脊髓。

图①至图④为上方层面的图像，图⑤和图⑥为下方同一层面的图像。

本组层面显示延髓向下方的脊髓过渡。

延髓比脊髓略微粗大一点，在形态上两者之间没有明显差异。判断是否为延髓需依据以下 2 点：一是看层面的位置高低，即位于枕骨大孔水平或以上者为延髓而非脊髓；二是后方有两侧小脑扁桃体伴随存在者为延髓。

第 1 章 头部 CT/MRI 解剖概览

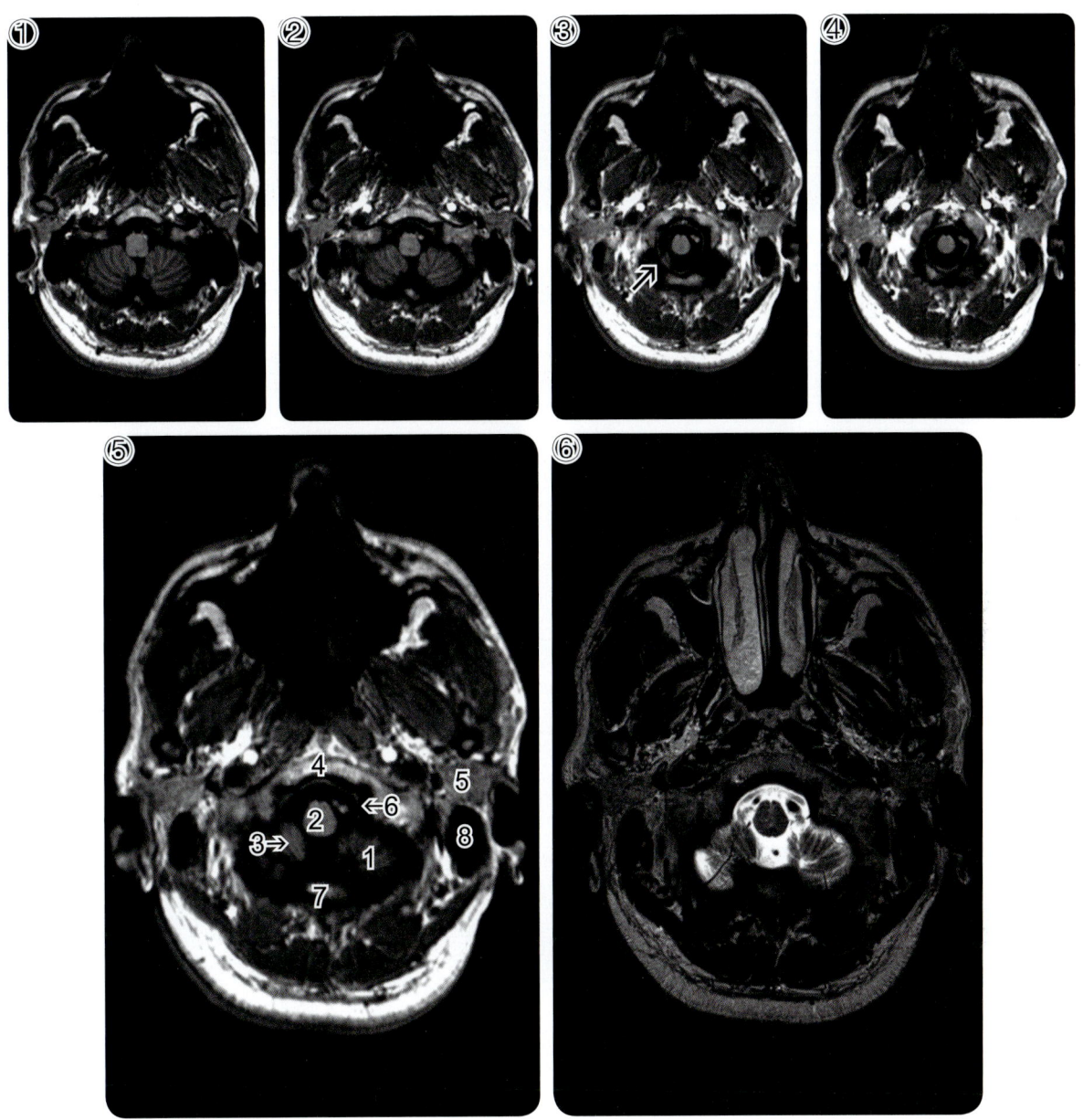

1. 小脑半球下极；2. 延髓末端；3. 小脑扁桃体；4. 枕骨大孔前缘；5. 腮腺；6. 硬脑膜；7. 枕骨大孔后缘；8. 乳突

图 1.1-3-6b　MRI 横断面图像 - 脑干层面

距头顶 130～140mm，显示延髓末端至脊髓。

图①至图④为上方层面的图像，图⑤和图⑥为下方同一层面的图像。

该层面通过延髓末端水平，显示延髓至脊髓的过渡。

延髓末端在解剖形态上与脊髓极其相似，在影像学上区分延髓和脊髓有一定难度。正常情况下最快捷的判断方法是观察小脑扁桃体。因小脑最低垂的部分为小脑扁桃体，故出现小脑扁桃体下端的层面应当为延髓，当小脑扁桃体消失后，此层面应为脊髓（见图③和图④）。

本层面也是观察小脑扁桃体疝最重要的层面，熟悉正常 CT/MRI 表现是临床正确诊断的基础。

图 1.1-4　头部 CT/MRI 横断面 - 层面识别 TEST

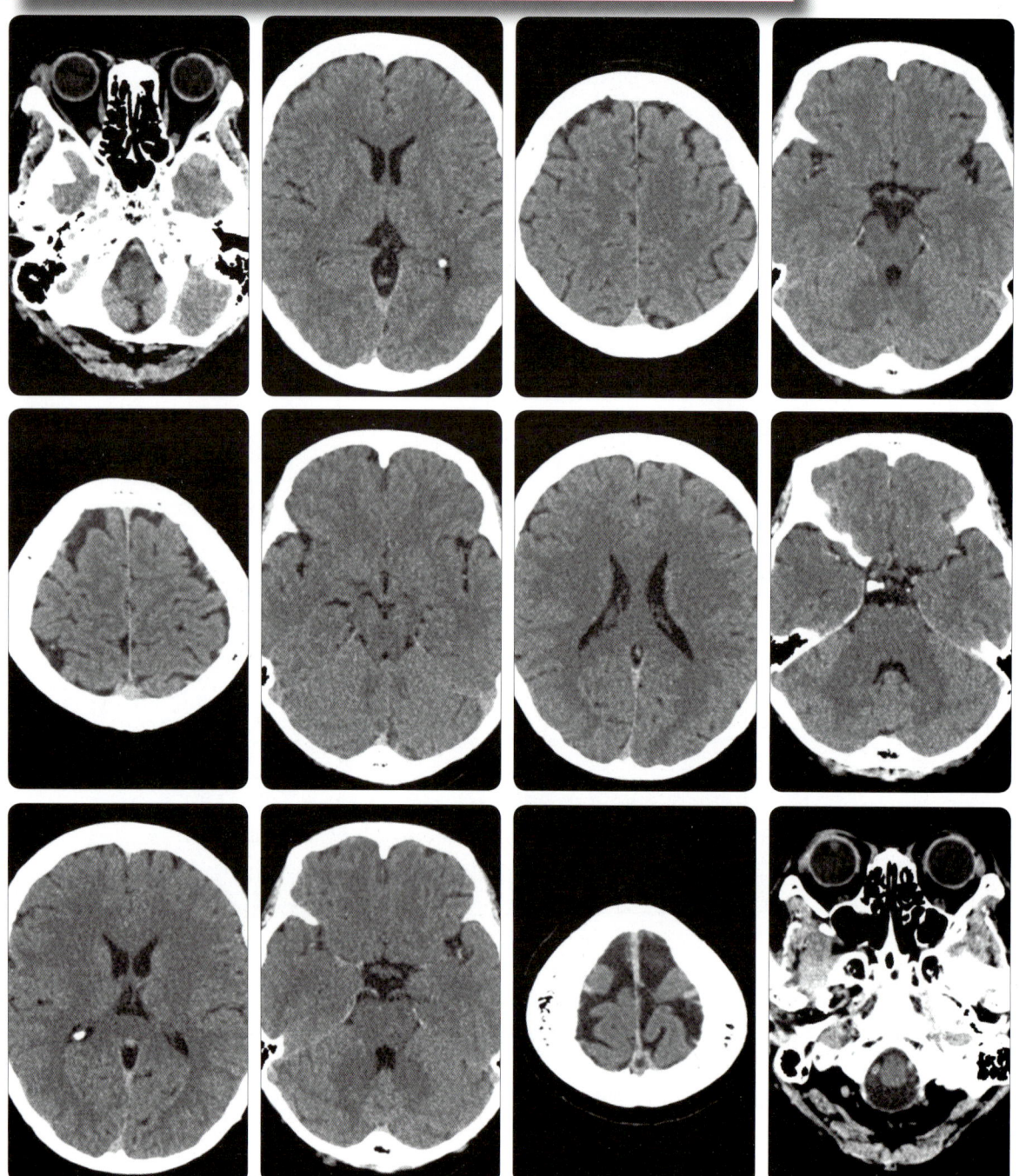

图 1.1-4a　头部 CT 横断面图像 - 层面识别 TEST

在这里，我们打乱顺序放置了另外一个被检者的 12 幅头部 CT 横断面图像，你可以使用 3 种方法来识别上述各个图像的层面：

①按照自上而下的顺序来重新排列这些头部 CT 横断面图像。
②将这 12 幅图像分为头顶层面、脑室和基底核层面、脑干层面 3 组。
③对每幅图像具体准确地确定其所属层面，并提出自己的依据。

另外，这里有 1 幅图像不属于头部 CT 横断面扫描层面范围，请你找出来。

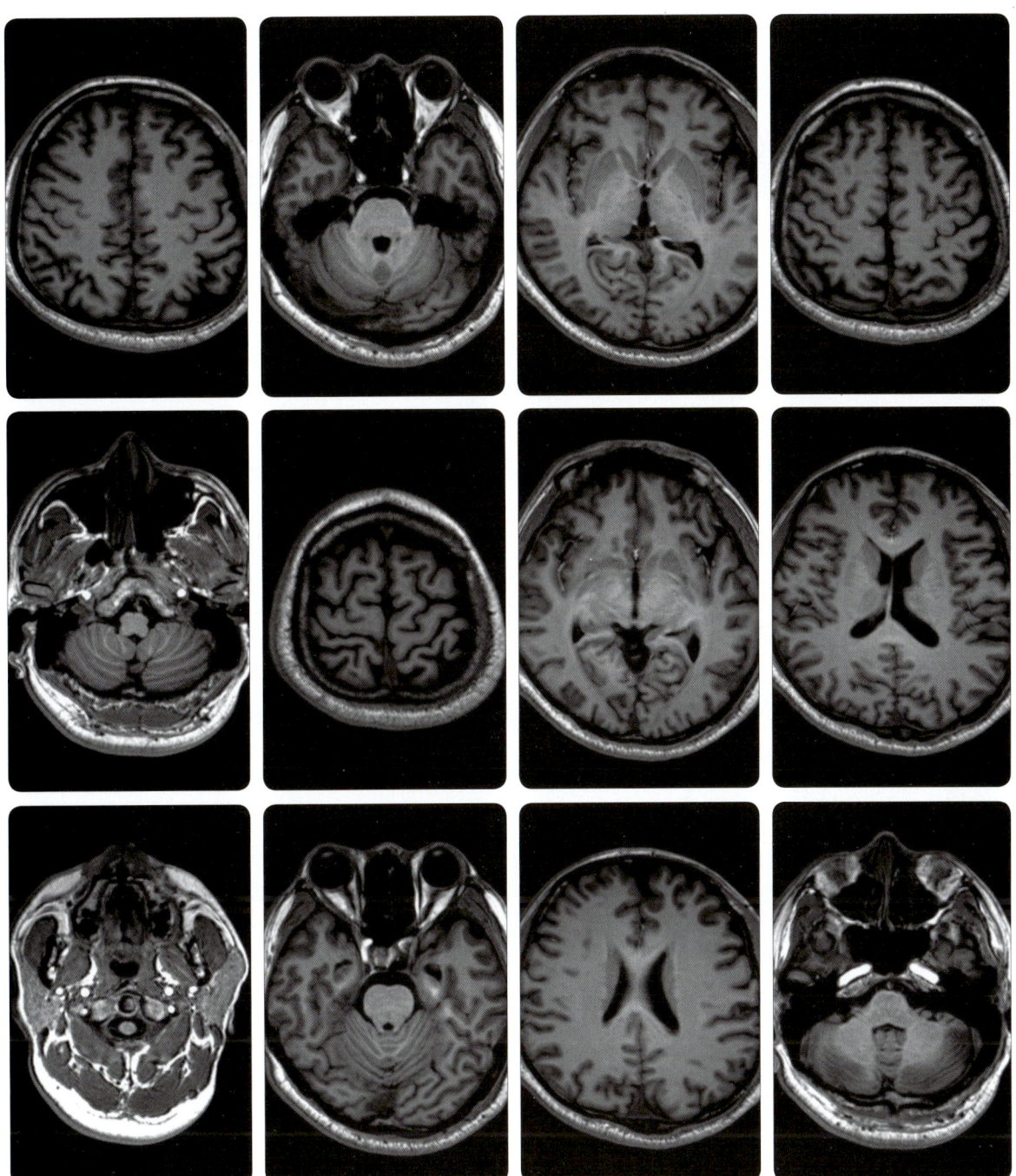

图 1.1-4b　头部 MRI 横断面图像 - 层面识别 TEST

在这里，我们打乱顺序放置了另外一个被检者的 12 幅头部 MRI 横断面 T1 加权图像，你可以使用 3 种方法来识别上述各个图像的层面：

①按照自上而下的顺序来重新排列这些头部 MRI 横断面图像。

②将这 12 幅图像分为头顶层面、脑室和基底核层面、脑干层面 3 组。

③对每幅图像具体准确地确定其所属层面，并提出自己的依据。

另外，这里有 1 幅图像不属于头部 MRI 横断面扫描层面范围，请你找出来。

1.2 头部 CT/MRI 冠状面观察

1.2.1 扫描基线

头部 CT 冠状面重建和 MRI 冠状面扫描的基线 (base line) 或平面 (plane) 应当与检查床面或人体的冠状面保持一致。在进行头部 MRI 冠状面扫描之前，需要严格审查被检者是否端正地仰卧于检查床上，此时 MRI 冠状面扫描所使用的基线与检查床的床面完全平行即可。以 CT 扫描所获数据重建冠状面 CT 图像时，同样需要使用与扫描床面平行的基线进行图像重建。依据上述相同的基线所获得的 CT/MRI 冠状面图像如同自前往后按照顺序从人体正面的方向上一层一层地观察人体解剖结构，故称为 "CT/MRI 冠状面 (coronal section)"。应该强调的是，CT/MRI 冠状面扫描或图像重建的扫描基线确定之后，就需要注意被检人体的正确摆位以及在 MRI 扫描和 CT 冠状面图像重建时基线的准确划定这 2 个步骤的严格落实。第一是摆好体位，注意将人体中轴线与扫描床的中轴线准确对齐，同时仰卧的人体需要尽量舒适地摆平身体以保持左右两侧完全对称，对于昏迷或躁动者要采取适当的固定措施；第二是参照检查床面和（或）横断面扫描时获得的图像划定 MRI 冠状面扫描或 CT 冠状面图像重建的基线。摆位正确者可以以床面为基线，摆位偏离床面时，则应依据人体的位置对扫描或重建基线进行调整。

排除设备的差异和被检者状态条件的区别，MRI 冠状面图像的质量取决于扫描条件的设定，而 CT 冠状面重建图像的质量则受到原始扫描数据和重建图像设定条件这两者的影响，也就是说，准备进行 CT 冠状面图像重建者，只有在初始扫描的条件和重建图像的条件这 2 个环节上都满足要求，方能获得满意的重建图像。

1.2.2 冠状面图像分组

全部头部 CT/MRI 冠状面图像按照自前向后的顺序，我们将额极、胼胝体和枕叶等解剖结构作为标志，大致上也可以分为 3 组，这样即可非常方便地对头部各个层面的冠状面图像进行快速定位和识别。因为头部前后径最长，达 13cm 左右，以 10mm 间隔进行分层，约有 13 层图像，自前向后依次为额叶前部层面、胼胝体层面和枕叶层面 3 组图像[1]。

(1) 第 1 组层面：额叶前部层面

额叶前部层面几乎只包含额叶的脑沟回及其深部的半卵圆中心。

---

[1] 以胼胝体为主要解剖标志将头部 CT/MRI 冠状面图像层面分成 3 组，可以起到提纲挈领的作用。在临床实际应用中，要注意的是胼胝体本身较长，进一步将其分成膝部、干部和压部，再结合其他解剖结构，如丘脑和基底核等，可能更有助于理解头部 CT/MRI 冠状面图像的层面分组概念。

(2) 第 2 组层面：胼胝体层面

可显示胼胝体结构的层面约占全部头部 CT/MRI 冠状面图像的一半，称为"胼胝体层面"，大约距离额极 30～100mm。其中，前 10mm，即距额极 30～40mm 层面显示胼胝体增厚且向前下方弯曲的膝部；其后的胼胝体干较薄而均匀，约出现在距额极 40～90mm 层面上，称胼胝体干，此段中的后半部常常有一小段略狭窄处，称为胼胝体峡部；最后一段胼胝体再度增厚并弯曲向后下方，为胼胝体压部，约出现在距额极 90～100mm 层面上。

(3) 第 3 组层面：枕叶层面

枕叶层面大约距离额极 100～130mm，主要显示侧脑室后角和枕叶。其中前面两个层面，即 100～120mm 层面显示枕叶与部分顶叶和颞叶；往后的层面为枕极，基本上以枕叶为主。

下面我们依据上述分组，将从图 1.2-1 至图 1.2-4 对头部全部层面的 CT/MRI 冠状面图像进行快速浏览。

图 1.2-1 为头部 CT/MRI 冠状面 - 额叶前部层面：

1. 距额极 0～10mm，显示额极脑沟回
2. 距额极 10～20mm，显示额极脑沟回及半卵圆中心
3. 距额极 20～30mm，显示半卵圆中心

图 1.2-2 为头部 CT/MRI 冠状面 - 胼胝体层面：

1. 距额极 30～40mm，显示胼胝体膝部
2. 距额极 40～50mm，显示胼胝体干、侧脑室前角、基底核
3. 距额极 50～60mm，显示胼胝体干、侧脑室前角、基底核
4. 距额极 60～70mm，显示胼胝体干、侧脑室体部、丘脑
5. 距额极 70～80mm，显示胼胝体干、侧脑室体部、丘脑、胼胝体峡部
6. 距额极 80～90mm，显示胼胝体干、侧脑室三角区、丘脑枕
7. 距额极 90～100mm，显示胼胝体压部

图 1.2-3 为头部 CT/MRI 冠状面 - 枕叶层面：

1. 距额极 100～110mm，显示枕叶前段和顶、颞叶
2. 距额极 110～120mm，显示枕叶中段
3. 距额极 120～130mm，仅显示枕极

图 1.2-4 为头部 CT/MRI 冠状面图像层面识别 TEST。

图 1.2-1　头部 CT/MRI 冠状面 - 额叶前部层面

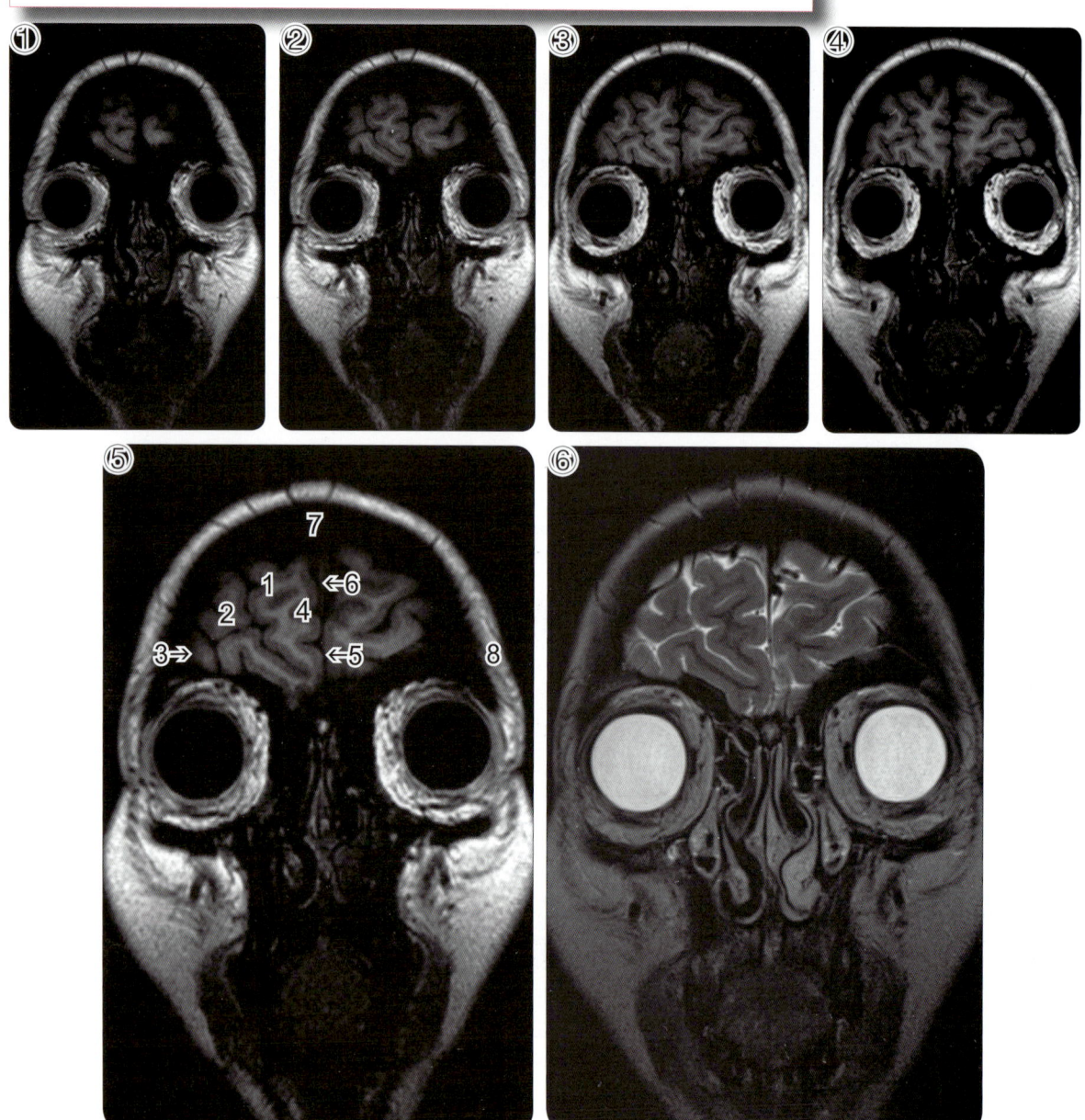

1. 额上回；2. 额中回；3. 额下回；4. 额内侧回；5. 纵裂；6. 大脑镰；7. 颅骨；8. 头皮

图 1.2-1-1　额叶前部层面

距额极 0～10mm，显示额极脑沟回。

该层面通过额极前方脑沟回，清晰显示额上回、额中回、额下回以及额内侧回。

额叶下面的脑回紧贴在前颅窝底眶板上面，被称为眶回，其中由额下回向眶面移行的脑回为眶外侧回；同时额上回向大脑半球纵裂面移行，则形成额内侧回。另外，在额极层面仅有向此处延伸的额上回及其向大脑半球内侧面延伸的额内侧回和向眶面延伸的眶回成分。

● 请在上述图像中找出额上沟和额下沟，同时试着识别在眶面上排列的脑沟和脑回。

第 1 章 头部 CT/MRI 解剖概览

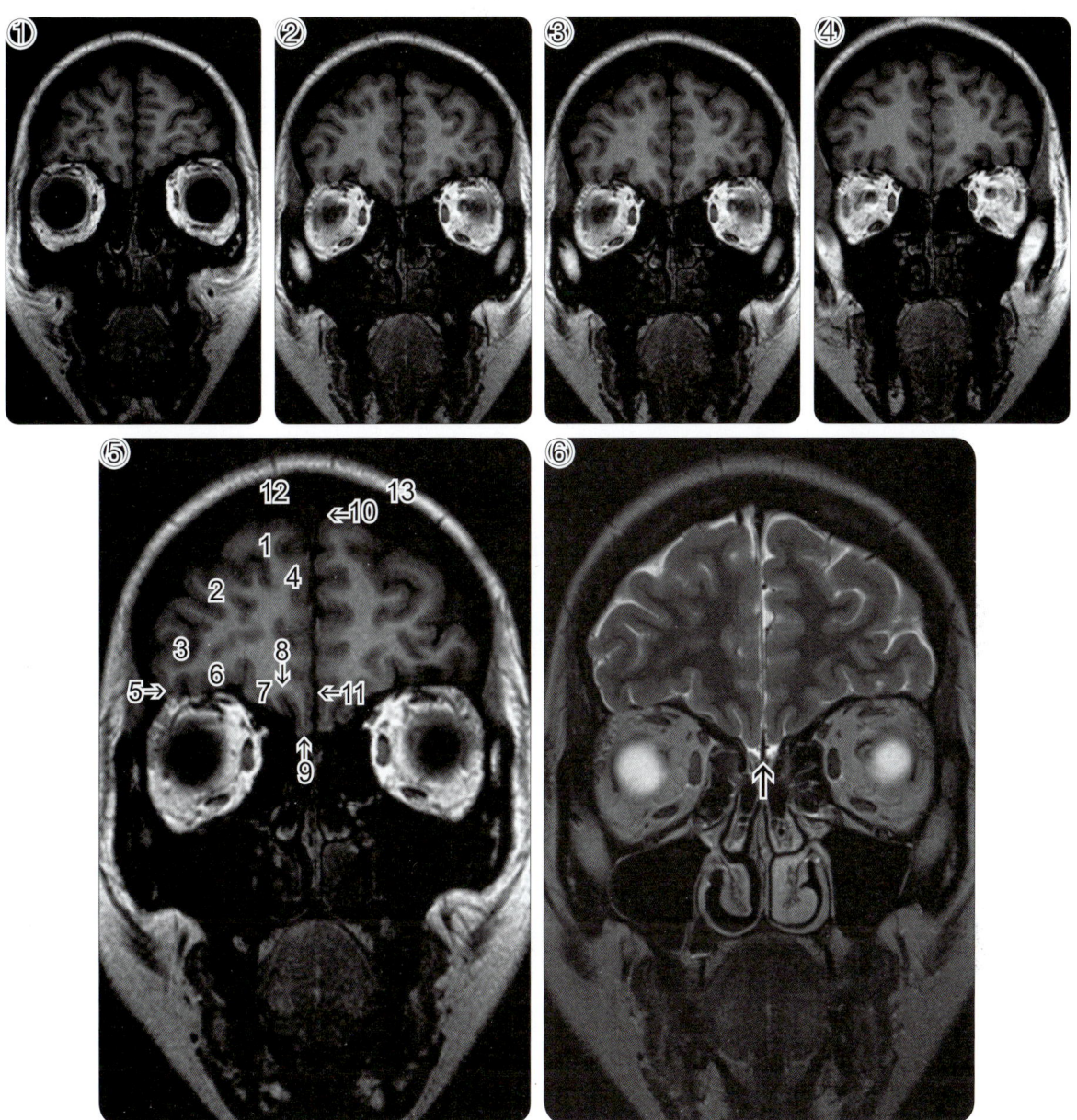

1. 额上回；2. 额中回；3. 额下回；4. 额内侧回；5. 眶外侧回；6. 眶前回；7. 眶内侧回；8. 嗅沟；
9. 直回；10. 上矢状窦；11. 纵裂；12. 颅骨；13. 头皮

图 1.2-1-2　额叶前部层面

　　距额极 10～20mm，显示额极脑沟回以及开始出现的半卵圆中心。

　　该层面通过额叶前部，从上面的小图可以看出，层面逐步从额叶脑沟回向后方的半卵圆中心过渡，虽然脑沟回的分布没有明显变化，但是出现在层面中的半卵圆中心逐渐增大。

　　冠状面图像从另外一个视角为我们提供对人体解剖观察的大局观。比如，我们在冠状面图像上观察 1 个或 1 组脑沟回时常常可以同时观察到其上下方和内外侧的解剖结构。

　　● 仔细观察图⑥中箭头所指示的解剖结构及其周围解剖结构，并试着叫出各自的名称。

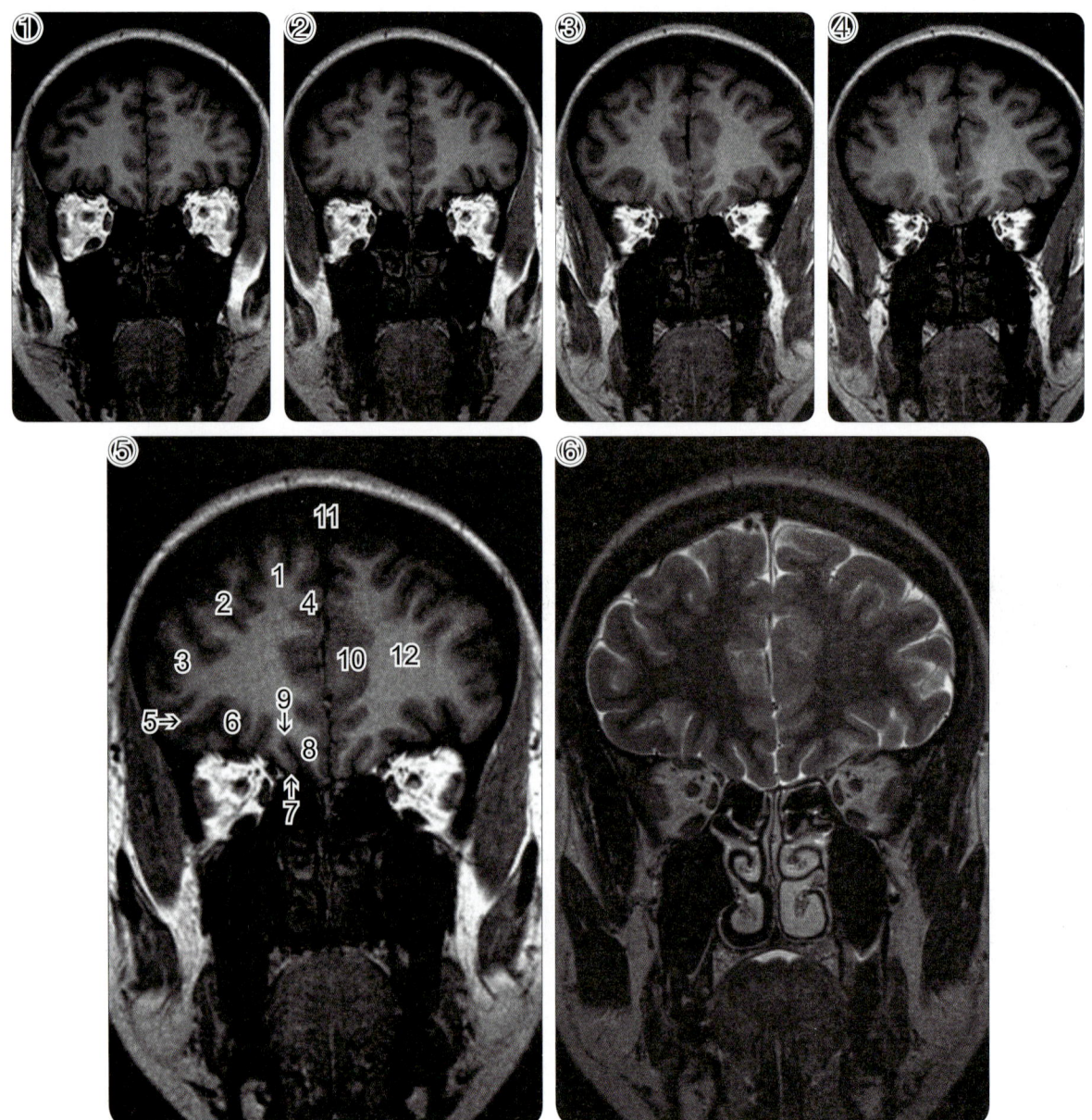

1. 额上回；2. 额中回；3. 额下回；4. 额内侧回；5. 外侧眶回；6. 眶后回；7. 眶内侧回；8. 直回；9. 嗅沟；10. 扣带回；11. 颅骨；12. 半卵圆中心

图 1.2-1-3　额叶前部层面

距额极 20～30mm，显示半卵圆中心逐渐增大。

该层面进一步通过额叶后方，各个脑沟回进一步增加数目和范围，与前一层面更重要的区别是在大脑半球内侧面额叶内侧回下方开始出现扣带回的成分。

● 请观察一下扣带回的部位和形态，同时思考一下这个层面所显示的扣带回的具体位置及是如何走行的。

图 1.2-2　头部 CT/MRI 冠状面 - 胼胝体层面

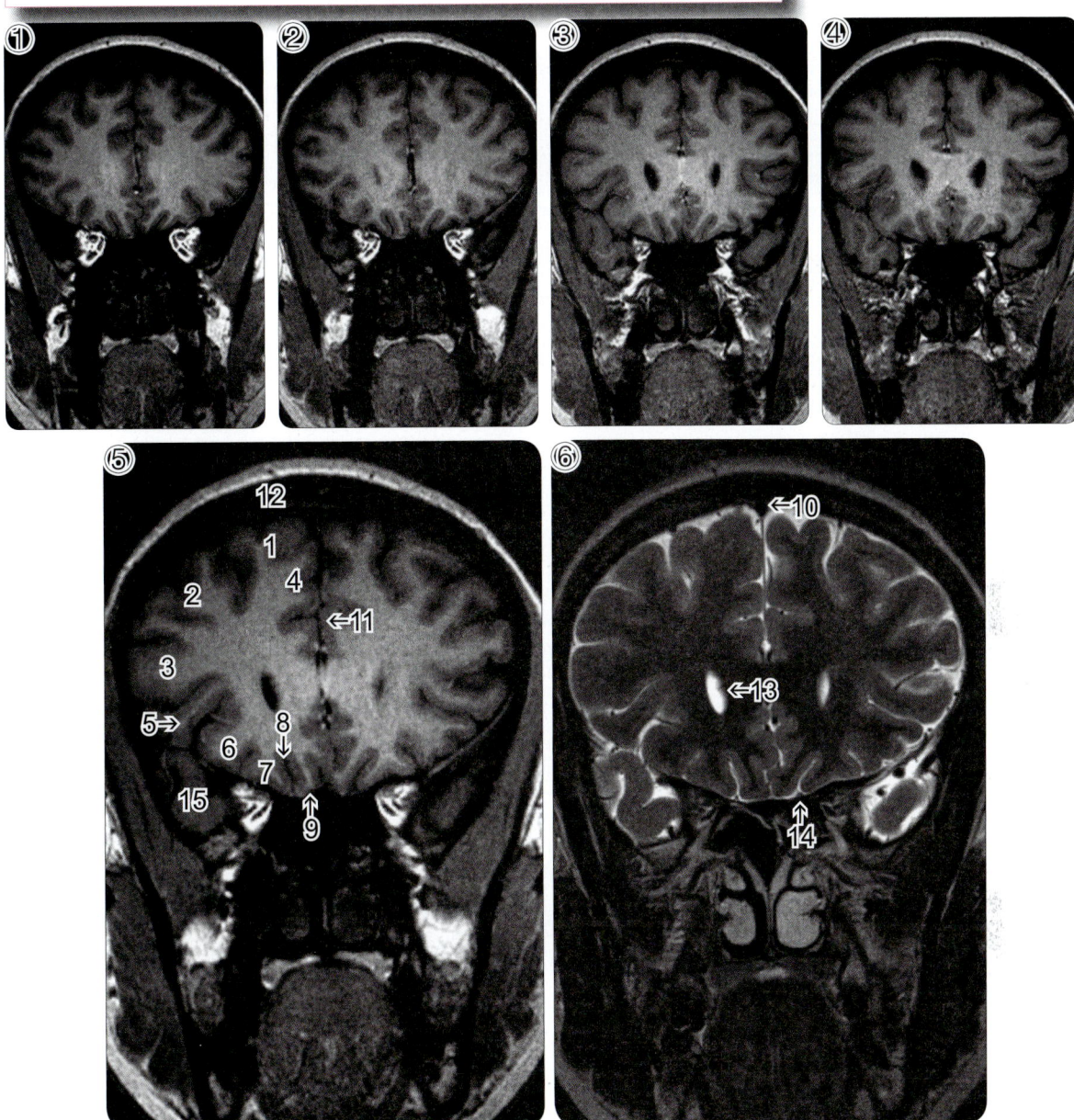

1. 额上回；2. 额中回；3. 额下回；4. 额内侧回；5. 眶外侧回；6. 眶后回；7. 眶内侧回；8. 嗅沟；9. 直回；10. 上矢状窦；11. 纵裂；12. 颅骨；13. 侧脑室前角；14. 嗅束；15. 颞极

图 1.2-2-1　胼胝体层面

距额极 30～40mm，开始显示胼胝体，首先显示的是胼胝体膝部。

该层面通过胼胝体膝部，同时显示的解剖结构还有侧脑室前角、颞极。

在解剖学上，扣带回几乎是全程围绕在胼胝体的外围走行，不管在哪个平面上进行观察，都要充分了解扣带回与胼胝体及其周围其他解剖结构之间的关系，方能准确了解扣带回的解剖表现。

● 在本层面的图⑤和图⑥ 2 幅图像中，你能否看到嗅束，在哪一幅图像上看得更清楚些，为什么？

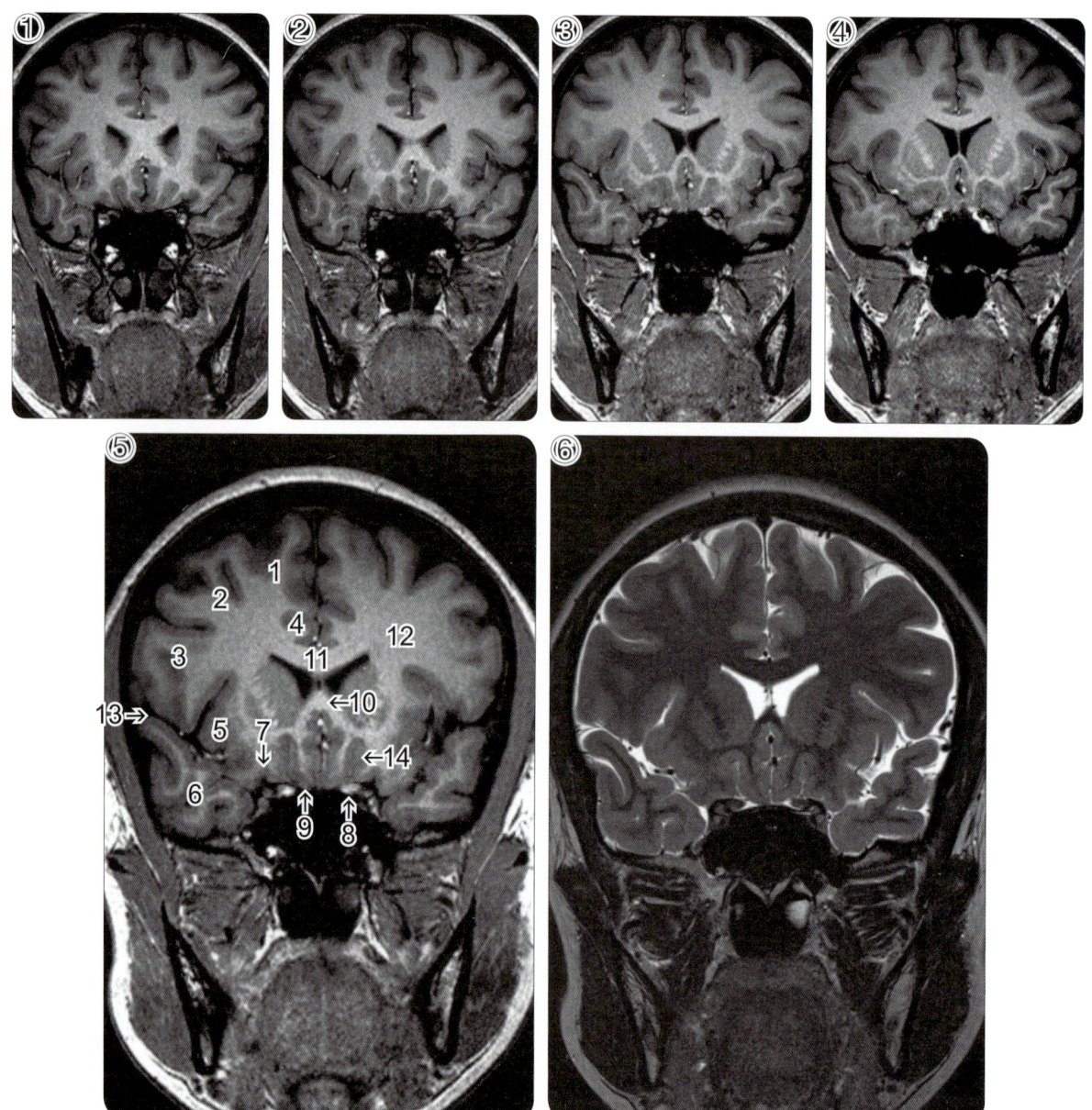

1. 额上回；2. 额中回；3. 额下回；4. 扣带回；5. 岛叶；6. 颞极；7. 眶后回；8. 视神经；9. 直回；10. 胼胝体嘴；11. 胼胝体体部；12. 半卵圆中心；13. 外侧裂；14. 嗅沟

图 1.2-2-2　胼胝体层面

距额极 40～50mm，开始显示胼胝体干。

胼胝体干在两侧侧脑室前角的上方，穿过大脑半球纵裂，呈白色的宽带状，同时我们还可以看到尾状核头、壳核前极、尾状核和壳核之间的灰质桥、岛叶等解剖结构。

在额叶两侧嗅沟的位置我们可以看到 2 个 T1 高信号、T2 低信号的横椭圆形的视神经，远比其上方的嗅束更加粗大明显，层面再往后就可以看到视交叉。另外，可见胼胝体干、壳核前极、岛叶、侧脑室前角和尾状核头等解剖结构同时出现在本层面。

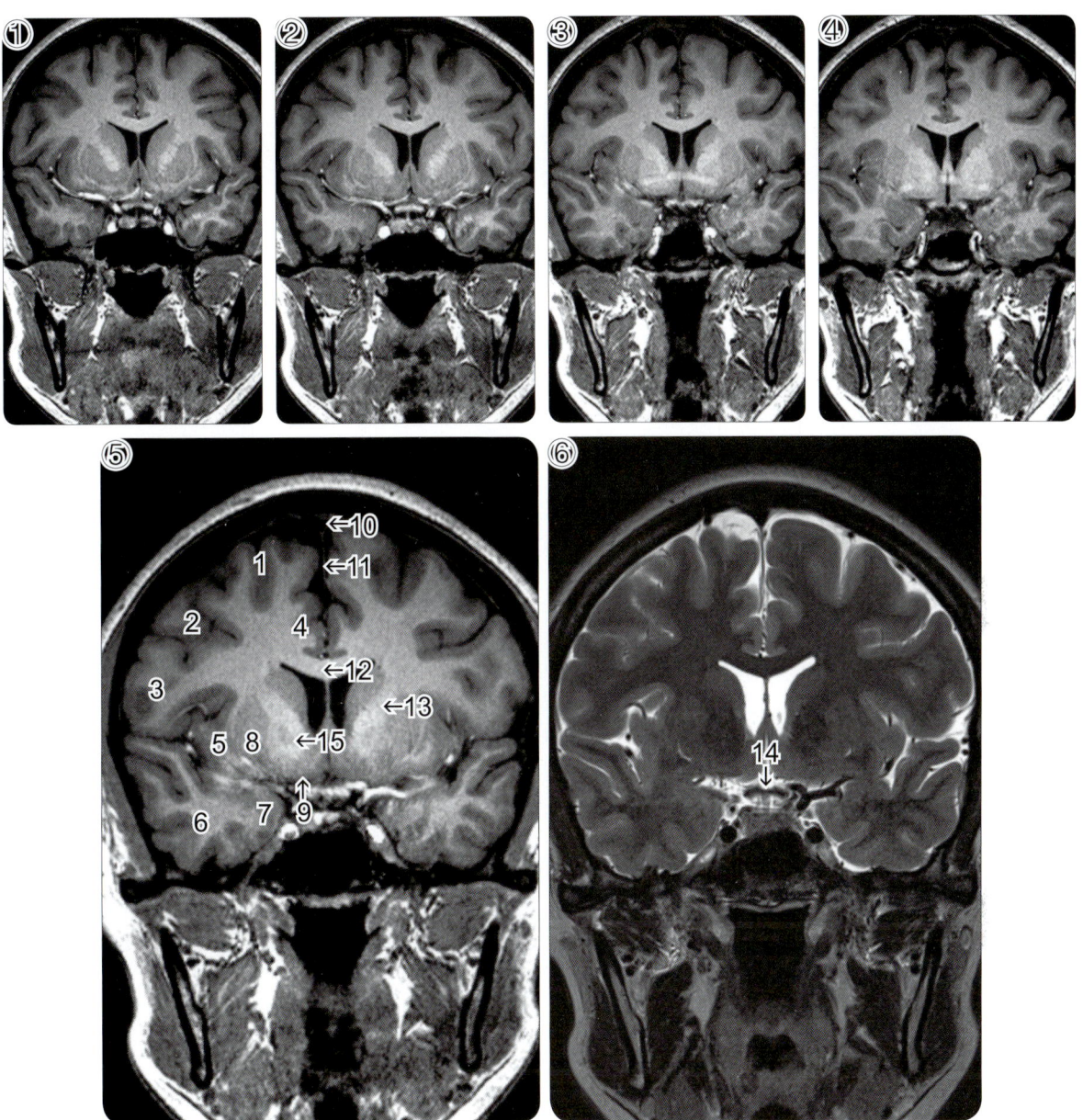

1. 额上回；2. 额中回；3. 额下回；4. 扣带回；5. 岛叶；6. 颞叶；7. 海马旁回；8. 壳核；9. 中心脑底；10. 上矢状窦；11. 大脑镰；12. 胼胝体干；13. 内囊；14. 视交叉；15. 苍白球

图 1.2-2-3　胼胝体层面

距额极 50～60mm，继续显示胼胝体干。

该层面中胼胝体干的表现无明显改变，而随着层面向后，尾状核头和壳核更加明显，两者之间的灰质桥消失，代之以清晰的内囊。

在本层面，侧脑室前角的形态向下拉长，呈倒立的"L"形，内腔更宽阔；壳核、苍白球和内囊三者在信号强度上表现出递减的改变。其中苍白球较难观察。

请仔细观察额叶和颞叶内髓质的形态表现，可以看出从半卵圆中心向额叶和颞叶中心伸出的巨大髓质干，这个可以帮助我们清楚地区分额叶和颞叶的各个脑回。

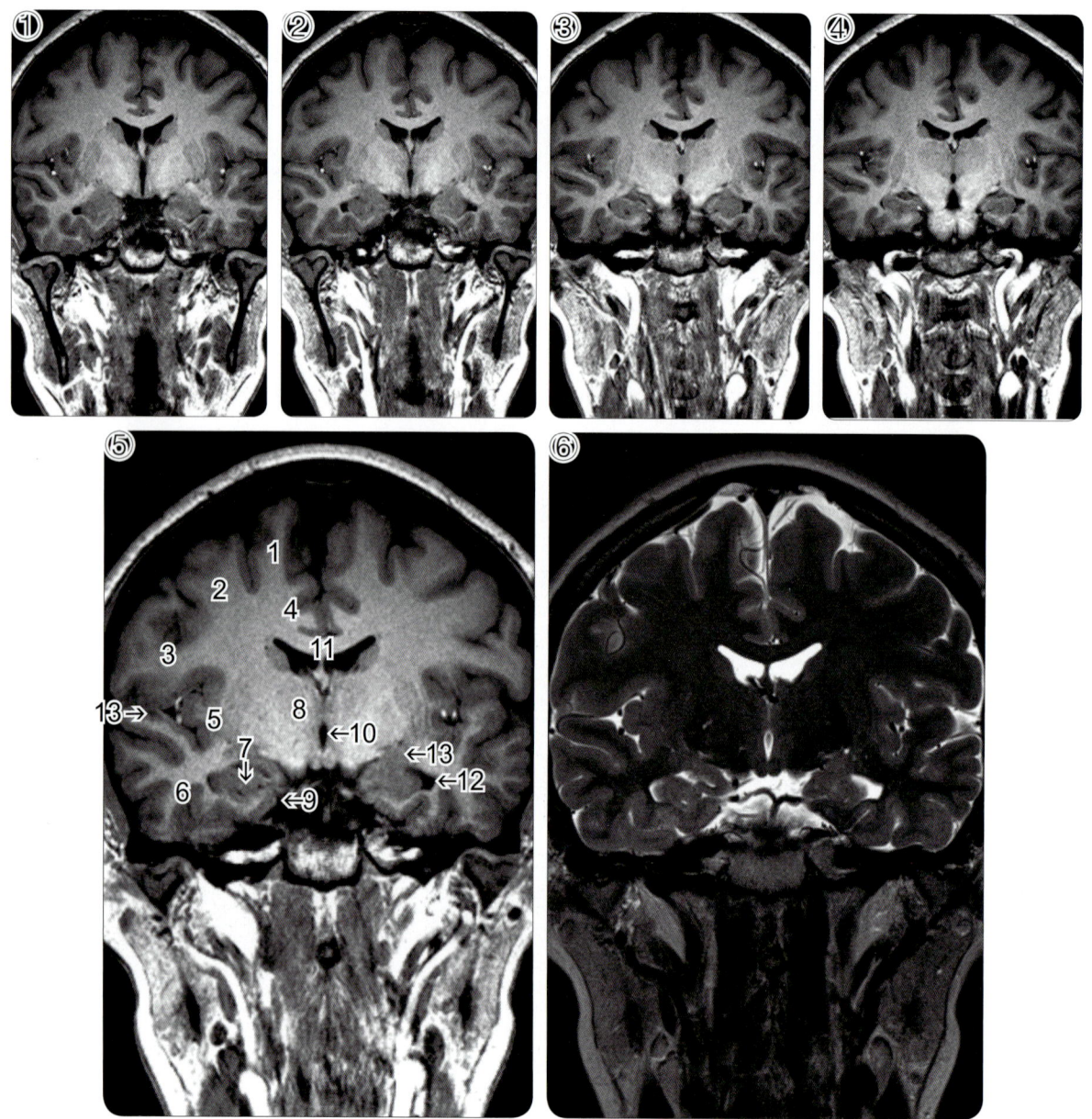

1. 额上回；2. 额中回；3. 额下回；4. 扣带回；5. 岛叶；6. 颞叶；7. 海马；8. 丘脑；10. 第三脑室；11. 胼胝体体部；12. 侧脑室下角；13. 杏仁体

图 1.2-2-4　胼胝体层面

距额极 60～70mm，显示胼胝体干。

该层面通过胼胝体干的中段，侧脑室和尾状核的表现显示层面已经到达侧脑室体和尾状核体的位置。另外，本层面显示第三脑室和丘脑已经出现，说明丘脑和第三脑室是在基底核的后面，基底核的成分明显减少。

丘脑和苍白球等结构中脂质成分较高，故与内囊之间缺乏对比，导致内囊轮廓的显示比较模糊。

侧脑室下角、海马和杏仁体三者同时出现在本层面，请注意观察三者之间的解剖位置关系以及它们与周围解剖结构之间的关系。

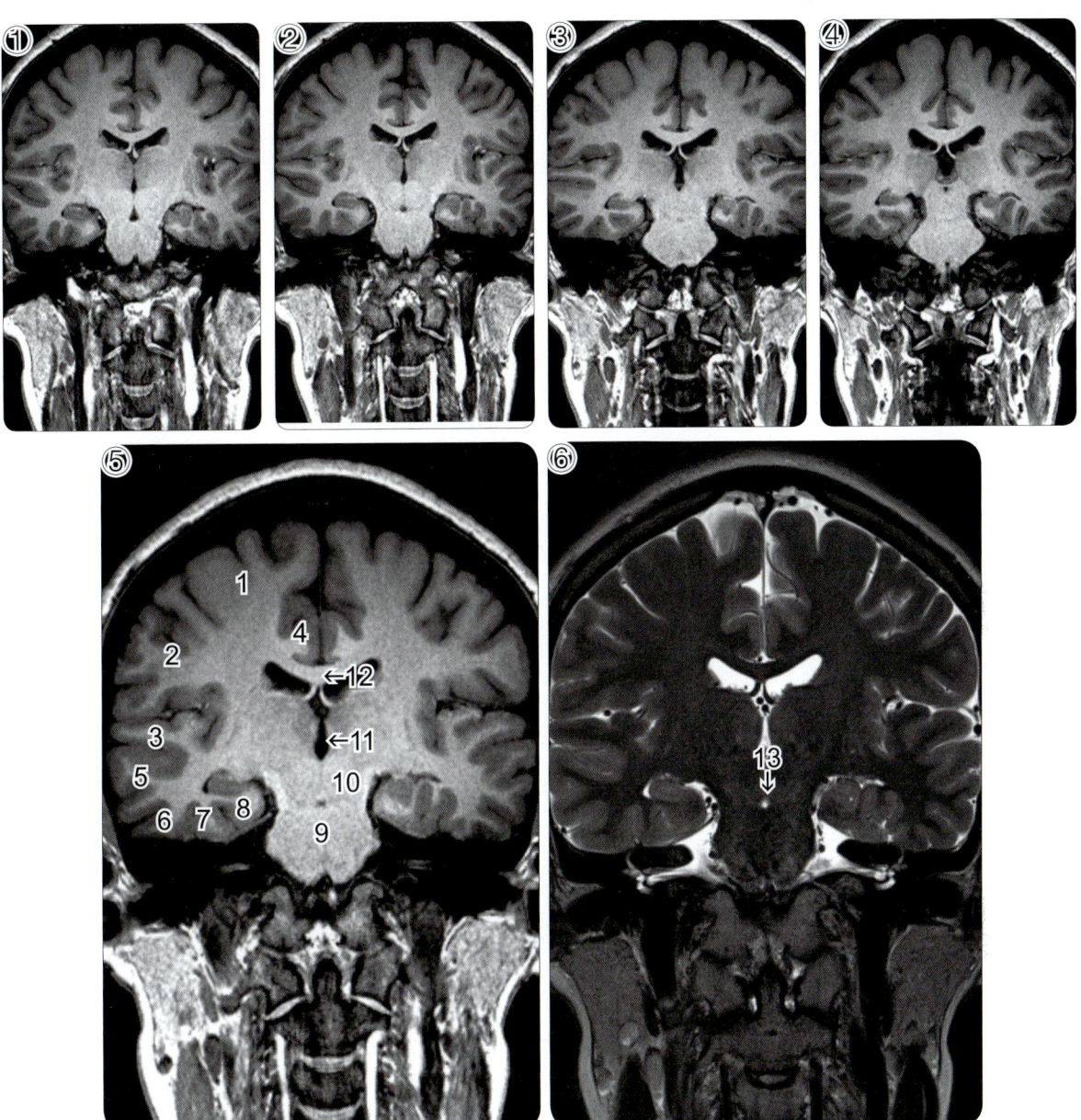

1. 顶叶；2. 顶叶岛盖；3. 颞横回；4. 扣带回；5. 颞中回；6. 颞下回；7. 梭状回；8. 海马旁回；9. 脑桥；10. 大脑脚；11. 第三脑室；12. 胼胝体体部；13. 大脑水管

图 1.2-2-5　胼胝体层面

距额极 70～80mm，显示胼胝体干。

该层面通过丘脑和第三脑室的主体，尾状核从横椭圆形的体部变成细圆形的尾部。

在序列图像中可以看到胼胝体的形状没有明显改变，但是在厚度方面，似乎在图①和图②的层面中可见其厚度最小，这里应该是胼胝体所谓的峡部，峡部依然是胼胝体干的一部分，也常常是由胼胝体干向压部过渡的开始。

注意观察：在 MRI-T2 加权图像（图⑥）中，在胼胝体下方与两侧丘脑之间可见 4 个低信号阴影，它们分别是两侧穹窿体和大脑内静脉；而在 T1 加权图像中前者为高信号，后者为低信号，易于区分。

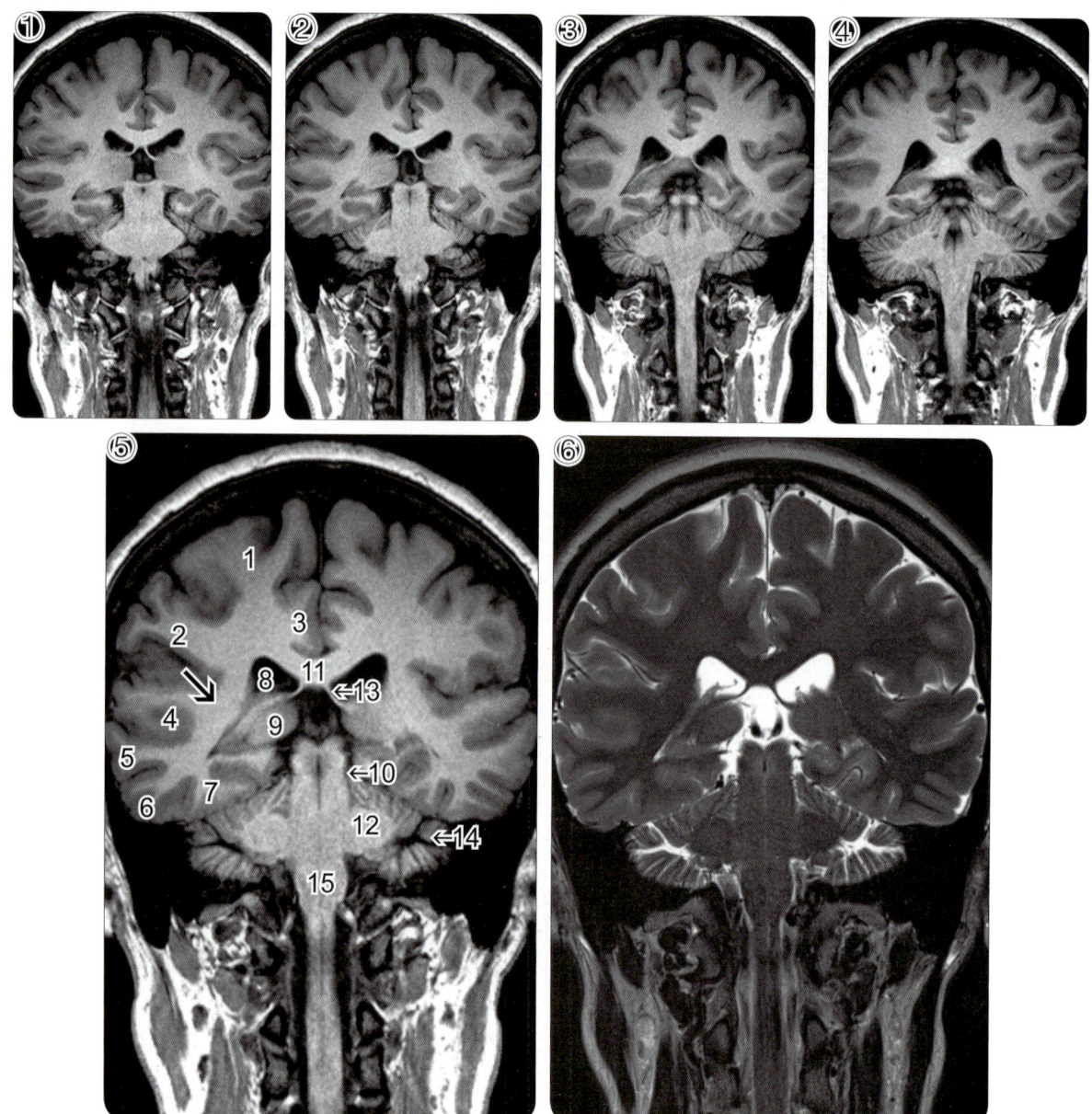

1.顶上小叶；2.顶下小叶；3.扣带回；4.颞上回；5.颞中回；6.颞下回；7.梭状回；8.侧脑室三角区；9.丘脑；10.中脑；11.胼胝体体部；12.小脑中脚；13.穹窿；14.小脑半球；15.延髓

图 1.2-2-6 胼胝体层面

距额极 80～90mm，显示胼胝体干向压部过渡。

该层面通过胼胝体干末端和压部起始点。

侧脑室由体部进入三角区，整个侧脑室腔明显扩大并变成三角形，围绕在丘脑后部的内上方。

注意观察：在图⑤中，斜箭头所指示的区域为颞叶髓质干，是半卵圆中心神经纤维与颞叶连接和交汇的主要通道，颞叶的神经纤维也经此与上方的顶叶、前方的额叶和后方的枕叶密切联系。

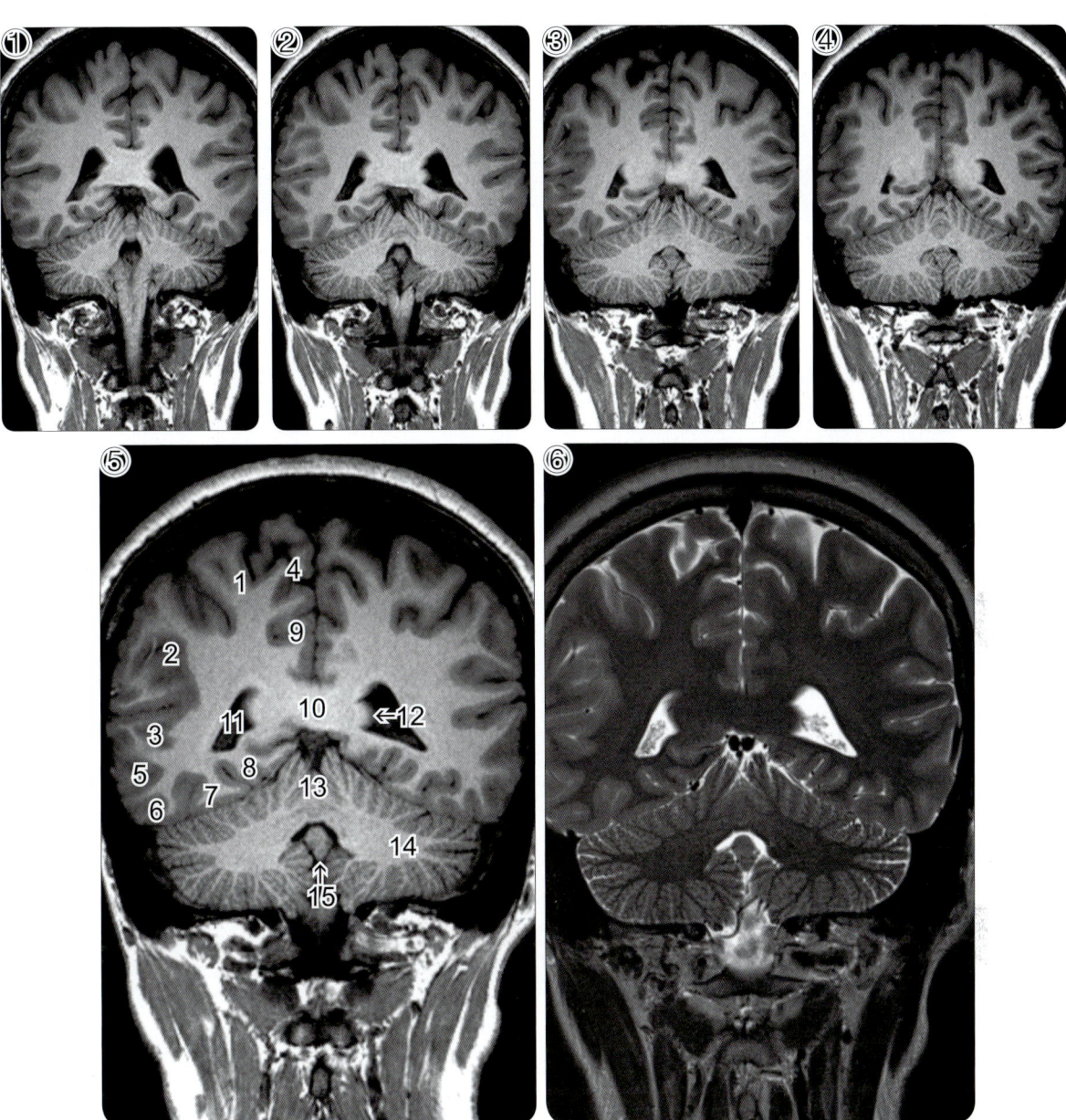

1. 顶上小叶；2. 顶下小叶；3. 颞上回；4. 楔前叶；5. 颞中回；6. 颞下回；7. 梭状回；8. 枕叶；9. 扣带回；10. 胼胝体压部；11. 侧脑室后角；12. 枕钳；13. 小脑蚓部；14. 小脑半球；15. 小结

图 1.2-2-7　胼胝体层面

距额极 90～100mm，显示胼胝体压部。

该层面通过胼胝体压部。

胼胝体压部位于两侧侧脑室三角区之间，并向两侧侧脑室突出呈结节状，这是由通往枕叶的大量胼胝体纤维形成的枕钳。

侧脑室三角区的显示表明该层面尚未到达枕叶，这里大脑半球依然是顶叶和颞叶区域，包括顶上小叶、顶下小叶和颞叶后部。

图 1.2-3　头部 CT/MRI 冠状面 - 枕叶层面

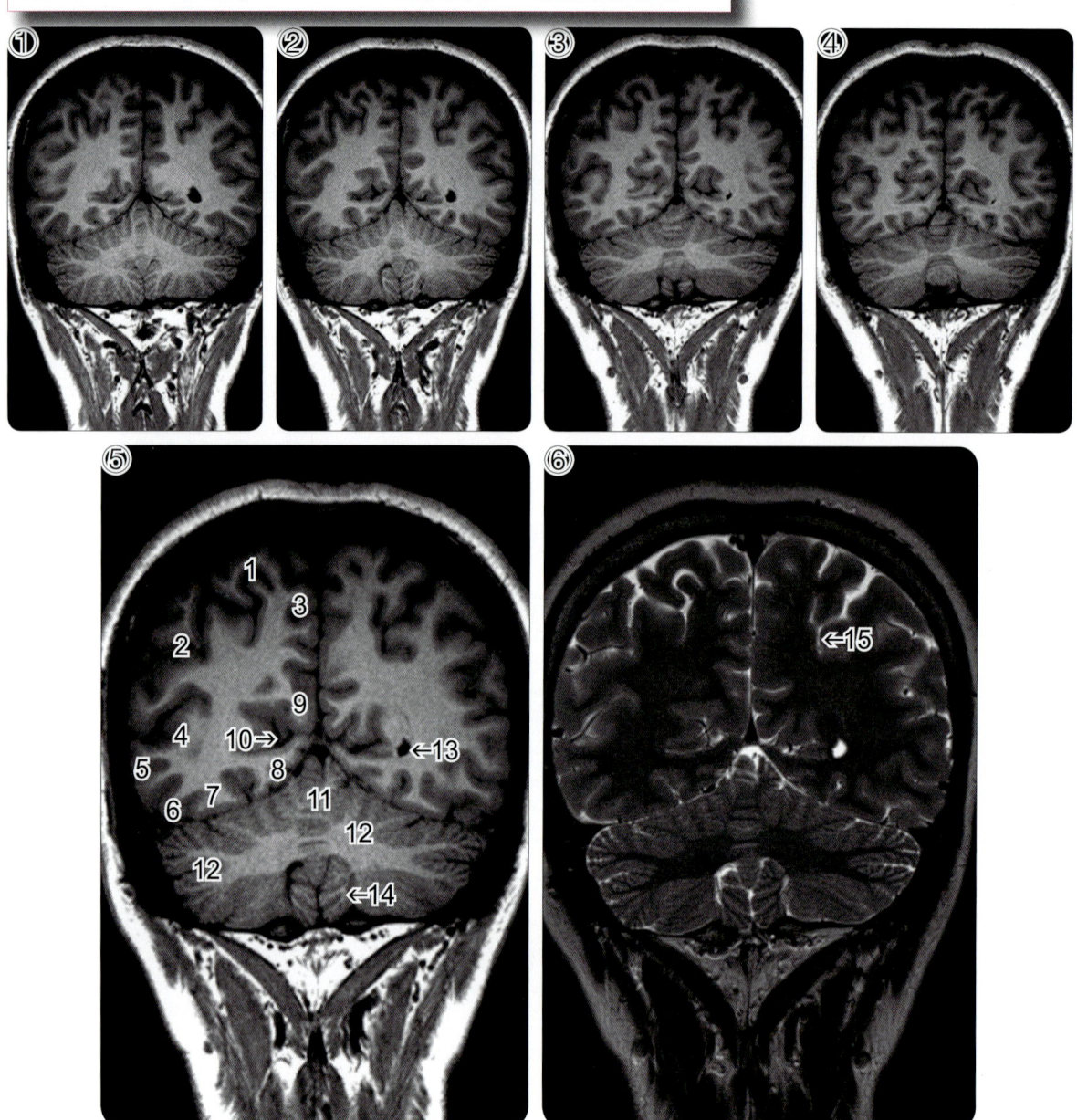

1. 顶上小叶；2. 顶下小叶；3. 楔前叶；4. 颞上回；5. 颞中回；6. 颞下回；7. 梭状回；8. 舌叶；9. 楔叶；10. 距状裂；11. 小脑蚓部；12. 小脑半球；13. 侧脑室后角；14. 小脑扁桃体；15. 顶内沟

图 1.2-3-1　枕叶层面

距额极 100～110mm，显示枕叶前部层面。

该层面通过枕叶前部层面，仅显示较少部分枕叶，周围大部分结构都还是顶叶和颞叶。

在本层面，枕叶的解剖结构局限于大脑半球的内下方，包括距状裂和上方的楔叶以及下方的舌回。在冠状面上与周围的顶叶和颞叶之间并无明显的脑沟和裂作为自然分界。唯一可以将侧脑室后角和距状裂作为枕叶可靠的划分标志。

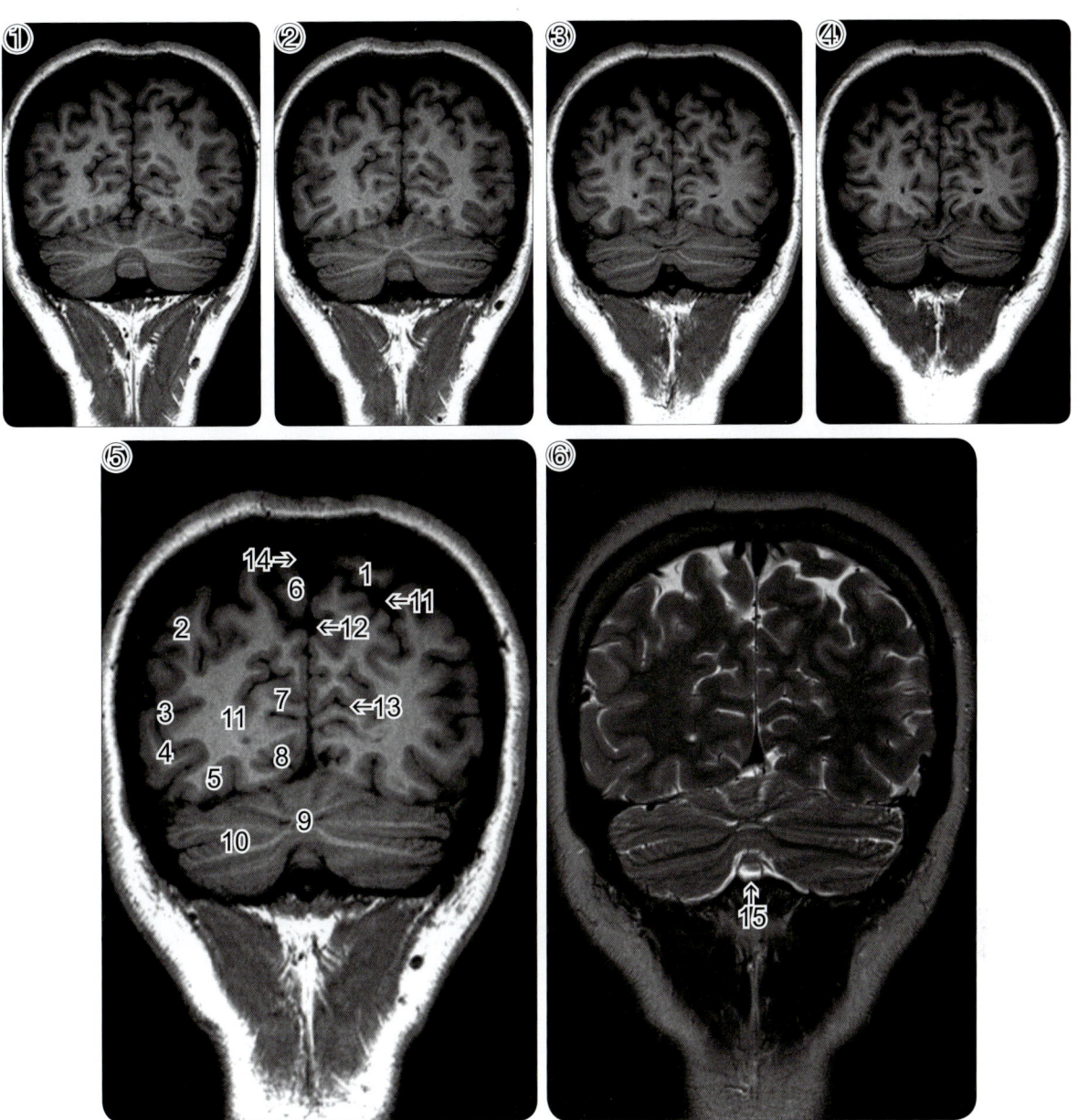

1.顶上小叶；2.顶下小叶；3.枕上回；4.枕中回；5.枕下回；6.楔前叶；7.楔叶；8.舌回；9.小脑蚓部；10.小脑半球；11.顶内沟；12.顶枕裂；13.距状裂；14.上矢状窦；15.小结

图 1.2-3-2　枕叶层面

距额极 110~120mm，显示枕叶中部层面。

该层面通过枕叶中部层面，枕叶的范围明显增加。

顶枕裂的出现是重要的解剖标志，其上方为顶叶，下方为枕叶；距状裂在顶枕裂的下方，可以划分枕叶内侧面的楔叶和舌回。

顶叶成分位于枕叶的外上方，顶内沟可以向后下方伸入枕叶内。

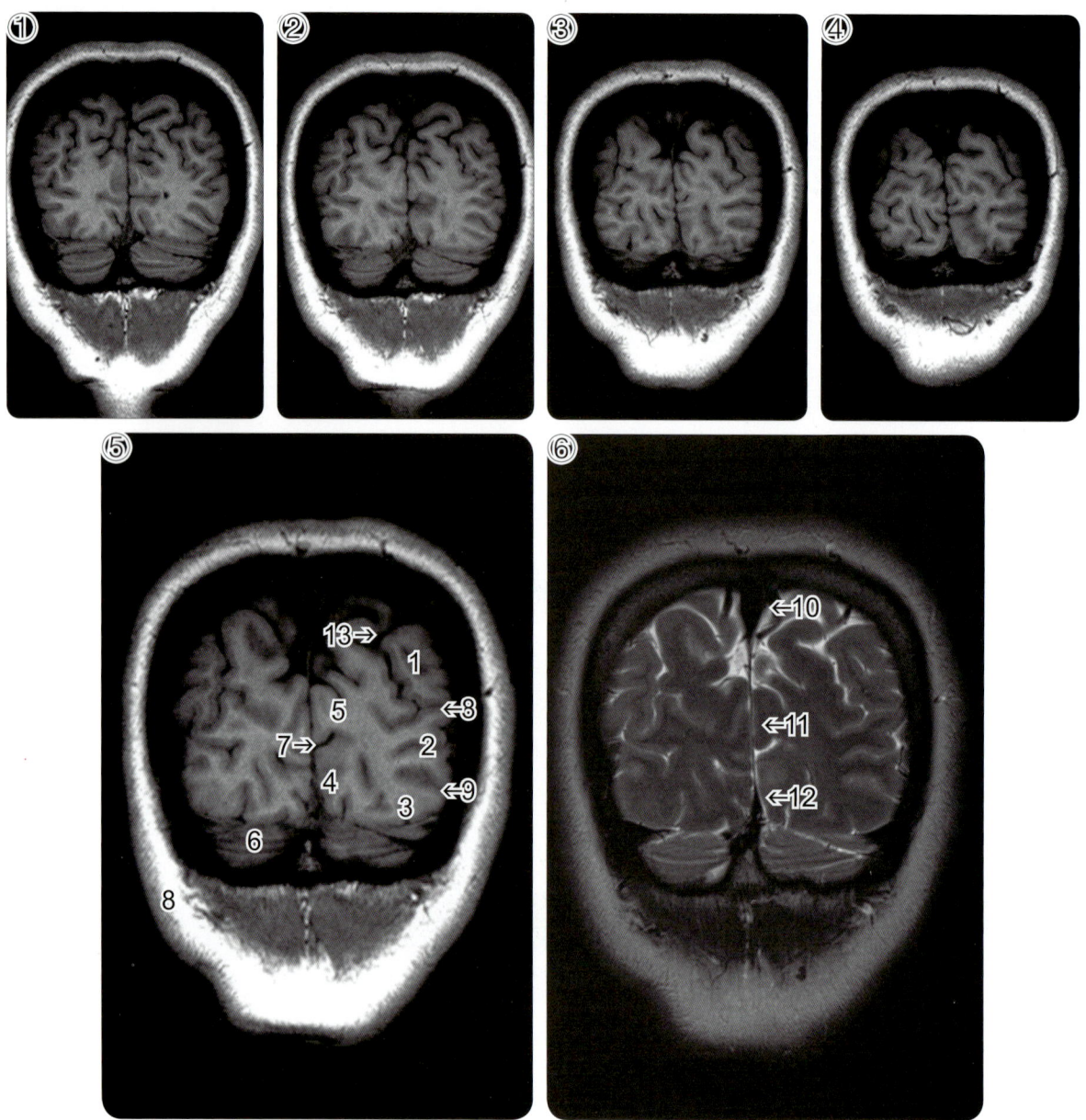

1. 枕上回；2. 枕中回；3. 枕下回；4. 舌回；5. 楔叶；6. 小脑半球；7. 距状裂；8. 舌上沟；9. 舌下沟；10. 上矢状窦；11. 纵裂；12. 直窦；13. 顶内沟

图 1.2-3-3　枕叶层面

距额极 120～130mm，显示枕叶后部层面。

该层面几乎完全通过枕叶结构。

本层面的解剖结构完全属于枕叶，是观察枕叶解剖的最佳冠状面层面。枕叶内侧的舌叶和楔叶以距状裂为界，外侧区分脑沟回相对比较困难，可以根据个体的解剖特点，具体情况具体分析。

图 1.2-4　头部 CT/MRI 冠状面 - 层面识别 TEST

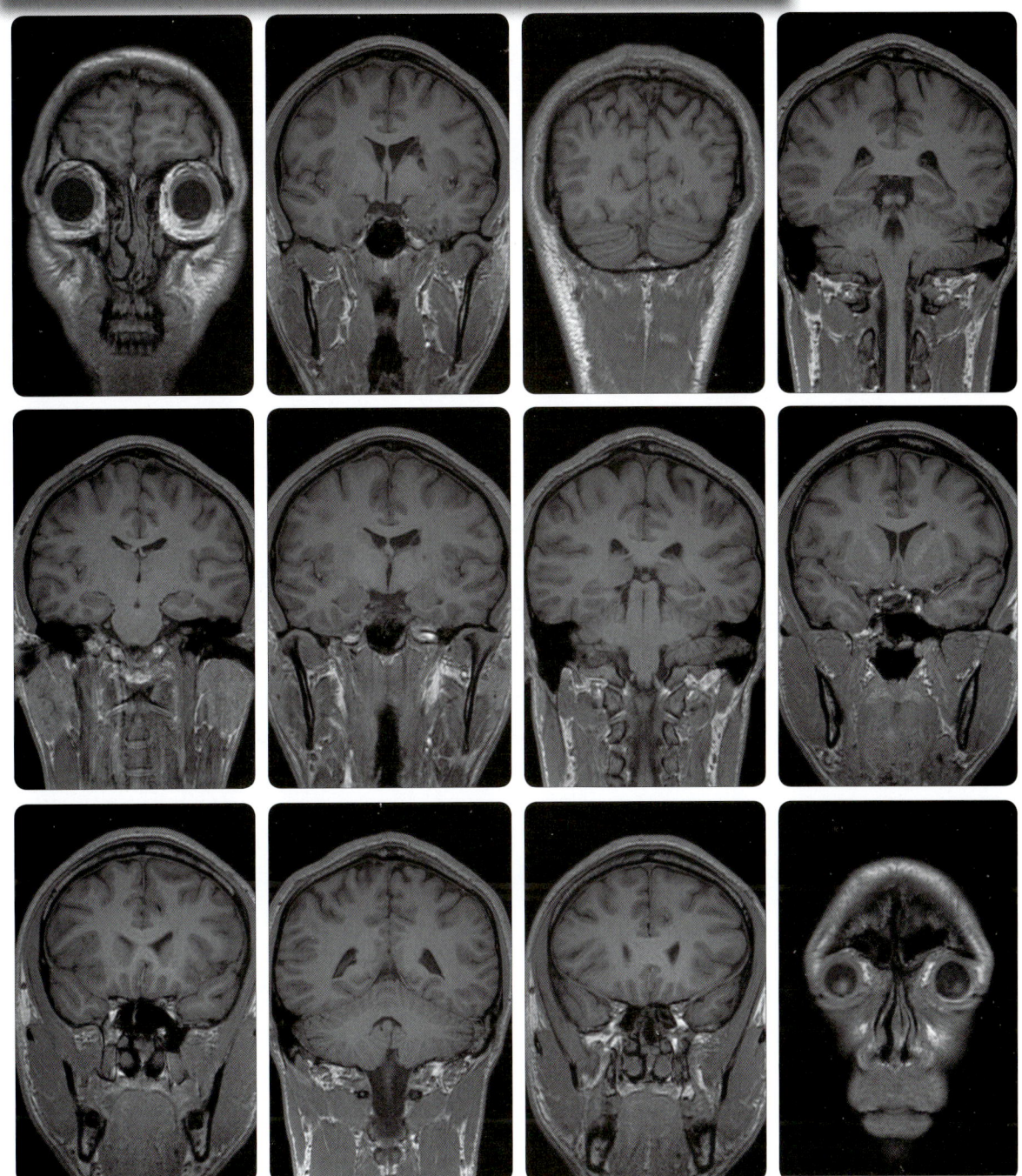

图 1.2-4　头部 CT/MRI 冠状面 - 层面识别 TEST
　　在这里，我们打乱顺序，放置了另外一个被检者的 12 幅头部 MRI 冠状面 T1 加权图像，你可以使用 3 种方法来识别上述各个图像的层面：
　　①按照自上而下的顺序来重新排列这些头部 MRI 冠状面图像。
　　②将这 12 幅图像分为额叶前部层面、胼胝体层面、枕叶层面 3 组。
　　③对每幅图像具体准确地确定其所属层面，并提出自己的依据。
　　另外，这里有 1 幅图像不属于头部 CT/MRI 冠状面扫描层面范围，请你找出来。

1.3 头部 CT/MRI 矢状面观察

1.3.1 扫描基线

头部 CT/MRI 矢状面成像的基线 (base line) 或平面 (plane)：MRI 矢状面扫描和 CT 矢状面图像重建均需要设定相应的基线或平面。在进行常规 CT 和 MRI 扫描时，人体是仰卧于检查床上的，其 MRI 矢状面扫描的基线是与床面垂直的纵向平面，CT 矢状面图像重建也是采用相同的基线。这些矢状面图像看起来如同从人体的侧面方向一层一层地观察人体解剖结构，故被称为 "CT/MRI 矢状面 (sagittal section)"。进行 CT/MRI 矢状面扫描或图像重建时，同样需要注意被检人体的正确摆位和扫描基线的准确划定这 2 个步骤的严格落实。第一，摆位时要注意将人体中轴线与床的中轴线准确对齐，仰卧的人体需要尽量摆平并且保持左右两侧位置的完全对称；第二，扫描图像和重建图像的基线要参照床面和人体进行准确的划定。即预先获取头部的横断面定位图或横断面图像，视人体摆位情况决定扫描或重建图像的基线，摆位正确者可以以床面的垂直线为基线，摆位偏离床面时，则以头部横断面图像的正中矢状面为基线。

排除设备的差异和被检者状态条件的区别，MRI 矢状面图像的质量取决于扫描条件的设定，而 CT 矢状面重建图像的质量则受到原始扫描数据和重建图像设定条件这两者的影响，也就是说，准备进行 CT 矢状面图像重建者，只有在初始扫描的条件和重建图像的条件这 2 个环节上都满足要求，方能获得满意的重建图像。

1.3.2 矢状面图像分组

全部头部 CT/MRI 矢状面图像是自一侧向另一侧按照顺序完成 MRI 矢状面扫描或 CT 矢状面图像重建的。由于头部的解剖结构两侧是基本对称的，故我们自正中矢状面开始向一侧进行头部 CT/MRI 图像层面的分组即可。自头部正中矢状面至头部一侧大约有 70mm 的宽度，包括正中矢状面在内，可以以 10mm 间隔进行分层，分出 7～8 个层面。从而可将头部 CT/MRI 矢状面图像分成正中矢状面、脑室和基底节层面以及脑凸面层面 3 组[1]。

(1) 第 1 组层面：正中矢状面

正中矢状面即通过大脑半球纵裂的矢状面，距离正中矢状面 0～10mm，是观察大脑半球纵裂、大脑镰、纵裂内动静脉血管、大脑半球内侧面脑沟回、小脑蚓部小叶和脑干正中切面上解剖结构的最佳层面。

---

[1] 头部 CT/MRI 矢状面图像的全部层面的分组读片和观察比横断面和冠状面要相对困难一些，特别是基底核、内囊和丘脑之间的解剖关系从矢状面图像上不易判定和识别。另外，因为两侧大脑半球虽然基本对称，但是人体两侧发育常常有不够均衡的表现，尤其是大脑皮质的脑沟回变异较多等，这些都是观察头部 CT/MRI 矢状面图像时需要注意的地方。

(2) 第 2 组层面：脑室和基底核层面

在头部 CT/MRI 矢状面图像中，自正中矢状面向外侧 10～40mm 的区域内是基底核、脑室和丘脑等解剖结构的分布区域，其中距离正中矢状面 10～20mm 层面主要显示丘脑内段、侧脑室前角、侧脑室体部以及伴随走行的尾状核成分；距离正中矢状面 20～30mm 层面主要显示壳核内中段、丘脑外段、侧脑室体部、侧脑室三角区、侧脑室下角、杏仁体、海马以及内囊等解剖结构；距离正中矢状面 30～40mm 层面主要显示壳核外段和屏状核。

(3) 第 3 组层面：脑凸面层面

头部 CT/MRI 矢状面图像的这一组层面距离正中矢状面 40～70mm，这些层面可显示大脑半球外侧脑凸面上的脑沟回的解剖细节，包括岛叶和岛盖等脑凸面的大多数脑沟回。

下面我们依据上述内容分组，将从图 1.3-1 至图 1.3-4 中对头部全部层面的 CT/MRI 矢状面图像进行快速浏览。

图 1.3-1 为头部 CT/MRI 矢状面 - 正中矢状面：

1. 距正中矢状面 0～10mm，显示大脑半球、脑干和小脑的正中切面

图 1.3-2 为头部 CT/MRI 矢状面 - 脑室和基底核层面：

1. 距正中矢状面 10～20mm，显示尾状核头、尾状核体和丘脑内段
2. 距正中矢状面 20～30mm，显示壳核大部、丘脑外段、杏仁体和海马
3. 距正中矢状面 30～40mm，显示壳核外段、屏状核和部分岛叶

图 1.3-3 为头部 CT/MRI 矢状面 - 脑凸面层面：

1. 距正中矢状面 40～50mm，显示部分岛叶
2. 距正中矢状面 50～60mm，显示岛叶和脑凸面脑沟回
3. 距正中矢状面 60～70mm，显示脑凸面脑沟回

图 1.3-4 为头部 CT/MRI 矢状面图像层面识别 TEST。

图 1.3-1 头部 CT/MRI 矢状面 - 正中矢状面

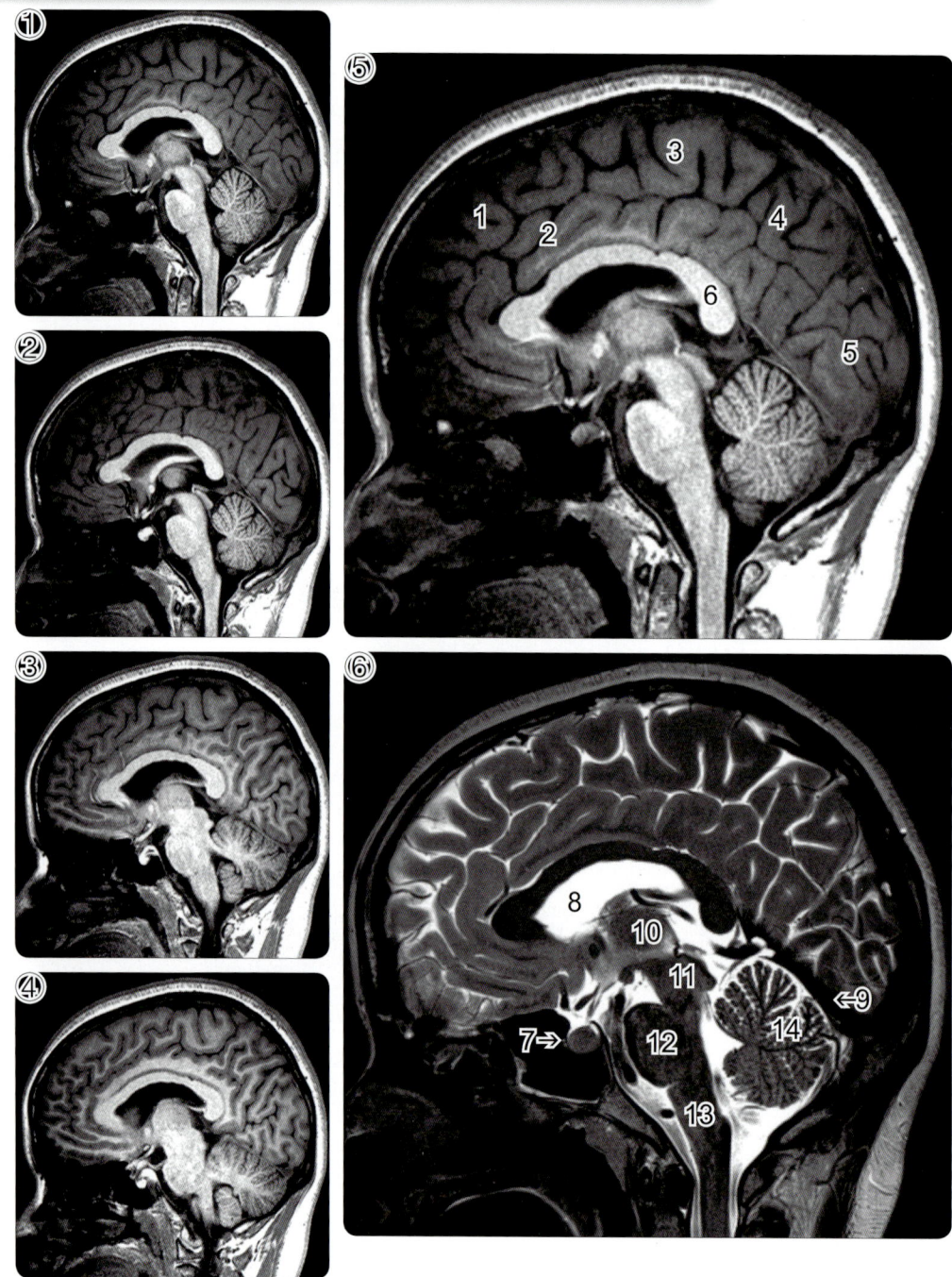

1. 额内侧回；2. 扣带回；3. 中央小叶；4. 楔前叶；5. 枕叶；6. 胼胝体；7. 垂体；8. 侧脑室；9. 直窦；10. 丘脑；11. 中脑；12. 脑桥；13. 延髓；14. 小脑

图 1.3-1 正中矢状面

距正中矢状面 0 ~ 10mm，显示大脑镰、大脑半球纵裂内血管和大脑半球内侧面的脑沟回。

本层面可以显示大脑半球内侧面全部的皮质结构，即脑沟回。同时可以观察胼胝体、丘脑、中脑、脑桥、延髓等位于大脑半球正中线上的解剖结构。对这些解剖结构一览无余的观察效果是其他任何影像学方法所无可比拟的。

正中矢状面脑沟回的识别中，最重要的是脑沟的识别，其中扣带沟、扣带沟缘支和顶枕裂的识别是划分脑沟回的重要依据。另外，小脑蚓部的分叶也是在本层面完成的。

图 1.3-2 头部 CT/MRI 矢状面 - 脑室和基底核层面

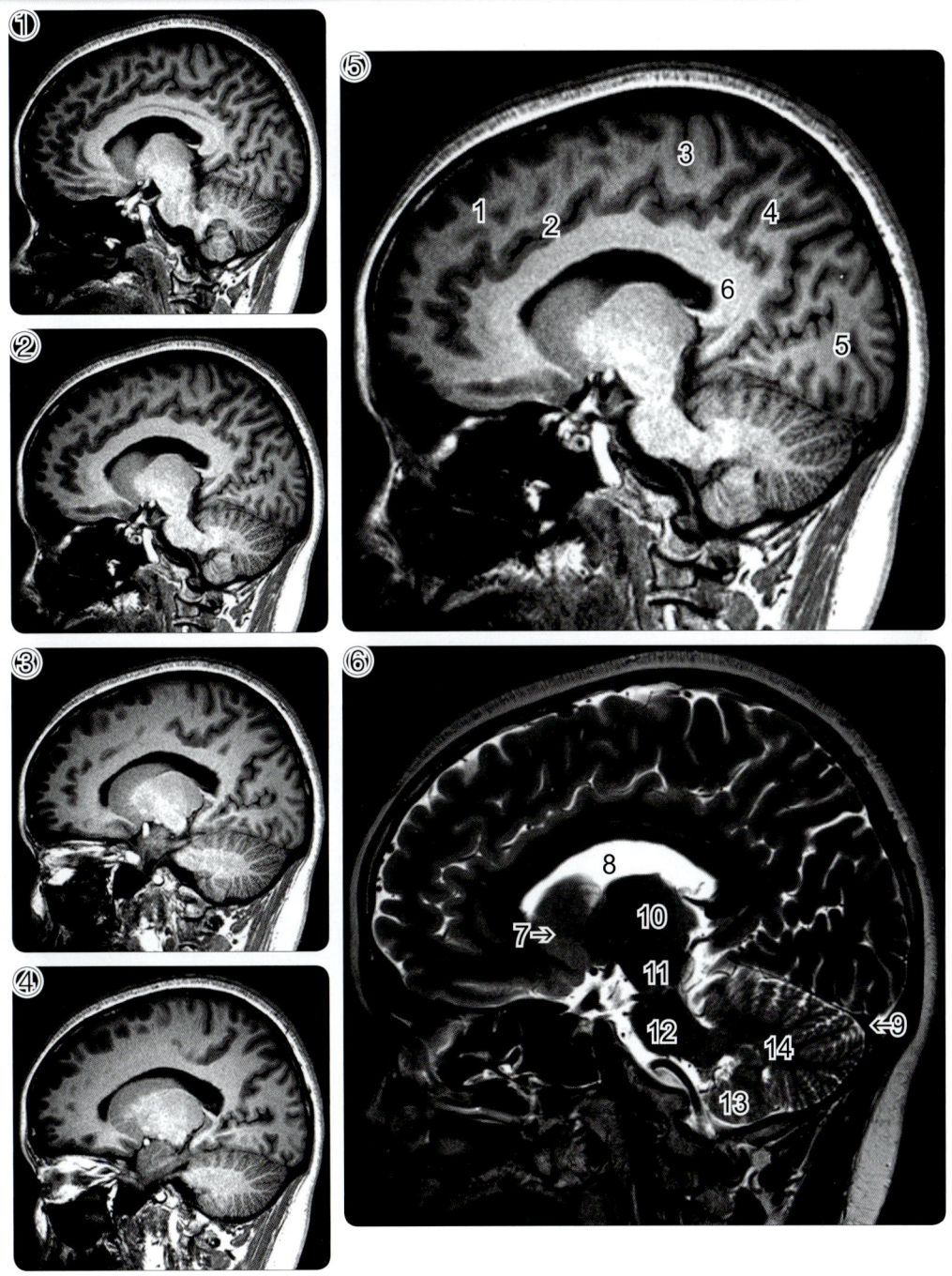

1. 额内侧回；2. 扣带回；3. 中央小叶；4. 楔前叶；5. 枕叶；6. 胼胝体；7. 尾状核；8. 侧脑室；9. 横窦；10. 丘脑；11. 中脑；12. 脑桥；13. 小脑扁桃体；14. 小脑髓体

图 1.3-2-1　脑室和基底核层面

距正中矢状面 10～20mm，主要显示尾状核和丘脑。

本层面既可较好地显示基底核和丘脑靠近中线的部分，包括尾状核头、尾状核体、内囊和丘脑内侧部分，也可使扣带沟、顶枕裂和距状裂等解剖结构显示得更加清晰。

应注意侧脑室、尾状核、内囊和丘脑等解剖结构之间的解剖位置关系，在 T1 加权图像中可以得到更好的观察。

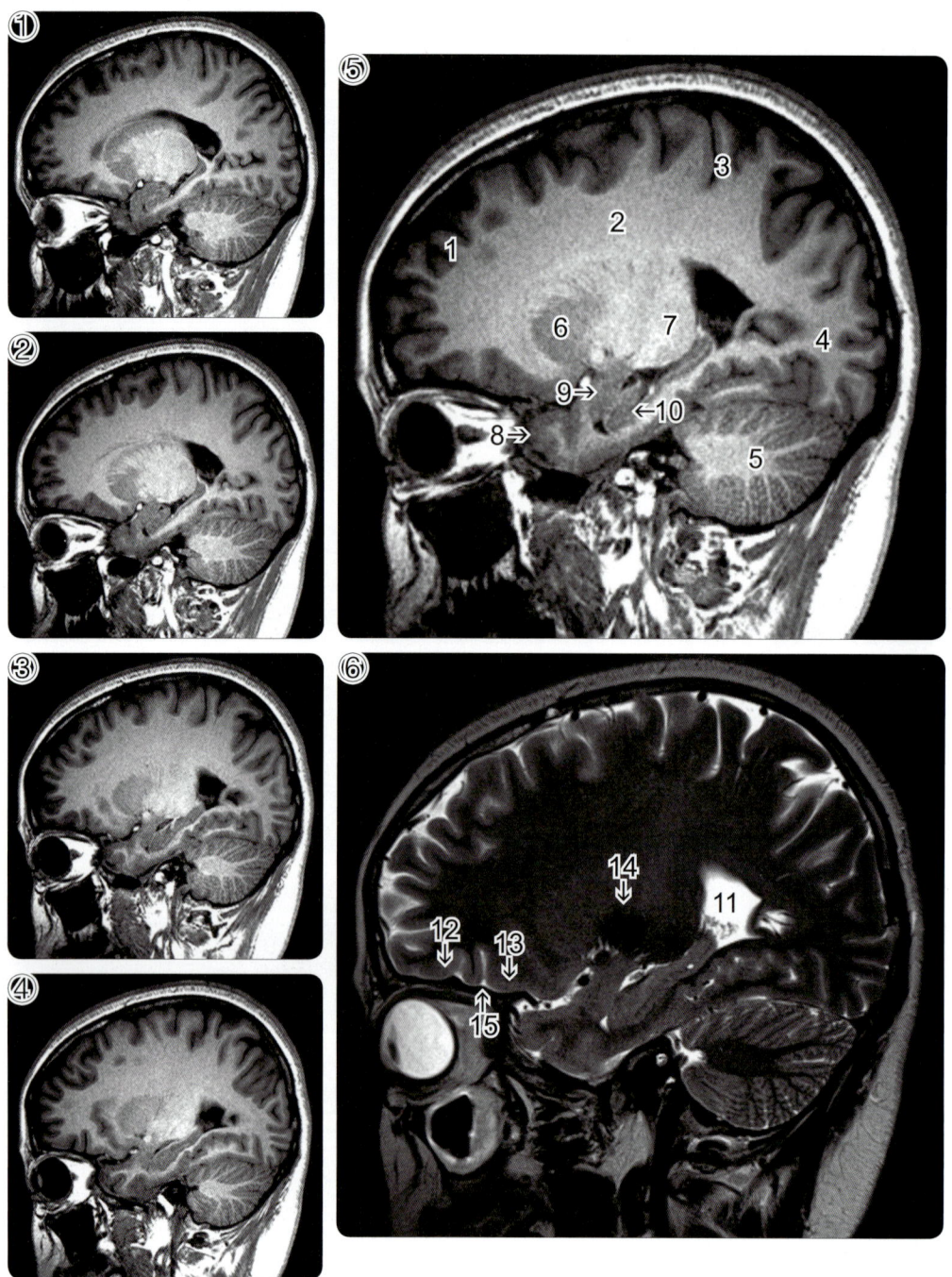

1. 额叶；2. 半卵圆中心；3. 顶叶；4. 枕叶；5. 小脑半球；6. 壳核；7. 丘脑；8. 颞极；9. 杏仁核；10. 海马；11. 侧脑室三角区；12. 眶前回；13. 眶后回；14. 内囊；15. 眶横沟

图 1.3-2-2　脑室和基底核层面

距正中矢状面 20～30mm，主要显示壳核内中段、丘脑外段、侧脑室体部、侧脑室三角区、侧脑室下角、杏仁体、海马和内囊。

本层面可很好地显示侧脑室下角和与其关系极为密切的海马和杏仁核，杏仁核位于下角的前上方，海马位于下角的后下方，两者隔脑室腔相对，在脑脊液的衬托下形成极有特点的压迹。因为侧脑室腔的下角比较狭小，所以在各个平面的图像上都需要仔细观察。

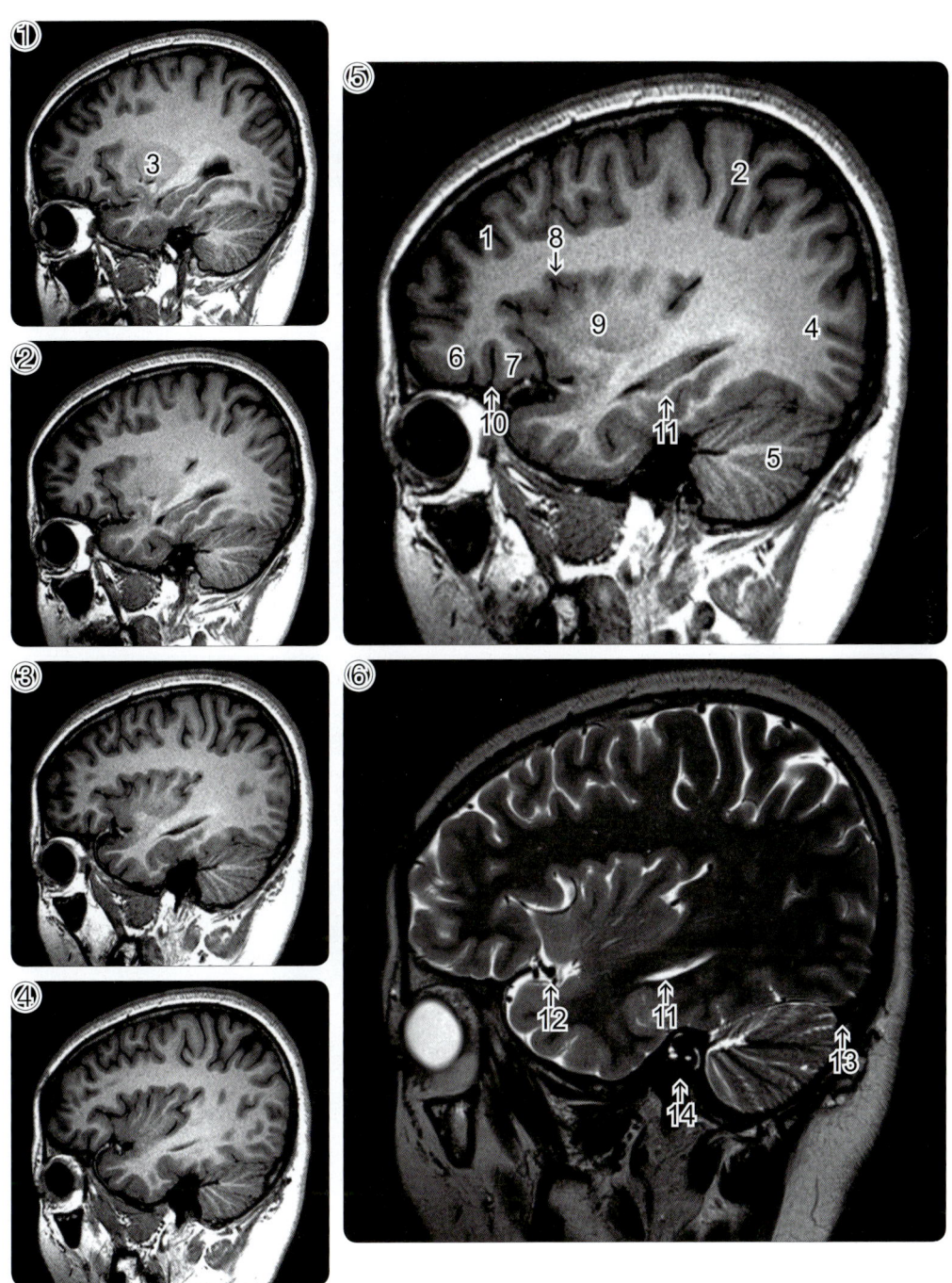

1. 额叶；2. 顶叶；3. 屏状核；4. 枕叶；5. 小脑半球；6. 眶前回；7. 眶后回；8. 环状沟；9. 岛叶；10. 眶横沟；11. 侧脑室；12. 外侧裂；13. 横窦；14. 颞骨岩锥

图 1.3-2-3　脑室和基底核层面

距正中矢状面 30～40mm，主要显示屏状核、侧脑室下角和部分岛叶。

岛叶内侧紧贴屏状核，两者在矢状面图像上常常是分不开的，薄层扫描可以显示部分屏状核。屏状核常常与海马同时出现在一个矢状面层面上。岛叶常常与侧脑室下角外侧同时出现。

图 1.3-3　头部 CT/MRI 矢状面 - 脑凸面层面

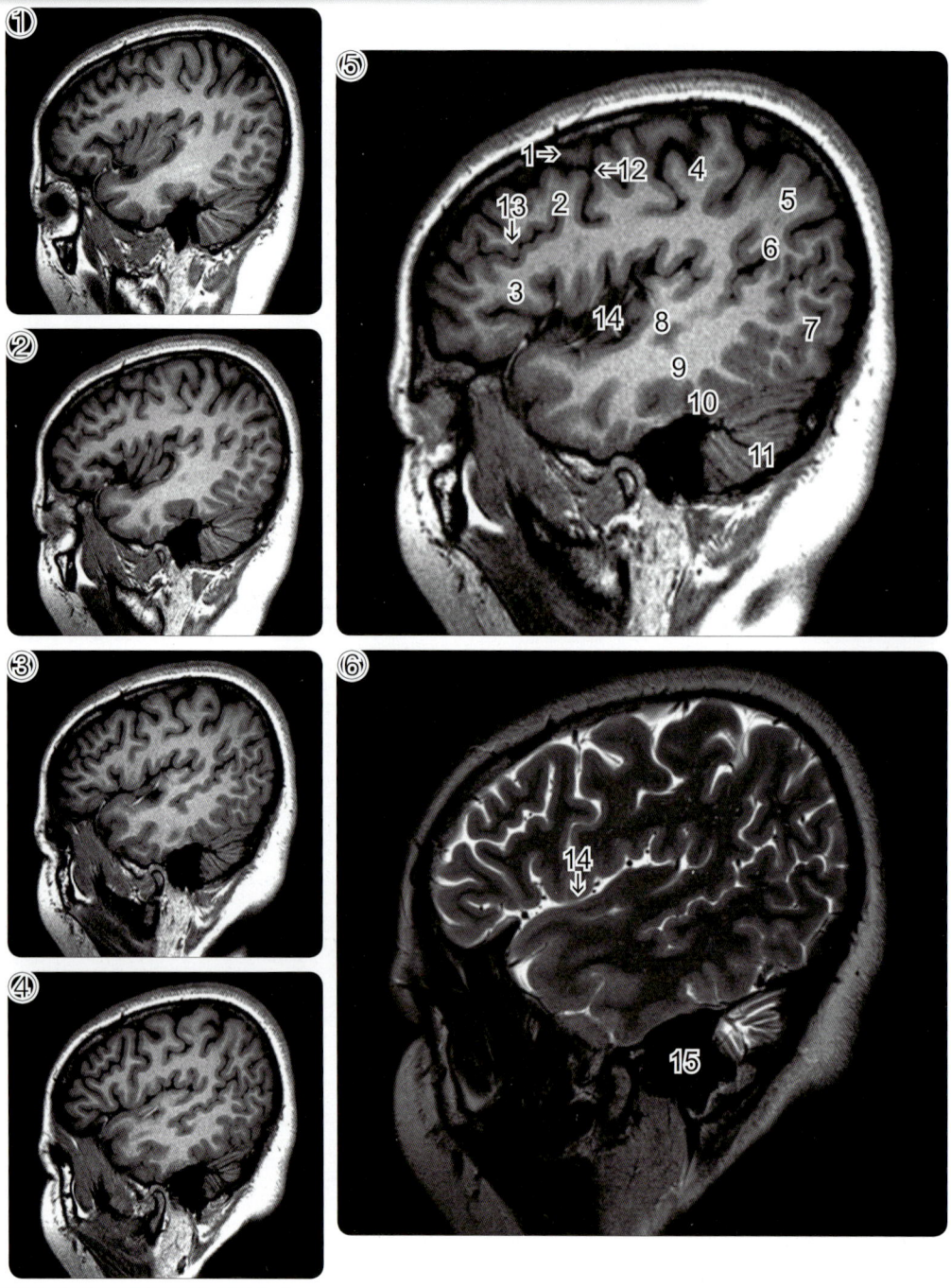

1. 额上回；2. 额中回；3. 额下回；4. 中央前回；5. 顶上小叶；6. 顶下小叶；7. 枕叶；8. 颞上回；9. 颞中回；10. 颞下回；11. 小脑；12. 额上沟；13. 额下沟；14. 外侧裂；15. 乳突

图 1.3-3-1　脑凸面层面

距正中矢状面 40～50mm，主要显示岛叶和岛盖逐步显示的过程。

该层面显示岛叶皮质和岛盖对岛叶的覆盖。

从本层面开始，进入大脑半球脑凸面部分。可以观察额叶、顶叶、岛叶、外侧裂和岛盖等解剖结构。是观察大脑半球脑沟回的重要层面。

图⑤的层面在图⑥层面的内侧，两者结合起来，可以看到额顶岛盖向外下方遮盖岛叶。

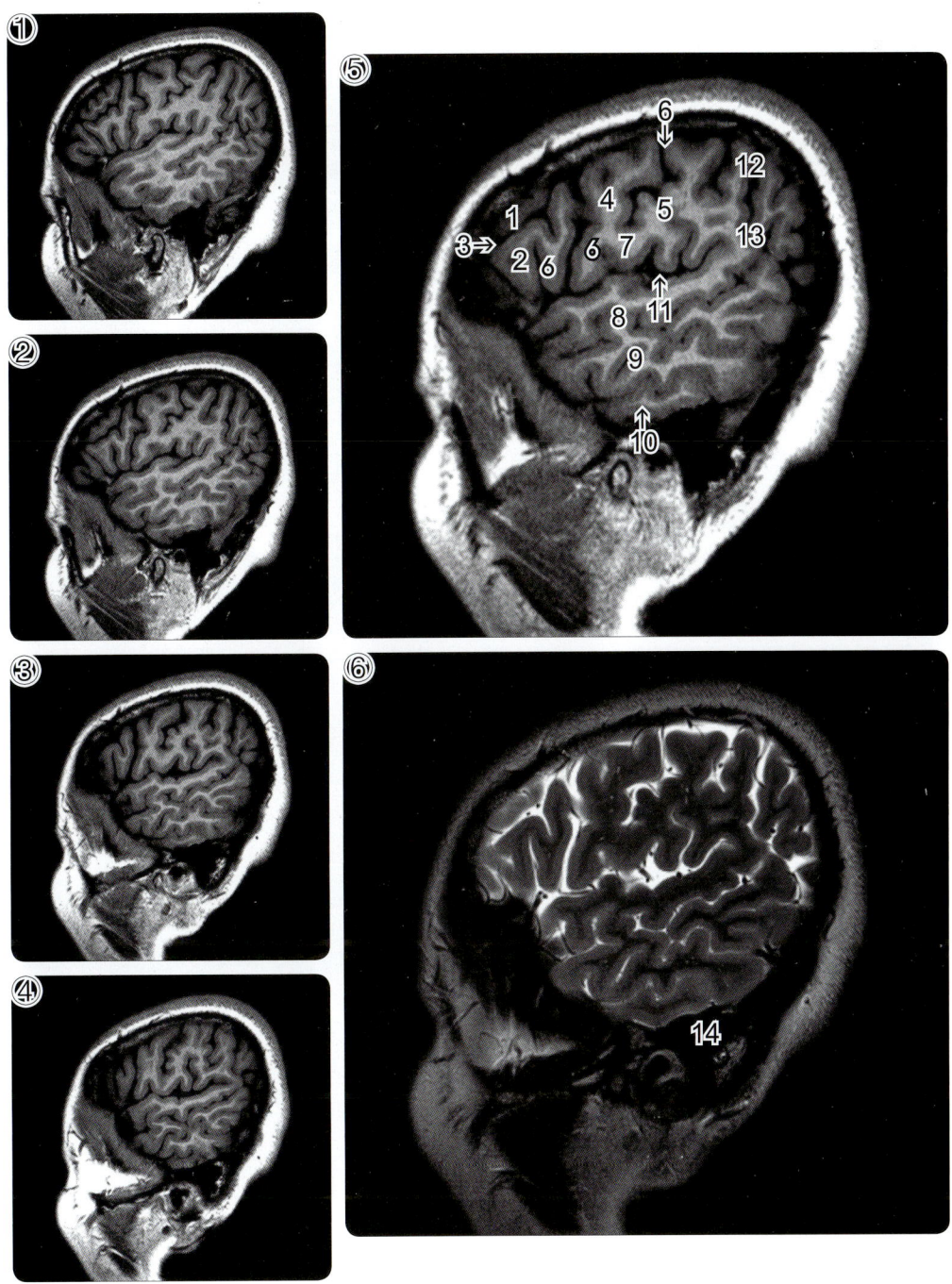

1. 额中回；2. 额下回；3. 额下沟；4. 中央前回；5. 中央后回；6. 中央沟；7. 额顶岛盖；8. 颞上回；9. 颞中回；10. 颞下回；11. 外侧裂；12. 顶上小叶；13. 顶下小叶；14. 乳突

图 1.3-3-2 脑凸面层面

距正中矢状面 50～60mm，为显示脑凸面脑沟回的最佳层面。

本层面是观察脑凸面大部分脑沟回的最佳层面，除了靠近正中线的额上回之外，几乎可以观察到脑凸面全部的脑沟回。特别是对中央沟、额下回、岛盖等解剖结构等可以精确定位。

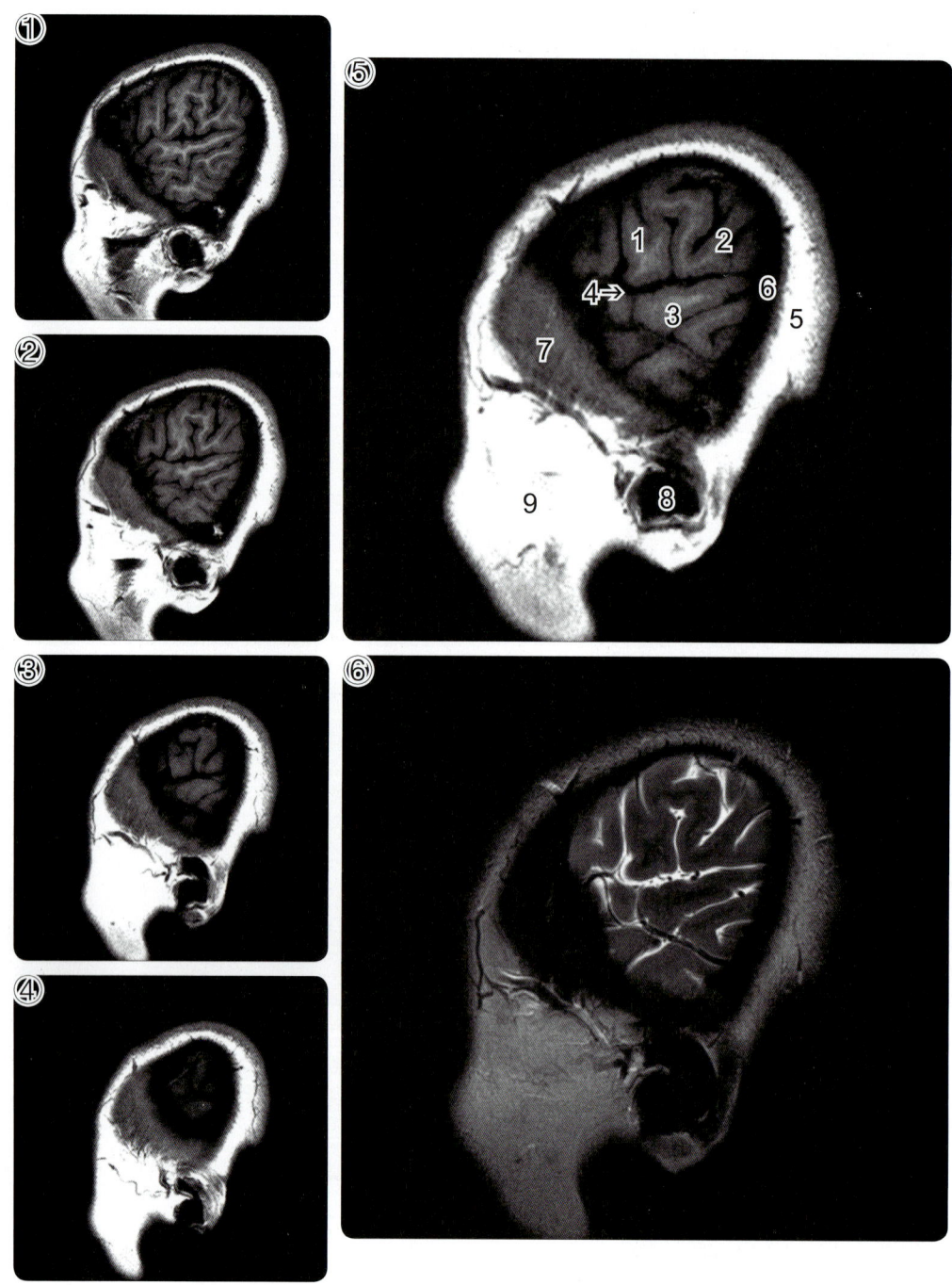

1. 额叶；2. 顶叶；3. 颞叶；4. 外侧裂；5. 头皮；6. 颅骨；7. 颞肌；8. 耳廓；9. 面颊

图 1.3-3-3　脑凸面层面

距正中矢状面 60～70mm，主要显示脑凸面最外侧的脑沟回。

该层面显示的脑沟回的数量很少，也难以进行脑沟回的全面观察和精准定位。

提示：本层面因为是头部最外侧的矢状面层面，因颅骨与切面呈倾斜角度，故即使是 T1 加权图像，也不能清晰地分辨颅骨的内外板和板障结构，颅骨均表现为无信号的宽带状模糊结构。

图 1.3-4　头部 CT/MRI 矢状面 - 层面识别 TEST

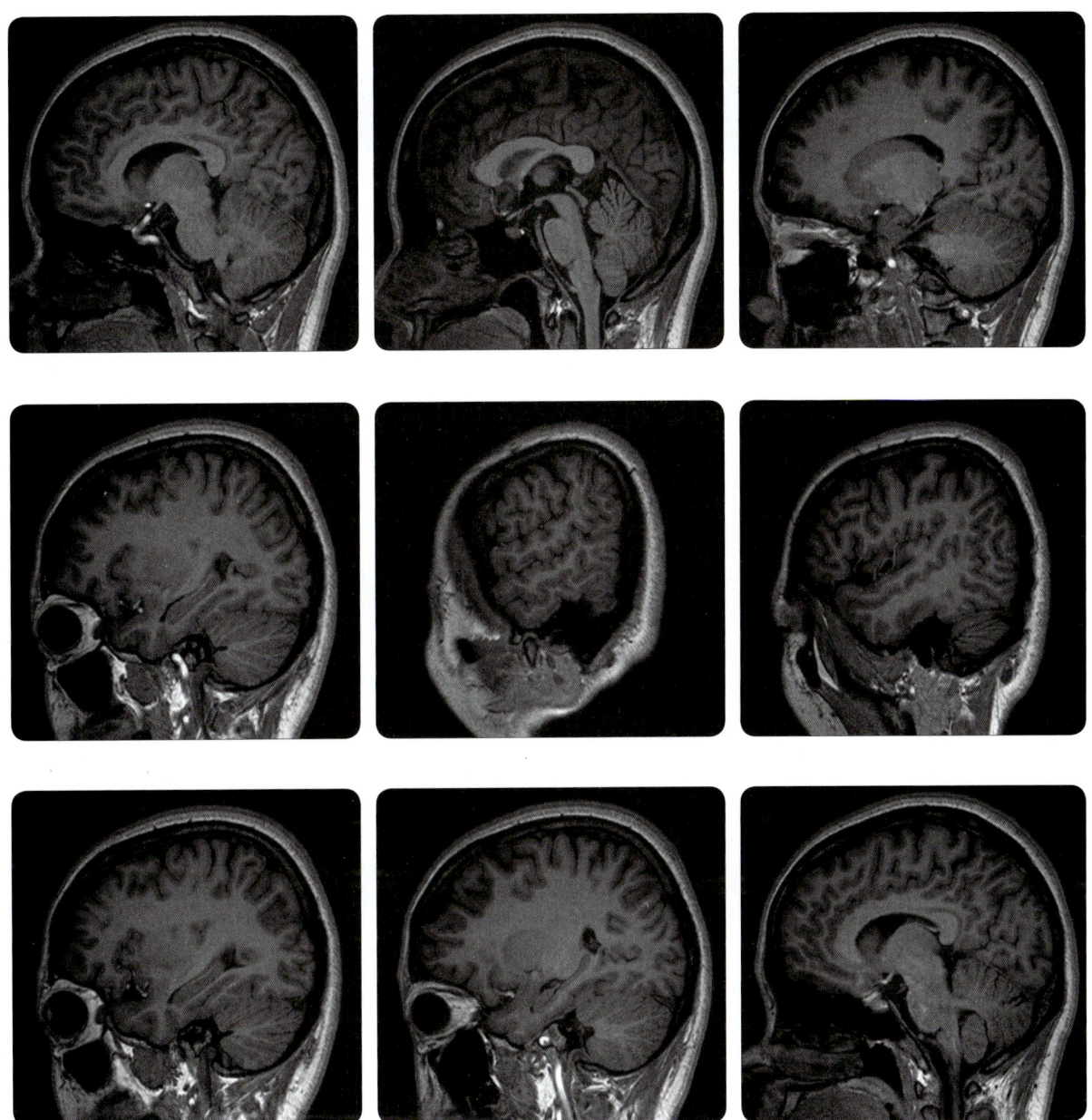

图 1.3-4　头部 CT/MRI 矢状面 - 层面识别 TEST
　　在这里，我们打乱顺序放置了另外一个被检者的 9 幅头部 MRI 矢状面 T1 加权图像，你仍然可以使用 3 种方法来识别上述各个图像的层面：
　　①按照自正中线向外的顺序来重新排列这些头部 MRI 矢状面图像。
　　②将这 9 幅图像分为正中矢状面层面、基底核层面、脑凸面层面 3 组。
　　③对每幅图像具体准确地确定其所属层面，并提出自己的依据。
　　在这里，可以将脑室和基底核层面作为层面分组的线索，其内侧为正中矢状面，外侧为脑凸面层面。在层面定位和解剖结构的识别中，脑室和基底核层面都是最难观察的一部分。

头部 CT/MRI 要点解析
chapter 02

　　本章将头部 CT/MRI 的解剖内容划分为脑膜、大脑半球皮质、大脑半球内核、脑干、小脑、脑室系统、脑动静脉和颅底 8 节，对其中的重点和难点内容以解剖要点的形式进行讲述。每个解剖要点包含解剖基础简析和 CT/MRI 观察 2 部分内容。前者为阅读 CT/MRI 图像提供解剖学理论基础和指南，后者则使传统的解剖学知识在 CT/MRI 图像上得到应用和拓展。希望这种方式能让读者获得举一反三和融会贯通的良好效果。

　　为写报告而读片往往是索然无味的机械性重复，而带着问题读片就必定会让同一个读片者兴趣盎然且乐此不疲。希望我们在读片的过程中，一起思考、学习和总结，争取对每个解剖要点都能有更深入的掌握。

2.1 脑膜

脑膜（meninges）位于颅骨和脑之间，其主要的作用是保护、支持和营养脑组织。

脑膜自外向内依次分为硬脑膜、蛛网膜和软脑膜。我们观察脑膜时，应主要着眼于各层脑膜在 CT/MRI 图像上能够直接显示或间接观察到的解剖结构，比如硬脑膜自身结构、硬脑膜静脉窦、大脑镰、小脑幕、小脑镰和鞍隔，与蛛网膜和软脑膜相关的蛛网膜下腔、蛛网膜面、软脑膜面、蛛网膜颗粒、脉络膜裂和血管周围间隙等；在观察上述脑膜结构 CT/MRI 表现的同时，分析思考其解剖学和影像解剖学基础。

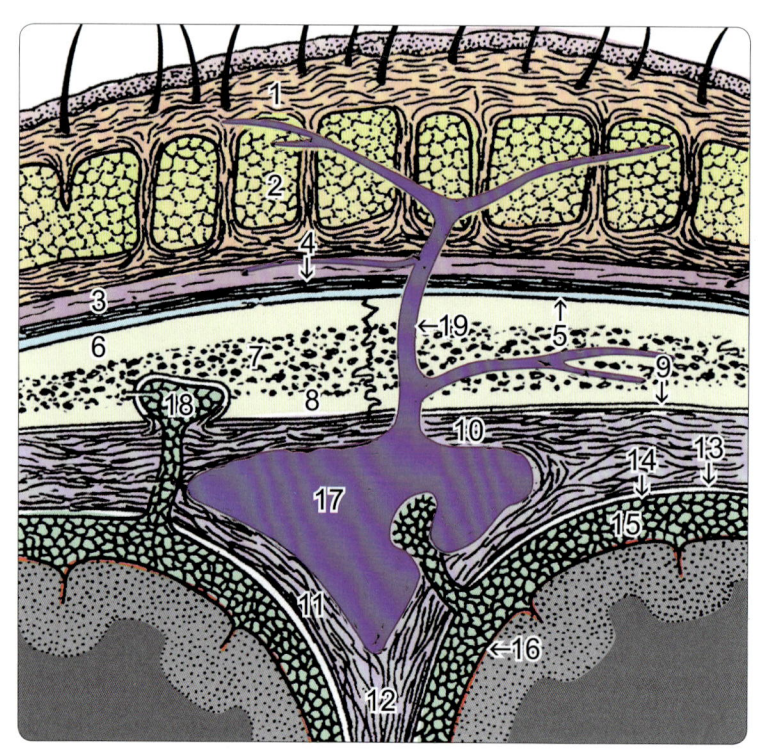

图 2.1　各层皮肤、颅骨和脑膜的解剖示意图
1. 皮肤；2. 皮下组织（浅筋膜）；3. 帽状腱膜；4. 帽状腱膜下疏松结缔组织；5. 颅骨外膜；6. 颅骨外板；7. 颅骨板障；8. 颅骨内板；9. 硬脑膜附着（硬膜外间隙）；10. 硬脑膜外层；11. 硬脑膜内层；12. 大脑镰；13. 硬膜下间隙；14. 蛛网膜；15. 蛛网膜下腔；16. 软脑膜；17. 上矢状窦；18. 蛛网膜颗粒；19. 导静脉

2.1.1　硬脑膜

厚而坚韧的硬脑膜是唯一可以在手术中、解剖标本和 CT/MRI 图像上用肉眼直接观察到的一层脑膜。这里主要讲述硬脑膜的自身厚度、显示能力等解剖基础和其 CT/MRI 表现特点。

Point-01：硬脑膜的厚度及其 CT/MRI 表现

区域解剖简析

硬脑膜（dura mater）是由胶原纤维束构成的一层致密的结缔组织膜。异常紧密地贴附于颅骨内侧面的硬脑膜，具有辅助颅骨保护脑组织的重要作用。由硬脑膜衍生形成的硬脑膜静脉窦和硬脑膜折叠等解剖结构则具有营养、支持和固定脑组织的作用。依据解剖学测量，硬脑膜的平均厚度约为 0.25~0.40mm。实际上，在不同部位硬脑膜的厚度差别很大，一般颅底处较薄，穹窿部较厚，在硬脑膜静脉窦和硬脑膜折叠处其厚度又有所增加。硬脑膜最厚处可以达到数毫米甚至更厚。一般而言，0.2mm 大约为肉眼观察的临界点，就是说硬脑膜厚度不足 0.2mm 时，在术中或标本上难以识别和测量；反之，硬脑膜厚度超过 0.2mm 时，对其的识别能力将随厚度增加而递增。应当注意的是，在解剖标本的切面上，因厚度低于 0.2mm 而导致肉眼无法观察到的硬脑膜不代表硬脑膜不存在或局部缺失。这些也是硬脑膜在 CT/MRI 观察时应当注意的解剖学和影像解剖学基础。

图 2.1-1　硬脑膜的厚度及其 CT/MRI 表现

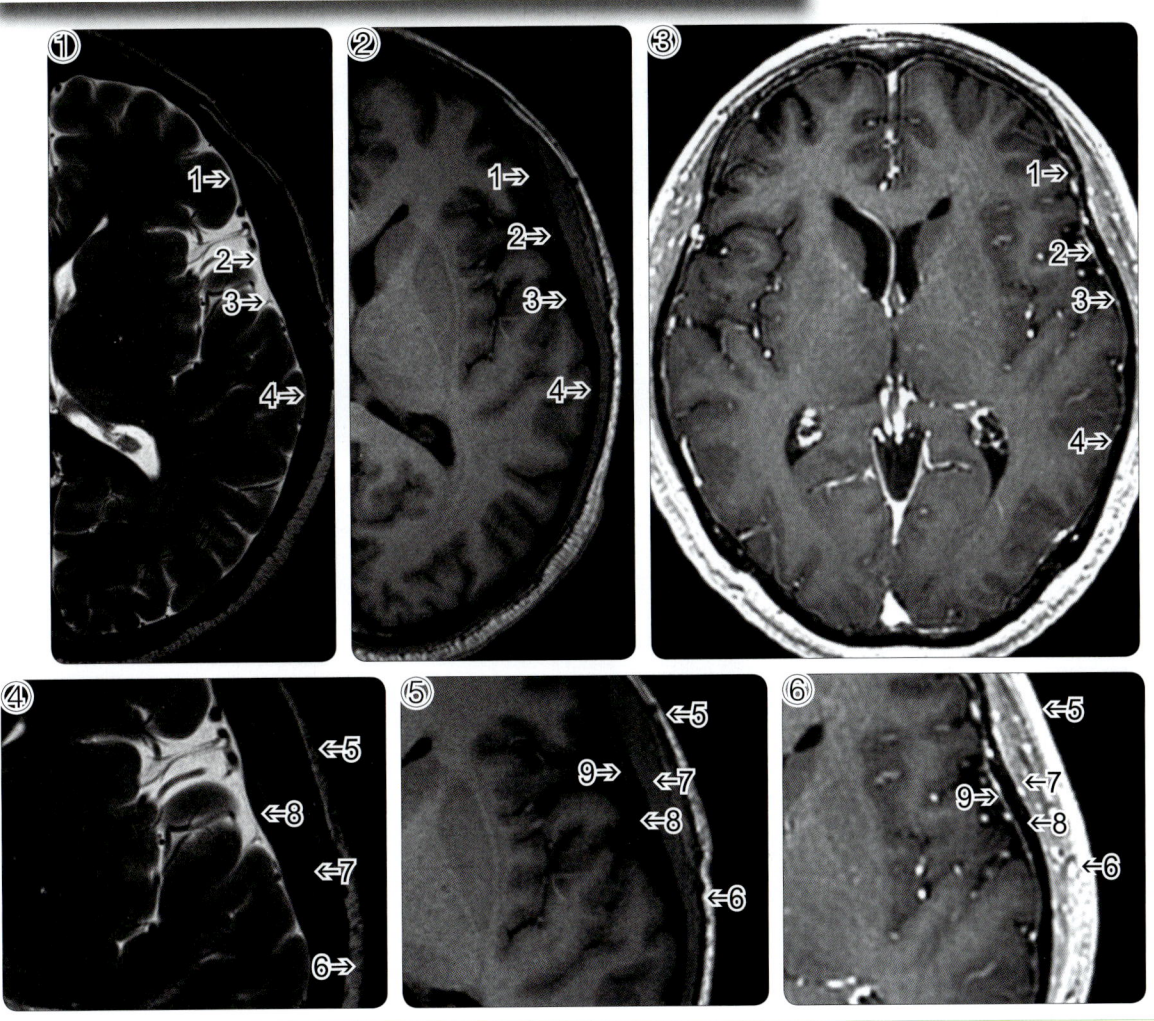

1. 脑回外少量脑脊液；2. 脑池；3. 脑沟；4. 脑回外无脑脊液；5. 皮肤；6. 皮下；7. 颞肌；8. 颅骨与板障；9. 硬脑膜

图 2.1-1a 硬脑膜的显示 - 横断面

图①和图④为横断面 T2 加权图像，图②和图⑤为横断面 T1 加权图像，图③和图⑥为横断面 T1+C 图像。在上述 3 种图像中，硬脑膜的显示情况是不同的：在 T2 加权图像中，位于蛛网膜下腔外面的硬脑膜与颅骨内板均为低信号，两者无法区分；在 T1 加权图像中，硬脑膜呈中等信号，与其外面的颅骨和内面的蛛网膜下腔不同，只要硬脑膜与脑回之间有少量脑脊液，就可以清晰地显示硬脑膜；在 T1+C 图像中，由于硬脑膜被明显强化，故几乎 100% 区域的硬脑膜均可显示，这是因为硬脑膜在造影剂强化之后，与周围结构有更明显的对比。

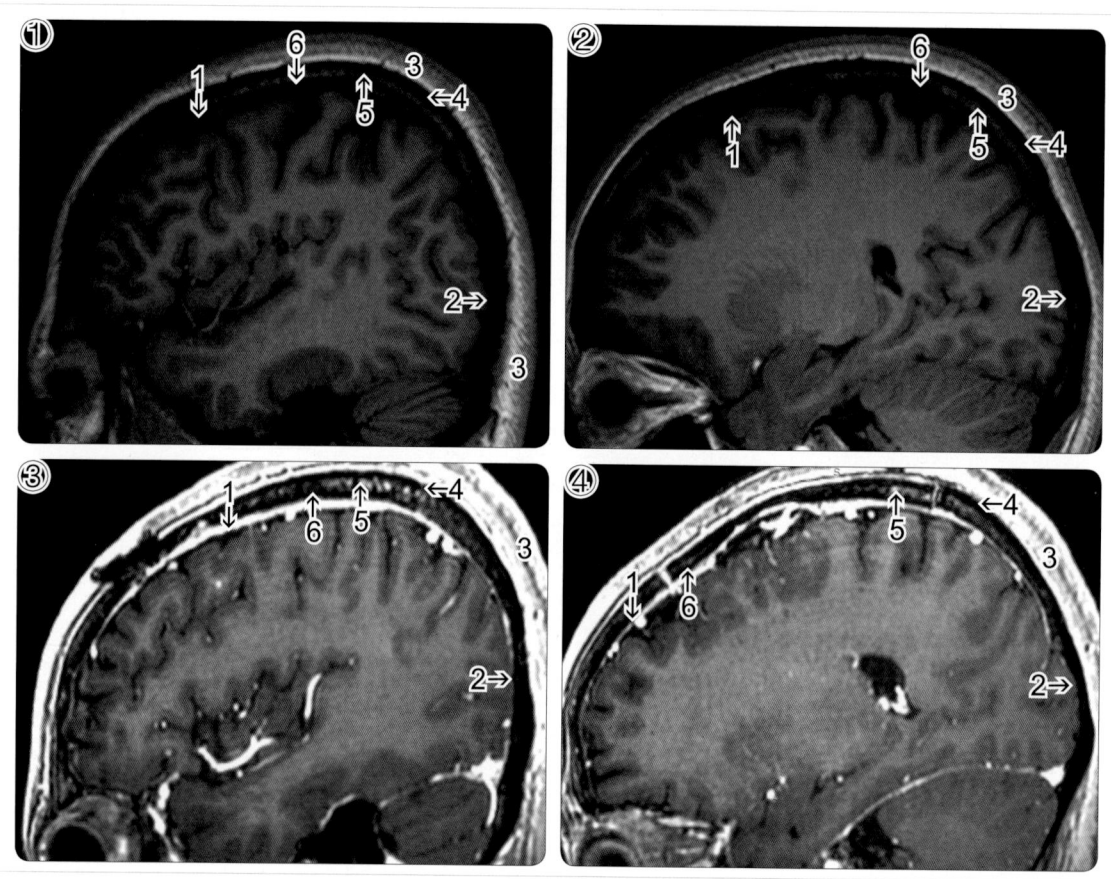

1. 脑沟处硬脑膜；2. 脑回处硬脑膜；3. 皮肤；4. 颅骨外板；5. 颅骨板障；6. 颅骨内板

图 2.1-1b 硬脑膜的显示 - 矢状面

图①和图②为矢状面 T1 加权图像，图③和图④为与上排图像层面位置大致相同的 T1+C 图像，显示各个部位硬脑膜的观察效果。

在 T1 加权矢状面图像中，显示在大脑半球后下方的枕叶脑回处因硬脑膜与脑表面紧贴而无法显示硬脑膜；近头颅外侧的矢状面图像显示硬脑膜范围较小，且硬脑膜较宽而模糊；近头颅中线的矢状面图像显示硬脑膜范围较广，且硬脑膜细而清晰。在大致相同层面的 T1+C 图像中显示硬脑膜，无论是自身厚度还是显示范围均明显增加。

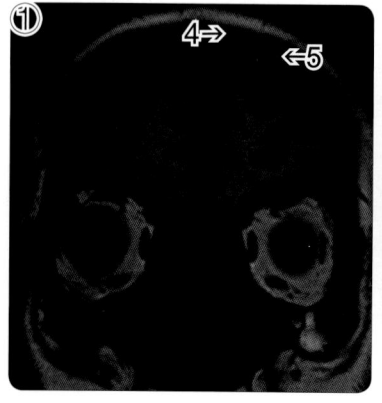
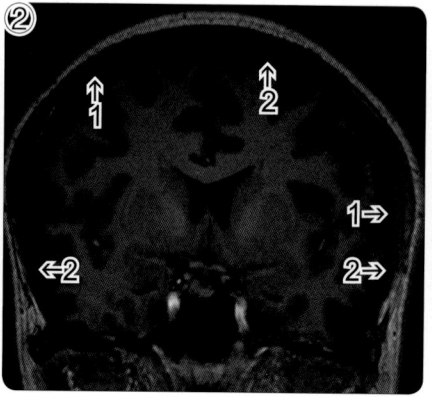
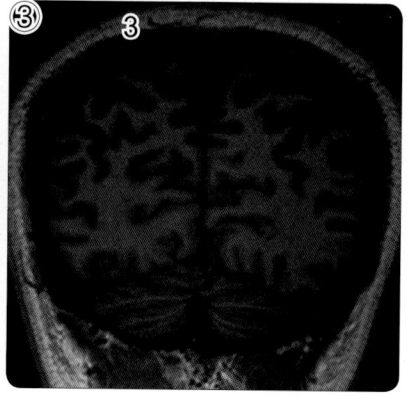

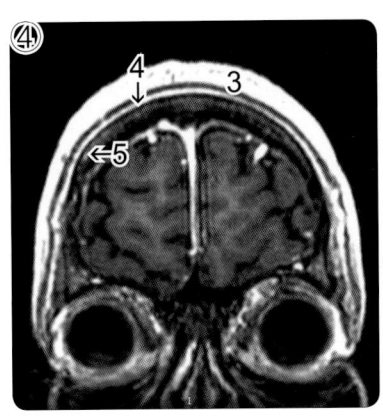 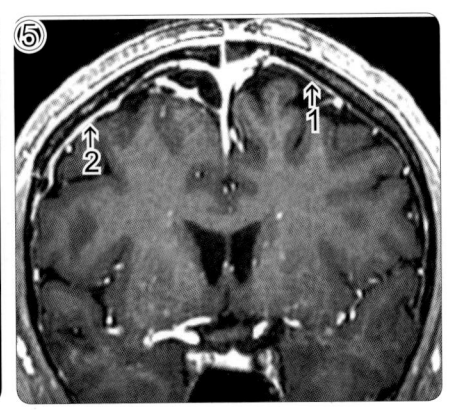 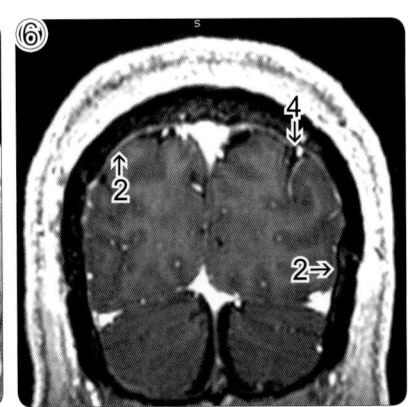

1. 脑沟处硬脑膜；2. 脑回处硬脑膜；3. 皮肤；4. 颅骨外板；5. 颅骨板障

图 2.1-1c 硬脑膜的显示 - 冠状面

图①至图③为冠状面 T1 加权图像，图④至图⑥为冠状面 T1+C 图像。

在头颅前、中、后部层面的冠状面 T1 加权图像中，显示偏前或偏后层面的冠状面图像通常难以清晰显示硬脑膜，而在中间层面的冠状面图像上硬脑膜比较清晰。这主要取决于硬脑膜与扫描平面之间的角度；另外，在靠中间的头顶部位无论是脑回处或者脑沟处均可清晰显示硬脑膜。

在 T1+C 图像中，硬脑膜因为被明显强化而显示得更加清晰。

硬脑膜 CT/MRI 观察小结

1.CT/MRI 建议观察平面：

在 CT/MRI 图像中对感兴趣区域的硬脑膜进行观察时，应该选择与该区域硬脑膜垂直的 CT/MRI 扫描平面或者重建平面。具体而言，横断面适合观察颅脑两侧和前后部的硬脑膜；矢状面适合观察颅顶、颅底和颅脑前后部的硬脑膜；冠状面适合观察颅顶、颅底和颅脑两侧的硬脑膜。

2.CT/MRI 观察要点提示：

理论上讲，绝大部分硬脑膜均达到了肉眼可以观察到的厚度，但是能否在 CT/MRI 图像上观察到硬脑膜将受到多种因素的影响或干扰。下面列举的多种因素仅供大家在读片时参考：

①厚度：0.2mm 为在解剖标本上肉眼可否观察到硬脑膜的临界厚度。而在 CT/MRI 图像上，对硬脑膜识别的临界厚度可能会进一步增加。换言之，在 CT/MRI 图像上不能识别硬脑膜的范围和概率会比解剖标本有所增加。

②密度对比和信号对比：在 CT 图像上，能否观察到硬脑膜还取决于硬脑膜与颅骨内板、脑脊液或脑组织之间是否达到肉眼可以分辨的密度差。MRI 图像对不同组织间的信号分辨率常常比 CT 的密度分辨率具有更大的优越性。在 T1 加权图像上，由致密纤维结缔组织构成的硬脑膜为中等信号，与其所毗邻的极低信号的颅骨内板和脑脊液之间差异明显，因此易于显示，但是当硬脑膜与信号比较接近的脑组织等结构紧密接触时，硬脑膜的显示将大打折扣。而在 T2 加权图像上，硬脑膜虽可与脑脊液清晰区分，但是与颅骨内板之间则因两者均为低信号而无法区分。加之脑脊液的信号十分强大，也会在某种程度上影响对硬脑膜的观察，从而也将影响对硬脑膜厚度的准确判定。

③钙化：当硬脑膜钙化时，在 CT 平扫片上可有非常清楚的显示，尤其在大脑镰、小脑幕和静脉窦等处。但钙化在 MRI 图像上却无助于提高对硬脑膜的识别能力，反而可能不利于硬脑膜的显示，降低对其的分辨能力。

④造影增强：在造影增强后的 CT/MRI 图像上，硬脑膜接受脑膜动脉供血后可导致其密度和信号的明显增加，其中血供丰富的硬脑膜外层尤为显著。所以，增强后的 CT/MRI 图像可大大提高对硬脑膜的显示能力。

⑤图像空间分辨率和信噪比：随着 CT/MRI 技术设备的更新换代，不断提高的空间分辨率与信噪比势必提高对硬脑膜的显示能力。但是应当注意的是，最佳分辨率与最佳信噪比的获得需要对扫描的技术参数进行正确组合。

⑥硬脑膜与成像平面间的角度：在上述诸条件大致相同的情况下，扫描平面与硬脑膜之间的角度就成为硬脑膜显示的关键因素。硬脑膜总是在与扫描平面垂直时获得最佳的显示效果。

⑦硬脑膜是否受到其他类似密度和信号解剖结构的干扰：如不同的扫描层厚和不同的窗宽、窗位等扫描技术等因素，都有可能对硬脑膜在 CT/MRI 图像上的显示产生不同程度的影响。

2.1.2 硬脑膜静脉窦

硬脑膜静脉窦（dural venous sinuses）简称"硬膜窦"，是走行于硬脑膜内外 2 层之间的一种静脉通道，是只存在于脑静脉回流中的一个奇特而重要的环节，也是脑静脉有别于其他器官静脉循环的一大特点。硬脑膜静脉窦引流来自脑组织、脑膜、颅骨乃至头皮的静脉血液，绝大部分经颈内静脉回流至心脏；极少一部分经导血管、板障静脉等流入头皮静脉后经颈外静脉系统回流至心脏。硬脑膜静脉窦本身衬有内皮，无静脉瓣存在，管壁缺乏肌性组织。与体内其他静脉相比较，硬脑膜静脉窦除了作为脑静脉系统的重要环节之一完成颅脑静脉血液回流之外，在解剖形态和生理功能上还具有以下 3 方面的特点：

①管腔固定：硬脑膜和颅板的支撑使硬脑膜静脉窦不会受压塌陷、皱缩或闭塞，可以保证脑静脉血顺利排出。

②沟通颈内静脉与颈外静脉：硬脑膜静脉窦通过板障静脉、导静脉等途径保持颈内静脉与颈外静脉之间的沟通，当颅内高压、硬脑膜静脉窦血栓等疾病导致颈内静脉回流不畅时，借道颈外静脉回流可以帮助保持和调解颅内血容量和压力的平衡与稳定。

③脑脊液循环：压力较高的脑脊液透过伸入静脉窦内的蛛网膜颗粒、蛛网膜绒毛的上皮进入静脉窦腔，完成脑脊液还流静脉的过程；硬脑膜静脉窦的这些解剖和生理特征大大提升了脑静脉的代偿和适应能力。但另外一方面，在外伤或手术损伤时，硬脑膜静脉窦不会塌陷和皱缩，也不易结扎止血，一旦破裂可能继发致命性大出血、空气栓塞和血栓等危及患者生命的并发症。

既往的文献大多依据硬脑膜静脉窦的解剖位置分布，将硬脑膜静脉窦分为后上和前下 2 组或者幕上和幕下 2 组。我们则在此基础上，为了便于在 CT/MRI 图像上进行观察和识别，依据解剖学形态特点，将硬脑膜静脉窦划分为以下 4 个分型，希望能够帮助大家在临床实际应用中加深对硬脑膜静脉窦影像学特征的理解。

①Ⅰ型：为"粗大三角管道型"，包括上矢状窦、直窦、窦汇、横窦和乙状窦 5 个静脉窦。在粗大三角管道型静脉窦，由硬脑膜外层构成静脉窦的底壁，硬脑膜内层构成静脉窦的 2 个侧壁，形成极富特征的粗大三角形管腔。因其管径粗大，形态和位置相对恒定，在 CT/MRI 图像上易于显示，从而成为 CT/MRI 观察的重点内容。

②Ⅱ型：为"细小血管型"，如下矢状窦、蝶顶窦、脑膜中静脉窦、岩鳞窦、岩上窦、岩下窦和枕窦 7 个静脉窦。此型静脉窦与Ⅰ型的形态学表现有很大差异，最突出的特点是管径狭小很多，也非典型的三角形状。其中相对较粗大一点的可以在 CT/MRI 图像上得以显示，更多的则显示困难或无法显示。

③Ⅲ型：为"血管丛型"，有基底静脉丛和边缘窦 2 个静脉窦。此型静脉窦均由细小的丛状血管堆积形成。其管径较Ⅱ型静脉窦更为细小，位置、数目和分支的变化更大，在 CT/MRI 断面图像、CTV 或 MRV 甚至 DSA 图像上均较难显示，多是硬脑膜静脉窦观察的难点或"盲点"。

④Ⅳ型：为"海绵窦型"，只有海绵窦属于此型。海绵窦型静脉窦实际上是在蝶鞍周围由内外层硬脑膜包围所形成的一个由蜂房状血窦构成的静脉窦腔隙。因海绵窦内有颈内动脉和多条颅神经等重要结构通过而受到临床关注，成为少数重要的硬脑膜静脉窦之一。

在上矢状窦等粗大三角管道型静脉窦，常常可以看到与之密切关联的一些附属结构，如外侧陷窝、桥静脉、静脉窦间隔、蛛网膜绒毛和蛛网膜颗粒等，对其进行仔细识别以避免误诊或误伤是非常重要的。

①外侧陷窝 (lateral lacuna)：也称"静脉隐窝"，为粗大三角管道型静脉窦因静脉血的潴留和扩张而产生的不同程度向两侧延伸的腔隙，多数常见于上矢状窦两侧，随着年龄的增长可逐渐增宽、增大。

②桥静脉 (bridging vein)：是指脑静脉进入静脉窦前穿行于硬膜下腔内的一段血管，仿佛架设在蛛网膜和硬脑膜之间的桥梁，故名"桥静脉"。桥静脉撕裂，是外伤性硬膜下血肿形成的主要原因之一。

③静脉窦间隔：是多见于粗大三角管道型静脉窦窦腔内的一种纤维束隔膜，可在不同方向上形成并将粗大三角管道型静脉窦分成多个管腔。

④蛛网膜绒毛和蛛网膜颗粒 (arachnoid villi and granulations)：为蛛网膜连同蛛网膜下腔经硬脑膜内层突入静脉窦腔乃至颅骨板障内所形成。其突入颅板骨质内者称为"蛛网膜粒陷凹"，需与静脉窦内血栓、肿瘤性骨破坏等进行鉴别。蛛网膜粒发生钙化者称为"帕基奥尼体 (Pacchionian bodies)"。

在众多硬脑膜静脉窦中，上矢状窦等 5 个粗大三角管道型静脉窦和海绵窦等，其形态和结构组成等均可在 CT/MRI 图像上得到比较满意的显示，并且发生病变的概率相对较高，故常常成为解剖学讲述的重点内容；下矢状窦和枕窦等虽属于细小血管型静脉窦，但在 CT/MRI 图像上的出现率相对较高，文献中报告得也比较多，故一并进行讲述。其他硬脑膜静脉窦相对细小，其影像学意义较小，故暂不进行详细叙述。

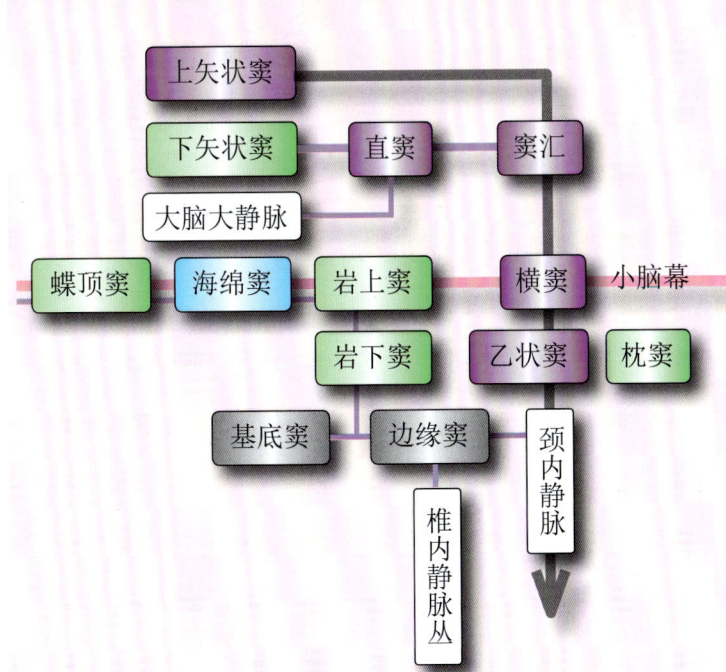

a present：硬脑膜静脉窦的汇流关系

● 粗大三角管道型静脉窦
● 细小血管型静脉窦
● 海绵窦型静脉窦
● 血管丛型静脉窦
○ 连接静脉

从左侧图表中可以看出：

①粗大三角管道型静脉窦是脑静脉经颈内静脉回流心脏的主干线。

②蝶顶窦、海绵窦、岩上窦和横窦等硬脑膜静脉窦居于小脑幕水平，其余的硬脑膜静脉窦则分别处于幕上和幕下。

③位于斜坡和枕骨大孔周围的基底窦和边缘窦与颅底的颅内静脉窦、颅外的静脉和静脉丛之间有广泛的沟通和联系，成为调节脑内外静脉循环的一个重要补充。

Point-02：上矢状窦

区域解剖简析：

上矢状窦 (superior sagittal sinus) 属粗大三角管道型静脉窦。

① 形态、位置和大小：上矢状窦全程走行于大脑镰的颅骨附着缘，其横截面呈三角形。顶壁为硬脑膜外层，紧密连接颅骨内板。2 个侧壁由呈"V"字形向下方掀起的硬脑膜内层构成，2 个侧壁向下融合形成大脑镰。上矢状窦的前端起自盲孔，约有 0.2~4cm 长度的一段为闭锁段，接下来由较细的管道逐渐扩大成粗大三角形之管腔，至枕内隆凸处终止于窦汇。上矢状窦在颅骨内面压迫形成明显的血管沟，称"窦沟"。窦沟最宽处可达 1cm 左右或更宽。窦内可见许多纤维束带横过窦腔，有时可形成完整的隔膜，将上矢状窦分为上、下或左、右 2 条并行的窦腔。据解剖研究资料记载，上矢状窦呈单干者约占 49%，双干者约占 51%。其血流偏右侧者约占 58%，偏左侧者约占 19%，居中者约占 23%。上矢状窦全长为（24.66±1.87）cm。

② 引流与汇流：上矢状窦经左右两侧各 3~12 条大脑上静脉引流大脑半球上半、颅骨和头皮的静脉血，同时与颅内外存在广泛的交通，是接收头皮、颅骨、额窦以及鼻腔等处感染并发血栓性静脉炎的主要静脉窦之一。

③ 外侧隐窝：上矢状窦的 2 个侧壁有时局部明显向外扩张形成"外侧隐窝"(lateral lacunae)，也称"静脉陷窝"或"静脉湖"(venous lake)。此隐窝大多分布在中 1/3 段，约占 80.18%，前、后 1/3 段约各占 10%。儿童期可无外侧隐窝或者极不明显；正常成人每侧约 0~6 个；至老年外侧隐窝发育达到顶峰，可扩大并融合，所以外侧隐窝是一个动态发展的解剖结构，多为椭圆形沿前后方向分布。额部外侧隐窝最小，其外侧壁距正中线平均距离约为 1.0cm；顶部外侧隐窝最大，距正中线平均距离约为 1.5cm。绝大多数外侧隐窝的外侧壁距正中线在 2cm 以内，超出 2cm 者仅占 9.85%，其中距离正中线最远者可达 3.41cm。故颅顶手术时，安全切口应距正中线 3cm 以上，且需在手术前密切关注外侧隐窝的宽度。每个外侧隐窝有 1~3 条大脑上静脉汇入，蛛网膜颗粒也可突入其中。

图 2.1-2　上矢状窦

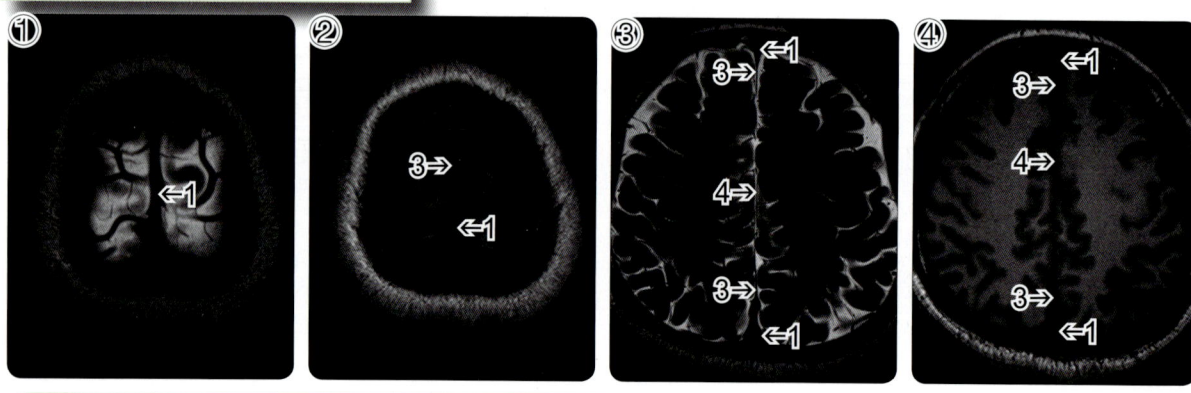

1. 上矢状窦；2. 下矢状窦；3. 大脑镰；4. 纵裂

图 2.1-2a　上矢状窦 - 横断面 MRI 表现

图①和图②为头顶部的横断面 MRI-T1 和 T2 加权图像；图③和图④为半卵圆中心层面的横断面 MRI-T1 和 T2 加权图像，显示上矢状窦。

在头顶层面的 T2 加权图像上，上矢状窦显示为前后走行的低信号管状阴影，管壁与管腔均为极低信号或无信号阴影。在 T1 加权图像上，显示上矢状窦的窦壁和管腔。在下方的半卵圆中心层面，显示上矢状窦向前后延伸向下的部分，上矢状窦断面表现为三角形。

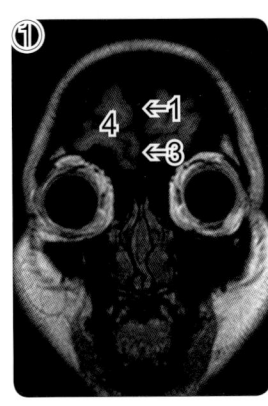 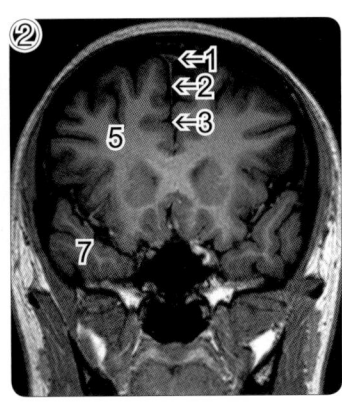 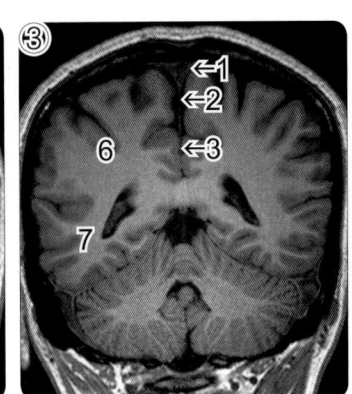 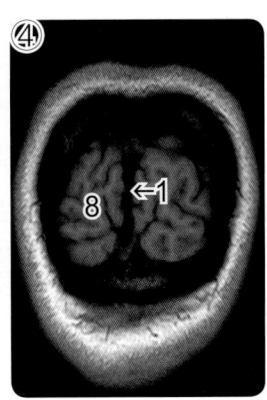

1. 上矢状窦；2. 大脑镰；3. 纵裂；4. 额极；5. 额叶；6. 顶叶；7. 颞叶；8. 枕叶

图 2.1-2b　上矢状窦 - 冠状面 MRI 表现

在图①额极层面和图④枕极层面的冠状面 T1 加权图像上，显示上矢状窦为上下走行的管腔。额极层面管腔比较细小，而枕极层面管腔要粗大许多。

在图②额叶层面和图③顶叶层面的冠状面 T1 加权图像上，均可以清晰显示上矢状窦为一个尖冲下方的三角形静脉窦。额叶层面窦腔较小，而后方的顶叶层面静脉窦腔明显增大。

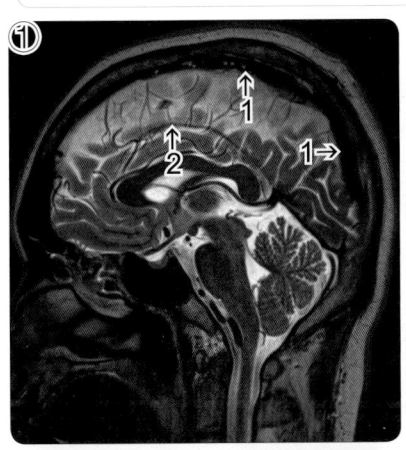 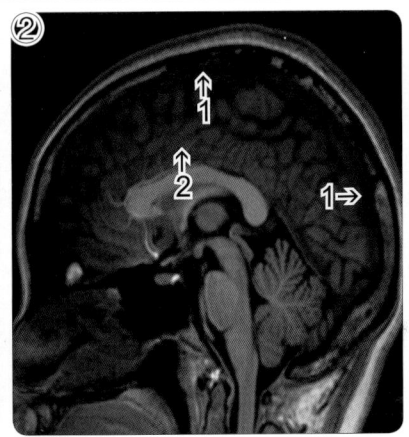 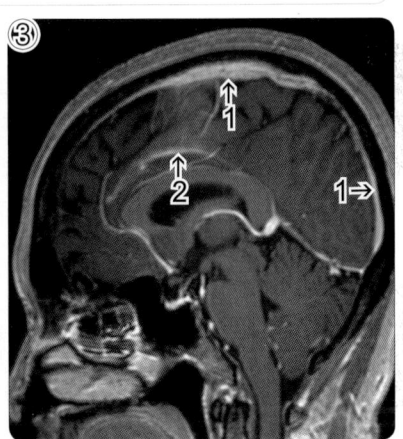

1. 上矢状窦；2. 下矢状窦；3. 大脑镰；4. 纵裂

图 2.1-2c　上矢状窦 - 正中矢状面 MRI 表现

在上面 3 副图中，图①至图③分别为正中矢状面 T2 加权、T1 加权和 T1+C 图像。

上述图像显示上矢状窦的全程表现。上矢状窦自前向后逐步增宽，因为上矢状窦自身的走行和位置与正中矢状面之间的吻合程度不同，在正中矢状面上所显示的影像也不相同。

T2 加权图像显示管腔及腔内的结构，显示上矢状窦无信号的管腔表现，腔内的蛛网膜颗粒等结构显示得极其清晰，管壁无法显示；T1 加权图像则可同时显示上矢状窦的管壁和管腔，但是其轮廓比较模糊；T1+C 图像上，充满造影剂的管腔被突出清晰地显示出来，其轮廓、形态和宽窄都可以得到最佳的观察。结合 3D-CTA 或 3D-MRA 可以获得上矢状窦更确切的影像学表现。

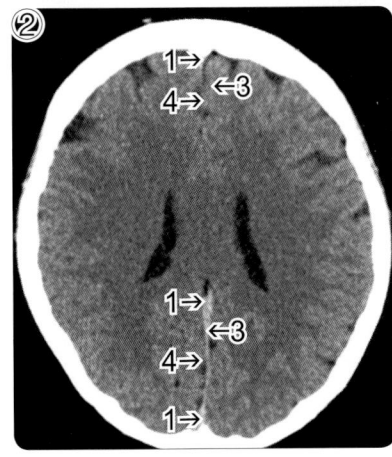

图 2.1-2d　上矢状窦 -CT 表现

在左侧 3 副图中，图①为头顶层面 CT 图像，图②为胼胝体层面 CT 图像。图①显示上矢状窦为前后走行的宽带状略高密度阴影，图②显示额极区上矢状窦为较小的三角形致密阴影，而在枕部下行的上矢状窦则呈明显较大的三角形致密阴影。下矢状窦表现为火柴头状致密阴影，两者之间为致密线条状的大脑镰相连。

Point-03：直窦

区域解剖简析

直窦亦属粗大三角管道型静脉窦。

① 形态、位置和大小：该窦在正中矢状面上走行于大脑镰与小脑幕的交汇处。因其为自前上向后下呈笔直走行，为唯一一段直行的静脉窦，故被称为"直窦（straight sinus）"。直窦的前方接受来自下矢状窦和大脑大静脉的静脉回流，前面三者的交汇处又被称为"镰-幕静脉窦窦汇（falcotentorial confluence of sinuses）"。直窦与下矢状窦之间呈直线延续关系，而大脑大静脉则大致以直角汇入直窦。整个镰-幕窦汇的形态取决于相关各个静脉或静脉窦的血流量和速度。当大脑大静脉的血流量极大时，可向后上方冲击形成一个"结节样"突出。直窦全长约为（5.48±0.64）cm；横切面多呈上下细长之三角形，横截面积约为（9.82±4.19）mm^2。两侧壁宽约为3～8mm，向上融合形成大脑镰；底壁由小脑幕延续形成，宽度约为3～18mm。直窦口径的粗细则取决于大脑大静脉和下矢状窦等引流静脉的口径及引流静脉血液的总量。上游静脉在接近汇入直窦处有瓣膜，直窦腔的末端或全程可以有结缔组织隔膜存在，甚至可将直窦完全分隔成为上下或左右2支并行隧道样的窦腔。

② 引流与汇流：直窦引流下矢状窦、大脑大静脉、小脑幕和小脑上面的静脉血，其中以大脑大静脉为主；向后经窦汇沟通上矢状窦和（或）横窦，形成"窦汇（confluence of sinuses）"。直窦自身多数直接注入左侧横窦。直窦血栓可产生类似大脑大静脉栓塞的症状，如昏迷、高热、心动过速、惊厥、去大脑强直、瞳孔缩小及视乳头水肿等。后颅窝肿瘤时，可见直窦抬高。产伤可致胎儿直窦出血，形成后颅窝血肿而致死。

图 2.1-3 直窦

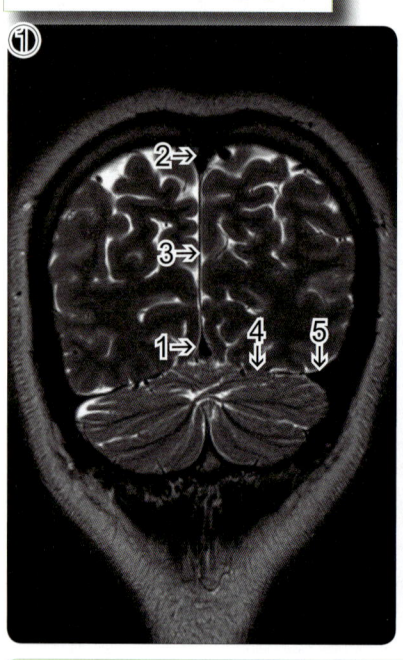 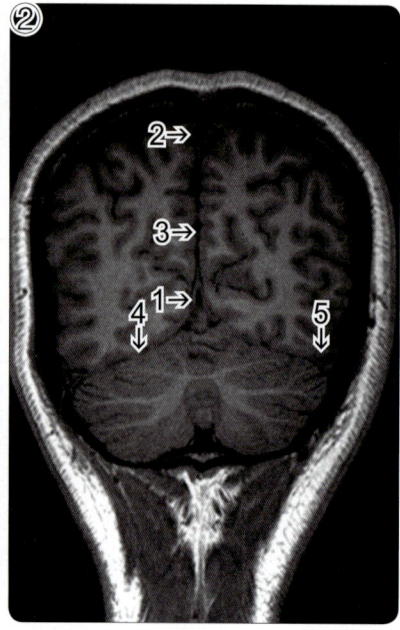 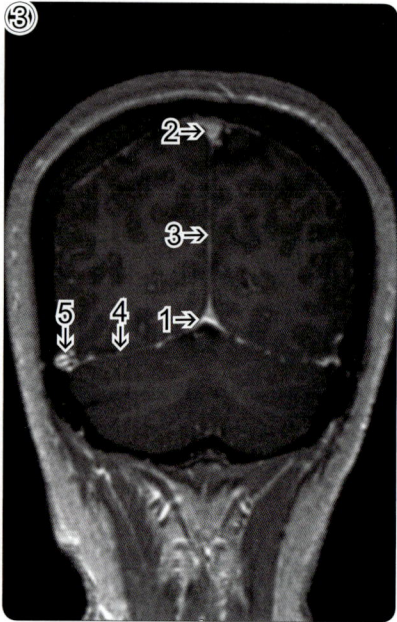

1. 直窦；2. 上矢状窦；3. 纵裂；4. 小脑幕；5. 横窦

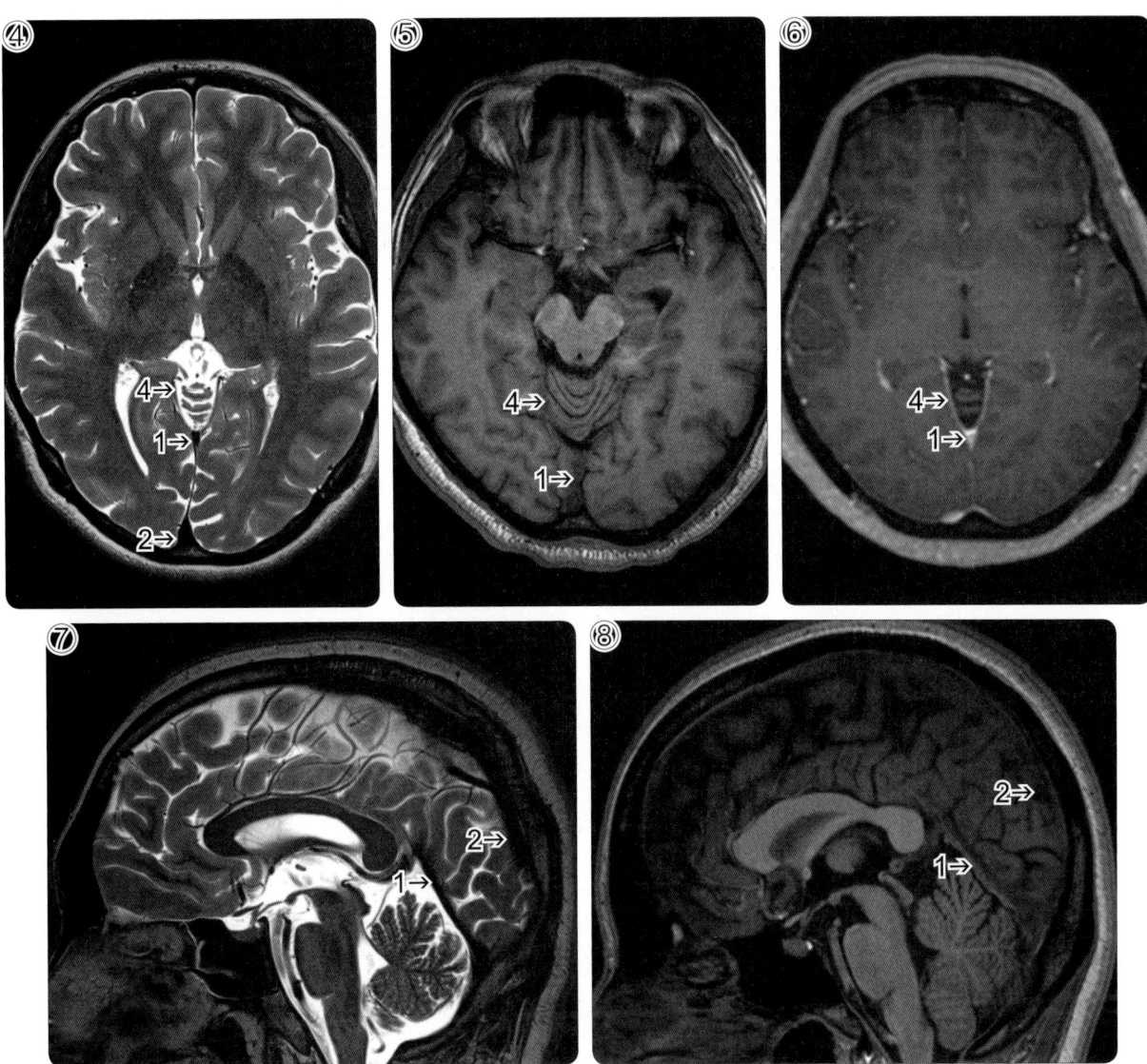

图 2.1-3　直窦
　　图①至图③为头部冠状面 MRI 图像，显示在大脑半球后部层面上，直窦位于大脑镰和小脑幕的交汇处，呈尖向上方的三角形；图④至图⑥为头部横断面 MRI 图像，通常显示尖向后方的三角形，偶尔直窦走行比较水平时可见其为前后走行的管状；图⑦和图⑧为头部正中矢状面 MRI 图像，显示直窦为自前上方向后下方走行的管腔状，T2 加权图像显示管腔情况，T1 加权图像显示管壁情况。

直窦 CT/MRI 观察小结
　　1.CT/MRI 建议观察平面：
　　①头部 CT/MRI 正中矢状面图像结合 CTV 和 MRV 可观察直窦的全貌及其与后方的窦汇和前方的镰-幕窦汇之间的汇流关系。
　　②横断面和冠状面可以补充观察直窦的管腔、管壁及其周围毗邻的解剖结构。
　　③T2 加权图像可以清晰地检出管腔内病变和静脉窦附属解剖结构。T1 加权图像则有助于进一步地显示管腔、管壁和毗邻解剖结构的细节。
　　2.CT/MRI 观察要点提示：
　　①首先需要观察直窦自身的形态，包括直窦的管径、长度和全程的形态，观察有无静脉窦间隔和蛛网膜粒等静脉窦附属解剖结构。
　　②观察前方镰-幕窦汇的汇流关系和形态表现等细节，以便获得对其血流动力学状态的了解。

Point-04: 窦汇

区域解剖简析

窦汇 (confluence of sinuses) 由几条粗大三角管道型静脉窦汇合形成。

①窦汇的概念：上矢状窦、直窦和两侧横窦在枕内隆突处汇合，称为"窦汇"。无论从涉及静脉窦的数目、血管的口径、血流量的大小以及汇合模式等各个方面而言，窦汇都堪称是整个颅脑中最大、最复杂的静脉窦汇合。请注意，窦汇实际上并非上矢状窦、直窦、枕窦和两侧横窦等各大静脉汇合的终点，而是回收或承接上矢状窦、直窦和枕窦的血液并流向两侧横窦这样一个流程，为幕上静脉和幕下静脉之间最为重要的衔接点。

②窦汇的组合模式：我们从解剖学文献中已经了解到，窦汇有着多种不同的组合模式，真正在枕内隆凸处的中心位置且由上述各静脉窦对称汇合形成的窦汇者不是没有，但这只占少数。在绝大多数个体中，窦汇可不同程度偏离枕内隆凸，而各个相关静脉窦的口径也是千变万化的。人们将窦汇模式归纳为许多不同的分类，下面介绍其中分类较为全面的 5 种类型模式。

a. 标准窦汇型：各静脉窦较对称地在中线位置上汇合于枕内隆凸，约占 22%。

b. 双分支型：上矢状窦和直窦均对称性地平均分为左、右 2 支，并且分别汇入左右两侧的横窦，约占 33%。

c. 上矢状窦分支而直窦偏侧型：即上矢状窦在末端处分为 2 支，分别汇入两侧的横窦，直窦不分支汇入一侧横窦，约占 15%。

d. 直窦分支而上矢状窦偏侧型：即直窦分成左、右 2 支，分别汇入两侧的横窦，上矢状窦不分支而汇入一侧横窦，约占 27%。

e. 双偏侧型：即上矢状窦和直窦各自分别汇入一侧的横窦，多数情况是上矢状窦流向右侧横窦，而直窦流向左侧横窦，此型最少，约占 3%。

除此之外，窦汇还可与其下方的枕窦相沟通，这也是窦汇的构成成分。

③窦汇相关静脉窦的口径：上矢状窦的横切面积约为 19.80~23.0mm^2，直窦的横切面积约为 6.70~8.05mm^2，右侧横窦的横切面积约为 27.0~47.80mm^2，左侧横窦的横切面积约为 10.61~25.0mm^2。这些统计数据表明，通常上矢状窦是明显大于直窦的，而右侧横窦又常常明显大于左侧横窦。

这里应当强调的是：不同文献所归纳的窦汇模式及各个模式所占的比例只能作为我们观察窦汇时的参考，不可盲目拘泥于任何一种分型模式及其比例，并且我们在实际的 CT/MRI 图像中所看到的窦汇模式更加丰富多彩，远远超出现有的解剖学资料。

图 2.1-4　窦汇

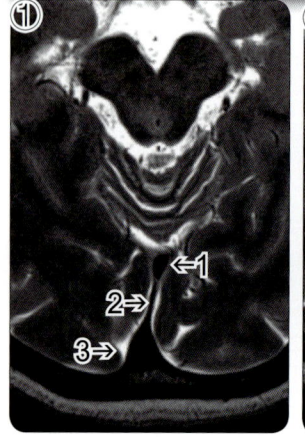
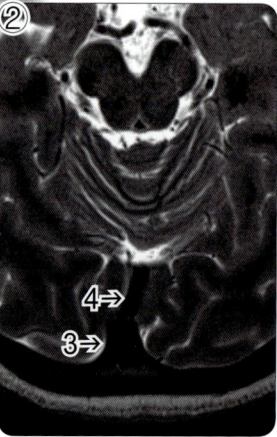
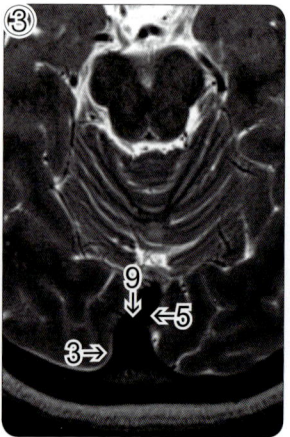
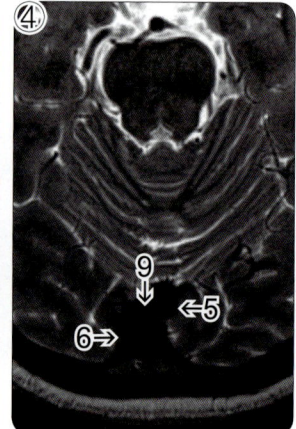

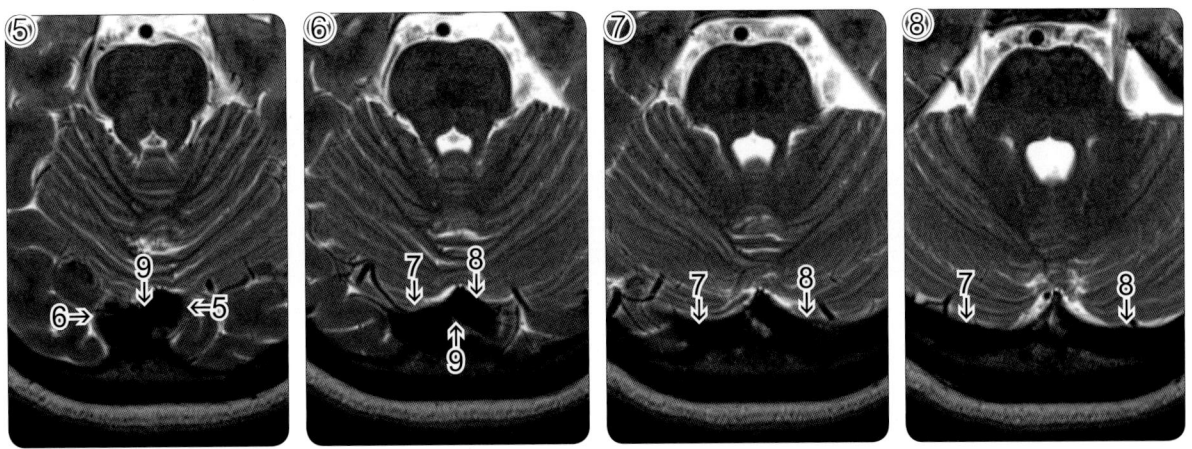

1. 下矢状窦；2. 大脑镰；3. 上矢状窦；4. 直窦；5. 窦汇 - 直窦汇入左侧横窦；6. 窦汇 - 上矢状窦汇入右侧横窦；7. 右侧横窦；8. 左侧横窦；9. 窦汇 - 两侧静脉窦沟通点

图 2.1-4a 窦汇 - 横断面观察

在 MRI-T2 加权图像上，静脉窦腔显示极低信号或无信号，管壁显示不清。自上而下观察其序列横断面图像，可见下矢状窦向后下方经直窦向左汇入左侧横窦；上矢状窦向下逐渐增宽并流入右侧横窦；上述两者在窦汇处互相沟通。

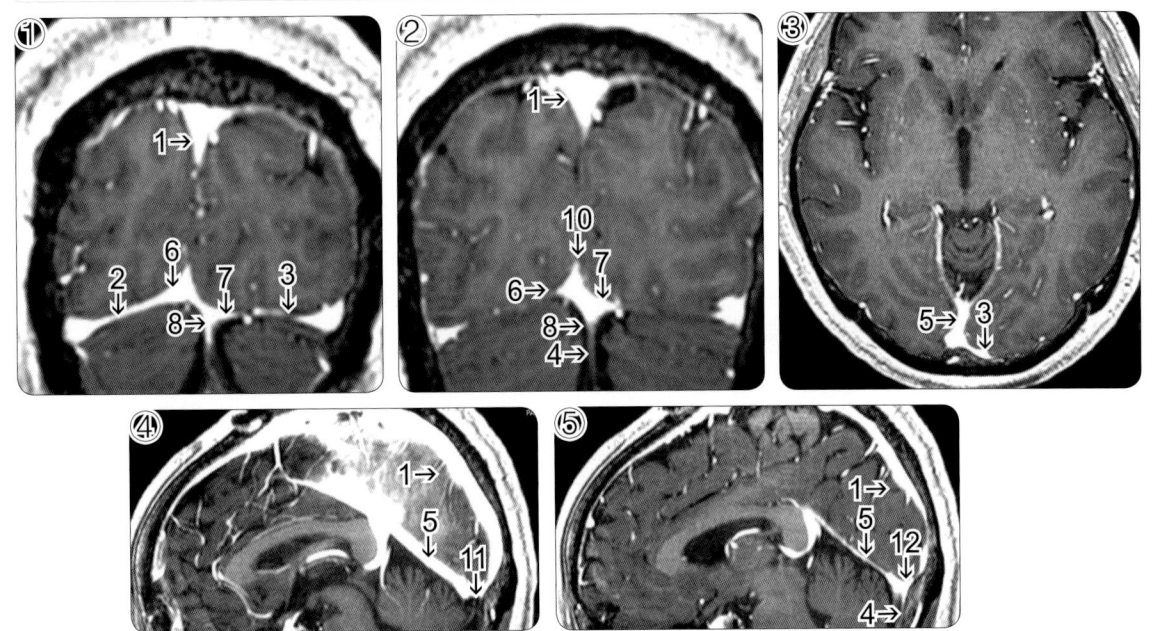

1. 上矢状窦；2. 右侧横窦；3. 左侧横窦；4. 枕窦；5. 直窦；6. 右侧横窦汇入窦汇；7. 左侧横窦汇入窦汇；8. 枕窦汇入窦汇；9. 直窦汇入窦汇；10. 上矢状窦汇入窦汇；11. 上矢状窦和直窦汇入窦汇；12. 上矢状窦、枕窦和直窦汇入窦汇

图 2.1-4b 窦汇 -CEMRI 观察

图①至图⑤分别为 CEMRI 冠状面、横断面和矢状面图像。在 CEMRI 图像上，因为静脉窦被明显强化为高信号，故我们可以清晰、直观地看到窦汇的各种表现。从上述各图中，我们可以看出：在窦汇的冠状面图像上，可以看到左右的横窦和上下方的上矢状窦和枕窦向窦汇汇合的表现，在窦汇的矢状面图像上，则可以较好地观察直窦与矢状窦和枕窦之间的汇合情况。

CEMRI 图像与 MRA 比较各有优势和不足：CEMRI 可观察静脉窦腔内外的细节表现以及与周围血管、脑组织和颅骨之间的关系，但是无法像 MRA 那样显示窦汇的整体表现，常常需要使用多个平面和多个层面进行观察。两者结合将获得对窦汇的更全面和客观的评估。

Point-05：横窦

区域解剖简析

横窦是位于小脑幕水平并且两侧对称的"粗大三角管道型"硬脑膜静脉窦，恰好介于幕上和幕下之间。因其沿小脑幕后缘接近水平面上横向走行，故而被命名为"横窦(transverse sinus)"。

①形态、位置和大小：横窦处于颅内静脉网络的下游，为颅内最粗大的静脉窦之一。横窦自窦汇处起始，沿小脑幕后外缘向外走行于枕骨内面的横窦沟内，至横窦沟外端的人字缝区域弯转后继续走向前方，至岩上窦汇入横窦处终止并移行为乙状窦。横窦管腔粗大，其横切面呈以横窦沟为底的三角形，底壁由硬脑膜外层构成，2个侧壁由硬脑膜内层构成并向颅腔内延续融合成为小脑幕。左右两侧横窦的口径常常有较大的差异，这主要取决于其各自静脉血的引流量。右侧横窦因多数接收来自上矢状窦的静脉血液而较左侧横窦粗大，其横断面积约为27.0~47.80mm^2；左侧横窦因常常接收直窦的血液，相对细小一些，相较右侧横窦，其横截面积相差1倍左右，大约为10.61~25.0mm^2。当然，此种情况有时会因为血流分配和血流动力学的变化而发生逆转。据解剖学统计，右侧横窦大于左侧者约占63.2%，等于左侧者约占16.3%，小于左侧者约占20.5%。横窦腔内常常可有纤维小梁、纤维间隔或蛛网膜颗粒的出现。

②引流与汇流：两侧横窦的血液主要来源于上矢状窦和（或）直窦，另外在途中接受枕下静脉、颞下静脉、下吻合静脉(Labbe's veins)、小脑下静脉、乳突导静脉、板障静脉、硬脑膜静脉、小脑幕静脉、岩上窦和枕窦等的静脉回流，因此其口径可在行程中逐渐增粗。横窦在岩上窦入口处，向前、向下移行成为乙状窦。

③解剖注意点：横窦末端的外下方毗邻乳突蜂房，两者之间仅隔以菲薄的骨板，有时这些骨板甚至并不完整而仅仅为纤维性隔膜所分隔。故中耳乳突炎极易累及横窦而引起血栓性静脉炎。如横窦因此受阻，将导致相应引流区域发生脑组织瘀血、水肿、软化乃至坏死等改变，从而引发严重的神经症状。中耳乳突手术前务必要密切观察和评估横窦与中耳乳突之间的位置关系，以免术中误伤横窦。

图 2.1-5 横窦

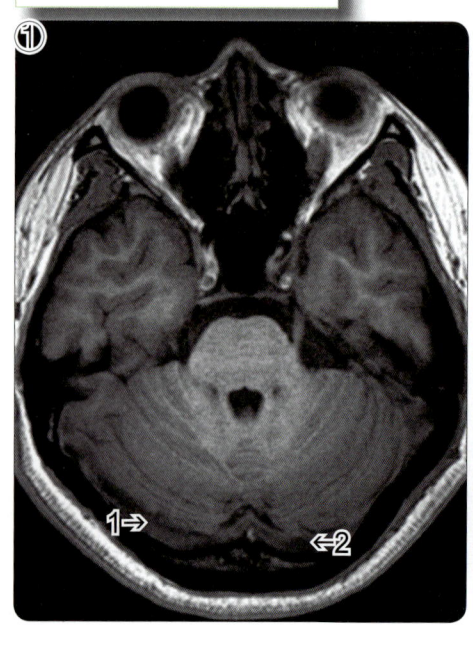
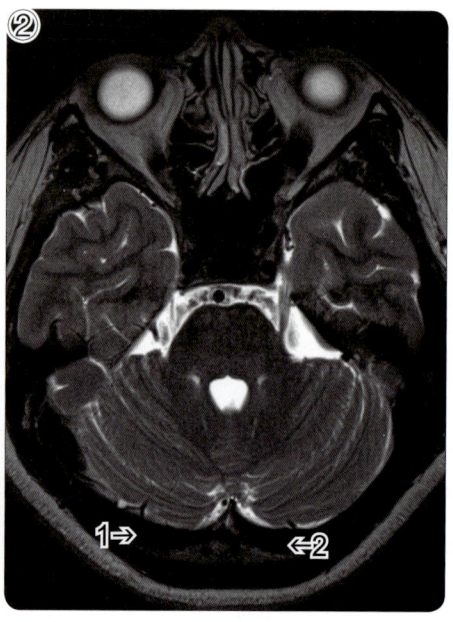

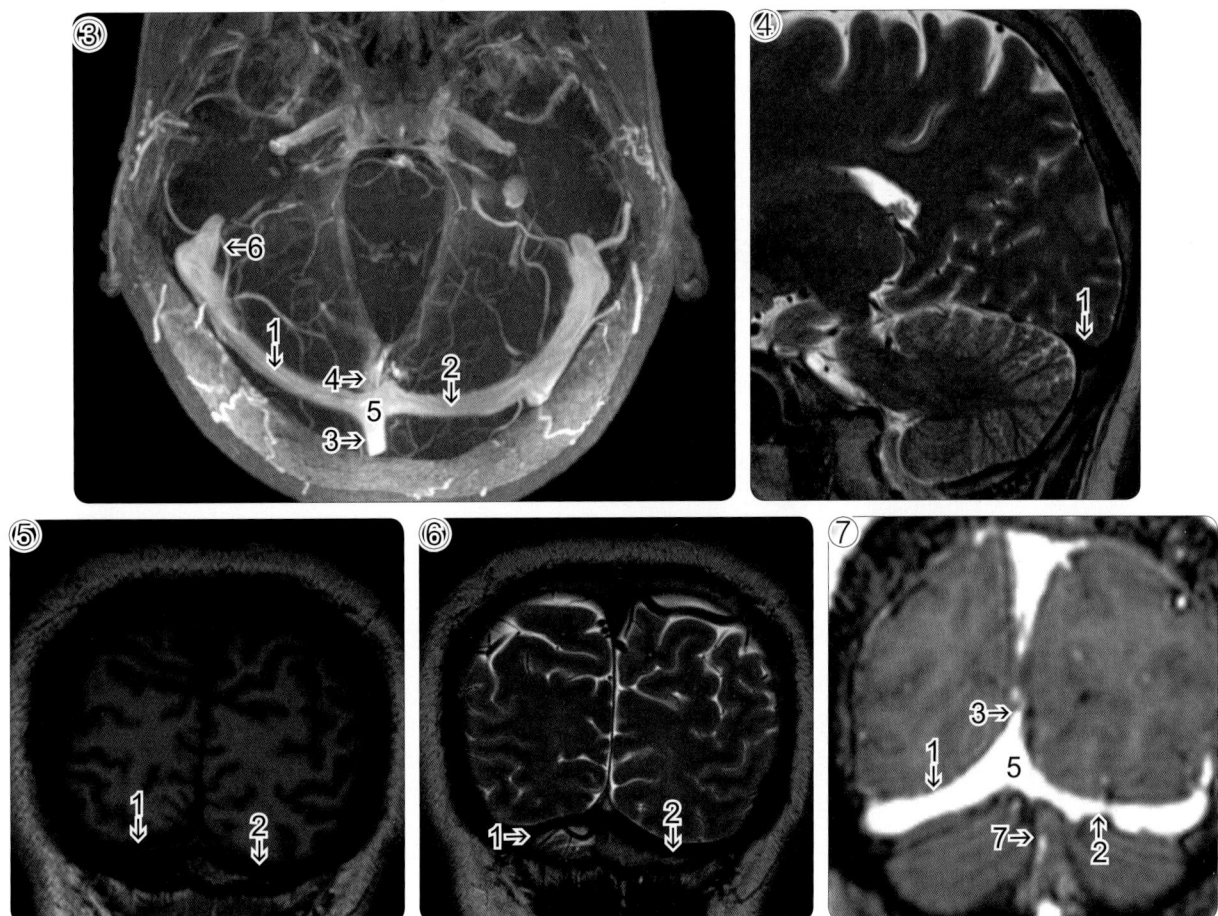

1. 右侧横窦；2. 左侧横窦；3. 上矢状窦；4. 直窦；5. 窦汇；6. 乙状窦；7. 枕窦

图 2.1-5　横窦的 MRI 表现

图①和图②显示在横断面 T1 加权图像上，两侧横窦在两侧小脑半球的后方呈"ω"形对称分布，横窦壁为中等信号，管腔为略低信号，静脉窦轮廓显示欠清晰；在横断面 T2 加权图像上，横窦壁和管腔均为低信号。图③为 T1+C-3D 重建图像，显示充盈造影剂的横窦腔被增强为高信号，清晰可见；图④显示横窦腔断面呈三角形，但窦腔与窦壁无法区分；图⑤和图⑥中，冠状面 T1 和 T2 加权图像也显示两侧横窦自窦汇向两侧走行，其信号表现与横断面所见类似；图⑦为 T1+C 冠状面图像，可清晰显示横窦的轮廓和形态。

横窦 CT/MRI 观察小结

1.CT/MRI 建议观察平面：

①CTV 和 MRV 可清晰显示两侧横窦的全程走行和确切形态,是观察横窦及其引流血管的最佳手段,向上可详细了解横窦与上矢状窦和直窦之间的汇流关系，向下可了解横窦与乙状窦之间的移行。

②横断面和冠状面图像可以观察两侧横窦的整体形态，矢状面图像可补充观察横窦横断面的窦腔形态、窦壁和毗邻的解剖结构等细节表现。

③T2 加权图像可以清晰地检出横窦管腔内的病变；T1 加权图像则可侧重显示管腔、管壁和附近的脑膜、脑组织等解剖结构。

2.CT/MRI 观察要点提示：

①两侧横窦的全貌、管径及其与窦汇之间的相互关系为观察重点内容。观察时应以横断面、冠状面和矢状面图像进行初步观察，发现问题可进一步施行 CTV 和 MRV 检查。

②横窦的位置及横窦末端与中耳、乳突之间的关系对于手术前的评估和预判极为重要。横窦周围毗邻的中耳乳突等结构是否有炎症改变，后颅窝内和枕叶脑组织有无水肿、脑出血以及脑梗死等病变可以结合横窦自身的病变进行深入全面的评估。

Point-06：乙状窦

区域解剖简析

乙状窦 (sigmoid sinus) 为粗大三角管道型静脉窦的末端，在颈静脉孔处移行为颈内静脉，是硬脑膜静脉窦中最为粗大和弯曲的一段。

①乙状窦的分段和颈静脉球：乙状窦全程分为降段、水平段和颈静脉孔段。

a. 降段：此段最长，自后颅窝外侧缘岩上窦入口处开始，沿着乙状窦沟向前下内方向弯曲下行，在横切面解剖标本上均显示为血管的横断面。

b. 水平段：在接近颅底枕骨大孔外侧后方处开始，乙状窦趋于水平方向向前走行至颈静脉结节外侧，在 3 段中长度居中。

c. 颈静脉孔段：长度最短，于颈静脉孔内口处以锐角转向前外方经颈静脉孔出颅，随即于颈静脉窝处移行为颈内静脉。

乙状窦全程组成"乙"字形。在颈静脉孔段，因孔周骨质的限定而形成一段极为短暂的不规则狭窄，出孔后因狭窄后扩张形成膨大如气球状的颈静脉球，后者压迫颞骨下面产生光滑凹陷的颈静脉窝。颈静脉球和颈静脉窝的大小取决于同侧的乙状窦的血流量和管腔内的压力，多数个体右侧较大且两侧相差悬殊。乙状窦的管径与同侧的横窦相匹配。

②引流与汇流：乙状窦为横窦的延续，在其行程中可先后接收岩上窦、枕窦和乳突导血管及其他颅外静脉的回流血液。其末端可在与岩下窦汇合之前或之后移行为颈内静脉。

③解剖注意点：

a. 乙状窦起始段的前方仅以菲薄而不完整的骨板与乳突蜂房相隔，同样可因中耳乳突炎症的累及发生血栓性静脉窦炎；另外，乙状窦经乳突导血管与颅外的耳后静脉和枕静脉相连，经髁导血管与椎外静脉丛相连，上述部位感染均可波及乙状窦或与之互相累及。

b. 乳突导血管 (mastoid emissary) 起于乙状窦的上 1/3 或乙状窦与横窦的移行处，口径范围约为 0.2~6.0mm 不等，也可以缺如。当乙状窦和横窦显著细小时，乳突导血管则可代偿引流而变得异常粗大。反之当乙状窦粗大时，乳突导血管就可能比较细小，在观察时要加以注意。

c. 注意乙状窦有无前置，成人乙状窦沟可深可浅，浅者距离鼓窦和外耳道后壁较远，深者则距离乳突骨皮质和外耳道后壁较近，称"乙状窦前置"。此时一方面易被误诊为中耳乳突的病变，另一方面在行中耳乳突手术时可因遭遇前置的乙状窦而发生不测。乙状窦前置多见于乳突小房气化不良或乙状窦比较粗大的右侧。

图 2.1-6 乙状窦

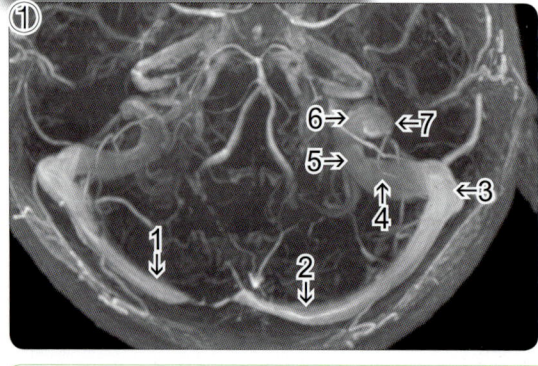 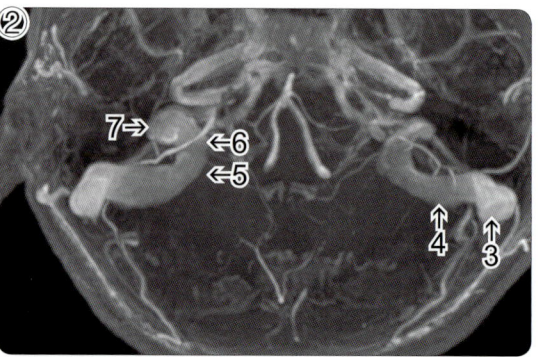

1. 右侧横窦；2. 左侧横窦；3. 横窦-乙状窦交界；4. 乙状窦降段；5. 乙状窦水平段；6. 乙状窦静脉孔后内段；7. 乙状窦静脉孔前外段

图 2.1-6a 乙状窦-3D 重建

图①为 T1+C-3D 重建图像，显示横窦和乙状窦的全程表现；图②为横窦-乙状窦交界点下方的 T1+C-3D 重建图像，显示乙状窦的全程表现。

在 MRI-T1+C-3D 重建图像上，可清晰显示乙状窦全程管腔的形态和走行。可见乙状窦分起始段、降段、水平段和颈静脉孔后内段和颈静脉孔前外段。起点在后颅窝外端的横窦与乙状窦交界处；降段随即转向前内方向并向下以比较陡直的角度沿后颅窝侧壁的乙状窦沟下行，自外上方向内下方倾斜走行，近后颅窝底处移行至水平段；水平段大致自后向前走行至颈静脉孔内侧附近；颈静脉孔后内段以锐角转向前外方以尖角对准颈静脉孔；颈静脉孔前外段位于颈静脉孔后内段的前外方，出孔后即由乙状窦移行为颈内静脉。

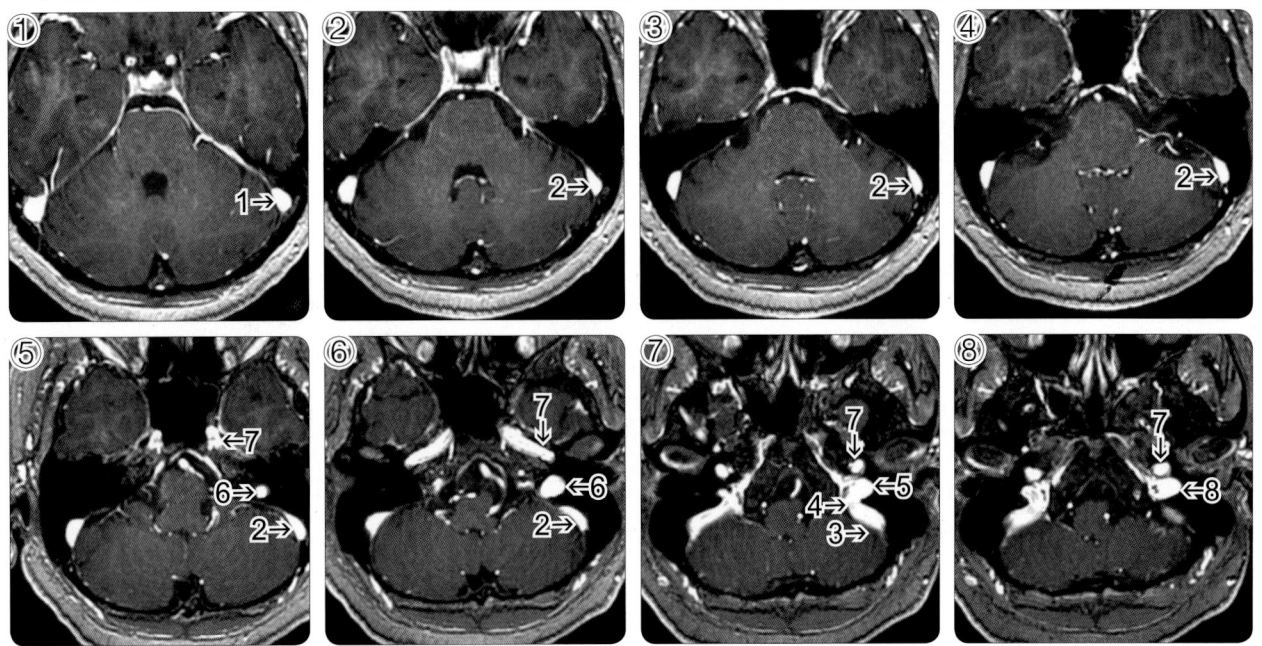

1. 乙状窦起始段；2. 乙状窦降段；3. 乙状窦水平段；4. 乙状窦颈静脉孔后内段；5. 乙状窦颈静脉孔前外段；6. 颈静脉球；7. 颈内动脉；8. 颈内静脉

图 2.1-6b 乙状窦-横断面表现

图①至图⑧为 T1+C 横断面图像，自上而下显示乙状窦各段。

MRI-T1+C 的各个横断面图像可以非常清晰地显示乙状窦全程的管腔形态及其与周围脑组织等解剖结构之间的关系，是对 CTAMRA 等血管成像技术的很好补充。上述图①至图⑧以 3mm 距离自上而下选择 T1+C 横断面图像，显示乙状窦起始段、降段、水平段和颈静脉孔后内段和颈静脉孔前外段。降段自小脑半球外缘中点开始沿小脑半球的前外缘呈短弧形逐层前移，图⑦显示为倒卧的"V"字形，几乎同时显示水平段、静脉孔后内段和静脉孔前外段；图⑧左侧已经显示颈内静脉和少许乙状窦水平段阴影。上述图像详细地分解了乙状窦各段走行及其与周围脑组织等解剖结构之间的关系。

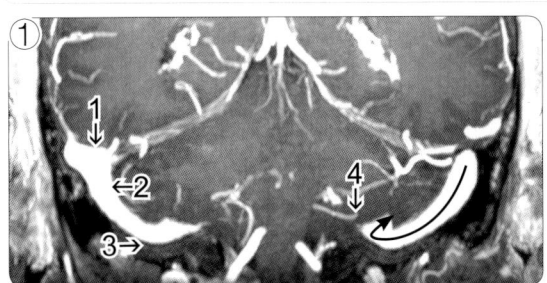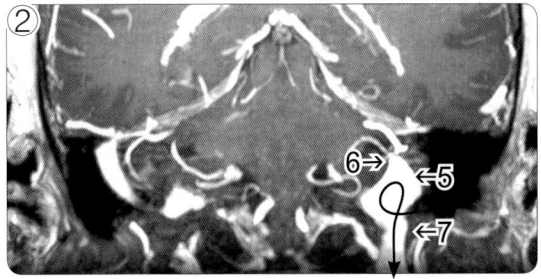

1. 乙状窦起始段；2. 乙状窦降段；3. 乙状窦水平段；4. 乙状窦静脉孔后内段；5. 乙状窦静脉孔前外段；6. 颈静脉球；7. 颈内静脉

图 2.1-6c　乙状窦 -3D 重建

图①为 T1+C-3D 重建前方层面冠状面图像，显示乙状窦降段；图②为 T1+C-3D 重建后方层面冠状面图像，显示乙状窦颈静脉孔段。

在 MRI-T1+C-3D 重建图像上，可清晰显示乙状窦全程管腔的形态和走行在冠状面方向上的表现。冠状面的 3D 重建可以在横断面 3D 重建图像的基础上，更好地观察乙状窦降段、水平段和颈静脉孔段的走行路径和形态。图①显示在前方层面图像上，乙状窦降段表现为自外上方沿小脑半球外下缘的长弧形走行，至内下方以锐角返回；图②显示在后方层面图像上，乙状窦的静脉孔前后段和颈内静脉等在左侧构成一个"？"形状，按水平段、颈静脉孔后内段、颈静脉孔前外段、颈静脉球和颈内静脉的顺序从乙状窦移行至颈内静脉的过程。

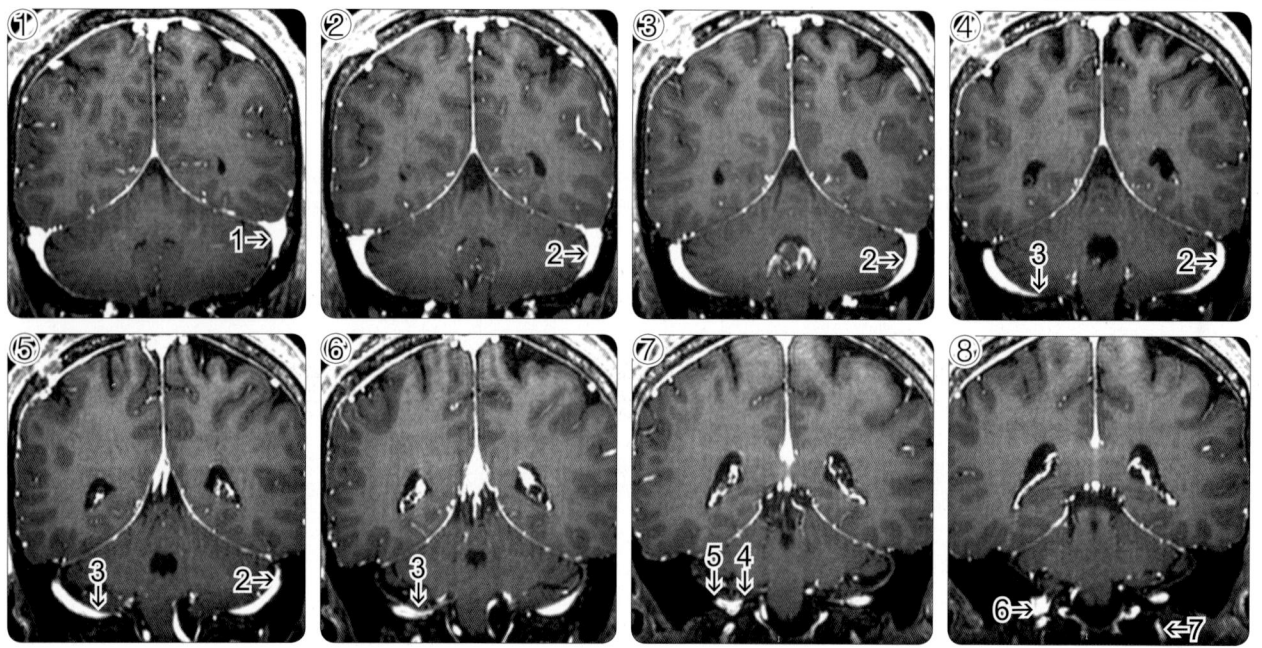

1. 乙状窦起始段；2. 乙状窦降段；3. 乙状窦水平段；4. 乙状窦颈静脉孔后内段；5. 乙状窦颈静脉孔前外段；6. 颈静脉球；7. 颈内静脉

图 2.1-6d　乙状窦 - 冠状面表现

图①至图⑧为 T1+C 扫描自后向前的冠状面图像，清晰显示乙状窦在冠状面图像上的走行及其形态表现。图①至图⑤显示乙状窦降段；图⑥至图⑧显示乙状窦水平段、颈静脉孔后内段、颈静脉孔前外段以及颈静脉球和颈内静脉各段的表现。

注意，在 T1+C 扫描的冠状面图像上，各段乙状窦的窦腔虽然可以清晰显示，但是缺乏连续性。有助于我们观察各段的静脉窦腔及其与周围脑组织等解剖结构之间的关系，在各个段的解剖位置方面与 3D 重建图像是一致的，只是缺乏像 3D 重建图像那样的连续性而已。将两者更好地结合起来可以获得有关乙状窦的更多、更全面的影像学信息。

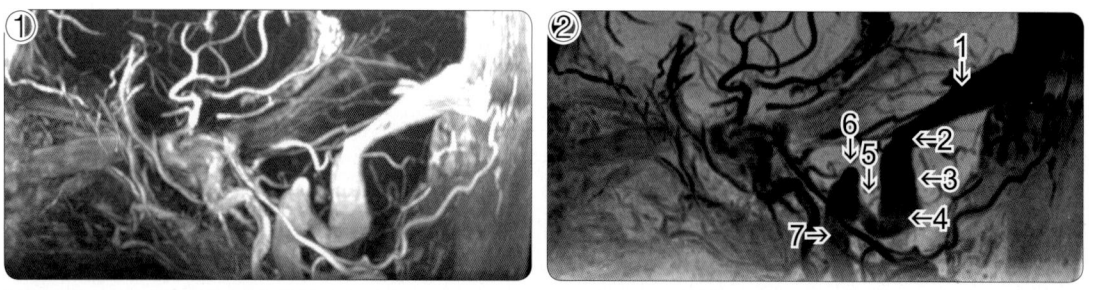

1. 横窦；2. 乙状窦起始段；3. 乙状窦降段；4. 乙状窦静脉孔后内段；5. 乙状窦静脉孔前外段；6. 颈静脉球；7. 颈内静脉

图 2.1-6e 乙状窦-3D 重建

图①为 T1+C-3D 重建图像,显示横窦和乙状窦的矢状面表现;图②为图①的负片。

在 MRI-T1+C-3D 重建图像上,可清晰显示乙状窦全程管腔的形态和走行在矢状面方向上的表现。矢状面的 3D 重建同样可以在横断面 3D 重建图像的基础上,进一步更好地观察乙状窦降段、水平段和颈静脉孔段的走行路径和形态。图中显示横窦与乙状窦分界清楚,即接近水平走行的横窦至小脑半球的外侧骤然拐向下方,沿小脑半球外缘下行至颈静脉孔后水平转向颈静脉孔并向前外方经过颈静脉孔,显示为狭窄段,接续于颈静脉球,然后向下移行为颈内静脉的全部过程。

矢状面 3D 重建图像显示乙状窦与颅外的颈内静脉共同构成一个 "N" 字形的走行路径。前半段为乙状窦的降段和颈静脉孔段,后半段为颈静脉球和向下延续的颈内静脉。

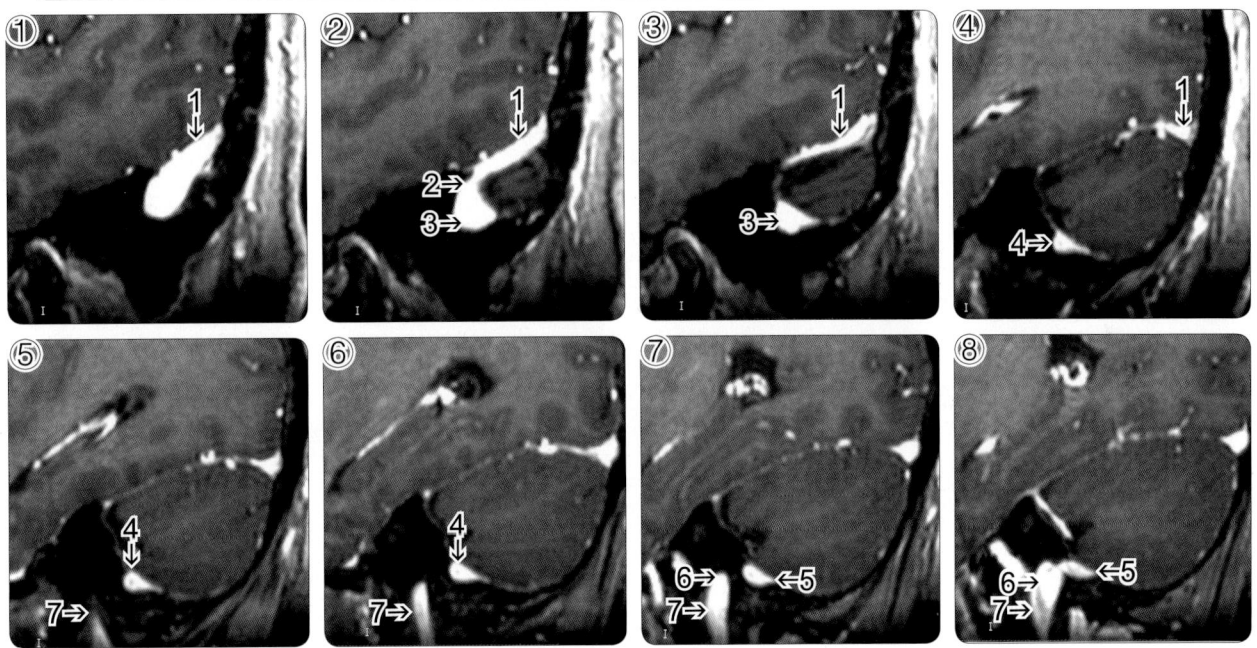

1. 横窦;2. 横窦-乙状窦交界;3. 乙状窦降段;4. 乙状窦水平段;5. 乙状窦颈静脉孔前外段;
6. 颈静脉球;7. 颈内静脉

图 2.1-6f 乙状窦-矢状面表现

图①至图⑧为 T1+C 扫描自外向内的矢状面图像,清晰显示乙状窦在矢状面图像上的走行及其形态表现。图①至图⑥显示乙状窦降段至水平段;图⑦和图⑧显示乙状窦的颈静脉孔后内段、颈静脉孔前外段以及颈静脉球和颈内静脉各段的表现。

注意,在 T1+C 扫描的矢状面图像上,各段乙状窦的窦腔虽然可以清晰显示,但是缺乏连续性,难以观察到其整体表现。乙状窦矢状面 3D 重建图像对于横窦与乙状窦交界以及乙状窦各个分段的走行和形态的观察具有独特的价值。

乙状窦 CT/MRI 观察小结

1.CT/MRI 建议观察平面:

① CTV 和 MRV 可从各个方向上观察乙状窦的全程走行及其形态表现。

② T1+C 扫描及其 3D 重建和多平面观察具有重要的诊断价值,其中横断面图像可以获得对乙状窦相对可靠的观察,矢状面和冠状面图像可在需要时作为补充使用。

③ T2 加权图像可清晰显示管腔内的病变;T1 加权图像则可显示周围解剖结构的改变。

2.CT/MRI 观察要点提示:

①乙状窦前置和颈静脉球高位是乙状窦 CT/MRI 观察的重点内容,以避免手术意外。

②乙状窦颈静脉孔段的观察可进一步将该段分为颅内部、孔部和颅外部。a. 颅内部:是乙状窦水平段的末端,位于颈静脉孔后内侧,可因血流受阻而增宽并且常常形成锐角指向颈静脉孔;b. 孔部:极度狭窄,有时不能显示或仅为一条细线;c. 颅外部:位于颈静脉孔的前外方,因为狭窄后扩展膨大可呈气球样。这样,整个颈静脉孔段就可能形成两头粗大、中间细小的哑铃状。

Point-07：下矢状窦

区域解剖简析

下矢状窦（inferior sagittal sinus）属细小血管型静脉窦，是少数可以在常规 CT/MRI、CTV 和 MRV 上显示的细小血管型静脉窦之一。

①形态、位置和大小：下矢状窦以与上矢状窦近乎平行的浅弧形路线走行于大脑镰下方游离缘处或其附近，距游离缘通常不超过 1cm。下矢状窦的前端位于大脑镰游离缘前 1/3 者约占 33%，中 1/3 者约占 53%，后 1/3 者约占 13%；缺如者占 1%。下矢状窦整体管径细小，仅 2mm 左右。其末端可呈囊状扩大，向后以直线状与直窦相续，组成"镰幕窦汇（falces-tentorium confluence sinum）"。上矢状窦的长度范围差别较大，约在 1.9~11cm 之间，平均 7cm 左右。下矢状窦位于上矢状窦下方并与之平行，很像小号的上矢状窦，但其解剖表现却明显不同于上矢状窦：

a. 长度短得多，仅相当于大脑镰下缘的 1/2 左右。

b. 管腔明显细小。

c. 位置没有上矢状窦那么固定，距离大脑镰下缘数毫米至 1cm 不等。

d. 可断续成多段或由多支血管汇合形成。约半数无法在正中矢状位 CT/MRI 图像上观察其全程，有时即使是在 DSA 静脉期图像上也不能清晰地显示。

②引流与汇流：下矢状窦主要接收大脑镰和胼胝体区域的静脉血，有时也接受来自大脑半球内侧面的一些皮质静脉的回流；向后呈直线状汇入直窦或镰幕窦汇。

图 2.1-7　下矢状窦

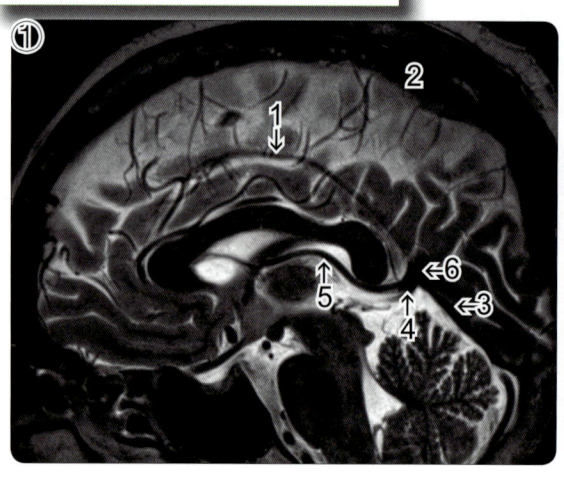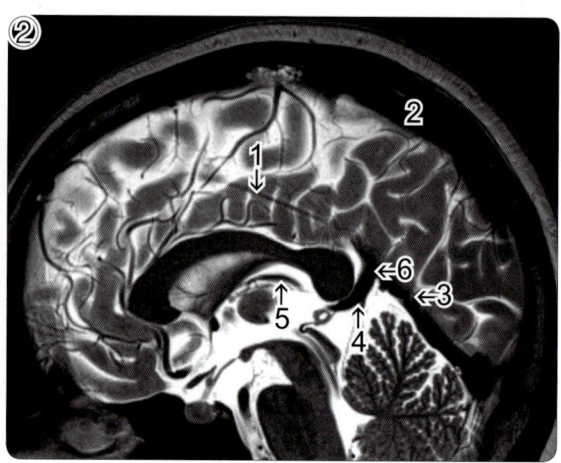

1. 下矢状窦；2. 上矢状窦；3. 直窦；4. 大脑大静脉；5. 大脑内静脉；6. 镰幕窦汇

图 2.1-7a　下矢状窦 - 矢状面 T2 加权图像

下矢状窦位于大脑纵裂内，在大脑镰的下方边缘处附近，在 T2 加权正中矢状面图像上，在脑脊液的对比下，可以显示为一条自直窦向前上方延伸的细弧线状阴影。

在正中矢状面 T2 加权图像上对下矢状窦的识别可以依据以下几点：①在正中矢状面图像上，下矢状窦与上方的上矢状窦和下方的胼胝体大致平行，并呈弧线状走行于两者之间；②下矢状窦向后下方汇入直窦，如同直窦向前上方的一条纤细的延长线；③依据直窦、大脑大静脉和下矢状窦三者形成的恒定的"T"字形解剖关系。如果下矢状窦显影的话，则使用上述 3 点可以帮助识别。

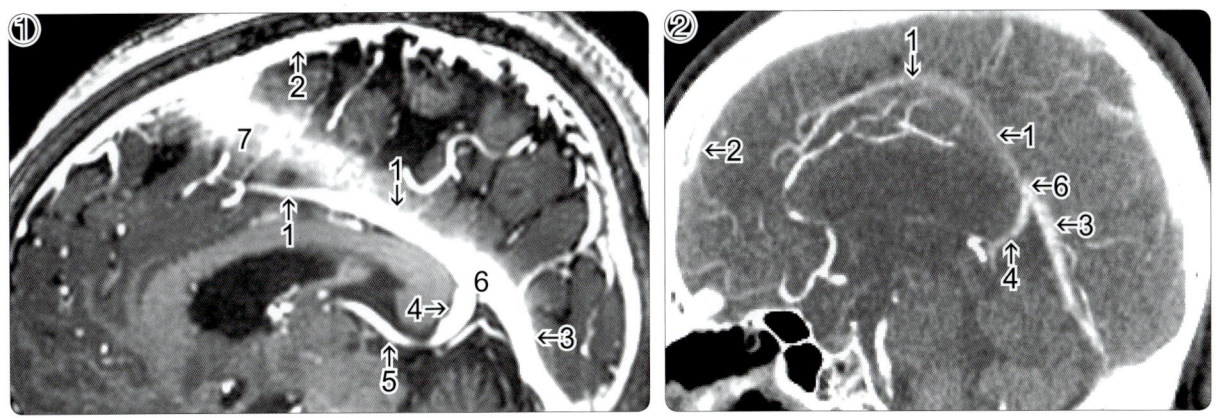

1. 下矢状窦；2. 上矢状窦；3. 直窦；4. 大脑大静脉；5. 大脑内静脉；6. 镰幕窦汇；7. 大脑镰

图 2.1-7b　下矢状窦 - 正中矢状面 T1+C 和 CTA 图像

图①为 T1+C 正中矢状面图像，图②为 CTA 正中矢状面重建图像。显示下矢状窦位于大脑纵裂内的大脑镰下缘附近，充盈造影剂的下矢状窦显示为一条自直窦向前上方延伸的细弧线状阴影。

图①显示下矢状窦十分粗大；图②则显示下矢状窦明显细小。其基本形态和位置表现与前面的 T2 加权图像基本一致，但是在粗细、位置和形态方面每个个体都有自己独特的表现。

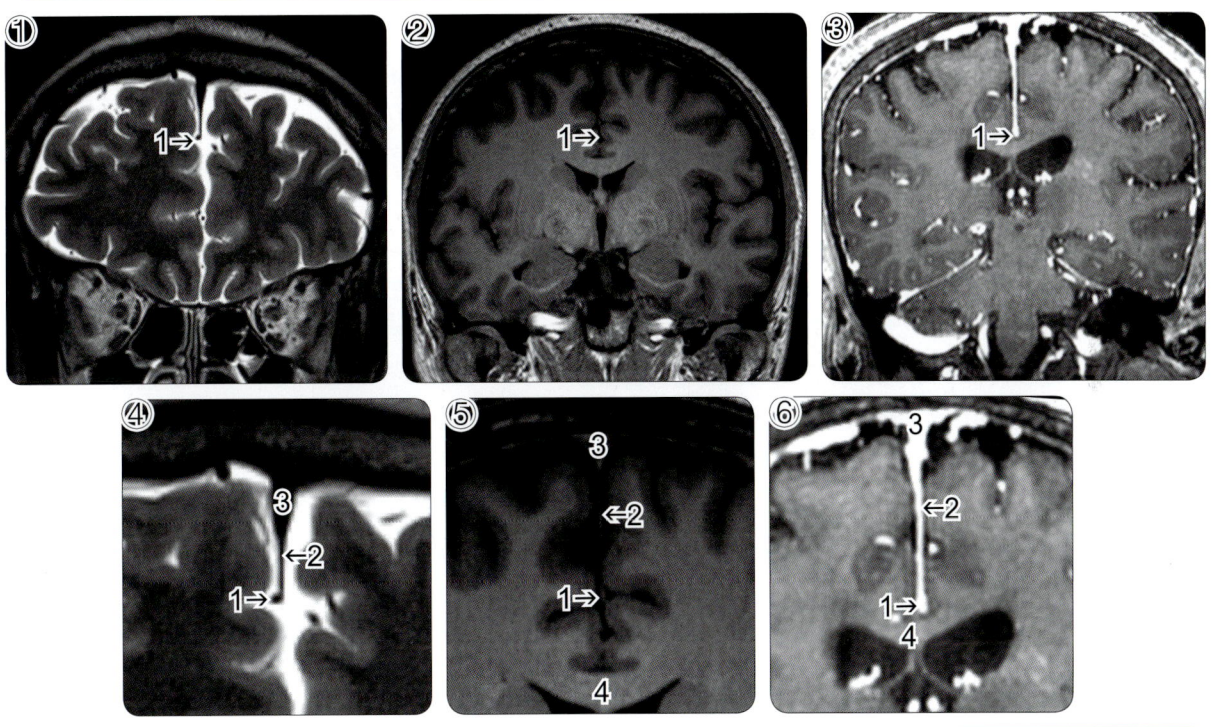

1. 下矢状窦；2. 大脑镰；3. 上矢状窦；4. 胼胝体

图 2.1-7c　下矢状窦 - 冠状面图像表现

图①至图③分别为 T2 加权、T1 加权和 T1+C 冠状面图像，图④至图⑥分别为图①至图③的放大图像。在上述冠状面图像中，大脑镰和其下端的下矢状窦均为横截面图像，表现为大脑镰下端的一个细小的圆点状阴影，与大脑镰一起组成火柴头状。以 T2 加权和 T1+C 图像上的显示较为清晰。

有解剖学文献认为，下矢状窦是位于大脑镰下缘的附近 1cm 范围内，我们随机采集的 3 例图像中，下矢状窦均表现为大脑镰下端的一个圆点状阴影，故考虑在大多数个体，下矢状窦可能就位于大脑镰的下缘而非其附近。

Point-08：海绵窦

区域解剖简析

海绵窦（cavernous sinus）的解剖形态独特，是位于蝶鞍两侧由硬脑膜内外层包绕的一个半封闭状的硬脑膜间隙，其内由海绵状血窦、纤维小梁和结缔组织间隔交织成网格状，也有解剖学者认为海绵窦实际上是位于蝶鞍周围的静脉丛。

①形态、大小和窦壁：横断面观察，海绵窦位于蝶鞍两侧，呈长方体形。而冠状面观察，海绵窦则呈倾斜倒立的三角形或锥形。海绵窦向前经眶上裂与眼眶沟通，向后经颞骨岩尖通入后颅窝的桥池。海绵窦上壁、外侧壁、内侧壁和内下壁封闭，而前、后敞开无壁以供颈内动脉和颅神经进出，即海绵窦是仅有上壁、外侧壁、内侧壁和内下壁，而没有前壁和后壁，整体形态酷似旧时使用的风箱状。海绵窦各个壁的形态和大小表现如下：

a. 上壁：长约7~12mm，厚约0.5~1.0mm，前方固定于蝶骨小翼和前床突，后方抵达后床突和鞍背，向内移行于鞍隔，由硬脑膜内层组成。

b. 外侧壁：长约15~22mm，由硬脑膜内层、疏松结缔组织、网状纤维及神经鞘膜等共同组成。

c. 内侧壁：由自鞍隔向下延续的硬脑膜内层与垂体囊融合构成，也是垂体窝的外侧壁。

d. 内下壁：是蝶骨体外侧骨表面的硬脑膜外层，厚约0.1~0.5mm，与内侧壁和外侧壁的硬脑膜内层互相折返延续。

②海绵窦窦壁内和窦腔内的结构：颅神经和颈内动脉等分别位于海绵窦外侧壁夹层内和海绵窦腔内。

a. 外侧壁夹层内的结构：上部有动眼神经、滑车神经，下部有三叉神经眼支和上颌支，眼支与动眼神经和滑车神经一起经眶上裂进入眼眶；上颌支则经圆孔进入翼腭窝。

b. 海绵窦腔内的结构：主要有颈内动脉和展神经。

颈内动脉及其周围的交感神经丛经破裂孔入颅后，自海绵窦后下方进入海绵窦；展神经于斜坡外缘进入海绵窦后伴随在颈内动脉的外侧或周围，在海绵窦前方与三叉神经眼支伴行并经眶上裂进入眼眶。颈内动脉随年龄增长会出现迂曲，与展神经的位置关系也将随之发生变化。

③海绵窦的血流：海绵窦引流眼上静脉、眼下静脉、大脑中浅静脉、大脑下静脉、蝶顶窦、视网膜中央静脉和脑膜中静脉额支等；向后经岩上窦和岩下窦分别注入横窦和颈内静脉。另外，在蝶鞍的前缘和后缘，两侧海绵窦分别以前海绵间窦和后海绵间窦相连，在蝶鞍周围形成完整的环，故海绵窦又被称为"环窦（circular sinus）"。

图 2.1-8　海绵窦

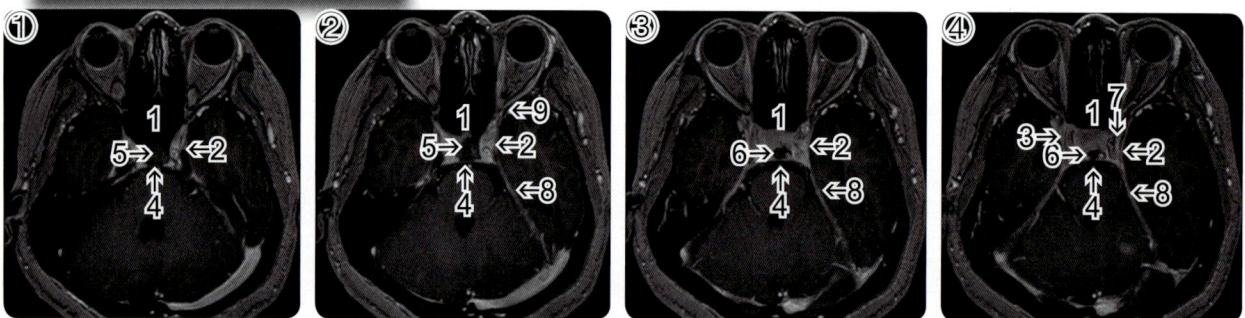

1. 蝶窦；2. 海绵窦左壁；3. 海绵窦右壁；4. 海绵窦后壁；5. 垂体窝；6. 鞍隔孔；7. 海绵窦内血管神经；8. 小脑幕；9. 眶尖；10. 颈内动脉；11. 颅神经；12. 鞍隔强化；13. 垂体

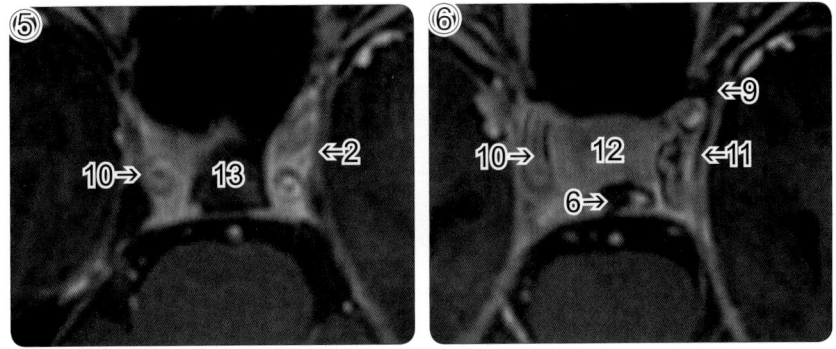

图 2.1-8a 海绵窦 - 横断面表现

图①至图④为海绵窦横断面 MRI-T1+C 图像；图⑤和图⑥分别为图②和图④的局部放大图像，显示海绵窦被强化之后的海绵窦窦腔、窦壁、垂体窝、鞍隔孔以及海绵窦腔内的解剖结构。

横断面可以观察海绵窦的前、后、左、右四壁，两侧海绵窦和前、后海绵间窦围绕垂体窝形成的环窦形态，鞍隔孔及经其进出的垂体柄和动静脉血管等解剖结构。其中颈内动脉可以观察到其前后走行及迂曲表现，颅神经可以观察其是在壁夹层内走行，还是在海绵窦腔内走行，但对上下走行的几条颅神经只能依据层面的高低初步估计，无法准确地进行具体区分。

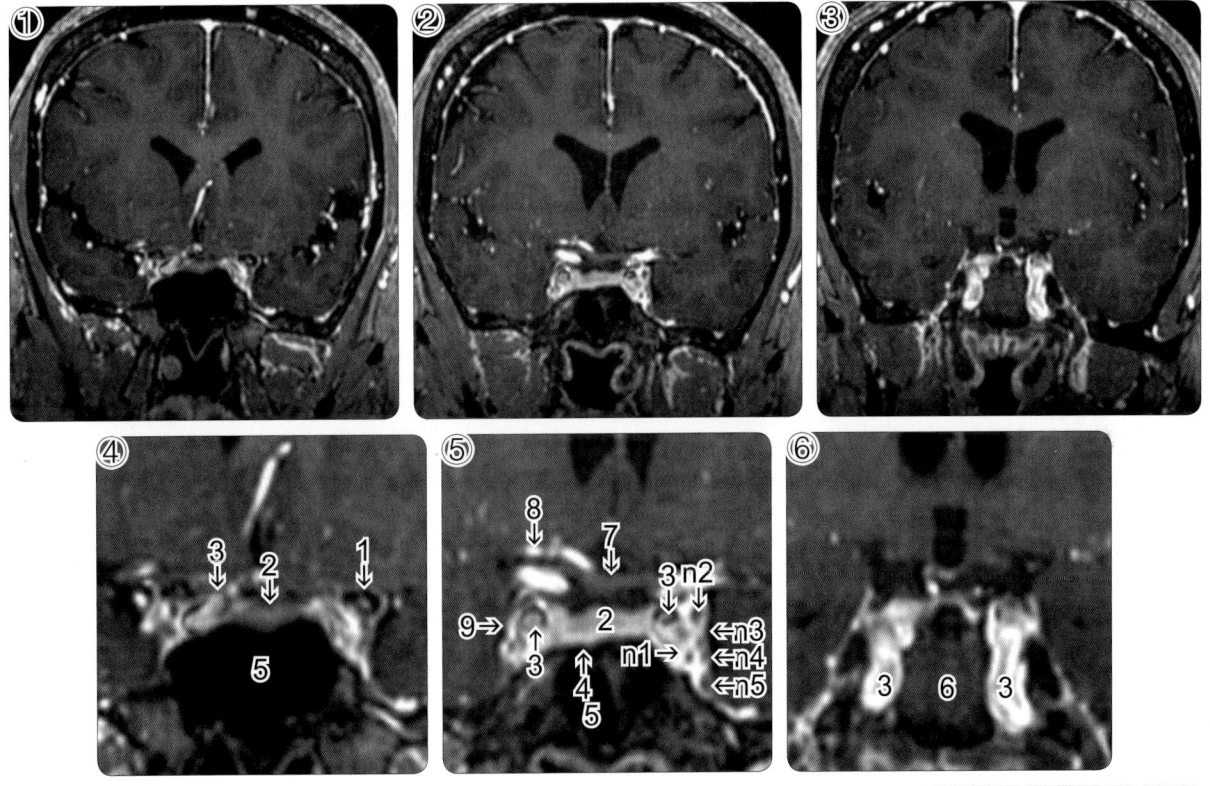

1. 前床突；2. 垂体；3. 颈内动脉；4. 内层硬脑膜；5. 蝶窦；6. 斜坡；7. 视交叉；8. 大脑中动脉；n1. 展神经；n2. 动眼神经；n3. 滑车神经；n4. 三叉神经眼支；n5. 三叉神经上颌支

图 2.1-8b 海绵窦 - 冠状面表现

图①至图③为海绵窦冠状面 MRI-T1+C 图像，图④至图⑥分别为图①至图③的放大图像，显示海绵窦左、右侧壁以及海绵窦腔内和外侧壁夹层内的颈内动脉和各个颅神经。

观察海绵窦腔内的解剖结构包括颈内动脉和 5 支颅神经，以上述冠状面图像为最佳检查方法。特别是在强化后高信号的海绵窦的衬托下，中等信号的颅神经在这里呈圆点状的阴影清晰可见。5 支颅神经可分成 3 组：一是海绵窦外侧壁内上组，为动眼神经和滑车神经；二是海绵窦外侧壁内下组，为三叉神经眼支和上颌支；三是海绵窦腔内组，为外展神经。注意：海绵窦内侧壁为硬脑膜外层，外侧壁为硬脑膜内层。

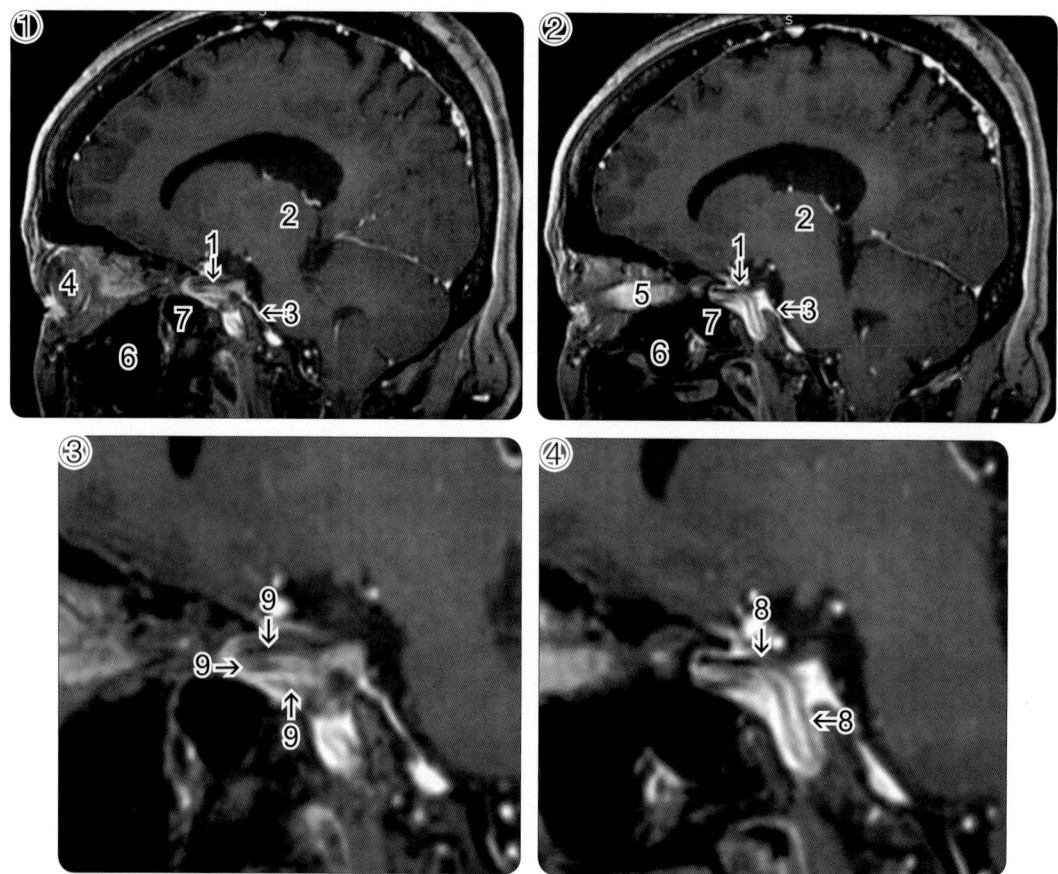

1. 海绵窦（范围较大）；2. 丘脑；3. 斜坡；4. 眼球；5. 内直肌；6. 上颌窦；7. 蝶窦；8. 颈内动脉；9. 颅神经（诸条横行的低信号阴影）

图 2.1-8c 海绵窦 - 矢状面表现

图①和图②为右侧海绵窦外侧和内侧层面矢状面图像，图③和图④分别为图①和图②的局部放大图像，显示右侧海绵窦外侧和内侧层面的矢状面图像表现。

矢状面 T1+C 图像可以观察一侧海绵窦腔内侧的颈内动脉和一侧海绵窦内侧壁夹层内颅神经的表现。其中，颈内动脉出现在一侧海绵窦内侧层面的矢状面图像上，见图④；各个颅神经则见于一侧海绵窦外侧层面的矢状面图像上，见图③。但是在对每个颅神经的具体认定方面，这些矢状面图像远不如在冠状面图像上观察更为可靠。

海绵窦 CT/MRI 观察小结

1.CT/MRI 建议观察平面：

①冠状面有助于显示海绵窦外侧壁和窦腔内走行的颈内动脉、颅神经等结构。

②横断面可观察海绵窦内、外侧壁及脑膜附着。

③增强 CT/MRI 扫描因海绵窦整体明显强化，可以进一步清晰地观察海绵窦的轮廓范围及其内部解剖结构的详细情况。

2.CT/MRI 观察要点提示：

海绵窦的观察重点是对其内的颈内动脉和 5 支颅神经的观察。

①颈内动脉：颈内动脉的迂曲以及因为有动脉瘤形成而对周围颅神经的压迫是 CT/MRI 的观察重点。

②通过提高海绵窦 MRI 信号分辨率和空间分辨率显示海绵窦内颅神经是海绵窦观察的另外一个重点。T2 加权图像比 T1 加权图像更有利于对海绵窦内的神经和血管进行识别。MRI 增强扫描可在平扫的基础上大大提高对海绵窦壁内和腔内神经和血管的显示能力。

a present：海绵窦综合征

当病变压迫和侵袭海绵窦内的第Ⅲ、Ⅳ、V_1、V_2和Ⅵ对颅神经而产生不同的临床症状组合时，被称为"海绵窦综合征 (cavernous sinus syndrome)"。可表现出眼肌麻痹、上睑下垂、眼球固定于正中位、瞳孔散大、对光反应消失、额部及上睑感觉障碍、眼球突出等症状和Homner症候群。Jellerson(1953)根据病变累及的解剖位置将海绵窦综合征细分为3组：

①海绵窦前部综合征：主要表现为一侧眼球突出和第Ⅲ、Ⅳ、Ⅵ + V_1麻痹，也可有视神经受损。

②海绵窦中部综合征：主要损害第Ⅲ、Ⅳ、Ⅵ + V_1、V_2，表现为眼肌麻痹，V_1和V_2分布区感觉障碍，而咀嚼肌正常。

③海绵窦后部综合征：以V_1和V_2的损害为主，有时累及三叉神经运动支，少数个体出现外展神经麻痹等症状。

Point-09：其他硬脑膜静脉窦

区域解剖简析

绝大多数细小血管型静脉窦和静脉丛型静脉窦等或因血管细小，或因形态、位置变化较大，以现有的常规CT/MRI、CTA/MRA乃至DSA成像技术常常难以显示和分辨，有时在MRA的横断面模片上可对这部分细小的静脉窦进行观察。但是，当供血增加或血管异常扩张时常可意外地观察到这些静脉窦，故掌握这些硬脑膜静脉窦的解剖位置等基础知识很有必要。

①蝶顶窦 (sphenoparietal sinus)：亦称"小翼窦"(sinus alae parvae)，位于蝶骨小翼后缘，引流附近硬脑膜静脉及大脑中浅静脉等静脉后汇入海绵窦。

②脑膜中静脉窦 (middle meningeal vein)：与脑膜中动脉相伴，沿冠状缝后方向上走行于脑膜中动脉沟内。该静脉窦接纳脑膜支静脉和部分大脑下静脉，并与板障静脉、大脑中浅静脉等相沟通。比较粗大时偶可见蛛网膜颗粒。脑膜中静脉窦可连接沟通下方的蝶顶窦和上方的上矢状窦。

③岩鳞窦 (petrosquamous sinus)：起自下颌后静脉，经鳞孔入颅后沿颞骨岩部和鳞部交界处的窦沟内后行注入横窦或完全引流至下颌后静脉。

④岩上窦 (superior petrosal sinus)：位于颞骨岩锥上缘小脑幕附着处的岩上沟内，前端起于海绵窦，后端汇入横窦与乙状窦的交界处。约80%为单支血管，也可为双支或缺如。沿途接受小脑静脉、大脑下静脉、颞下静脉、脑桥横静脉、鼓室静脉及岩静脉等静脉回流。

⑤岩下窦 (inferior petrosal sinus)：始于海绵窦的后下方，沿着颞骨岩部和枕骨基底部之间的岩下沟向后走行。该静脉窦可呈丛状，长短约23~78mm。沿途引流蜗小管迷路静脉、前庭水管、延髓、脑桥、小脑下表面静脉等静脉血后最终汇入乙状窦末端、颈静脉球或颈内静脉上段等不同部位，以后者最为多见。

⑥枕窦 (occipital sinus)：多走行于小脑镰内或小脑镰附着的枕内嵴上，位于正中线者约占56%；偏左侧约占32%，偏右侧约占12%。管径0.1~6mm，多数为1~2条细而短小的静脉，总出现率约31.42% ± 5.55%。主要收纳颅后窝内脑膜的静脉血，故又称脑膜静脉。向前与枕骨大孔两侧的乙状窦和岩下窦相连，向后上方汇入横窦。

⑦基底窦 (basilar sinus)：或称"基底静脉丛"，位于斜坡区域内外层硬脑膜之间，与周围静脉间有广泛沟通。向前连通海绵窦，向上连通岩上窦，向后连通岩下窦、边缘窦等，向下则与椎管内静脉丛相互连通。

⑧边缘窦 (marginal sinus)：又称"寰枕窦"或"枕骨大孔周围静脉丛"，位于枕骨大孔边缘，将前方的基底窦、岩下窦与后方的枕窦、外侧的乙状窦和下方的椎管内静脉丛等连成一体，在枕骨大孔周围形成环形静脉网，沟通颅内、外静脉。

图 2.1-9 其他硬脑膜静脉窦

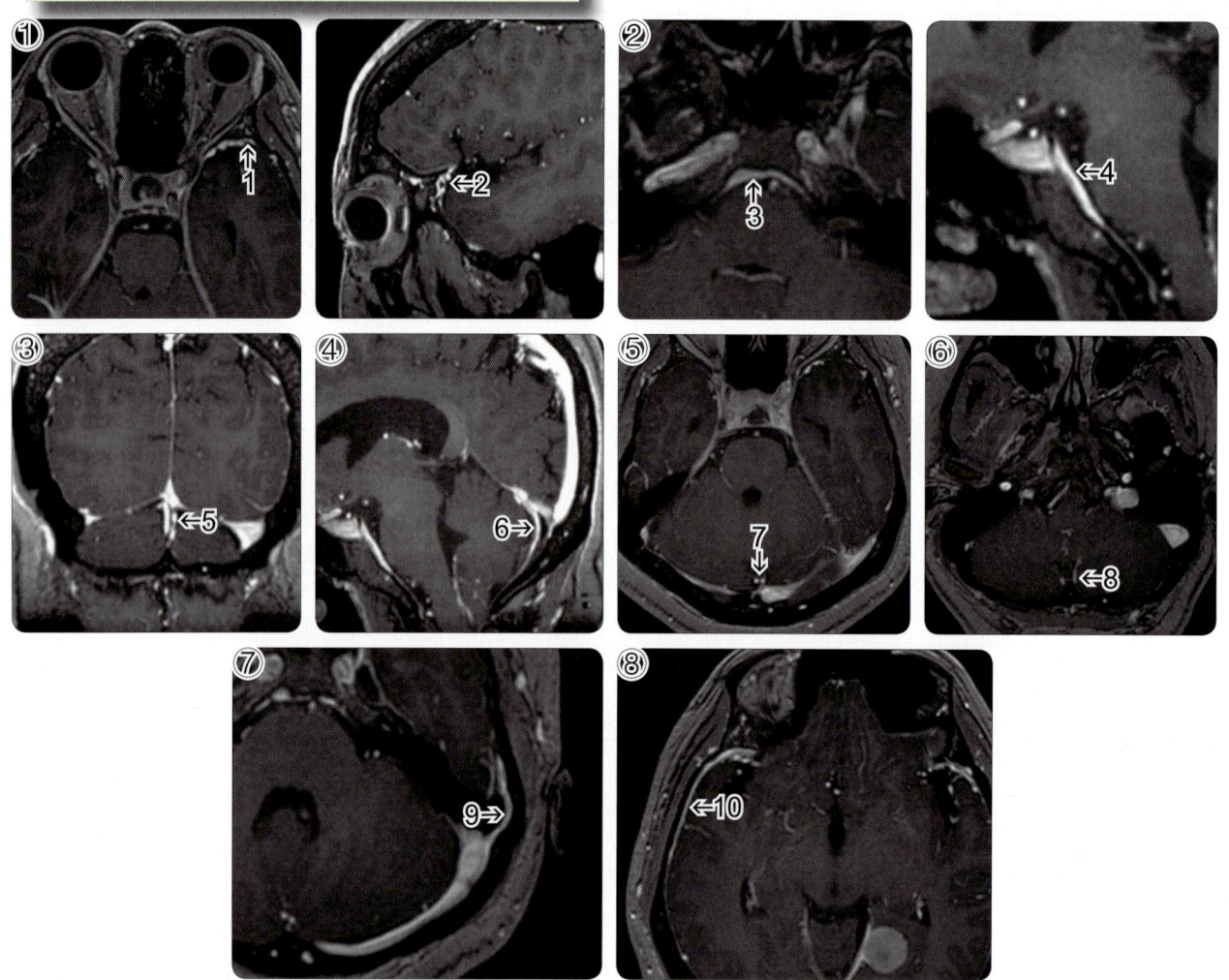

1. 蝶顶窦横断面；2. 蝶顶窦矢状面；3. 基底丛横断面；4. 基底丛矢状面；5. 枕窦冠状面；6. 枕窦矢状面；7. 枕窦横断面上；8. 枕窦横断面下；9. 岩鳞窦；10. 脑膜中静脉窦

图 2.1-9 其他硬脑膜静脉窦

图①为蝶顶窦横断面和矢状面 MRI-T1+C 图像；图②为基底丛横断面和矢状面 MRI-T1+C 图像；图③至图⑥为枕窦冠状面、矢状面和横断面 MRI-T1+C 图像；图⑦为岩鳞窦横断面 MRI-T1+C 图像；图⑧为脑膜中静脉窦横断面 MRI-T1+C 图像。

蝶顶窦沿蝶骨小翼后缘排列，呈散在的静脉血管丛样表现，向海绵窦引流；基底丛位于斜坡表面的内外层硬脑膜之间，呈致密静脉血管丛样表现，向上引流至海绵窦，向下引流至下方的边缘窦；枕窦为 1 条或 2~3 条静脉血管平行排列上行至窦汇或呈较粗大的静脉窦汇入窦汇，向下可以沿小脑半球底面汇入边缘窦；岩鳞窦是从颅外的下颌后静脉引流至横窦的一个相关硬脑膜静脉窦。脑膜中静脉窦与脑膜中动脉伴行，沿颅板内面的脑膜中动脉沟走行，向前下方汇入蝶顶窦。

其他硬脑膜静脉窦 CT/MRI 观察小结

1. CT/MRI 建议观察平面：

各个细小血管型静脉窦应依据具体静脉窦的走行方向和部位，采取不同的 CT/MRI 平面进行观察。

2. CT/MRI 观察要点提示：

大多数细小血管型静脉窦都比较细小、变异较多并且位置相对不恒定，若能够充分了解和认识上述静脉窦的解剖位置、基本构成和解剖特点，当其出现异常的生理或病理性扩张或其他征象时，可及时获得准确的识别。

Point-10：硬脑膜静脉窦的附属结构

区域解剖简析

我们在观察上矢状窦等粗大三角管道型硬脑膜静脉窦时，常常可以看到在静脉窦腔内或周围出现一些在解剖和功能上均与静脉窦密切关联的解剖结构，如外侧陷窝、桥静脉、静脉窦间隔、蛛网膜绒毛和蛛网膜颗粒等，需要进行仔细识别以避免发生误诊。

①外侧陷窝："外侧陷窝(lateral lacuna)"为粗大三角管道型静脉窦的窦腔不同程度向两侧的延伸所形成，常见于上矢状窦两侧，又称静脉隐窝。对其的准确识别和报告可以避免在进行手术治疗时发生误伤。

②桥静脉："桥静脉(bridging vein)"是指蛛网膜下腔中走行的脑静脉在进入静脉窦之前穿行于硬膜下腔内的一段血管，仿佛架设在蛛网膜和硬脑膜之间起缓冲作用的"桥梁"。桥静脉多见于上矢状窦两侧，其长短不同，在额部长约1.0~1.5cm；在顶部长约2.5cm，最长可达4.5cm；在颞枕部长约0.8cm。桥静脉又称"游离静脉"，可以保障脑在外力作用之下，允许其在颅内可有一定程度的移位而不至于被牵拉撕裂。但当外力超出限度时，仍可致桥静脉撕裂，成为产生硬膜下血肿的重要原因。

③静脉窦间隔：在粗大三角管道型静脉窦腔内常可见一些由纤维束形成的隔膜，将静脉窦的管腔分为上、下或左、右2个完整的或不完整的通道。

④蛛网膜绒毛和蛛网膜颗粒："蛛网膜绒毛(arachnoid villi)"和"蛛网膜颗粒(arachnoid granulations)"为蛛网膜连同蛛网膜下腔经硬脑膜内层突入静脉窦、静脉陷窝甚至在颅骨板障内所形成的绒毛状或结节状结构。其中突入颅板骨质内者称为"蛛网膜粒陷凹"。由于静脉窦压力低于脑脊液压力，故蛛网膜绒毛和颗粒内的脑脊液可单向透过上皮层进入静脉窦内，完成由脑脊液回归静脉的循环。在胎儿和婴儿期，静脉窦内的蛛网膜结构表现为仅在显微镜下可见细小绒毛样结构。随着婴儿成长，这些绒毛逐渐增大为肉眼可见的颗粒并随着年龄的增长而增加分叶、增大体积，在静脉窦内形成充盈缺损，在颅骨内形成局部骨质缺损。这些情况都需与静脉窦内血栓、肿瘤性骨破坏等进行鉴别诊断。当蛛网膜颗粒发生钙化时，则被称为"帕基奥尼体(Pacchionian bodies)"。

图 2.1-10　硬脑膜静脉窦的附属结构

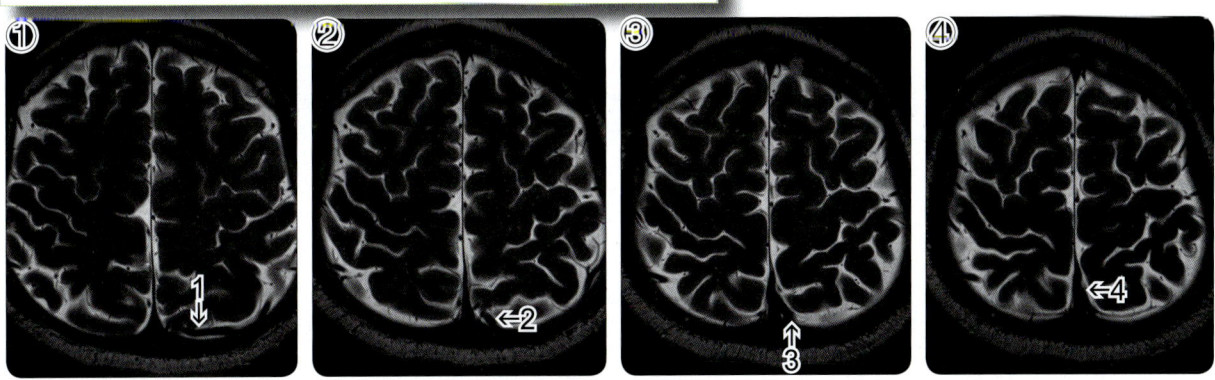

1. 大脑上静脉在蛛网膜下腔；2. 向上矢状窦靠拢；3. 进入上矢状窦；4. 进入上矢状窦

图 2.1-10a　静脉窦的附属结构 - 桥静脉

图①至图④为自下而上连续层面的 MRI-T2 加权横断面图像，显示大脑上静脉自蛛网膜下腔走向上矢状窦，并最终汇入上矢状窦的过程。桥静脉为汇流静脉进入静脉窦的一种方式，其中位于硬脑膜内并在其中走行的一段血管为桥静脉。

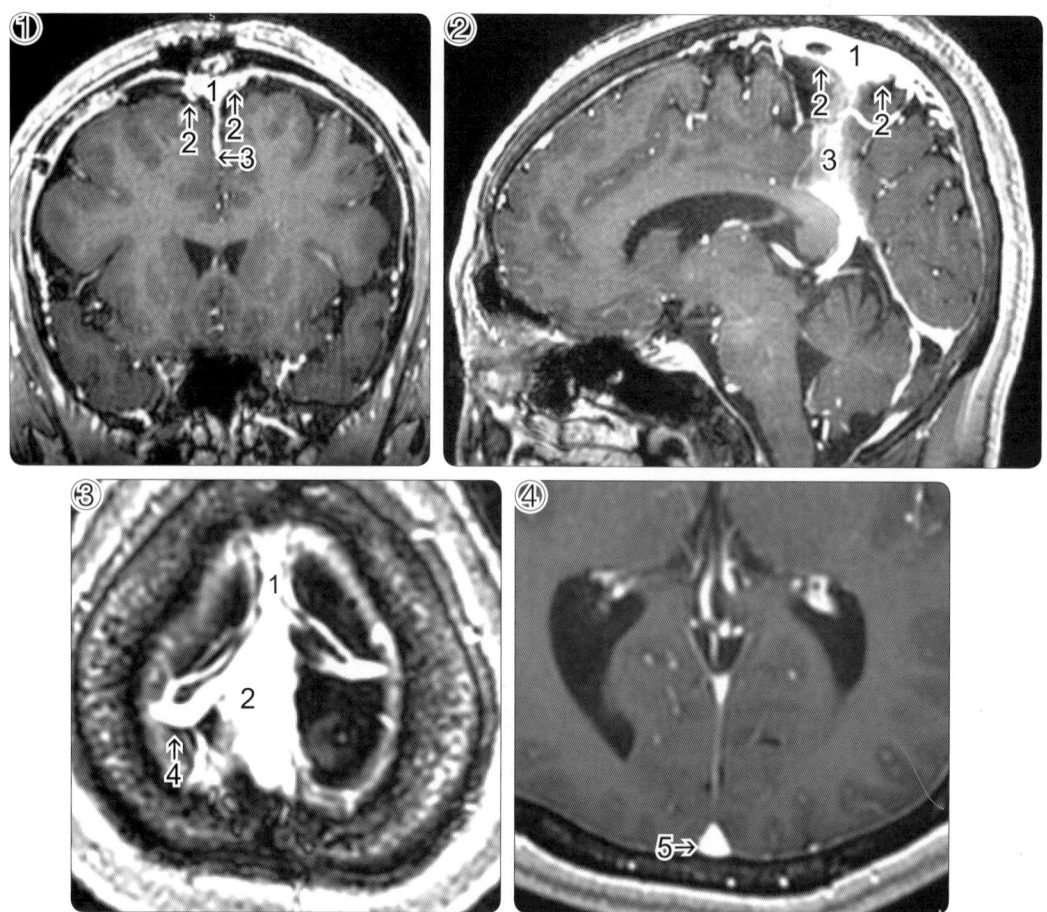

1. 上矢状窦；2. 外侧隐窝；3. 大脑镰；4. 大脑上静脉；5. 正常上矢状窦大小及其形态

图 2.1-10b　静脉窦的附属结构 - 外侧隐窝

图①至图③分别为冠状面、矢状面和横断面 T1+C 图像，显示外侧隐窝表现；图④为另一个体的横断面 T1+C 图像，显示正常上矢状窦大小及其形态。

图①是 T1+C 冠状面图像，显示正常的三角形管腔的上矢状窦明显向两侧扩大突出；图②是 T1+C 旁正中矢状面图像，显示头顶后部上矢状窦与前后段上矢状窦比较有明显的扩张改变；图③是头顶层面 T1+C 横断面图像，显示上矢状窦后段与正常的前段比较明显向右侧扩大并突出；图④是另外一例个体的 T1+C 横断面图像，显示上矢状窦为典型的三角形管腔，大小正常。

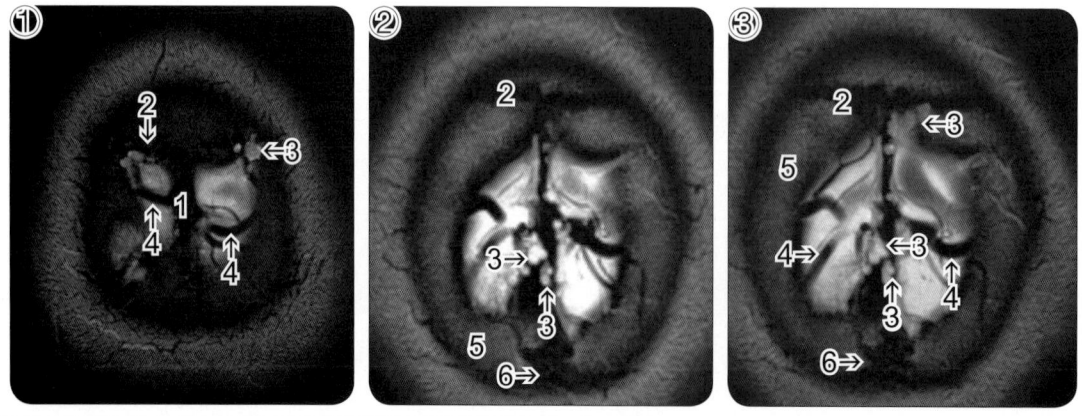

1. 上矢状窦；2. 冠状缝；3. 蛛网膜颗粒；4. 大脑上静脉；5. 颅骨板障；6. 矢状缝

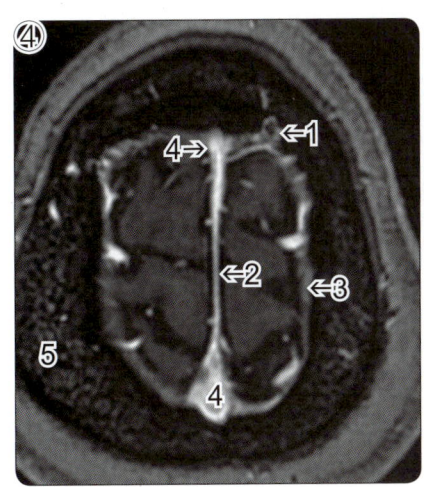 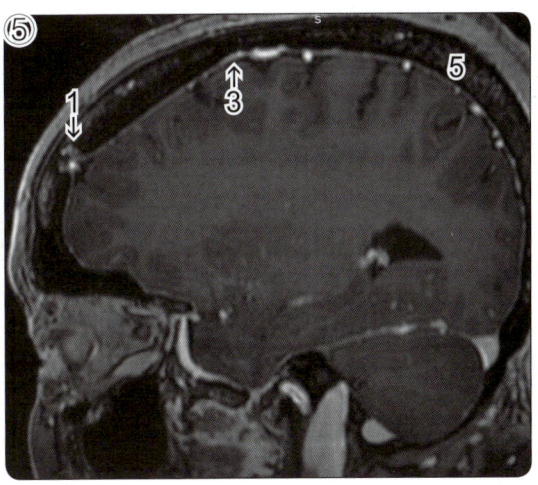

1. 蛛网膜颗粒；2. 大脑镰；3. 硬脑膜强化；4. 上矢状窦；5. 颅骨板障

图 2.1-10c　静脉窦的附属结构 - 蛛网膜颗粒
　　图①至图③为头顶层面横断面 T2 加权图像；图④和图⑤为横断面和矢状面 T1+C 图像。
　　图①至图③是横断面 T2 加权图像，显示含脑脊液呈不规则高信号的蛛网膜颗粒出现在上矢状窦颅骨板障和大脑上静脉内；图④和图⑤分别是横断面和矢状面 T1+C 图像，显示混杂信号结节样不规则阴影突入上矢状窦和颅骨内。

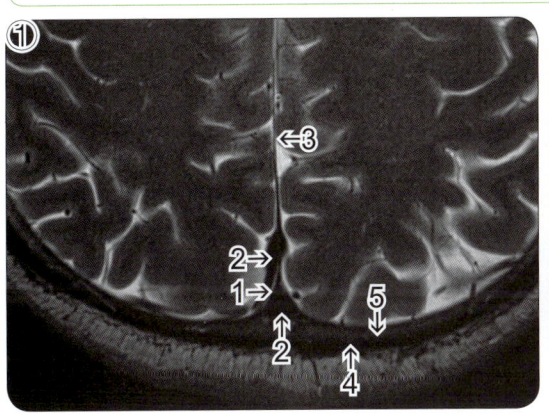 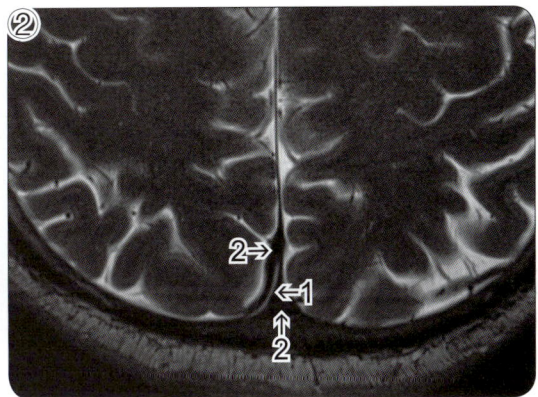

1. 静脉窦分隔；2. 上矢状窦；3. 纵裂；4. 颅骨外板；5. 颅骨板障

图 2.1-10d　静脉窦的附属结构 - 静脉窦间隔
　　图①和图②为横断面 T2 加权图像，显示静脉窦间隔。当静脉窦间隔与扫描平面垂直时可在静脉窦腔内显示出清晰的线条影。

静脉窦附属结构 CT/MRI 观察小结

1. CT/MRI 建议观察平面：
　　静脉窦的附属结构包括桥静脉、外侧隐窝、蛛网膜颗粒和静脉窦间隔等，这些结构以上矢状窦中段最多见也最明显，而在其他静脉窦的发生率要小得多。
　　①头顶层面的上矢状窦是观察静脉窦附属结构的主要部位。
　　②横断面图像是观察这些结构的基本平面，结合冠状面和矢状面图像可以对这些附属结构与上矢状窦腔的关系，附属结构的大小、范围和形态特点等进行详细全面的观察。
　　③增强 CT/MRI 扫描可进一步增加对上述静脉窦附属结构的显示能力。

2. CT/MRI 观察要点提示：
　　静脉窦附属结构及其存在数目在个体间差异很大，观察的目的是将这些结构与静脉窦血栓、颅板骨质破坏等病变进行鉴别。

2.1.3 硬脑膜折叠

硬脑膜折叠 (fold of durum) 是硬脑膜的内层在特定部位与外层分离并折叠合并成片状向颅腔内脑结构之间伸入所形成的隔板样结构，也称"硬脑膜隔 (septum of dura mater)"。在这些硬脑膜折叠的基底处常形成"粗大三角管道型"静脉窦。由硬脑膜折叠形成的解剖结构有大脑镰、小脑镰、小脑幕和鞍隔，它们在颅内形成一套支架系统，将颅腔分隔成几个硬脑膜腔室，进一步固定、支撑和保护脑的各个部分。

Point-11：大脑镰

区域解剖简析

大脑镰 (falx cerebri) 是硬脑膜内层自上矢状窦下缘沿大脑半球纵裂垂直向下延伸所形成的硬脑膜板样结构。

①形状和大小：大脑镰质地坚韧，下缘游离直达胼胝体上方。整个大脑镰酷似一把切入大脑半球纵裂内的镰刀，故被称作"大脑镰"。大脑镰前端附于前颅窝底正中线的筛骨鸡冠上，此处大脑镰最窄，其宽度仅为 1~2cm；向后逐渐增宽，位于直窦处的后端最宽，其平均宽度约达到（5.35±1.08）cm。大脑镰的后端在正中线上与小脑幕顶面连接并将后者向上方拉起呈帐篷状。大脑镰与小脑幕两者交汇融合构成直窦。大脑镰向上延续与上矢状窦相连，前端自前颅窝底的鸡冠处开始，沿上矢状窦向后延续至枕内隆凸处，全长约（29.06±8.82）cm。大脑镰上缘的硬脑膜内层分开并向上延续形成上矢状窦的两侧壁，大脑镰与上矢状窦两者的横截面组成一个"Y"字形。游离的大脑镰下缘向下延伸至胼胝体上缘附近并与之保持不同距离，前方相距较远，至镰幕窦汇处最为接近，从侧面观察大脑镰下缘或下矢状窦大致呈与上矢状窦平行的浅弧形，长度约（16.05±4.61）cm。其内所含的下矢状窦位于大脑镰下缘或者与之距离 1cm 之内，但其长度则明显短于大脑镰下缘的长度。

②大脑镰的厚度和完整性：大脑镰的厚度是不均匀的，其平均值约为 0.21~0.32mm。前部大脑镰相对较薄呈半透明状，平均厚度约为 0.21mm，可出现局部不规则形态的破孔状缺如；中后部稍厚，平均厚度约为 0.32mm；上方接近上矢状窦的边缘处最厚，可达 1~3mm，向下逐渐变薄。在 15%~33% 的解剖标本中可见大脑镰上有数目不等，直径 1~3cm 大小的圆形、卵圆形或网格状的自然缺口，大多出现在前部。

图 2.1-11　大脑镰

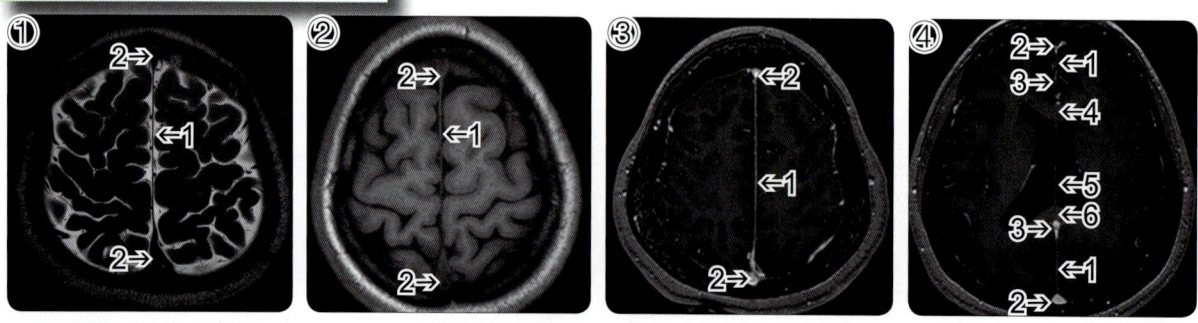

1. 大脑镰；2. 上矢状窦；3. 下矢状窦；4. 胼胝体膝；5. 室间隔；6. 胼胝体压部

图 2.1-11a 大脑镰 - 横断面表现

图①至图③分别为头顶层面横断面 T2 加权图像、T1 加权图像和 T1+C 图像；图④为侧脑室体层面横断面 T1+C 图像，显示上矢状窦前段、大脑镰前段、胼胝体膝部、胼胝体压部、室间隔、下矢状窦和上矢状窦后段等结构连成一线。其中前段的上矢状窦未能清晰地显示。

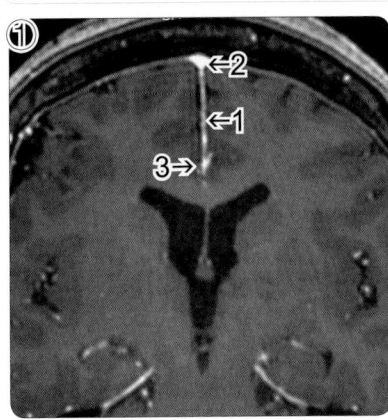 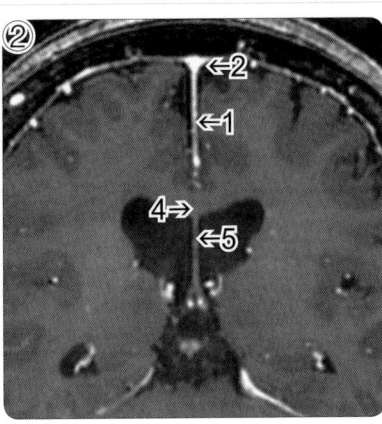 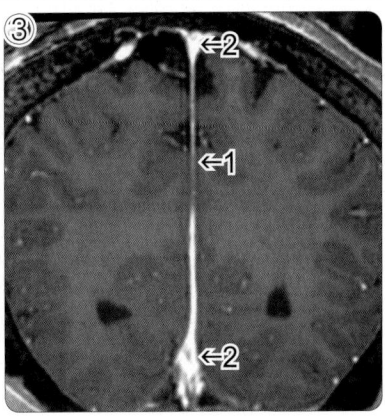

1. 大脑镰；2. 上矢状窦；3. 下矢状窦；4. 胼胝体体部；5. 室间隔

图 2.1-11b 大脑镰 - 冠状面表现

图①至图③分别为前、中、后部层面冠状面 T1+C 图像，显示前段和中段大脑镰与下矢状窦连接，后段大脑镰与直窦连接，明显长于前段和中段并穿越顶枕裂和距状裂。

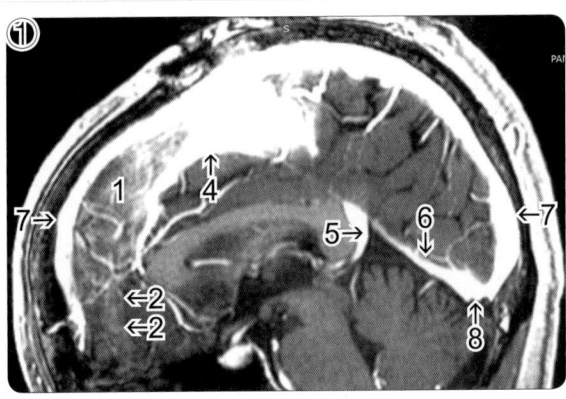 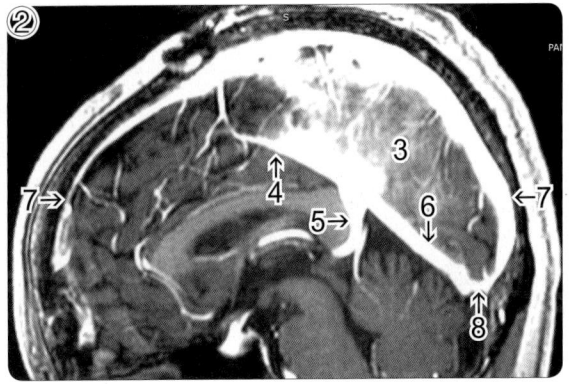

1. 前段大脑镰；2. 前段大脑镰后界；3. 后段大脑镰；4. 下矢状窦；5. 大脑大静脉；6. 直窦；7. 上矢状窦；8. 窦汇

图 2.1-11c 大脑镰 - 矢状面表现

图①和图②为矢状面 T1+C 图像，显示大脑镰强化表现及其下界的形态和走行。

大脑镰上方与上矢状窦连接；大脑镰下方各段表现不同，前段大脑镰上下走行至鸡冠，前面与上矢状窦连接，后界可以清晰地显示，但未见下矢状窦显示；中段大脑镰与下矢状窦连接且未超越下矢状窦；后段大脑镰与直窦连接。各段大脑镰显示信号强度不同，其原因可能与扫描平面重合程度不同以及本身厚度不同有关。

大脑镰 CT/MRI 观察小结

1.CT/MRI 建议观察平面：

①横断面和冠状面图像与大脑镰垂直相交，可以显示大脑镰为位于前后上矢状窦之间、上矢状窦与下矢状窦之间以及上矢状窦与直窦之间的线条状阴影。

②矢状面与大脑镰平行且与正中矢状面呈不同程度重合，可以显示大脑镰为模糊片状高信号阴影，显示范围取决于大脑镰与扫描平面重合的程度。以 T1+C 图像显示得最为明显。

2.CT/MRI 观察要点提示：

CT/MRI 观察大脑镰的重点在于大脑镰与周围结构和病变之间的立体解剖关系。

Point-12：小脑幕

区域解剖简析

小脑幕 (tentorium cerebelli) 是硬脑膜伸入大脑半球横裂内的硬脑膜片。

①形状和大小：小脑幕在正中线上与大脑镰连接并被大脑镰向上拽起，形成一个前面敞开的尖顶小帐篷形状。小脑幕从上方覆盖小脑，很像后颅窝的天花板，故被称为"天幕 (velarium)"。从侧面观察小脑幕如同一座奇特的小山。后面的山坡呈笔直状，由直窦构成；前面的小脑幕游离缘构成向下方凹陷的圆弧状，酷似被采过矿而残缺的山坡。从正面观察，后半段呈山峰状，以直窦为顶点；前半段如火山口状，由小脑幕游离缘构成，脑干经此穿过小脑幕切迹。从上方观察，整个小脑幕从后方和两侧覆盖小脑，前方为小脑幕切迹，两侧和后方为小脑幕，整体构成"M"字形状。小脑幕的最大横径约为 (9.57 ± 2.10)cm，每侧宽度约为 (4.14 ± 0.35)cm，枕内隆突至镰幕窦汇的前后径约为 (4.80 ± 1.21)cm；小脑幕中心处较薄而外围附着处增厚，平均厚度约为 (0.35 ± 0.02)mm；

②小脑幕分部：小脑幕分为幕顶、叶片、游离缘、附着缘和附着点。

a. 幕顶 (top of tentorium)：小脑幕在正中线上与大脑镰相连并汇合构成直窦，同时小脑幕被牵拉向上形成高耸的山脊状，为向上拱起的小脑蚓部提供空间，此处为小脑幕的幕顶。

b. 叶片 (leaf blade)：自幕顶向两侧外下方张开的小脑幕自前向后分别附着于岩锥和横窦沟边缘，为小脑幕的叶片。叶片除向两侧外下方倾斜外，同时呈前高后低状。小脑幕叶片近中线幕顶处相对陡直，向外则渐趋平缓，近两侧附着缘处时已经接近水平方向。

c. 游离缘 (free edge)：小脑幕前内缘围绕脑干形成弧形游离缘，又称"小脑幕切迹 (incisure of tentorium)"或"小脑幕裂孔"，与中脑和小脑山顶之间仅留有 (1.2 ± 0.6)mm 的狭窄缝隙。

d. 附着缘 (edge of attachment)：小脑幕附着缘分前附着缘和后附着缘2部分。前附着缘连接于颞骨岩锥上面，内有岩上窦；后附着缘连接于枕内隆突与横窦沟上、下缘，内含横窦。

e. 附着点 (attachment point)：以小脑幕游离缘的纤维束为主向前延伸附着于同侧的前床突者为前附着点；以岩尖附着缘的纤维束为主向内延伸附着于后床突者为后附着点。形成"游前附后"的布局，即游离缘向蝶鞍前，附着缘向蝶鞍后的布局，两者在鞍旁交叉形成"岩锥床突韧带"，动眼神经、滑车神经等结构在两者形成的交叉沟内通过。

图 2.1-12　小脑幕

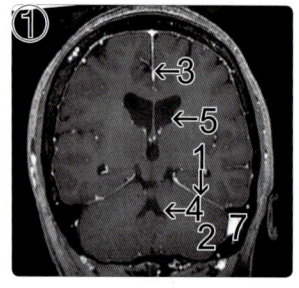
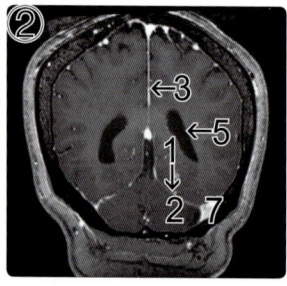
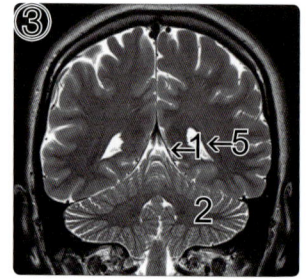
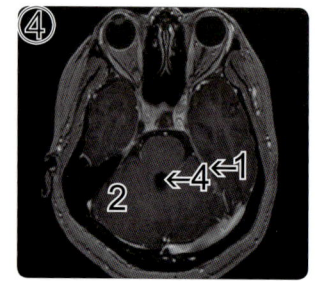

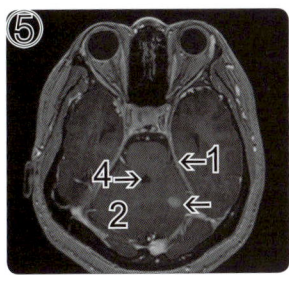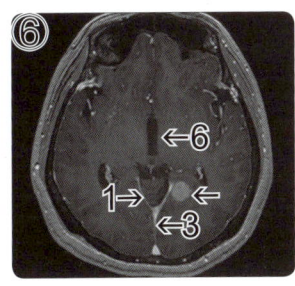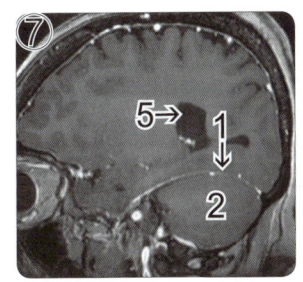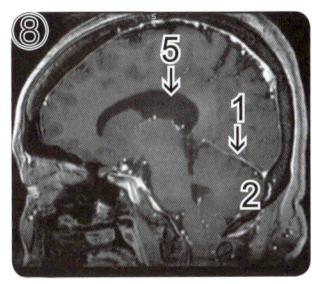

1. 小脑幕；2. 小脑半球；3. 大脑镰；4. 第四脑室；5. 侧脑室；6. 第三脑室；7. 横窦

图 2.1-12a　小脑幕

图①至图③为冠状面图像，显示前后不同层面小脑幕的表现；图④至图⑥为横断面 T1+C 图像，显示不同高度层面小脑幕的表现；图⑦和图⑧为不同矢状面图像，显示小脑幕的表现。图⑤和图⑥中的黑箭所指示的阴影为脑膜瘤。

图中显示 T1+C 序列使脑膜得以均匀显示，为显示脑膜的最佳影像学手段。

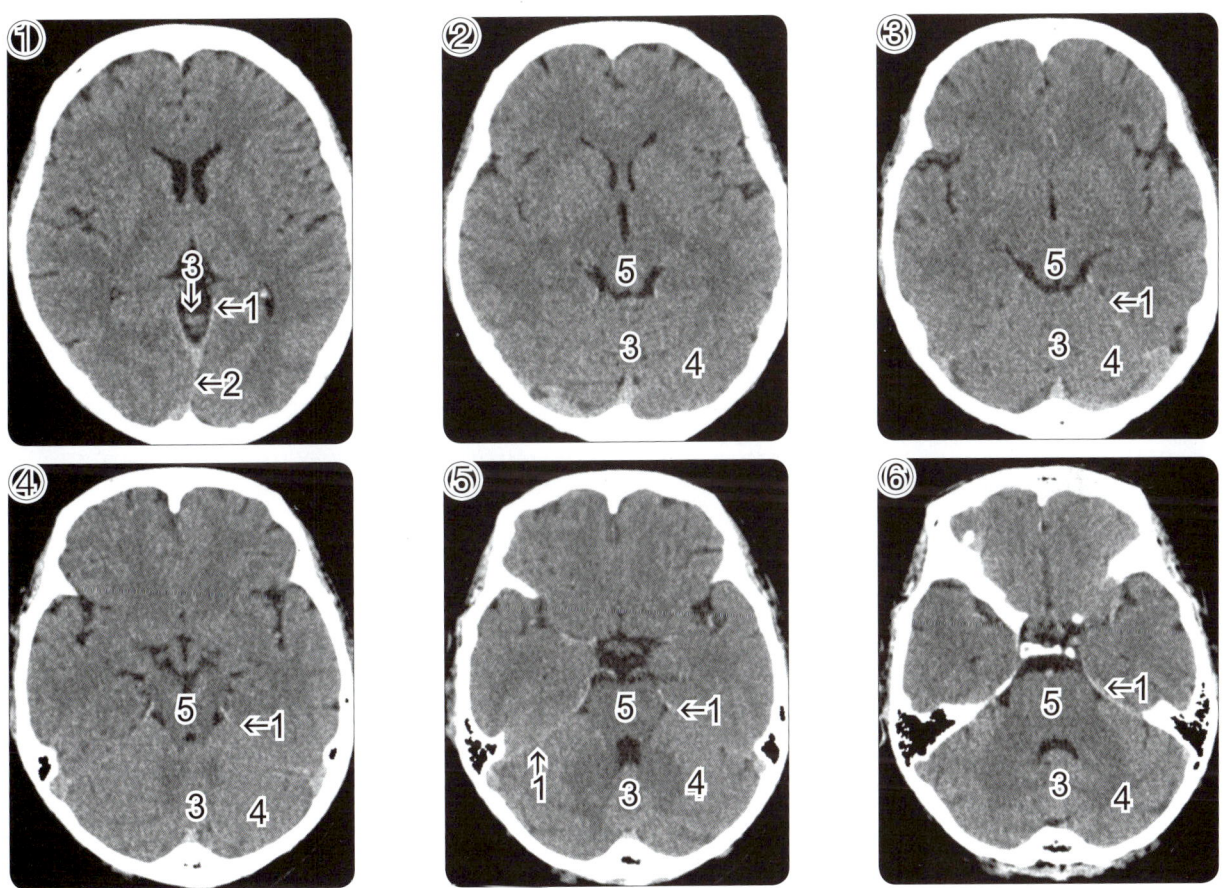

1. 小脑幕；2. 大脑镰；3. 小脑蚓部；4. 小脑半球；5. 脑干

图 2.1-12b　小脑幕

CT 横断面平扫图像显示不同高度层面小脑幕与其上下结构的表现。图①为小脑幕上方层面，显示小脑幕密度略高于脑组织，呈高脚杯状或"Y"字形，高脚杯内为幕下小脑蚓部的山顶，高脚杯外为幕上结构；图②至图④为小脑幕中间层面，显示幕下小脑呈"M"字形状，上方的凹内为脑干，两侧为幕上的颞叶，M 字内为幕下小脑；图⑤和图⑥为小脑幕下方层面，显示小脑与脑干融为一体，呈"八"字形，其内全部为幕下结构，包括脑干和小脑。

小脑幕 CT/MRI 观察小结

1. CT/MRI 建议观察平面：

小脑幕呈帐篷状倾斜分布，这大大增加了小脑幕在横断面 CT 图像上的观察难度。

①冠状面和矢状面接近与小脑幕垂直，CT/MRI 均便于观察小脑幕自身结构及其与幕上和幕下解剖结构之间的关系和细节。

②横断面观察时，CT 图像难度较大，在不同水平可显示小脑幕的不同表现，需要熟悉其表现规律。

③增强 CT/MRI 扫描可提高小脑幕的密度和信号，从而获得更佳的显示效果。

2. CT/MRI 观察要点提示：

横断面 CT/MRI 表现为小脑幕观察的重点和难点，在 CT 图像上观察尤为困难。

下述 CT 表现对于准确识别小脑幕以及鉴别幕上和幕下解剖结构有一定帮助：

①上方层面：小脑幕和大脑镰组合呈"Y"字形或高脚杯状。杯口为小脑幕裂孔上部，朝向脑干；杯脚为大脑镰和直窦，杯脚指向窦汇或上矢状窦。随着层面的下移，杯口逐渐开大而杯脚则逐渐变短。

②中间层面：幕下的小脑呈"M"形，M 字的前凹内为脑干；M 字内为模糊的蝴蝶翼状阴影，中间为小脑蚓部，两侧为小脑半球；M 字外侧为幕上的颞叶及其后方小部分枕叶。

③下方层面：小脑幕下方的附着缘与颞骨岩锥形成"八"字形阴影，其内的结构全部为幕下的脑干和小脑，两者借小脑中脚连成一体。上述小脑幕的影像在 CT 平扫时观察难度较大，增强后扫描图像上小脑幕强化从而更便于显示和观察。

Point–13：小脑镰

区域解剖简析

小脑镰 (falx cerebelli) 为自枕内嵴向前伸入小脑后切迹内的比较窄小的硬脑膜片，其大小差异较大，仅在部分个体中可以清晰地显示。

①形态和大小：小脑镰位于后颅窝正中线上，整个小脑镰上宽下窄，近似三角形，全长仅 2~3cm 或更短。向前形成单嵴或多嵴型，其中单嵴型仅占 21%，余下的为双嵴型或多嵴型。小脑镰的厚度约为 1~3mm，向前延伸的宽度约为 2~12mm。

②毗邻结构：小脑镰本身的体积比较小，熟悉其周围的毗邻结构有助于观察小脑镰的相关解剖。其周围的毗邻结构有：

a. 上界：为小脑幕顶的后下端，小脑镰向上附着于此处，约相当于在窦汇的下方。

b. 下界：为枕骨大孔后缘，小脑镰向下可呈分叉状形成两片皱褶，呈"Y"或"V"字形，向两侧融入枕骨大孔后缘的硬脑膜中。

c. 后方：为枕内嵴，小脑镰附着于枕内嵴上，其内可能含有枕窦。

d. 前方：为小脑后切迹，小脑镰存在时可以伸入小脑后切迹内，呈镶嵌状。

图 2.1-13 小脑镰

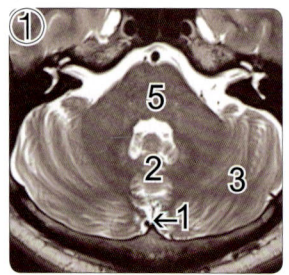
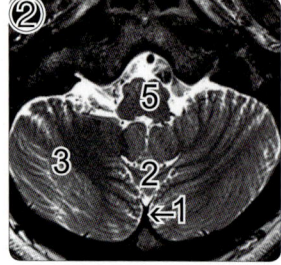
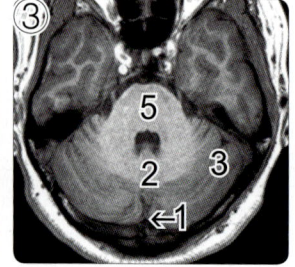
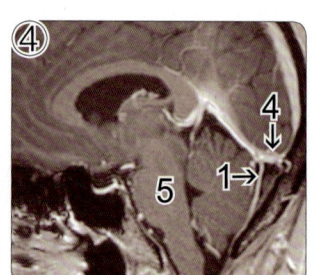

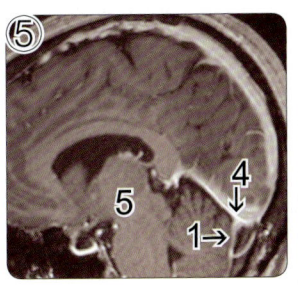 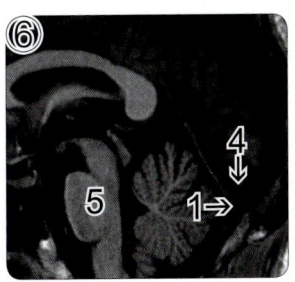 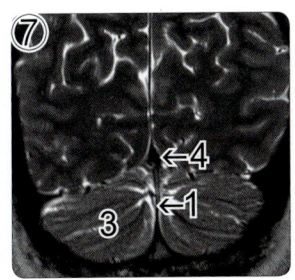 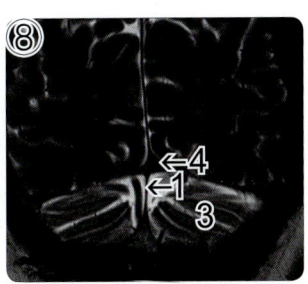

1. 小脑镰；2. 小脑蚓部；3. 小脑半球；4. 窦汇；5. 脑干

图 2.1-13a 小脑镰

图①和图②为 T2 加权横断面图像，显示小脑镰为低信号窄条状阴影，向前伸入小脑后沟中；图③为 T1 加权横断面图像，显示小脑镰为中等信号，自两侧小脑半球后缘集中并融合形成窄条状阴影，向前伸入小脑后沟中；图④和图⑤为 T1+C 矢状面图像，显示枕窦后方的小三角形阴影；图⑥为 T1 加权矢状面图像，同样显示小脑蚓部后方的三角形小脑镰；图⑦和图⑧为 T2 加权冠状面图像，显示小脑镰在冠状面图像上表现为上下走行的低信号线条状阴影。

小脑镰 CT/MRI 观察小结

1. CT/MRI 建议观察平面：

①横断面是观察小脑镰最基本的扫描平面，可以细致观察小脑镰的细节表现以及将小脑镰与小脑镰内外的血管结构相鉴别。

②正中矢状面图像可观察小脑镰上宽下窄呈三角形形态的全貌，上界为直窦或窦汇，以枕窦为前界，后界为枕内嵴骨质。有时小脑镰处形成明显扩张的巨大枕窦的管腔。

③小脑后沟层面的冠状面图像可显示小脑镰位于小脑后沟内，在脑脊液的衬托下显示为 T2 低信号的上下直行的窄条状阴影。

2. CT/MRI 观察要点提示：

CT/MRI 对小脑镰的观察重点是小脑镰是否存在、大小、形态及其与枕窦之间的解剖关系。

Point-14: 鞍隔

区域解剖简析

鞍隔 (diaphragma sellae) 也写作"鞍膈"，为覆盖于蝶鞍上方的硬脑膜隔片，由构成海绵窦顶壁的硬脑膜内层向内侧延伸折叠所形成。

①鞍隔：自上方覆盖垂体窝内的垂体，构成垂体窝的顶壁。鞍隔左右径略长于前后径，约为 6~15mm，平均为 11mm；前后径约为 5~13mm，平均为 8mm。鞍隔因其上方鞍上池中脑脊液的压力，呈平直状或向下方略凹入鞍内者占绝大多数，而向上凸起者少见。鞍隔前方附着点高低水平不同，可附着于前床突和鞍结节的上缘，也可附着于鞍结节下方数毫米处。向后则附着于鞍背和后床突上缘，向两侧与海绵窦外侧壁的硬脑膜内层延续连接。从矢状面观察，整个鞍隔既可以向前下倾斜也可向后下倾斜。鞍隔上方为鞍上池。鞍隔周缘附着处较厚，中间部分较薄。

②鞍隔孔：鞍隔中央有一圆形或椭圆形的鞍隔孔，直径约 5mm，垂体柄及其伴行血管从鞍隔孔通过，连接下丘脑与垂体。鞍隔孔的大小在不同个体间差异很大，且可随年龄增长而增大。个体间的鞍隔孔直径不一，有人报告多数个体的鞍隔孔直径约为 2~3mm。也有人称直径大于 5mm 者约占 56%，甚至约 20% 的鞍隔仅表现为一宽约 2mm 的环状周边带。鞍上池的脑脊液通常不进入垂体窝内，当脑脊液进入并占据垂体上方和周围的垂体窝大部分空间并将垂体压扁时，即形成所谓的"空蝶鞍"。

图 2.1-14　鞍隔

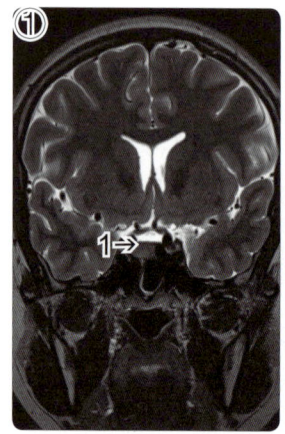
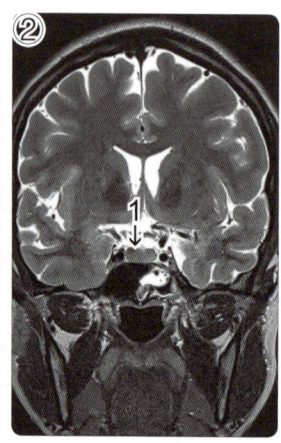
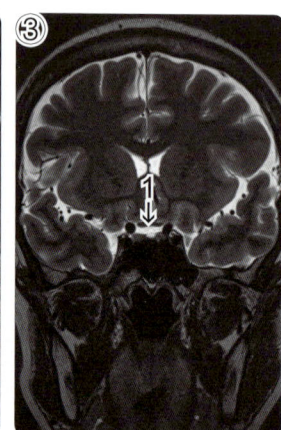
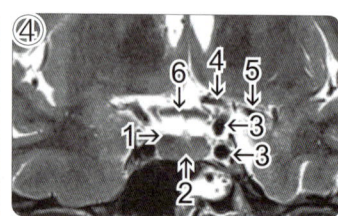
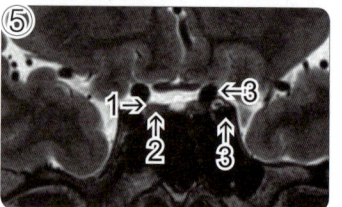
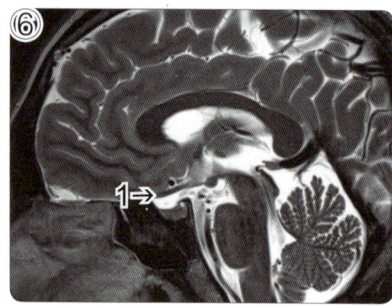
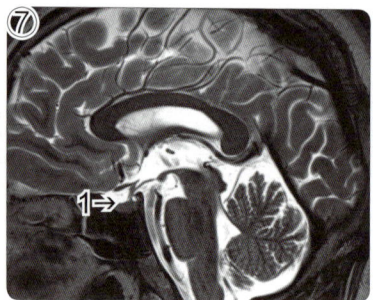
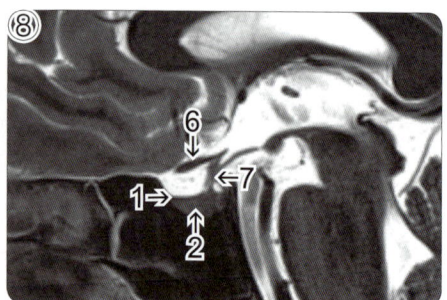

1. 鞍隔；2. 垂体；3. 颈内动脉；4. 大脑前动脉；5. 大脑中动脉；6. 视交叉；7. 垂体柄

图 2.1-14a　鞍隔 - 冠状面和矢状面

图①至图③为冠状面 T2 加权图像，图④和图⑤分别为图②和图③的局部放大图像，显示鞍隔在鞍上池脑脊液与垂体之间形成一个水平界面，代表鞍隔的存在；另外，在鞍隔中心出现脑脊液向下进入鞍隔孔和垂体柄向上经过鞍隔孔的表现。图⑥和图⑦为矢状面 T2 加权图像，图⑧为图⑦的放大图像，在矢状面图像上同样显示鞍上池与垂体之间的水平界面以及垂体柄经鞍隔孔出入的表现。

冠状面和矢状面 T2 加权图像的表现都是借助脑脊液的存在来间接显示鞍隔和鞍隔孔的存在。尽管冠状面和矢状面图像都能间接显示鞍隔的存在，但是因为鞍隔比较薄，且鞍隔与垂体之间的信号无明显区别，故鞍隔自身依然难以显示。

第 2 章 头部 CT/MRI 要点解析

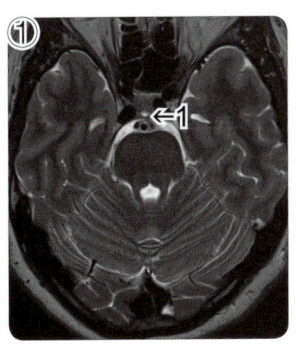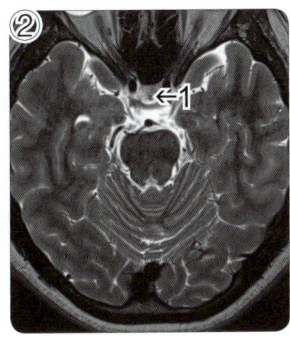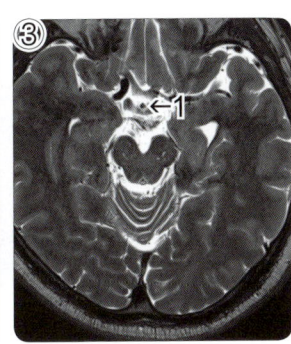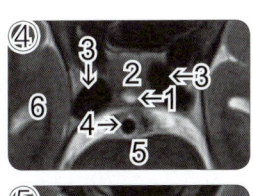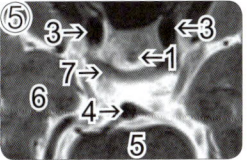

1. 鞍隔孔；2. 垂体；3. 颈内动脉；4. 基底动脉；5. 脑桥；6. 颞叶；7. 鞍背

图 2.1-14b　鞍隔 - 横断面

图①至图③为横断面 T2 加权图像，图④和图⑤分别为图①和图②的局部放大图像。

横断面图像无法显示鞍隔，但在部分病例可因为垂体柄向上伸入鞍上池以及脑脊液向下进入鞍隔孔而显示鞍隔孔的存在。

鞍隔 CT/MRI 观察小结

1. CT/MRI 建议观察平面：

①矢状面和冠状面为最佳观察平面。因为鞍隔非常薄，故仅可借助脑脊液的衬托间接观察到鞍隔的存在以及其平直的表面。

②横断面难以显示整体鞍隔的存在，有时可以显示鞍隔孔的大小及其形态。

2. CT/MRI 观察要点提示：

在鞍区正常无病变的情况下，对鞍隔的观察无重要意义。当鞍区出现肿瘤、炎症、囊肿性病变或空蝶鞍时，鞍隔是否存在可以帮助对疾病进行定性和定位诊断，并进行预后评估。

a present：空蝶鞍

正常情况下，垂体窝内由垂体占据，无蛛网膜和脑脊液的存在。但在某些无症状的个体，垂体窝内大部分被脑脊液所充填，垂体受脑脊液的挤压而变扁、变小，整个垂体窝成为一个充满脑脊液的"囊泡"，从而几乎看不到垂体的存在。临床上将这种情况形象地称为"空蝶鞍 (empty sella turcica)"或"空泡蝶鞍"。实际上绝大多数"空蝶鞍"不空，垂体仍在其中。"空蝶鞍"产生的机制有以下几种：

①鞍隔孔较大：在脑脊液的长期压力下，蛛网膜下腔疝入垂体窝内并逐渐呈囊状扩大，占据蝶鞍的绝大部分空间，挤压垂体组织使其极度缩小而贴附于蝶鞍底部或后壁附近。

②垂体缩小：因某种生理或病理性的内分泌改变，使垂体组织一过性肿胀增大，同时鞍隔孔洞也随之扩大，以后当垂体恢复至正常大小或更小时，则由脑脊液来充填余下的空间，造成"空蝶鞍"的表现。

③蛛网膜粘连：鞍区的局部感染或外伤等原因引起蛛网膜粘连，导致局部脑脊液流体动力学异常，使蛛网膜及脑脊液充盈并局限至垂体窝内。

④手术或放疗：由于垂体肿瘤手术摘除或放疗后垂体和垂体瘤缩小致使蝶鞍腔空虚，蛛网膜疝入造成"空蝶鞍"症。

大多数有"空蝶鞍"表现的个体可能没有症状，但是也有少数个体可能会出现头痛、内分泌失调、视野缺损等症状和体征。需要注意的是在空蝶鞍的情况下，在经蝶窦进行相关手术时，因其上方无鞍隔等解剖结构为屏障，易损伤鞍上区的重要结构，如视交叉或脑底动脉环及其分支等。此时，手术前仔细观察 CT/MRI 的局部解剖结构情况以及准确详尽的报告对于手术方案的制订和防止手术意外具有非常重要的意义。

2.1.4 蛛网膜

蛛网膜 (arachnoid) 比硬脑膜薄很多，由外、中、内 3 层组成。①外层由 5~6 层细胞、大量间质、纤维结缔组织和少量弹力纤维构成，相对严密完整。在正常情况下，该层蛛网膜可阻止蛛网膜下腔的脑脊液进入硬膜下腔。②中层由多层多边形细胞构成。③内层由相对松散的细胞与胶原束混合形成蛛网膜小梁 (arachnoid trabecula)，贯穿整个蛛网膜下腔直达软脑膜表面。

肉眼观察可见蛛网膜紧贴在硬脑膜下方，为一半透明蜘蛛网状的薄层脑膜，跨过脑沟并覆盖脑回。蛛网膜下腔中除了这些丝状和片状蛛网膜小梁和动、静脉血管外，还充满脑脊液，从而起着营养、支撑和缓冲保护脑组织的作用，使脑表面免受外力打击和摩擦损伤。肉眼在解剖标本和 CT/MRI 图像上均难以观察到蛛网膜结构自身，所能观察到的是蛛网膜下腔和蛛网膜下腔的硬脑膜面和软脑膜面。

Point-15: 蛛网膜下腔

区域解剖简析

①蛛网膜下腔及其分型：在整个蛛网膜下腔 (subarachnoid space) 中，蛛网膜内层如蜘蛛网样结构的蛛网膜小梁如同一个弹力支架支撑在脑表面上，以保证脑脊液的流动和脑组织的缓冲空间，在脑的不同部位，蛛网膜下腔的高度和形态是不同的，据此可将蛛网膜下腔分为 3 种类型，即脑回型、脑沟型和脑池型。

a. 脑回型：在脑表面的脑回区域，脑组织最为饱满和突出，而蛛网膜下腔则最为狭窄。当脑回瘦小或萎缩时，脑回表面就留出一个狭窄的蛛网膜下腔；当脑回比较丰满或肿胀时，脑回表面的蛛网膜下腔则完全消失。当脑回表面出现局限性的浅凹时，其中可存有少量脑脊液。

b. 脑沟型：大脑表面的脑沟为脑回之间的凹陷区域，脑沟处的蛛网膜下腔内总是比较宽大并积聚有少量脑脊液，显示为粗细不等的线条状阴影，脑沟细小则线条影纤细而浅淡，脑沟宽大则线条影增宽且浓密。此种深浅度不同的脑沟在断面上可形成"V"字形或"Y"字形。

c. 脑池型：在脑叶之间、大脑半球之间、大脑和小脑之间以及大脑半球底部等区域，蛛网膜下腔比脑沟更深、更宽阔，也充盈着更多的脑脊液，形成多样形态的水池状。比如环池表现为环形，大脑基底池表现为五角形或六角形，侧裂池表现为"H"字形或"T"字形，大脑大静脉池表现为"倒立时钟形"等。

除了上述分型外，在大脑半球的高位和低位，因为重力的原因，蛛网膜下腔宽窄不同。

②蛛网膜下腔、蛛网膜面和软脑膜面的解剖学意义：

a. 蛛网膜下腔的显示：正常的蛛网膜下腔常常被忽视。但是，当外伤或动脉瘤破裂而发生蛛网膜下腔出血以及因感染而发生蛛网膜下腔化脓时，因凝固血液和脓汁在平扫和增强时出现与脑脊液不同的密度和信号的改变，故在 CT/MRI 图像上将显示出独特的蛛网膜下腔铸形阴影，根据其形状特点可以确定为蛛网膜下腔病变，并且可以进行定量和定位诊断。

b. 蛛网膜面和软脑膜面的显示：蛛网膜紧贴在硬脑膜下方，软脑膜则覆盖于脑组织表面，正常的蛛网膜和软脑膜仅具显微厚度，肉眼无法观察，只有借助蛛网膜下腔的存在方能对蛛网膜面和软脑膜面进行间接的观察。在断面解剖图像上，蛛网膜下腔的轮廓由外侧的蛛网膜面和内侧的软脑膜面构成。蛛网膜沿着颅骨内壁的硬脑膜和大脑镰、小脑幕表面分布，比较整齐平直。

遇有颅底孔道等结构时，携带蛛网膜下腔不同程度向颅外延伸；软脑膜覆盖在脑组织表面，随着脑回、脑沟、间脑、脑干和小脑等脑结构的表面蜿蜒起伏，形成凹凸有致的脑组织轮廓。

尽管蛛网膜面和软脑膜面与蛛网膜、软脑膜是2个不同的概念，但是我们可通过对可见的蛛网膜面和软脑膜面的观察间接了解蛛网膜和软脑膜的状况。硬脑膜外血肿时显示的是被强力撑起的硬脑膜，血肿呈梭形或双凸透镜形；而硬脑膜下血肿则显示出血肿和血浆经蛛网膜外层破裂缝隙流至硬脑膜下腔，在蛛网膜外层与硬脑膜之间缓慢撑起硬脑膜下腔，形成范围比较广的新月形或带状阴影，其内侧面为平直的蛛网膜面；而动脉瘤破裂或脑膜炎引起的积脓或脑脊液潴留在蛛网膜下腔内，形成脑表面沟回和其他脑表面的形状，这些蛛网膜表面和软脑膜表面的形态均有助于鉴别与蛛网膜和软脑膜相关的疾病。

图 2.1-15　蛛网膜下腔

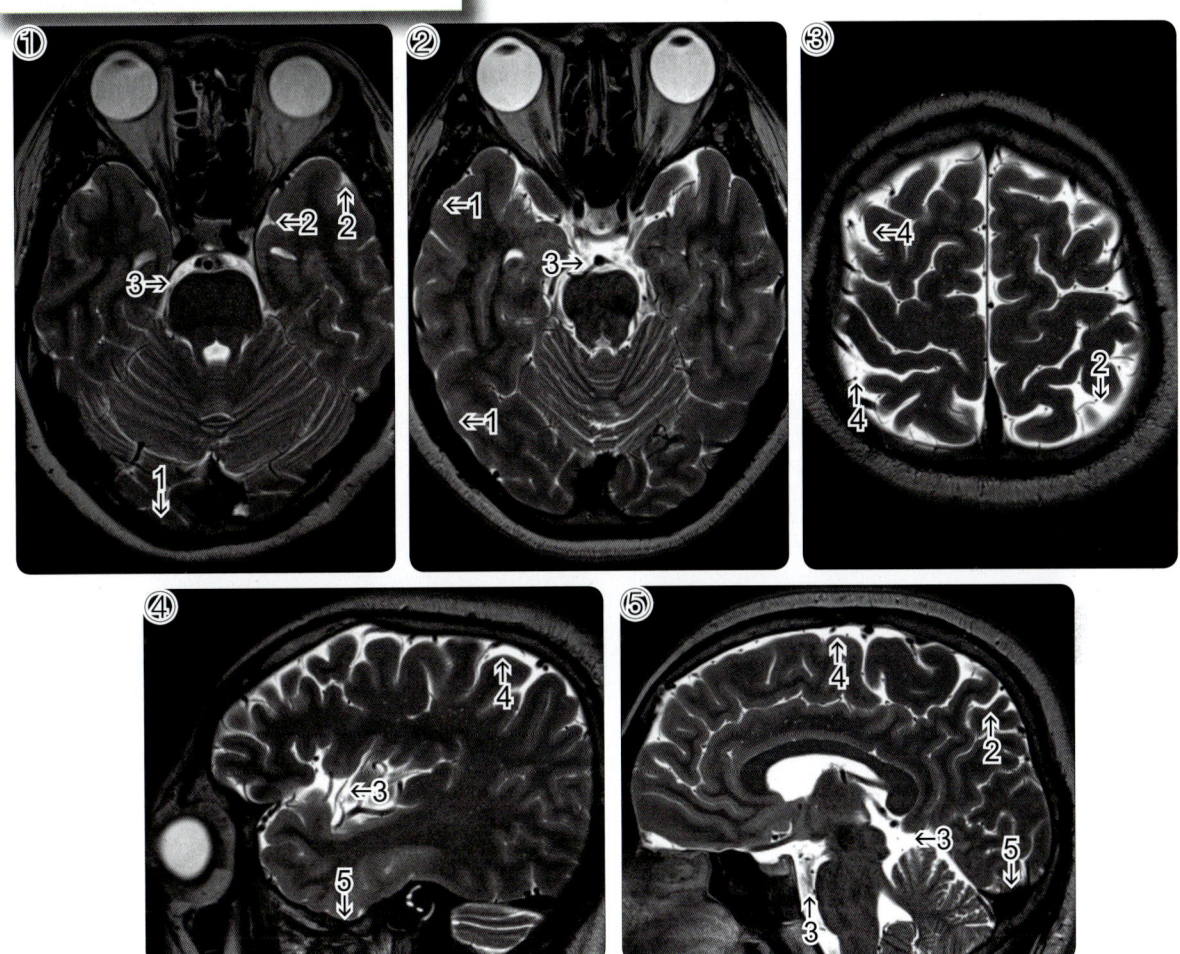

1. 脑回型；2. 脑沟型；3. 脑池型；4. 上位蛛网膜下腔；5. 下位蛛网膜下腔

图 2.1-15　蛛网膜下腔

图①至图③为横断面 T2 加权图像，图④和图⑤为矢状面 T2 加权图像，图⑥至图⑧为冠状面 T2 加权图像，上述图像较好地显示了蛛网膜下腔的表现。

在 T2 加权图像上，借助高信号的脑脊液可间接观察蛛网膜下腔的表现。在脑回的表面，蛛网膜下腔极其狭窄或不能显示；在脑沟处，则蛛网膜下腔常常形成"V"字形或"Y"字形的蛛网膜下腔影像；在脑池处，被脑脊液充盈的蛛网膜下腔可以形成多种不同形态的脑池。另外，高位蛛网膜下腔比低位的蛛网膜下腔要明显宽大，这与脑组织的重力下垂挤走蛛网膜下腔的脑脊液有关。

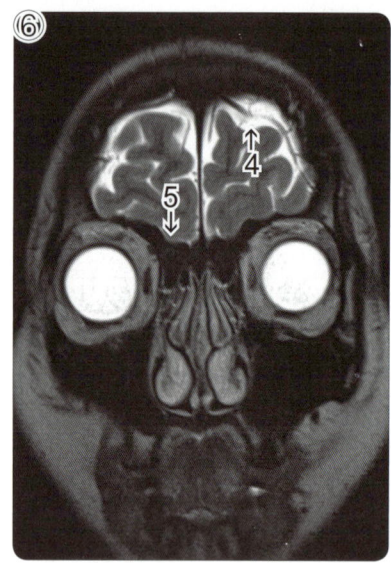 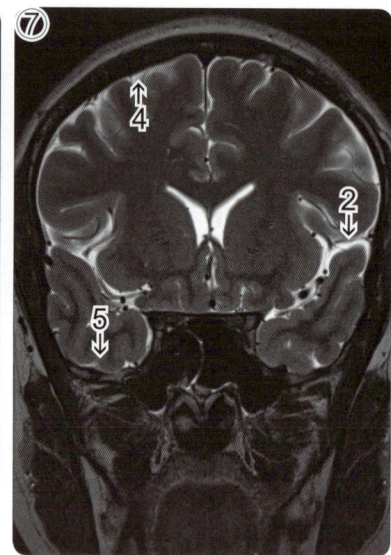 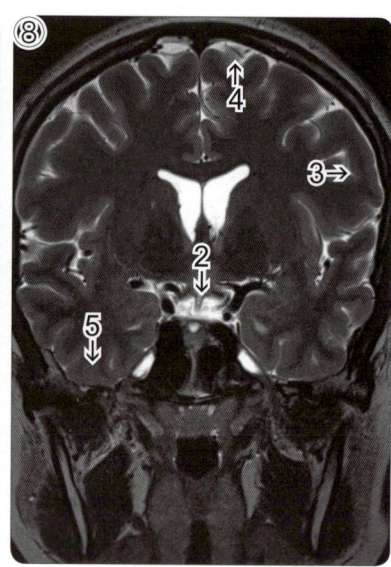

蛛网膜下腔 CT/MRI 观察小结

1.CT/MRI 建议观察平面：

依据位置的不同，可灵活选择扫描和观察平面。其观察平面的选择与硬脑膜一样，最佳观察平面依然是选择与硬脑膜及蛛网膜垂直的平面。

①横断面观察穹窿两侧和前后部的蛛网膜下腔。

②矢状面观察颅顶、颅底和额、枕部的蛛网膜下腔。

③冠状面观察颅顶、颅底和穹窿两侧的蛛网膜下腔。

2.CT/MRI 观察要点提示：

蛛网膜的观察重点在硬脑膜下腔、蛛网膜下腔的解剖与形态特点、病变产生的机制以及其内有否异常密度和异常信号出现等。

a present：与蛛网膜和蛛网膜下腔相关的疾病

在正常情况下，蛛网膜与硬脑膜紧贴，两者间为潜在的硬脑膜下间隙。蛛网膜比硬脑膜薄弱，外伤时容易破裂。并且蛛网膜与硬脑膜之间虽然紧贴但彼此易于分离，稍加压力就可将之撑开。这些解剖特点决定了与之相关疾病发生发展的病理学机制和影像学表现。

①硬膜下血肿 (subdural hematoma)：是血液或凝血块积聚于硬膜下间隙内所形成的血肿，为常见的颅内血肿之一。急性硬膜下血肿多有明确的外伤史，其发生多因脑挫裂伤导致皮质动静脉破裂后，血液经撕裂的蛛网膜外层进入硬膜下间隙所致。较小的压力就可以使血肿在硬膜下腔扩散发展。慢性硬膜下血肿常见于无明确外伤史的老年人。原因多是轻微损伤使矢状窦旁桥静脉撕裂所致，血液缓慢进入硬膜下腔。外伤通常轻微而易于被忽略，病史通常比较漫长，发现时血肿的范围通常比较大，一旦出现症状时病情常常可能急转直下，甚至危及生命，应充分予以注意。

②硬膜下积液 (subdural collection of fluid)：又称"硬膜下水瘤 (subdural hygroma)"。是指硬膜下间隙内液体的积聚，可以是脑脊液，也可以是渗出液。多见于颅脑外伤、手术后或脑膜炎患者；少数见于无外伤史、无感染的老年人，其原因多为轻微外伤导致蛛网膜细小撕裂并形成活瓣机制，使脑脊液单向进入硬膜下间隙，或者外伤使蛛网膜通透性增加所致。外伤性硬膜下积液多在外伤或手术后迅速发生；无外伤的老年人出现的硬膜下积液的发生机制尚不清楚，可能与蛛网膜相对薄弱或退行性改变有关。

③蛛网膜下腔出血 (subarachnoid hemorrhage, SAH)：是指颅内血管破裂后血液流入蛛网膜下腔，出血原因分为外伤性与自发性 2 种。自发性蛛网膜下腔出血的原因很多，分别是颅内动脉瘤 (51%)、AVM(6%)、高血压 (15%)、原因不明 (20%)。血液位于蛛网膜下腔内，混合于脑脊液中，或沉积在脑沟或脑池底部。因重力关系，蛛网膜下腔出血多位于颅腔内低位处，特别是大脑基底池等部位。

2.1.5 软脑膜

软脑膜（pia mater）位于脑膜的最内层，紧密覆盖在脑组织表面，仅由 1～2 个细胞层构成，比蛛网膜更薄，与蛛网膜一样，软脑膜也是无法靠肉眼分辨的。在 CT/MRI 图像上通过对蛛网膜下腔软脑膜面的观察，可间接了解软脑膜的情况。另外，与软脑膜相关联的一些解剖结构，如"脉络膜裂"和"血管周围间隙"等具有重要的临床意义且可以在 CT/MRI 图像上对其进行观察，故在此予以叙述。

Point-16: 脉络膜裂

区域解剖简析

脉络膜裂是一种解剖学的结构，在胚胎发育时期，由于脑室内的脉络丛形成的过程中而遗留在脑室和蛛网膜下腔之间并将两者连接起来的裂隙状软脑膜间隙被称为"脉络膜裂"。

①脉络丛的形成和脉络膜裂的概念：

a. 脉络丛的形成：脑发育的过程中，在大脑横裂处，脑动脉分支携带软脑膜沿胼胝体下方的侧脑室内侧壁、第三脑室和第四脑室的顶壁薄弱处向脑室内伸入，继而被室管膜包被在脑室内形成新的组织结构叫"脉络膜（choroid）"。该脉络膜的组织不断发育，血管反复分支，在脑室内形成许多长的皱襞和绒毛状突起，被称为脑室内的"脉络丛（choroid plexus）"。脉络丛表面积很大，整体犹如花瓣状，不断向脑室内分泌大量的脑脊液，这是脑脊液产生的主要来源。这些脉络丛的根部分别附着于侧脑室的内侧壁和第三、四脑室的顶壁。

b. 脉络膜裂的概念：在上述软脑膜携带血管由脑表面不断伸入脑室形成脉络丛的过程中，在脑表面至脑室的途径上就留下了一个潜在的裂隙或者通道，这个裂隙或者通道就是"脉络膜裂（choroidal cleft）"。很显然这个脉络膜裂的外侧通往脑表面的蛛网膜下腔，内侧则与脉络膜带相接续，脉络膜带隔绝蛛网膜下腔与脑室而与脉络丛相连。脉络膜裂既可以是空虚闭合的潜在腔隙，也可以被来自蛛网膜下腔的脑脊液所充盈而得以显示。"帆间池"就是一个与脉络膜裂相关联的脑池。

②脉络膜裂的临床意义：脉络膜裂是一组具有重要临床意义的生理性腔隙，所以是一种正常的解剖结构，其临床意义主要有以下 3 点：

a. 在追求无创伤或少创伤的外科手术中，各脉络膜裂常被选择为某些特定部位的手术入路。

b. CT/MRI 的问世使得脉络膜裂的能见度及其相关病变的检出率大增，尤其是在脉络膜裂上发生的脉络膜裂囊肿常常造成影像学诊断上的疑惑或误诊，熟悉其解剖位置和发生机制有利于对其识别并做出正确的诊断。

c. 因为脑萎缩造成的脉络膜裂增宽可辅助其他征象作为早期诊断老年性痴呆（阿尔茨海默病，Alzheimer's disease）的重要佐证之一。

③脉络膜裂的分部：脉络膜裂是主要沿丘脑与穹窿之间的缝隙走行，整体呈倒"C"字形的裂隙。可将从室间孔（Monro 孔）开始，经历整个侧脑室体部、三角区、侧脑室下角的脉络膜裂划分为体部脉络膜裂、房部脉络膜裂和颞部脉络膜裂。

a. 体部脉络膜裂：位于穹窿体和丘脑之间，与侧脑室体部的脉络丛相关联。

b. 房部脉络膜裂：位于穹窿脚和丘脑枕之间，与侧脑室房部的脉络丛相关联。

c. 颞部脉络膜裂：位于侧脑室颞角的穹窿伞和丘脑下外侧面之间，与侧脑室颞角的脉络丛相关联。

图 2.1-16 脉络膜裂

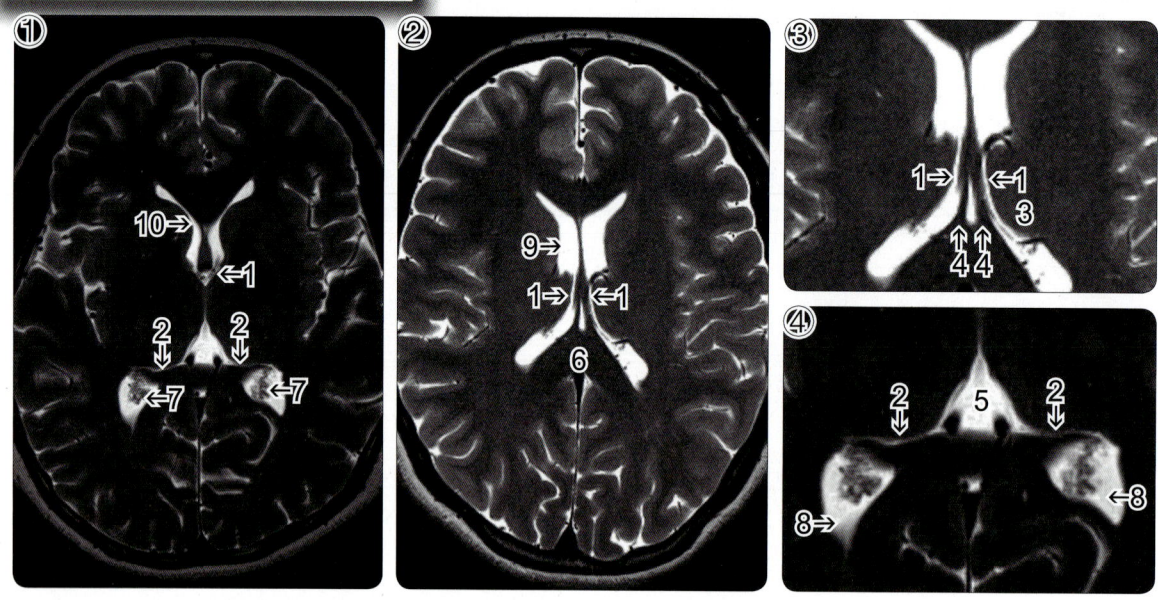

1. 体部脉络膜裂；2. 房部脉络膜裂；3. 丘脑；4. 穹窿体；5. 帆间池；6. 胼胝体压部；7. 房部脉络丛；8. 侧脑室房部；9. 侧脑室体部；10. 侧脑室前角

图 2.1-16a 脉络膜裂在横断面上的表现

图①和图②为横断面 T2 加权图像，图③和图④分别为图①和图②的放大图像。

体部、房部和颞部脉络膜裂的形成机制是一样的，只是部位不同。所以观察各个部分脉络膜裂的线索和方法是一致的。横断面 T2 加权图像显示体部脉络膜裂自穹窿体与丘脑之间向侧脑室体部底内侧走行并进入侧脑室内形成脉络丛；房部脉络膜裂是自帆间池侧角向两侧沿丘脑与胼胝体之间的缝隙走行通往侧脑室房部的线条状阴影，与侧脑室房部内的脉络丛相连。

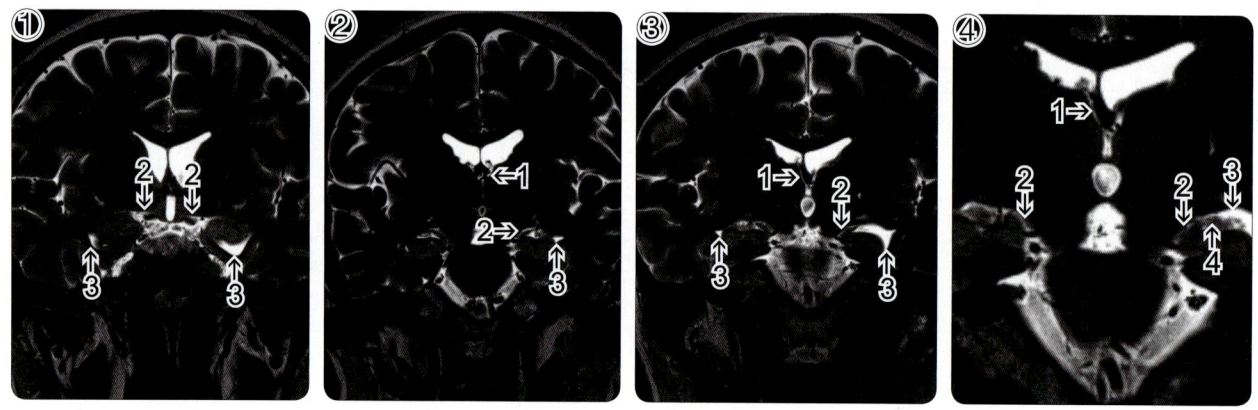

1. 体部脉络膜裂；2. 颞部脉络膜裂；3. 侧脑室下角；4. 侧脑室下角脉络丛

图 2.1-16b 脉络膜裂在冠状面上的表现

图①至图③为冠状面 T2 加权图像，图④为图③的放大图像，显示侧脑室体部和颞部脉络膜裂。

冠状面 T2 加权图像显示体部脉络膜裂自两侧侧脑室前角至体部的下缘内侧向内下方走行至中线第三脑室上方，呈"V"或"Y"字形；颞部脉络膜裂自大脑基底池和两侧环池向外上方呈弧形走向侧脑室颞角，与其内的脉络丛相连为弧线形。

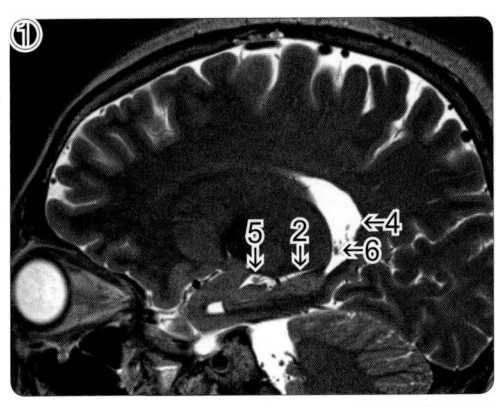 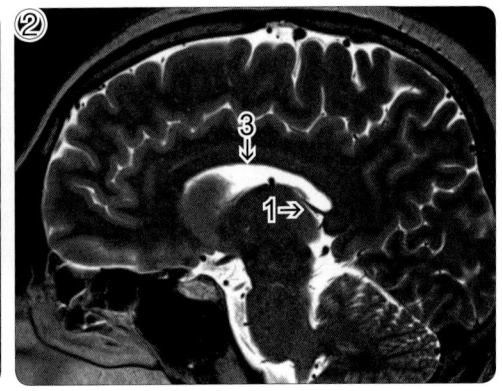

1. 体部脉络膜裂；2. 颞部脉络膜裂；3. 侧脑室体部；4. 侧脑室房部；5. 环池；6. 房部脉络丛

图 2.1-16c　脉络膜裂在矢状面上的表现

图①为颞叶内侧层面矢状面 T2 加权图像，显示颞部脉络膜裂；图②为中脑大脑脚层面矢状面 T2 加权图像，显示侧脑室体部脉络膜裂。

体部脉络膜裂自大脑半球横裂向前上方沿穹窿脚与丘脑之间的间隙走行并进入侧脑室体部的脉络丛根部；颞部脉络膜裂自环池向后上方，于穹窿和丘脑之间贴附在丘脑外下面进入侧脑室房部和颞部的脉络丛根部。

从上述矢状面图像中，我们大致可以看出，脉络膜裂全体呈弯曲的"C"字形，自室间孔向后沿丘脑表面向后、下、前方走行直至侧脑室下角的前段，沿途向外侧以狭窄的裂隙状分别伸向侧脑室体部、房部和颞部的脉络丛根部。

● 既然脉络膜裂内含有脑脊液，那么脉络膜裂是否可以沟通蛛网膜下腔和脑室之间的脑脊液？在矢状面图像上难以显示通往侧脑室房部的脉络膜裂，那就请你观察一下，在哪个扫描平面可以清楚观察到房部的脉络膜裂？

脉络膜裂 CT/MRI 观察小结

1.CT/MRI 建议观察平面：

脉络膜裂能否显示取决于其裂隙的大小和其内脑脊液充盈的程度。不同部位的脉络膜裂的最佳观察平面也不同。当扫描平面与脉络膜裂的方向垂直时才能获得最佳显示。

①横断面图像有利于观察前后或左右分布走行并且其裂隙平面与横断面图像垂直的脉络膜裂。

②冠状面图像有利于观察上下或左右分布走行并且其裂隙平面与冠状面图像垂直的脉络膜裂。

③矢状面图像有利于观察上下或前后分布走行并且其裂隙平面与矢状面图像垂直的脉络膜裂。

④在 T2 加权图像上，因为脑脊液的信号极高，故可以清晰地显示纤细脉络膜裂内积存脑脊液的线条状高信号影，故 T2 加权图像成为观察脉络膜裂解剖的首选检查序列。

⑤脉络膜裂各部走行方向不同，其体部至房部和房部至颞部等弯转部位仅仅依靠常规扫描平面常常难以显示，需要多个角度和平面进行反复观察。

2.CT/MRI 观察要点提示：

弄清楚解剖基础是观察脉络膜裂的重要前提：记住脉络膜裂形成的过程，即由富含血管的软脑膜自蛛网膜下腔经穹窿与丘脑表面之间向脑室腔内伸入并在脑室内形成脉络丛。观察脉络膜裂必须按照此形成过程和路线来观察各部的脉络膜裂。

①从蛛网膜下腔侧向脑室内脉络丛的方向追寻和确认脉络膜裂的走向。

②脉络膜裂通常取直线最近距离从蛛网膜下腔到达脑室内的脉络丛，故以脑室内的脉络丛为线索可以比较快捷地找到脉络膜裂。

③选择适合各部脉络膜裂的扫描平面是清晰观察脉络膜裂的重要保证。

④必要时可借助增强扫描来增加脑膜、脉络膜动脉和脉络丛的信号强度，以期提高脉络膜裂的显示率。

Point-17：血管周围间隙

区域解剖简析

①血管周围间隙的概念：走行于蛛网膜下腔和脑表面的动脉和静脉均被软脑膜包被。当脑动脉细小的皮质分支从脑表面进入脑内时，软脑膜亦随之被带入脑内。这样在脑内的这些细小动脉壁外有一层血管鞘膜和一层软脑膜，鞘膜与软脑膜两者之间的间隙被称为"血管周围间隙（perivascular space）"，也叫 virchow-robin 间隙。多数学者认为，此间隙与蛛网膜下腔并不沟通；也有人认为血管周围间隙就是蛛网膜下腔向脑内的延续。当此间隙增大并积聚有一定数量的液体时方可以在 MRI 和 CT 图像上显影。脑静脉则是在其出脑进入蛛网膜下腔后方被软脑膜包绕并穿行于蛛网膜下腔中的。故在脑内，静脉血管壁外无软脑膜包被，也就没有所谓"血管周围间隙"的存在。因此血管周围间隙是属于与软脑膜解剖关系极为密切的穿支动脉等周围的一种结构。我们将之放在这里讲述，以提醒大家对这些可能在 CT/MRI 图像上显示的血管周围间隙加以注意和识别。

②血管周围间隙增大的机制：关于血管周围间隙如何增大并积存液体的机制尚未完全明了，研究认为血管周围间隙增大可能与下述几种情况有关：

a. 节段性坏死性脉管炎引起动脉通透性异常增加。

b. 脑池的脑脊液循环引起间质液体引流路径紊乱。

c. 血管的延长和脑萎缩导致管道周围充盈较多的细胞外液体。

d. 液体从细胞内渗漏到围绕动脉的软脑膜间隙。

e. virchow-robin 间隙发生阻塞和纤维化继而导致流动液体的阻断等。

③血管周围间隙的发生部位：小的血管周围间隙可见于所有的年龄组。随着年龄的增长，血管周围间隙数目增加，并且有少数个体的血管周围间隙明显增大。血管周围间隙主要见于 3 个特定的类型和位置：

a. Ⅰ型血管周围间隙：沿着豆纹动脉经前穿质进入基底核区域。

b. Ⅱ型血管周围间隙：沿动脉穿入大脑皮质和髓质，多在大脑半球脑凸面上部。

c. Ⅲ型血管周围间隙：常出现在中脑。

偶尔血管周围间隙可有不典型表现。可非常大或巨大，成堆堆积在大脑半球内占据相当大的部分，甚至轻度推挤压迫周围的解剖结构，形成占位效应。

图 2.1-17　血管周围间隙

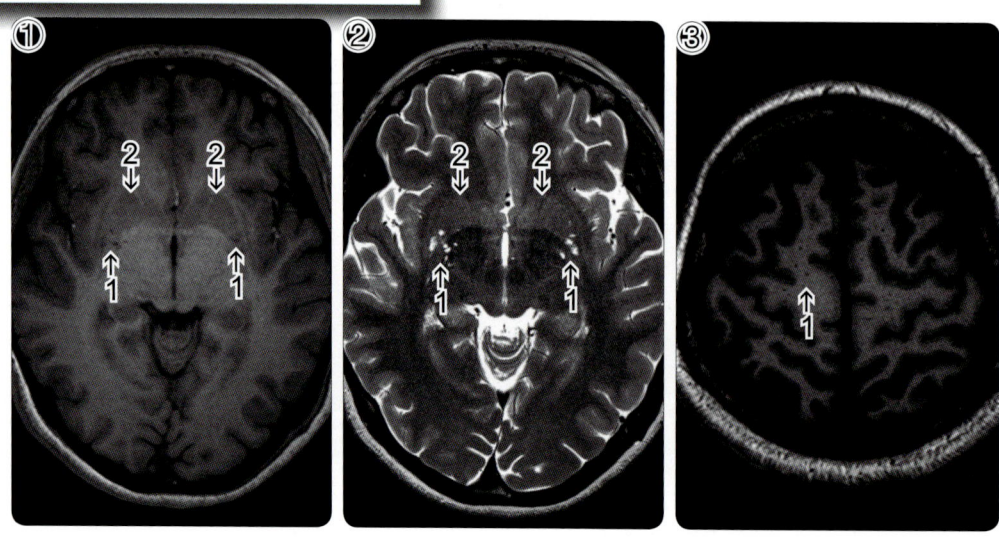

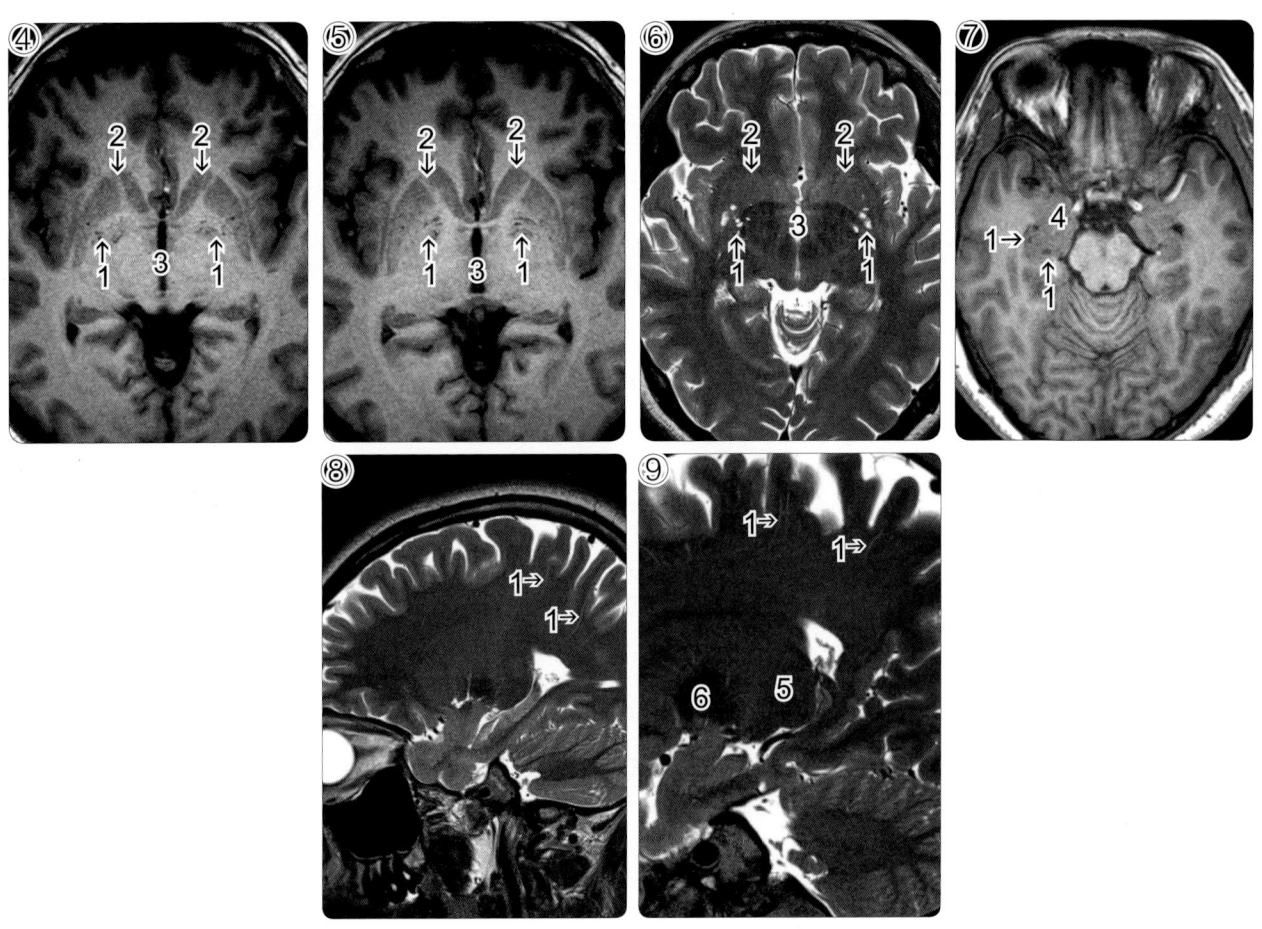

1. 血管周围间隙；2. 基底核；3. 第三脑室；4. 杏仁核；5. 丘脑；6. 内囊

图 2.1-17a 血管周围间隙

图①至图③为不同层面横断面 T1、T2 加权图像，显示以壳核为主的两侧基底核区域和头顶层面，见多数成对或散在的大小不一的 T1 低信号和 T2 高信号的细小斑点状阴影。图④至图⑦为另外一组横断面 T1、T2 加权图像，显示与前述图像类似的小斑点样阴影，其中图⑦显示小斑点阴影位于杏仁核区域，呈散在的小斑点状。图⑧和图⑨为矢状面 T2 加权图像，显示在头顶层面的脑回内见细线状高信号阴影。

上述图像中的小斑点阴影和细线条阴影均为血管周围间隙，因为血管周围间隙是沿细小动脉血管周围分布，故此种血管间隙在其长轴显示时为细线条样，在其横断面显示时为小斑点状。上述血管周围间隙阴影常见于无症状的个体。也是血管周围间隙最为典型的影像学表现特征。

● 请总结一下：上述血管周围间隙与我们在临床上所遇到的腔隙性脑梗死比较，有哪些异同点？

血管周围间隙 CT/MRI 观察小结

1. CT/MRI 建议观察平面：

横断面有利于检出大部分血管周围间隙，冠状面和矢状面则有助于显示血管周围间隙的走行路线。具体病例可依据血管周围间隙的常见部位与类型选择临床实际扫描的平面。选择与垂直进入脑内的小动脉分支相垂直的平面，有利于提高血管周围间隙的显示率和显示效果。而选择与小动脉平行的扫描平面则有助于观察这些小动脉的走行方向和其长轴的形态特点。

2. CT/MRI 观察要点提示：

血管周围间隙是一种正常的解剖结构，将其与腔隙性脑梗死、囊肿性病变、坏死或肿瘤等预后截然不同的疾病相区分是我们观察评价血管周围间隙的意义所在。血管周围间隙具备以下特点：

①特定部位：血管周围间隙是中央动脉等细小动脉在进入供血区脑实质内的同时将软脑膜带入并包围在其自身周围形成的一种解剖结构，所以大多见于大脑半球顶部层面、中心脑底等穿动脉集中的区域，如基底核区域、中脑区域以及中心脑底等部位。

②具体位置和形态：血管周围间隙的具体位置是在皮质动脉和中央动脉周围，在软脑膜和小动脉血管壁之间形成一个潜在腔隙，其内含有来源不明的液体。故在形态上可见靶心征。但是因为血管口径细小、图像的分辨率或血管的塌陷皱缩或移位等原因，有时可能看不到血管形成的靶心而只显示其形成的腔隙阴影。

③CT 密度和 MRI 信号均与脑脊液一致。即 CT 为低密度，MRI-T1 图像为低信号、T2 图像为高信号，无其他信号出现的可能。

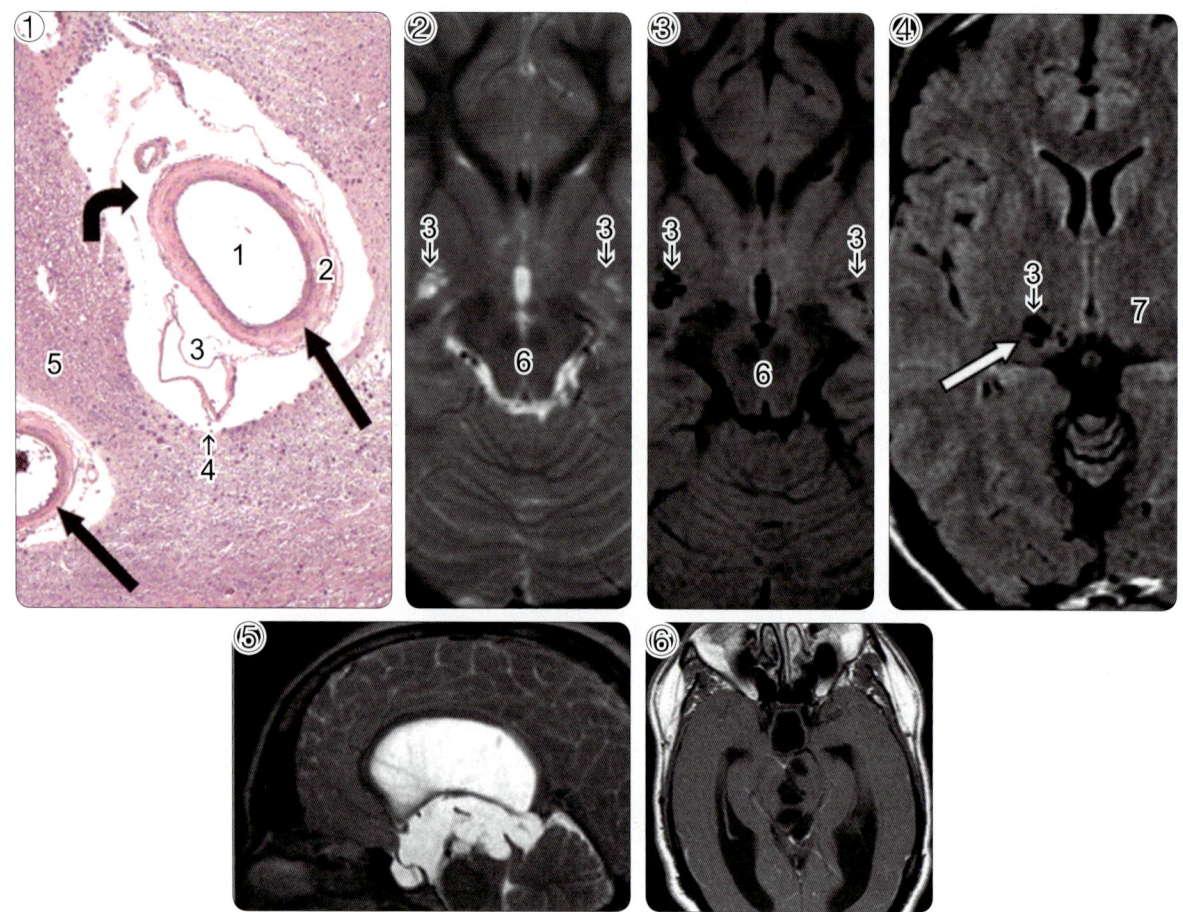

1. 血管腔；2. 血管壁；3. 血管周围间隙；4. 软脑膜；5. 脑组织；6. 中脑；7. 丘脑

图 2.1-17b　血管周围间隙的解剖基础和表现

血管周围间隙的解剖基础：图①为血管周围间隙的解剖组织学切片，显示进入脑内的细小动脉管壁与随其伸入脑组织的软脑膜之间的腔隙，称为"virchow-robin spaces"，经电子显微镜和示踪法研究证实血管间隙与蛛网膜下腔之间没有直接沟通。virchow-robin 间隙的扩张是由 Durant-Fardel 等在 1843 年提出的，他们发现在这些规则的扩张腔隙内总是含有一个开存的小动脉。关于 virchow-robin 间隙扩张的机制有下述几种理论推断：

① 动脉的节段性坏死性脉管炎或者其他的未知疾病引起动脉渗透性改变。
② 脑脊液循环障碍引起间质液体引流路径紊乱。
③ 血管的螺旋状延长和脑萎缩导致血管周围充盈细胞外液体。
④ 间质的液体逐渐从细胞内渗漏到血管间隙内。
⑤ virchow-robin 间隙阻塞和纤维化继发流动液体的阻断。

血管周围间隙的影像表现：图②至图④分别为 MRI 质子加权图像和 FLAIR 序列图像，显示在颞叶海马钩回区域和丘脑后部见两侧对称分布的成堆聚集的点状质子加权图像高信号，FLAIR 序列图像低信号灶，其信号值与脑脊液一致；图⑤和图⑥显示脑干区多发囊性病灶，伴随脑室系统积水显著增大。前者需要与脑梗死相鉴别，后者需要与脑干部囊性占位性病变相鉴别。（引自 RadioGraphics 2007;27:1071-1086）

a present：血管周围间隙与腔隙性脑梗死的鉴别

在绝大多数个体，血管周围间隙并非病变，不造成脑组织功能的伤害，与脑梗死在临床处理和预后方面完全不同。两者的鉴别具有重要的临床意义，其鉴别点如下：

①年龄：腔隙性脑梗死见于中老年人，多数在 50 岁以上；血管周围间隙见于任何年龄，平均年龄明显低于腔隙性脑梗死。

②临床：腔隙性脑梗死多具有脑梗死综合征的临床表现，经治疗病情好转，并有反复发作等动态变化；血管周围间隙多无相关综合征表现，临床表现平稳。

③病变位置：腔隙性脑梗死好发于中央动脉供血区，而血管周围间隙见于中央动脉供血区、脑凸面皮质区和中脑区域 3 种特定区域。

④密度与信号：在 CT 和 MRI 常规 T1、T2 加权图像上两者无法区分，FLAIR 序列在急性和亚急性腔隙性脑梗死可以出现中心或边缘高信号，也可在早期表现出 DWI 高信号；血管周围间隙在 FLAIR 和 DWI 序列均为低信号。

⑤病变形状：陈旧性腔隙性脑梗死形态多样，如三角形、新月形等；血管周围间隙呈点状或细线状，有时表现为与血管走行一致的线条状影像以及夸张的丝瓜瓤状。

⑥其他：如病变双侧对称、数目聚集众多、沿中央动脉呈梳齿状排列以及沿血管走行范围较大等都是支持血管周围间隙的特征性表现。

⑦结合临床进行动态随访观察也是重要的鉴别手段，急性期脑梗死变化最快，脱髓鞘较慢，陈旧性脑梗死和血管周围间隙最稳定，可长期保持不变。

2.2 大脑半球皮质

大脑半球皮质（cortex of cerebral hemisphere）是由覆盖在大脑半球表面厚而致密的 6 层神经细胞所构成，细胞总数约有 140 亿个。以神经细胞为主的大脑半球皮质在解剖标本上呈深灰色，又称大脑皮层灰质。大脑半球皮质表面积约为 2.5 平方英尺，即 2323cm^2，相当于一把撑开的雨伞。其中暴露于表面的仅为 1/3，其余 2/3 被埋藏于脑沟和脑裂中。皮质的厚度不一，最厚的中央前回约为 4.5mm，而距状沟深处的视皮质仅 1.5mm。大脑半球皮质包括膨隆的脑凸面、平直的内侧面和凹凸错落的底面 3 个面，其 CT/MRI 表现各不相同。这里讲述的内容除了额叶、顶叶、颞叶、枕叶和岛叶 5 大脑叶外，还包括中心脑底和边缘系统。

2.2.1 大脑半球脑凸面脑叶的划分

大脑半球脑凸面的面积最大，脑叶及脑沟回也最为复杂。岛叶在大脑半球深部，其界限独立而清晰，额、顶、枕、颞 4 个脑叶则相互毗邻，甚至连脑回都是相互连续的。为全面掌握大脑半球脑凸面的皮质解剖，我们将以"一裂""一沟""一切迹"和 2 条假想线来进行大脑半球脑凸面的脑叶划分。"一裂"即外侧裂，"一沟"即中央沟，"一切迹"即枕前切迹，2 条"假想线"则分别是外侧顶颞线和颞枕线。

Point-01：外侧裂

区域解剖简析

外侧裂也称"塞尔维氏裂 (Sylvian fissure)"，在脑凸面上分界额叶、顶叶、颞叶和岛叶。

①外侧裂的分部：外侧裂是全脑最长、伸入 4 个脑叶之间走行的最为复杂的脑裂。外侧裂分为起始部、垂直部和水平部。

a. 起始部：位于脑底的前外侧，形成一个宽大的脑池，被称为外侧裂窝或外侧裂干 (trunk)。该部以颈内动脉 C_5 段为起点，沿大脑中动脉 M_1 段向外延伸，经眶后回、蝶骨嵴和颞极之间向外上方延伸至岛阈。向内通往鞍上池，向外通往外侧裂的垂直部和水平部。

b. 垂直部：位于岛叶表面与岛盖之间，此部沿岛叶表面在矢状面上延伸，与横断面呈垂直关系，故称垂直部。因岛叶表面的脑沟回呈与脑凸面平行的轻度外凸状，故垂直部为轻度外凸的浅弧形裂隙状脑池。

c. 水平部：位于额、顶叶岛盖和颞叶岛盖之间，又称岛盖间池或狭义外侧裂。该部自岛叶表面向外延伸至脑凸面，几乎与人体的横断面一致，故称水平部。从侧面观察，此部外侧裂从外侧裂干向后并略向上方斜行走行，终端进入缘上回内。

②狭义外侧裂的定义和分支：外侧裂的水平部是全部外侧裂中唯一可以在脑凸面上显示的脑裂，故该部也称"狭义外侧裂"，有 1 个主干和 7 个分支。

a. 后支：后支最长，为狭义外侧裂的主干，也称后水平支，长约 7cm。自外侧裂起始部向后上方走行直至缘上回基部，全程依次分出下面 7 个分支。

b. 前水平支：是前面第 1 个分支，水平进入额下回的眶部和三角部之间，长约 2~3cm。

c. 前升支或称垂直支：与前水平支同起点，向前上方向进入额下回的三角部和岛盖部之间，长度与前水平支相仿。多数个体前升支与前水平支组成"V"字形，约有 1/3 个体的前升支与前水平支有一段共干，此时两者组成"Y"字形，长度约为 2cm。

d. 前中央下沟：是在前升支后方向上方伸入中央前回下端的一条短沟，长约 1cm。

e. 后中央下沟：是在前中央下沟后方向上方伸入中央后回下端的短沟，长约 1cm。

f. 后升支或称终末升支：约见于 80% 的个体，是后支末端进一步向上翘起走行并被缘上回所围绕的一段脑沟。

g. 后降支：与后升支同时起于后支的末端，向下伸入颞上回，常较短且不够明显，约见于 70% 的个体。该脑沟与后支、后升支一起组成"T"字形或"Y"字形。

h. 短降支：在后支的后半段可见一个或多个向下伸入颞叶上面的短沟，实际上是由颞上回上表面的 1~2 个"颞横沟"构成。

图 2.2-1 外侧裂

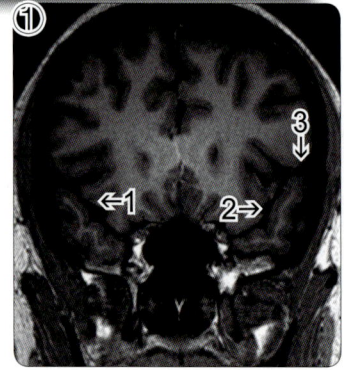 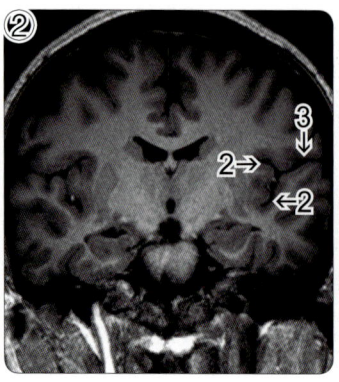 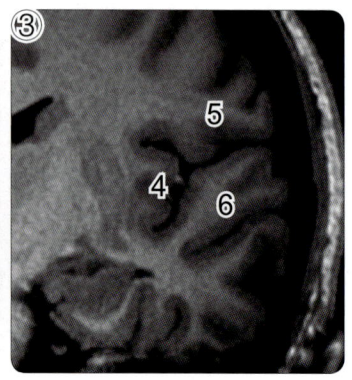

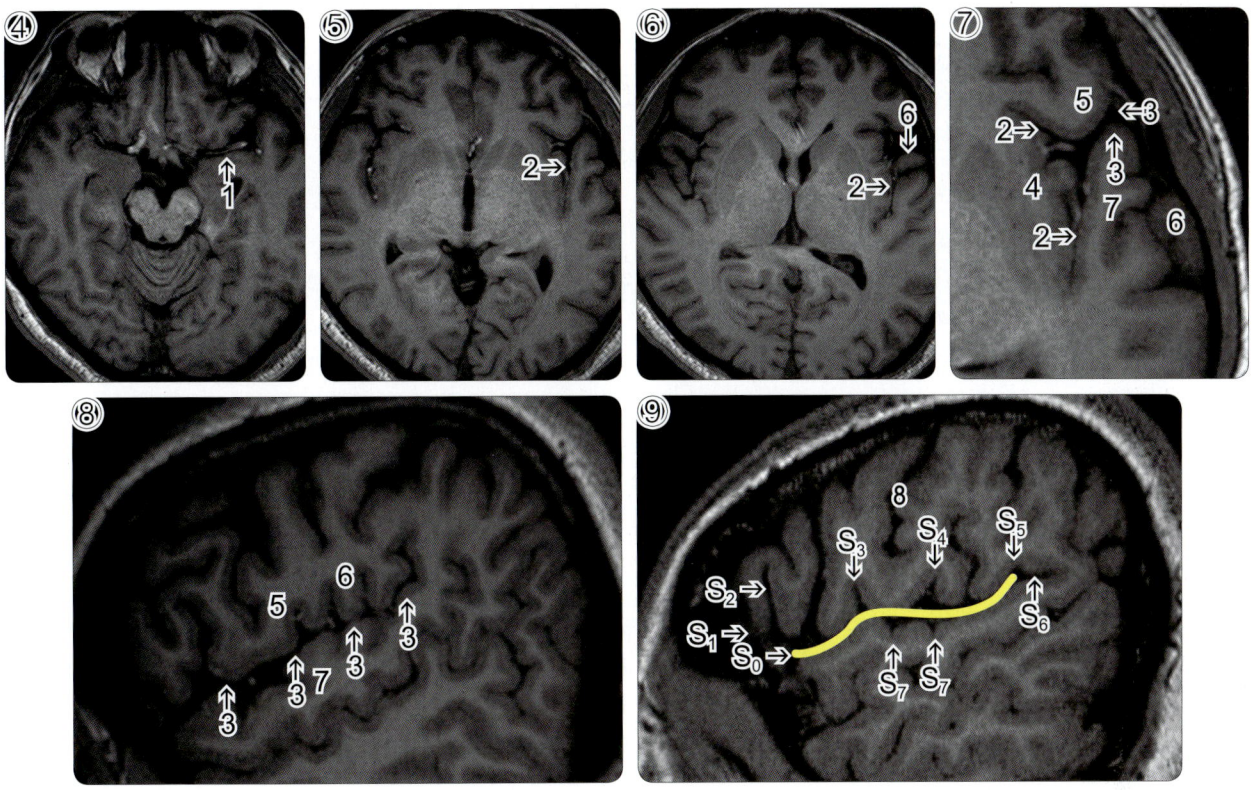

1. 外侧裂起始部；2. 外侧裂垂直部；3. 外侧裂水平部；4. 岛叶；5. 额叶岛盖；6. 顶叶岛盖；7. 颞叶岛盖；S_0：外侧裂后支；S_1：外侧裂前水平支；S_2：外侧裂前升支；S_3：前中央下沟；S_4：后中央下沟；S_5：外侧裂后升支；S_6：外侧裂后降支；S_7：外侧裂短降支；8. 中央沟

图 2.2-1　外侧裂

图①至图③为 T1 加权冠状面图像，图④至图⑦为 T1 加权横断面图像，图⑧和图⑨为 T1 加权矢状面图像。图中显示外侧裂各部分布在不同方向上，需要采用不同平面的 CT/MRI 图像进行观察。另外，脑凸面层面的矢状面图像可以仔细观察狭义外侧裂的主干和各个分支。需要注意的是，不同个体之间可有变异存在，不可指望每个分支都像图谱那样整齐到位。

外侧裂 CT/MRI 观察小结

1.CT/MRI 建议观察平面：
①横断面可观察外侧裂干和外侧裂垂直部。
②冠状面可观察外侧裂垂直部与水平部。
③大脑半球外侧 1~3 层矢状面是观察狭义外侧裂以及识别相应脑回的最佳平面。
④ T2 图像突出脑脊液信号，可清晰地显示各部外侧裂及其分支，也有利于同时显示在外侧裂内走行的大脑中动脉各段及其分支。

2.CT/MRI 观察要点提示：
①外侧裂的分部只要做到概念清楚，就容易在 CT/MRI 图像中准确区分外侧裂的分部。
②狭义外侧裂主要观察其分支，外侧裂的分支与脑回识别两者相辅相成，可互为参考。
　a. 后支：分隔上方的额叶、顶叶与下方的颞叶。
　b. 前水平支与前升支：有助于对额下回进行分部，前水平支下方为额下回眶部，前水平支与前升支之间为三角部，前升支后方为岛盖部；这里分布有重要的语言运动中枢"布罗卡区"(Broca's area)。
　c. 前中央下沟和后中央下沟：为识别中央前回和中央后回的解剖标志，两者之间为中央沟，这 3 条脑沟构成一个"山"字形的额顶岛盖。也因为如此，中央沟通常不能直接到达外侧裂。
　d. 短降支：看到它们就可以确定颞横回（Heschl 回）的存在及其数目。
　e. 后升支：其周围围绕的"马蹄铁"形脑回为缘上回，是一个很好的识别方法。
　f. 后降支：后降支若不存在或不明显，可以使用后支与后升支之间的拐点替代之。

Point-02: 中央沟

区域解剖简析

中央沟 (central sulcus) 又名 "Rolando 裂"，为额叶与顶叶间的分界线。也是识别中央区，即中央前回和中央后回的重要解剖标志。

①识别中央沟的重要意义：中央沟前方的中央前回是运动功能区，术中保护该区不受损害对患者的预后至关重要。另外，中央沟静脉几乎无侧支循环，损伤后可造成神经功能障碍，术前确认中央沟及中央沟静脉也是保证手术成功的重要前提。从解剖学角度看，中央沟的识别对在脑凸面上分界额叶和顶叶以及对于其他脑沟回的识别常常起到提纲挈领的作用。

②中央沟的解剖特点：中央沟的位置与形态均十分恒定；其解剖形态和特点有助于对其进行准确的识别和定位（见后文"中央沟 CT/MRI 观察小结"）。

在解剖学文献中，有人报告了中央沟的"五线"定位方法：

a. 胼胝体线：沿胼胝体膝部和胼胝体压部下缘连线。
b. 头顶线：沿脑顶画出与胼胝体线平行的线。
c. 颞叶底线：在脑凸面颞叶最低点处画出与胼胝体线平行的线。
d. 胼胝体前缘线：沿胼胝体前缘画出与前 3 条横线垂直的线。
e. 胼胝体后缘线：沿胼胝体后缘画出与前 3 条横线垂直的线。

上述 5 条线相交后中间产生 2 个矩形，下一个矩形的前下角点至上一个矩形的后上角点之间的对角线的上半段即为中央沟的大致位置。

图 2.2-2　中央沟

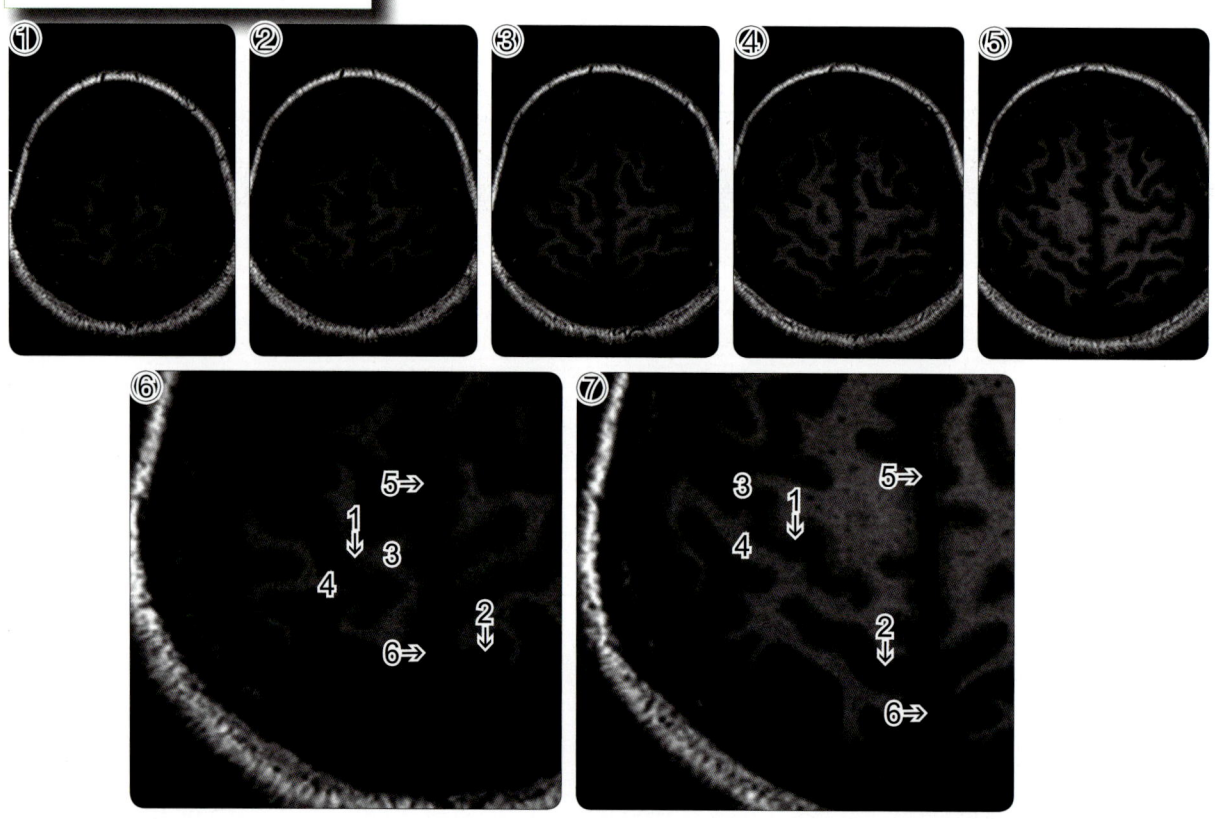

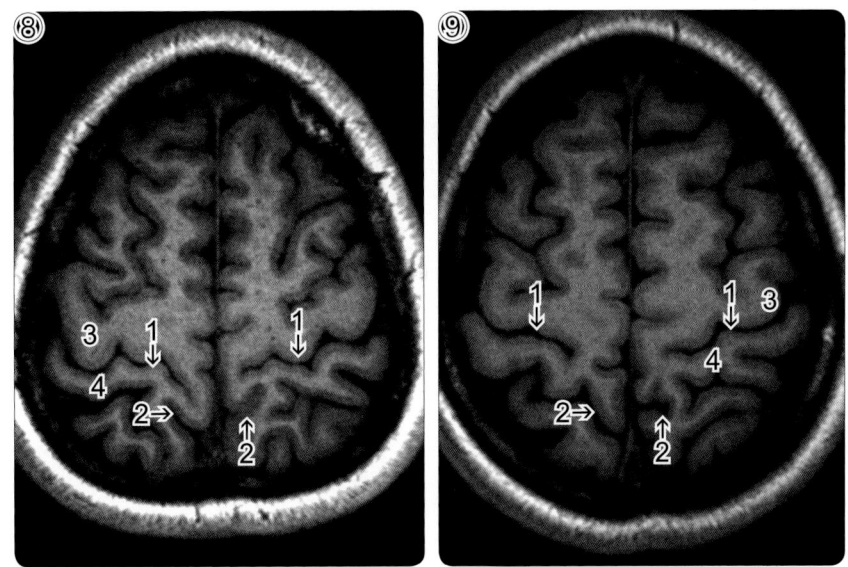

1. 中央沟；2. 扣带沟缘支；3. 中央前回；4. 中央后回；5. 大脑镰；6. 上矢状窦

图 2.2-2a 中央沟的横断面观察

图①至图⑦为头顶层面的横断面 T1 加权图像，显示头顶层面的脑沟回包括中央沟及其周围解剖结构；图⑧和图⑨为另外 2 个个体头顶层面的横断面 T1 加权图像，显示不同个体的中央沟表现。

显示和观察中央沟以头顶层面的横断面图像为最佳观察平面，定位中央沟最重要的参照解剖结构之一是扣带沟缘支，中央沟和扣带沟缘支均两侧基本对称，故便于识别和寻找。

● 请在上述图①至图⑤中识别中央沟，思考一下我们确定中央沟有哪些依据。

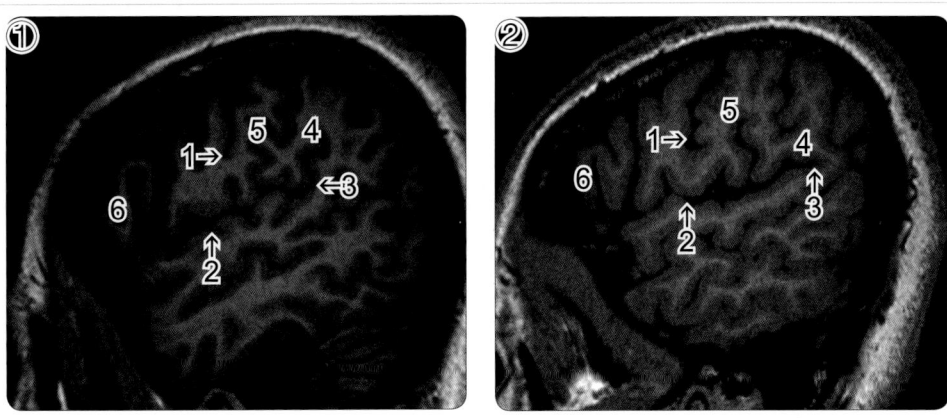

1. 中央沟；2. 外侧裂后支；3. 外侧裂后升支；4. 缘上回；5. 中央后回；6. 额下回

图 2.2-2b 中央沟的矢状面观察

图①和图②为外侧脑凸面层面的矢状面 T1 加权图像，显示中央沟。

在矢状面图像上观察中央沟的方法大体有下述几个步骤：

a. 先确定狭义外侧裂的后支和后升支，后升支不明显时可以以后支的端点代之；
b. 然后根据后升支的位置确定其周围围绕的脑回为缘上回；
c. 在缘上回前方的应确定为中央后回，那么，在其前方比较明显的脑沟应为中央沟。

另外，反过来，从前方的额下回开始也可以确认中央沟：

a. 先确定额下回，内容包括眶部、三角部和岛盖部；
b. 额下回后方的脑回应为中央前回；
c. 中央前回后方的脑沟即可确定为中央沟。

注意：在矢状面图像上确定中央沟虽然有一定的难度，但若能确定则具有一定的临床价值。关于缘上回和额下回的识别方法可阅读本节后面的相关内容。

中央沟 CT/MRI 观察小结

1. CT/MRI 建议观察平面：

①自脑顶向下 1~3cm 层面的横断面图像是观察中央沟上 2/3 段的最佳平面。

②中央沟下 1/3 段约见于距离脑顶 5cm 处层面的横断面图像，以这些较低层面的横断面图像确定中央沟难度较大，可采用大脑半球外侧层面的矢状面图像来观察较低层面的中央沟，这种替代方法是一个不错的选择。

2. CT/MRI 观察要点提示：

定位和识别中央沟的解剖基础和 CT/MRI 表现特点包括下述内容：

①长而连续：中央沟是脑凸面上走行最长、最深也最连续的脑沟。其行程比中央前沟和中央后沟更长，几乎从纵裂直达外侧裂，途中无其他脑沟干扰。在众多脑沟中显得鹤立鸡群，而且越接近脑顶层面，这一特征就越明显。

②迂曲：中央沟全程比较迂曲，具有不定数目的前后折曲。在绝大多数个体，中央沟由 2 个后曲和 1 个前曲构成奇特的"W"形或"ω"形。

③局部后凸征象：在距离中线约 3~4cm 处，常见中央沟有一个局部向后的半圆形凸起，该凸起在文献中有不同的名称，如"驼峰征 (hump sign)""把手征 (knob sign)"或"欧米伽征 (Ω sign)"等。该凸起是中央前回手部运动区皮质显著发育导致的局部增厚所致，故被称为"手结节 (hand nodule)"。虽两侧常不对称且形态上可以多样，但此后凸征象几乎总是至少存在于一侧，这可能与左右利手有关，此征的出现率约为 98.5%，是识别中央沟的重要解剖标志之一。

④宽带征和厚皮质征：中央沟前后岸分别是中央前回和中央后回，前者的宽度明显大于后者，即所谓的中央前回"宽带征"；中央前回皮质为大脑半球最厚的皮质，其厚度可达 4.5mm，明显厚于中央后回的皮质。上述宽带征和厚皮质征均可进一步佐证中央沟的位置。

⑤括弧征：括弧征 (pars bracket sign) 是指在头顶层面的横断面 CT 和 MRI 图像上，可见两侧半球扣带沟的缘支合起来组成一个向前开口的"括弧"。绝大多数个体显示中央沟的顶端在边缘支的前方进入此括弧中。此征的出现率约为 97.5%。注意有时两侧边缘支在中线上不完全对位连接，前方的中央沟有时也会出现轻度错位，此时可以结合其他征象加以识别，以避免发生对某一侧的错误定位。

⑥倒"八"字征：两侧中央沟对称地向前外方向走行，呈倒"八"字形，此征极少见于其他脑沟。

⑦上不封顶，下不达裂：在矢状面和横断面图像中可见中央沟向上直接通入大脑纵裂，但是其下端则多数受到脑回的阻隔而不直接到达外侧裂。

a present：脑回环

"脑回环"是指围绕中央沟的环形脑回组合。中央沟在脑凸面上由中央前回和中央后回围绕构成中央区，其下端通常不通达外侧裂，由于中央前、后回下端的融合而被封闭；在大脑半球内侧面，中央沟同样被伸入大脑半球内侧面的中央前、后回围绕而构成中央旁小叶 (paracentral lobule)。这样，围绕着中央沟的中央前回和中央后回就在大脑半球顶部的内外两侧形成一个完整而又连续的环状脑回，被文献称为"脑回环 (circle of gyri)"。脑回环是在大脑半球表面脑沟回中出现的一个绝无仅有的奇特景观。在 CT/MRI 图像上，显示脑回环围绕走行于大脑半球脑凸面和内侧面，解剖学形态的表现非常恒定，也十分便于识别，这对于定位大脑半球中央区具有十分重要的临床和解剖学意义。

Point-03: 枕前切迹、外侧顶颞线和颞枕线

区域解剖简析

在大脑半球的脑凸面的颞叶、枕叶和顶叶之间没有互相分界的脑沟或脑裂等天然解剖标志可以利用，为了在脑凸面上对上述脑叶进行划分，解剖学者在实践中创造出适合解剖学应用的枕前切迹、外侧顶颞线和颞枕线[1]，并将这一个切迹和两条假想线作为在脑凸面上分界颞叶、顶叶与枕叶的解剖标志。

①枕前切迹：在解剖标本的脑凸面上，可见在大脑半球外下缘和底面上的枕叶与颞叶交界处有一个向上凹入的切迹，此切迹可作为分界颞叶和枕叶的一个解剖标志点，被称为"枕前切迹 (preoccipital incisure)"。

②外侧顶颞线：在解剖标本的脑凸面上，自枕前切迹向后上方至大脑半球纵裂的顶枕沟之间画出一条向前上方略凸起的弧形连线，此线用作枕叶与其上方的顶叶和前方的颞叶之间的分界线。因为此条假想线是在脑凸面上从顶叶画向颞叶，故被称为"外侧顶颞线 (lateral parietotemporal line)"。

③颞枕线：在解剖标本的脑凸面上，自外侧裂后支与后升支之间的拐点处向后下方的外侧顶颞线画出一条与大脑半球后上缘平行的线来分界顶叶和颞叶，此条假想线是从颞叶画向枕叶，故称"颞枕线 (temporo-occipital line)"。

图 2.2-3 枕前切迹、外侧顶颞线和颞枕线

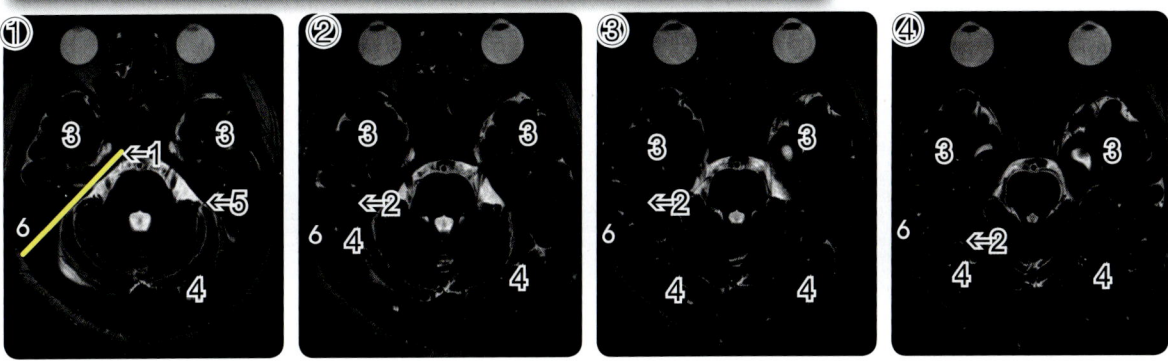

1. 45°线；2. 枕前切迹形成的大脑半球底面蜂腰征；3. 颞叶；4. 枕叶；5. 小脑幕前缘；6. 脑凸面外凹

图 2.2-3a 枕前切迹

图①至图④为岩锥层面自下而上序列的横断面 T2 加权图像，显示枕前切迹。

枕前切迹是在解剖标本上出现的在大脑半球底面分界颞叶和枕叶的一个解剖标志，该切迹是由于颞骨岩锥向上压迫大脑半球底面所形成的颞叶与枕叶之间的一个切迹，被考虑为颞叶与枕叶之间的分界线。我们在 CT/MRI 断面图像上可以依据以下几点对枕前切迹进行观察：

①颞骨岩锥线：既然岩锥形成了枕前切迹，岩锥线就应该成为代表枕前切迹的标志，从图①可以看出我们画出的 45°线基本与岩锥上缘一致。

②蜂腰征：从岩锥层面开始，随着层面上移可见枕前切迹处出现一个连接颞叶和枕叶的狭窄的蜂腰征，此征象也可以作为枕前切迹的一个标志。

③脑凸面外凹：我们在枕前切迹处的脑凸面外缘可见一个凹入处，此外凹的形成有 2 个因素，一

---

[1] 在 CT/MRI 断面图像上使用枕前切迹、外侧顶颞线和颞枕线时要注意，一定要先在 CT/MRI 断面图像上找准相关的重要解剖标志，然后再依据要求画出这些线。

是颅骨人字缝形成的局部骨质隆起，二是岩锥外端形成的骨质隆起，这一脑凸面外凹可以作为枕前切迹的依据之一。

④小脑幕前外附着缘：小脑幕附着于颞骨岩锥上缘的前外附着缘，在解剖上成为分界大脑半球底面颞叶与枕叶的解剖标志。该附着缘以内为枕叶，以外为颞叶。

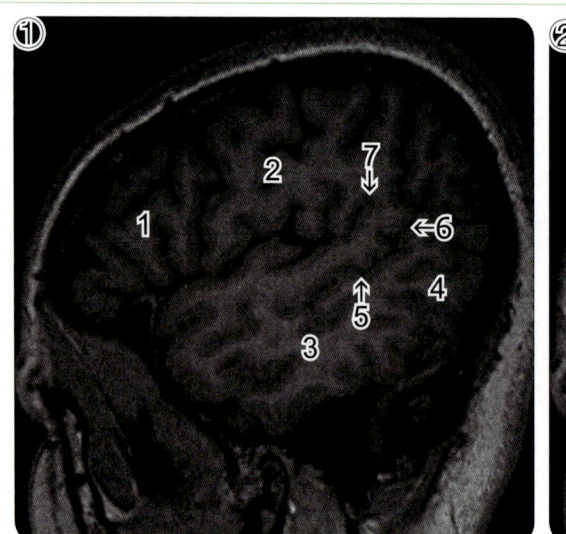 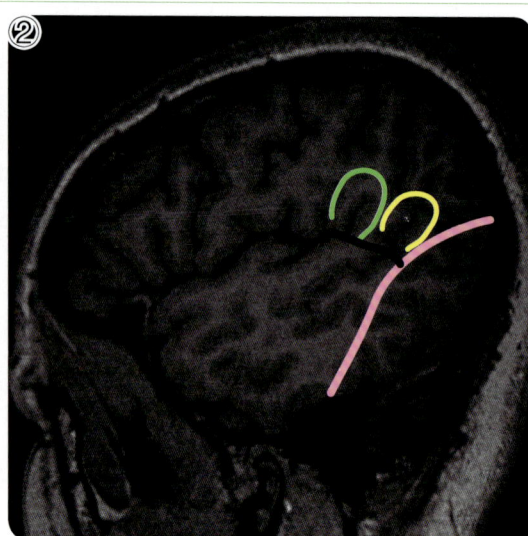

●：外侧顶颞线；●：颞枕线；●：缘上回；●：角回；
1. 额叶；2. 顶叶；3. 颞叶；4. 枕叶；5. 颞上沟；6. 颞上沟升支；7. 外侧裂后升支

图 2.2-3b 外侧顶颞线和颞枕线

图①和图②为大脑半球外侧层面的矢状面 T1 加权图像，在大脑半球外侧层面上，根据狭义外侧裂及其周围脑沟回的显示，可以以外侧裂周围的脑沟回解剖来划定外侧顶颞线和颞枕线。

划定外侧顶颞线与颞枕线的具体步骤和方法：

确定颞枕线：a. 先在图像中找到外侧裂后升支和颞上沟后升支。b. 前者为外侧裂后支后端向后上方翘起的一条脑沟，后者为颞上回后端向后上方以几乎相同的角度延伸的脑沟。c. 确定这 2 个脑沟的基点。d. 在外侧裂后升支和颞上沟后升支的基点之间引出一条线。该线即为分界后上方的顶叶和前下方的颞叶的假想分界线，即颞枕线。

确定外侧顶颞线：a. 依据颞上沟后升支画出围绕在其周围的角回。b. 确定外侧顶颞线的上、中、下 3 点。上点为顶枕裂，大致与颞上沟的后升支等高；下点为枕前切迹，大致在岩锥的最高点，其下方有一个凹入的切迹；中点即角回后缘。c. 沿上述 3 点画出一条略向前上方弯曲的弧线，此线即为外侧顶颞线。

注意，有时外侧裂后升支和颞上沟的后升支均不够明显，此时可以将外侧裂后支后端和颞上沟后端的端点直接确定为缘上回和角回的基点并进行画线。

枕前切迹、外侧顶颞线和颞枕线 CT/MRI 观察小结

1. CT/MRI 建议观察平面：

在 CT/MRI 图像上观察枕前切迹、外侧顶颞线和颞枕线与解剖标本不同，必须利用上述解剖学基础知识来解决在 CT/MRI 断面图像上进行观察的难题。

①观察枕前切迹时应以横断面图像为基础，结合矢状面图像进一步确认。
②观察外侧顶颞线和颞枕线时主要使用大脑半球外侧层面的矢状面图像进行观察。

2. CT/MRI 观察要点提示：

学会在 CT/MRI 断面图像上建立枕前切迹、外侧顶颞线和颞枕线是十分必要的。

①枕前切迹的识别：主要在序列横断面图像上依据颞骨岩锥线、蜂腰征、脑凸面外凹和小脑幕前缘等解剖标志来确定枕前切迹，达到对颞叶与枕叶进行分界的目的。
②外侧顶颞线和颞枕线的划定：应先划定颞枕线后，再依据上、中、下 3 点划定外侧顶颞线。

上述新的"枕前切迹""颞枕线"和"外侧顶颞线"比原有的同名解剖标志更容易确认也更加准确和实用。

2.2.2 大脑半球脑凸面脑沟回

划分大脑半球脑凸面上的脑叶之后，进一步分析和定位各叶脑沟回势在必行。人类的大脑半球皮质达到种系发生的顶峰，表现得高度卷曲和迂回，令人眼花缭乱，目不暇接。可以说没有哪两个人的哪一个脑沟回会是一模一样的。其 CT/MRI 表现绝不会像解剖图谱所画的那样典型和单一，其表现千变万化。但是，如果深入学习解剖，就会发现大脑半球皮质脑沟回的布局是有一定的规律可循的。充分掌握这些规律，准确地识别每个脑沟和脑回将有助于大脑半球疾病更准确的影像学定位。当今的 MRI 技术可以通过大脑半球表面重建技术获得对大脑半球脑沟回的清晰观察。但是在 CT/MRI 的临床影像学实际应用中，更常使用的是横断面、矢状面和冠状面等断面图像，如能够运用这些断面图像进行脑叶划分和脑沟回的定位与判定，将给临床诊断带来更大的方便，也更具有实际应用价值。本章节将依据这样的思路，将脑沟回分布的解剖学基础知识运用到常规 CT/MRI 图像的读片中去，以快捷有效的手段完成脑沟回的识别和定位，为临床各科的诊疗工作提供帮助。

Point-04: 额叶上组脑沟回

区域解剖简析

额叶主司运动，位于大脑半球脑凸面的前上方，后方以中央沟与顶叶分界，下方以外侧裂与颞叶分隔。底面坐落于前颅窝底，其前外面由额骨覆盖。在脑凸面上，额叶的 4 个脑回呈"三横一竖"的布局，额上、中、下回 3 个脑回呈前后走行，水平排列在前方，为"三横"；中央前回在后方，自后上向前下斜行，为"一竖"。额叶上组脑沟回包括额上回、额上沟、额中回、中央前沟和中央前回的上部，占据额叶脑凸面的上半部。

①额上回 (superior frontal gyrus)：在脑凸面上位于额叶的最上方，沿大脑半球上缘前后走行并与之平行，呈长矩形。额上回前端起自额极，向后止于中央前沟，下界为额上沟，上方经大脑半球上缘伸向半球内侧面直至扣带沟。有文献将大脑半球内侧面上的额上回另外称为"额内侧回"。实际上，额上回是由大脑半球脑凸面的额上回和该脑回在大脑半球内侧面的额内侧回共同组成的。

②额上沟 (superior frontal sulcus)：分界额上回与额中回的脑沟为额上沟，其后端既可以与中央前沟相交叉进入中央前回，也可以分叉汇入中央前沟。额上沟中途可向下分支进入额中回，向上分支进入额上回，将额上回和额中回分成数段。额上沟的走行或笔直或迂曲，这些都取决于额上回和额中回的形态和分布。额上沟基本上是连续的，或有 1~2 个脑回伸之间断，但是总体上仍呈一线，并且额上沟通常距离正中线上的半球间裂约 20~25mm，是一个比较恒定且易于识别的脑沟。

③额中回 (middle frontal gyrus)：位于额上沟和额下沟之间，大致与额上回平行。如前所述，额上沟较易识别，故额中回的最终划界的关键在于额下沟的确认（见 Point-5）。

④中央前沟和中央前回上部：中央前沟和中央前回上部位于额上回和额中回后方的同一水平处。中央前沟和中央前回的走行均与中央沟平行。中央前沟也可向后分支，不同程度进入中央前回。中央前回与中央后回以中央沟相分隔，中央前回略宽于中央后回，并且具有向后突出的"手结节"等独特形态特征。

图 2.2-4　额叶上组脑沟回

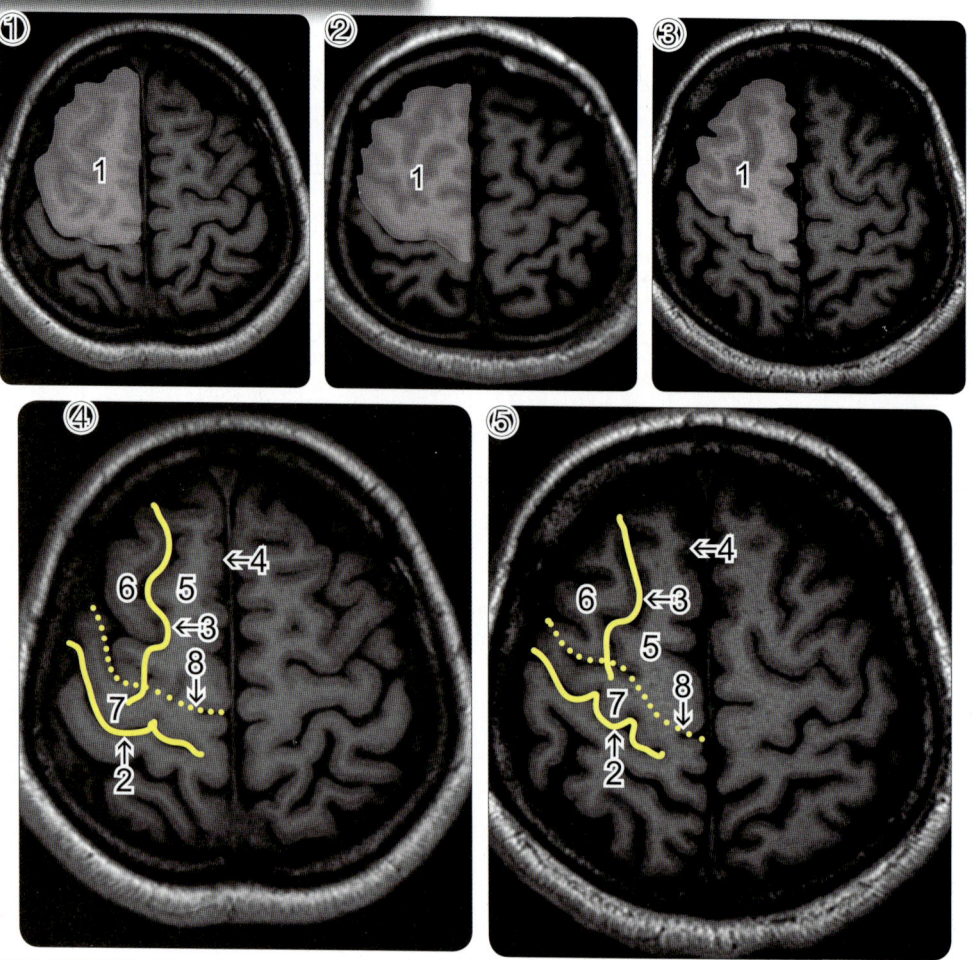

1. 额叶上组脑沟回区域；2. 中央沟；3. 额上沟；4. 额叶内侧回；5. 额上回；6. 额下回；7. 中央前回；8. 中央前沟

图 2.2-4a　额叶上组脑沟回 - 横断面

图①至图③为 3 个不同个体的横断面 T1 加权图像，显示额叶上组脑沟回的区域；图④和图⑤分别为图①和图③的放大图像，显示额叶上组脑沟回。

额叶头顶层面的横断面图像是观察额叶上组脑沟回的最佳选择。具体观察方法如下：

a. 首先确定额叶上组脑沟回的范围，找到中央沟、额上沟后即可确定其范围。额叶上组脑沟回分布在中央沟的前方和额上沟的两侧。

b. 中央沟前方为中央前回，中央前回的前方为 2 条与纵裂平行的脑回，即额上回和额中回。

c. 在头顶层面的横断面图像上，找到距离纵裂 2~3cm 的一条前后连续或断续走行且与纵裂平行的脑沟即为额上沟，额上沟分界额上回和额中回。若额上沟不连续时，可以根据其距纵裂的距离和解剖位置加以确定。

注意：额上回向大脑半球内侧面的延续部分被称为"额内侧回"，也有文献仍然称之为额上回。

● 请自行练习识别脑沟回：

a. 在上排图像中未加标记的一侧找出额叶上组脑沟回的各个部分。

b. 假如在上述横断面图像中遇到一个较小的病变而难以确定其属于额上回还是额中回时，你还有什么办法可以进一步确定呢？

c. 在额叶上组脑沟回中，中央沟的识别非常重要，请总结中央沟识别的依据。

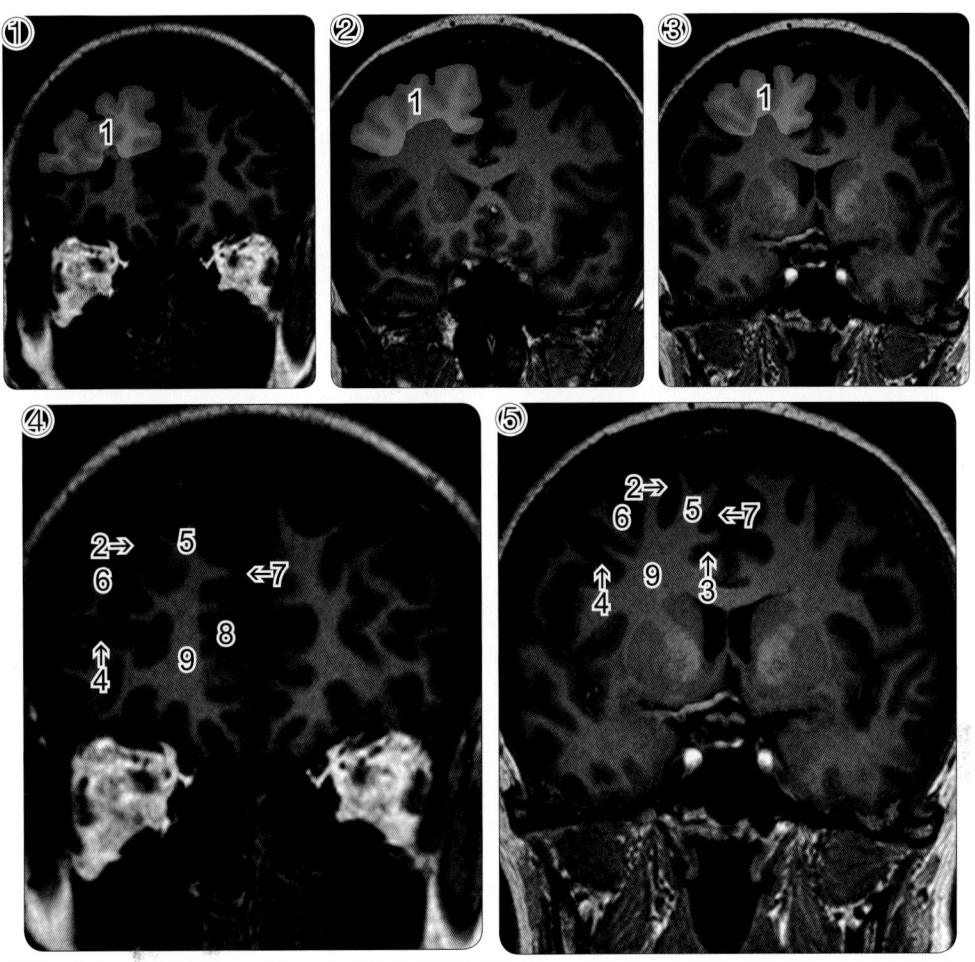

1. 额叶上组脑沟回；2. 额上沟；3. 扣带沟；4. 额下沟；5. 额上回；6. 额下回；7. 额内侧回；8. 扣带回；9. 半卵圆中心

图 2.2-4b 额叶上组脑沟回 - 冠状面

图①至图③为不同层面的冠状面 T1 加权图像，显示额叶上组脑沟回的区域；图④和图⑤分别为图①和图③的放大图像，显示额叶上组脑沟回。

应用冠状面图像识别额叶上组脑沟回虽然有一定的优势，但也有其局限性。优势是可以依据脑白质髓突和脑沟进一步划分额上回和额中回；其局限性在于无法在额上、中回与中央前回之间进行分界。具体观察方法是：a. 首先确定额叶范围；b. 然后找到额上沟和额下沟，从而确定额上回和额中回；c. 如果额上沟和额下沟不够明显，可以按三等分的比例来划分额叶上、中、下回。

在额内侧回与扣带回之间有一条脑沟为扣带沟，可以帮助确定扣带回。

● 请自行练习识别脑沟回：

a. 请你在上面图像中未加标记的一侧找出额叶上组脑沟回的各个部分。

b. 假如在上述冠状面图像中无法确定额上沟和额下沟时，你还有什么办法可以进一步确定额叶的上、中、下回？

额叶上组脑沟回 CT/MRI 观察小结

1. CT/MRI 建议观察平面：

①头顶层面的横断面：可清晰地观察额叶上组脑沟回的全部，是该组脑沟回的最佳观察平面。

②额叶的冠状面可以在上述横断面图像的基础上，通过脑沟、脑白质髓突等进一步帮助识别该组脑沟回。

2. CT/MRI 观察要点提示：

该组脑沟回在头顶横断面图像上观察的重点是识别额上沟与中央前沟；在冠状面图像上观察的重

点是额叶上、中、下回的划分。

①额上沟的确定：额上沟与纵裂平行，距离纵裂或正中线的距离保持在 20~25mm。尽管该脑沟可能并不连续，但是前后排列和连续的趋势极强，通常可以划定。

②中央前沟的确定：中央前沟与中央沟平行并位于其前方，也是一个相对连续和完整的脑回。另外，中央前回的"手结节"和比其他脑回皮质更厚等特点都可以帮助识别。

③冠状面图像时额叶上、中、下回的划分：结合额上沟和额下沟、额叶脑回的髓突干、额叶上中下回的三等分法等方法综合操作，在冠状面图像上进行额叶上、中、下回的划分应不成问题。

Point-05：额叶下组脑沟回

区域解剖简析

额叶下组脑沟回位于脑凸面额叶的下半部，包括额下沟、额下回、中央前沟和中央前回的下部。

①额下回 (inferior frontal gyrus)：位于额叶脑凸面的前下方。其上方为额中回，后方为中央前回，下方为外侧裂和前颅窝底。额下回整体近似三角形，又被称为"三角回 (triangular gyrus)"。三角形的额下回由眶部、三角部和岛盖部这 3 部分组成。

a. 眶部 (pars orbitalis)：位于额叶下缘，在外侧裂前水平支的下方，呈横行带状，与额叶底面的外侧眶回相互连续。

b. 三角部 (pars triangularis)：位于外侧裂前水平支和前升支之间，呈三角形。

c. 岛盖部 (pars opercularis)：位于外侧裂前升支后方，呈竖行的带状，因其位置偏后遮挡岛叶前端部，故称岛盖部。在岛盖部后方是额顶叶岛盖。

额下回的这 3 个部分围绕外侧裂前水平支和前升支 2 条脑沟走行和分布，这 2 条脑沟呈"V"字形或"Y"字形，成为额下回这 3 部分分界的标志，额下回的上方为向前下方延伸的额中回。

②额下沟 (inferior frontal sulcus)：为额下回的上界。额下沟本身不易识别，若我们依据上述方法识别额下回之后，即可将其上方和前方的脑沟确定为额下沟。此种逆向思维的方法可以帮助我们更快捷而准确地确定额下沟。类似的方法也可以在其他部位加以运用。

③中央前沟和中央前回的下部：额下回岛盖部的后方即为中央前沟和中央前回的下部。另外，自外侧裂向上发出的前中央下沟和后中央下沟这 2 条短沟与中央沟所构成的"山"字形的征象也可以作为定位中央前回、中央沟和中央后回下部的参考。注意在有的个体，可能在岛盖部和中央前回之间出现多余的脑回。类似此种情况在别处也常见，所以在脑沟回的解剖定位时要抓住主要的解剖标志和特点全面综合分析后做出判断，不可以死记硬背地机械照搬。

图 2.2-5　额叶下组脑沟回

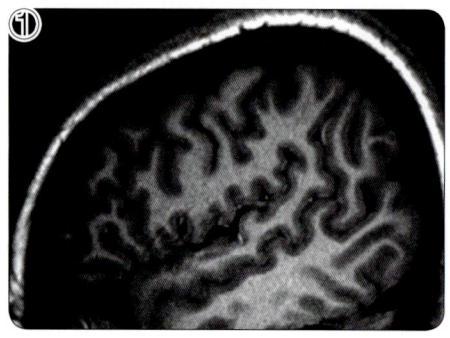
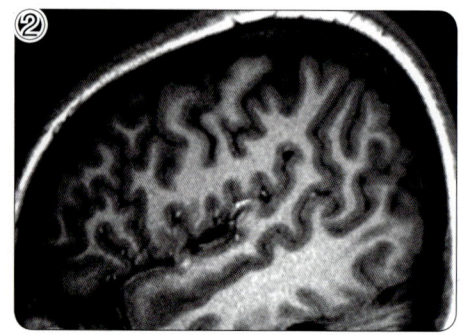

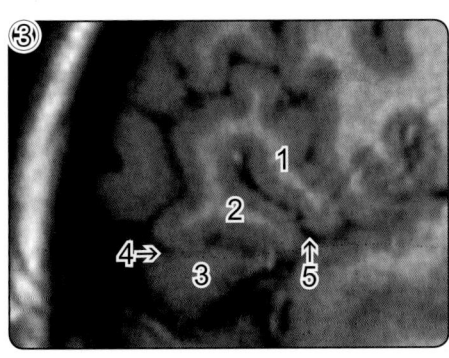
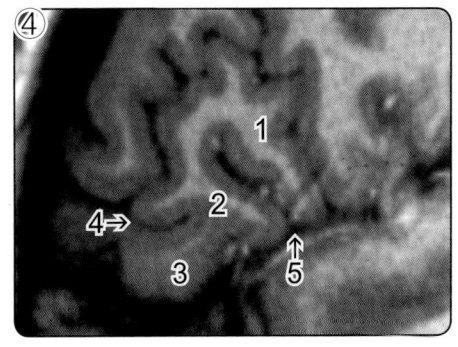

1. 额下回岛盖部；2. 额下回三角部；3. 额下回眶部；4. 外侧裂前水平支；5. 外侧裂前升支

图 2.2-5a 额叶下组脑沟回 - 矢状面

图①和图②为相邻不同层面的矢状面 T1 加权图像；图③和图④分别为图①和图②的放大图像。

大脑半球外侧层面的矢状面图像是显示额叶下组脑沟回最直观、最准确的平面。在识别判断额叶下组脑沟回时应当首选这个平面进行观察。其具体识别方法应遵循以下步骤：

先找到额下回：位于颞极前上方的一组大致呈三角形的脑沟回组，位置在外侧裂起始部的蝶骨嵴处，有前水平支和前升支 2 条脑沟向脑回内伸入，将该组脑回分成上、中、下 3 个脑回，分别是岛盖部、三角部和眶部。该组脑沟回的前方和上方是额中回，下方为前颅窝底，后下方为颞极，后方为顶叶。

实际的 CT/MRI 表现与解剖图谱的千篇一律不同，前升支和前水平支的角度，在不同个体会有不同的变化，前水平支不一定水平，可能稍微偏向上方或下方一点；前升支通常走行向前上方，有时偏向上方接近垂直或略微呈水平方向等。伴随脑沟的这些改变，各个相关的脑回形态也会有所变化。这就体现了活体解剖千变万化的特点和生动之处。

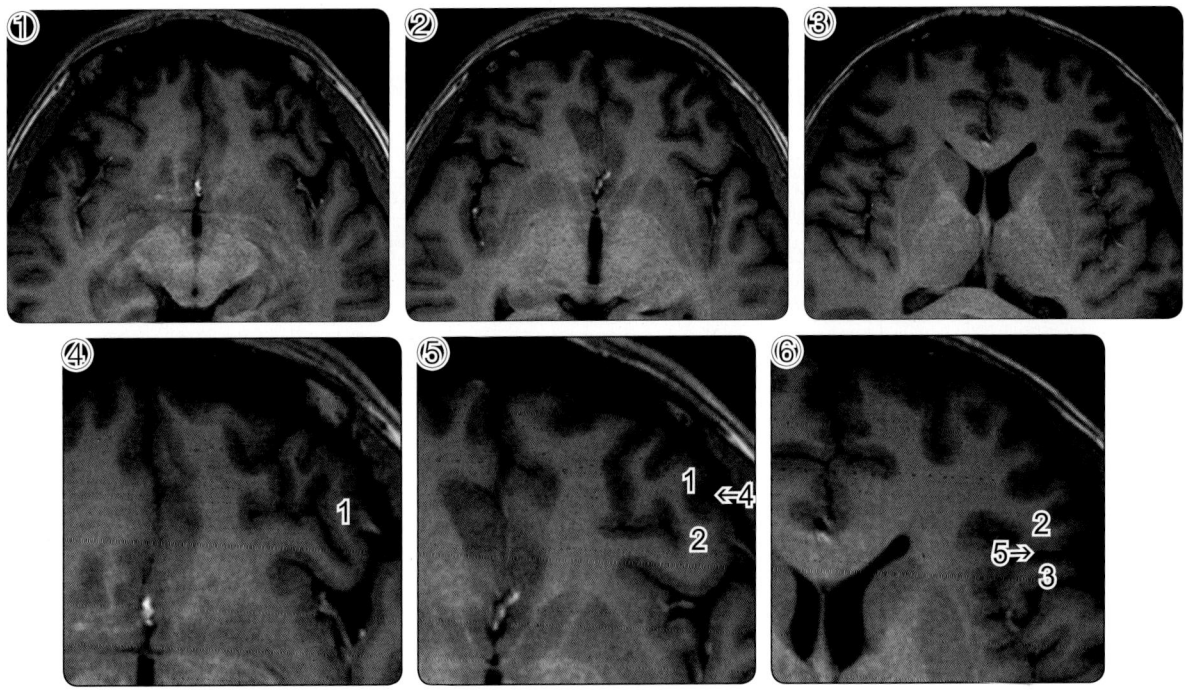

1. 额下回眶部；2. 额下回三角部；3. 额下回岛盖部；4. 外侧裂前水平支；5. 外侧裂前升支

图 2.2-5b 额叶下组脑沟回 - 横断面

图①至图③为横断面 T1 加权图像，图④至图⑥分别为图①至图③的放大图像。

横断面 T1 加权图像上观察额叶下组脑沟回有一定难度。自下而上观察，先是位于最下方大致水平走行的眶部，向上依次出现三角部和岛盖部。三者在横断面上出现的位置也是趋于自前往后的排列顺序。在眶部与三角部之间的前水平支脑沟，不易直接观察到；前升支因为趋向于上下走行，故显示的概率较大。可以参考位置和脑沟等进行这 3 个脑回的识别。

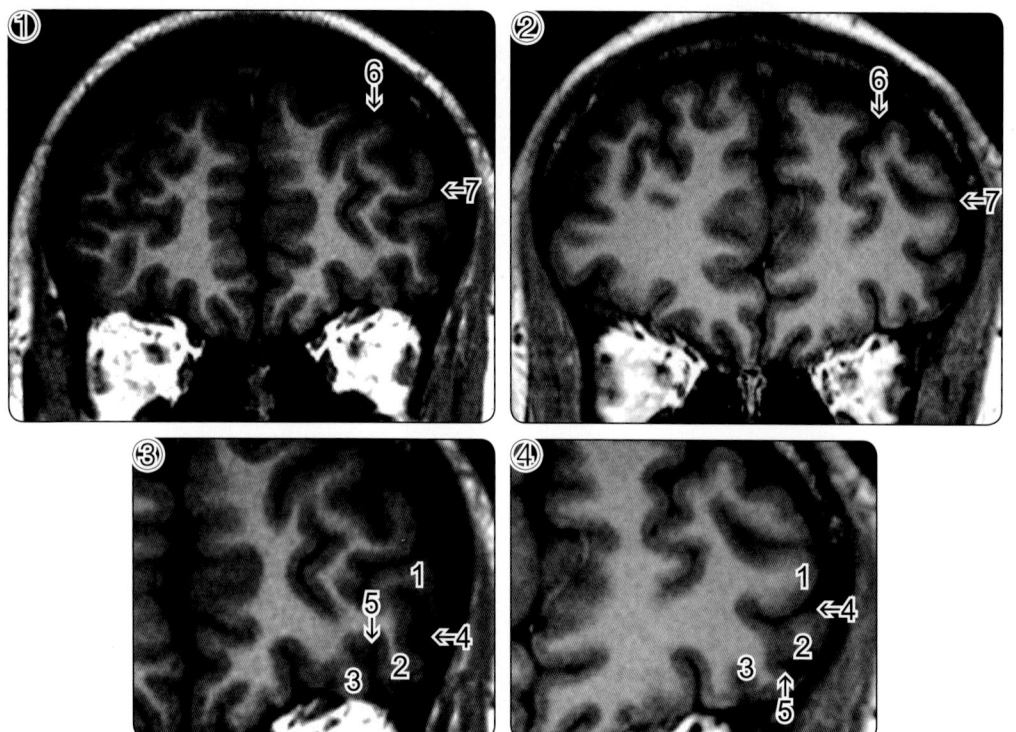

1. 岛盖部；2. 三角部；3. 眶部；4. 外侧裂前升支；5. 外侧裂前水平支；6. 额上沟；7. 额下沟

图 2.2-5c　额叶下组脑沟回 - 冠状面

图①和图②为冠状面 T1 加权图像；图③和图④为局部放大图像。显示额叶下组脑沟回及其之间脑沟在冠状面图像上的表现。

额叶下组脑沟回冠状面观察方法：冠状面观察该组脑沟回与横断面类似，冠状面和横断面都不如矢状面直观，其主要原因是分隔该组脑沟回的脑沟在冠状面和横断面图像上均不易确认识别。在冠状面图像观察方法方面，提出以下几点建议：

①首先结合脑沟的存在，在冠状面图像上将整个额叶自上而下分成 3 个大致等距离的部分，即额上回、额中回和额下回。

②然后对额下回进行分部。其中三角部位于中间，显示在外侧裂前水平支和前升支之间。岛盖部位于上方偏后，从上方向下覆盖脑岛。眶部位于下方偏前，其外侧为眶回的脑凸面，下方为眶外侧回的眶面。

注意：与任何其他脑沟回一样，额叶下组脑沟回的大体解剖位置不会变，但是其中具体的脑沟和脑回在形态和走行方面也是存在丰富的变异和差异的。

额叶下组脑沟回 CT/MRI 观察小结

1.CT/MRI 建议观察平面：

①头部 MRI 外侧矢状面为观察额叶下组脑沟回的最基本的和最佳的平面。

②头部 MRI 冠状面和横断面均可作为矢状面图像的重要补充，其中冠状面图像可进一步显示额下回的髓突以及清晰观察额下回眶部与眶外侧回之间是一个脑回的两个面之间的关系。

2.CT/MRI 观察要点提示：

额叶下组脑沟回的观察要点就是识别额下回的这 3 个部分，即岛盖部、三角部和眶部。一旦通过这 3 个部分确认了额下回，则该组脑沟回与额中回的关系以及额下沟的识别就迎刃而解了。观察本组脑沟回的方法和步骤是：

①首先寻找和确认外侧裂的前水平支和前升支。

②再依据前水平支和前升支确认额下回的 3 个部分，即眶部、三角部和岛盖部。

③整个额下回的轮廓明确之后，其上方和前方为额下沟和额中回，后方依次为中央前沟和中央前回。冠状面图像可以显示眶部向脑底面延伸成外侧眶回。

Point-06: 顶叶脑沟回

区域解剖简析

顶叶皮质主司感觉，位于大脑半球脑凸面的后上方，前面以中央沟与额叶分界，下方以外侧裂与颞叶分界，后方以外侧顶颞线与枕叶分界，前下方以颞枕线与颞叶分界。顶叶外面由顶骨覆盖。顶叶的脑沟回有中央后回、中央后沟、顶上小叶、顶下小叶和顶内沟。顶叶的3个脑回在脑凸面上排列成"一竖两横"。

①中央后回 (postcentral gyrus)：位于中央沟后并与之平行，自后上向前下走行，成为前方的"一竖"。该脑回的宽度比中央前回略窄，其皮质厚度也小于中央前回。

②中央后沟 (postcentral sulcus)：位于中央后回的后方并与之平行，其后为顶上小叶和顶下小叶。中央后沟与其后方的顶内沟以不同的方式相连续。

③顶上小叶 (superior parietal lobules)：亦称"顶上回"，位于中央后回后方，沿半球上缘走行，为上方的"一横"。其前方以中央后沟与中央后回分界，后方与枕叶的枕上回相连，两者之间可无明确的界线。其下界以顶内沟与顶下小叶分界，但是实际上顶内沟常常并非整齐地走行于顶上小叶和顶下小叶之间。

④顶下小叶 (inferior parietal lobules)：又称"顶下回"。文献中普遍认为顶下小叶由缘上回和角回构成，前者是围绕外侧裂后升支的马蹄铁状脑回，后者为围绕颞上沟后端的第二个马蹄铁状脑回。但是在有的个体，顶下小叶变异较多，会在这2个脑回之间或周围出现多余的脑回。总之，顶下小叶构成下方的"一横"。

⑤顶内沟 (intraparietal sulcus)：位于顶上小叶和顶下小叶之间。其模式多样：

a. 顶内沟通常起自中央后沟，向后方或后下方走行。

b. 中央后沟上段或下段单独向后延伸为顶内沟。

c. 顶内沟的数目不一，走行多变，没有一定的规律，可以参照角回和缘上回等结构帮助识别。

图 2.2-6 顶叶脑沟回

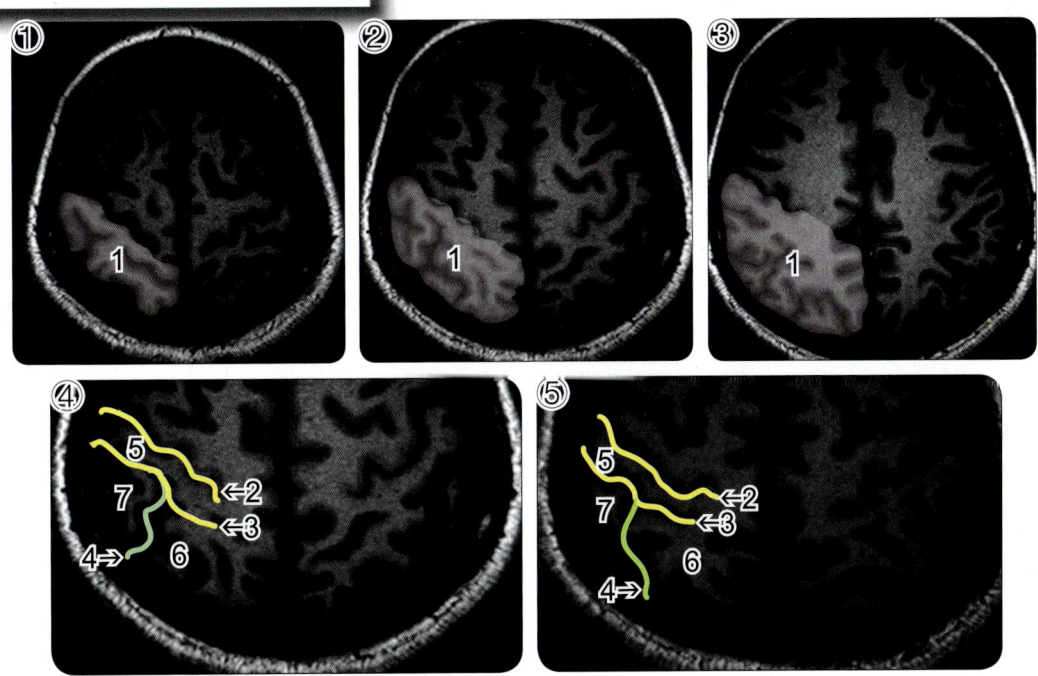

1. 顶叶区域；2. 中央沟；3. 中央后沟；4. 顶内沟；5. 中央后回；6. 顶上小叶；7. 顶下小叶

图 2.2-6a 顶叶脑沟回 - 横断面

图①至图③为头顶层面的横断面 T1 加权图像，显示顶叶区域；图④和图⑤为局部放大细节图，显示顶叶脑沟回的详细表现。以中央沟为前界与额叶分隔。

顶叶脑沟回的观察重点是先确定中央后沟和顶内沟，中央后沟与中央沟平行，两者之间为中央后回。顶内沟自中央后沟中段向后伸入，成为顶上小叶和顶下小叶的分界。此脑沟比较随意，没有恒定的模式，其识别一是依据缘上回等的确定，二是可以试着在顶叶内找到顶上小叶和顶下小叶的平衡点，再确定顶内沟的位置。

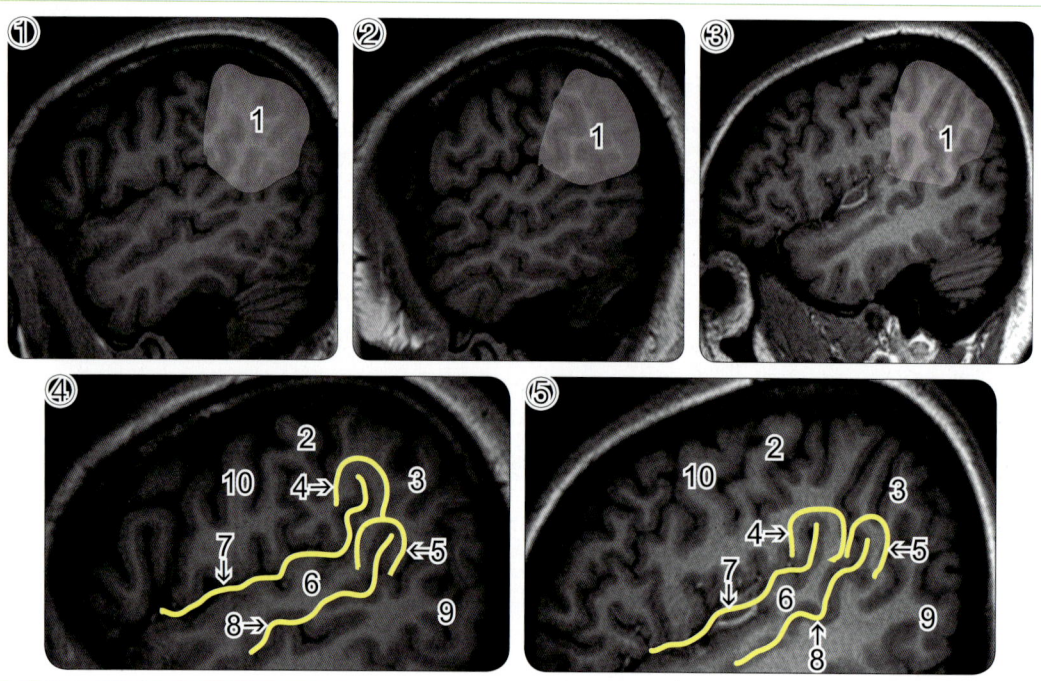

1. 顶叶区域；2. 中央后回；3. 顶上小叶；4. 缘上回；5. 角回；6. 颞上回；7. 外侧裂后支；8. 颞上沟；9. 枕叶；10. 额叶

图 2.2-6b 顶叶脑沟回 - 矢状面

图①至图③为矢状面 T1 加权图像，显示顶叶区域；图④和图⑤为局部放大细节图，显示顶叶脑沟回的分布细节和各个脑沟回的毗邻关系。

顶叶脑沟回的矢状面观察非常重要。顶叶脑沟回识别和判定的重点是缘上回和角回的确定。缘上回为围绕外侧裂后升支的脑回，角回为围绕颞上沟后升支的脑回。这 2 个脑回确定后，其他脑沟回的识别就迎刃而解了。顶上小叶在上方，中央后回在前方。

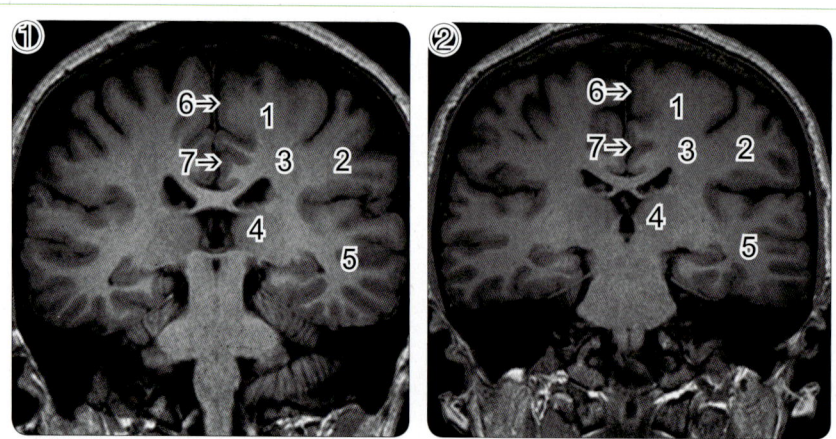

1. 顶上小叶；2. 顶下小叶；3. 半卵圆中心；4. 丘脑；5. 颞叶；6. 楔前叶；7. 扣带回

图 2.2-6c　顶叶脑沟回 - 冠状面
　　图①和图②为胼胝体压部层面的冠状面 T1 加权图像，可以补充观察顶叶，特别是可以通过顶内沟和自半卵圆中心发出的髓突干帮助区分顶上小叶和顶下小叶。
　　在冠状面图像上，借助向 2 个小叶发出的髓突干和位于两者中间十分明显的脑沟可以清晰地将顶上小叶和顶下小叶区分开。这也告诉我们，在横断面和矢状面图像上以平分的方法进行顶内沟的识别是正确的选择。
　　在冠状面图像上，可以同时观察到顶叶纵裂面上的脑沟回，位于扣带沟上方的是楔前叶，位于下方的是扣带回。

顶叶脑沟回 CT/MRI 观察小结
　　1.CT/MRI 建议观察平面：
　　①头顶层面的 MRI 横断面图像便于同时观察顶叶全部的脑沟回。
　　②大脑半球外侧的矢状面图像主要观察顶下小叶的缘上回和角回等结构，帮助准确划分顶叶内的脑沟回。与横断面图像结合可以完美地理解顶叶脑沟回的详细解剖结构。
　　③顶叶层面的冠状面图像可以对顶上小叶和顶下小叶进行更明确的分界，是重要补充。
　　2.CT/MRI 观察要点提示：
　　在大脑半球脑凸面上对顶叶的观察重点是缘上回和角回的识别，这 2 个脑回一经确定，则中央后回和顶上小叶等也就随之可以明确识别了。此区读片时应注意以下 2 点：
　　①缘上回和角回的形状：多数为典型的马蹄铁形，但在更多的个体这 2 个脑回并非表现出典型的马蹄铁形态，此时应以狭义外侧裂的后升支和颞上沟的后升支作为解剖标志，再参考解剖位置来划定这 2 个脑回的位置、形状和具体范围。需要注意的是，在活体的 CT/MRI 图像上，脑沟回不会像解剖图谱那么典型、恒定和规则，读片时需把握好原则性和灵活性的结合。
　　②顶下小叶脑回变异：我们知道顶下小叶的确定是顶叶解剖分析的关键，多数文献认为顶下小叶是由缘上回和角回构成的，但在实际读片中发现顶下小叶具有多样的变化，常见有以下几种情况：
　　a. 缘上回后方有附加脑回将角回向后推移。
　　b. 在顶上小叶与缘上回、角回之间有附加脑回的存在。
　　c. 有附加脑回插入角回与枕叶之间。
　　这些附加脑回属于正常的解剖变异。此种情况在其他区域也可出现。

Point-07：颞叶和枕叶脑沟回

区域解剖简析

　　颞叶主司听觉和嗅觉，位于大脑半球脑凸面的下方，底面坐落在中颅窝，外面由颞骨覆盖。上方以外侧裂与额叶分界，后上方以颞枕线与顶下小叶分界，后方以外侧顶颞线下段与枕叶分界。
　　颞叶脑沟回由颞上、中、下回和颞上、下沟组成。
　　①颞上回 (superior temporal gyrus)：位于颞叶最上方。其上界为外侧裂，下界为颞上沟，整个颞上回与外侧裂平行，前端起自颞极，后方与缘上回、角回相连接；颞上回的上面掩藏在外侧裂内，自前向后依次为颞极平面、颞横回和颞平面。
　　a. 颞极平面 (planum polare)：指颞横回前方的平坦区域。
　　b. 颞横回 (transverse temporal gyri)：是颞上回上面后部的 1~2 个自岛叶后方向前外斜行的脑回，又称 heschl 回，在 heschl 回的前后为 heschl 沟。
　　c. 颞平面 (planum temporal)：指颞横回后方相对平坦的区域。
　　②颞上沟 (superior temporal sulcus)：为颞叶脑凸面上最明显的脑沟，起于颞极，与外侧裂平行，被称为平行沟。末端向后上方翘起进入角回。
　　③颞中回 (middle temporal gyrus)：位于颞上沟和颞下沟之间，与颞上回平行，为颞叶脑凸面上最宽大的脑回，几乎占据颞叶脑凸面上大部分面积。该脑回蜿蜒向后续于枕叶脑凸面的枕中回，两者之间无明确的脑沟可以作为明确的分界，而只能以外侧顶颞线这条假想线为界。

④颞下沟(inferior temporal sulcus)：位于颞中回和颞下回之间，呈断断续续状走行于大脑半球的外下缘附近。

⑤颞下回(inferior temporal gyrus)：位于颞叶脑凸面的最下方，比较窄小。该脑回向下延伸至颞叶底面时移行成为枕颞外侧回，向后延续为枕下回。

枕叶主司视觉，位于大脑半球脑凸面的后下方，底面坐落在小脑幕上，外面由枕骨覆盖。上方和前方以外侧顶颞线与顶叶和颞叶分界。

枕叶这个位于大脑半球脑凸面后下方最小的脑叶包括枕上、中、下回和枕上、下沟。有时可出现附加的枕中沟或更多走行不确定的脑沟，这些脑沟可以水平走行，也可以倾斜走行或随机分布。

①枕上回(superior occipital gyrus)：是顶上小叶向后下方的延续，两者之间几乎没有任何解剖标志可言，该脑回在枕叶脑凸面上约占 1/4 的面积。

②枕中回(middle occipital gyrus)：与颞中回相仿，是 3 个枕回中最为宽大的一个，约占据枕叶脑凸面的中间 1/2，是颞中回向后方枕叶内的延续。

③枕下回(inferior occipital gyrus)：位于枕叶脑凸面的最下方并向枕叶底面延伸，占据枕叶脑凸面下方的 1/4 位置，向前与颞下回相互延续。

④枕上沟：又称"枕内沟(intraoccipital sulcus)"或枕横沟，是枕叶在脑凸面上相对明显的脑沟。多数为自顶内沟向后下方的延续所形成。

⑤枕下沟：为颞下沟向后延续所形成，邻近枕叶下缘。

⑥附加的枕中沟：在枕叶脑凸面上，枕中回最为宽大，常常有附加的枕中沟出现，将宽大的枕中回从中分隔开，也使枕叶脑凸面上的脑回显得比较紊乱。

图 2.2-7　颞叶和枕叶脑沟回

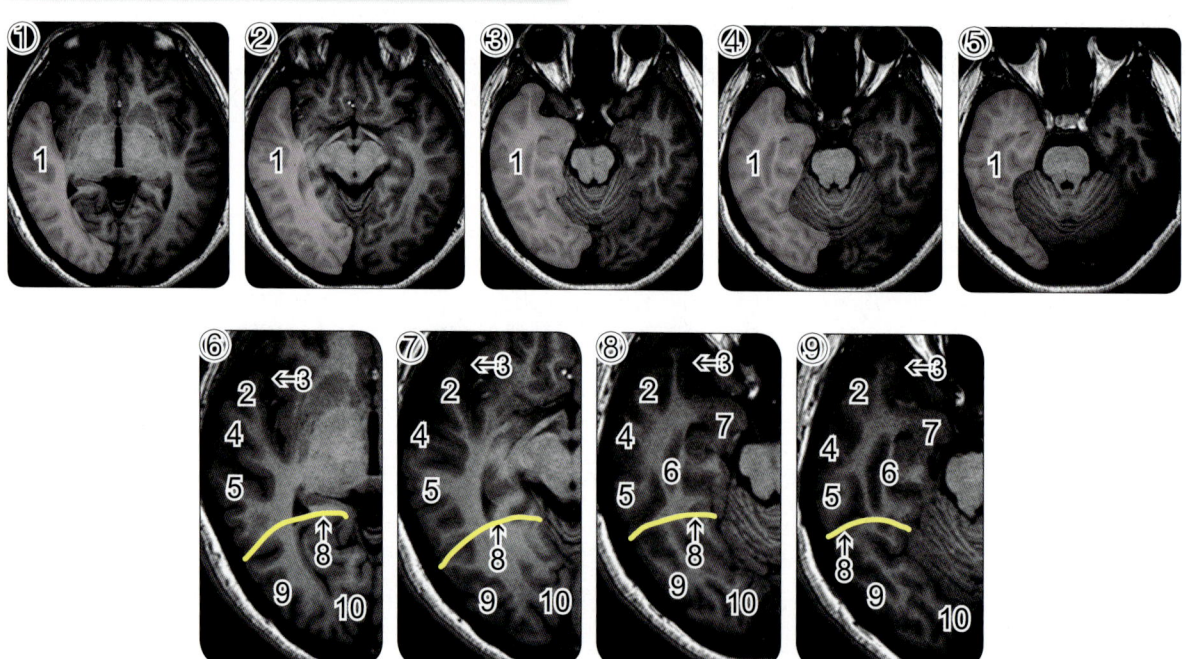

1. 颞叶和枕叶区域；2. 颞上回；3. 颞极；4. 颞中回；5. 颞下回；6. 梭状回；7. 海马旁回钩；8. 枕前切迹；9. 枕叶上中下回；10. 枕叶舌回和楔叶

图 2.2-7a　颞叶和枕叶 - 横断面

图①至图⑤为自上而下不同层面的横断面 T1 加权图像，图⑥至图⑨为放大图像，显示颞叶和枕叶在横断面上的表现。

颞枕叶区域的横断面图像可以同时显示颞叶和枕叶外侧面、内侧面、颞极和枕极等部位脑沟回的表现。在上方层面，颞叶内侧为岛叶和其内侧的基底核核丘脑，外侧为颞上回、颞中回和其后方的顶叶和枕叶；在下方层面可见外侧为颞中回和颞下回，内侧为颞叶内侧的海马旁回和海马旁回钩，后方主要为枕叶结构。关于颞叶和枕叶在横断面上的观察存在不少难点，需要在实践中不断学习和提高。

①关于颞上、中、下回的识别：颞叶是一个以脑沟回前后走行为特点的脑叶，如本图和文献中这样依据脑沟的存在按照前后排列划分颞上、中、下回时可能会存在一定的误差，需要在实践中不断进行改进以达到准确划分的目的。

②关于枕前切迹的识别：枕前切迹在解剖标本上不难确定，但是在 CT/MRI 图像上，则需要以脑凸面上的外凹、颞叶和枕叶之间的蜂腰征、颞骨岩锥线和小脑幕等多种解剖标志来确定枕前切迹的位置，方可达到在断面图像上使用枕前切迹的目的。

③关于颞叶海马旁回钩区域灰质结构的区分：颞叶海马旁回钩区域可显示侧脑室下角钩隐窝周围的杏仁核、海马和嗅脑皮质区等均为灰质结构，彼此紧密毗邻或融合在一起，较难分辨，可以依据杏仁核和海马分别位于下角钩隐窝前上方和后下方，而嗅脑皮质位于海马旁回钩的表面等特点进行定位。

④枕叶外侧面的舌上、中、下回和内侧的舌回和楔叶等在横断面上可依据高低位置进行判断。

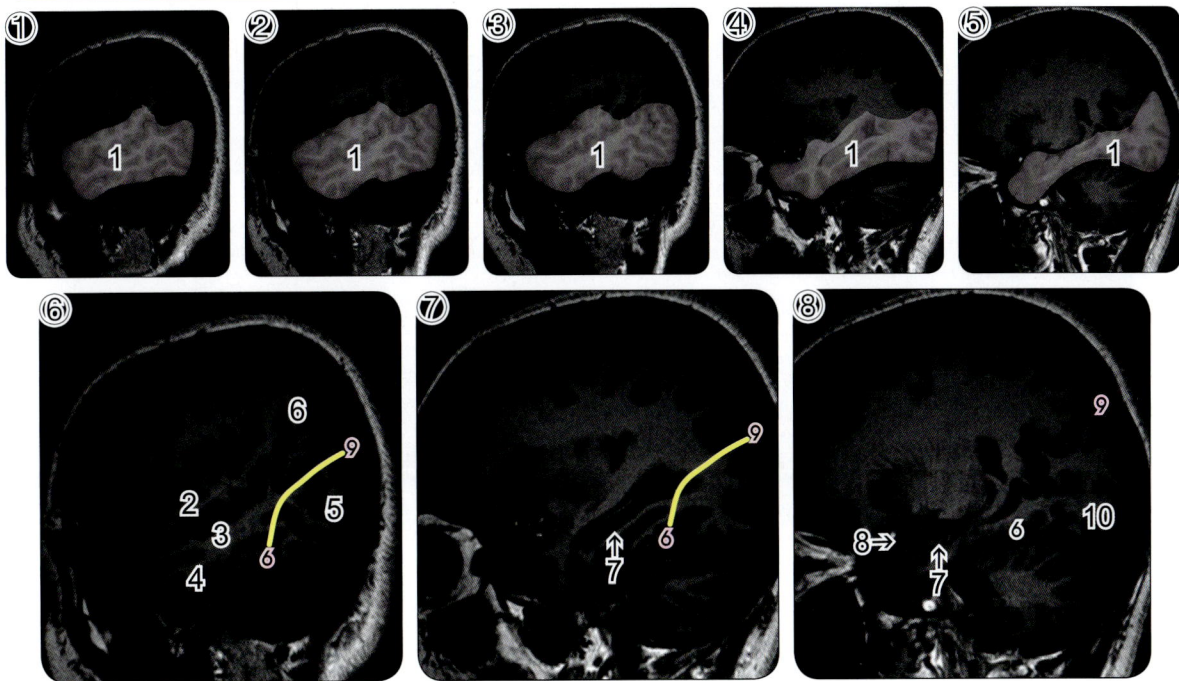

1. 颞叶和枕叶；2. 颞上回；3. 颞中回；4. 颞下回；5. 枕叶；6. 顶叶；7. 海马；8. 杏仁核；9. 楔叶；10. 舌回；黄线：外侧顶颞线；**6**. 枕前切迹；**9**. 顶枕裂

图 2.2-7b　颞叶和枕叶 - 矢状面

图①至图⑤为自外向内不同层面的矢状面 T1 加权图像，图⑥至图⑧为放大图像，显示颞叶和枕叶脑沟回在矢状面上的表现。

在自外向内不同层面的矢状面图像上观察颞叶和枕叶，会发现各自不同的解剖结构：

①在外侧层面的矢状面图像上，显示颞叶和枕叶脑凸面上的脑沟回，可以观察到颞叶、顶叶和枕叶之间的脑回排列关系。颞上回向后上方延续为顶下小叶的脑沟回，顶下小叶向后下方延续为枕上回，颞中回向后延续为枕中回，颞下回向后延续为枕下回。

②在中间层面的矢状面图像上，显示侧脑室下角以及与之密切相关的海马结构。

③在内侧层面的矢状面图像上，在观察颞叶内侧的海马旁回、海马旁回钩、杏仁核和海马等结构的同时，还可以直接观察到顶枕裂和距状裂，从而可清晰地分清顶叶与枕叶、楔叶与舌回。

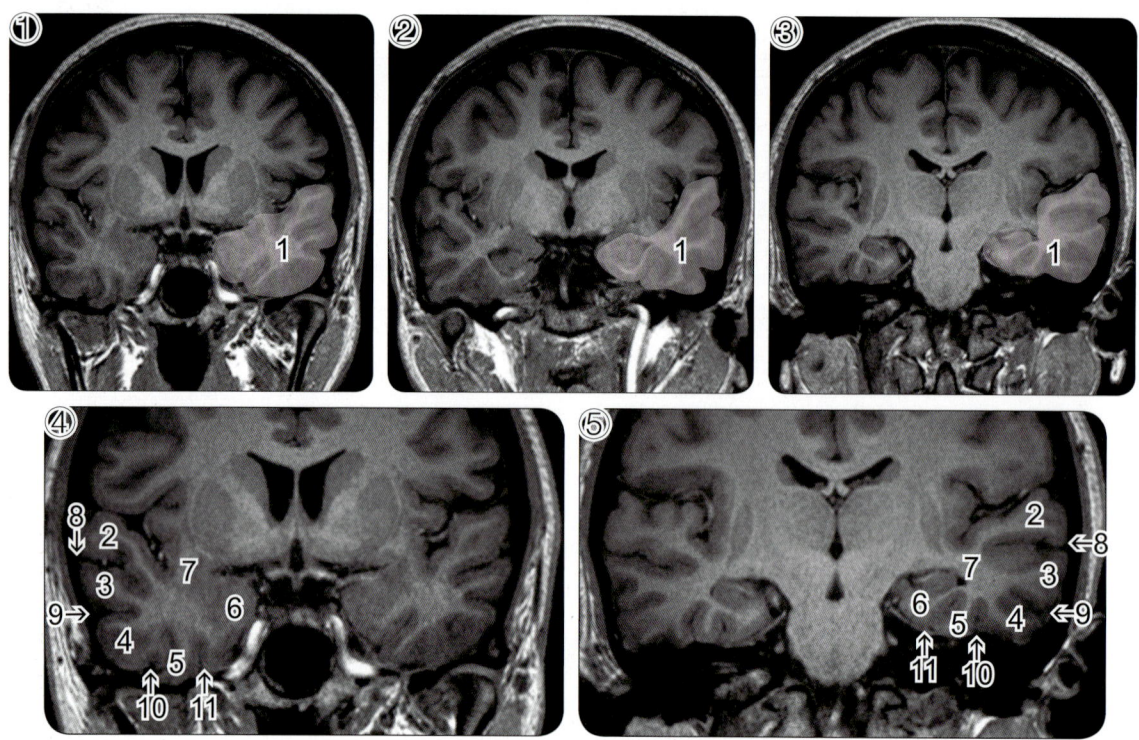

1. 颞叶和枕叶区域；2. 颞上回；3. 颞中回；4. 颞下回；5. 梭状回；6. 海马旁回；7. 颞叶髓干；8. 颞上沟；9. 颞下沟；10. 枕颞沟；11. 侧副沟

图 2.2-7c　颞叶和枕叶的冠状面表现

图①至图③为冠状面 T1 加权图像，显示颞叶区域；图④和图⑤分别为图①和图③的放大图像，显示颞叶脑沟回的细节表现。

冠状面图像与前后走行的颞叶在整体上是垂直的，故可以清晰地观察颞叶髓干及其向颞叶各个脑回伸入的表现，有助于显示颞叶全部脑沟回的详细分布和彼此关系。

颞上回从外下方覆盖脑岛，其中的颞横回因趋于前后斜行而显示其断面；颞中回占据颞叶外侧面的大部；颞下回自颞叶外侧面向颞叶底面延续，其底面部分称为枕颞外侧回；梭状回位于颞叶底面且占据颞叶底面的大部；海马旁回位于颞叶的最内侧，呈圆隆状，下方以侧副沟与梭状回分隔。总之，冠状面是观察颞叶各个脑沟回细节的最佳平面。

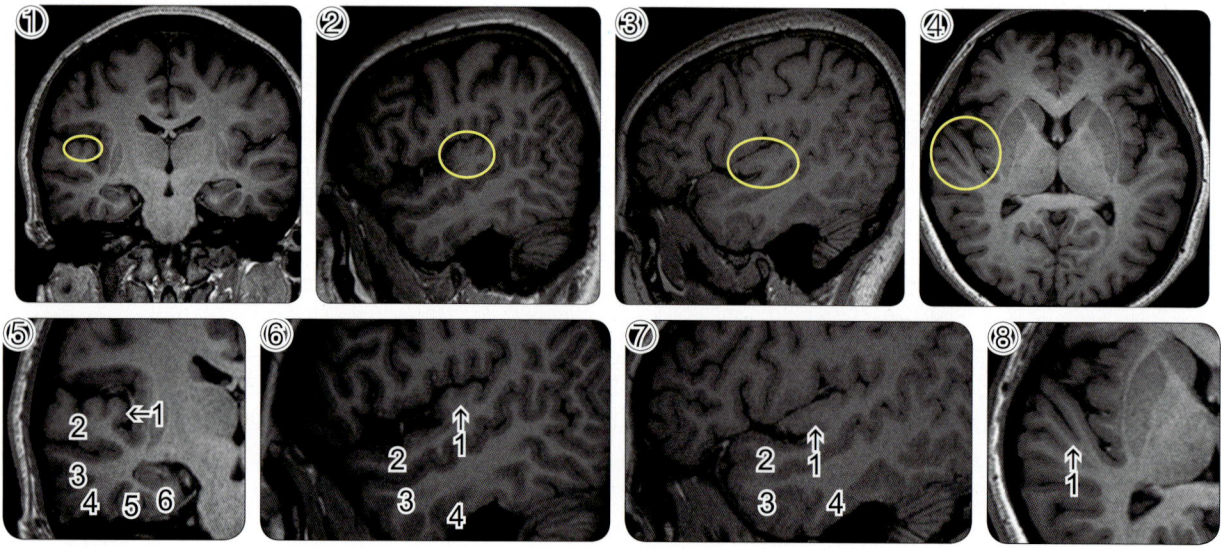

1. 颞横回；2. 颞上回；3. 颞中回；4. 颞下回；5. 梭状回；6. 海马旁回；○：颞横回

图 2.2-7d 颞叶和枕叶 - 颞横回

图①至图④分别为显示颞横回的冠状面、矢状面和横断面 T1 加权图像（见图中圆圈内）；图⑤至图⑧为各自显示颞横回的放大细节图像。

颞横回是颞上回上面自岛叶后方向前外方向斜向前行的 1～2 个脑回，又称 Heschl 回，其后为 Heschl 沟和颞平面。如图所示，在冠状面图像上呈前后走行的脑回断面，矢状面图像显示其前后走行的长轴表现或斜长轴表现，横断面图像则可以看到此脑回向前外方走行的全貌。

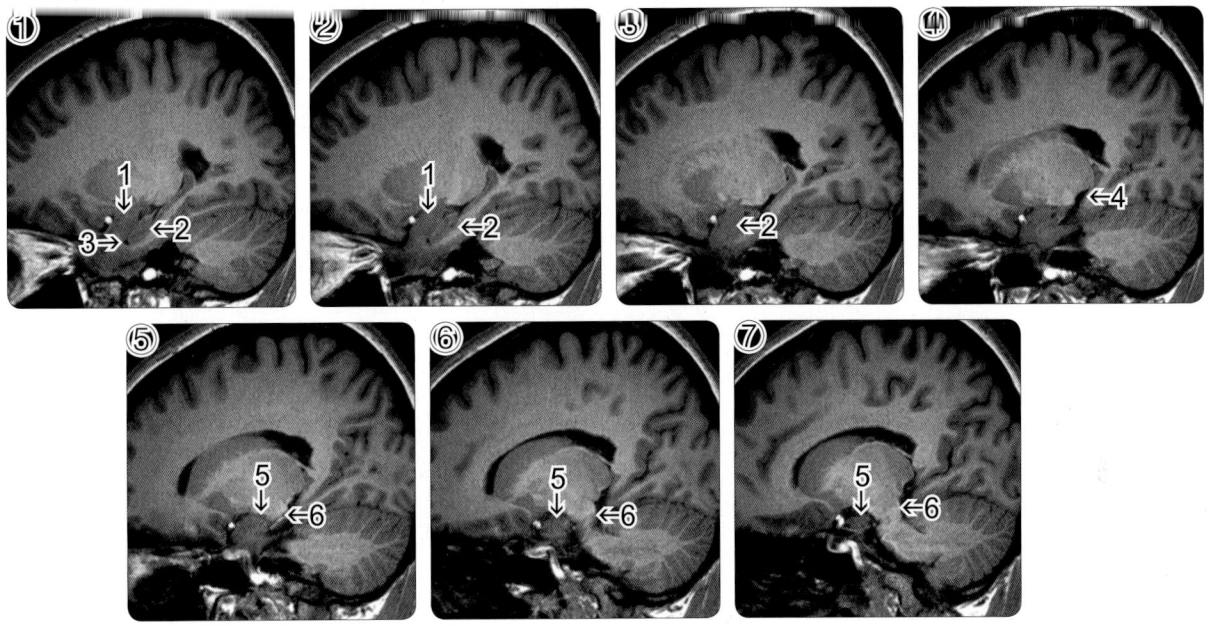

1. 杏仁核；2. 海马；3. 侧脑室下角钩隐窝；4. 侧脑室下角；5. 海马旁回钩；6. 大脑脚

图 2.2-7e 颞叶和枕叶 - 颞叶内侧

图①至图⑦为显示颞叶内侧的矢状面序列图像，显示颞叶内侧的解剖结构，包括海马旁回及其毗邻的全部结构。图①至图④显示海马旁回的主要解剖结构，包括侧脑室下角、海马头体尾、杏仁核以及海马旁回的整体形态和其内走行的扣带束；可见杏仁核位于下角钩突的前上方，海马位于下角钩突的后下方。图⑤至图⑦则显示颞叶最内侧的海马旁回钩，其内容为杏仁核和其表面的嗅皮质。在钩的后方为转换至海马旁回之前的扣带回峡。

上述矢状面图像显示海马旁回钩紧贴在同侧大脑脚的前方外侧，两者之间几无空隙，故当颅内压升高时，颞叶的海马旁回钩极易经此处向下发生脑疝，压迫大脑脚和脑干的生命中枢，可危及生命。

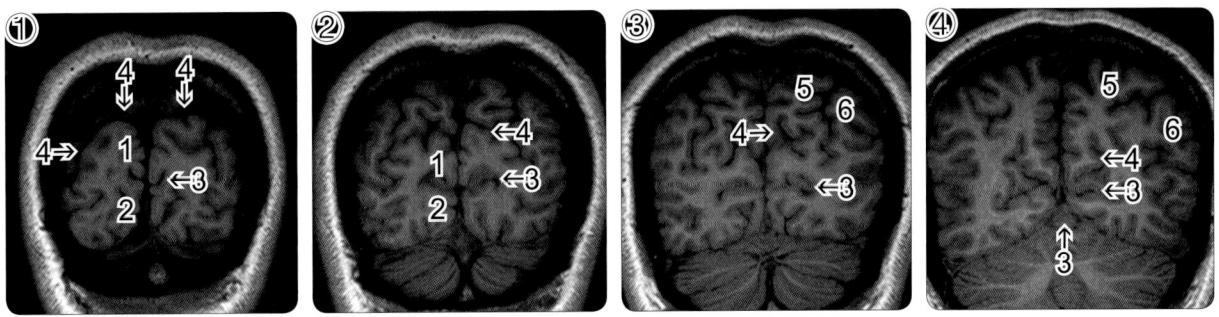

1. 楔叶；2. 舌回；3. 距状裂；4. 顶枕沟；5. 顶上小叶；6. 顶下小叶；7. 小脑蚓部（山顶）

图 2.2-7f 颞叶和枕叶 - 枕叶

图①至图④为大脑半球后部层面的冠状面 T1 加权图像，显示枕叶的冠状面全貌。

图①为偏后层面，显示枕叶的后极，上方和外侧为顶枕裂和顶叶，纵裂内显示距状裂将枕叶分为上方的楔叶和下方的舌回；图②至图④为逐次向前方的层面，在距状裂上方出现顶枕沟及其上方的顶叶成分，同时显示顶枕沟和距状裂逐渐下移，上方的顶上小叶和顶下小叶成分逐渐增多。至图④显示层面已经接近小脑蚓部的山顶，故枕叶接近或基本消失。

在冠状面图像上观察枕叶时，其纵裂面的舌回和楔叶容易识别，而脑凸面上的枕上、中、下回等脑沟回的分布比较随意，不易具体识别各个脑回。另外，冠状面图像也不适合观察枕叶与颞叶和顶叶之间的界限和划分。

颞叶和枕叶 CT/MRI 观察小结

颞叶和枕叶是 2 个密切联系在一起很难划分的脑叶。颞叶和枕叶脑沟回的观察也比较复杂。

1. CT/MRI 建议观察平面：

①颞叶：颞叶整体趋于前后走行，故其各个脑沟回的观察以冠状面最为清晰准确，横断面和矢状面可以对其做补充观察。

②枕叶：枕叶是一个小而难以观察的脑叶，其观察的最大困难是与毗邻的顶叶和颞叶之间的分界和划分。解剖学为之制订出的一些假想线，也只能用于矢状面和横断面图像，在冠状面图像上对枕叶和颞叶尚无很好的分界方法。

2. CT/MRI 观察要点提示：

颞叶和枕叶的观察有 2 个难点，一是对枕叶脑凸面脑回的划分，二是枕叶与颞叶的分界。

对枕叶脑凸面的枕上回、枕中回和枕下回有下述观察方法：

①对应识别法：顶上小叶对应枕上回，颞中回对应枕中回，颞下回对应枕下回。可以利用一对一的对应关系来识别枕叶的上、中、下回，即顶上小叶常常在缘上回和角回后上方向下延续至枕叶上部形成枕上回；颞中回常常继续后行伸入枕叶形成枕中回；颞下回向后延续于枕叶下方的枕下回。

②面积划分法：因枕中回相对比较突出且面积较大，故在没有明确的脑沟回标志的情况下，按面积划分法可在使用外侧顶颞线的基础上，将枕叶脑凸面上的上 1/4 脑回划为枕上回，中间 1/2 划为枕中回，下 1/4 划为枕下回。

要解决枕叶与颞叶的分界问题，在横断面和矢状面图像上可以使用枕前切迹、人字缝和顶枕裂这 3 个解剖标志进行划分，或者以小脑幕为解剖标志，小脑幕上方为枕叶，枕叶前方为颞叶。在冠状面图像上可以以胼胝体压部为解剖标志，前方为颞叶，后方为枕叶。另外一个标志是看外侧裂和颞叶髓干的表现，有外侧裂及颞叶髓干的层面为颞叶，随层面后移，至外侧裂和颞叶髓干显示时，其后即为枕叶。

Point-08：岛叶脑沟回

区域解剖简析

岛叶 (insular lobe) 的功能尚不完全明了，其后部与躯体感觉有关，前部则与嗅觉和味觉有关。因新皮质的脑叶快速生长发育而被推挤至外侧裂深部的岛叶形成一个孤立的三角形脑叶，故被称为脑岛或"罗尔氏脑岛 (the insula of Reil)"。覆盖在岛叶外面的额、顶、颞叶脑皮质被称为岛盖。岛叶的解剖结构包括环状沟和岛阈、岛叶脑沟回以及岛盖等。

①环状沟和岛阈：

a. 环状沟 (circular sulcus)：是围绕在岛叶周围的三角形环状脑沟，像护城河般将岛叶皮质与岛盖分隔开。使岛叶成为一个孤岛的形状。

b. 岛阈 (limen of insula)：在三角形岛叶前下方的顶点处有一个平坦的开阔地，向内侧通往中心脑底的前穿质，因其酷似岛叶通向外界的门户，故而被称为岛阈。大脑中动脉的主干 (M_1+M_2) 经此进入岛叶表面乃至整个大脑半球的脑凸面。

②岛叶的脑沟回：岛叶的脑沟回包括岛中央沟、岛短回和岛长回。

a. 岛中央沟 (central sulcus of insula)：从岛叶后上方向前下方岛阈走行的一条最长和最深的脑沟，将岛叶分为前后 2 大部分。前部为岛短回，后部为岛长回。

b. 岛短回 (short gyri of insula)：是位于中央沟前面的 3~4 个扇形排列的短脑回。

c. 岛长回 (long gyrus of insula)：是位于中央沟后面且与中央沟平行的 1~2 个长脑回，多数为 1 个上端分叉的长脑回。

岛叶脑回通过皮质下方的 "plis de 通道" 与岛盖的皮质相连续。

③岛盖 (opercula insulae)：是覆盖在岛叶外面的额、顶、颞叶的卷曲皮质成分。是在种系发生过程中额、顶、颞叶等新皮质快速发育、延长、卷曲于岛叶上方形成岛盖。岛盖分为额叶岛盖、额顶岛盖和颞叶岛盖 3 部分。

a. 额叶岛盖 (frontal operculum)：由额下回岛盖部和三角部构成，为上岛盖前部。

b. 额顶岛盖 (frontoparietal operculum)：是上岛盖的主体，由中央前回和中央后回的下段组成，位于上岛盖的中后部，因含额叶和顶叶的成分，故称额顶岛盖。

c. 颞叶岛盖 (temporal operculum)：由颞上回从下方遮盖岛叶而形成。

图 2.2-8 岛叶脑沟回

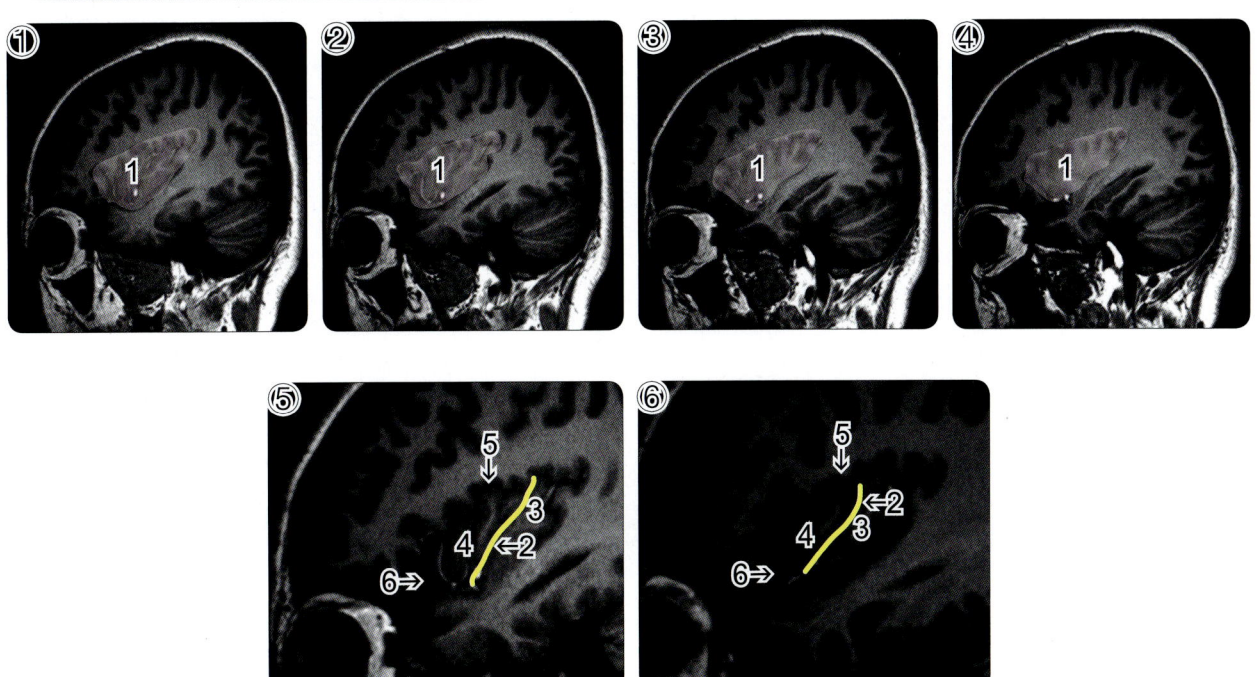

1. 岛叶区域；2. 中央沟；3. 岛长回；4. 岛短回；5. 环状沟；6. 岛阈

图 2.2-8a 岛叶脑沟回 - 矢状面

图①至图④为大脑半球岛叶层面的矢状面 T1 加权图像，显示岛叶的全貌；图⑤和图⑥为局部放大图像，显示岛叶脑沟回的细节。

岛叶是在胚胎大脑半球皮质高速生长期，被更活跃发育的新皮质推挤离开脑表面而陷入大脑半球外侧裂深部形成的一个孤立的脑叶，矢状面图像是唯一可以观察到其全貌的平面。与其他部分的皮质一样，岛叶的脑沟回在个体之间也是形态和组合各异，其大致保持恒定不变的解剖结构有环状沟、岛中央沟、岛短回、岛长回和岛阈等，其具体的脑沟回是变化多样的。

岛叶的脑沟浅、脑回窄而密集，无论从脑沟的深度还是脑回的宽度而言，岛叶都给人一种没有展开和长大的感觉。因此有理由推断岛叶可能是一个趋于废用或逐步退化中的脑叶。

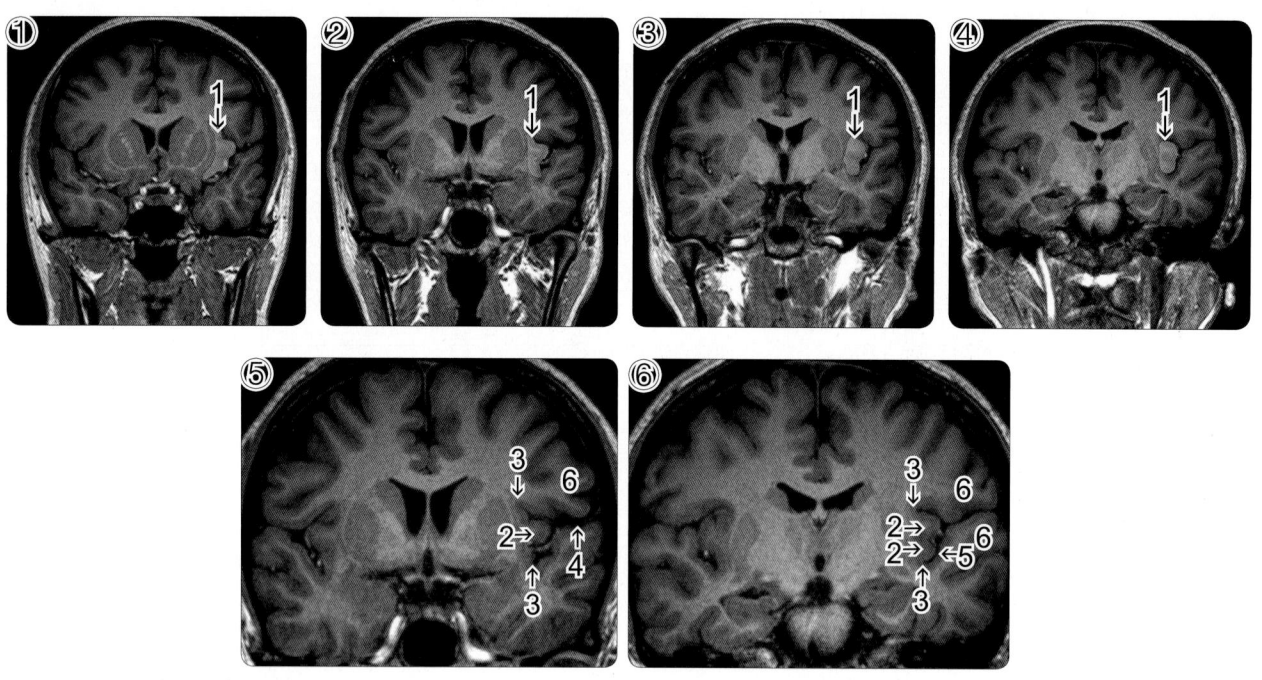

1. 岛叶区域；2. 岛叶脑回；3. 岛环状沟；4. 外侧裂水平部；5. 外侧裂垂直部；6. 岛盖

图 2.2-8b 岛叶脑沟回 - 冠状面

图①至图④为岛叶冠状面 T1 加权图像，图⑤和图⑥为放大图像，显示岛叶脑沟回及其毗邻关系等细节以及前后不同冠状面层面的表现。

冠状面可显示顶叶上下岛环状沟和脑回，根据脑回自后上向前下的走行规律，上方的脑回位于前面，并显示岛叶脑回窄小、脑沟浅的特点。图⑤层面位于侧脑室前角，故其上方岛盖为额叶岛盖；图⑥层面位于侧脑室体部，故其上方岛盖为额顶岛盖；两图中的下方岛盖均为颞叶岛盖。

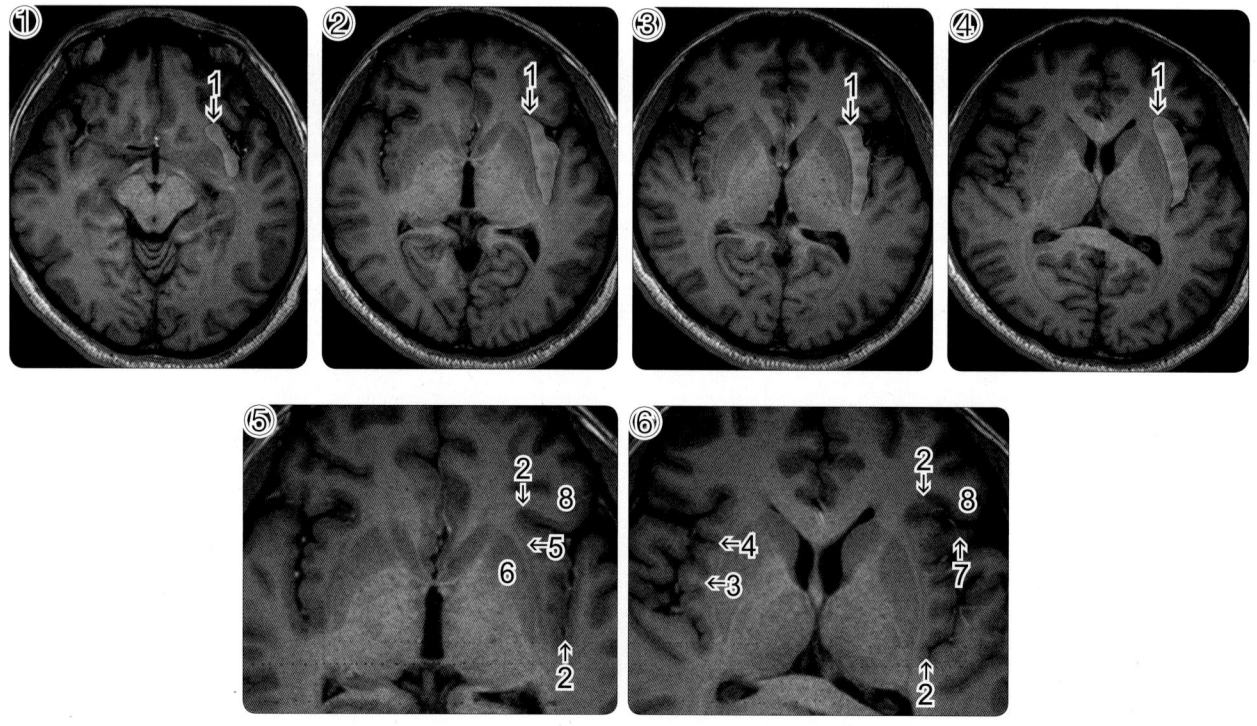

1. 岛叶区；2. 环状沟；3. 岛叶脑回；4. 岛叶脑沟；5. 屏状核；6. 壳核；7. 顶叶岛盖；8. 额叶岛盖

图 2.2-8c 岛叶脑沟回 - 横断面

图①至图④为岛叶横断面 T1 加权图像，显示岛叶横断面表现；图⑤和图⑥为放大图像，显示岛叶在横断面上的解剖细节。

由于岛叶前后径长，上下径短，故横断面观察岛叶可能获得更多信息。一是长回和短回均可清晰显示；二是除了岛叶脑沟回外，也便于对外侧的岛盖和内侧的屏状核、壳核等基底核结构获得全面观察的效果。

提示：横断面图像也可对岛盖的组成和细节进行全面观察。岛盖由额叶岛盖、额顶岛盖和颞叶岛盖3部分构成，自下而上各个岛盖出现的顺序是颞叶岛盖、额叶岛盖和额顶岛盖。额下回的岛盖部常常出现在额叶三角部和额顶岛盖之间，呈孤立横行短脑回。

岛叶脑沟回 CT/MRI 观察小结

1.CT/MRI 建议观察平面：

①矢状面可观察岛叶的完整形态和脑沟回的分布和走行。

②横断面和冠状面则可进一步观察岛叶皮髓质的细节表现以及岛叶与岛盖和基底核之间的位置关系的细节，横断面观察比冠状面观察可获得更多岛叶及其毗邻结构的解剖信息。

2.CT/MRI 观察要点提示：

①岛叶脑沟回划分：岛叶本身的观察内容包括岛叶的范围和岛叶脑沟回。岛叶范围以岛环状沟确定即可。岛叶脑沟回的观察重点是岛中央沟的确定。横断面虽然可观察岛叶的全部脑沟回，但是难以准确确定岛长回的数目，应以矢状面图像来确定岛叶中央沟和岛长回。岛长回通常仅 1～2 条。岛中央沟前，无论数目多少均为岛短回。

②岛盖分部：下方的颞叶岛盖与上方的额、顶叶岛盖以外侧裂分隔比较容易；而额叶岛盖与额顶岛盖的区分略有困难，额叶岛盖由额下回的三角部和岛盖部构成，额叶岛盖的后方为较大的额顶岛盖。

岛盖的观察要注意以下几点：①各部岛盖出现的先后顺序。岛盖的几个部分分别从额叶的前上方、后上方和下方覆盖脑岛，以横断面图像自下而上观察时其出现的顺序是：颞叶岛盖、额叶岛盖和额顶岛盖。②各部岛盖的形态。上下走行的额顶叶岛盖的脑回可以在脑岛外侧形成多个孤立的脑回，排列成虚线状；而趋于水平走行的颞叶岛盖则总是与颞叶主体连接在一起，自下而上覆盖脑岛；额叶岛盖由额下回参与构成，其形态介于前两者之间，即水平和上下走行的成分都有，三角部与额叶主体联系紧密，而岛盖部则可能出现在额叶和颞叶之间形成孤立的横行脑回。

图 2.2- 附　大脑半球脑凸面脑沟回识别 TEST

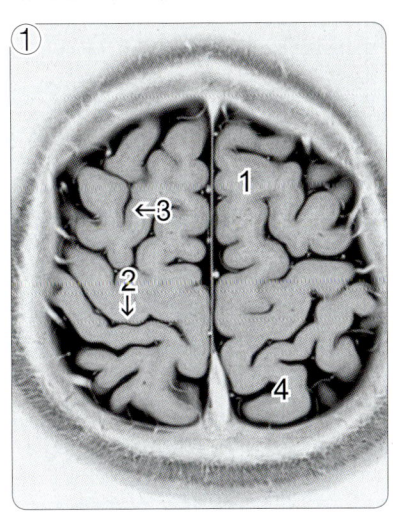 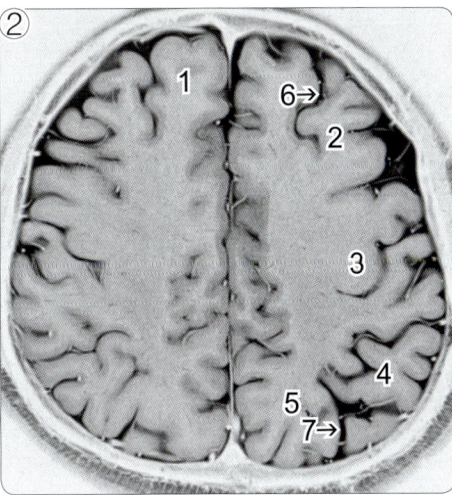

图 2.2- 附 a　大脑半球脑凸面脑沟回 TEST

图①中的 1~4 分别代表什么解剖结构？从图①中可以看到哪些脑叶、脑沟和脑回？

图②中的 1~7 分别代表什么？从图②中可以看到哪些脑叶、脑沟和脑回？

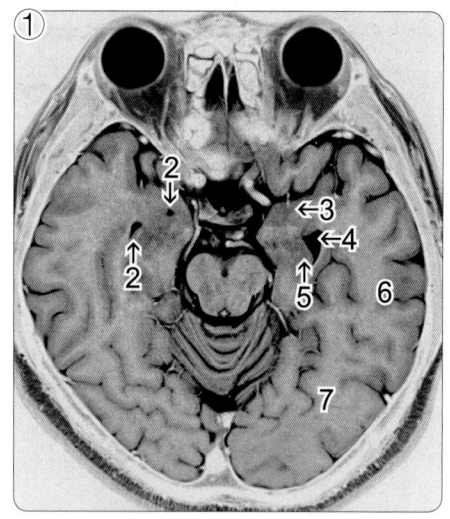

图 2.2-附 b　大脑半球脑凸面脑沟回 TEST

图中的 1~7 分别是什么解剖结构或脑叶？

根据该横断面 T1 加权图像，应该如何对大脑半球的颞叶和枕叶进行分界？

图中有没有显示颞叶海马旁回钩？请你思考一下其临床意义是什么。

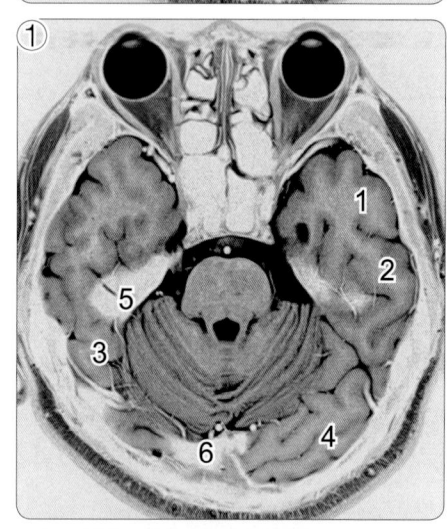

图 2.2-附 c　大脑半球脑凸面脑沟回 TEST

请你说出图中的 1 ~ 6 分别代表什么解剖结构？

在划分颞叶和枕叶的过程中，岩锥和小脑幕等解剖结构起到什么样的作用？

本书中提出的一些关于颞叶与枕叶分界的观点只是部分文献中提出的意见，我们应该在临床和影像学实践中不断丰富解剖学知识，最终获得更准确的分界方法。

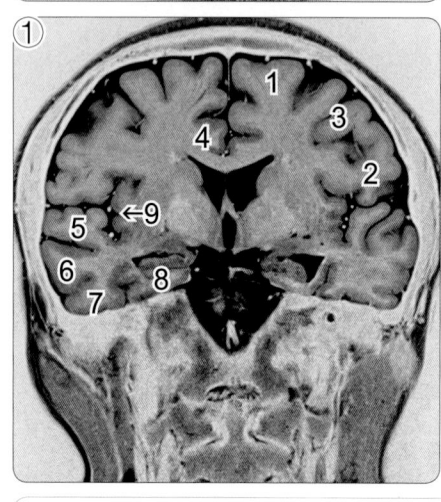 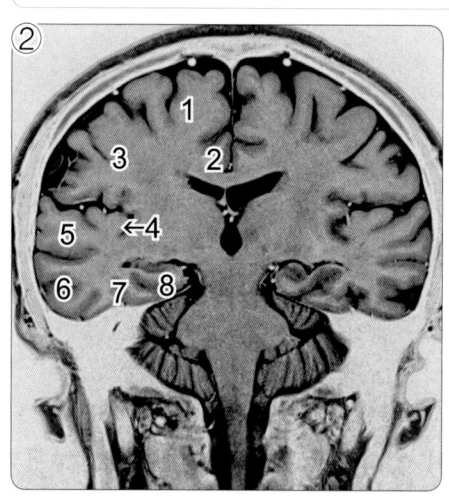

图 2.2-附 d　大脑半球脑凸面脑沟回 TEST

图①为穹窿柱层面的冠状面图像，图中的 1 ~ 8 代表什么结构？

图②为穹窿体层面的冠状面图像，图中的 1 ~ 8 分别代表什么解剖结构？

图①与图②这 2 个层面的主要区别是什么？

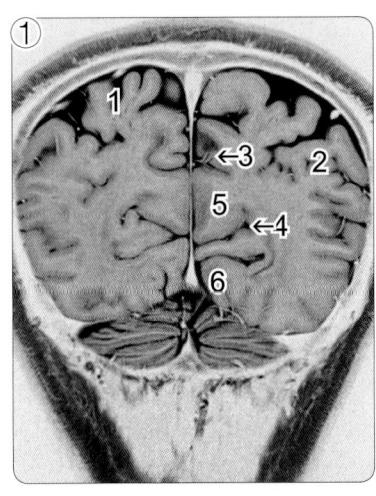

图 2.2-附 e 大脑半球脑凸面脑沟回 TEST

图①为经枕叶的冠状面图像,请思考图中的 1～6 分别是什么解剖结构?

在本图中对于划分枕叶脑沟回最重要的解剖结构是什么?

注意观察枕叶脑沟回与顶叶脑沟回有什么区别。

试着在本图中划分一下枕叶脑凸面上的上、中、下回。

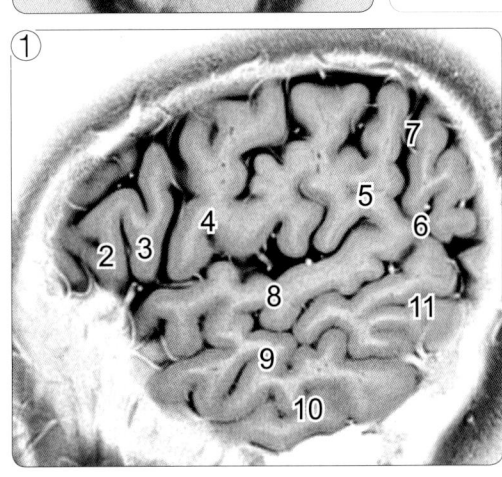 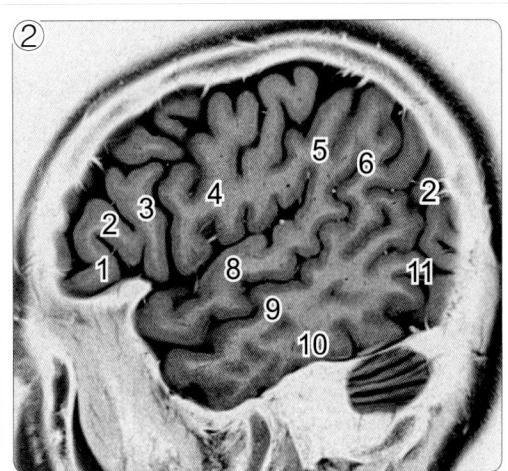

图 2.2-附 f 大脑半球脑凸面脑沟回 TEST

图①和图②为大脑半球外侧层面的矢状面图像,请观察图中的 1～11 分别是什么解剖结构?

试着在图中寻找到并分析额下回。

在脑凸面识别缘上回和角回对于分析顶叶脑沟回非常重要,请你找到这 2 个脑回。

图①中可以看到颞上沟和颞下沟,而图②中看不到颞下沟,请问你怎样找到颞中回和颞下回之间的分界并把这 2 个脑回分开?

请你在这 2 幅图像中分析一下狭义外侧裂的各个分支。

请你在图中分析一下枕叶脑凸面上的枕上、中、下回是如何与顶叶和颞叶的脑回相连续的。

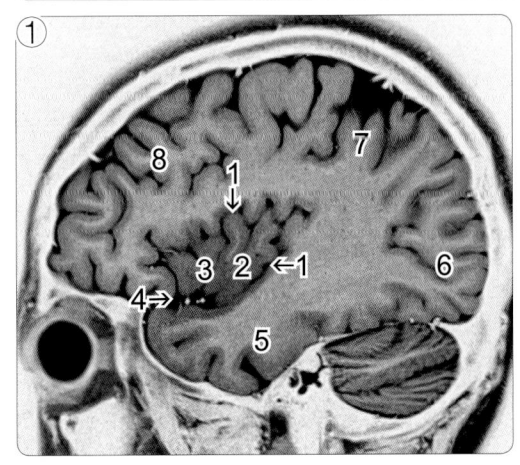

图 2.2-附 g 大脑半球脑凸面脑沟回 TEST

图①为岛叶层面的矢状面图像,请问图中的 1～4 分别代表岛叶的什么解剖结构?

请问,图中的 5～8 分别是哪个脑叶?

请注意观察枕叶和岛叶的脑沟回与图中的其他脑叶比较有什么不同之处?

请你根据以往学习的解剖学知识,在图中划分一下枕叶的大致范围。

2.2.3　大脑半球内侧面脑沟回

大脑半球内侧面的脑皮质包括原本位于纵裂两侧的脑皮质和从脑凸面额、顶、枕叶延伸至大脑半球内侧面的脑皮质。前者包括扣带回、终板旁回和胼胝体下区等；后者包括来自额叶的额上回、从中央前回和中央后回延伸至纵裂内的中央旁小叶以及顶上小叶内侧面的楔前叶、枕叶内侧面的楔叶、舌回等脑皮质结构。

Point-09：大脑半球内侧面脑沟回

区域解剖简析

大脑半球内侧面有7条脑沟和6个脑回，另有2个解剖区域，即终板旁回和胼胝体下区不属于大脑半球皮质，故不在这里讲述[1]。总之，这里是一个大脑半球皮质非常密集的区域，由于大脑半球内侧面与头部CT/MRI矢状面的扫描方向完全一致，故常常在一张正中矢状面图像上就可清晰观察到大脑半球内侧面全部的脑沟回解剖结构。

全部7条脑沟中，5条通往大脑半球边缘，2条围绕扣带回走行。6个脑回分属额叶、顶叶、枕叶和边缘叶。

①走行至大脑半球边缘的脑沟：包括中央沟、中央旁沟、扣带沟缘支、顶枕沟和距状沟，其中中央沟和顶枕沟为划分脑叶的解剖标志。

a. 中央沟 (central sulcus)：是脑凸面的中央沟向大脑半球内侧面的一小段延伸。其位置大致在额极至枕极连线中点略偏后处，是自大脑半球上缘进入大脑半球内侧面并向下走行的一条短沟或分叉状脑沟。其前为额叶，后为顶叶。

b. 中央旁沟 (paracentral lobule)：是位于中央沟前方的一条直达扣带回的明显脑沟，为中央前沟向大脑半球内侧面的延伸，构成中央旁小叶的前界。

c. 扣带沟缘支 (marginal ramus of cingulate sulcus)：为扣带沟在中央沟后方向上翘起走行直通大脑半球上缘的一条脑沟，又称扣带沟升支 (ascending ramus)。该脑沟与中央旁沟包绕中央沟形成一个胖胖的中央旁小叶。

d. 顶枕沟 (parieto-occipital sulcus)：距枕极约5cm，是分界顶叶与枕叶的脑沟。其位置大致在中央沟至枕极连线的中点处。该脑沟约呈45°角向前下方走行，直达小脑幕顶的直窦附近。

e. 距状沟 (calcarine sulcus)：在枕极上方，以与枕叶底面平行的角度，从大脑半球后缘向前上方走行直至顶枕沟，两者相交形成"T"字形。

②围绕扣带回走行的脑沟：有扣带沟和顶下沟2条脑沟。

a. 扣带沟 (cingulate sulcus)：沿扣带回上方走行，与胼胝体沟大致保持平行，但不及胼胝体沟那样圆滑和整齐。扣带沟末端向后上方延续为扣带沟缘支。

b. 顶下沟 (subparietal sulcus)：与扣带沟缘支一起发自扣带沟末端，向后向下走行于扣带回与楔前叶之间，其走行迂曲多变，行程中有多个分支向上后方进入楔前叶，向前下方进入扣带回。

③大脑半球内侧面的脑回：有额上回、中央旁小叶、楔前叶、楔叶、舌回和扣带回6个脑回，

---

[1] 同在大脑半球内侧面的终板旁回和胼胝体下区两者为边缘系统的解剖结构，故放在本章后面的"嗅脑"和"隔区"中进行讲解。

其中，中央旁小叶为重要的解剖标志。

①额上回 (superior frontal gyrus)：也称额内侧回，是脑凸面的额上回向大脑半球内侧面的延伸。以扣带沟与下方的扣带回分界，前方与胼胝体下区毗邻，后方与中央旁小叶分界。

②中央旁小叶 (paracentral lobule)：是由脑凸面上的中央前回和中央后回向大脑半球内侧面延伸构成的方形脑回。其前界为中央旁沟，后界为扣带沟缘支，下界为扣带沟。该小叶为前后径约 1.5~2cm 的方形或圆形小叶，上缘中点之浅凹或一条短线或分叉状的脑沟为中央沟。这些特征使之极其容易识别。

③楔前叶 (precuneus)：位于中央旁小叶后方，前界为扣带沟缘支和顶下沟，后界为顶枕沟，上部比较宽大，下部窄细并向下伸入枕叶和扣带回之间。

④楔叶 (cuneus)：为枕叶内侧面上方的脑回，因其以楔形插入楔前叶和舌回之间，故名"楔叶"。前界为顶枕沟，下界为距状沟。

⑤舌回 (lingual gyrus)：为枕叶内侧面下方的脑回，位于楔叶与小脑幕顶之间。

⑥扣带回 (cingulate gyrus)：扣带回前面的绝大部分为扣带回的主体，位于胼胝体压部后方的一小段逐渐变窄、变尖的部分被称为"扣带回峡 (isthmus of cingulate gyrus)"。扣带回是边缘叶的重要成分，以扣带沟和顶下沟与周围的脑回相分隔。

图 2.2-9 大脑半球内侧面脑沟回

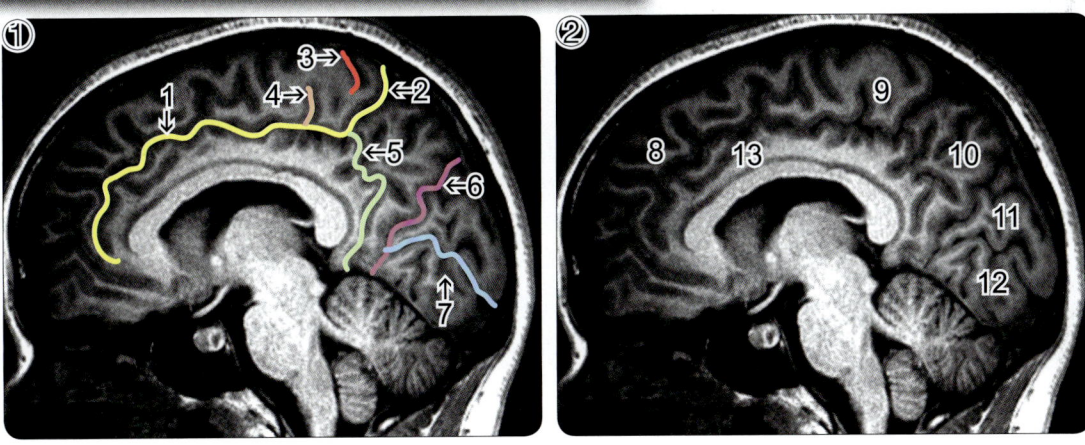

1. 扣带沟；2. 扣带沟缘支；3. 中央沟；4. 中央旁沟；5. 顶下沟；6. 顶枕沟；7. 距状沟；8. 额内侧回；9. 中央旁小叶；10. 楔前叶；11. 楔叶；12. 舌回；13. 扣带回

图 2.2-9a 大脑半球内侧面脑沟回 - 概览

图①和图②为大脑半球正中矢状面旁 2mm 层面的 T1 加权图像，显示大脑半球内侧面的脑沟回。大脑半球内侧面的脑沟与脑回的关系如下：

扣带沟，上方为额内侧回，下方为扣带回。

扣带沟缘支，前方为旁中央小叶，后方为楔前叶。

中央沟，自大脑半球脑凸面经大脑半球上缘向大脑半球内侧面延伸至旁中央小叶内。

中央旁沟，前方为额内侧回，后方为中央旁小叶。

中央旁沟与扣带沟缘支，两者围成中央旁小叶。

顶下沟，自扣带沟向后外下方走行，分隔扣带回下部与后方的楔前叶。

顶枕沟，在大脑半球内侧面分隔顶叶与枕叶。

距状沟，近乎水平走行，将枕叶内侧面分为上方的楔叶和下方的舌回。

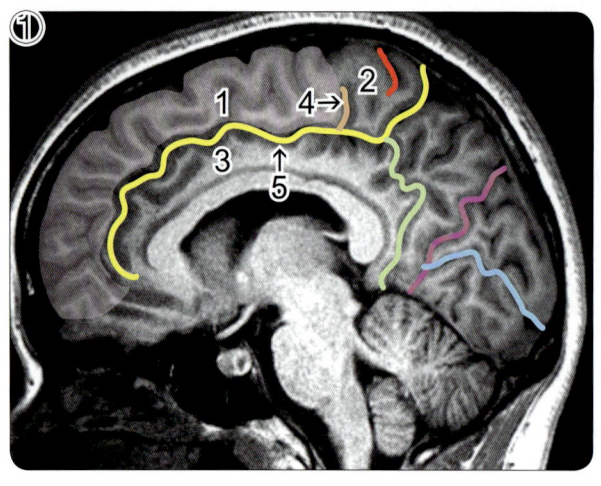 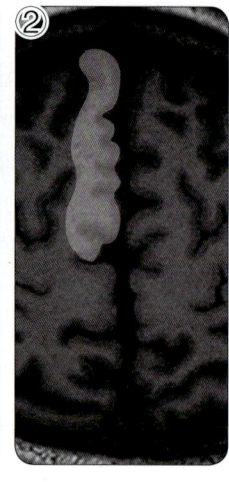

图 2.2-9b 大脑半球内侧面脑沟回 - 额内侧回

图中显示额内侧回为额上回向大脑半球内侧面的延伸部分，有文献仍然将之称为额上回。

额内侧回的界限：额内侧回前面与眶回相连，后面以中央旁沟与中央旁小叶分界，上至大脑半球上缘，下方以扣带沟与扣带回分界。

1. 额内侧回；2. 中央旁小叶；3. 扣带回；4. 中央旁沟；5. 扣带沟

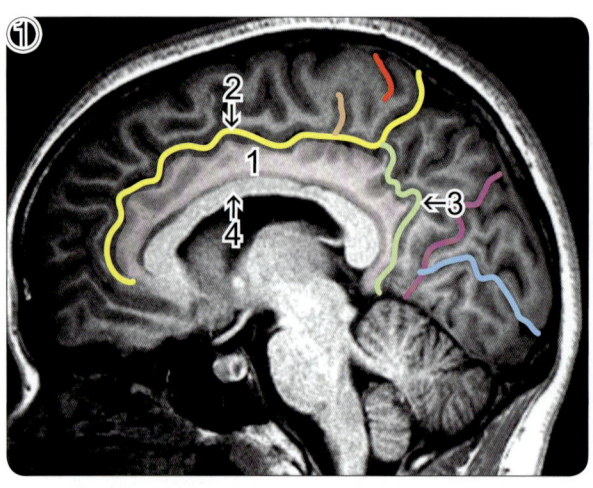 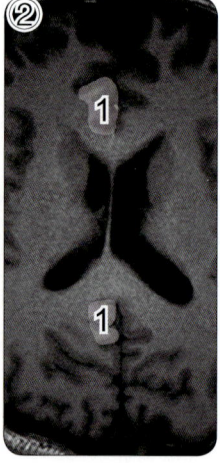

图 2.2-9c 大脑半球内侧面脑沟回 - 扣带回

图中显示扣带回。

扣带回的界限：前面起自胼胝体嘴下方，后面沿胼胝体压部向下、前、外方向延伸至颞叶海马旁回，上界为扣带沟和顶下沟，下方以胼胝体沟与胼胝体分界。

1. 扣带回；2. 扣带沟；3. 顶下沟；4. 胼胝体

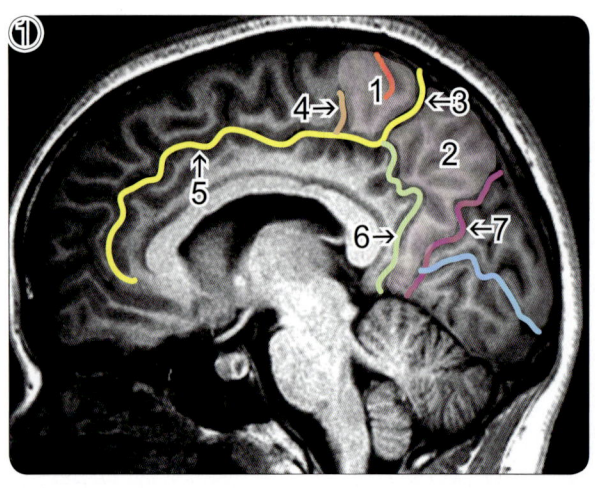 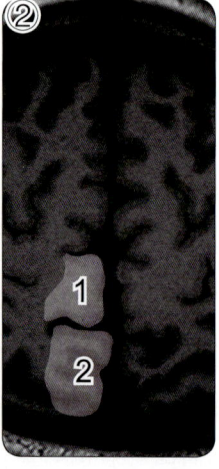

图 2.2-9d 大脑半球内侧面脑沟回 - 中央旁小叶和楔前叶

图中显示中央旁小叶和楔前叶 2 个脑回。

中央旁小叶的上界为大脑半球上缘，前界为中央旁沟，下界为扣带沟，后界为扣带沟缘支。

楔前叶的前上界为扣带沟缘支，前下界为顶下沟，后上界为大脑半球上缘，后下界为顶枕沟。

1. 中央旁小叶；2. 楔前叶；3. 扣带沟缘支；4. 中央旁沟；5. 扣带沟；6. 顶下沟；7. 顶枕沟

第 2 章 头部 CT/MRI 要点解析

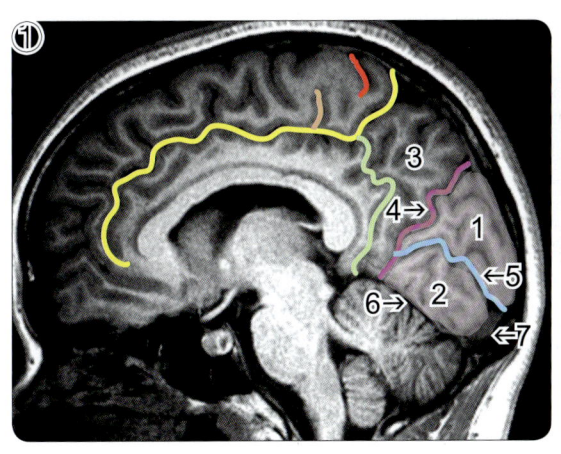
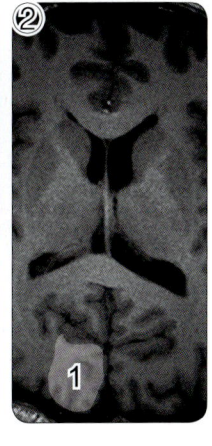

图 2.2-9e 大脑半球内侧面脑沟回 - 楔叶和舌回

图中显示大脑半球内侧面的楔叶和舌回。

楔叶位于距状沟上方，前方为顶枕沟上段，下方为距状沟，后方为大脑半球上缘。

舌回位于距状沟下方，前方为顶枕沟下段，下方为小脑幕，后方接近静脉窦的窦汇区域。

1. 楔叶；2. 舌回；3. 楔前叶；4. 顶枕沟；5. 距状沟；6. 小脑幕；7. 静脉窦的窦汇

图 2.2-9 附 大脑半球内侧面脑沟回识别 TEST

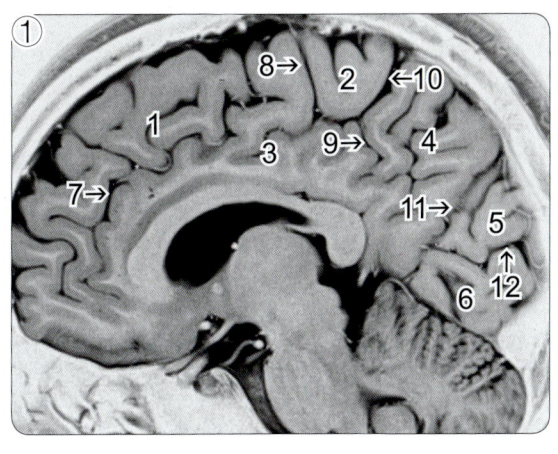

图 2.2-9 附 大脑半球内侧面脑沟回识别 TEST

图中的 1 ~ 12 分别是什么解剖结构？

请思考一下，我们在大脑半球内侧面的脑沟回中，还有什么脑沟回没有讲到的，请指出来。

2.2.4 大脑半球底面脑沟回

大脑半球底面是大脑半球 3 个面中形态最为特殊的一个面，底面各个部分各自处于高低不同的平面上，整体上呈阶梯状排列分布，既凹凸不平又错落有致。单纯依靠横断面 CT/MRI 图像观察整个大脑半球底面，比对解剖标本的观察要困难许多，充分理解大脑半球底面解剖的立体关系方能准确地观察其影像学表现。整个大脑半球的底面，除脑干外可分为额叶底面、颞枕叶底面和中心脑底 3 个部分。额叶底面坐落在前颅窝底，由额叶眶面、嗅球、嗅束等结构构成；颞、枕叶坐落于中颅窝和小脑幕上。颞叶和枕叶这 2 个脑叶前后连成一体，很难截然分界；中心脑底面对鞍上池，由额叶、颞叶、枕叶和脑干包围在中间，是整个大脑半球表面唯一不具备脑皮质的区域，取而代之的是由自间脑向脑底突出的视交叉、脑垂体、灰结节和乳头体等结构和脑穿质所构成。

Point-10：额叶底面脑沟回

区域解剖简析

额叶底面的脑沟回与前颅窝底的骨面密切接触，并在前颅窝底的骨面上形成清晰的脑回压迹。额叶底面的脑皮质形成2组脑回和2组脑沟，另外有嗅球、嗅束和嗅三角等解剖内容将放在其他地方讲述[1]。

①额叶底面的脑沟：有嗅沟和眶沟。

a. 嗅沟 (olfactory sulcus)：是位于纵裂旁并与纵裂平行的一条脑沟。嗅沟前方起自鸡冠外侧，向后方延伸，终止于嗅三角，全程笔直。嗅沟前段下方面对嗅球和筛凹，嗅沟后段容纳嗅束。嗅沟为额叶底面上形态最恒定也最容易识别的脑沟。

b. 眶沟 (orbital sulci)：位于嗅沟的外侧，分布于额叶眶面的余下脑沟统称为眶沟。眶沟的分布和走行形态多种多样。在经典的教科书图谱中，常常将眶内侧纵沟和眶外侧纵沟描绘成2条前后直行的脑沟，眶横沟则居中横行连接眶内侧沟和眶外侧沟，三者组成一个整齐而标准的"H"形脑沟群。其实几乎没有哪个人的眶沟长成标准的"H"形。眶沟的形态如何取决于额叶底面脑回发育的最终结果，既可以倾斜走行，也可以有多变的位置和形状。可以依据每个个体眶沟走行和分布的自身特点和位置灵活地识别出该个体本身的"H"形眶沟。虽然有作者归纳出若干种眶沟形态的分型可以作为读片时的参考，但是再多的分型也无法涵盖个体间的丰富变化。注意逐步在观察中掌握其内在规律才是最重要的。

②额叶底面的脑回：有直回和眶回。

a. 直回 (gyrus rectus)：位于纵裂和嗅沟之间，是额叶底面走行最笔直、位置最低且最为恒定的脑回。其前端起自额极，后端直达鞍上池的前缘。

b. 眶回 (orbital gyri)：眶回与眶沟是不可分割的整体。每个人眶沟的走行形态和位置，可构成不同的极富个性的"H"形眶沟组合，依据每个个体的眶沟组合可将其全部眶回划分成眶前回、眶后回、眶内侧回和眶外侧回4组脑回。

图 2.2-10　额叶底面脑沟回

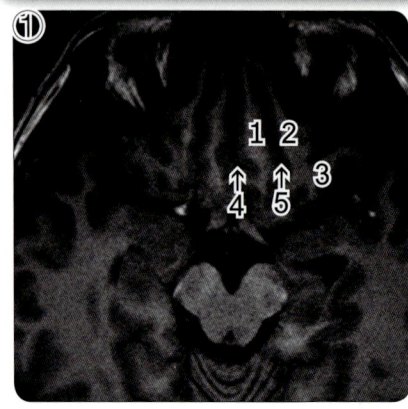 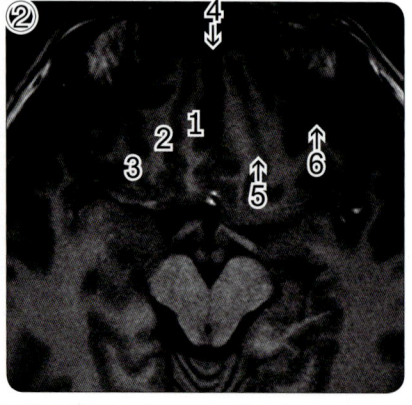

图 2.2-10a　额叶底面脑沟回 - 横断面

图①和图②显示内组眶回。内侧眶回位置较低，在纵裂两侧前后走行，排列比较规则。内侧为直回，直回外侧为眶内侧回；两者之间为嗅沟，嗅沟后方为嗅三角区。嗅束较细小，横断面图像难以显示。

1. 直回；2. 眶内侧回；3. 眶后回；4. 纵裂；5. 嗅沟；6. 眶横沟

---

[1] 嗅球、嗅束和嗅三角是边缘系统中的解剖结构，除了与额叶底面的脑沟相关的嗅沟在这里讲解之外，嗅球、嗅束和嗅三角等属于边缘系统中的实质性解剖结构的内容将放在本章后面的"嗅脑"和"隔区"中进行讲解。

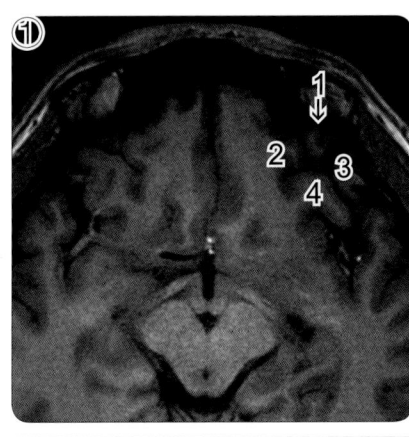 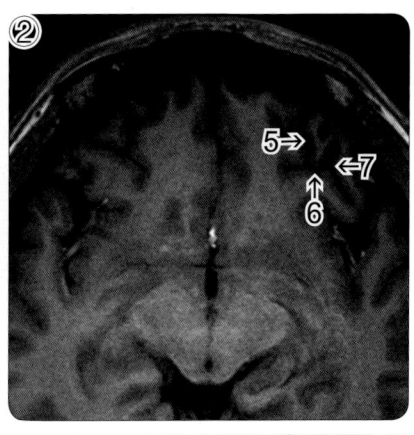

图 2.2-10b　额叶底面脑沟回 - 横断面

图①和图②显示外组眶回。外组眶回位置较高且不易识别，解剖教科书中所描述的典型"H"形眶沟在 CT/MRI 的横断面图像中不易落实。可以依据各个眶回的具体位置作为参考，形成适合每个个体具体情况的"H"形眶沟。

1. 眶前回；2. 眶内侧回；3. 眶外侧回；4. 眶后回；5. 内侧纵沟；6. 眶横沟；7. 外侧纵沟

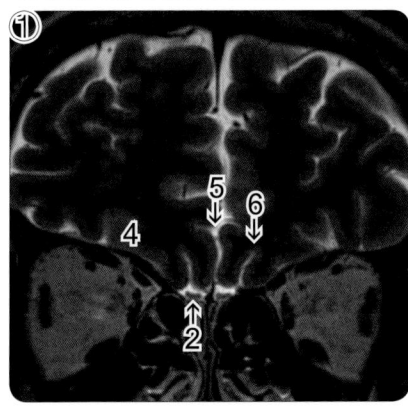 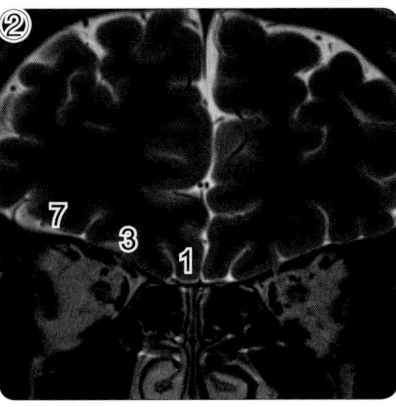

图 2.2-10c　额叶底面脑沟回 - 冠状面

图①和图②显示嗅沟和嗅球。观察嗅沟、嗅球和嗅束时，最好使用强调脑脊液信号的冠状面 T2 加权图像。另外，适当使用冠状面和矢状面图像观察脑沟是对横断面图像的很好补充。

1. 直回；2. 嗅球和筛窝；3. 眶后回；4. 眶前回；5. 纵裂；6. 嗅沟；7. 眶外侧回

额叶底面脑沟回 CT/MRI 观察小结

1. CT/MRI 建议观察平面：

①横断面是观察额叶底面脑沟回全貌的最佳平面，但是因为前颅窝底的眶面是一个中间高周边低的轻度凹面，必须将多个层面结合起来方能完整地观察到额叶底面的全部脑沟回。

②冠状面图像可进一步观察皮质、髓质、髓突、嗅球、嗅束等解剖结构的细节以及分界各组眶回。

2. CT/MRI 观察要点提示：

额叶底面脑沟回的观察重点和难点是眶沟和眶回的认定。对于眶沟和眶回的观察识别可以考验我们使用书本知识的能力，即原则性和灵活性的正确结合。在这里原则性就是眶回分前、后、内、外 4 组脑回，灵活性就是眶沟绝非都是规整笔直的"H"形，观察过程中需要将你所见到的眶沟与头脑中的这个"H"字相互吻合起来，进行正确的眶回划分。

①划分对象：凡是直回外侧额叶底面的全部脑回都属于眶回，均在划分之列。

②划分办法：是先划分内外眶回，再划分前后眶回。

a. 眶内侧回和眶外侧回：以 2 条大体上前回走行的脑沟认作眶内侧纵沟和眶外侧纵沟，内侧纵沟内侧为眶内侧回，外侧纵沟外侧为眶外侧回。

b. 眶前回和眶后回：两者位于 2 条纵沟之间，具体划分方法有 2 种。一是在横断面图像上找到 2 条纵沟之间的横行脑沟，即眶横沟，以其为界划分眶前回和眶后回；二是在冠状面图像上观察，位于额叶前部层面的为眶前回，位于额叶后部层面的则为眶后回。

Point-11：颞、枕叶底面脑沟回

区域解剖简析

颞叶底面位于中颅窝底，并与中颅窝底面相适应成圆隆状，在位置上呈前低后高和外低内高状；枕叶底面则坐落于小脑幕上面，整体相对平整，整个枕叶底面呈前高后低和内高外低状。在颞叶和枕叶之间有枕前切迹可以大致区分颞叶和枕叶。颞、枕叶底面的脑沟回是前后连续的，自外向内分别是枕颞外侧回、枕颞沟、枕颞内侧回（梭状回）、侧副沟和海马旁回。

①枕颞外侧回 (lateral occipitotemporal gyrus)：是位于颞叶底面外侧的脑回，由颞下回向颞叶底面的延伸部分构成。也就是说，颞下回的底面部分即为枕颞外侧回。该脑回向后延伸至枕叶底面的外侧构成枕下回。此种延续关系在颞叶和枕叶都是类似的，该脑回的内界为枕颞沟，外界为颞下沟。

②枕颞沟 (occipitotemporal sulcus)：为颞、枕叶底面最深和最清晰的脑沟，甚至可以说是唯一的脑沟，其外侧为枕颞外侧回，其内侧为枕颞内侧回或称梭状回。该脑沟自颞叶底面向上垂直伸入脑内，至枕叶范围时该脑沟常常不明显或消失。

③枕颞内侧回 (medial occipitotemporal gyrus)：因该脑回的前、后段较窄而中间段较膨隆宽大，整体呈梭形，因而又被称为"梭状回 (fusiform gyrus)"。该脑回外界为枕颞沟，内界为侧副沟。枕颞内侧回向后延伸至枕叶区域时，位于枕叶的内侧而成为舌回 (lingual gyrus)。注意，枕颞内侧回变异较大，有时只是在颞、枕叶的中间段位置上出现此脑回，而在颞、枕叶底面的前、后方无枕颞内侧回存在，致使前方的枕颞外侧回的内侧常常可直接毗邻侧副沟与海马旁回。

④侧副沟 (collateral sulcus)：位于颞、枕叶底面的内侧，前段又称"嗅脑沟"或"鼻沟 (rhinal sulcus)"，在枕颞内侧回和海马旁回之间，其具体位置常常在颞叶底面和内侧面交界处。该脑沟大多自颞叶内侧面向外上方斜向伸入脑内。

⑤海马旁回 (parahippocampal gyrus)：位于颞叶底面的最内侧和内侧面。其前端自颞极的内后方折曲形成海马旁回"钩 (uncus)"。海马旁回围绕在扣带束的周围向后走行至胼胝体压部处向后内上方弯转并与扣带回峡部相互接续、融合。

图 2.2-11　颞、枕叶底面脑沟回

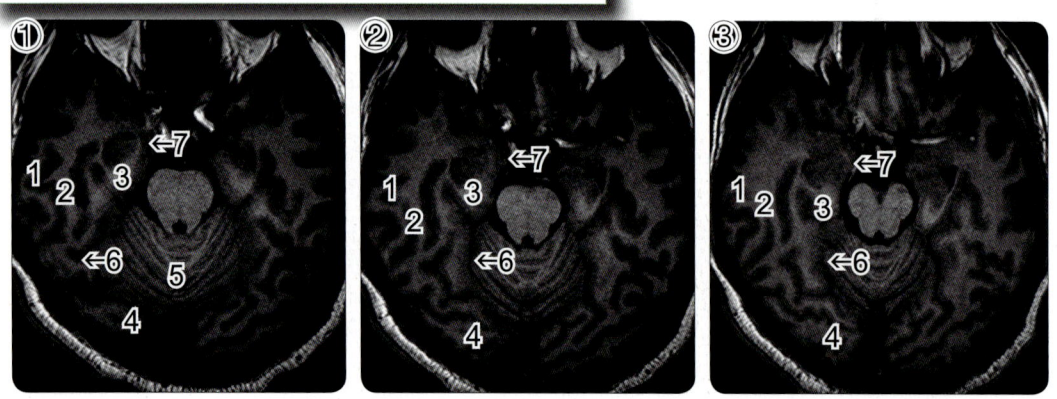

1. 颞下回；2. 梭状回；3. 海马旁回；4. 枕叶；5. 小脑；6. 枕前切迹；7. 海马旁回钩

图 2.2-11a　颞、枕叶底面脑沟回 - 横断面

图①至图③为颞、枕叶底层的横断面 T1 加权图像，显示颞、枕叶底层脑沟回。

扫描完全平行于颞、枕叶底面比较困难，我们可对颞、枕叶底层的横断面图像进行连续观察，因

为脑沟的深度达 20～30mm，故这些横断面图像完全可以观察颞、枕叶底面脑沟回的表现。

颞叶底面以梭状回为最宽大的脑回，实际观察情况比较复杂，梭状回宽大者占有一定比例，但是此处脑回增多，或脑回并不宽大者均有出现，所以我们对于既往解剖学的描述要持讨论的态度。关于颞叶与枕叶的交界问题需要以枕前切迹、颞骨岩锥和小脑幕等解剖标志相互结合进行综合评判，结合多平面观察等方法进行颞叶与枕叶的分界。

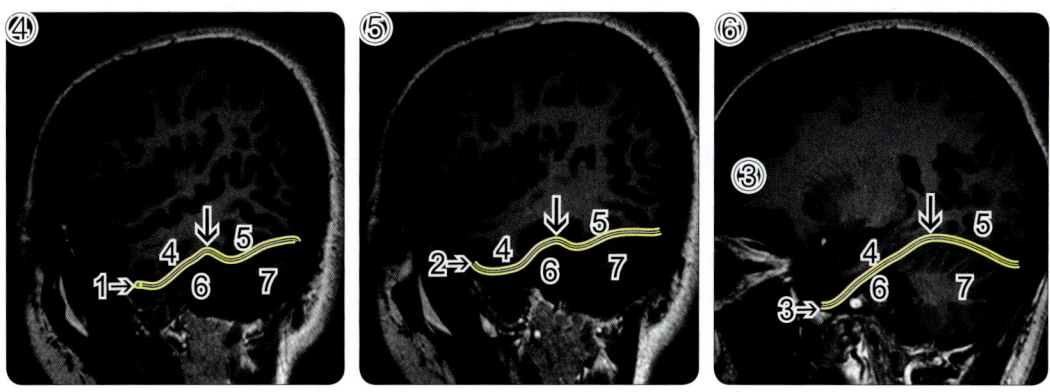

1. 外侧层面；2. 中间层面；3. 内侧层面；4. 颞叶；5. 枕叶；6. 岩锥；7. 小脑；↓：枕前切迹

图 2.2-11b　颞、枕叶底面脑沟回 - 矢状面

图④至图⑥为颞、枕叶矢状面 T1 加权图像，显示外、中、内层面上颞、枕叶底面形态。

随着层面内移，枕前切迹也逐渐后移，自颞骨岩锥移到小脑幕的高点。随着层面内移，颞叶的厚度逐渐减小，在枕前切迹处与枕叶舌回的前突相连接。

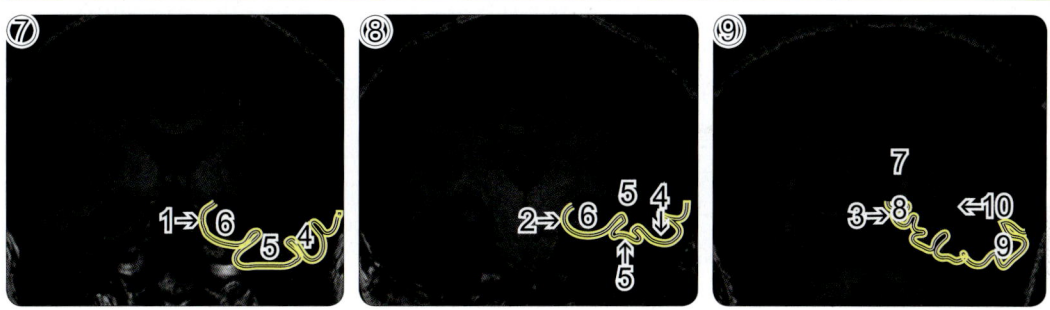

1. 前中颅窝颞叶底面；2. 后中颅窝颞叶底面；3. 后颅窝枕叶底面；4. 颞下回；5. 梭状回；6. 海马旁回；7. 楔叶；8. 舌回；9. 枕下回；10. 距状沟

图 2.2-11c　颞、枕叶底面脑沟回 - 冠状面

图⑦至图⑨为颞、枕叶冠状面 T1 加权图像，显示颞、枕叶底面脑沟回在中颅窝和后颅窝的表现。

图⑦为中颅窝前部冠状面 T1 加权图像，显示颞叶底面脑沟回排列成半圆形，为三脑回模式；图⑧为中颅窝后部冠状面 T1 加权图像，显示位于岩锥上方的颞叶底面平直，仍然为三脑回模式；图⑨为后颅窝冠状面 T1 加权图像，显示位于小脑幕上方的枕叶底面呈半圆形轮廓，为多脑回模式。

在冠状面图像上虽然难以观察颞叶与枕叶的分界，但根据脑沟回的形态可以观察到在从中颅窝至后颅窝后移的过程中，颞叶和枕叶底面的形态经历"半圆形→平直→半圆形"的变化过程；脑回模式从颞叶的"三脑回"模式转变为枕叶的"多脑回"模式；底面的高度呈"低→高→低"的变化过程。

颞、枕叶底面脑沟回 CT/MRI 观察小结

1. CT/MRI 建议观察平面：

①通常情况下，在横断面图像中难以观察到颞、枕叶底面的全貌，但是通过多个平面的横断面观察，仍然可以了解颞、枕叶底面脑沟回的基本布局。

②观察冠状面和矢状面图像时，可借助脑沟回和白质髓突等结构的表现，更准确地通过对颞、枕叶底面的脑沟回的识别来确定颞叶与枕叶的分界。

2.CT/MRI 观察要点提示：

颞、枕叶底面脑沟回的观察重点和难点是对枕颞沟和梭状回的识别和确认。

①颞叶下方的脑沟：颞枕沟位于中间，为颞叶底面最清晰的脑沟，位于颞、枕叶底面中间并垂直向上伸入颞叶内。而侧副沟与颞下沟则分别位于其外侧和内侧并以倾斜方向伸入脑内。

②颞叶下方的脑回：外侧为颞下回向颞叶底面延伸的枕颞外侧回；中间为枕颞内侧回，也称梭状回；内侧为海马旁回，后者也从底面延伸至颞叶内侧面。在大多数个体，枕颞内侧回的中段相对宽阔，故被特别称为"梭状回"。梭状回的形态和大小取决于颞枕沟和侧副沟的走行，两者分开则梭状回增宽，两者聚拢则梭状回变窄。

  a. 梭状回的位置：在颞叶底面正中区域，向后延伸至枕叶消失。
  b. 梭状回的形态：可呈梭形，但形态和大小因人而异，视周围脑沟的变化而定。

Point-12: 中心脑底

区域解剖简析

大脑半球底面面向鞍上池的中心区域被称为中心脑底。其前界为纵裂及额叶底面的后缘；外界为海马旁回钩的内侧缘，后界是大脑脚的前内侧面。上述结构在大脑底部所围成的六角形区域就是我们在这里所要讲述的中心脑底。

中心脑底的表面由多个不同的解剖结构构成，其中主要的解剖结构包括嗅三角、下丘脑结构和脑穿质3个组成部分。

①嗅三角 (olfactory trigone)：是嗅脑的组成部分，是由嗅束后行至前穿质处变扁展平形成的三角形区域。嗅三角的高度与直回等脑回一致，其内容包括外侧嗅纹 (lateral olfactory stria)、内侧嗅纹 (medial olfactory stria) 以及中间嗅纹 (intermediate olfactory stria) 等，中间嗅纹在局部堆积可形成嗅结节 (olfactory tubercle)。

②下丘脑 (hypothalamus)：参与构成中心脑底下丘脑的解剖结构是由间脑向脑池伸出的多个结构所组成，由前向后依次为视交叉区、漏斗结节区和乳头体区。

  a. 视交叉区：包括视交叉、视隐窝的底壁和侧壁。
  b. 漏斗结节区：在视交叉区后方，包括漏斗隐窝 (infundibular recess)、漏斗柄 (infundibular stalk)、正中隆起 (median eminence) 和灰结节 (tuber cinereum) 等。
  c. 乳头体区：包括成对的乳头体，乳头体中的内侧核、外侧核和中间核等被来自穹窿的纤维被囊所包绕，形成轮廓光滑的乳头体。

③脑穿质 (perforated substance)：来自脑底动脉环 (Willis 环) 和大脑前、中、后动脉近端血管干的许多细小动脉穿经中心脑底供血给内囊、基底核、丘脑等，这些细小动脉被称为中央动脉、穿动脉或穿支。这些区域因被穿支穿过形成众多小孔，故称为脑穿质。脑穿质分前穿质、后穿质和旁中央穿质。

  a. 前穿质 (anterior perforated substance)：位于中心脑底前外侧的菱形区。其前外侧界为外侧嗅纹，前内侧界为内侧嗅纹，后外侧界为海马旁回钩，后内侧界为视束。此区穿动脉供血至纹状体、苍白球、内囊等。中间嗅纹纤维没入此区，故在功能上前穿质又成为嗅叶的一部分。
  b. 后穿质 (posterior perforated substance)：位于乳头体和大脑脚之间，是一个呈倒三角形的区域。前界为乳头体后缘，后外侧界为两侧大脑脚前内侧缘。该区穿动脉供血至丘脑前部、下丘脑、第三脑室侧壁和苍白球等。
  c. 旁中央穿质 (paramedian perforated substance)：位于乳头体的前方和灰结节两侧，其前外界为视束，前内界为灰结节，后界为乳头体和海马旁回钩。主要接受来自大脑后动脉与后交通动脉吻合处的中央动脉，供血至大脑脚、上丘、下丘、松果体、后丘脑和内侧膝状体等中脑和间脑结构。

图 2.2-12 中心脑底

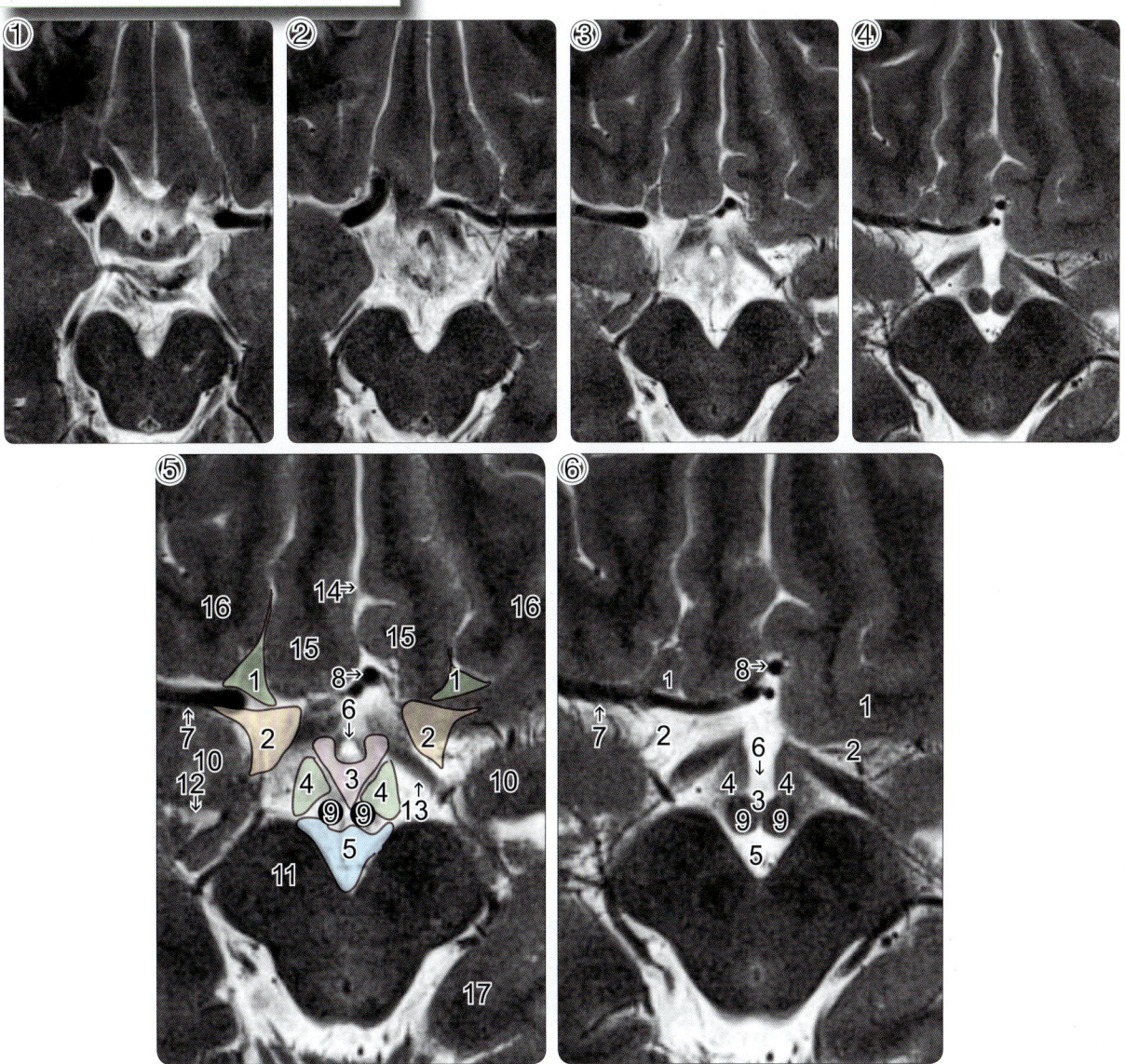

1. 嗅三角；2. 前穿质；3. 灰结节；4. 旁中央穿质；5. 后穿质；6. 鞍隔孔和漏斗柄；7. 大脑中动脉；8. 大脑前动脉；9. 乳头体；10. 海马旁回钩；11. 大脑脚；12. 侧脑室下角钩隐窝；13. 视束；14. 纵裂；15. 直回；16. 眶后回；17. 海马旁回

图 2.2-12a 中心脑底 - 横断面

图①至图④为自下而上中心脑底和鞍上池层面的横断面 T2 加权图像，显示中心脑底；图⑤和图⑥为放大图像，模拟画出中心脑底重要解剖结构区域位置示意图。

中心脑底是与鞍上池相对应的大脑半球底面区域，这里面涉及的主要是中心脑底的表层解剖结构，其结构本身非常复杂，并且在 CT/MRI 断面图像上不易清晰地显示。

中心脑底的主要解剖结构包括嗅三角、下丘脑和各部脑穿质。位居中线的结构有下丘脑、与下丘脑毗邻相关结构和后穿质；位于两侧对称分布的结构有嗅三角、前穿质和旁中央穿质。

以鞍隔孔为界，鞍隔孔前有嗅三角和前穿质，位于两侧大脑中动脉根部的前方和后方；鞍隔孔后有漏斗柄、灰结节、旁中央穿质、乳头体和后穿质，分布在中线或紧邻中线旁区域。

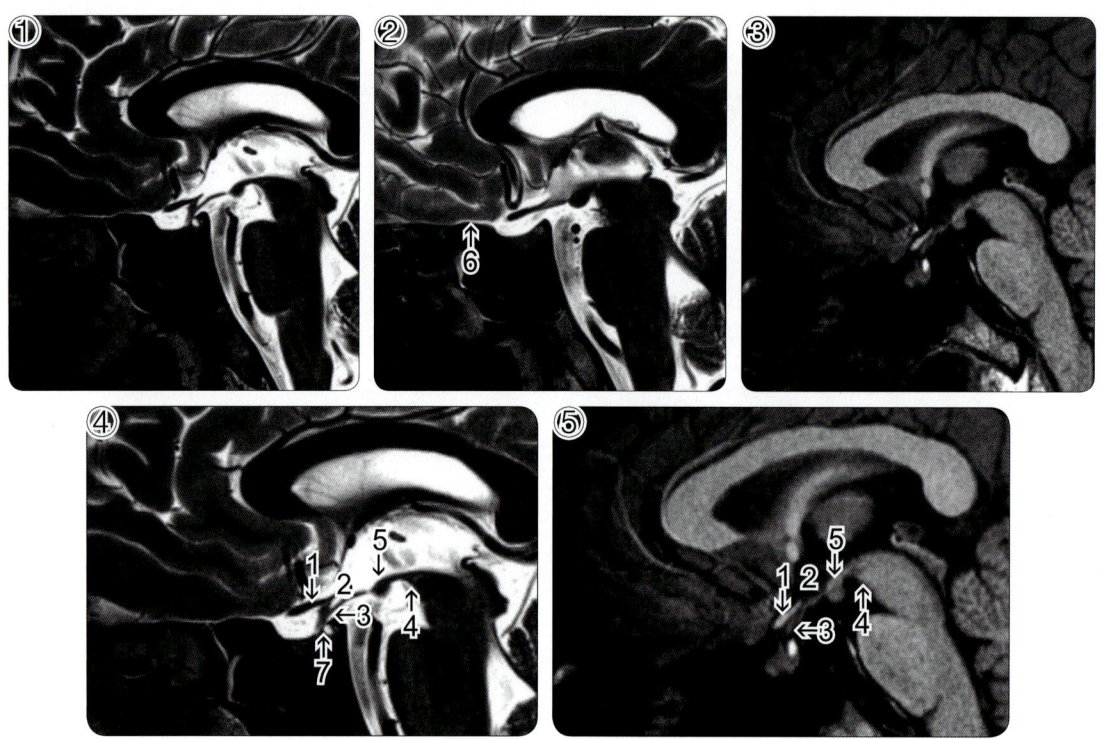

1. 视交叉；2. 下丘脑；3. 灰结节；4. 后穿质；5. 乳头体；6. 嗅三角；7. 鞍隔孔和漏斗柄

图 2.2-12b　中心脑底 - 矢状面

图①为中线矢状面 T2 加权图像，图②为中线旁矢状面 T2 加权图像，图③为中线矢状面 T1 加权图像，显示中心脑底中线上的解剖结构。图④和图⑤为放大图像，显示中心脑底中线结构。

T2 加权图像可以显示第三脑室和鞍上池等充满高信号的脑脊液影像，有利于中心脑底内的细小解剖结构的显示；T1 加权图像则显示这些解剖结构自身的表现。

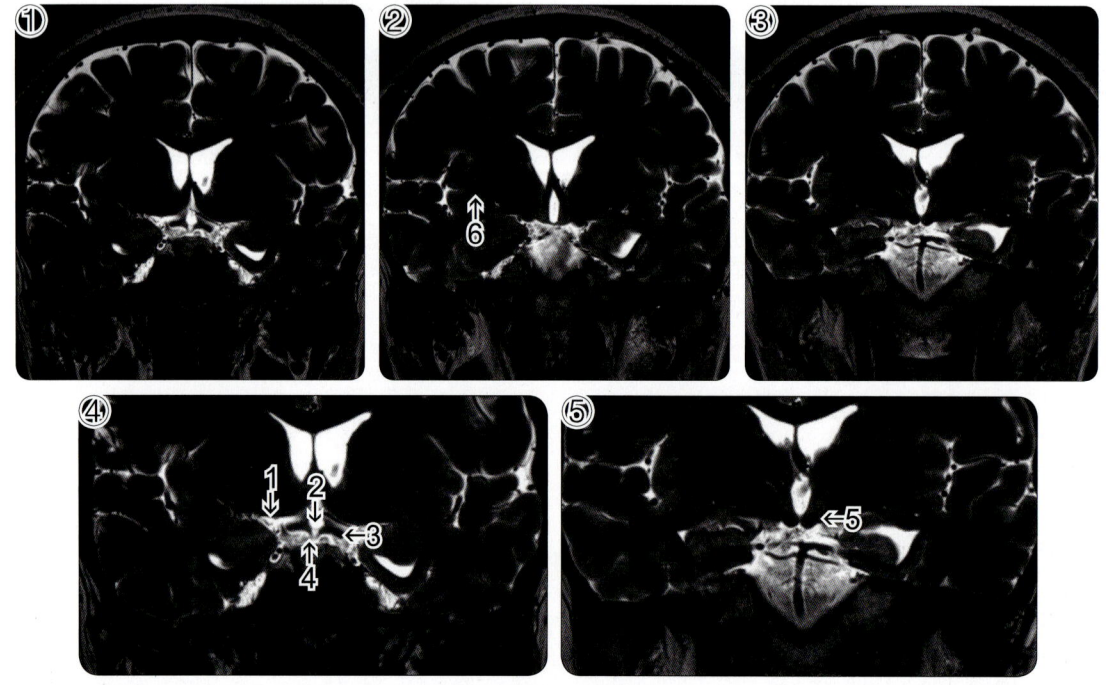

1. 前穿质；2. 下丘脑；3. 视束；4. 鞍隔孔和漏斗柄；5. 乳头体

第 2 章 头部 CT/MRI 要点解析

图 2.2-12c 中心脑底 - 冠状面

图①至图③为中心脑底部分的冠状面 T1 加权图像，图④和图⑤为放大图像，显示中心脑底部分的结构。冠状面图像有利于观察中心脑底两侧解剖结构的对称性分布和是否有所偏斜。

虽然具体对各个穿质区域无法准确定位，但是由于鞍上池中脑脊液的衬托，容易观察到大部分穿质的平面。

中心脑底 CT/MRI 观察小结

1. CT/MRI 建议观察平面：

①横断面图像可观察中心脑底的全貌，但难以同时显示中心脑底的所有结构。

②矢状面与冠状面图像有利于补充观察中心脑底各部的表面形态和其深层的脑实质结构，但是不便于观察中心脑底的全貌。

2. CT/MRI 观察要点提示：

识别中心脑底中的嗅三角、下丘脑和脑穿质区域以及各区结构需要借助于一些重要的解剖结构作为标志，这些结构包括前交通支、视束、乳头体、漏斗隐窝和三脑室底等。所以学会识别这些解剖结构就成为观察和划分中心脑底的解剖基础。例如：

①乳头体后方为后穿质区域。

②乳头体两侧为旁中央穿质。

③前交通支前为嗅三角，后为前穿质。

④漏斗隐窝或三脑室底周围为灰结节区域。

⑤嗅三角内侧为内侧嗅回，外侧为外侧嗅回等。

图 2.2-12 附　大脑半球底面脑沟回识别 TEST

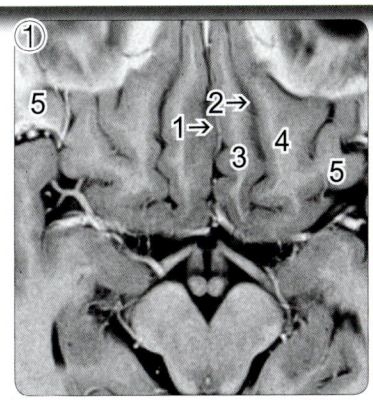 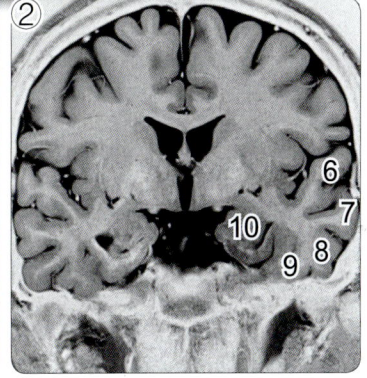

图 2.2-12 附 a 大脑半球底面脑沟回识别 TEST

图①为横断面 T1 加权图像，显示部分眶回，请你指出图中的 1～5 分别代表什么脑沟和脑回？还有哪些脑回没有显示，应该在上方层面，还是在下方层面？

图②为冠状面 T1 加权图像，显示颞叶的各个脑沟回，请说出图中的 6～8 分别代表什么脑回？其中 8 代表的脑凸面叫什么，其脑底面又叫什么？

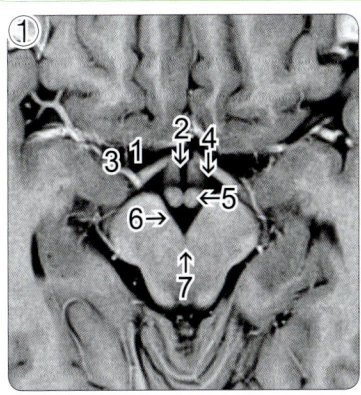

图 2.2-12 附 b 大脑半球底面脑沟回识别 TEST

图①为下丘脑和视束水平的横断面 T1 加权图像，显示中心脑底的全貌，请问图中的 1～7 分别代表什么解剖结构？

中心脑底的解剖结构都是位于特定区域的，记住一些重要的解剖结构是识别这些中心脑底解剖结构的关键和线索。这些解剖结构包括：视束、第三脑室下部、嗅沟、乳头体和大脑中动脉起始段等。

2.2.5 边缘系统

边缘系统是脑解剖学中较晚开发的新领域。在种系发生和发展的过程中，边缘系统的解剖结构逐渐被推挤到大脑半球的周边区域，故称"边缘系统 (limbic system)"。组成边缘系统的主要解剖成分包括边缘叶、杏仁体和海马、穹窿、嗅脑和隔区等，其中边缘叶、嗅脑和隔区均包含有大脑皮质部分，故将边缘系统放在这里进行讲述。

Point-13: 边缘叶

区域解剖简析

边缘叶 (limbic lobe) 位于大脑半球内侧面，呈环形结构围绕在胼胝体和间脑的周围。因该脑叶被快速发育的大脑半球新皮质挤到大脑半球的边缘，故名边缘叶，也被称为"第六脑叶"。边缘叶酷似边缘系统的骨架，将边缘系统的其他结构串联组合在一起。边缘叶包括扣带回、扣带回峡、海马旁回、海马旁回钩4部分。

①扣带回 (cingulate gyrus)：是位于胼胝体沟与扣带沟之间的半环形脑回，从上方环绕胼胝体的上方弯曲走行。与其他脑回一样因生长发育和互相毗邻推挤，故整个扣带回宽窄不一，其轮廓不如大脑半球边缘的脑回那样整齐。

②扣带回峡 (isthmus of cingulate gyrus)：是扣带回在胼胝体压部后方向海马旁回过渡的一段渐行渐窄的移行部，在扣带回和海马旁回两者之间起连接作用。

③海马旁回 (parahippocampal gyrus)：位于颞叶内侧。其上界为海马沟，下界为侧副沟。海马旁回向后上延续于扣带回峡部，向前内侧卷曲移行为钩。

④海马旁回钩 (uncus)：是海马旁回的前部绕海马沟弯转向内后所形成的一个钩形折曲，面向内侧并紧靠同侧大脑脚的前外侧面。

扣带束将扣带回、扣带回峡、海马旁回和海马旁回钩这4个解剖结构串连成完整的边缘叶。

图 2.2-13 边缘叶

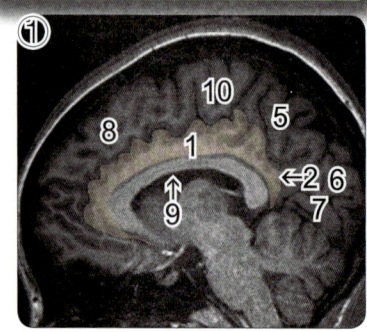 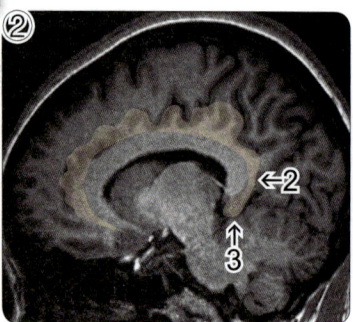 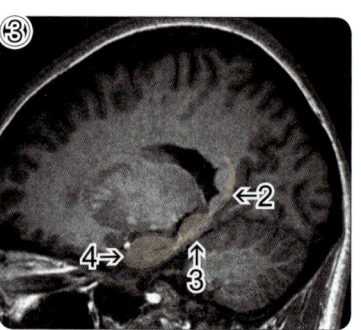

1. 扣带回；2. 扣带回峡部；3. 海马旁回；4. 海马旁回钩；5. 楔前叶；6. 楔叶；7. 舌回；8. 额内侧回；9. 胼胝体；10. 旁中央小叶

图 2.2-13a 边缘叶 - 矢状面

图①至图③为自内向外的矢状面 T1 加权图像，显示边缘叶向海马旁回逐步移行的过程。

边缘叶为边缘系统的主体，内含扣带束，自扣带回、扣带回峡、海马旁回逐步从大脑半球内侧面走行至颞叶内侧的海马旁回钩。注意海马旁回和海马旁回钩的区别，前者向前走行至颞叶内侧中段，后者从颞极向后反折回来，在颞叶内侧前段形成向内的圆形膨大。构成边缘叶的扣带回、峡部、海马旁回和钩分别位于胼胝体的上方、后方和颞叶内侧，整体呈弯曲的"C"字形。

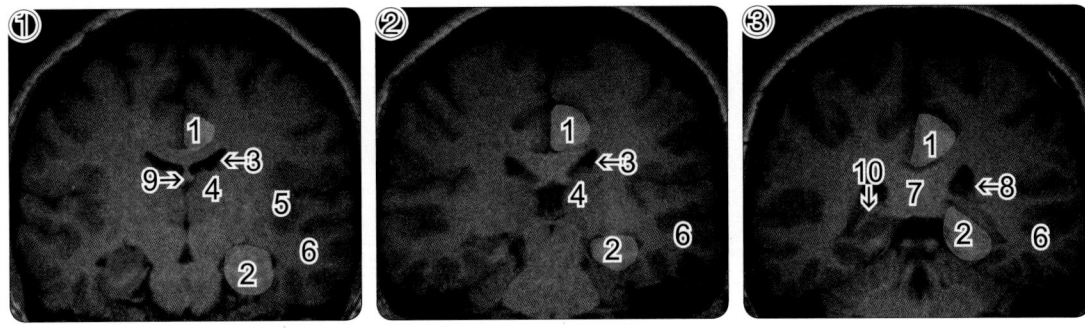

1. 扣带回；2. 海马旁回钩；3. 侧脑室体部；4. 丘脑；5. 岛叶；6. 颞叶；7. 胼胝体压部；8. 侧脑室三角区；9. 穹窿体；10. 穹窿脚

图 2.2-13b 边缘叶 - 冠状面

图①至图③为自前向后的冠状面 T1 加权图像，显示边缘叶向海马旁回逐步移行的过程。

边缘叶与海马旁回在扣带束的串联下，走行成一个开口向前的"C"字形，构成边缘系统的主体，边缘叶自扣带回开始，经扣带回峡、海马旁回最终到达海马旁回钩的全过程分别出现在不同的矢状面、冠状面和横断面图像上；扣带回峡的观察难度比较大。

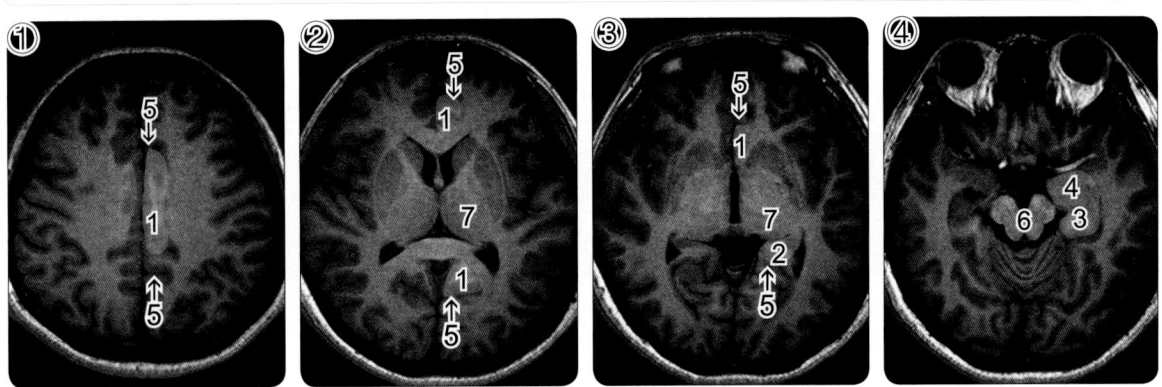

1. 扣带回；2. 扣带回峡；3. 海马旁回；4. 海马旁回钩；5. 扣带沟；6. 中脑；7. 丘脑

图 2.2-13c 边缘叶 - 横断面

图①至图④为扣带回、扣带回峡和海马旁回层面的横断面 T1 加权图像，显示边缘叶。

边缘叶的扣带回、扣带回峡、海马旁回和海马旁回钩分别走行于额顶叶内侧面、侧脑室三角区内侧和颞叶的内侧。

边缘叶 CT/MRI 观察小结

1.CT/MRI 建议观察平面：

边缘叶是一个半环形的脑叶，仅靠某一个平面难以对其进行全面的观察。

①矢状面图像可分别显示扣带回、扣带回峡和海马旁回大部分的形态和全貌，但无法显示扣带回峡至海马旁回之间的弯转移行段。

②冠状面和横断面图像可对扣带回峡和海马旁回之间的连接部做进一步观察。

2.CT/MRI 观察要点提示：

扣带回峡至海马旁回的移行部是边缘叶观察的重点和难点。

①观察线索：穹窿、海马和侧脑室三角区等解剖结构是识别该移行部的参考。

②观察方法：

a. 穹窿：是一个白质纤维束结构，与周围结构的信号对比加之其特定的形态和走行路径，使之容易被识别，而扣带回峡正是沿着穹窿周围伴随走行的。

b. 海马：在侧脑室下角内侧和下方，其上方的海马伞和穹窿脚可用作参考。

c. 侧脑室三角区：扣带回峡先走行于特别容易识别的侧脑室三角区的内侧，然后弯转向下移行至海马旁回，因此沿侧脑室三角区的内侧面追寻也是一种观察手段。

a present：扣带三兄弟

扣带沟、扣带回和扣带束三者密切相关但长度不同。

①扣带沟：长度最短，位于扣带回与额上回之间，大约在胼胝体压部上方处拐弯向上延续为扣带沟"缘支"，此拐点处即扣带沟的终点。

②扣带回：长度居中，位于扣带沟和胼胝体沟之间，围绕胼胝体向后走行至扣带沟末端时并未终止，而是继续沿顶下沟的下方后行，此继续后行段的扣带回逐渐变细、变尖，被称为"扣带回峡"。故扣带回的总长度等于扣带沟和顶下沟的长度之和。扣带回最终在侧脑室三角区内侧移行于海马旁回。

③扣带束：长度最长，是被包含在扣带回、扣带回峡和海马旁回内的一个完整的长弧形纤维束，全程将扣带回、扣带回峡、海马旁回、灰被、束状回和齿状回等串联成一体。

Point-14：杏仁体和海马

区域解剖简析

①杏仁体 (amygdaloid body)：是由皮质核、内侧核、中央核、外侧核和基底核等组成的核群复合体。因其形状和大小酷似杏仁而得名。杏仁体位于海马旁回钩的皮质深面，侧脑室下角前端的前方和上方。观察杏仁体时需要注意以下几个方面：

a. 杏仁体与钩隐窝的关系：侧脑室下角距颞极 2.5cm 处向内以直角拐向海马旁回钩形成钩隐窝，杏仁体紧贴钩隐窝的前方和前上方。

b. 杏仁体与周围皮质的关系：在杏仁体前方和内侧由半月回、环周回和钩回的皮质覆盖，这些皮质与杏仁体均为灰质并互相融为一体而不易区分。

c. 杏仁体与海马的关系：杏仁体位于钩隐窝的前上方，海马位于钩隐窝的后下方，两者借钩隐窝分界，当两者紧密靠近时则钩隐窝可被压扁而无法显示。

d. 杏仁体与基底核的关系：杏仁体后方与尾状核尾相连接，上方毗邻豆状核，外上方为屏状核。这些基底核有时难以与杏仁体相区分。

②海马结构 (hippocampal formation)：海马、齿状回、束状回、下托和灰被等解剖结构彼此紧密关联构成海马结构。

a. 海马 (hippocampus)：海马为侧脑室下角底壁和内侧壁上的一个长条状的灰质隆嵴，在冠状切面上呈卷曲的"C"字形，由3层神经元组成，自侧脑室下角前端一直向后延伸到胼胝体压部，又称安蒙角 (Cornu Ammonis，CA)，全长约 5 cm。海马前端膨大部有 3~4 个脚趾状隆起，称海马趾或海马头，其后细长部为海马体和海马尾。海马外上方为侧脑室下角。

b. 齿状回 (dentate gyrus)：也是一小段"C"字形灰质，位于海马内下方并与海马形成套环状，因其表面被血管压成许多横沟酷似牙齿而被称为齿状回。齿状回再向下依次为海马沟和海马旁回，海马旁回由下托和内嗅皮质组成。

c. 束状回 (gyrus fasciolaris)：是齿状回在胼胝体压部向后上方的延续段，因无齿状外观而称束状回，束状回继续向上延续于灰被。

d. 下托 (subiculum)：位于海马和齿状回的下方，下托由上方的前下托和下方的旁下托构成。下托加内嗅皮质构成海马旁回。

在冠状位切面上，海马和齿状回组合成海马的"头"，海马旁回为海马的"肚皮"。

e. 灰被 (indusium griseum)：也称胼胝体上回 (supracallosal gyrus)。为胼胝体与扣带回之间的薄层灰质带，远离海马的灰被是海马在胚胎发育过程中遗留在移行路途上的残件。

图 2.2-14 杏仁体和海马

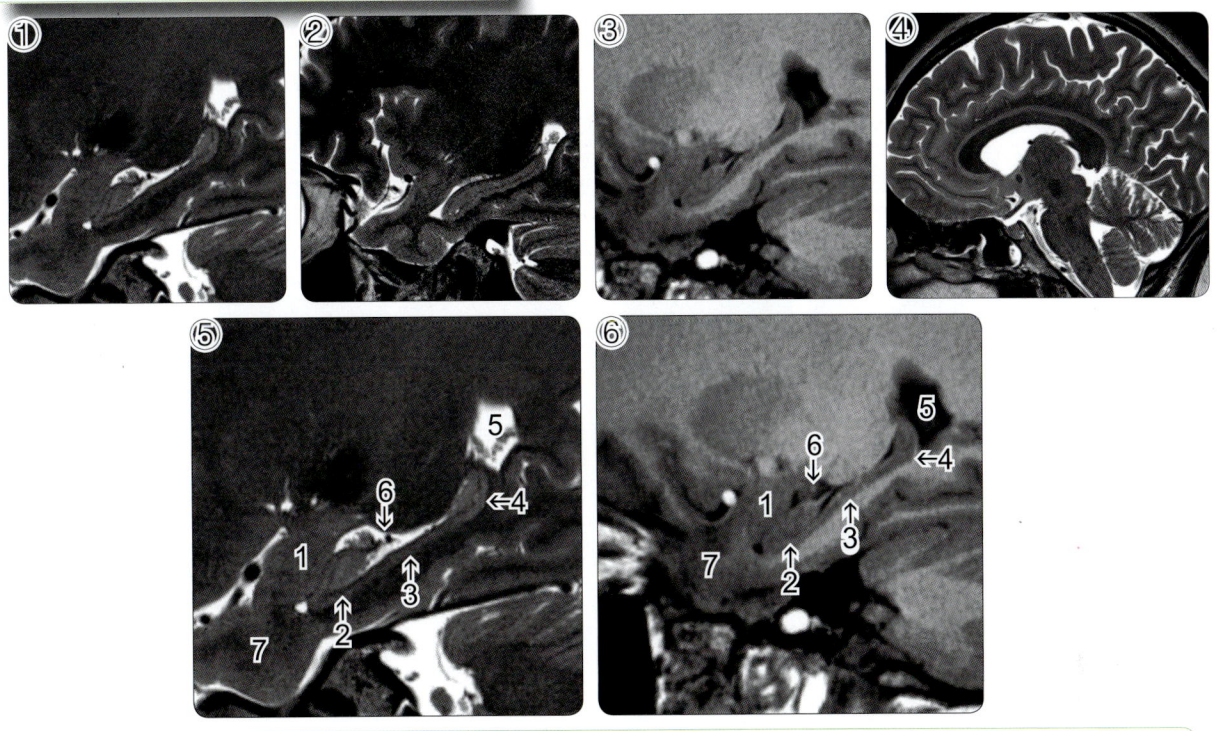

1. 杏仁体；2. 海马头；3. 海马体；4. 海马尾；5. 侧脑室三角区；6. 侧脑室下角；7. 颞极

图 2.2-14a 杏仁体和海马 - 矢状面

图①和图②为杏仁体和海马层面的矢状面 T2 加权图像，图③为矢状面 T1 加权图像，上述图像显示杏仁体和海马；图④为正中线旁矢状面 T2 加权图像，显示胼胝体与扣带回之间的灰被。图⑤和图⑥为杏仁体和海马的矢状面放大图像，显示杏仁体、海马和侧脑室下角的关系。

杏仁体位于侧脑室下角钩隐窝的前上方，海马头位于钩隐窝的后下方，两者之间以近乎闭合的钩隐窝腔隙为界；海马头位于海马前方 1/3，海马体位于中 1/3，海马尾位于后方 1/3，海马尾后方向上翘起并伸入侧脑室三角区内。

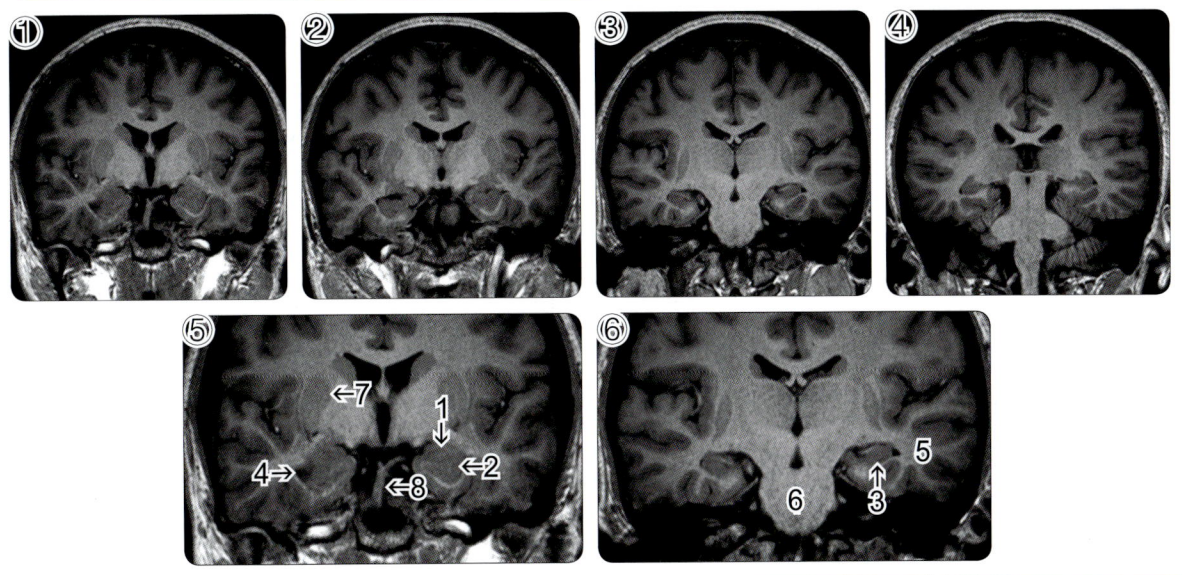

1. 杏仁体；2. 海马头；3. 海马体；4. 侧脑室下角；5. 颞叶；6. 脑桥；7. 壳核；8. 基底动脉

图 2.2-14b 杏仁体和海马 - 冠状面

图①至图④为杏仁体和海马的冠状面 T1 加权图像，图⑤和图⑥为放大图像，显示杏仁体和海马。

在海马旁回钩前方层面的冠状面图像上，杏仁体与弯曲向内的海马头互相重叠，加之杏仁体和海马两者均被此处的皮质所覆盖，三者均为灰质成分，常常融为一体而不易区分；冠状面图像有助于观察海马体部和尾部的截面积大小，海马体位于侧脑室下角底壁，轮廓清晰；海马尾口径进一步变细并上翘伸入侧脑室三角区内。

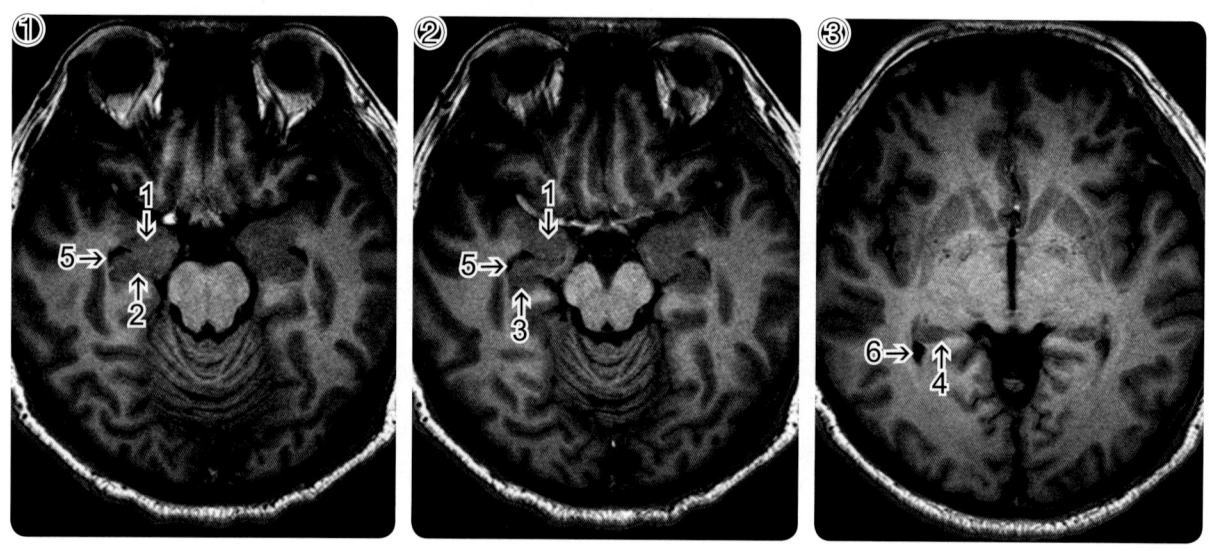

1. 杏仁体；2. 海马头；3. 海马体前部；4. 海马尾；5. 侧脑室下角；6. 侧脑室三角区

图 2.2-14c 杏仁体和海马 - 横断面

图①至图③为杏仁体和海马的横断面 T1 加权图像，显示杏仁体和海马。

在横断面图像中，显示杏仁体与海马各部比较宽大，头、体、尾除了宽度略微不同外，形态上看不出明显的差异。杏仁体与海马仍可以以侧脑室下角的钩隐窝为界清晰地进行区分，但是钩隐窝的显示需要看其内脑脊液的充盈情况，当杏仁体与海马紧密相贴在一起时，钩隐窝完全消失无法显示，导致杏仁体与海马无法区分。

杏仁体和海马 CT/MRI 观察小结

1.CT/MRI 建议观察平面：

①矢状面图像适于观察杏仁体与海马的全貌及其两者之间的位置关系，也可以测量总长和各段宽度。为观察杏仁体和海马最重要的平面。

②横断面和冠状面图像可用于补充观察。

2.CT/MRI 观察要点提示：

①定位杏仁体：杏仁体为核群复合体，属于灰质。杏仁体周围包被的海马旁回钩皮质也是灰质，包括杏仁周区、内嗅区和前梨区皮质等，再加上与杏仁体隔侧脑室下角钩隐窝相对的灰质结构——海马，致使杏仁体的轮廓无法显示。钩隐窝伸入杏仁体和海马之间，其内充盈脑脊液，在 T2 加权图像上可以辅助界定和区分开杏仁体和海马各自的形态以及两者之间的位置关系。

②海马的测量：海马的分部和大小的测量对于老年痴呆等神经系统疾病具有一定的意义。

③杏仁体的测量：由于杏仁体与周围覆盖的皮质均为灰质，因此杏仁体的大小无法准确测量，只能将杏仁体与周围的皮质结构一起进行测量和评估。

Point-15：穹窿

区域解剖简析

穹窿 (fornix) 约含 120 万根有髓鞘神经纤维，其中绝大部分为海马的传出纤维。穹窿从海马发出，经过室床、海马伞、穹窿脚、穹窿体、穹窿柱到达乳头体。

①海马伞段 (fimbrium)：自海马内神经元发出有髓鞘神经纤维构成室床，室床纤维继续向海马内侧缘集中，于齿状回内上方形成肉眼可见的呈纤维束带状的海马伞。海马伞向后延伸并逐渐增厚，直至海马尾侧。

②穹窿脚段 (crus of fornix)：海马伞于海马尾端沿侧脑室三角区弯转向上，在胼胝体压部下缘继续向前内走行并向中线靠拢的一段纤维束也从扁平板状渐变为圆柱状形成穹窿脚。

③海马连合 (hippocampal commissure)：两侧穹窿脚向中线并拢时，每侧穹窿脚中有部分纤维跨越中线至对侧穹窿脚。这些穿行在两侧穹窿脚之间的纤维形成一个薄层的三角形白质板，被称为穹窿连合或海马连合，因其外形酷似古琴，也被称为琴板 (lyra or psalterium)。

④穹窿体段 (body of fornix)：左、右穹窿脚在中线并拢后沿丘脑上面继续前行的一段为穹窿体段。两侧穹窿体在冠状面或横断面图像上呈倒三角形，底在上，与胼胝体下缘相接续，尖向下，游离并突入第三脑室的内上方，构成脉络裂的上界。

⑤穹窿柱段 (column of fornix)：穹窿体前行至室间孔的上方，左右分开沿三脑室前上缘弯转下行的一段即为穹窿柱。穹窿柱的绝大部分纤维在前连合和室间孔之间沿下丘脑外壁向下终于乳头体，为"连合后穹窿 (postcommissural fornix)"；剩余的一小部分穹窿纤维经前连合前方投射至终板旁回等区域，为"连合前穹窿 (precommissural fornix)"。

a present：与海马连合相关的解剖结构

与海马连合相关的解剖结构有 2 个，即"第六脑室"和帆间池。

当在海马连合与其上方的胼胝体之间的空间内出现一个裂隙样腔室，则这个位于海马连合上方的独立腔室被称为"穹窿室 (ventricle of fornix)"或"第六脑室"，该腔室是位于两侧侧脑室之间的中线上，常常作为一个独立的腔室存在，或者也可以与侧脑室之间相互沟通。这个位于两侧侧脑室之间的"第六脑室"可以是前后狭长的长条形腔室，也可以是尖向前方的圆角三角形腔室。第六脑室比较罕见，但经常会与第五脑室合并存在，是一个比较罕见的解剖变异。

若在海马连合与丘脑顶之间形成一个扁平的裂隙状空隙，即在海马连合的下方出现裂隙状空腔时，则被称为"帆间池"，既然被称为"池"，说明它是一个与蛛网膜下腔沟通的、位置独特的脑池。

第六脑室和帆间池的发生机制和临床意义不同，应注意进行区分（参见第 262 页的相关内容）。

图 2.2-15 穹窿

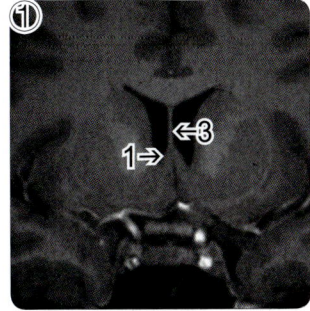 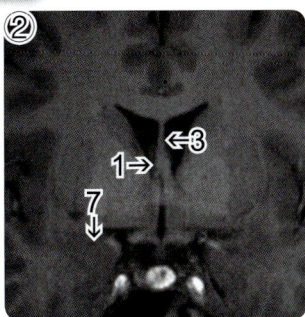 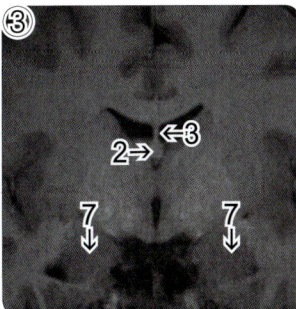 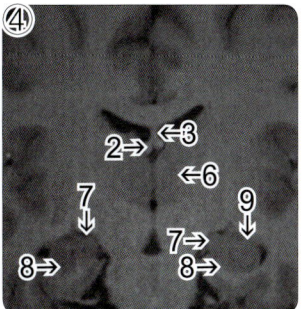

1. 穹窿柱；2. 穹窿体；3. 室间隔；4. 穹窿脚；5. 海马伞；6. 丘脑；7. 杏仁体；8. 海马；9. 室床

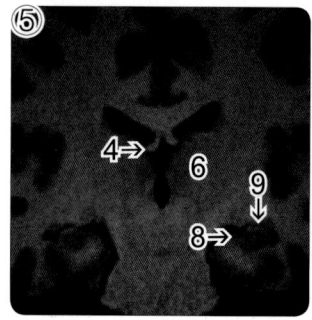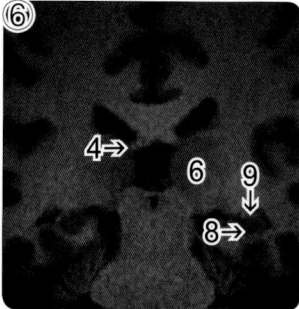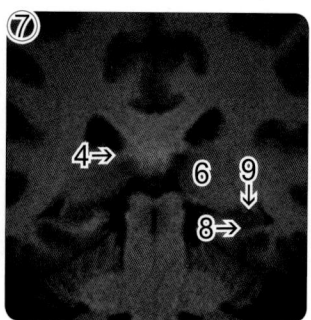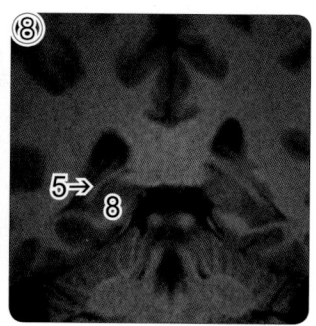

图 2.2-15a 穹窿 - 冠状面

图①至图⑧为依次排列的冠状面 T1 加权图像，自前向后依次显示穹窿柱、穹窿体、穹窿脚和海马伞，沿室间隔两侧和丘脑外、后、下面直至海马旁回内的齿状回的内上方。注意其神经纤维的实际走行方向是反方向，从齿状回出发直至第三脑室前方的乳头体。

穹窿是边缘系统中的一个沿丘脑表面呈弧形走行的特殊的纤维束带，在观察各个阶段的穹窿时要注意此种绕丘脑旋转走行的特点，海马表面线条样高信号结构为室床。

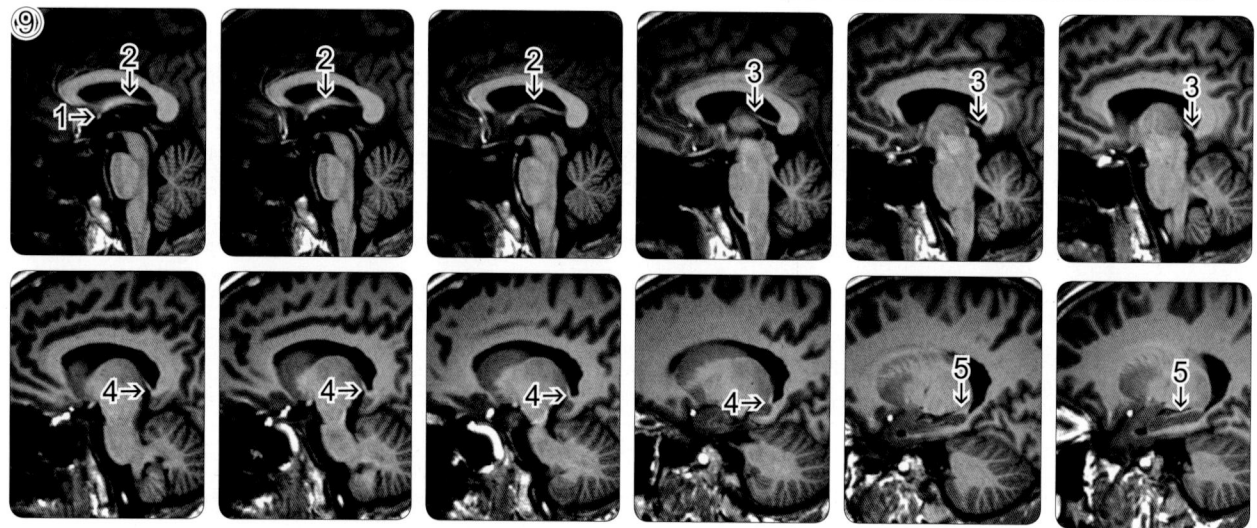

1. 穹窿柱；2. 穹窿体；3. 穹窿脚；5. 海马伞

图 2.2-15b 穹窿 - 矢状面

图⑨为连续层面的矢状面图像组，显示穹窿的全程走行。

与冠状面图像类似，矢状面图像可以更好地观察穹窿的全程走行。由于该平面主要观察穹窿的前后关系，故对于穹窿在矢状面上的走行方向可以细致观察，穹窿的水平走行段为穹窿体，前方向下走行的为穹窿柱，后方向后下方倾斜走行的为穹窿脚，自丘脑后面绕至向前下方的走行段为海马伞。

在矢状面图像上观察穹窿的行程时要注意，穹窿上段靠近中线走行，下段逐渐向外走行于颞叶的海马旁回中。矢状面在观察穹窿各个阶段的连续性方面比冠状面更加完美和连续。类似穹窿这样走行相对复杂的解剖结构可以更好地锻炼我们观察的三维立体概念和能力。

穹窿 CT/MRI 观察小结

1.CT/MRI 建议观察平面：

①使用矢状面自内向外的序列图像或冠状面自前往后的序列图像可在连续层面上对穹窿全程的各个阶段进行全面连续的观察。

②横断面图像可以补充应用于观察两侧穹窿向中线靠拢的表现。

2.CT/MRI 观察要点提示：

自海马至乳头体对穹窿全程各个分段的连续观察是了解穹窿整体行程，加深对穹窿临床和解剖学意义的理解的重要途径。

Point-16: 嗅脑

区域解剖简析

区域解剖简析：

嗅脑是以中心脑底和额叶底面为中心，进一步向周围分布至颞叶内侧的皮质区域，嗅脑与隔区和边缘系统的其他结构之间均有密切关联。

嗅脑 (rhinencephalon)：是指与嗅神经和嗅觉纤维直接关联的脑皮质结构，相当于大脑的旧皮质成分，包括嗅球、嗅束、嗅三角、嗅前核、前穿质和梨状叶。

①嗅球 (olfactory bulb)：是一个扁平长圆形的实体结构，位于筛骨的筛板窝内。来自鼻腔上部嗅黏膜的嗅神经纤维向上穿经筛孔到达嗅球内的终核。

②嗅束 (olfactory tract)：位于嗅球后方，是接力嗅神经的二级神经纤维，是由嗅球终核发出的有髓纤维构成的白色纤维束。其横切面呈三角形，嵌入额叶底面的嗅沟内，笔直向后走行并终止于嗅三角。

③嗅三角 (olfactory trigone)：是上述嗅束后端处神经纤维分散形成内侧嗅纹、外侧嗅纹和中间嗅纹所构成的三角形区域，也称嗅结节。

④嗅前核 (anterior olfactory nucleus)：由嗅束起始处散在的多极神经元组成。

⑤前穿质 (anterior perforated substance)：是中间嗅纹向嗅三角后方的延续。

⑥梨状叶 (pyriform lobe)：被视为人类的嗅觉中枢，是从嗅三角至海马旁回钩的一段皮质区域，因其整体形状呈梨形，故被称为梨状叶。梨状叶由前梨区皮质、杏仁周区皮质和内嗅区皮质等部分共同构成。

a. 前梨区皮质：位于海马旁回钩前端的皮质。

b. 杏仁周区皮质：大约在海马旁回钩处，为包被杏仁体的皮质。

c. 内嗅区皮质 (entorhinal area)：位于前梨区和杏仁周区皮质的后方和下方。

a present：人类嗅觉系统的几个相关概念

嗅觉系统在低等动物非常发达，而在人类等高等动物已经明显退缩、退化而处于次要地位。与嗅觉系统相关的"嗅脑""梨状叶""内嗅皮质"和"旁嗅区"等概念由此已经淡出或者尚未进入我们的记忆当中，有时难免对之出现混淆乃至错误的理解。以下对这些概念做简单的梳理，以期对之有比较准确的理解。

①嗅脑 (rhinencephalon)：是在低等动物起主要功能的脑结构，在人类已经退化为边缘系统的一部分。是指与嗅觉神经纤维直接相关联的脑部结构的一个总称。其解剖结构涵盖了嗅球、嗅束、嗅三角、嗅前核、前穿质和梨状叶等，主要位于额叶的底面和颞叶的内侧面区域。

②梨状叶 (pyriform lobe)：是构成嗅脑的部分皮质成分，由嗅三角的外侧嗅回向后至海马旁回钩的一段连贯的皮质所组成，包括前梨区皮质、杏仁周区皮质和内嗅区皮质等，这些皮质分布在颞叶的前方、内侧和底面，整体连起来酷似梨形，故在解剖学上被称为"梨状叶"。

③内嗅区皮质 (entorhinal area)：是梨状叶的一部分，指位于海马旁回钩的下方和后方的颞叶皮质。从上面的分析可以看出，嗅脑是整体，梨状叶是嗅脑的一部分，内嗅皮质又是梨状叶的一部分。

④旁嗅区 (parolfactory area)：又被称为"隔区"，在功能上与嗅觉无关，但是其解剖位置与嗅脑相毗邻，故被称为旁嗅区。旁嗅区为终板旁回和胼胝体下区两者的总称，前方为胼胝体下区，后方为终板旁回。旁嗅区通过斜角带与后上方的室间隔和后下方的嗅脑相互联系。旁嗅区内的脑沟称为旁嗅沟，其中胼胝体下回前方的脑沟为前旁嗅沟，胼胝体下回后方与终板旁回之间的脑沟为后旁嗅沟。

图 2.2-16 嗅脑

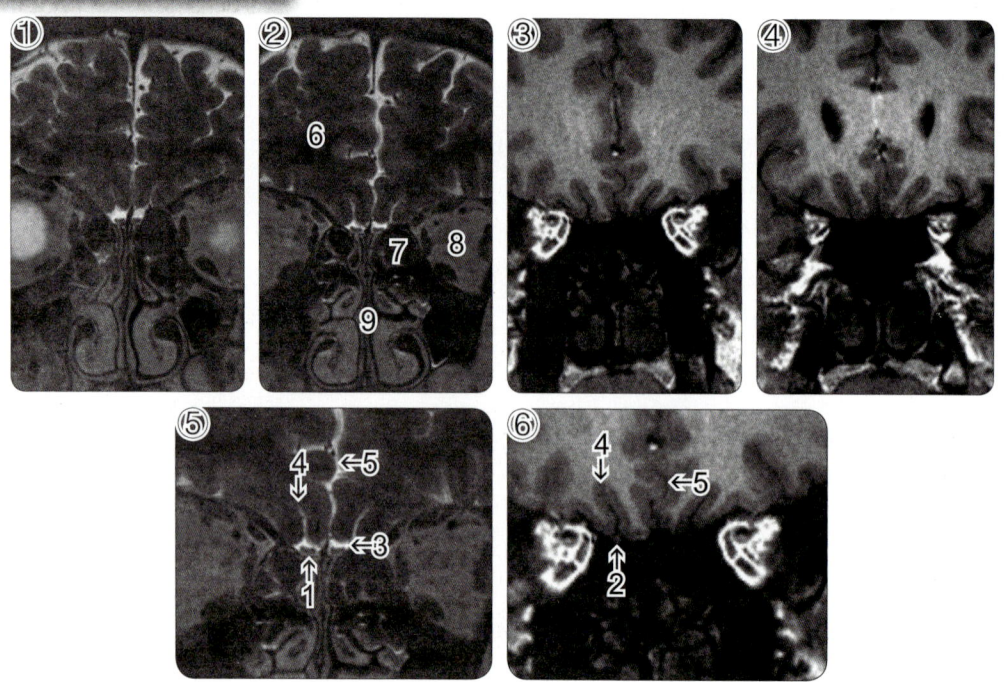

1. 嗅球；2. 嗅束；3. 筛凹；4. 嗅沟；5. 纵裂；6. 额叶；7. 筛窦；8. 眼眶；9. 鼻腔

图 2.2-16a 嗅球和嗅束 - 冠状面

图①至图④为自前往后的冠状面 T2、T1 加权图像，图⑤和图⑥为放大图像，显示嗅球和嗅束。

嗅神经自上鼻腔黏膜向上经筛孔入颅进入扁圆形的嗅球内，完成嗅路的第一站；嗅球向后沿嗅沟内走行的神经纤维构成嗅束。

嗅球位于筛凹底部中心，两侧嗅球之间为筛骨的鸡冠，嗅球下方为筛板，筛板的下方为鼻腔。筛凹内充盈脑脊液，向上与嗅沟相通。嗅束位于嗅沟下方细小三角形空隙内向后方走行至嗅三角处散开进入嗅三角的皮质内，为第 1 对颅神经，即嗅神经。

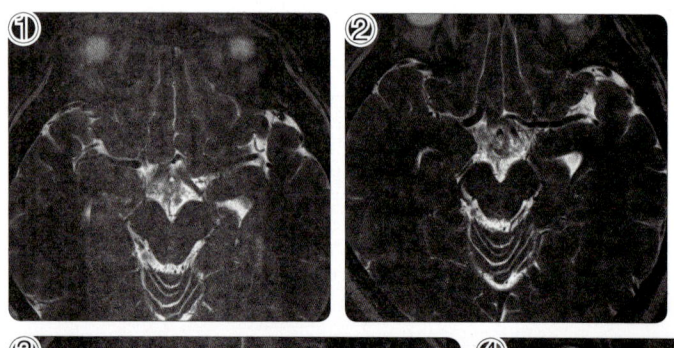

图 2.2-16b 嗅脑皮质 - 横断面

图①和图②为横断面 T2 加权图像，图③和图④为放大图像。

嗅三角和前穿质位于中心脑底的前半部区；前梨区、杏仁体周区和内嗅区等嗅脑皮质位于颞叶海马旁回钩区域附近的内侧面和底面。

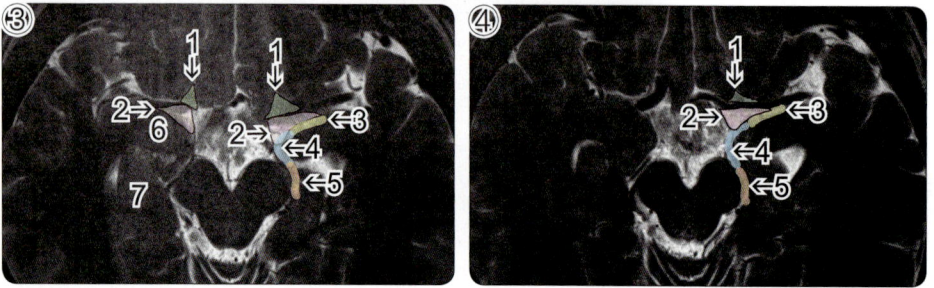

1. 嗅三角；2. 前穿质；3. 前梨区皮质；4. 杏仁体周区；5. 内嗅区；6. 杏仁体；7. 海马

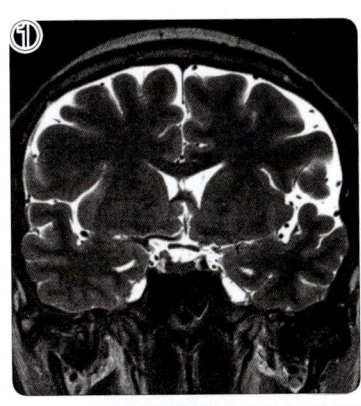 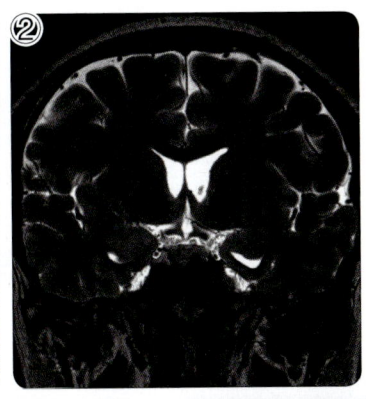

1. 前穿质；2. 杏仁体周区；3. 内嗅区；4. 中心脑底区；5. 杏仁体；6. 侧脑室下角钩隐窝

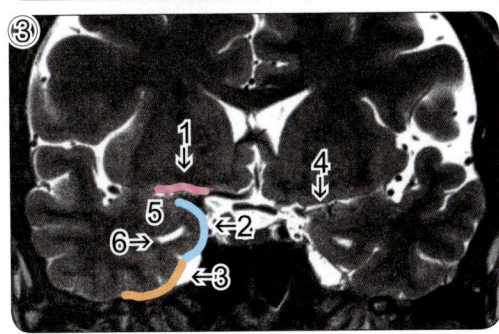 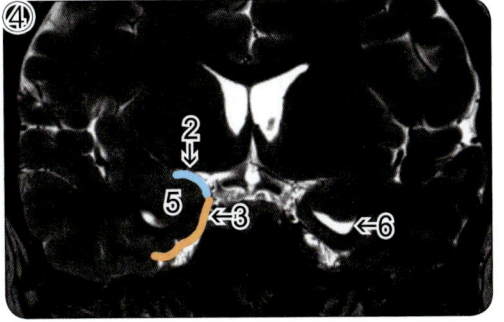

图 2.2-16c 嗅脑皮质 - 冠状面

图①和图②为冠状面 T2 加权图像，图③和图④为放大图像，显示嗅脑皮质的分布。

嗅脑皮质分布于额叶底面后部和颞叶海马旁回钩附近，多分布于颞叶前部的内侧面和底面。嗅三角区域是指以嗅沟为顶点，内外侧嗅纹为两边的三角形区域，界限十分清晰；杏仁体周区，围绕杏仁体周围相对局限也容易识别；前梨区皮质在颞叶前面，接近中心脑底区域；内嗅区位于颞叶内侧下方。总之，嗅脑皮质是以杏仁体周区为中心分布的。

嗅脑结构 CT/MRI 观察小结

嗅脑结构包括皮质和神经纤维结构，相对广泛而散在地分布于中心脑底与额叶和颞叶的交界区域，其中嗅球、嗅束和嗅三角因为形态明确且位置固定而易于识别，嗅皮质易于被忽视且解剖概念淡漠。

1.CT/MRI 建议观察平面：

①应以横断面为基本观察平面。

②根据需要，辅以矢状面和冠状面可对中心脑底、额叶和颞叶各部的嗅脑结构做进一步的补充观察。

2.CT/MRI 观察要点提示：

①梨状叶作为嗅脑皮质的主要分布区域之所以成为嗅脑的观察难点，皆因人们对之疏于了解，梨状叶分布于颞极的前面、内侧面和下面，以杏仁体为中心解剖标志，可将梨状叶划分为以下小区：

a. 杏仁周区皮质：位于杏仁体前方和内侧区域，大约与鞍上池外侧边相对应。

b. 前梨区皮质：位于杏仁体的前方和外侧区域，与大脑中动脉主干 (M_1) 相对应。

c. 内嗅区皮质：位于杏仁体的后方和下方区域，大约对应环池前段和大脑脚区域。

②明确嗅三角和嗅结节的概念，有利于对其进行识别：

a. 嗅三角：是一个在嗅束后端由嗅束神经纤维摊平而形成的嗅脑结构，是由内侧嗅纹、外侧嗅纹和中间嗅纹组成的三角形扁平区域，成分包括嗅束神经纤维和多极神经元。

b. 嗅结节：是指嗅三角中，在中间嗅纹周围多极神经元增多并聚集成堆，在局部突起形成结节样结构，被称为嗅结节。

Point-17: 隔区

区域解剖简析

隔区 (septal area)：包括透明隔、斜角带、终板旁回和胼胝体下区等结构。

①透明隔 (septum pellucidum)：又叫连合上隔，是分隔两侧侧脑室的 2 层半透明隔膜，具体分布位置在侧脑室额角和体部之间。其上界和前界分别是胼胝体干和胼胝体膝部，其下界为胼胝体嘴及穹窿体部。

②斜角带 (diagonal band)：斜角带表面覆盖灰质形成斜角回，位于前穿质的后内侧缘，是紧邻视束并与之平行走行的一个光滑的带状结构。该斜角带向前沿额叶内侧面向上通往终板旁回和胼胝体下回，向后外方向则连接颞叶内侧面的海马旁回和钩，将隔区与嗅脑连为一体。

③终板旁回 (paraterminal gyrus)：位于大脑半球内侧面，其后界为终板，前界为后旁嗅沟，上界为胼胝体嘴，向下延续至大脑半球底面与嗅三角的内侧嗅回相接续。

④胼胝体下区 (subcallosal area)：同样位于大脑半球的内侧面，毗邻终板旁回的前方。

胼胝体下区与终板旁回两者紧邻嗅脑皮质，而被合称为旁嗅区 (parolfactory area)。胼胝体下区的后方为后旁嗅沟 (posterior parolfactory sulcus)，前方为前旁嗅沟 (anterior parolfactory sulcus)。再往前则续于扣带回和额内侧回。隔区通过斜角带等结构与嗅脑密切关联。

图 2.2-17　隔区

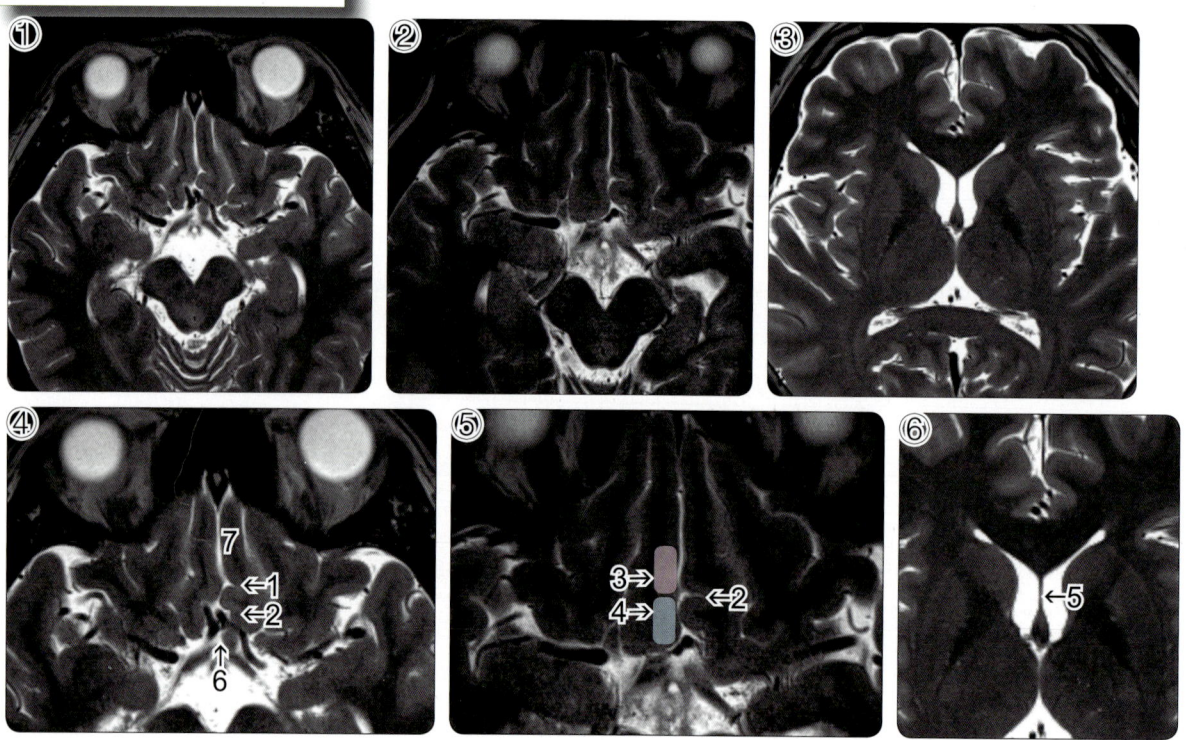

1. 前旁嗅沟；2. 后旁嗅沟；3. 胼胝体下区；4. 终板旁回；5. 室间隔；6. 大脑前动脉；7. 直回

图 2.2-17a　隔区 - 横断面

图①至图③为横断面 T2 加权图像，图④至图⑥为放大图像，显示隔区。

终板旁回和胼胝体下区是位于额叶内侧面终板前面的 2 个脑回，为隔区中的皮质成分，两者之间为后旁嗅沟，大脑前动脉上行的起始段常在此沟内走行。

隔区结构中的斜角带沿视束外侧平行走行，连接隔区皮质和嗅脑皮质，可以在图中画出其走行路径，但显示比较困难。

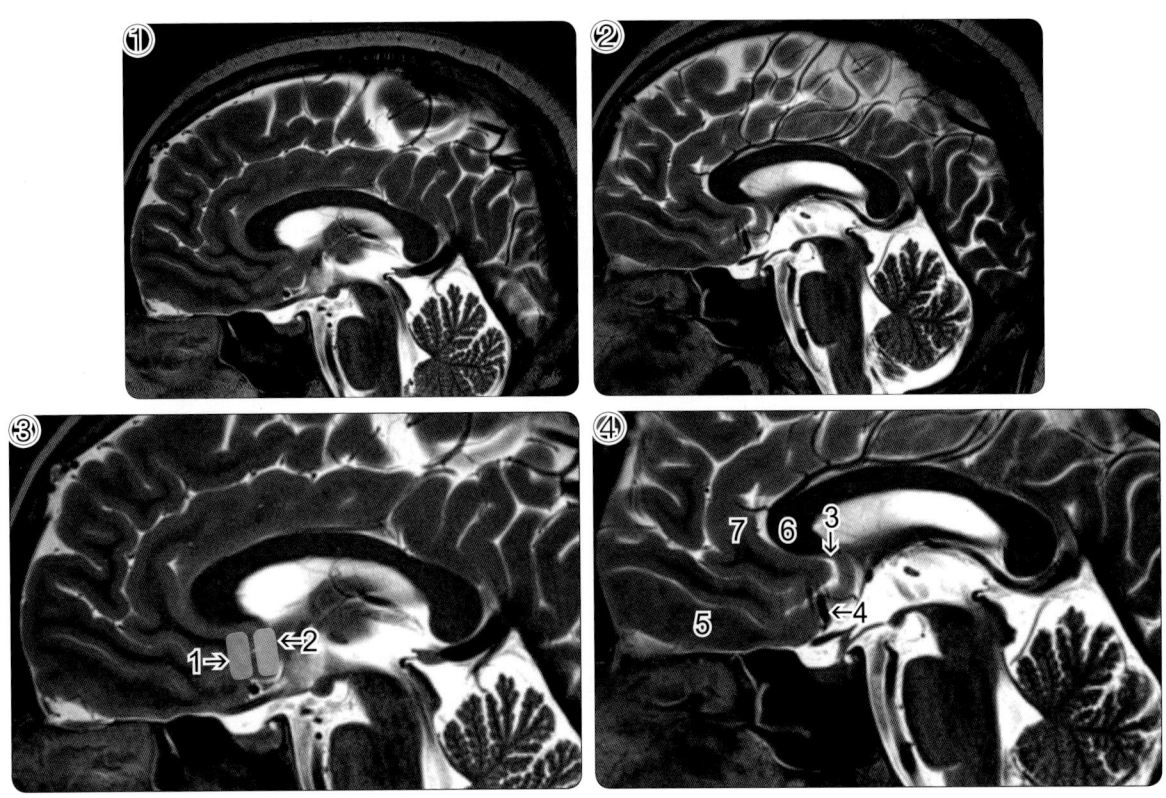

1. 胼胝体下区；2. 终板旁回；3. 后旁嗅沟；4. 大脑前动脉；5. 直回；6. 胼胝体膝；7. 扣带回

图 2.2-17b　隔区 - 矢状面

图①和图②为矢状面 T2 加权图像，图③和图④为放大图像，显示隔区。

终板旁回和胼胝体下区是位于额叶内侧面终板前面的 2 个脑回，为隔区中的皮质成分，两者以后旁嗅沟为界，或者以大脑前动脉上行的起始段作为分界的参考。

前后旁嗅沟未能清晰显示时，可以借大脑前动脉上升的起始段作为分界终板旁回和胼胝体下区的参考标志。

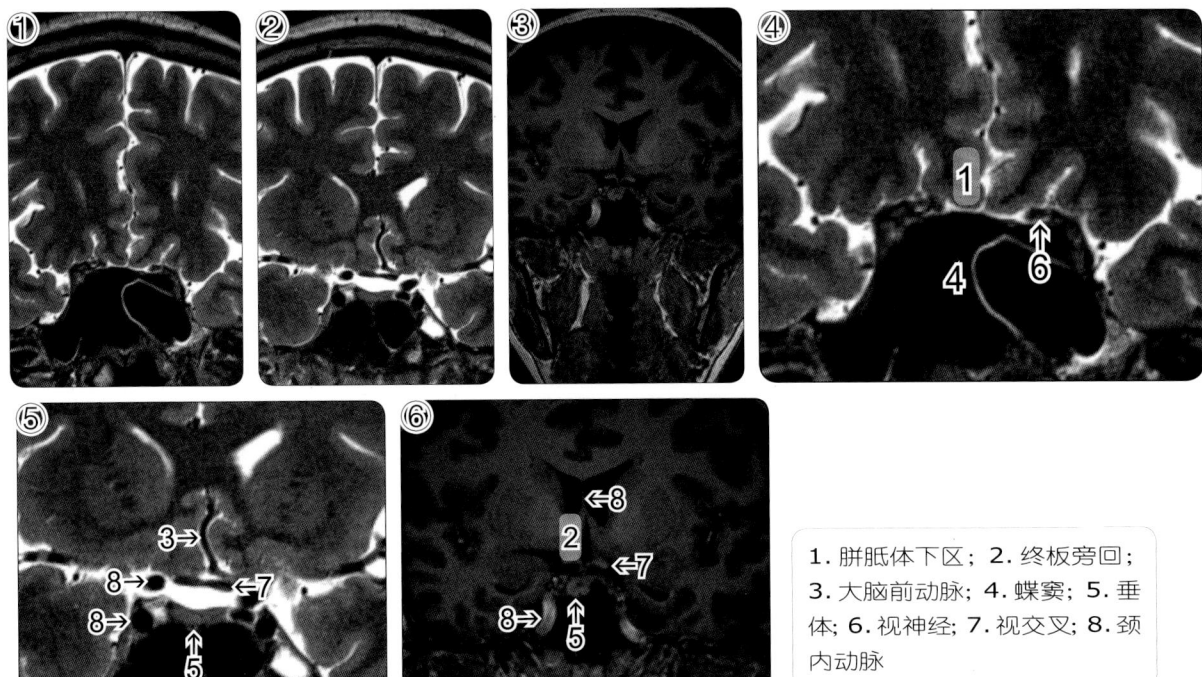

1. 胼胝体下区；2. 终板旁回；3. 大脑前动脉；4. 蝶窦；5. 垂体；6. 视神经；7. 视交叉；8. 颈内动脉

图 2.2-17c　隔区 - 冠状面

　　图①和图②为冠状面 T2 加权图像，图③为冠状面 T1 加权图像，图④至图⑥为放大图像，显示隔区。

　　终板旁回和胼胝体下区是位于额叶内侧面终板前面的 2 个脑回，在冠状面图像上因难以观察到前、后旁嗅沟，可以以大脑前动脉上行的起始段作为分界的参考，其前为胼胝体下区，后为终板旁回。在冠状面图像上也可以利用终板旁回和胼胝体下区下方的蝶窦、垂体或视交叉等结构判断层面的前后，以帮助间接判定这 2 个脑回的层面。

隔区 CT/MRI 观察小结

1.CT/MRI 建议观察平面：
①横断面图像适合观察透明隔和中心脑底。
②正中矢状面和冠状面图像相结合，有助于观察终板旁回和胼胝体下区并进行两侧对比。

2.CT/MRI 观察要点提示：
①透明隔、终板旁回和胼胝体下区可以作为隔区观察的主要区域。
②斜角带等部分解剖结构的观察尚有待于进一步的研究和评估。

a present：边缘系统概念的成长史

　　从"边缘叶"到"边缘系统"等解剖概念的建立和发展大体经历了 3 个阶段。边缘系统理论发展的第一阶段在 19 世纪末，解剖学者起初把边缘叶看得比较简单。法国解剖学家 Broca(1878) 发现在哺乳动物大脑半球的内侧面上有一个恒定而又弯曲的脑回环绕脑干和间脑，称之为"大边缘叶 (le grand lobe limbique)"。因其主要与嗅觉功能有关，故将其边缘叶定义为嗅脑 (rhinencephalon)；第二阶段是 20 世纪前半叶，人们发现与边缘叶相关的解剖结构越来越多，除了边缘叶之外，额叶底面、中心脑底和颞叶内侧面等处的皮质和皮质下均有与边缘叶有关联的结构。有时还涉及中脑和丘脑等。这一时期先后出现"边缘前脑""边缘中脑"等名称。除了解剖结构逐步增加之外，人们还发现边缘叶的功能也逐步变得多元化了。例如 Papez(1937) 提出海马结构等控制情绪表达的"Papez 回路"。还有人发现边缘叶通过下丘脑影响植物神经的活动，于是又将之称为"内脏脑 (visceral brain)"。随着时间的推移，人们逐步认识到边缘叶可能是一个结构更庞大和功能更复杂的神经结构群体；20 世纪的后半叶是边缘系统理论趋于成熟的第三阶段，Maclean 等在 1952 年正式提出了"边缘系统 (limbic system)"的概念。此后的研究都是在丰富和完善"边缘系统"这个概念。

　　综上所述，可以对边缘叶和边缘系统的概念分别归纳如下：

　　①边缘叶：是在种系发展过程中，随着大脑半球新皮质和胼胝体等进化发展成为大脑半球的主体，原有的"旧"皮质则被边缘化，成为被推挤至大脑半球内侧面的窄带样结构，围绕胼胝体和间脑周围形成一个半环形的脑叶，称"边缘叶"。是逐步退居次要地位的大脑半球旧皮质成分，其功能集中表现为与嗅觉有关。

　　②边缘系统：是以边缘叶为骨架，借神经纤维与周围的皮质、皮质下灰质核团乃至间脑、脑干等相互关联，组成一个功能整体，称"边缘系统"。边缘系统在低等动物以嗅觉为主，在人类等高级动物则进一步发展为对内脏、情绪、学习和记忆等诸多功能进行调节和补充，在人类等高级动物中，边缘系统发挥着不可或缺的更复杂和更重要的作用。

2.3 大脑半球内核

包含在大脑半球皮质下,即大脑半球内部的解剖结构有大脑半球髓质、基底核和间脑,有人将这些包裹在大脑半球内部的解剖结构形象地称为"大脑半球内核 (central core of the hemisphere)"。其中的大脑半球髓质由大量有髓鞘神经纤维构成,占据大脑半球内的绝大部分空间,在解剖标本和活体上均呈白色,故又被称为"大脑半球白质 (substantia alba or white matter)"。基底核和间脑则是位于大脑半球内部的灰质团块,是大脑皮质与脑干、小脑和脊髓等皮质下中枢之间的中继核团。我们可以形象地将大脑半球内核的这3种成分看作是大脑半球皮质与皮质下各级神经中枢之间联络的"网线"和"中转站"。大脑半球髓质、基底核和间脑的分工不同,却互相协调完成上述共同的神经功能,故在此对大脑半球内核进行集中叙述。

2.3.1 大脑半球髓质

大脑半球髓质充填在大脑皮质与基底核、丘脑之间广大的空间或狭小的缝隙中,成为连接大脑半球各部皮质、皮质与皮质下中枢之间的"桥梁"或者"网线"。桥断则路不通,大脑半球任何部位神经纤维或纤维束的破坏或中断都将给大脑功能带来重创,所以大脑半球髓质的作用不容忽视。我们在 CT/MRI 图像上对大脑半球髓质的定位方法有2种,一是按照部位来定位大脑半球髓质;二是按照特定的走行路线来识别各个纤维束干的解剖位置。

在大脑半球髓质中,神经纤维束的识别为影像学检查的重点和难点。联络纤维束包括扣带束、上额枕束、上纵束、钩束、下额枕束和下纵束等在同侧大脑半球内前后走行于丘脑和基底核的上方或下方;连合纤维束中的胼胝体、前连合、后连合和海马连合等均在确定位置越过正中线连接两侧大脑半球;投射纤维则按上下方向行经同侧大脑半球的半卵圆中心、内囊、大脑脚和锥体等最终到达脊髓。现阶段的 CT 技术尚无法观察这些神经纤维束,而在 MRI 图像上则可以通过2种方法来观察和识别神经纤维束,一种是神经纤维束直接成像,例如"弥散张量纤维束成像技术 (Diffusion Tensor Tracking, DTT)",也称"纤维跟踪术 (fiber tracking)"。依据水分子在纤维束通道上快速弥散的原理,以伪彩色编码的方法直接显示纤维束。另外一种方法是对纤维束干进行解剖学定位,即依据纤维束干与邻近的脑皮质、基底核、脑室或其他解剖结构之间的信号对比和特定的位置关系来确定其解剖位置。前者可以直接显示出纤维束的形态和分布,但无法同时显示 MRI 断面图像,故难以评估纤维束的解剖位置和毗邻关系,并且此种技术要求高,应用范围小。后者虽不能清楚显示纤维束的全部纤维,但只要有常规 MRI 断面图像就可以快捷地判断纤维束干的解剖位置,所以反而具有更广泛的临床应用价值。所以我们在此将后者作为学习的重点内容和识别神经纤维束的主要方法进行介绍。

Point-01：大脑半球髓质分区

区域解剖简析

为便于对大脑半球髓质进行解剖定位，可将之分为半卵圆中心、髓突、皮质下区、基底核间区、脑室旁区 5 种解剖区域，从而可以快捷准确地对大脑半球髓质进行解剖学定位。

① 半卵圆中心 (centrum semiovale)：在大脑半球顶部，皮质下大量有髓神经纤维堆积形成橄榄球样的髓质团块被称为半卵圆中心或白质卵圆。此区髓质以胼胝体辐射和内囊辐射为主构成辐射冠，同时包含途经此处的联络纤维束。这些神经纤维涉及整个大脑半球皮质、丘脑、基底核、脑干和脊髓等各级神经中枢。如在此区发生弥漫性轴索损伤或其他疾病，其病损可涉及整个大脑皮质和各级皮质下中枢，后果广泛而严重。

② 髓突 (processus neuralis)：是介于皮质下区和半卵圆中心之间的髓质区域，其形状如同自半卵圆中心向脑回内伸出的阿米巴伪足，髓突干进入某一脑回组，如额上回、额中回和额下回等，髓突支则伸入到更小的脑回内。依据髓突的位置还可以帮助定位识别脑回组和脑回。

③ 皮质下区 (subcortical medulla)：指紧邻外围皮质下方的神经纤维，沿脑回和脑沟的皮质下方排列成开口向内或向外的"U"字形，故皮质下区的神经纤维又称"U 形纤维"，其中涵盖进出脑回的投射纤维、连合纤维和联络纤维。

④ 基底核间区 (internuclear medulla)：部分投射纤维走行在基底核和丘脑等结构之间，依据解剖位置，由内而外依次为内囊 (internal capsule)、外囊 (external capsule) 和端囊 (extreme capsule)。

　　a. 内囊：位于尾状核和豆状核之间以及豆状核与丘脑之间。
　　b. 外囊：位于豆状核与屏状核之间，为梨状区至下丘脑和中脑被盖的神经纤维。
　　c. 端囊：又称"最外囊"，位于屏状核和岛叶皮质之间，主要来自岛叶。

⑤ 脑室旁区 (para-ventricular medulla)：指少量紧紧毗邻侧脑室体部、三角区和下角等部位脑室侧壁的神经纤维，又称"脑室周带"。其内含疏水性低密度髓磷脂且细胞外液腔隙增大而致使其水化程度较高。在 T2WI 图像上或与周围白质呈等信号，或出现点状、新月形或条带状高信号等。因其走行路径紧邻脑室壁，从而可依据脑室来定位这些纤维束。如视辐射、下纵束等就紧贴侧脑室后角、下角和三角区等处的外侧壁走行。

图 2.3-1　大脑半球髓质分区

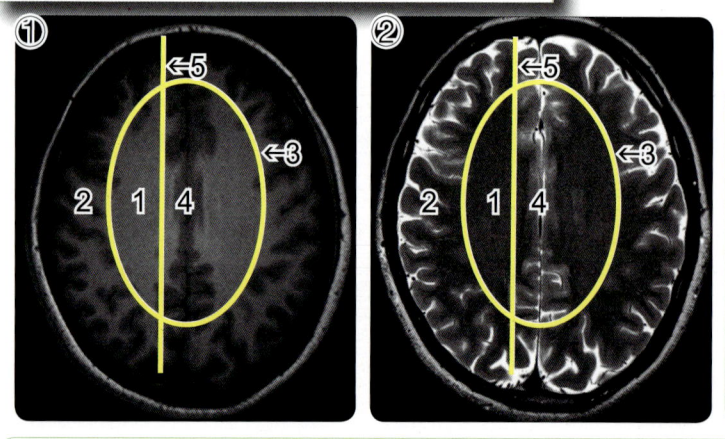

图 2.3-1a　半卵圆中心-横断面

图①和图②为同一横断面 T1 和 T2 加权图像，显示半卵圆中心。

大脑半球呈卵圆形，在大脑半球的头顶层面深部区域显示大脑半球内的髓质纤维集中成巨大团块状，去掉外围的脑皮质区域，其中心如图所示，为纯髓质占据的半个卵圆形的区域，故被形象地称为"半卵圆中心"。

1. 半卵圆中心；2. 脑凸面皮质；3. 脑凸面皮质下线；4. 内侧面皮质；5. 内侧面皮质下线

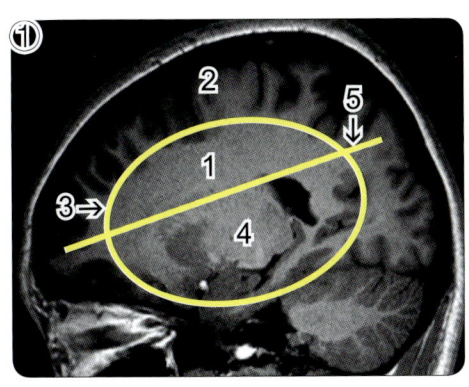 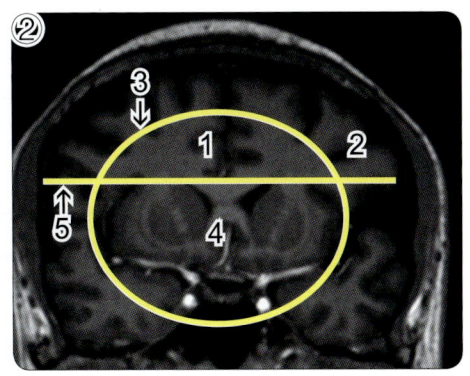

1. 半卵圆中心；2. 脑凸面皮质；3. 脑凸面皮质线；4. 脑室和基底核；5. 脑室基底核上线

图 2.3-1b　半卵圆中心 - 矢状面

图①和图②分别为矢状面和冠状面 T1 加权图像，显示各自的半卵圆中心。

与在横断面图像上所显示的一样，在矢状面和冠状面图像上可以呈现同样的半卵圆中心的表现，不同的是在大脑半球深部的脑室和基底核需要以切线裁除。上述所谓半卵圆中心的划区有助于对该区域病变定位的描述，同时半卵圆中心是辐射纤维、连合纤维和联络纤维在此处交汇集结处，外伤时可以导致弥漫性轴索损伤，具有特定的临床表现和意义。

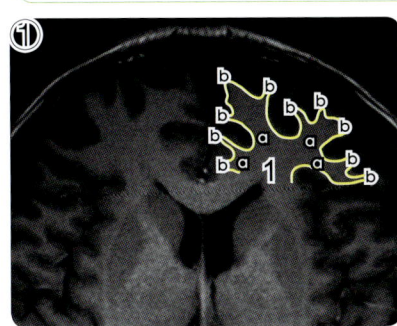 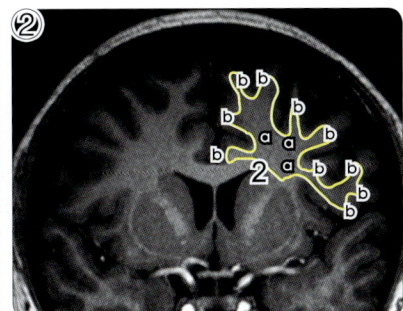 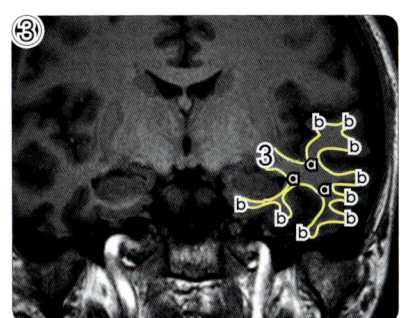

1. 额叶髓突干；2. 额叶髓突干；3. 枕叶髓突干；a. 脑回组髓突支；b. 脑回髓突支

图 2.3-1c　髓突干和髓突支

图①为横断面 T1 加权图像，图②为冠状面 T1 加权图像，图③为冠状面 T1 加权图像。图①和图②分别显示额叶横断面和冠状面的髓突表现，图③显示颞叶冠状面的髓突表现。

通常使用横断面和冠状面显示髓突比较好，但是任何平面都可以观察髓突。当髓突分支与扫描平面垂直时最容易显示。通常自半卵圆中心向脑叶发出 1 个或数个髓突干，然后再发出髓突支，但是由于个体间髓突的分支变化比较大，不可能都有非常整齐划一的分支表现，有时也会从半卵圆中心直接发出髓突支进入到具体的脑回。

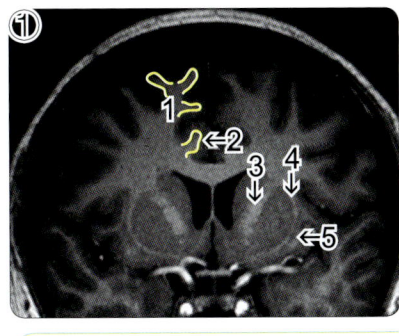 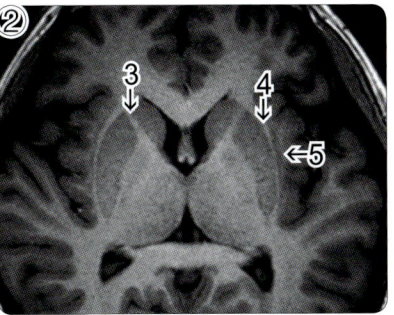

1. 额上回 U 形纤维；2. 扣带回 U 形纤维；3. 内囊；4. 外囊；5. 端囊

图 2.3-1d　皮质下髓质和基底核间髓质

图①为冠状面 T1 加权图像，显示皮质下 U 形纤维和基底核间髓质；图②为横断面 T1 加权图像，显示基底核间髓质。

U形纤维与脑回髓突支不同，前者是紧贴在皮质下方的神经纤维，多数是进出本脑回皮质的短神经纤维，后者是与远处的皮质或皮质下中枢等结构之间交换而进出脑回的神经纤维。

基底核间髓质中的端囊是位于屏状核与岛叶皮质之间的髓质，不应包括岛叶的U形纤维等在内，外囊的神经纤维在解剖上可能与岛叶的关系最为密切。

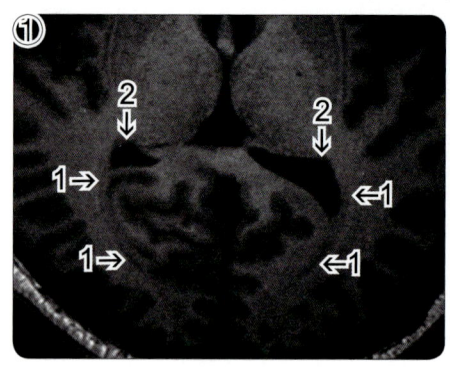 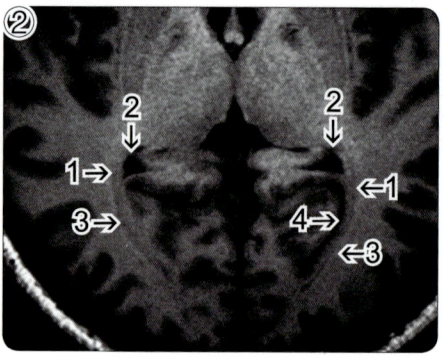

1. 侧脑室三角区旁低信号带；2. 侧脑室三角区；3. 后角旁低信号带；4. 侧脑室后角

图 2.3-1e　脑室旁纤维

图①和图②为2个不同个体的横断面T1加权图像，显示两侧侧脑室三角区旁低信号灰色条带阴影位于侧脑室三角区旁，呈与之平行的弧线形。

这里没有灰质结构，此弧线形异常低信号阴影考虑为脑室旁异常信号的神经纤维带。

大脑半球髓质分区的 CT/MRI 观察

1. CT/MRI 建议观察平面：

①横断面图像为观察半卵圆中心、基底核间区、髓突和脑室旁髓质的最常使用的基础平面。

②冠状面图像最适合观察髓突的表现。

③"U"纤维和脑室旁区可灵活选择最恰当的平面进行观察。

2. CT/MRI 观察要点提示：

应用大脑半球髓质分区法对髓质进行定位有2个方面：

①依据周围重要的解剖标志对髓质进行定位，简单、快捷、方便。

②借助髓突支和髓突干进行脑回和脑回组的定位是非常实用和准确的解剖定位方法，但前提是需要具备一定的解剖学基础知识。

Point-02：上组联络纤维束

区域解剖简析

上组联络纤维束包括扣带束、上额枕束和上纵束。

①扣带束 (cingulate fasciculus)：又称"扣带 (cingulum)"，是被包裹在扣带回和海马旁回皮质内的一条接近于环形走行的联络纤维束。在上组联络纤维束中位于最内侧，全程可分为上段、移行段和下段。

a. 上段：走行在扣带回内，自胼胝体嘴至胼胝体体部和压部交界处。

b. 移行段：此段环绕胼胝体压部，自扣带回峡部向前、外、下方移行于海马旁回。

c. 下段：在海马旁回内前行至颞极后再折返向后内方进入海马旁回钩内。

扣带束纤维沿途广泛连接扣带回、海马旁回等脑叶的皮质，而纤维束本身是集中的。

②上额枕束 (superior fronto-occipital fasciculus)：为联系额叶皮质与枕、颞叶皮质的联络纤维束，在上组联络纤维束中位于中间位置。

a. 前端：呈扇面状起自额极皮质。

b. 后端：呈扇面状终止于后方的枕叶皮质和下方的颞叶皮质。

c. 纤维束干：从冠状面上观察，上额枕束大致紧邻侧脑室体部的外上方，其上方为胼胝体辐射纤维，内侧为尾状核头和侧脑室体部，外下方为内囊。整个纤维束干在上述毗邻结构的包围下形成一个三角形区域，因其集中了前后走行的神经纤维，可凸显出与周围髓质结构的信号差异，从而勾勒出纤维束干的断面轮廓。

③上纵束 (superior longitudinal fasciculus)：在上组联络纤维束中位于最外侧。与上额枕束之间被内囊及其辐射纤维所分隔。

a. 前端：呈扇面状起自额叶前部皮质。

b. 后端：大部分纤维呈扇形散开向后辐射至枕叶皮质，少部分纤维在岛叶后方弯曲向下向前，辐射至颞叶皮质。

c. 纤维束干：大致前后走行于白质卵圆的下方与基底核外侧之间的区域，在内囊及其辐射纤维的外下方，大致呈横置的括弧状覆盖在豆状核、屏状核和岛叶皮质的上方。

图 2.3-2　上组联络纤维束

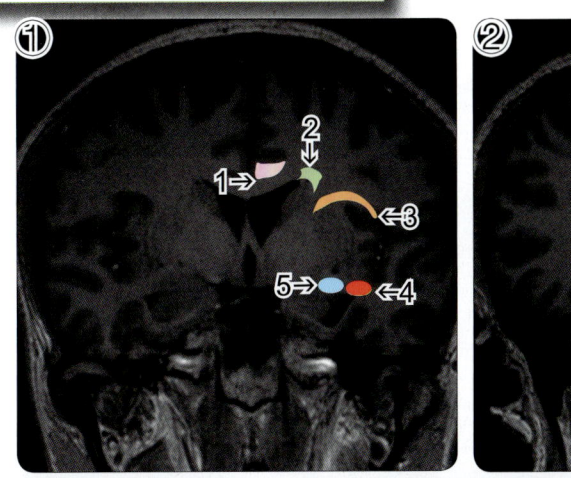
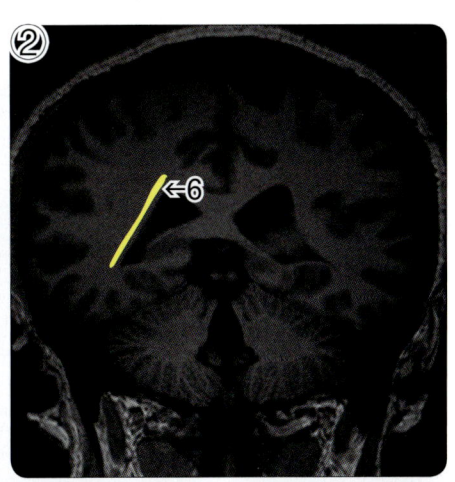
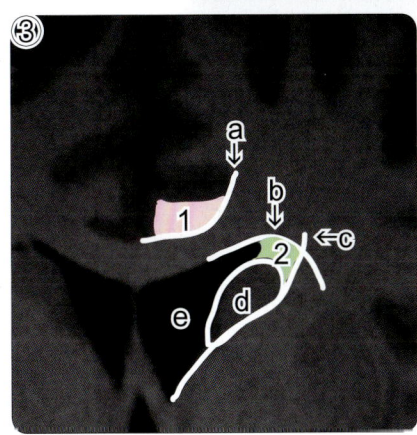
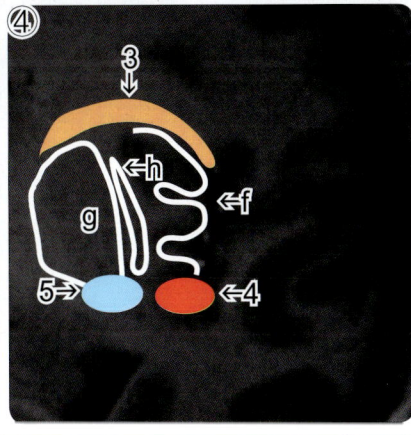
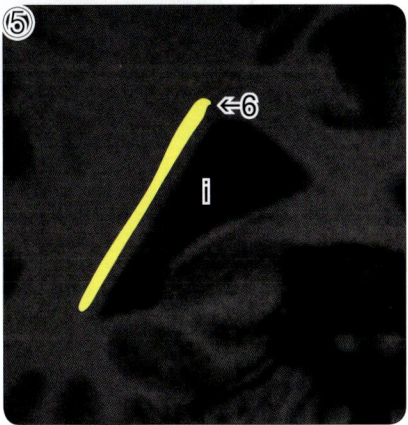

1. 扣带束干；2. 上额枕束干；3. 上纵束干；4. 钩束干；5. 下额枕束干；6. 下纵束干
a. 胼胝体辐射上线；b. 胼胝体辐射下线；c. 内囊线；d. 尾状核头；e. 侧脑室体；f. 岛叶；g. 壳核；h. 屏状核；i. 侧脑室三角区

图 2.3-2a　全部联络纤维束干的解剖位置

图①和图②为冠状面 T1 加权图像，图③至图⑤为放大图像，显示全部联络纤维束干的解剖位置。

在大脑半球内前后走行的联络纤维束共有 6 条，上组联络纤维束有 3 条，为扣带束、上额枕束和上纵束；下组联络纤维束也有 3 条，为下额枕束、钩束和下纵束。

①扣带束自扣带回开始经扣带回峡、海马旁回至海马旁回钩，是属于边缘系统的唯一联络纤维束。

扣带束干的上方在胼胝体上方的扣带回内，下方在海马旁回的侧脑室下角下方。②上额枕束起自额叶，后端止于后方的枕叶和下方的颞叶。上额枕束干位于侧脑室体部的外上方，两侧对称。③上纵束起自额叶前部，止于枕叶和颞叶。上纵束干位于壳核、屏状核和岛叶皮质的上方，两侧对称。④下额枕束位于壳核下方，自额叶经顶叶到达枕叶和颞叶。⑤钩束呈钩形，自额叶进入颞叶后返回向前到达颞极。其纤维束干位于下额枕束的外侧，在屏状核和岛叶的下方。⑥下纵束是唯一不经过额、顶叶的联络纤维束，自颞叶向后到达枕叶。因内容比较生疏，我们给出一段记忆歌诀：

  上组扣带额枕纵，内外排列核上方，

  扣带成束不分散，额枕上纵额枕颞。

  下组额枕钩束纵，内额外钩后下纵，

  钩束额出颞叶回，额枕下纵到枕叶。

歌诀解说：

  上组 3 条联络纤维束，以扣带束、上额枕束和上纵束的顺序内外排列在基底核上方，扣带束呈束状集中走行于扣带回和海马旁回内，上额枕束和上纵束则分别以扇面状起于额叶而止于枕叶和颞叶。

  下组 3 条联络纤维束为下额枕束、钩束和下纵束，排列在基底核下方的有内侧的下额枕束和外侧的钩束，下纵束自颞叶到枕叶是唯一位于后方与额、顶叶无关的联络纤维束。钩束自额叶后行经颞叶髓突干进入颞叶后立即返回向前方至颞极，下额枕束和下纵束则向后到达枕叶。

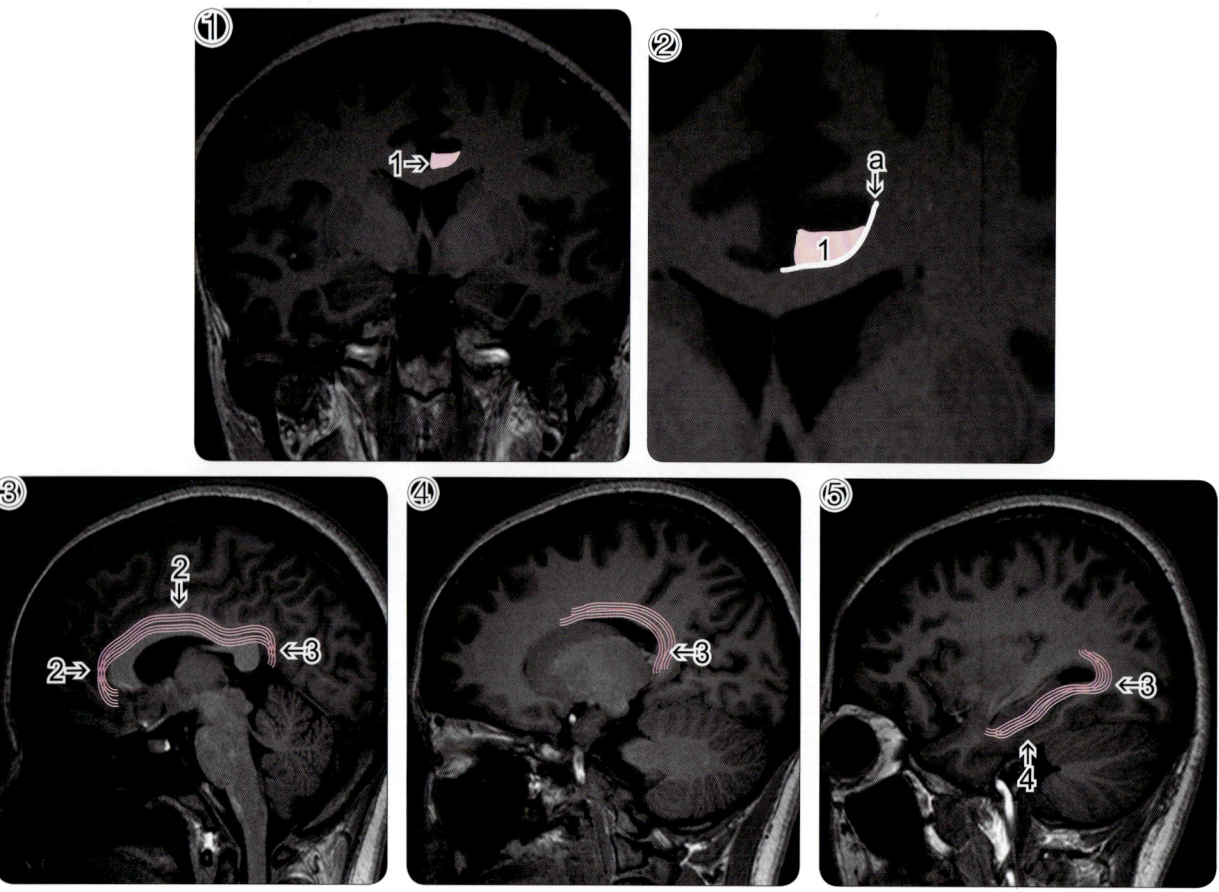

1. 扣带束；2. 扣带束扣带回段；3. 扣带束扣带回峡段；4. 扣带束海马旁回段

图 2.3-2b 上组联络纤维束 - 扣带束

  图①和图②为同个体同层面的冠状面 T1 加权图像，显示两侧扣带束干的途径、位置；图③至图⑤为自内向外层面的矢状面 T1 加权图像，显示扣带束的全程走行路径。

  扣带束自扣带回前端的胼胝体嘴下方开始向上沿胼胝体前缘、上缘走行于扣带回内，至扣带回峡处绕丘脑枕向后外下方连接海马旁回，再继续向前下方走行至颞极及其内侧的海马旁回钩。该纤维束自身相对集中，在走行过程中与额叶、顶叶和颞枕叶的神经纤维发生关联。

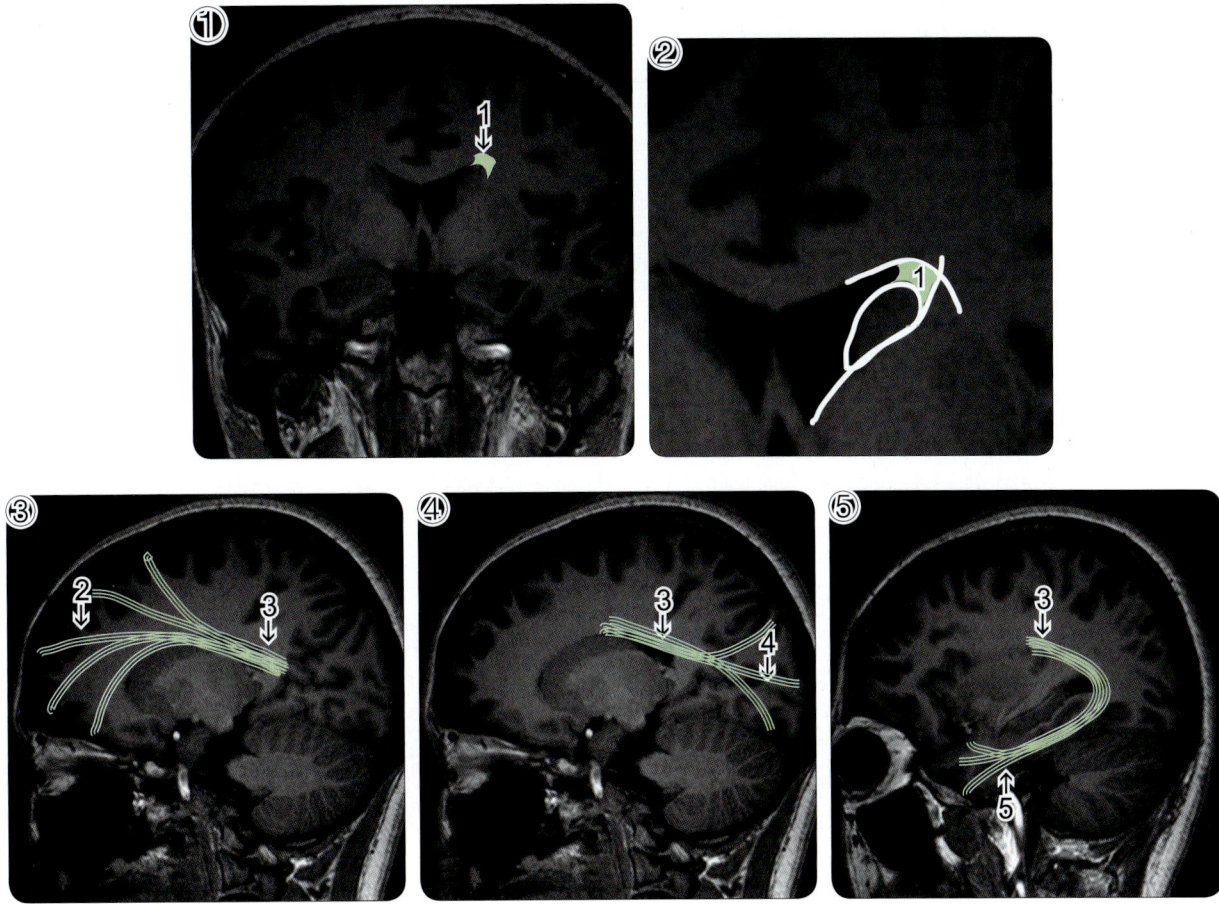

1. 上额枕束；2. 起自额叶；3. 上额枕束干；4. 走向枕叶；5. 走向颞叶

图 2.3-2c　上组联络纤维束 - 上额枕束

图①和图②为冠状面 T1 加权图像，显示上额枕束干在冠状面上的位置；图③至图⑤为矢状面 T1 加权图像，显示上额枕束的全程走行路径。

上额枕束呈扇面状起自额叶，其纤维束干走行于侧脑室体部的外上方，终点分别向枕叶和颞叶以扇面状散开到达皮质。

我们在常规 CT/MRI 图像上主要观察该纤维束干的解剖位置。

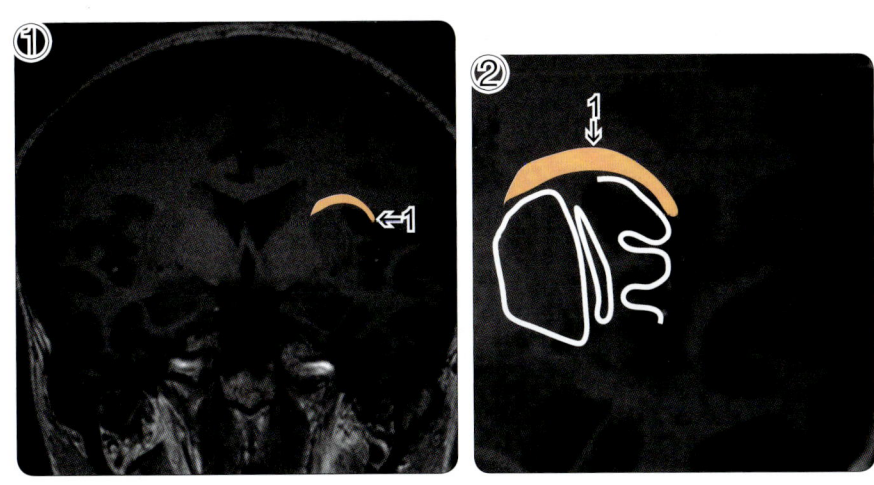

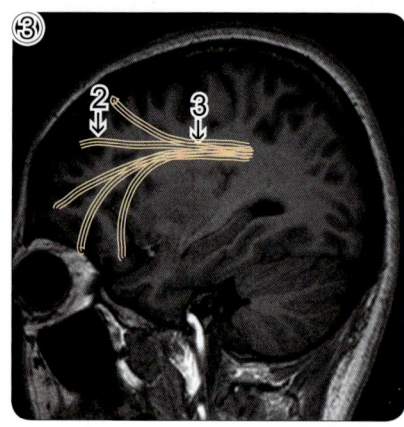
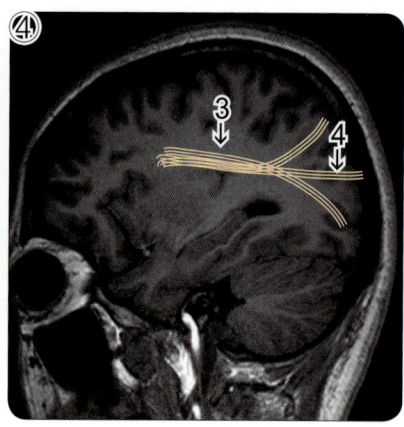
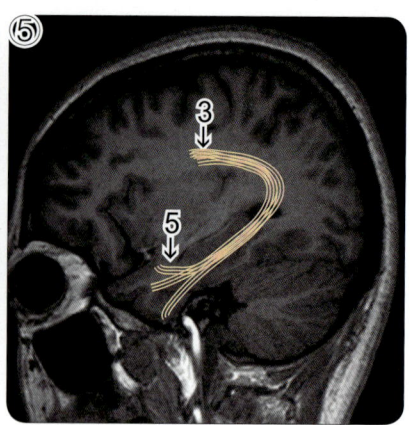

1. 上纵束；2. 起自额叶；3. 上纵束干；4. 走向枕叶；5. 走向颞叶

图 2.3-2d　上组联络纤维束 - 上纵束

图①和图②为冠状面 T1 加权图像，显示上纵束干在冠状面上的位置；图③至图⑤为矢状面 T1 加权图像，显示上纵束的全程走行路径。

上纵束呈扇面状起自额叶前部，其纤维束干走行于岛叶、屏状核和壳核的上方，终点分别向枕叶和颞叶以扇面状散开到达皮质。

我们在常规 CT/MRI 图像上主要观察该纤维束干的解剖位置。

上组联络纤维束 CT/MRI 观察小结

1.CT/MRI 建议观察平面：

①冠状面图像是准确观察各个纤维束干位置的基本平面。

②基底核区域的冠状面图像可以较准确地定位上组联络纤维束干的解剖位置，矢状面图像可以辅助冠状面图像进一步明确各纤维束干的走行位置和形态。

2.CT/MRI 观察要点提示：

扣带束的走行相对集中地位于边缘叶内；上额枕束和上纵束的分布类似，但纤维束干的位置不同。

①扣带束：扣带束与其他联络纤维束不同，其全程均为集中的束带状，并先后走行于扣带回、扣带回峡、海马旁回和海马旁回钩内，在所有平面中均可在连续层面的图像上追踪到其 "C" 字形弯曲走行的过程，以进一步确立其完整性和连续性。

②上额枕束：上额枕束干在上组 3 个联络纤维束干当中居中，位于扣带束外侧略偏下一点的位置，其行程在尾状核头、体的外上方，并与之伴随走行。其信号比较独特，常常可以与周围的髓质形成对比而得以显示。

③上纵束：其走行与上额枕束类似，上纵束干位于岛叶皮质、屏状核和壳核的上方呈一横括弧状的纤维束干。在 T2 加权图像上常常显示为横括弧状更低信号阴影。

依据上述部位，同样可在矢状面图像上观察到上述联络纤维束干的前后走行路线，但是可能与周围的大脑半球髓质发生重叠。

Point-03：下组联络纤维束

区域解剖简析

下组联络纤维束包括钩束、下额枕束和下纵束。

钩束干和下额枕束干位于基底核下方，应在基底核区域的冠状面上观察；而下纵束不经过基底核区域，而是自枕叶皮质经侧脑室三角区和下角的外侧缘走行至颞极的皮质，故应在侧脑室三角区或下角的层面上寻找和定位。

①下额枕束 (inferior fronto-occipital fasciculus)：与上额枕束、上纵束类似，都是连接额叶和枕、颞叶的联络纤维束。不同之处在于下额枕束的纤维束干是走行于基底核下方，并有部分

纤维可与钩束重叠。

a. 前端：起自额叶前部和下部的皮质。

b. 后端：至枕叶和颞叶皮质。

c. 下额枕束干：前段与钩束伴行，两者的纤维可部分连接紧密而不易区分。下额枕束干位于钩束干的内侧，在 3 条下组联络纤维束干中位于最内侧，大致在壳核、外囊和屏状核的下方向后走行，通向后方的枕叶和两侧的颞叶皮质。

②钩束 (uncinate fasciculus)：是联系额叶前部皮质与颞叶前部和颞极皮质之间的联络纤维束，在 6 条联络纤维束中是唯一在大脑半球前半段即呈锐角折曲向前走行的一条纤维束。

a. 前端：起自额极、眶回、额上回和额中回等处皮质。

b. 后端：自颞叶前部向前下方呈扇形辐射至颞叶前部和颞极的皮质。

c. 钩束干：钩束上段纤维向后走行并逐渐集中成细束，在岛阈深部急剧折曲呈钩状环绕外侧裂干，向下、向前进入颞叶前部和颞极。从冠状切面看，钩束干和下额枕束均位于基底核的下方，钩束干偏外侧，大约在岛叶皮质和端囊的下方。

③下纵束 (inferior longitudial fasciculus)：是枕极皮质和颞极皮质之间的联络纤维束，也是唯一与额、顶叶区域无关而仅在半球后下部走行的纤维束。

a. 后端：起自枕极的 18 区、19 区皮质。

b. 前端：直达颞极皮质。

c. 下纵束干：下纵束中段以扁薄片状的纤维束紧贴于侧脑室后角、三角区和下角的外侧壁前行，与侧脑室后角和三角区的脑室壁之间隔以视辐射和胼胝体毯。此束较薄且与其他纤维束的成分甚难区分。可依据侧脑室后角和下角外侧壁推定下纵束干的解剖位置。

图 2.3-3　下组联络纤维束

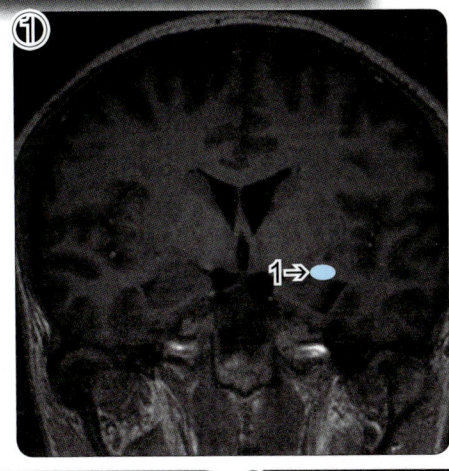
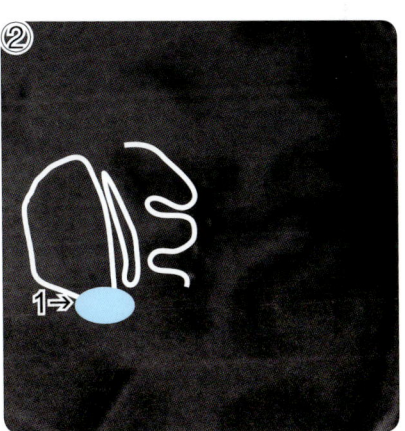
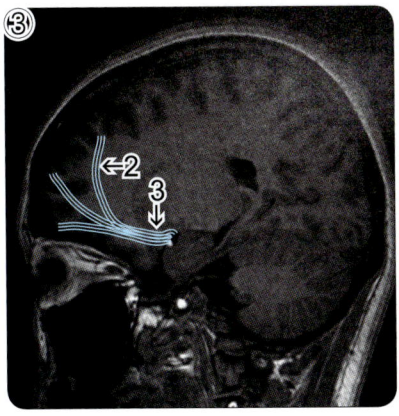
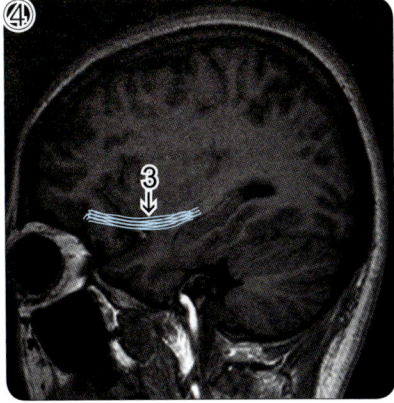
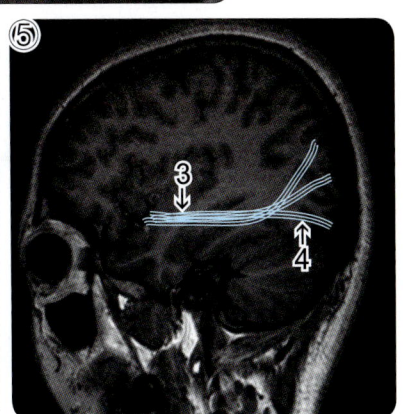

1. 下额枕束；2. 起自额叶；3. 下额枕束干；4. 走向枕叶

图 2.3-3a　下组联络纤维束 - 下额枕束

　　图①和图②为冠状面 T1 加权图像，显示下额枕束干在冠状面上的准确位置；图③至图⑤为矢状面 T1 加权图像，大致显示下额枕束的全程走行路径。

　　下额枕束前方呈扇面状起自额叶前部的皮质，其纤维束干走行于屏状核和壳核的下方，纤维束的终点以扇面状散开到达枕叶皮质。

　　我们在常规 CT/MRI 图像上可观察到该纤维束干的解剖位置大致在壳核、外囊和屏状核的下方。

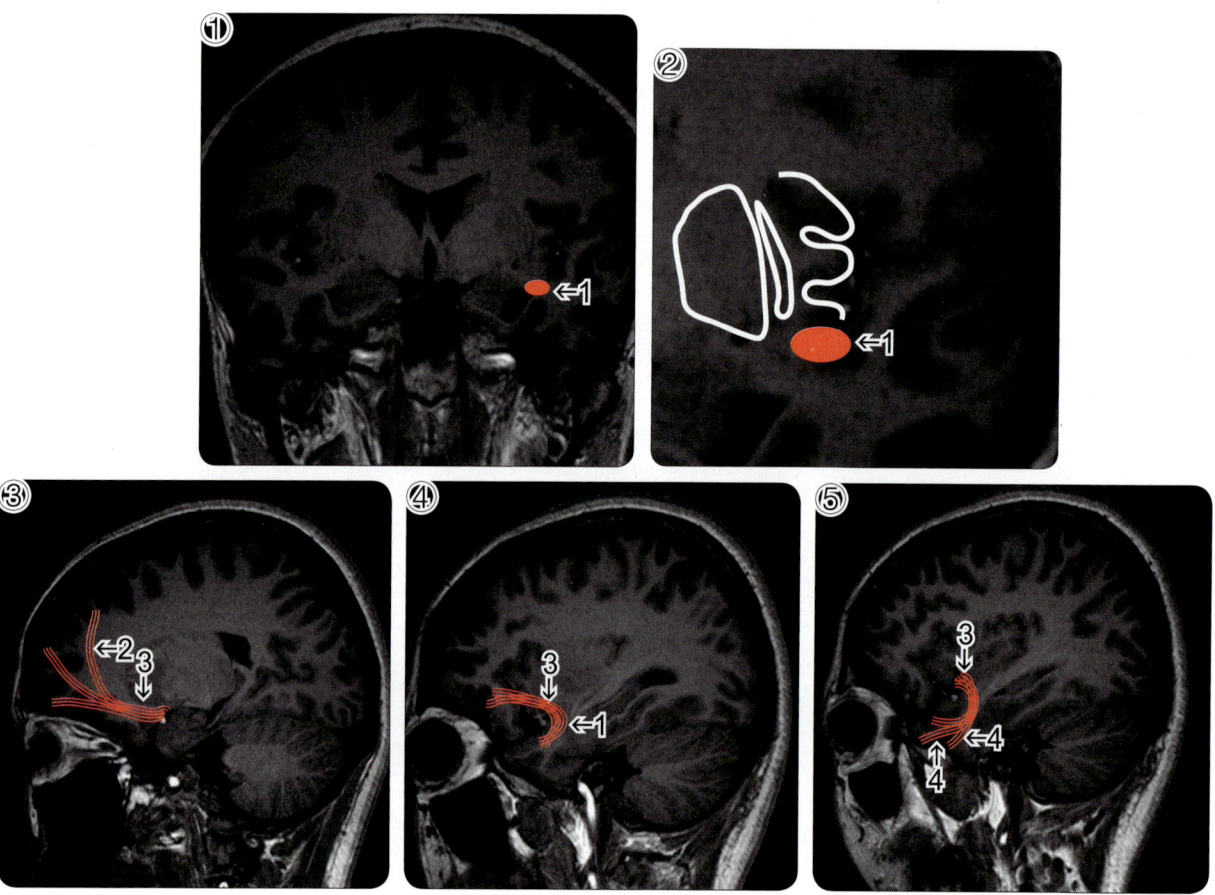

1. 钩束；2. 起自额叶；3. 钩束干；4. 走向颞叶前部和颞极

图 2.3-3b　下组联络纤维束 - 钩束

　　图①为冠状面 T1 加权图像，图②为图①中基底核与岛叶区域放大图像；图③至图⑤为矢状面 T1 加权图像，显示钩束的全程走行路径。

　　钩束呈扇面状起自额叶前部，其纤维束干走行于屏状核和岛叶皮质的下方，终点以扇面状散开到达颞叶前部和颞极。

　　我们在常规 CT/MRI 冠状面图像上可观察到钩束干的解剖位置在最外囊和顶叶皮质的下方，在矢状面图像上可以大致勾画出钩束干走行至岛阈附近时急转弯进入颞叶并拐向前方到达和分布于颞极和颞叶前方的皮质。

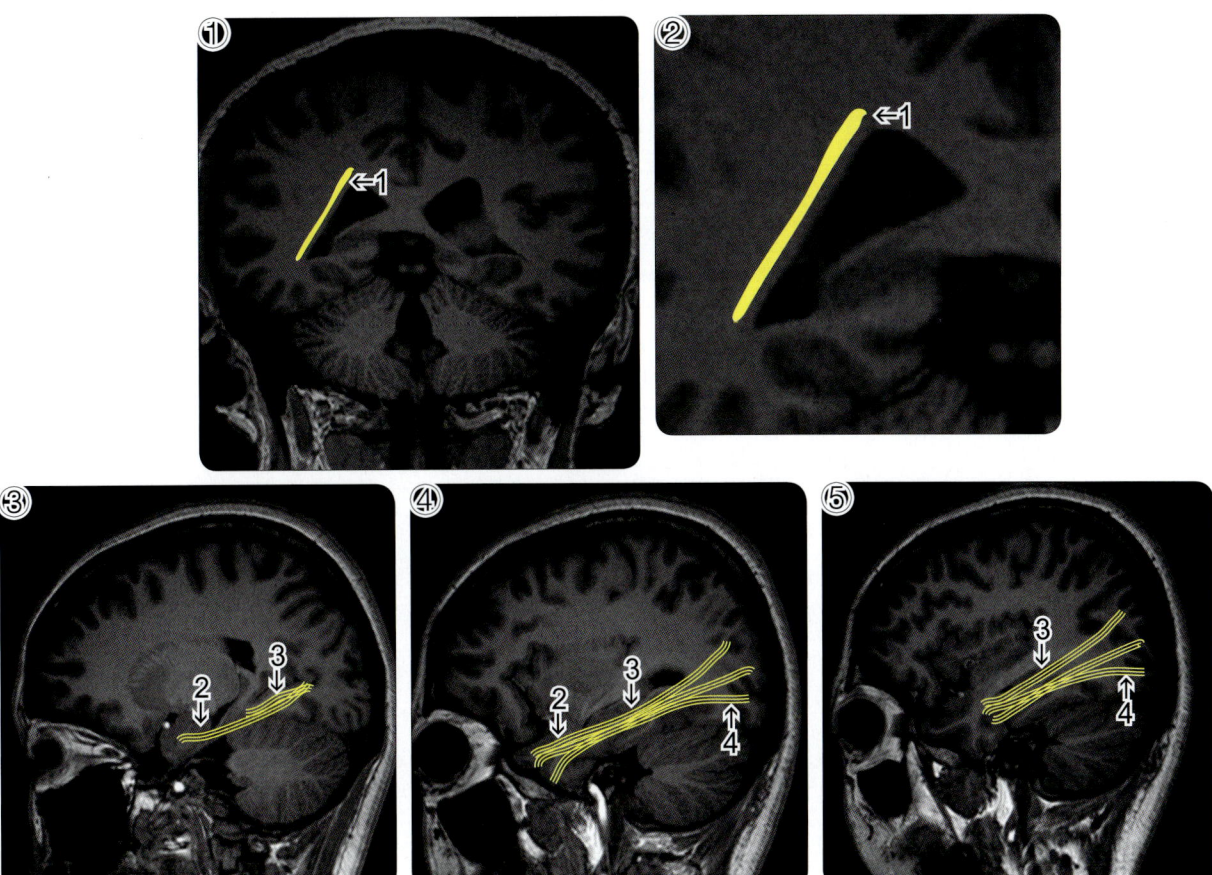

1. 下纵束；2. 起自颞叶前部；3. 下纵束干；4. 走向枕叶皮质

图 2.3-3c 下组联络纤维束 - 下纵束

图①和图②为冠状面 T1 加权图像，图③至图⑤为矢状面 T1 加权图像，显示下纵束的全程走行路径。

下纵束起自颞叶前部，其纤维束自颞叶前部沿侧脑室下角和三角区的外侧壁向后走行，形成扁扁的纤维束干，最终到达并以扇面状散开至枕叶皮质，整个行程与额叶和顶叶无关。

我们在常规 CT/MRI 图像上侧重观察纤维束干的解剖位置，注意下纵束与其他的纤维束干不同，是扁片状纤维束干行经侧脑室下角和三角区的外侧壁。

下组联络纤维束 CT/MRI 观察小结

1.CT/MRI 建议观察平面：

①矢状面有利于观察纤维束的全程走行路径，特别是钩束干的折曲走行。

②冠状面可确切定位钩束和下额枕束干的解剖位置和相互关系，也有利于观察下纵束与侧脑室下角、后角侧壁和视辐射纤维之间的关系。

2.CT/MRI 观察要点提示：

观察重点主要有以下 2 个方面：

①下额枕束的走行和分布与上额枕束类似，只是纤维束干的位置不同。

②下纵束和钩束的分布范围比较特殊，下纵束自颞叶走行至枕叶，与额叶及顶叶无关。下纵束的纤维束干走行与视辐射、胼胝体毯纤维之间的解剖关系非常密切。钩束自额极下方皮质出发，在岛阈附近急拐弯向前到达颞极皮质，整个行程与顶叶和枕叶无关。

图 2.3-附 联络纤维束识别 TEST

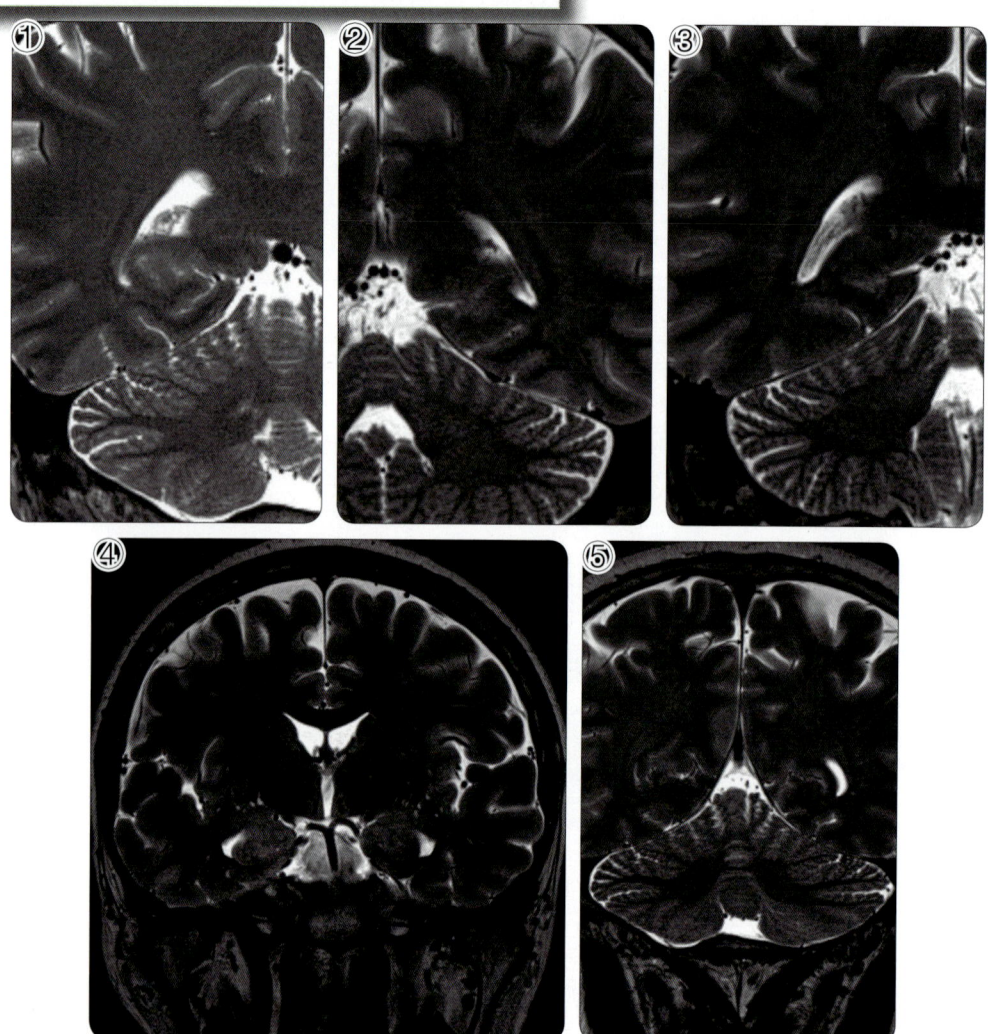

图 2.3-附 联络纤维束识别 TEST

请你在图①至图③的侧脑室三角区层面的冠状面图像中找到下纵束干的位置。

在图④和图⑤两幅图像中大致找出你已经学过的全部 6 支联络纤维束干的位置,找出来后说明你识别它们的依据是什么?看看你究竟能够找到几个。

假如你没有学过关于联络纤维束的相关解剖知识,你是否还能识别出这些结构呢?所以学习各个联络纤维束干的解剖知识是非常必要的。

Point-04: 胼胝体

区域解剖简析

胼胝体 (corpus callosum) 是最大的连合纤维束,由来自左右大脑半球约 3 亿条有髓纤维构成。因其排列在大脑纵裂底部,形成一个巨大而坚韧的纤维板,故被称为胼胝体。其纤维辐射至两侧大脑半球,形成胼胝体辐射 (radiation of corpus callosum),胼胝体纤维与投射纤维、联络纤维在大脑半球顶部的皮质下交织在一起组成半卵圆中心。

①胼胝体分部:胼胝体自前向后依次为胼胝体嘴、胼胝体膝、胼胝体干、胼胝体峡部和胼胝体压部 5 个部分,这些部分之间相互移行,没有明确的界限。

a. 胼胝体嘴 (rostrum of corpus callosum)：是胼胝体膝部下方向后方逐渐变细至前连合的一段，因其形状酷似鸟喙，故被称为胼胝体嘴。

b. 胼胝体膝 (genu of corpus callosum)：为胼胝体嘴向前、向上和向后弯曲如膝状的一段，被称为胼胝体膝。

胼胝体嘴与胼胝体膝合起来大约占整个胼胝体的前 1/3，向后延续为胼胝体干。

c. 胼胝体干 (trunk of corpus callosum)：是走行于侧脑室体部上方的一段，其长度约占整个胼胝体中间 1/3。向后方延续为胼胝体峡部。

d. 胼胝体峡部 (isthmus of corpus callosum)：在胼胝体干后方，多数个体常常有一个略显狭窄的部分，被称为胼胝体峡部或胼胝体峡。此段长度因人而异。

e. 胼胝体压部 (splenium of corpus callosum)：是自胼胝体峡部向后、向下延续的一个膨大的终末段。压部将大脑大静脉等深部静脉及镰幕窦汇等推挤下移成弧形。

②胼胝体辐射分部：胼胝体向两侧半球的辐射纤维可分为前、中、后 3 部分。

a. 胼胝体膝纤维：向两侧前方的额叶辐射，呈蟹螯状，称为"额钳 (frontal forceps)"或"小钳 (minor forceps)"。

b. 胼胝体干前部纤维：来自两侧额叶后部和全部顶叶皮质的纤维。

c. 胼胝体干后部纤维和压部纤维：呈蟹螯状向后弯曲连接两侧颞叶和枕叶的皮质，称"枕钳 (occipital forceps)"或"大钳 (major forceps)"。枕钳中含有两侧距状沟视皮质间的连合纤维。枕钳的纤维被向后走行的视辐射分为上、下两部。上部的纤维行经视辐射的外上方，终止于枕、颞二叶的背外侧皮质；下部纤维行经视辐射的内侧，形成一层白色薄板，称为"毯 (tapetum)"，其纤维绕过侧脑室下角和后角的顶壁和外侧壁的室管膜，终于枕叶、颞叶的内侧面和底面皮质。

图 2.3-4 胼胝体

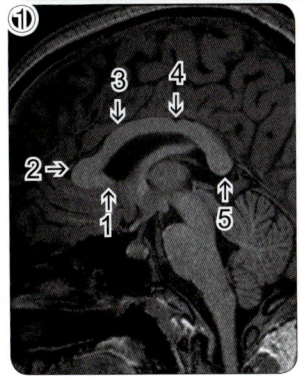
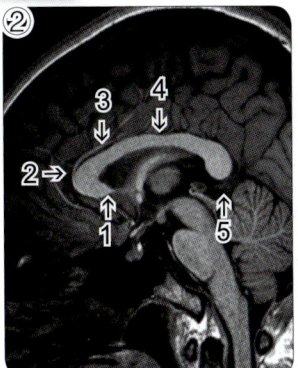
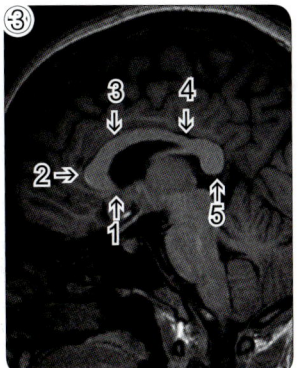
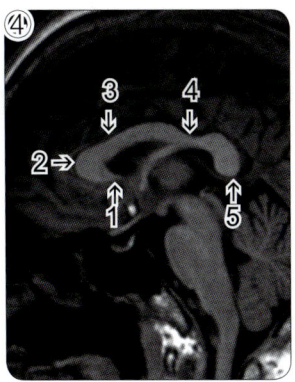

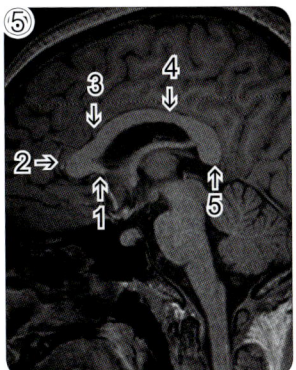

1. 胼胝体嘴；2. 胼胝体膝；3. 胼胝体干；4. 胼胝体峡部；5. 胼胝体压部

图 2.3-4a 胼胝体 - 形态比较

图①至图⑤为 5 位不同个体的矢状面 T1 加权图像，显示胼胝体的形态和分部的个体之间差异。

观察不同个体的胼胝体形态表现，你可以看出胼胝体的表现是大同小异的，概括为 2 句话：每个人的胼胝体的各个部位都会有，但是每个人的胼胝体形态和分部情况却不完全一样。

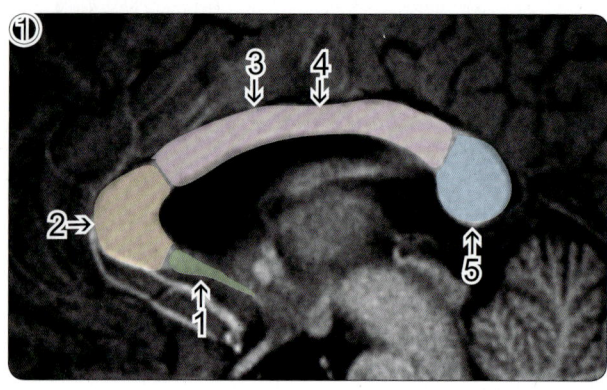 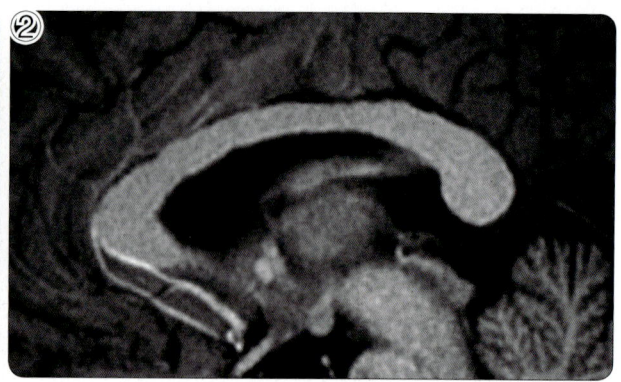

1. 胼胝体嘴；2. 胼胝体膝；3. 胼胝体干；4. 胼胝体峡部；5. 胼胝体压部

图 2.3-4b　胼胝体分部 - 矢状面

图①和图②为同一个体的正中矢状面 T1 加权图像，显示胼胝体的形态和分部。

胼胝体嘴大致指向前连合的略上方，由于此部从冠状面图像上观察是略向外下方走行的，故在正中矢状面图像上显示得比较模糊且长短不一；胼胝体膝状如弯曲膝关节的侧面观，略粗大，约占全长的 1/5；胼胝体干最长，呈微凸向上方的弓形，占全长的 3/5 左右；胼胝体峡部最常出现在胼胝体干的后 1/3，最靠前时可接近胼胝体干中点处，靠后可在胼胝体压部之前，变化多样；胼胝体压部为胼胝体后方最膨大的一段，约占全长的 1/5，其下端圆钝，在正中矢状面图像上显示为截然终止状，大脑大静脉从其下方环绕上行汇入直窦。

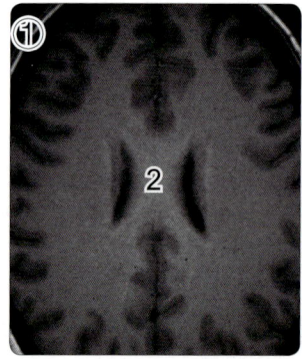 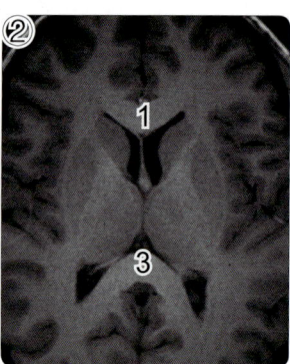 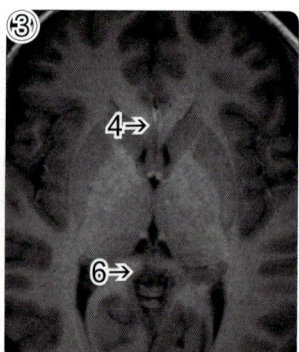 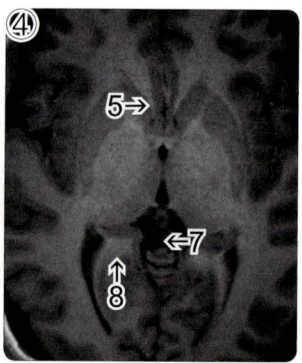

1. 胼胝体膝；2. 胼胝体干；3. 胼胝体压部；4. 胼胝体膝下段；5. 胼胝体嘴；6. 胼胝体压部下面；
7. 胼胝体骤然消失；8. 胼胝体至颞枕部的纤维

图 2.3-4c　胼胝体分部 - 横断面

图①至图④为同一个体的横断面序列 T1 加权图像，显示胼胝体的形态和分部。

胼胝体干位置最高，在两侧侧脑室体部的中间；胼胝体膝和压部在稍下方层面分别出现在两侧侧脑室前角前方和两侧三角区中间，膝部表现为后突的弓形，压部表现为前突的弓形；两侧胼胝体膝部向后内方向走向中线并变尖；两侧压部下端在中线处骤然消失，其神经纤维转而向两侧和后方通往颞叶和枕叶的皮质。

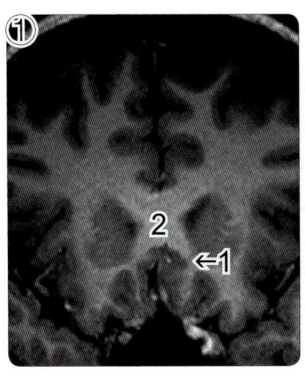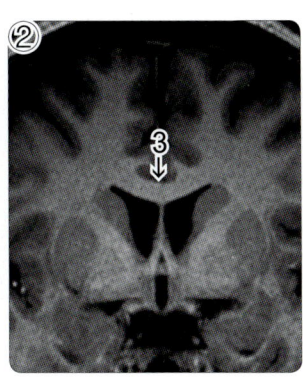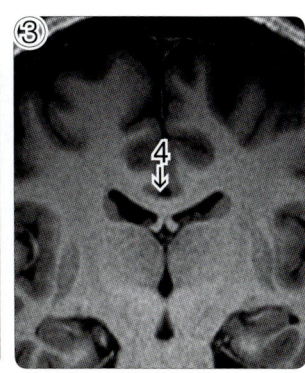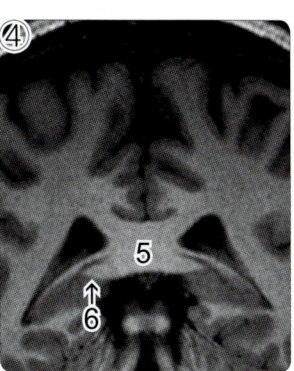

1. 胼胝体嘴；2. 胼胝体膝；3. 胼胝体干；4. 胼胝体干峡部；5. 胼胝体压部；6. 枕钳

图 2.3-4d　胼胝体分部 - 冠状面

图①至图④为同一个体的冠状面序列 T1 加权图像，显示胼胝体的形态和分部。

胼胝体膝部呈 "X" 形，膝部两侧为侧脑室前角的前端，膝部向上延续为胼胝体干，向下延续为胼胝体嘴；胼胝体干为 "—" 字形，中线处略向下突，上方为大脑半球纵裂，下方为侧脑室前角和室间隔；胼胝体峡部显示上下厚度较胼胝体干略窄，下方为穹窿体，证明其层面偏后；胼胝体压部的形态最为复杂有趣，呈与膝部相似的 "X" 字形，只是下缘相对平直，显示向两侧的压部尖角状突起，后者为胼胝体走向颞叶和枕叶的神经纤维。

胼胝体 CT/MRI 观察小结

1. CT/MRI 建议观察平面：
①正中矢状位最适于观察胼胝体的全貌和对胼胝体进行分部。
②冠状面和横断面均有助于进一步观察胼胝体各部的形态特点及其与周围解剖结构之间的关系。

2. CT/MRI 观察要点提示：
观察重点是对胼胝体的分部的观察。不同部位的病损将涉及两侧大脑半球不同脑叶皮质之间的联络功能；胼胝体辐射纤维虽然可分为前、中、后 3 部分，但是因为其走行于半卵圆中心内，与联络纤维、内囊辐射冠的神经纤维混合在一起，无法在常规 CT/MRI 图像上进行区分，但是胼胝体部分可以清晰分部，有利于根据部位对相关病损的临床预后和随诊治疗进行定性和定量分析。

Point-05：其他连合纤维束

区域解剖简析

除胼胝体之外，其他连合纤维束均比较细小，少数可以在解剖标本和 CT/MRI 图像上观察到的连合纤维束有前连合、后连合和海马连合，在此一并讲述。

(1) 前连合 (anterior commissure)：

①联系皮质：前连合神经纤维在种系发生上出现较早，主要连接两侧大脑半球与嗅脑相关部分的皮质和灰质核。

a. 前束：细小，在终板前方向前下外方走行至额叶底面的嗅球、嗅束、嗅结节、前嗅核等嗅脑前部结构。

b. 后束：粗大，向下方两侧走行，辐射至中心脑底的前穿质、Broca 斜带、颞叶前部内侧的海马旁回、梨状前皮质、内嗅区皮质和由这些皮质覆盖的杏仁体等诸个嗅脑后部结构。这说明前连合主要连接两侧大脑半球的边缘叶和嗅脑皮质。

②位置：前连合纤维束干由前、后束组成一个致密的卵圆形结构，位于穹窿柱前方和终板的上方，上下径约 1.5~2.5mm。大约在视交叉上方 1.5~2cm 处。在脑标本的正中矢状切面上的显示最为清楚。

(2) 后连合 (posterior commissure)：

后连合位于三脑室后壁的上丘脑区域，由中脑水管上方的背侧壁上横过中线的纤维束构成。后连合为间脑与中脑分界的解剖标志，因其位于上丘脑区域，故又常常被称为"上丘脑连合 (epithalamic commissure)"。其解剖位置在松果体隐窝与四叠体的顶盖板之间，在正中矢状面上观察为一个向前突出的弧线形结构，向下延续形成导水管的后壁。

(3) 海马连合 (hippocampal commissure)：

海马连合是自一侧穹窿脚发出纤维跨越中线至对侧穹窿脚，在两侧穹窿脚之间形成一个三角形的薄层纤维板，因其形状如竖琴，也被称为琴板 (lyra)。海马连合在人类不够发达，因其太薄而不易直接显示。海马连合与胼胝体之间若出现间隙，被称为穹窿室 (ventricle of fornix) 或第六脑室；而在海马连合与丘脑顶之间若出现间隙，则常常与蛛网膜下腔沟通，被称为帆间池。因此当这 2 个间隙存在时，海马连合分别成为第六脑室的底壁或帆间池的顶壁而得以间接显示。因为海马连合的神经纤维起自穹窿脚段，所以文献中也常常称穹窿连合 (fornix commissure)。

图 2.3-5　其他连合纤维束

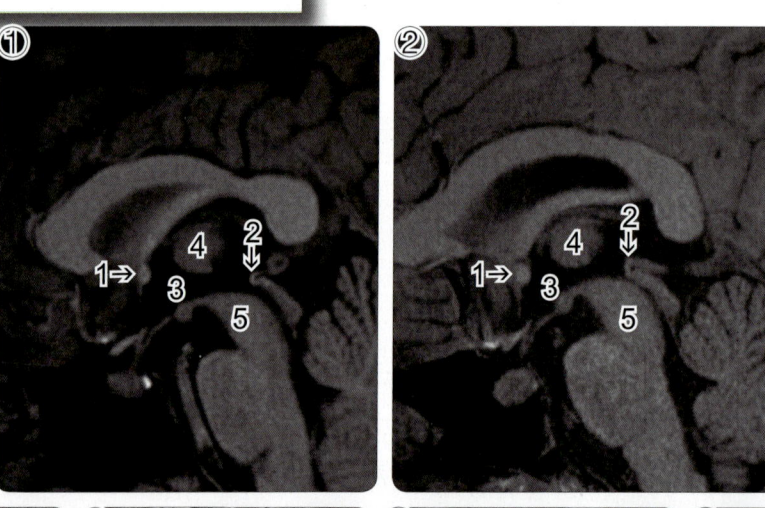
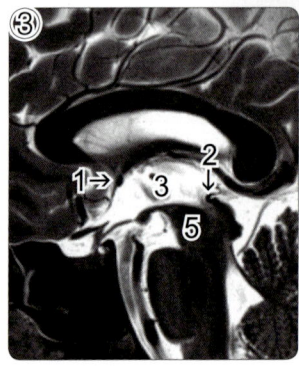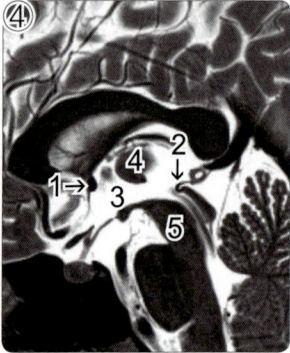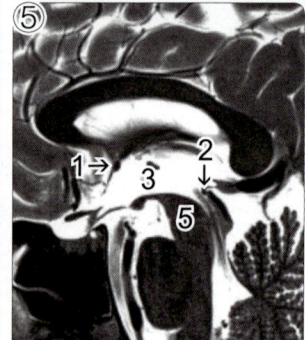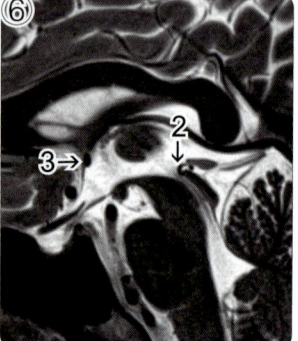

1. 前连合；2. 后连合；3. 第三脑室；4. 丘脑间粘合；5. 中脑

图 2.3-5a　其他连合纤维束 - 矢状面

图①和图②为正中矢状面 T1 加权图像，图③至图⑥为正中矢状面 T2 加权图像，显示前连合和后连合。

前连合和后连合位于第三脑室前后位置，故可以以第三脑室为线索进行观察。前连合位于穹窿体向穹窿柱转弯处的后下缘，呈直径约 3～5mm 的圆形或竖椭圆形阴影，T1 加权图像上为中等略高信号，T2 加权图像上为与胼胝体等脑髓质信号类同信号之阴影，轮廓非常圆滑，位置十分恒定；后连合位于第三脑室后方，呈开口向后的"U"字形小阴影，信号与脑髓质一致，向后下方与中脑被盖相连。在脑脊液的对比之下极易观察到。

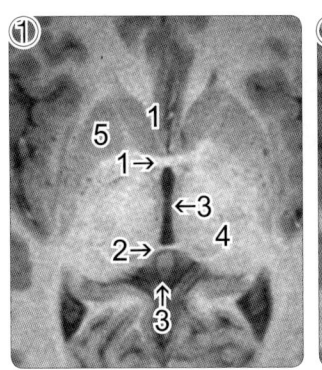 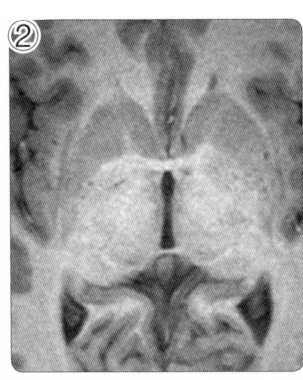 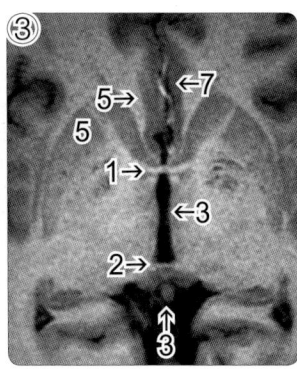 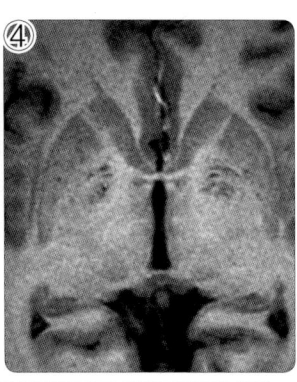

1. 前连合；2. 后连合；3. 第三脑室；4. 丘脑；5. 豆状核；6. 松果体；7. 纵裂

图 2.3-5b　其他连合纤维束 - 横断面

图①至图④为序列横断面 T1 加权图像，显示前连合和后连合。

横断面图像上常常可以同时显示的前连合和后连合分别位于第三脑室的前面和后面，成为第三脑室的前界和后界。前连合成为纵裂和第三脑室的分界线，后连合成为第三脑室与大脑大静脉池的分界线。

横断面扫描基线的角度变化，可能使前连合与后连合不在一个平面上，后连合可以出现在前连合的上方或者下方。发现其中一个连合存在，再上下观察相邻的层面，就可以发现另外一个连合的存在。但松果体几乎总是出现在后连合的下方层面。

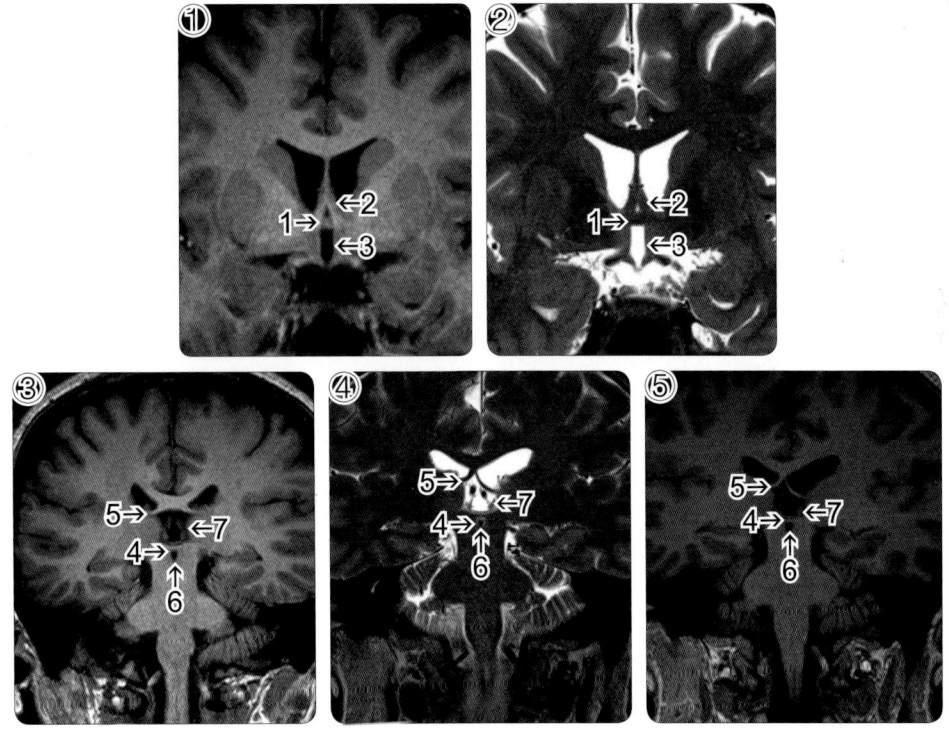

1. 前连合；2. 穹窿柱；3. 第三脑室；4. 后连合；5. 穹窿脚；6. 大脑水管；7. 大脑大静脉池

图 2.3-5c　其他连合纤维束 - 冠状面

图①和图②为同一个体的 T1 和 T2 加权冠状面图像，图③为 T1 加权冠状面图像，图④和图⑤为另外一个个体的冠状面 T1 和 T2 加权图像；图①和图②显示前连合，图③至图⑤显示后连合。

前连合和后连合分别位于第三脑室的前界和后界，在冠状面上出现在前后不同的层面上；前连合大致出现在侧脑室前角区域穹窿体向穹窿柱的转弯处，穹窿与前连合在该层面上出现一定程度的重叠；后连合则出现在第四脑室后方，约在穹窿脚的汇合处的层面出现。

需要注意的是，前连合上方出现的点状脑脊液信号阴影为第三脑室，后连合下方出现的类似的阴影则为大脑水管。这 2 处解剖细节比较细腻，需要深入了解。

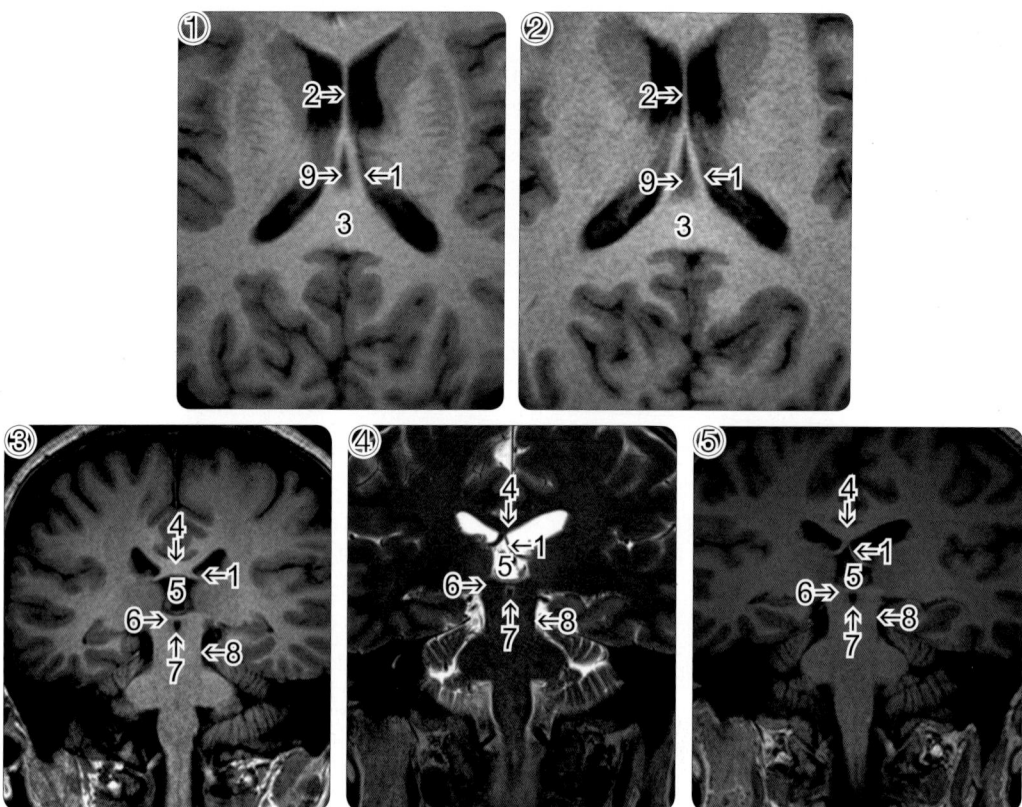

1. 穹窿脚；2. 室间隔；3. 胼胝体压部；4. 胼胝体峡部；5. 大脑大静脉池；6. 后连合；7. 大脑水管；8. 中脑被盖；9. 帆间池

图 2.3-5d　其他连合纤维束 - 海马连合

图①和图②为横断面 T1 加权图像，图③至图⑤为冠状面 T1 和 T2 加权图像，显示海马连合。

海马连合在横断面图像上的位置与帆间池层面一致，由两侧穹窿脚构成帆间池的两侧壁。帆间池呈尖向前方的三角形，显示两侧穹窿脚向中线靠拢，在此靠拢的过程中，自两侧穹窿脚发出神经纤维到对方的穹窿脚，在两侧穹窿脚之间形成一层薄纤维板，这就是海马连合，因其具体部位在穹窿脚段，故又称"穹窿连合"。

海马连合与后连合在冠状面层面上非常接近，故常常可在相同层面或邻近层面上同时显示两者。而在横断面扫描图像上，则海马连合在前方，后连合在后方。

其他连合纤维束 CT/MRI 观察小结

1.CT/MRI 建议观察平面：

①前连合、后连合和海马连合均可在正中矢状位 MRI 图像上清晰观察到。前两者可观察到大小、形态、轮廓和位置，后者则只能借助于帆间池和穹窿等结构进行间接观察。

②冠状面和横断面图像上可进一步观察前、后连合，却无法直接观察海马连合。

2.CT/MRI 观察要点提示：

前连合、后连合和海马连合均为细小的解剖结构，在 CT/MRI 识别过程中要注意定位准确，并理解其解剖学意义。

①观察前连合、后连合纤维束干的解剖位置和毗邻关系。

②理解海马连合的形成的解剖基础和 CT/MRI 间接观察的方法。

Point-06: 内囊

区域解剖简析：

投射纤维 (the projection fibers) 是对在大脑皮质与各级皮质下中枢间往返的神经纤维的总称。其中辐射冠位于上方，内囊位于下方。涵盖绝大部分投射纤维的内囊面积相对狭小而界限非常明确，其解剖与临床意义重大。而其上方的辐射冠位于半卵圆中心，常规 CT/ MRI 图像难以将辐射冠与半卵圆中心的其他神经纤维区分开。

内囊 (internal capsule) 是由投射纤维穿行于尾状核、侧脑室、丘脑和豆状核之间所形成的白质纤维板。在丘脑中段水平的横切面解剖标本上，两侧内囊呈向外开放的"V"字形，分为前肢、膝和后肢 3 部分。

①内囊前肢 (anterior limb)：又称内囊额部，向前外方向走行，短而窄。其外界为豆状核前内侧缘，内界为尾状核头外侧缘。其内主要含有额桥束和丘脑前辐射的神经纤维。

    a. 额桥束：为走行于前肢内、外侧的边缘带。

    b. 丘脑前辐射走行于前肢的中心带。

在内囊前肢的前下方，因尾状核与壳核的灰质之间直接融合或以灰质桥的形式连接，导致内囊完全消失或显示不清。

②内囊膝 (genu)：位置居中，为"V"字形内囊的拐点部分。内侧自前向后依次为尾状核头、侧脑室前角的外侧壁、室间孔和丘脑前缘；外侧为苍白球的内侧缘。内囊膝所含纤维束为皮质核束，又称皮质脑干束。此部的壳核或内囊出血可直接破入侧脑室内。

③内囊后肢 (posterior limb)：又称内囊枕部，自膝部伸向后外走行，此段较长且宽大。依据其与豆状核的位置关系，又被划分为 3 部分，即丘脑豆状核部、豆状核后部和豆状核下部。

    a. 丘脑豆状核部 (thalamo-lentiform part)：位于豆状核和丘脑之间，也是狭义的内囊后肢。所含纤维束有皮质脊髓束、皮质红核束和丘脑中央辐射。

    b. 豆状核后部 (retrolentiform part)：含枕桥束、顶桥束、丘脑后辐射和视辐射等。

    c. 豆状核下部 (sublentiform part)：含有颞桥束、顶枕桥束、丘脑下辐射和听辐射等。听辐射纤维起自内侧膝状体核，向前外侧行经豆状核下方及后方，到达颞叶颞横回。

内囊，特别是膝和后肢集中了绝大部分投射纤维，一旦发生病变常出现"三偏"症状，即对侧偏瘫、偏侧感觉障碍和偏盲等严重病症。

图 2.3-6 内囊

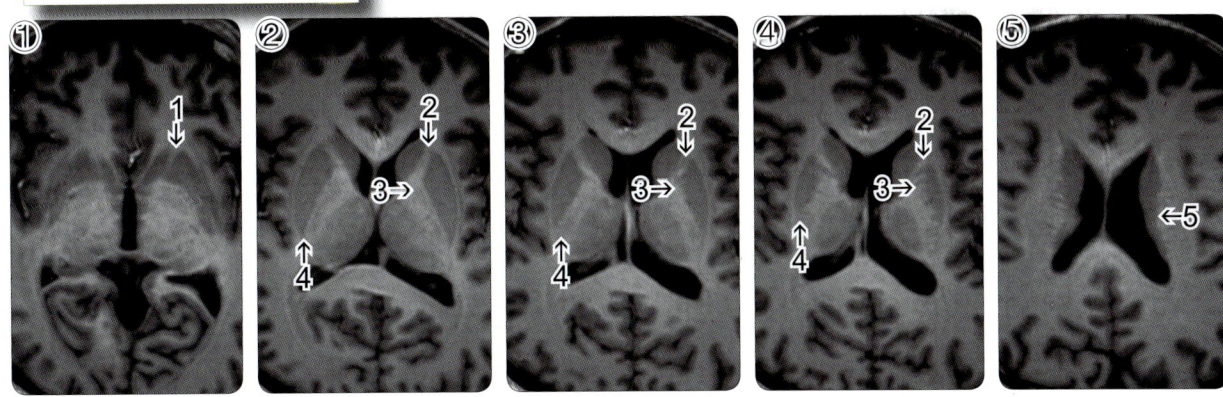

1. 内囊下端；2. 内囊前肢；3. 内囊膝；4. 内囊后肢；5. 内囊上端

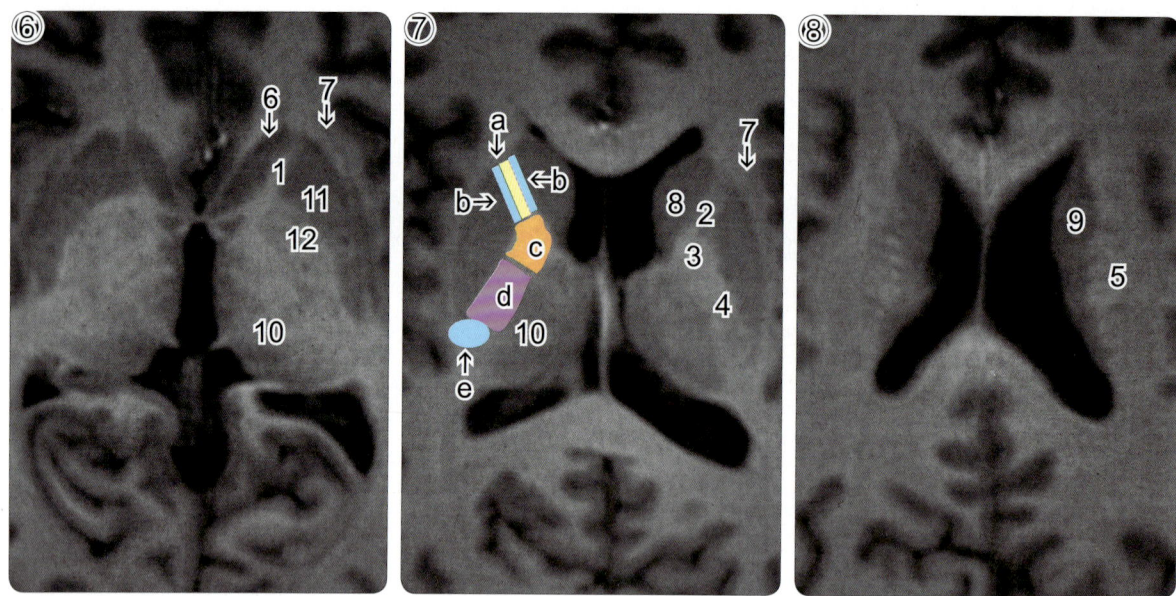

1. 内囊下端；2. 内囊前肢；3. 内囊膝；4. 内囊后肢；5. 内囊上端；6. 尾状核底端；7. 屏状核；8. 尾状核头；9. 尾状核体；10. 丘脑；11. 壳核；12. 苍白球；a. 前肢中心带；b. 前肢边缘带；c. 内囊膝；d. 内囊后肢丘脑豆状核部；e. 内囊后肢豆状核后部

图 2.3-6a　内囊 - 横断面

图①至图⑤为水平横断面 T1 加权图像，图⑥至图⑧为不同层面的放大图像，横断面图像是 CT/MRI 显示内囊形态、分部和毗邻解剖方面最基本和常用的平面。

内囊是人脑中最大的投射神经纤维束，上至大脑半球，下至脑干和脊髓。其中经过丘脑和基底核水平段被称为内囊。内囊最基本的分部为内囊前肢、后肢和膝，内囊底端前方靠近中心脑底，后方向下连接大脑脚；上端与辐射冠接续并最终到达大脑半球皮质。内囊及其毗邻的基底核、丘脑区域中央支动脉集中，为脑出血的常见部位。

内囊的神经纤维以功能来区分，可分为不同功能的纤维束，大体分布是：a. 内囊前肢中心带含丘脑前辐射；b. 内囊前肢内外边缘带含额桥束；c. 内囊膝含皮质核束，也称皮质脑干束；d. 内囊后肢丘脑豆状核部，又称"狭义内囊后肢"中含皮质脊髓束、皮质红核束和丘脑中央辐射；e. 内囊后肢豆状核后部含枕桥束、顶桥束、丘脑后辐射和视辐射。

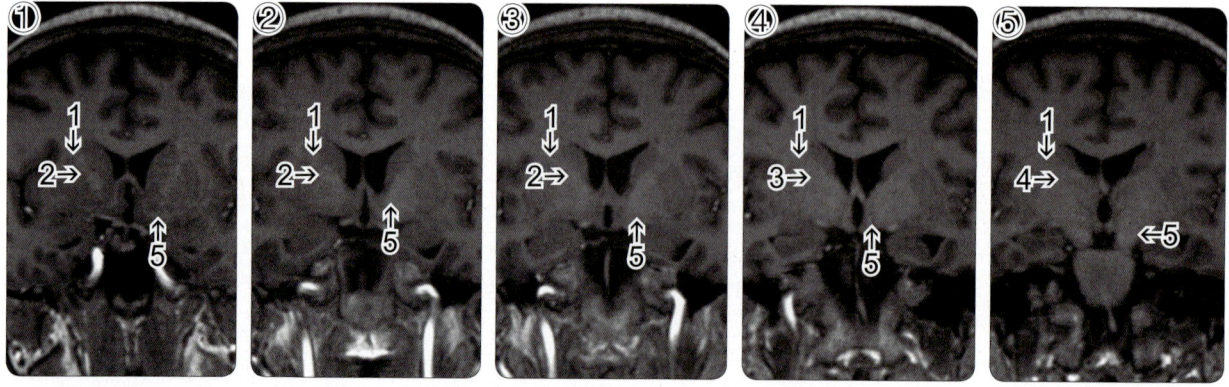

1. 内囊上端；2. 内囊前肢；3. 内囊膝；4. 内囊后肢；5. 内囊下端

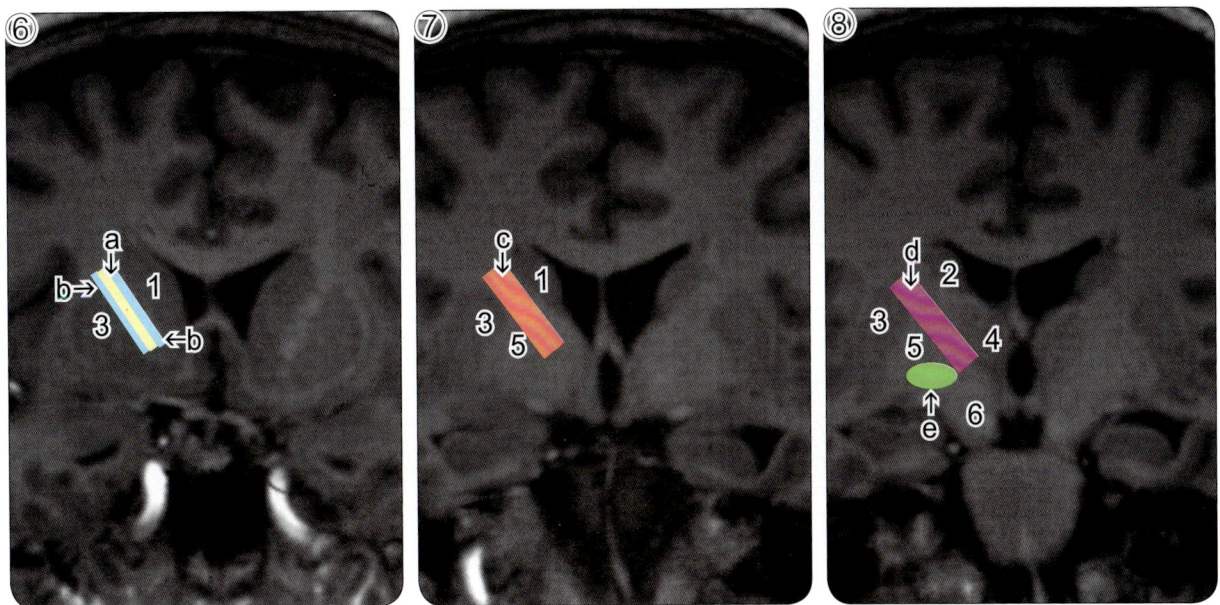

1. 尾状核头；2. 尾状核体；3. 壳核；4. 丘脑；5. 苍白球；6. 大脑脚；a. 前肢中心带；b. 前肢边缘带；c. 内囊膝部；d. 内囊后肢；e. 内囊后肢豆状核下部

图 2.3-6b 内囊 - 冠状面

图①至图⑤为冠状面 T1 加权图像，显示各个横断面层面上内囊的形态和分部；图⑥至图⑧为不同层面横断面 T1 加权图像的放大图像，显示内囊的形态、分部和毗邻解剖结构。

在冠状面 T1 加权图像上观察内囊的要点，主要是观察内囊前肢、膝部和内囊后肢及其内外侧的解剖结构，在内囊前肢，其外侧为壳核，内侧为尾状核；在内囊膝部，其外侧为壳核和苍白球，内侧上部为尾状核头，下部为侧脑室外侧壁，内囊与壳核的出血常常可经此直接破入脑室中；在内囊后肢，外侧为壳核和苍白球，内侧上部为尾状核体，下部为丘脑。反过来，根据内外侧的解剖结构可以确定其中间的内囊是属于前肢、膝部或后肢。

内囊后肢豆状核下部是由内囊下部向壳核底面延伸所形成，冠状面图像适合观察此部。

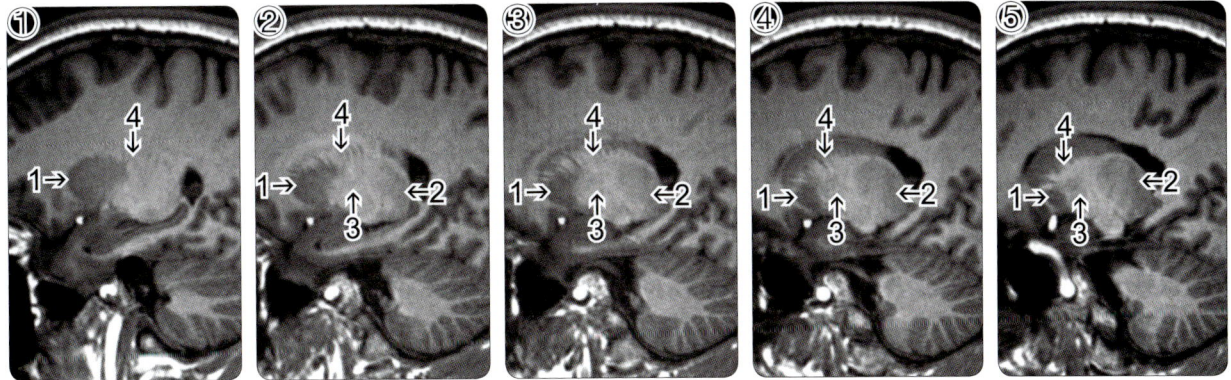

1. 壳核；2. 丘脑；3. 苍白球；4. 内囊上端

图 2.3-6c 内囊 - 矢状面

图①至图⑤为序列矢状面 T1 加权图像，显示内囊与周围结构在矢状面图像上的解剖关系。

充分理解上述解剖结构在矢状面图像上的解剖位置关系非常重要，正确理解可以帮助解剖与临床上定位准确，错误可能导致定位发生紊乱。在矢状面图像上，内囊上端位于尾状核体部与壳核、丘脑的上缘；内囊前肢位于壳核前缘与下行的尾状核头之间，内囊后肢位于壳核、苍白球与丘脑之间。因苍白球和丘脑信号与内囊接近，故这两者之间的界限较难识别。

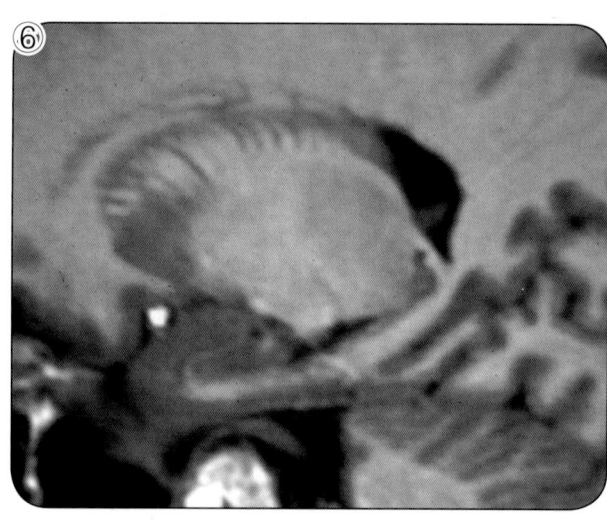
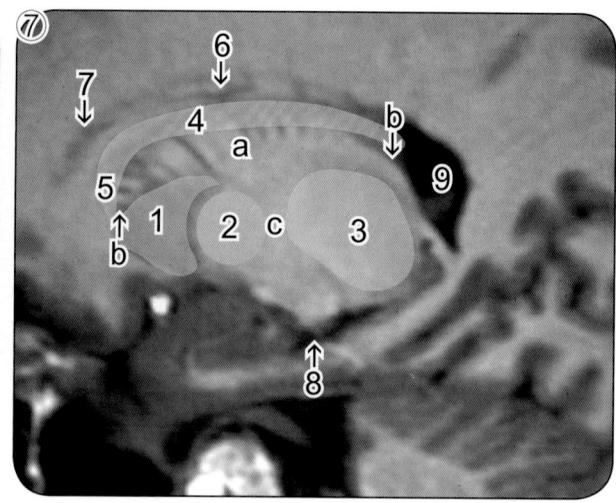

1. 壳核；2. 苍白球；3. 丘脑；4. 尾状核体；5. 尾状核头；6. 侧脑室体部；7. 侧脑室前角；8. 侧脑室下角；9. 侧脑室三角区；a. 内囊上端；b. 内囊前肢；c. 内囊后肢

图 2.3-6d 内囊

图⑥和图⑦为矢状面图像的放大图像，进一步显示内囊各部与周围结构的解剖关系。

以不同层面的矢状面 T1 加权图像来观察内囊及其周围的解剖结构是比较困难的，现以其中一幅图像来示意内囊与其周围脑室、基底核和丘脑结构之间的解剖关系。

内囊与周围的丘脑、尾状核和豆状核之间的解剖关系是不变的，但是在各个扫描平面上的表现不尽相同，有时相去甚远。其中最难理解的就是矢状面图像上的表现。在解剖上，尾状核和丘脑的位置偏内侧层面，豆状核偏外，在不同的矢状面图像上，这些解剖结构往往是出现在一个平面上。在这些不同层面的矢状面图像上能够看到的内囊有 3 个部分：

①内囊上端：位于尾状核体与壳核和丘脑的上缘之间，为黑白相间的条纹状。
②内囊前肢：位于尾状核头与壳核前缘之间，向下逐渐狭窄而模糊。
③内囊后肢：位于豆状核后缘与丘脑前缘之间，因为苍白球和丘脑两者与内囊之间的信号差别极小，故此段内囊的轮廓不易清晰地显示。

内囊 CT/MRI 观察小结

1. CT/MRI 建议观察平面：
①横断面为观察内囊细节和分部的基本平面。
②冠状面有助于对内囊上下位置的观察，但是不利于内囊的前肢、膝和后肢的分部。
③矢状面可观察灰质桥、壳核、苍白球和丘脑的前后位置及其与内囊之间的关系，但是在图像的理解方面比较困难。

2. CT/MRI 观察要点提示：
内囊分部及其各部所含的神经纤维束是观察的重点和难点。在结合各个平面的 CT/MRI 图像表现的基础上，准确定位内囊上端、内囊前肢、内囊膝部、内囊后肢以及内囊后肢的豆状核下部和豆状核后部等部位，这些都是非常重要的新知识。结合病变累及内囊的部位及其相应的神经纤维束，具有帮助临床诊断、临床观察和预后等定性、定量分析的实用价值。

2.3.2 基底核

基底核 (basal nucleus) 是大脑半球内核的重要成分之一。基底核成对、对称地分布于两侧大脑半球内的基底部，旧称"基底神经节"或"基底节 (basal ganglia)"，在现代医学文献中多采用"基底核"一词。传统文献中基底核包括尾状核、壳核、苍白球、屏状核和杏仁体 (amygdaloid complex)。其中尾状核、壳核和苍白球属于纹状体，具有控制运动和行为意识方面的功能。由发自脑底动脉环的中央动脉供血，是脑出血和脑梗死的好发部位。屏状核位于壳核和岛叶皮质之间，其功能尚未明了。杏仁体是由杏仁核群构成的复合体，位于颞叶前端皮质下，通常被归入边缘系统中讲述。另外，在中心脑底与豆状核之间还有腹侧苍白球、迈内尔特核、嗅结节和伏隔核等。这里主要讲述尾状核、壳核、苍白球和屏状核。

Point-07：基底核

区域解剖简析

这里想主要介绍的基底核包括尾状核、壳核、苍白球和屏状核。

(1) 尾状核 (caudate nucleus)：

尾状核伴随侧脑室各部弯转走行，前头粗、尾巴细，整体如一条牛尾状，故得名尾状核。尾状核分头、体、尾3个部分。

①尾状核头 (head of caudate nucleus)：尾状核头为尾状核前端最粗大的部分，紧贴在侧脑室前角的外下方，向前下方低垂并紧紧毗邻中心脑底的前穿质。在中心脑底附近与壳核之间形成完全的灰质连接或被少数内囊纤维在灰质之间穿插分隔形成灰质桥，神经纤维与灰质桥构成灰白相间的基底纹 (fundus striate)。随着层面上移，灰质成分减少而内囊纤维增多，内囊从无到有，由窄变宽。

②尾状核体 (body of caudate nucleus)：与侧脑室体部相适应，位于侧脑室体部的外下方并紧贴其外侧壁和下壁。尾状核体自前段至后段有以下改变：一是口径逐渐变细，约从10mm×20mm 逐步减小至 4mm×3mm；二是形态从前段的长椭圆形改变为后段的圆形；三是其位置在尾状核体前段位于侧脑室的外下方，至尾状核体后段位于侧脑室外侧。

③尾状核尾 (tail of caudate nucleus)：尾状核尾的位置与侧脑室的三角区和下角相适应。尾状核体自侧脑室三角区外侧壁弯转走向前下方的过程中由体部移行为尾部。在此过程中一是尾状核尾越来越细，其直径从3~4mm 减小到1~2mm，至末段已经非常细小，在解剖和影像学上甚至难以分辨，但其形态仍然保持为细小的圆形。二是其位置历经侧脑室体部的外侧壁、侧脑室三角区外侧壁、侧脑室下角的外上方直至终端。

(2) 壳核 (putamen)：

①位置和形态：壳核为位于苍白球和外囊之间的一个厚板状核团。从外侧面或矢状切面上观察，壳核呈横椭圆形，与苍白球一起组成豆状核 (lentiform nucleus)。但是在横断面和冠状面的标本切面上，其外形则更接近双凸透镜形或楔形。壳核的外侧面圆隆，构成豆状核楔形的底；而壳核与苍白球共同组成的前内侧面和后内侧面则构成楔形的2个笔直的边，豆状核向内形成1个指向内囊的尖角。壳核因覆盖在苍白球外面，酷似厚厚的外壳而得名壳核。

②毗邻：壳核腹侧面与前穿质紧密邻接；外侧面以外囊与屏状核分隔；前内侧面与尾状核

头对应并连接，在下方层面两者完全以灰质相连，向上方因内囊纤维穿过而成为内囊前肢，壳核与尾状核之间以灰质桥连接，形成灰白相间的条纹状外观；后内侧面以内囊后肢与丘脑分隔；内面以外髓板与苍白球分界。壳核与苍白球合成一体成为豆状核，使新、旧纹状体在功能和解剖上达到珠联璧合。

③种系发生过程和组织学特点：在种系发生过程中，壳核与尾状核同属于侧脑室底部的灰质核团，即新纹状体。后来内囊纤维从中将新纹状体一分为二，分割成背内侧的尾状核和腹外侧的壳核。其中壳核前移与旧纹状体的苍白球合拢构成豆状核。新纹状体的壳核与尾状核中细胞密集、血运丰富且充满无髓纤维，在新鲜解剖标本呈粉红色。

(3) 苍白球 (globus pallidus)：

①位置：苍白球位于壳核内侧，与壳核之间以外侧髓板相隔，其内侧为内囊。苍白球为比壳核更小的楔形灰质块。再由内髓板分隔成内侧苍白球和外侧苍白球。

②解剖关联：内侧苍白球和外侧苍白球两者均接受来自纹状体和下丘脑的纤维。外侧苍白球发出纤维至下丘脑，内侧苍白球的性质与黑质网状部相同。

③组织构成：苍白球为旧纹状体，其内由单一的大多极 GABA 能神经元组成。其细胞密度仅为壳核和尾状核的 1/20，其纤维绝大多数为有髓纤维且少血供，因此在新鲜标本切面上与粉红色的壳核呈截然不同的苍白色而被命名为苍白球。

(4) 屏状核 (claustrum)：是位于壳核与岛叶皮质之间的一个薄层灰质板。

①位置和形态：屏状核是位于外囊和端囊之间的薄片状核团，酷似设在岛叶和豆状核之间的一道屏风，故名屏状核。其大小、范围乃至形状均与壳核相适应。

②毗邻：屏状核的内侧面相对平坦，与壳核之间以外囊 (external capsule) 相隔；外侧面略显凹凸不平，与脑岛皮质之间以最外囊相隔，最外囊又被称为端囊 (extreme capsule)；上方有上纵束、内囊和辐射冠等神经纤维覆盖；下前方与壳核一起延续至中心脑底的前穿质、杏仁体以及前梨区皮质；下后方毗邻钩束、下纵束和颞干等白质纤维区域。

图 2.3-7 基底核

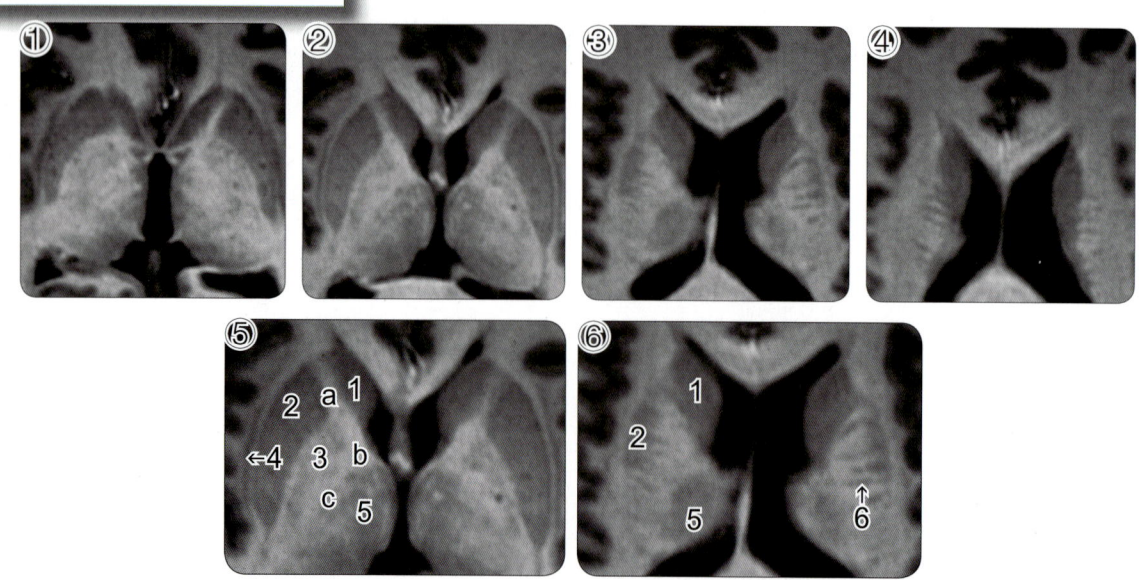

1. 尾状核头；2. 壳核；3. 苍白球；4. 屏状核；5. 丘脑；6. 灰质桥和基底纹；a. 内囊前肢；b. 内囊膝；c. 内囊后肢

图 2.3-7a　基底核 - 横断面

图①至图④为序列横断面 T1 加权图像，自下而上显示各个横断面层面上各个基底核的形态；图⑤和图⑥为放大图像，显示基底核与内囊等毗邻解剖结构的关系。

通常，基底核是指尾状核、壳核、苍白球和屏状核这 4 个基底核。

同样作为大脑半球内核成分的苍白球和丘脑，在组织学成分方面与其他基底核不同，与周围髓质的对比度较差，在 CT/MRI 图像上难以显示和观察，从而也对内囊轮廓和界限的确定产生一定的影响。

在尾状核和壳核的上方和前方，出现一些连接 2 个基底核的灰质线条，即"灰质桥"，在这些灰质桥之间通过的内囊神经纤维呈白色，两者形成黑白对比的条纹状，解剖学称之为"基底纹"。尾状核与壳核的灰质在接近中心脑底处几乎完全连接在一起，表明两者在胚胎发育方面的密切关系。因为基底纹的存在，壳核和尾状核两者合称纹状体。壳核与其内侧的苍白球两者组合在一起，在形态上酷似板栗状或豆形，故又称豆状核。

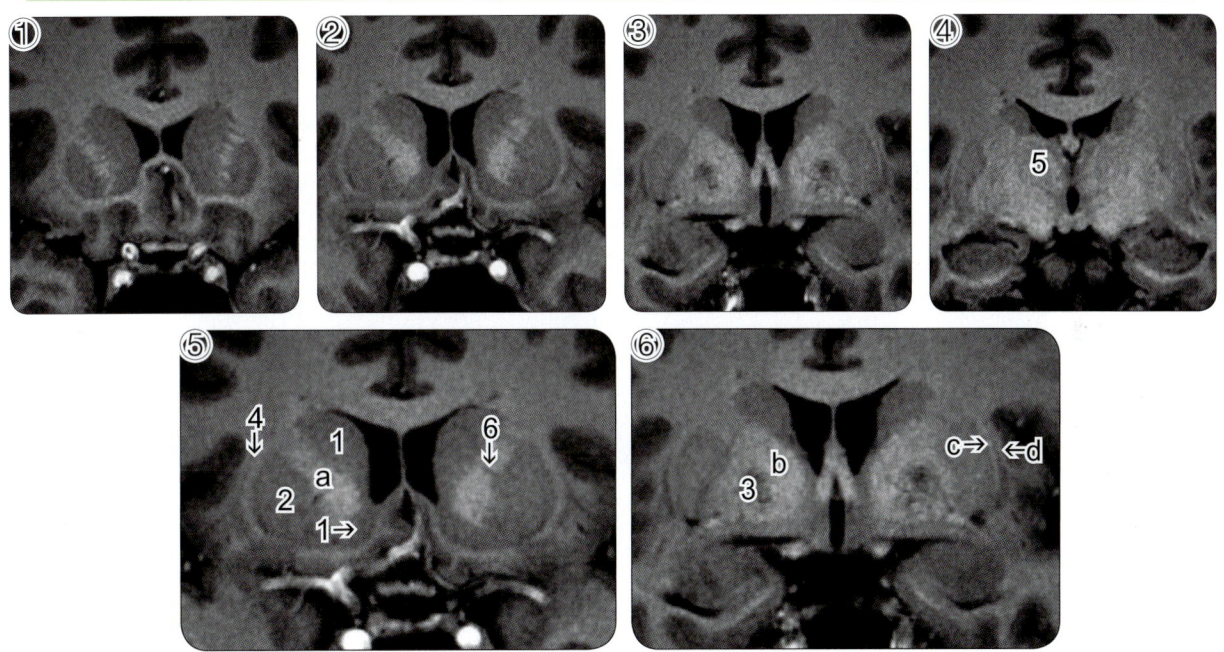

1. 尾状核头；2. 壳核；3. 苍白球；4. 屏状核；5. 丘脑；6. 灰质桥和基底纹；a. 内囊前肢；b. 内囊后肢；c. 外囊；d. 端囊

图 2.3-7b　基底核 - 冠状面

图①至图④为序列冠状面 T1 加权图像，显示各个层面上基底核的形态；图⑤和图⑥为放大图像，显示基底核与内囊等毗邻解剖结构的关系。

通常基底核是指尾状核、壳核、苍白球和屏状核这 4 个基底核。

冠状面图像观察内囊的各部需要参考周围的解剖结构，在尾状核和壳核之间的部分为内囊前肢，在丘脑和壳核之间的部分为内囊后肢，当内囊内侧缘上方为尾状核，下方为侧脑室外侧壁时，则为内囊膝部。

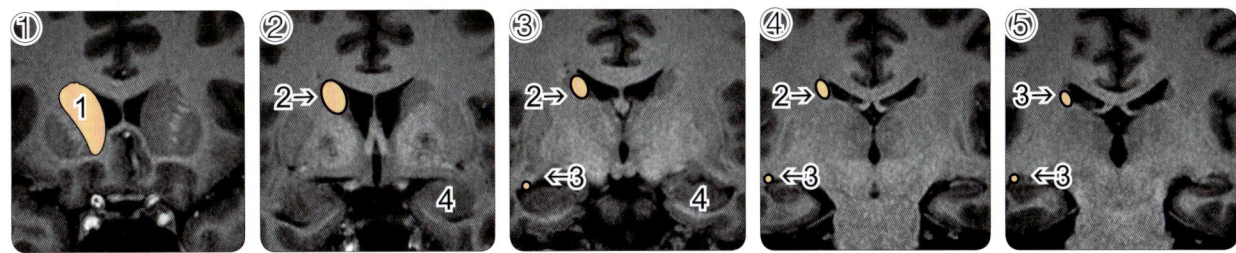

1. 尾状核头；2. 尾状核体；3. 尾状核尾；4. 海马

图 2.3-7c 基底核 - 尾状核

图①至图⑤为序列冠状面 T1 加权图像，显示尾状核各部的表现。

尾状核是一个像蝌蚪状的基底核，尾状核头大而向前下方低垂直达中心脑底，尾状核体部在侧脑室外下方与之伴行，行程中逐渐变细，由尾状核体部延续为尾部，至侧脑室三角区时，尾状核沿三角区外侧转向下方和前方，继续沿侧脑室下角的外上缘前行的尾状核尾部进一步变细，其直径约为 2mm 或更细，显示和观察都比较困难。

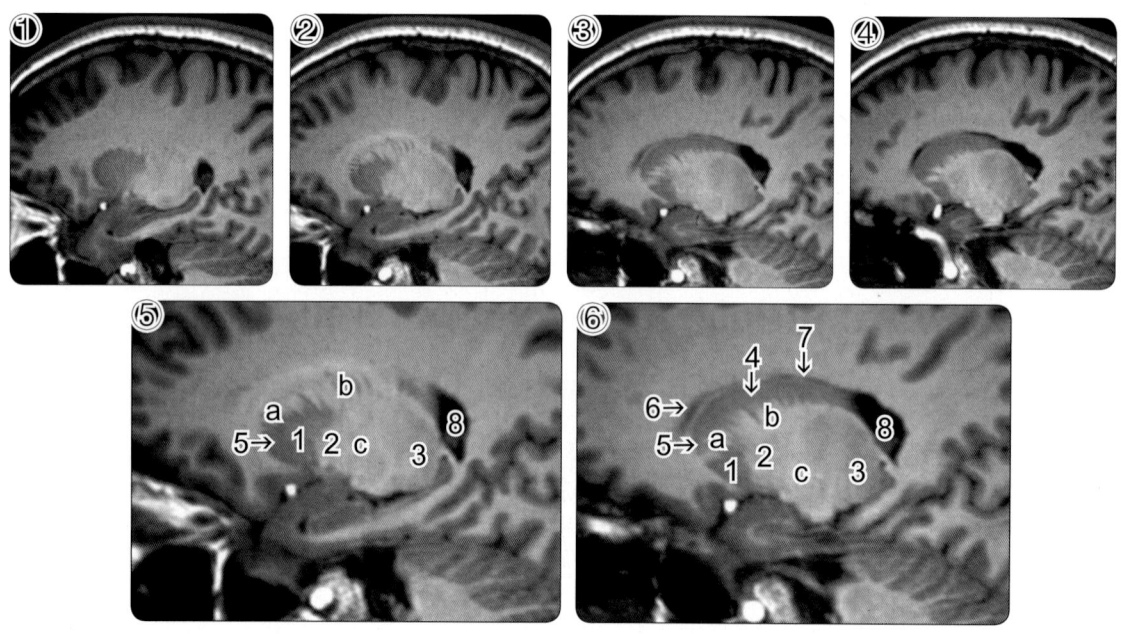

1. 壳核；2. 苍白球；3. 丘脑；4. 尾状核体；5. 尾状核头；6. 侧脑室前角；7. 侧脑室体；8. 侧脑室三角区；a. 内囊前肢；b. 内囊上端；c. 内囊后肢

图 2.3-7d 基底核 - 矢状面

图①至图④为序列矢状面 T1 加权图像，图⑤和图⑥为放大图像。

从外向内方向观察基底核与内囊的矢状面表现，读片有一定难度，随着层面内移，逐次显示壳核、内囊、尾状核和丘脑，走行于基底核与丘脑之间的内囊呈"L"形走行，故区分各个基底核和内囊均比较困难。加之苍白球和丘脑的信号与髓质接近，使识别困难进一步增加。

内囊的分部主要需要依靠其周围的基底核核丘脑作为参照来确定，位于丘脑和壳核上缘处并且显示基底纹者为内囊上端，位于尾状核头与壳核之间者为内囊前肢，位于丘脑与壳核、苍白球之间者为内囊后肢。当然，明确定位还需要结合横断面图像来进行观察和识别。

基底核 CT/MRI 观察小结

1. CT/MRI 建议观察平面：

不同的基底核所需要的观察平面不尽相同，所以观察平面也必须因地制宜，灵活选择。

①横断面和冠状面图像有利于详细观察和判定各个基底核，准确掌握基底核与内囊及丘脑的整体分布和彼此之间的解剖位置关系。

②矢状面图像观察基底核难度较大，但是在矢状面图像上观察基底核、丘脑和内囊等解剖结构的整体表现和彼此的解剖关系是一件蛮惬意的事，富于挑战，不妨试试。

2. CT/MRI 观察要点提示：

基底核观察的重点是基底核与内囊、丘脑之间的毗邻关系，新纹状体中尾状核与壳核之间的关系等。新旧纹状体在中心脑底处与前穿质等其他脑底核群之间的解剖关系则是另外一个观察的要点。对内囊豆状核下部和后部的观察是一个新内容，需要谨慎识别和观察。

a present：腹侧基底核

"腹侧基底核"是与上述"基底核"概念不同的另外一组核群的名称，偶尔出现在文献当中。基底核通常是指尾状核、壳核、苍白球和屏状核这4大核团，有时还包括杏仁体，但是腹侧基底核则是指除上述4个核团之外，在豆状核和中心脑底之间还有一些相对分散和细小的灰质核团可在解剖标本上和MRI图像上被显示出来，并且位于基底核腹侧的中心脑底表面，是基底核CT/MRI解剖观察中不应忽视的部分。有人将这些细小核群命名为"腹侧基底核"，包括腹侧苍白球、迈内尔特核、嗅结节和伏隔核等。

①腹侧苍白球 (ventral pallidum)：是苍白球的一部分，位于苍白球的下方，只是被前连合纤维将之与上方苍白球的主体分隔开，从而被另外称为"腹侧苍白球"。

②迈内尔特核 (nucleus basalis of Meynert)：该核位于腹侧苍白球与中心脑底之间，与学习和记忆功能有关。在有的外文文献或图谱上干脆将之标记为"nucleus basalis"，所以从字面上极易与上述基底核发生混淆，应加以注意。

③嗅结节 (olfactory tubercle)：在中心脑底的嗅三角区域，由于中嗅纹周围的灰质堆积较高，在局部形成"嗅结节"，嗅结节属于嗅脑的一个组成部分。

④伏隔核 (nucleus accumbens)：或称"伏核"，与嗅结节一起组成文献中所谓的"腹侧纹状体"。在前连合的前方层面，与下方的嗅结节和内侧的斜角带，旁嗅区皮质等相连接，参与边缘系统的神经功能活动。

腹侧基底核与中心脑底的灰质成分融合在一起，形成界限不清的灰质带，以目前的影像学手段尚难以具体区分。但是，我们相信随着影像学技术的不断进步和解剖学知识水平的提高，腹侧基底核一不小心就成为未来某个时期影像学的研究热点问题也未可知。

2.3.3 间脑

原始脑泡的前脑 (prosencephalon) 在胚胎发育中分化为端脑 (telencephalon) 和间脑 (diencephalon) 2部分。间脑在大脑半球和脑干之间起衔接作用，与基底核和大脑半球髓质等共同填充在大脑半球内，成为大脑半球的内核，但间脑是脑的一个独立节段。间脑虽然位置明确并由多个部分相对集中在一起，但其形态并不规则，各个组成结构复杂而分散，所以在解剖上可分为丘脑、下丘脑、上丘脑、底丘脑和后丘脑5个部分。为便于间脑解剖的学习和影像学识别与归纳，我们应以丘脑为中心、为主体，将丘脑与其前下方的下丘脑、后方的上丘脑、下方的底丘脑和外下方的后丘脑等串联在一起形成间脑的整体观；在影像学上，则以第三脑室作为中心解剖标志，分组学习丘脑、下丘脑、上丘脑、底丘脑和后丘脑，而且要对其中上、下、底和后等具体方位的含义有准确的理解。正确的学习方法有助于对间脑解剖的深入掌握。另外，间脑的许多结构比较细小，限于目前的影像学技术水平和条件，对间脑的部分解剖结构尚不足以做出明了的观察。

Point-08: 背侧丘脑

区域解剖简析

背侧丘脑 (dorsal thalamus) 是第三脑室上部两侧的卵圆形灰质团块，前后径约38mm，宽径约14mm，是间脑中的"老大"，位于间脑中心，简称丘脑。各种感觉传导通路均经丘脑中继后传入大脑，故丘脑是皮质下最高感觉中枢，丘脑病变可引起各种感觉障碍。

①丘脑髓板：以神经纤维构成的内髓板和外髓板作为丘脑内架构分隔核群。

a. 外髓板：是丘脑外侧面的薄层神经纤维板。

b. 内髓板：是开口向前的"Y"字形神经纤维板，垂直布局在丘脑内。

②丘脑核群：丘脑有6个核群，前核群、外侧核群和内侧核群这3个大核群依次分布在"Y"

字形内髓板的前凹、后外侧和后内侧。余下的 3 个较小核群分布如下：

　　a. 板内核群 (intralaminar nuclear group)：散在分布于内髓板中。

　　b. 中线核群 (midline nuclear group)：也称丘脑中央核 (midline thalamic nuclei)，位于丘脑内侧面，即第三脑室侧壁上的薄层灰质。在 70% 的个体中这些灰质还在两侧丘脑之间形成丘脑粘合 (adhesio interthalamica) 或称中间块。

　　c. 丘脑网状核 (thalamic reticular nucleus)：位于外髓板外面。

　③丘脑与间脑其他部分之间的关系：间脑的其他 4 个部分如众星捧月般紧密围绕在丘脑的周围，可以以丘脑为中心向周围不同位置寻找和识别间脑的其他部分。

　　a. 上丘脑：位于丘脑后方中线，构成三脑室后壁。

　　b. 下丘脑：位于丘脑前下方，构成三脑室下侧壁，与丘脑之间以下丘脑沟分界。

　　c. 底丘脑：位于丘脑的下方，是丘脑与中脑被盖之间的过渡区。

　　d. 后丘脑：由丘脑枕的外下方前后排列的内、外侧膝状体构成。

　④丘脑的毗邻结构：除上述间脑的各个部分外，紧邻丘脑周围的解剖结构还有：

　　a. 内侧：有丘脑粘合将两侧丘脑连成一体。

　　b. 外侧：有内囊后肢从外上方覆盖丘脑。

　　c. 前面：自内向外分别紧邻穹窿柱、室间孔和内囊膝的神经纤维。

图 2.3-8　背侧丘脑

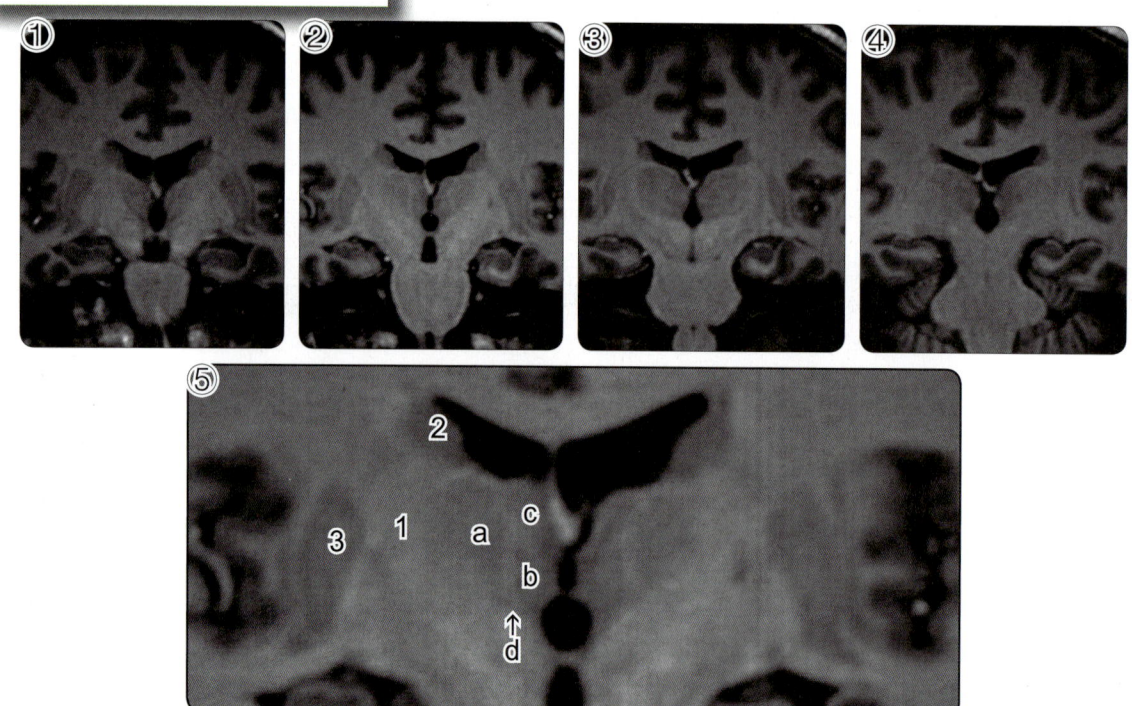

1. 内囊；2. 尾状核头；3. 壳核；a. 外侧核群；b. 腹侧核群；c. 内侧核群；d. 内髓板

图 2.3-8a　背侧丘脑 - 冠状面

图①至图④为自前向后的冠状面 T1 加权图像；图⑤为图②的放大图像，显示背侧丘脑的细节。

在冠状面图像上，背侧丘脑位于侧脑室体部下方的正中线两侧，前方层面显示背侧丘脑如板栗状位于第三脑室两侧，随层面后移，两侧丘脑逐渐分离且增大成横椭圆形的团块状。丘脑也是一个灰质核团，但是信号较基底核高，与内囊等髓质的分界不明晰，只能偶尔显示丘脑内的内髓板，若内髓板得以显示，则可以依据核群的位置来分隔和定位丘脑内的不同核群，目前的常规 CT/MRI 图像尚不易对丘脑的内部细节，包括核群进行详细的分析和识别。

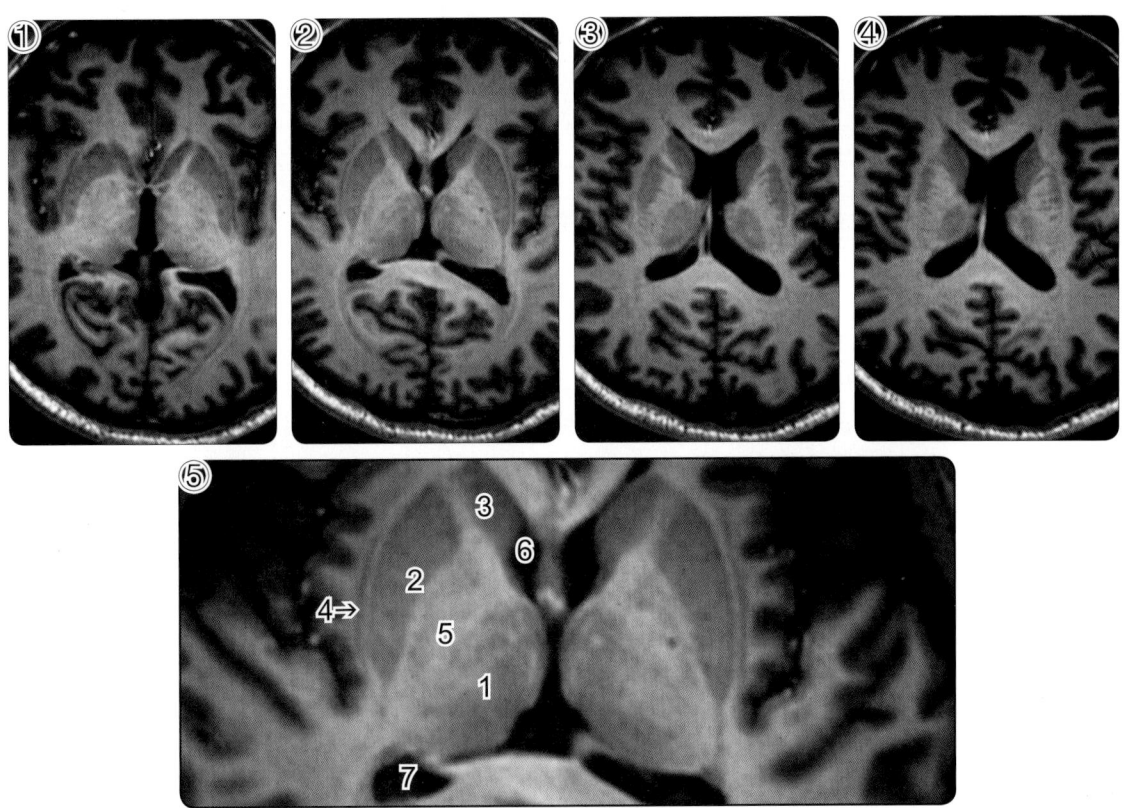

1. 丘脑；2. 壳核；3. 尾状核头；4. 屏状核；5. 内囊；6. 侧脑室前角；7. 侧脑室三角区

图 2.3-8b 背侧丘脑 - 横断面

图①至图④为自下而上的横断面 T1 加权图像；图⑤为图②的放大图像，显示背侧丘脑的位置。

在横断面 T1 加权图像上，显示背侧丘脑上方层面境界比较清楚，而下方层面则与内囊之间的对比度较差，丘脑的界限相对模糊。丘脑外侧为内囊后肢，前方自中线向两侧依次为室间隔、侧脑室前角、尾状核头和内囊膝。丘脑前端和内囊膝紧邻侧脑室壁，可能成为血肿破入脑室的解剖基础。

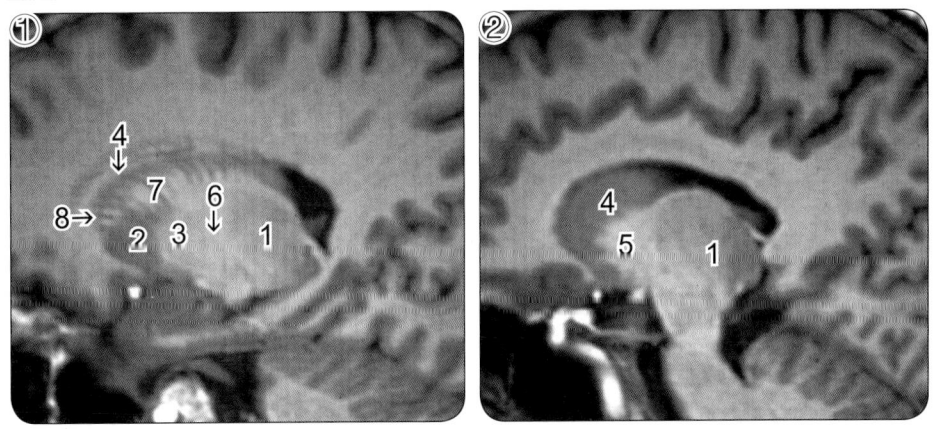

1. 丘脑；2. 壳核；3. 苍白球；4. 尾状核；5. 内囊膝；6. 内囊后肢；7. 内囊上端；8. 内囊前肢

图 2.3-8c 背侧丘脑 - 矢状面

图①为丘脑外侧层面的矢状面 T1 加权图像；图②为丘脑内侧层面的矢状面 T1 加权图像。

在外侧层面的矢状面图像上，可以显示穹窿自颞叶后方向前上方翻转至丘脑后方，丘脑上方为内囊上端和尾状核体，后方为侧脑室三角区，前方以内囊后肢与苍白球分隔；在内侧层面的矢状面图像上，显示穹窿进一步走行至丘脑背侧，丘脑上方为侧脑室体部，前方为内囊膝。

丘脑的 CT/MRI 观察小结
1.CT/MRI 建议观察平面：
①横断面和冠状面相结合可详细观察和判定丘脑的整体轮廓和核群的位置。
②矢状面可补充观察丘脑的整体表现及其上下前后的毗邻关系。
2.CT/MRI 观察要点提示：
丘脑的观察重点是丘脑的位置、形态及其与内囊和间脑等其他结构之间的解剖位置关系。而丘脑内部核群的观察，在内髓板不能清楚显示的情况下，可依据丘脑核群各自的解剖位置来进行判断。

Point–09：下丘脑

区域解剖简析

下丘脑 (hypothalamus) 位于丘脑的前下方，主要包括第三脑室下部的侧壁和底部的结构。下丘脑是呈上宽下窄的倒三角形或圆锥形的带状区域，大约占脑总容量的三百分之一，其重量仅约 4 克。下丘脑的核群散在分布于三脑室下部的脑室壁内，故三脑室下部的轮廓就大致代表了下丘脑。

①下丘脑的界限：
a. 上界：以丘脑下沟与丘脑分界，该沟在前连合上缘至导水管上口的连线上。
b. 下方结构：有视交叉、漏斗、灰结节和乳头体等伸入鞍上池中。
c. 中间：为三脑室下部的脑室腔。
d. 外界：以内囊前肢与苍白球分隔。
②下丘脑的冠状面层次：自中线向两侧依次有室周带、内侧带与外侧带核群。
a. 室周带：为位于第三脑室室管膜下的薄层灰质，也称室周核。
b. 内侧带：由室周带和穹窿柱之间的核群组成。
c. 外侧带：由穹窿柱外侧与内囊之间的核群组成。
③下丘脑的矢状面分区：由前向后依次为视交叉区、结节区与乳头体区。
a. 视交叉区：分视交叉前区和视交叉上区，由视束、视交叉和视上核等构成。
b. 结节区：位于视交叉和乳头体之间的范围，被穹窿柱分成内侧区与外侧区。
c. 乳头体区：包含两侧乳头体。

图 2.3-9　下丘脑

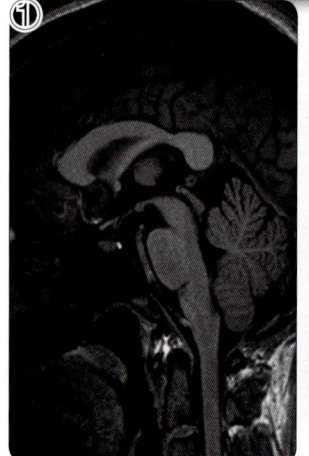
①
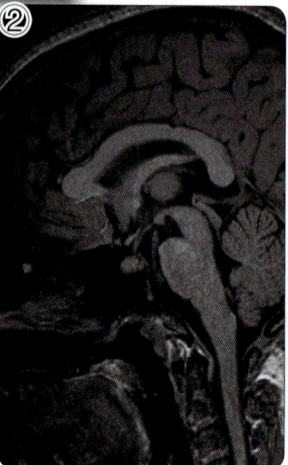
②
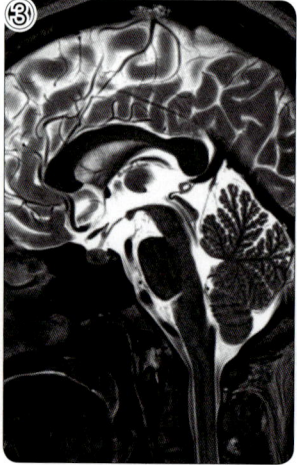
③
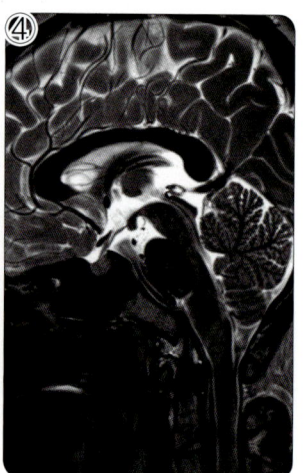
④

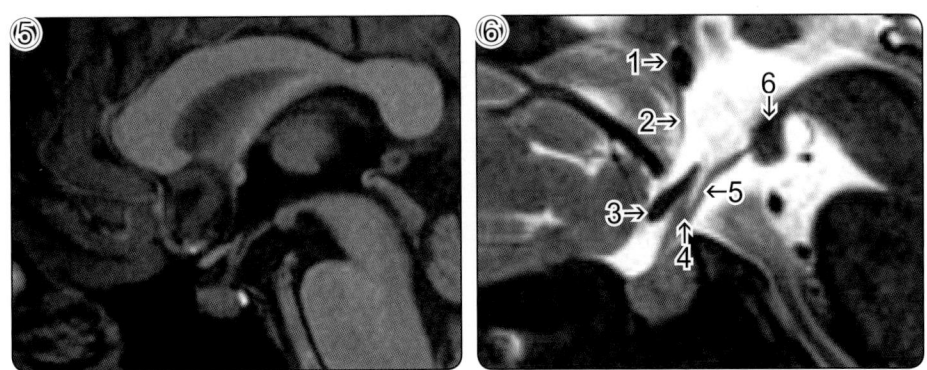

1. 前连合；2. 三脑室前壁；3. 视交叉和视交叉隐窝；4. 漏斗隐窝；5. 三脑室后壁；6. 乳头体

图 2.3-9a 下丘脑 - 正中矢状面

图①和图②为正中矢状面 T1 加权图像，图③和图④为正中矢状面 T2 加权图像，图⑤为放大的 T1 加权图像，图⑥为放大的 T2 加权图像。上述图像显示下丘脑在正中矢状面上的表现。

在正中矢状面图像上，可以观察下丘脑在正中矢状面上的形态、位置和除两侧壁之外的各个组成部分，正中矢状面图像对于观察整个下丘脑的解剖范围非常重要。在看不到下丘脑上界，即丘脑下沟的情况下，可将前连合和乳头体的连线作为下丘脑的参考上界。下丘脑的前界为三脑室前壁，后界为三脑室后壁，下界为视交叉隐窝和漏斗隐窝。

下丘脑的解剖结构与周围结构在脑室腔内外的脑脊液背景下形成良好的对照。在 T1 加权图像上，脑脊液为低信号，上述结构为中等信号；在 T2 加权图像上，脑脊液为高信号，而上述结构为低信号。

代表下丘脑范围的整个三脑室下部的界限观察有 2 个困难，一是无法直接观察丘脑下沟，二是三脑室下部的前壁和后壁比较薄，在其两侧脑脊液的影响下有时无法完整和清晰地显示三脑室的前壁和后壁，但是并不表明三脑室的前壁或后壁不存在。

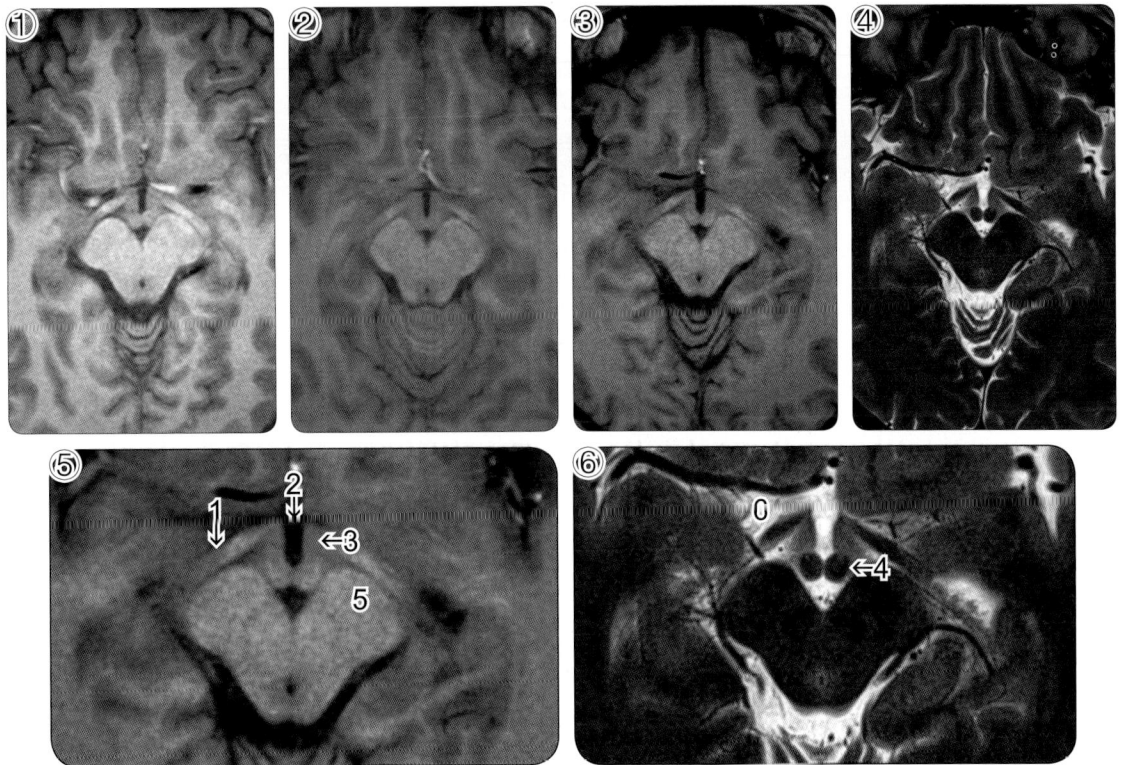

1. 视束；2. 三脑室；3. 三脑室侧壁；4. 乳头体；5. 大脑脚底；6. 前穿质

图 2.3-9b 下丘脑 - 横断面

图①至图③为横断面 T1 加权图像，图④为横断面 T2 加权图像，图⑤和图⑥分别为图③和图④的放大图像。

在横断面图像上可以侧重观察下丘脑底部的解剖结构，包括视交叉、灰结节和乳头体等。另外可以显示三脑室两侧壁，即下丘脑的核群。另外，在大脑基底池的背景下，可以准确定位下丘脑以及了解下丘脑与周围解剖结构的相互关系。

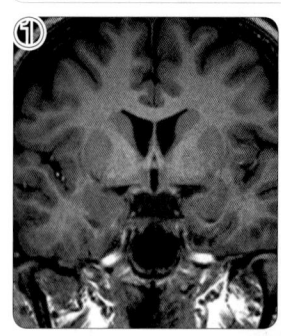 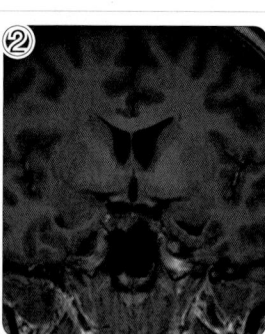 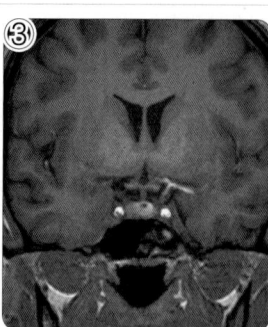 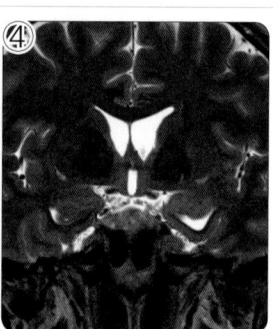

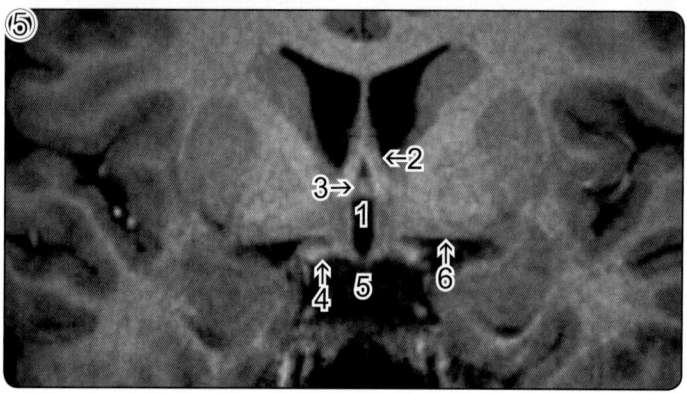

1. 三脑室腔；2. 三脑室侧壁；3. 前连合；4. 视束；5. 大脑基底池；6. 中心脑底

图 2.3-9c 下丘脑 - 冠状面

图①至图③为下丘脑冠状面 T1 加权图像，图④为下丘脑冠状面 T2 加权图像，图⑤为放大的 T1 加权图像，显示下丘脑在冠状面图像上的表现。

与横断面图像一样，在冠状面图像上也可以侧重观察三脑室两侧壁，即下丘脑的核群所在地。并且可以进一步补充观察下丘脑与中心脑底、视束等周围解剖结构之间的毗邻关系。

下丘脑 CT/MRI 观察小结

1. CT/MRI 建议观察平面：

①横断面和冠状面相结合可观察和判定下丘脑两侧壁以及与沿两侧壁下行的穹窿柱、乳头体、中心脑底等毗邻结构之间的解剖关系。

②矢状面与横断面相结合可观察下丘脑的整体表现以及对下丘脑进行前后分区。

2. CT/MRI 观察要点提示：

下丘脑本身是由三脑室下部的脑室壁构成的一个比较狭小的窄带状解剖结构，与中心脑底关系密切。CT/MRI 可观察下丘脑的解剖境界、范围和毗邻结构。矢状面可以以视交叉、视束、灰结节和乳头体等为解剖标志进行分区。分区时以正中矢状面图像比较容易理解：前方为视交叉区，主要包含视交叉隐窝周围区域，位于视交叉的后上方；灰结节区域居中，主要是指位于三脑室漏斗隐窝外面的灰结节，为中心脑底的灰结节区，大致位于垂体柄的两侧和后方；最后方的是乳头体区，包括两侧乳头体及其周围中心脑底区域。

Point-10：上丘脑

区域解剖简析

上丘脑 (epithalamus) 是间脑中相对古老的部分，注意上丘脑结构的大部分是位于丘脑的背侧而非丘脑的上方或上部。同时在解剖标本上显示被胼胝体压部所覆盖，从而隐藏在胼胝体压部的下方，其解剖结构包括丘脑髓纹、缰三角、缰连合、后连合和松果体等，这些结构比较细小，大部分集中在丘脑后方构成第三脑室后壁。

①丘脑髓纹 (thalamic medullary stria)：为前后方向走行于丘脑背面与内侧面交界线上，位于第三脑室侧壁上方的一条细腻的髓质纤维束，其纤维前方起自丘脑前核、隔区、下丘脑外侧区和杏仁体等，向后终止于缰核。上丘脑的几个解剖结构中仅该丘脑髓纹真正位于丘脑上方，并紧密贴附在丘脑的上面。

②缰三角 (habenular trigone)：为丘脑髓纹至后端扩大、散开并展平所形成的三角形区域，酷似嗅三角，在解剖上称为缰三角。其内包含缰核。

③缰连合 (habenular commi-ssure)：连接两侧缰三角和缰核之间的神经纤维称缰连合，缰连合在中线上位于后连合的上方，其内为髓纹越边的纤维和两侧缰核之间相互联系的纤维。

④后连合 (posterior commissure)：中脑水管上方的背侧壁上横过中线的纤维束为后连合，也称上丘脑连合 (epithalamic commissure)，为间脑与中脑交界的标志。

⑤松果体 (pineal body)：为卵圆形的淡红色小体，重量仅 0.2g，为人体内分泌腺之一。长径约 5~19mm，横径约 5~9mm；厚度约 1.5~4.0mm。松果体向后下方伸入四叠体池内，松果体柄的上脚连于缰连合，下脚连于后连合，两者之间为松果体隐窝，其上方为松果体上隐窝。

图 2.3-10　上丘脑

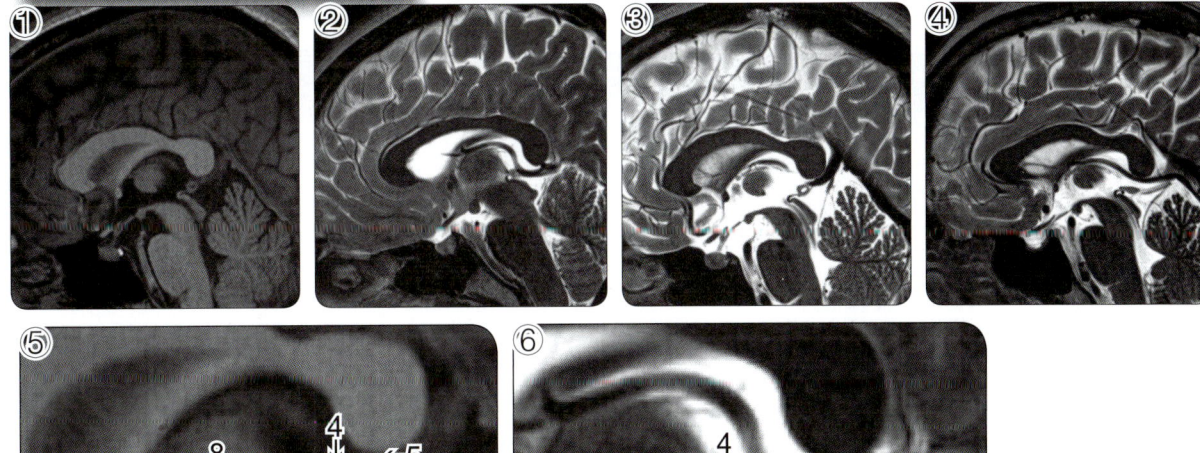

1. 后连合；2. 缰连合；3. 松果体（囊性变）；4. 松果体隐窝；5. 松果体上隐窝；6. 三脑室；7. 大脑大静脉池；8. 丘脑

图 2.3-10a　上丘脑

图①为正中矢状面 T1 加权图像，图②至图④为正中矢状面 T2 加权图像，图⑤和图⑥为放大图像，显示上丘脑在正中矢状面图像上的位置、形态和表现。

上丘脑其实位于背侧丘脑的后面而非上面，只是在围绕背侧丘脑的其他成分中位于最上方而已。

在矢状面图像上，我们从图中自下而上依次可以观察到后连合、缰连合、松果体隐窝、松果体和松果体上隐窝等上丘脑解剖结构。其中，后连合在最下方，可以作为三脑室与大脑导水管之间的分界线；缰连合由来自两侧的丘脑髓纹和缰三角神经纤维构成，在正中线上形成两侧半球之间的连合纤维束，位于后连合后上方，如同拴住松果体的"缰绳"；松果体在缰连合后方伸向大脑大静脉池内，因位置偏移或体积较小而常常不能显示；松果体前方为松果体隐窝，此隐窝较小或有时不明显；在松果体隐窝上方有一个自三脑室向后伸入的另外一个更大些的隐窝，为松果体上隐窝，该隐窝总是存在并且比较大一些。注意，因为图像分辨率或三脑室后壁较薄等原因，有时三脑室后壁和上述 2 个隐窝不能清晰地显示。

上丘脑结构比较细小，有时在脑脊液中显示不清。可以以比较明显的松果体为线索，观察其上方的缰连合和下方的后连合等结构。

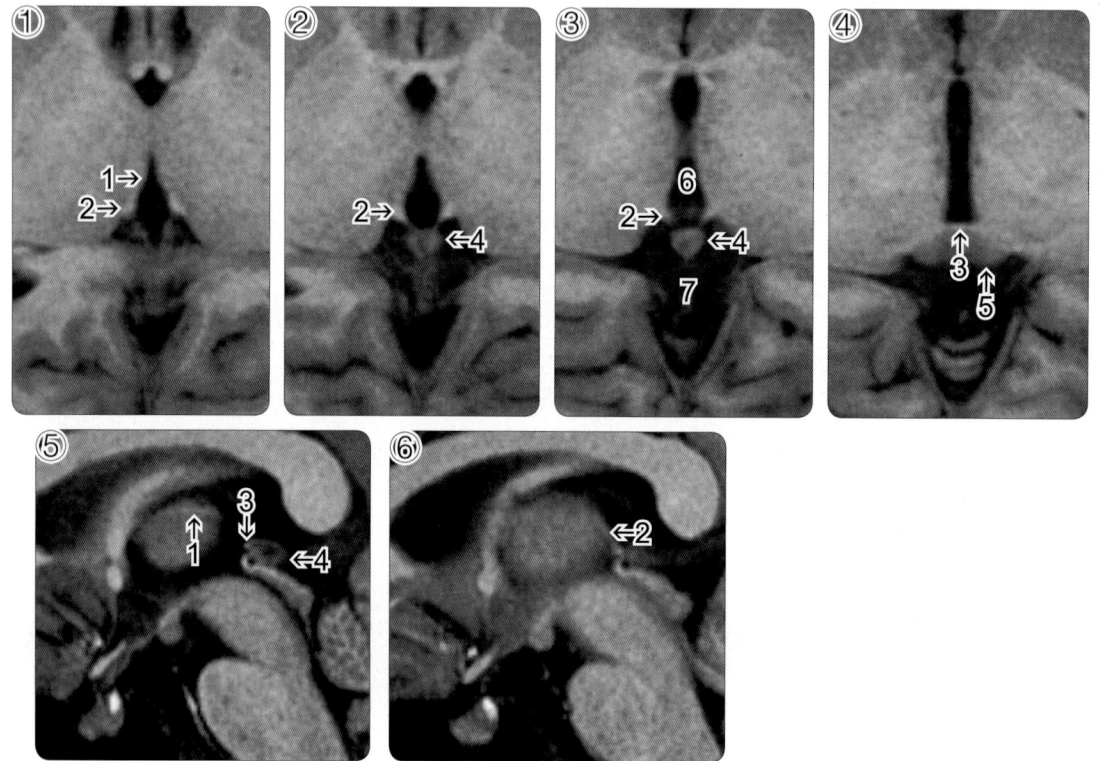

1. 丘脑髓纹；2. 缰三角；3. 缰连合；4. 松果体；5. 上丘；6. 三脑室；7. 大脑大静脉池

图 2.3-10b　上丘脑 - 丘脑髓纹至缰连合

图①至图④为自上而下观察上丘脑的序列横断面 T1 加权图像，显示上丘脑自丘脑髓纹至缰连合的全部路径；图⑤和图⑥为矢状面 T1 加权图像，显示丘脑髓纹和缰连合。

图①显示两侧丘脑髓纹向后聚集形成缰三角；图②显示神经纤维自缰三角向后方及中线集中，如同拴住松果体的"缰绳"；图③和图④显示缰三角向缰连合的汇合过程，在这里缰连合成为连接两侧大脑半球的连合纤维束，同时缰连合分隔三脑室和大脑大静脉池；图⑤和图⑥是从矢状面角度观察丘脑髓纹和缰连合及其与松果体之间的解剖关系。

上丘脑的 CT/MRI 观察小结

1.CT/MRI 建议观察平面：

①正中矢状面图像为上丘脑的主要观察平面，可观察到松果体、缰连合和后连合等结构；②横断面可在多个连续的层面上补充观察丘脑髓纹、缰三角和缰连合等结构及其与丘脑之间的解剖关系。

2.CT/MRI 观察要点提示：

丘脑髓纹、缰连合、后连合、松果体隐窝和松果体等为观察重点和难点，其中含有有髓神经纤维的结构，因为有良好的信号对比而相对容易观察。在这些结构比较细薄的情况下，因脑脊液信号的掩盖，常常显示不全或完全不能显示。

Point-11：底丘脑和后丘脑

区域解剖简析

底丘脑 (subthalamus) 是丘脑与中脑的移行部，位于丘脑底部。在这个丘脑底部与中脑被盖之间的过渡区域，属于丘脑底部的神经核与属于中脑上段的神经核并非截然分开而是交互延伸的，这样就使得丘脑与中脑在解剖上紧密连接在一起[1]。

①底丘脑位置和层面的确认：底丘脑位于丘脑的基底部，底丘脑层面兼有丘脑底层和中脑顶层的成分，如层面中同时看到下述解剖结构时有助于确认为底丘脑层面：

a. 该层面仍然可见第三脑室的上部，证明应该属于丘脑的层面范围。

b. 该层面同时可见属于丘脑的内、外侧膝状体和属于中脑的上丘、红核与黑质。

②底丘脑核团：包括底丘脑的底丘脑核、未定带和中脑的红核与黑质等。

a. 底丘脑核 (subthalamic nucleus) 又称 Luys 核。刺激一侧底丘脑核时，身体转向对侧；当底丘脑核受损时，则抑制作用解除，损伤侧肢体可出现不规则且粗大有力的不自主运动或表现为上肢做连续不能控制的投掷运动，称为"半身舞蹈症"或"半身投掷症"(hemiballism)。底丘脑核向下延伸至中脑被盖区域。其他丘脑核包括未定带、红核前区 (Forel H 区) 核、底丘脑网状核等。

b. 隶属于中脑的核团有从中脑向上延伸的红核与黑质。

③底丘脑的神经纤维：包括豆核束、豆核襻和底丘脑束等，是穿经内囊后肢连接苍白球与底丘脑核之间的往返短纤维。

后丘脑 (metathalamus) 是由两侧丘脑枕外下方前后排列的 2 个圆形结节样结构所构成，这 2 个解剖结构分别是内侧膝状体和外侧膝状体。

①内侧膝状体 (medial geniculate body, MGB)：位于底丘脑的层面上，大约在同侧丘脑枕的外下方，常被丘脑枕从上方掩盖。其后内侧为中脑顶盖的上丘，前外侧为外侧膝状体，三者大致排成一排。内侧膝状体内含内侧膝状体核，为听觉传导通路上的最后中继核。由该核发出的纤维组成听辐射，到达大脑皮质的听觉中枢。在解剖标本的横切面上，内侧膝状体恰好位于同侧黑质的后方，其外前方紧邻外侧膝状体。

②外侧膝状体 (lateral geniculate body, LGB)：是后丘脑的另外一个突出的圆形隆起，位于内侧膝状体的外前方。其内的外侧膝状体核是视觉通路上的最后中继核，主要接受来自视束的传入纤维，而由该核发出的纤维组成视辐射，直接投射至距状沟两侧的视觉中枢 (brodmann 17 区) 或其外围的纹周区。外侧膝状体在解剖标本的横切面上恰好位于同侧大脑脚底的后方，紧邻内侧膝状体的前外侧。内、外侧膝状体在丘脑枕的下方偏外侧，两者在底丘脑层面横向排列；在两侧内、外侧膝状体之间有呈"田"字形排列的四叠体，内、外侧膝状体大致与上丘在同一水平面上。

---

[1] 底丘脑层面是一个解剖结构十分特殊的部位，既有背侧丘脑底部的解剖结构，又有中脑和后丘脑的解剖结构。在观察其层面的解剖定位和该层面的解剖结构时要牢记该层面的复杂性，这也不全是坏事，我们既可以依据这些结构更好地进行定位，也不要将这些结构的各自归属弄错。

图 2.3-11 底丘脑和后丘脑

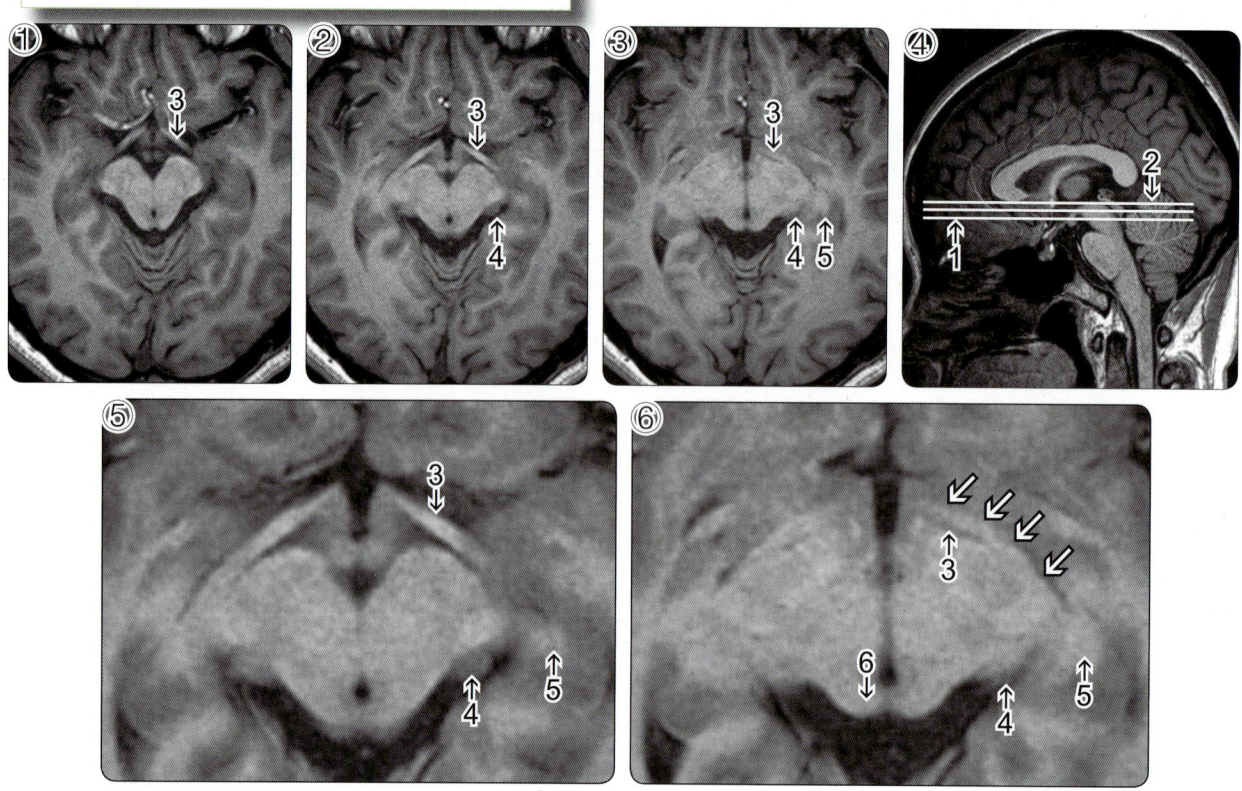

1. 中脑层面扫描基线；2. 底丘脑层面扫描基线；3. 左侧视束；4. 左侧内侧膝状体；5. 左侧外侧膝状体；6. 右侧上丘； ✍. 显示视束走行路径

图 2.3-11a 横断面 - 观察底丘脑和后丘脑

图①至图③为自下而上的横断面 T1 加权图像，显示自中脑层面往底丘脑层面的过渡；图④为中脑和底丘脑层面的扫描基线示意图；图⑤和图⑥分别为图②和图③的放大图像，显示底丘脑层面上底丘脑和后丘脑的表现。

底丘脑位于丘脑底部，与中脑是相互连贯的。如果说底丘脑是紧接在中脑上方并被包裹在大脑半球内部的话，那么后丘脑则是指在解剖标本上看得见的位于背侧丘脑后下方向外隆起的内侧膝状体和外侧膝状体这 2 个解剖结构。底丘脑与后丘脑既是在解剖上密切关联的结构，也是在 CT/MRI 图像上可以在几乎相同层面上同时观察到的解剖结构。

底丘脑和后丘脑的横断面观察：

● 底丘脑层面怎样确定：底丘脑实际上位于丘脑底部与中脑的交界层面。丘脑与中脑在解剖学上常常是以滑车神经作为分界线，然而在 CT/MRI 横断面图像上无法观察到滑车神经时，我们该怎样判定中脑与丘脑之间的交界以及底丘脑层面呢？首先我们自中脑向上逐层进行观察，可见中脑前面是大脑基底池，两侧为环池，后方为四叠体池，整个中脑的周围是完全被蛛网膜下腔所包围的，随着层面上移我们在图⑤中可见中脑与两侧的颞叶相互连接并融合，继而在图⑥中可见中脑进一步与前方的中心脑底融合，说明层面已经超出中脑范围，再结合在图⑤和图⑥中所看到的一些解剖结构，我们可以将图⑤和图⑥这 2 个层面看作是底丘脑的层面。

● 底丘脑层面的观察内容：图⑤为底丘脑的下方层面，前方可见视束前半段与中脑的大脑脚底清晰地分开而得以独立显示；大脑脚底的后方可见内侧膝状体，在脑脊液的衬托下其突出的轮廓显示清晰；在大脑脚底的后外方可见略高信号的外侧膝状体，除内侧外其大部分轮廓被颞叶遮挡。层面中的大脑水管提示层面偏向中脑。图⑥为底丘脑上方层面，显示大脑基底池已经消失。前方的视束已经全部走行于中心脑底内，仅隐约可见视束为略高信号的结构及其大致的走行路径（见图中的斜箭指示）。后方的内侧膝状体轮廓变模糊，外侧膝状体较图⑤略增大。层面中可见大脑水管前方的第三脑室底部，提示层面偏向丘脑。综合上述，在横断面图像上可以代表底丘脑层面水平的解剖结构包括视束、内侧膝状体和外侧膝状体等。

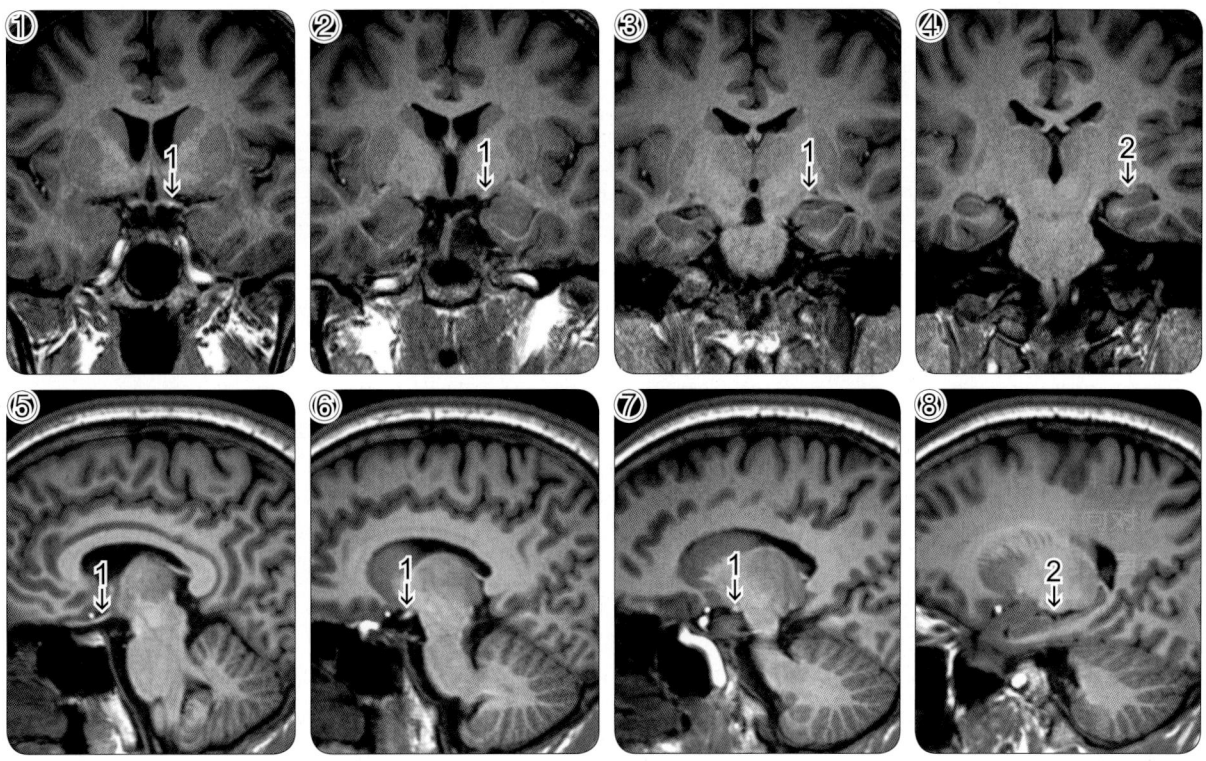

1. 向后外方向走行的视束；2. 向丘脑后外下方隆起突出的外侧膝状体

图 2.3-11b　冠状面和矢状面 - 观察视束至外侧膝状体的路径

图①至图④为自前向后的序列冠状面 T1 加权图像，显示随着层面的后移，视束自视交叉向后外方向至外侧膝状体的走行路径；图⑤至图⑧为自内而外的序列矢状面 T1 加权图像，显示随着层面的外移，视束自视交叉后方向后外方向至外侧膝状体的走行路径。

与在横断面图像上几乎可以显示视束全程不同，在冠状面和矢状面图像上，只能看到视束的断面在连续的层面上逐渐向后外方向移动并最终到达外侧膝状体的走行过程，外侧膝状体出现在丘脑后外方的下面，呈现向下隆起的轮廓。

对于视束的走行路线和外侧膝状体的具体解剖位置等的观察和识别基于以下 3 点：
- 了解视束的解剖走行路线。
- 视束和外侧膝状体的信号特点。
- 在连续层面上进行紧密追踪。

底丘脑和后丘脑 CT/MRI 观察小结

1.CT/MRI 建议观察平面：

横断面图像是观察底丘脑和后丘脑的主要平面。

冠状面和矢状面图像可帮助观察视交叉、视束至外侧膝状体的解剖走行、解剖位置和两者之间的连带关系。

2.CT/MRI 观察要点提示：
- 确定底丘脑层面的方法：观察视束、内侧膝状体和外侧膝状体这 3 个解剖结构有助于快捷、准确地确定底丘脑的层面。
- 定位内侧膝状体和外侧膝状体：在底丘脑层面的横断面图像上，内侧膝状体位于同侧上丘外侧的被盖区域后方，呈半圆形轮廓向后突出，在其外侧略偏前可见一个类圆形高信号区域，向前内方与视束连成一线者即为同侧的外侧膝状体；在自前向后的序列冠状面图像上，可见蝶鞍上方出现一个横椭圆形的髓质信号阴影（图 2.3-11b 中 1）自视交叉向后，沿中心脑底向外移位到达中心脑底与颞叶海马旁回钩之间的外侧膝状体，后者（图 2.3-11b 中 2）向下方隆突，紧贴颞叶海马上方；在自内向外的矢状面图像上，视束（图 2.3-11b 中 1）围绕脑干在中心脑底内之间前后移位，于丘脑底面进入向下隆突的外侧膝状体（图 2.3-11b 中 2）内。

2.4 脑干

脑干（brain stem）位于间脑与脊髓之间。在胚胎早期，由中脑泡和菱脑泡共同发育形成脑干。整个脑干在解剖上又被细分为中脑（midbrain）、脑桥（pons）和延髓（medulla oblongata）3 个部分。脑干向上借间脑、内囊通往大脑半球，向后连接小脑，向下续于脊髓。在整个中枢神经系统中，脑干担当承上启下的桥梁和枢纽作用。

脑干在解剖结构上归纳起来具备神经纤维束、核团、网状结构和生命中枢 4 个方面的解剖内容。①纤维束：大量神经纤维束途经脑干，在大脑皮质与脑干、脊髓和小脑等各级皮质下神经中枢之间构成传递神经信息的"高速公路网"和建立各类生命中枢。②核团：大大小小的灰质核团分布在脑干各段的被盖区域，这些核团在解剖和功能上可以分为 2 大类，一类核团成为脑干与大脑半球皮质及各级皮质下中枢之间神经纤维转换的中转站，另一类则充当颅神经的起始核或终止核。③网状结构：除上述相对集中和独立走行的纤维束和具有专属功能的核团之外，在脑干中还有大量散在的神经元细胞不形成核团，而是分布在神经纤维束中，组成由神经细胞和神经纤维交织在一起的"网状结构"。这些网状结构成为脑干完成信息传递和中继处理 2 大功能的重要补充。④生命中枢：脑干的延髓和脑桥段内有调节和维护心跳节律、呼吸频率以及控制吞咽、呕吐等重要生理功能的反射中枢，被统称为"生命反射中枢"。外伤或疾病累及脑干的这些部位时，常常可能因为伤及这些中枢而迅速危及病人的生命。

所以我们在学习脑干解剖和影像学解剖时，必须留意上述这些相关解剖结构的位置和相互关系，结合临床上表现出的神经功能改变来评估脑干的解剖和功能状态。

脑干几乎全部位于后颅窝，其后上方被小脑覆盖，前下面紧贴颅底的斜坡。整个脑干为一不规则的柱状体，全长约为 80mm。脑干的上部较粗大，下部相对细小。如果一个病灶存在于脑干的上部，症状可能局限于一侧；若存在于脑干的下部，则常可引起两侧性症状。另外，脑干在小脑幕切缘和枕骨大孔 2 处，可能因为幕上病变导致天幕疝，因后颅窝病变导致枕骨大孔疝而带来严重的后果。这些都是在临床和影像学诊断过程中需要认真对待的问题，需要投入十分的注意力。

十二对颅神经中除嗅神经外，几乎全部与脑干密切关联。第 II 对颅神经（视神经）与脑干、丘脑紧密毗邻并互相关联，第 III～XII 对颅神经则直接进入或出自脑干的相应神经核，其部分神经纤维走行于脑干内。因此，颅神经常常被看作是脑干解剖结构与功能组成的重要成分。讲到脑干就离不开颅神经的话题。

a present：12 对颅神经概览及其与脊神经的区别

颅神经与脊神经同属周围神经，其差别主要表现在走行路径和承担功能 2 大方面。

①进出部位和走行路径：颅神经进出颅脑，其中绝大部分颅神经是进入或出自脑干的专属颅神经核，在脑内、颅腔内、颌面部甚至颅骨内具有各自不同的走行路径；而脊神经则是借助于前根和后根经椎间孔进出于脊髓的灰质区，其走行路线以及与锥体、椎间盘、椎间孔、硬膜囊和脊髓等结构之间大致循相同的路径。连后根膨大的神经节的位置和形态都是雷同的。颅神经因为进出颅脑和颅腔而被特别地称为"颅神经"或"脑神经"。当然，低位的颅神经与高位的脊神经之间在脑干与脊髓交界处可能出现解剖上的重叠。

例如副神经就包含有进出延髓和脊髓两者的神经根纤维。

②神经功能的性质：脊神经都是混合性的，其神经功能基本上是雷同的，都包含感觉性的后根和运动性的前根。全部脊神经的神经纤维均分为 4 类神经纤维，包括一般躯体运动和一般内脏运动 2 类运动神经纤维，一般躯体感觉和一般内脏感觉 2 类感觉神经纤维；但颅神经则有 7 种不同类型的神经纤维[1]，除了脊神经一样拥有的 4 类神经纤维之外，还包括特殊躯体感觉、特殊内脏感觉和特殊内脏运动另外 3 种神经纤维。全部颅神经可分为感觉性颅神经、运动性颅神经和混合性颅神经 3 类。在神经功能及其组合方面均有各自独特的表现，存在较大差别。例如，感觉性颅神经有嗅神经、视神经和耳蜗听神经；运动性颅神经有动眼神经、滑车神经、外展神经、副神经和舌下神经；混合性颅神经有三叉神经、面神经、舌咽神经和迷走神经。

颅神经功能概览

颅神经名称	功能	末梢器官	中枢所在
嗅神经 I	感觉性④	鼻腔嗅黏膜	嗅脑
视神经 II	感觉性②	视网膜	视皮质，17 区等
动眼神经 III	运动性⑤	眼上、下、内直肌，眼下斜肌	动眼神经核，中脑上部
	运动性⑥	睫状肌、瞳孔括约肌	缩瞳核
滑车神经 IV	运动性⑤	眼上斜肌	滑车神经核，中脑下部
三叉神经 V	运动性⑦	咀嚼肌	三叉神经运动核，脑桥中部
	感觉性①	面部皮肤和黏膜	三叉神经感觉核，脑桥中部
展神经 VI	运动性⑤	眼外直肌	展神经核，脑桥下部
面神经 VII	运动性⑦	表情肌	面神经核，脑桥下部
	运动性⑥	口腔腺等	脑桥泌涎核，脑桥下部
	感觉性①④	舌黏膜，味觉等	
前庭蜗神经 VIII	感觉性②	前庭和半规管	前庭神经核，桥延交界部
	感觉性②	耳蜗	蜗神经核，桥延交界部
舌咽神经 IX	运动性⑦	咽喉肌	疑核，延髓中部
	运动性⑥	口腔腺等	延髓泌涎核，延髓中部
	感觉性①	外耳部皮肤	
	感觉性①④	舌咽部黏膜，味蕾	
迷走神经 X	运动性⑦	咽喉肌	疑核，延髓中部
	运动性⑥	颈、胸、腹部脏器	迷走神经背核，延髓中部
	感觉性③	颈、胸、腹部脏器	
副神经 XI	运动性⑤⑦	咽喉肌，部分颈肌	副神经核，延髓下部、脊髓
舌下神经 XII	运动性⑤	舌肌	舌下神经核，延髓中下部

---

[1] 颅神经的功能比脊神经复杂，可以细分为以下 7 类：
①一般躯体感觉：分布至皮肤、肌肉、肌腱、关节和大部分的口腔与鼻腔的黏膜。
②特殊躯体感觉：分布至位听器和视器等特殊感官。
③一般内脏感觉：分布至头、颈、胸以及腹部的内脏器官。
④特殊内脏感觉：分布至味蕾和嗅黏膜。
⑤一般躯体运动：分布至肌节衍化的全身大部分横纹肌。
⑥一般内脏运动：原属副交感神经纤维，分布至平滑肌、心肌和腺体。
⑦特殊内脏运动：分布至口腔和颌面部由腮弓衍化的横纹肌，如咀嚼肌、面肌和咽喉肌等。

2.4.1 中脑

中脑（midbrain）由中脑泡发育形成，最终衍化成脑干的上段。脑干与大脑半球、间脑之间借助于中脑进行连接的途径有3种，其一是借助中脑的被盖部与间脑下部的底丘脑相过渡；其二是借助中脑的大脑脚底与大脑半球的内囊相连续；其三是借助中脑水管与间脑内的第三脑室和大脑半球内的侧脑室等相沟通。

Point-01：中脑

区域解剖简析

中脑是脑干的第1段，长径约20mm，最大横径约28mm。视神经视束段与脑干两侧向后走行于间脑和中脑的交界线上，成为中脑上界的解剖标志；滑车神经出脑后于下丘下面转向脑干两侧，前行于中脑与脑桥的交界线上，成为中脑下界的解剖标志；中脑前方面对脚间池和鞍背，后方背靠四叠体池，两侧为环池所围绕并且隔着环池与小脑幕切迹缘和海马旁回钩紧密毗邻。

中脑自后往前依次为顶盖部、被盖部和大脑脚底3部分。

①顶盖部：即中脑最背侧的四叠体（quadrigeminum），由成对的上丘和下丘共4个向后方突出的圆形结节组成的一个"田"字形结构即为顶盖部。

a. 上丘（superior colliculi）：与视觉有关，主要参与眼球运动的各种反射活动。自上丘核发出的神经纤维组成上丘臂越过丘脑枕外下方的内侧膝状体，向前外侧走行进入外侧膝状体。即与视觉有关的上丘关联外侧膝状体。

b. 下丘（inferior colliculi）：与听觉有关，参与调节声音刺激、音调识别、声音定位、听觉反射以及上行性听觉传导等功能。自下丘核发出的神经纤维组成下丘臂通往内侧膝状体。即与听觉有关的下丘关联内侧膝状体。

②被盖部：由导水管周围灰质、被盖和黑质3个部分构成。

a. 导水管周围灰质（periaqueductal gray substance，PGS）：也称中央灰质，是围绕导水管分布的环形灰质带，参与调节的神经功能包括防卫和攻击行为、排尿、发音、性行为、呕吐、呼吸、循环、整合疼痛和情绪反应等，位于被盖部的后方。

b. 黑质（substantia nigra）：是位于大脑脚底后方并与之平行的黑色带状区。因其神经元内含大量神经黑色素颗粒，故其解剖标本切面呈黑色而得名黑质。

c. 被盖（tegmentum）：在被盖部中除掉导水管周围灰质与黑质之外的全部解剖结构即为被盖。在中脑上段，被盖的结构与底丘脑极其相似，由红核及其周围的网状结构构成。红核（red nucleus）位于中线两侧，为1对直径约5mm的圆形或椭圆形的核团，因在新鲜标本中其神经元内含铁色素呈粉红色而得名红核。红核周围为内侧丘系及网状结构。在中脑下段，除了小脑上脚的交叉纤维在中线两侧交叉基本取代红核外，其余内容不变。

③大脑脚底（crus cerebri）：来自内囊的全部神经纤维束群在中脑前外方集中突出形成巨大半月形白质团块，酷似撑起大脑的2只巨大的脚，被称为大脑脚底。大脑脚底的神经纤维构成如下：

a. 额桥束：位于内侧1/6段，从额叶皮质到达脑桥。

b. 皮质脊髓束和皮质核束：位于大脑脚底中间2/3段，从皮质到达脊髓和脑桥。

c. 颞桥束：位于外侧1/6段，从颞叶皮质到达脑桥。

d. 顶桥束和枕桥束：极其少量从顶叶和枕叶来的神经纤维，从中间的皮质脊髓束和皮质核束与外侧的颞桥束之间经过大脑脚底到达脑桥。

图 2.4-1 中脑

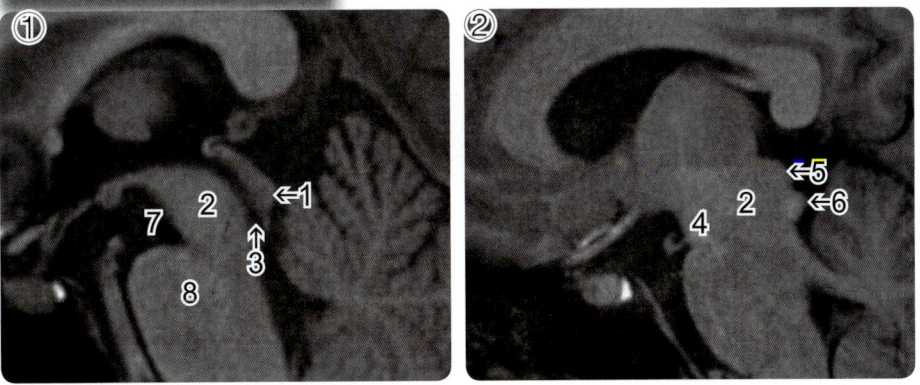

1. 中脑顶盖；2. 中脑被盖；3. 大脑水管；4. 大脑脚；5. 上丘；6. 下丘；7. 基底池；8. 脑桥

图 2.4-1a 中脑 - 矢状面

图①为正中矢状面 T1 加权图像，图②为正中线旁矢状面 T1 加权图像，显示中脑结构。

正中矢状面图像通过中脑中线，自前向后经过顶盖、被盖和大脑导水管的正中线。

旁正中矢状面图像通过自正中矢状面旁开约 1cm 并与之平行的旁正中矢状面，先后经过一侧的大脑脚底、黑质、被盖和顶盖部一侧的上丘和下丘。其前后径约相当于正中矢状面的 1.5 倍。

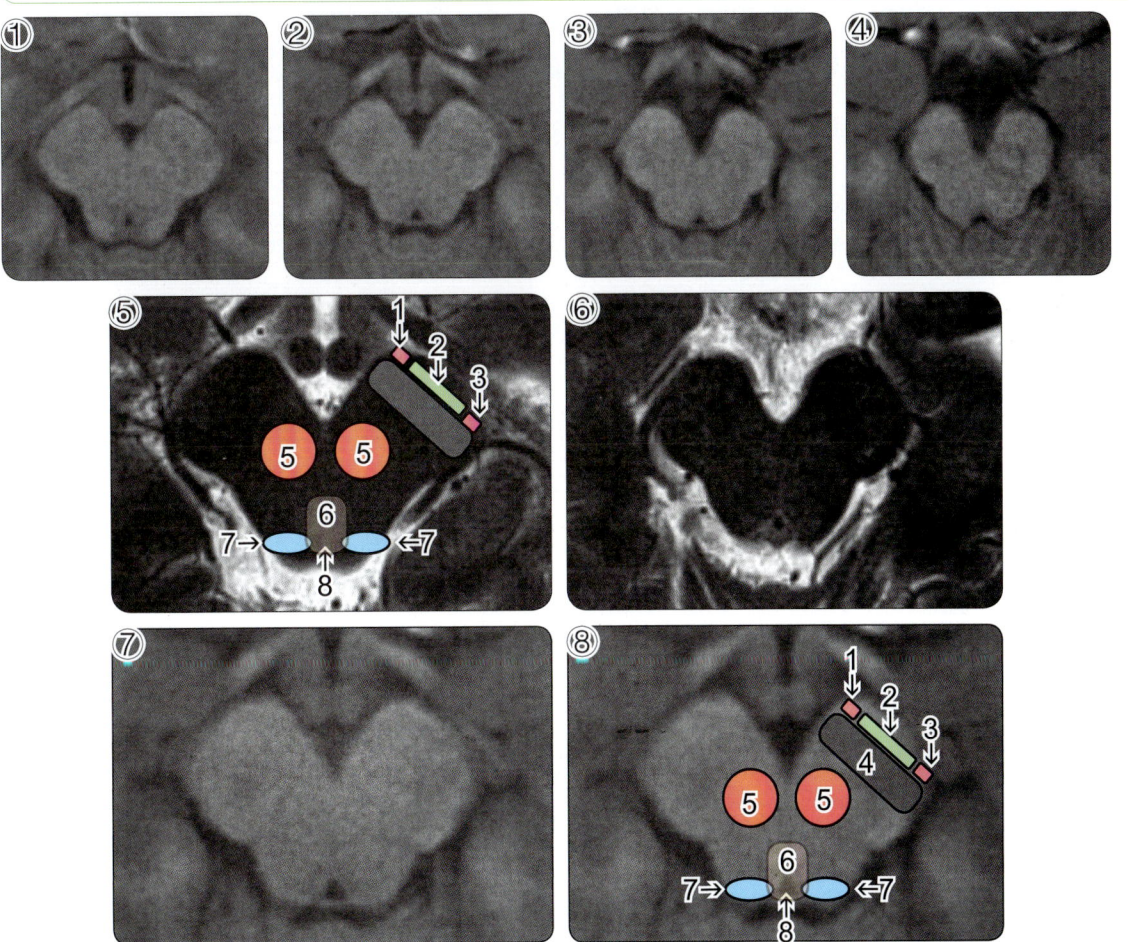

1. 额桥束；2. 皮质脊髓束和皮质核束；3. 颞桥束；4. 黑质；5. 红核；6. 中央灰质；7. 四叠体；8. 大脑水管

图 2.4-1b 中脑 - 横断面

图①至图④为自下而上的横断面 T1 加权图像，图⑤为中脑上方的 T2 加权放大图像，图⑥为中脑下方的 T2 加权放大图像，图⑦和图⑧为中脑上方的 T1 加权放大图像，显示中脑的分部和结构。

从上面的序列横断面图像中可以看出，随着层面的下移，中脑的大小呈逐渐递减的趋势，即上大下小。横断面图像方便观察中脑的分部以及各部的主要内部结构。如图中所示，自后往前分别为顶盖、被盖和大脑脚 3 个部分，其中顶盖上成对的上丘和下丘分别显示在不同层面上。

大脑脚底的神经纤维构成也只有在横断面图像上可以观察：a. 额桥束：位于内侧 1/6 段，从额叶皮质到达脑桥；b. 皮质脊髓束和皮质核束：位于大脑脚底中间 2/3 段，从皮质到达脊髓和脑桥；c. 颞桥束：位于外侧 1/6 段，从颞叶皮质到达脑桥；d. 顶桥束和枕桥束的少量神经纤维，在中间的皮质脊髓束和皮质核束与外侧颞桥束之间通过。

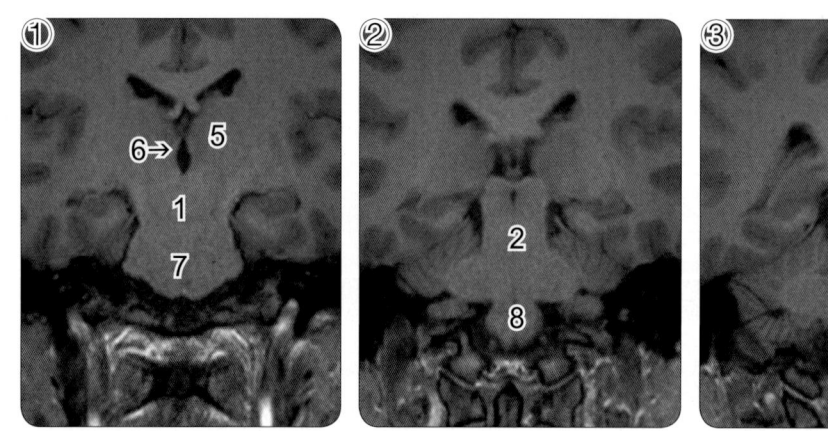

1. 大脑脚底；2. 被盖；3. 四叠体；4. 大脑水管；5. 丘脑；6. 三脑室；7. 脑桥；8. 延髓

图 2.4-1c 中脑 - 冠状面

图①至图③为自前往后的冠状面 T1 加权图像，显示中脑前、中、后部的解剖结构。

前面层面：显示中脑前方的大脑脚部分，表现为上宽下窄，上述表现主要因为冠状面扫描自上而下逐渐由大脑脚后移至被盖部。向上外方向与经过基底核层面的内囊接续，向下为脑桥的基底部。

中间层面：显示中脑的被盖部，与前方层面比较，上下宽度一致，均匀狭窄，外缘呈平直状，导水管和两侧上丘显示于上方，中段和下段为被盖。

后方层面：上方显示四叠体突向后方的大脑大静脉池内，轮廓显示得非常清晰，上丘小于下丘。下方为中脑被盖后方，几乎全程显示大脑导水管。

中脑 CT/MRI 观察小结

1. CT/MRI 建议观察平面：

①横断面图像适用于全面观察中脑的解剖内容，对中脑的顶盖、被盖和大脑脚 3 个部分的分部以及各部中的解剖构成都可以进行详细的观察。

②矢状面和冠状面图像可在全局上观察中脑与上方的间脑和下方的脑桥之间的承接作用和解剖关联，并对中脑的形态和轮廓进行整体观察和评估。

2. CT/MRI 观察要点提示：

在横断面图像上观察中脑的分部和各部分的解剖内容时，前方的大脑脚和后方的顶盖部相对容易观察，而两者之间的被盖部内容的识别和划分为 CT/MRI 观察的难点。对中脑各部进行 CT/MRI 观察时应注意：

①中脑的分部方法：

a. 整个中脑去掉后方的四叠体和前方的大脑脚底后，剩余的部分为被盖部。

b. 被盖部去掉后方的导水管周围灰质和前方的黑质后，剩余的部分为被盖。

②中脑上段和中脑下段层面的差异：

a. 红核主要出现在中脑上段层面的中线两侧。

b. 在中脑下段层面红核消失，取而代之的是小脑上脚的交叉纤维。

Point-02: 出自中脑的动眼神经

区域解剖简析

动眼神经（oculomotor nerve，Ⅲ）属运动性颅神经，含躯体运动和内脏运动 2 种神经纤维，动眼神经自中脑上段前面出脑后的全部行程如下：

①动眼神经核：位于中脑上段导水管周围灰质与红核之间的中线旁区域。

②脑干段：神经纤维自神经核发出后，先沿中线两侧平行前行，再以略外凸的浅弧形路线穿经红核和黑质的内侧前行至同侧大脑脚底的动眼神经沟处出脑进入脚间池。

③脑池段：动眼神经出脑后于大脑后动脉及小脑上动脉之间穿行，以"V"字形路线沿脚间池、鞍上池外侧缘向前外下方走行，在鞍背外侧穿过小脑幕游离缘和附着缘构成的隧道继续前行，大致在前、后床突连线中点处穿过硬脑膜内层进入海绵窦外侧壁内。脑池段长约（17.4±2.1）mm，直径约（2.14±0.2）mm。

④海绵窦段：位于滑车神经上方，与滑车神经相伴走行于海绵窦外侧壁上半段的夹层内，海绵窦段的长度与脑池段相仿，约为（17.8±3.5）mm。

⑤眶段：动眼神经自海绵窦侧壁向前穿经眶上裂内段的眼肌总腱环，进入眼眶内的分支到达各个眼肌。眶段长度约为（9.4±2.5）mm。

图 2.4-2 动眼神经

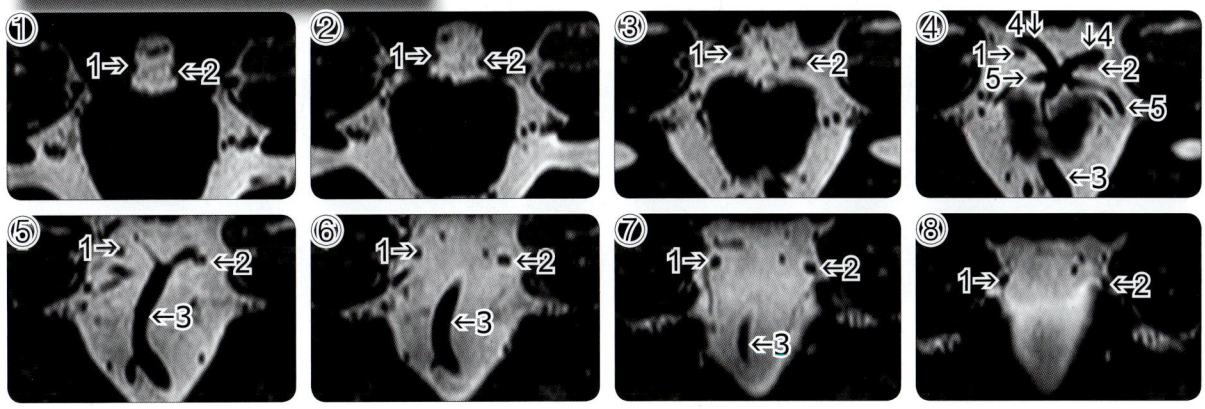

1. 右侧动眼神经；2. 左侧动眼神经；3. 基底动脉；4. 大脑后动脉；5. 小脑上动脉

图 2.4-2a 动眼神经 - 冠状面，神经扫描序列

图①至图⑧为冠状面神经扫描序列自后往前层面的图像，依次显示两侧动眼神经。
● 两侧动眼神经自大脑脚内侧面出脑后进入脚间池，在脑脊液的背景下显示为 2 个横椭圆形低信号阴影，继续向前走行于由基底动脉、大脑后动脉和小脑上动脉构成的"干"字形中，酷似"平"字。

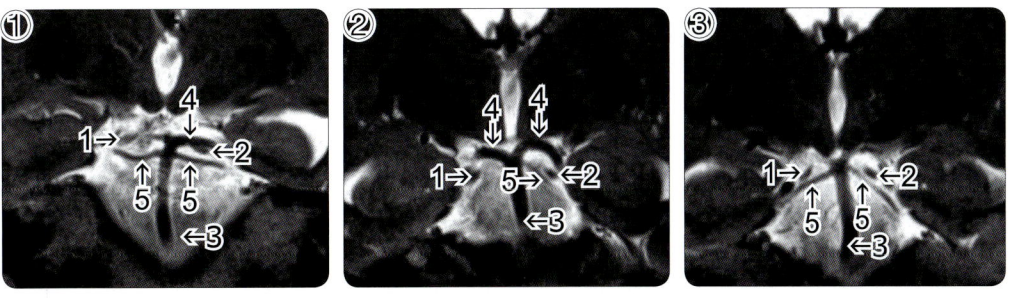

1. 右侧动眼神经；2. 左侧动眼神经；3. 基底动脉；4. 大脑后动脉；5. 小脑上动脉

图 2.4-2b 动眼神经 - 冠状面 T2 加权图像

图①至图③为冠状面 T2 加权图像，显示两侧动眼神经。

两侧动眼神经在高信号脑脊液的背景下显示为 2 个横椭圆形低信号阴影，向前外下方走行，先出现在由基底动脉、大脑后动脉和小脑上动脉构成的"干"字中加上 2 个点，构成一个"平"字（见图①）。此征象也是识别两侧动眼神经和这几支动脉的依据。

观察方法：上述 3 支动脉血管与动眼神经之间的解剖关系是比较恒定的，但是因为个体之间的解剖差异，这个"平"字并非都能非常典型，记住基底动脉最末端的分支为大脑后动脉，倒数第 2 支为小脑上动脉的分支顺序以及三者与动眼神经之间的关系，即可准确判定动眼神经。

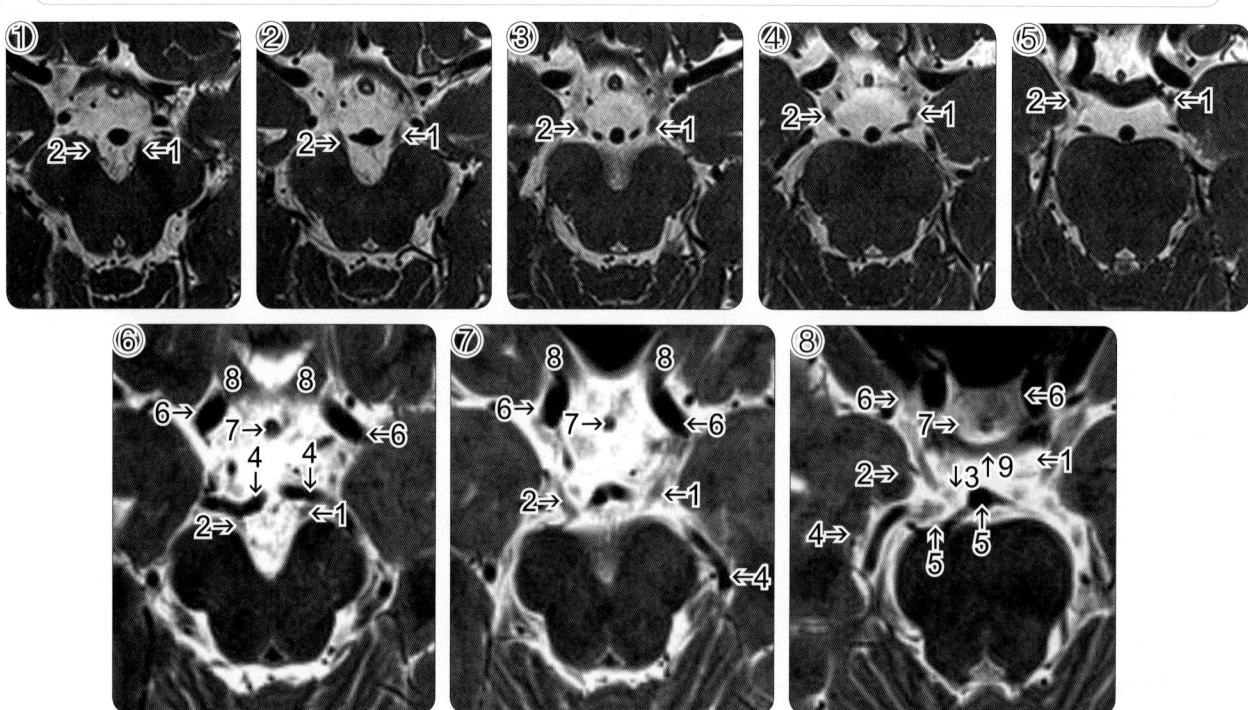

1. 左侧动眼神经；2. 右侧动眼神经；3. 基底动脉；4. 大脑后动脉；5. 小脑上动脉；6. 颈内动脉；7. 垂体柄；8. 视神经；9. 鞍背

图 2.4-2c 动眼神经 - 横断面，神经扫描序列

图①至图⑤为横断面神经扫描序列图像，图⑥至图⑧为 T2 加权横断面图像，显示动眼神经。

横断面神经扫描序列的薄层序列图像可以依次显示动眼神经出脑后的走行路线是逐渐向前、外、下方方向走行于大脑基底池中，与基底动脉、大脑后动脉和小脑上动脉之间的关系也十分明确。

T2 加权横断面图像所显示的动眼神经走行和解剖关系与上面的神经扫描序列是一样的，但是走行过程的渐变不如神经扫描序列更确切和详细。

动眼神经 CT/MRI 观察小结

1. CT/MRI 建议观察平面：

①横断面和冠状面 T2 加权图像为观察动眼神经在脑池段走行和毗邻解剖关系最常用的常规检查平面；横断面神经扫描序列图像的观察也是以横断面和冠状面 2 个检查平面为主。矢状面可以观察到动眼神经，但是因缺乏两侧比较等因素，不易快速识别和追踪动眼神经的走行路线及其解剖毗邻关系。

②无论是 T2 加权图像还是神经扫描序列，这 2 种技术的共同点是将脑脊液信号增大，从而获得良好的背景条件，非常有利于对低信号的神经产生对比显示的效果。

2. CT/MRI 观察要点提示：

以目前的 CT/MRI 技术条件，我们对颅神经的观察重点是放在脑池段，重点观察内容为动眼神经的走行路线和毗邻解剖关系：

①动眼神经出脑后，其主要的解剖标志是由基底动脉、大脑后动脉和小脑上动脉，3 支动脉构成"干"字形，动眼神经加入其中，构成"平"字形。

②动眼神经在海绵窦外侧壁内位于滑车神经上方（见海绵窦）。

Point-03：出自中脑的滑车神经

区域解剖简析

滑车神经（trochlear nerve，Ⅳ）同属运动性颅神经，仅有躯体运动神经纤维，自中脑下段背侧出脑，是唯一从脑干背侧出脑的颅神经。滑车神经行程最长而直径最为细小，其全部行程如下：

①滑车神经核：位于中脑下段的导水管周围灰质区内，在动眼神经核的正下方。

②脑干段：自滑车神经核向前外侧走行为前行段，以180°返回后沿中央灰质的后外缘向后内下方向走行至中脑与脑桥交界处为折返段，在中脑与脑桥交界的导水管周围灰质区进行纤维交叉后于对侧前髓帆的中线旁出脑为出脑段。

③脑池段：滑车神经出脑后先后行经四叠体池和环池。

a. 四叠体池段：先在下丘下方的四叠体池底部水平向外走行。

b. 环池段：于小脑上脚外侧沿中脑脑桥交界处于环池内前行，与小脑上动脉、大脑后动脉等逆向伴随后，从两者之间穿过后沿大脑基底池外缘前行至后床突外侧进入海绵窦侧壁。滑车神经的脑池段最长并且最细，长度达（32.4±4.7）mm，直径约为（0.75~1）mm。

④海绵窦段：在海绵窦外侧壁的夹层内走行于动眼神经下方。其长度约为（22.9±4.5）mm。

⑤眶段：滑车神经经眶上裂中段，于总腱环外入眶并走向上斜肌，长度约为（12.7±2.8）mm。

图2.4-3 滑车神经

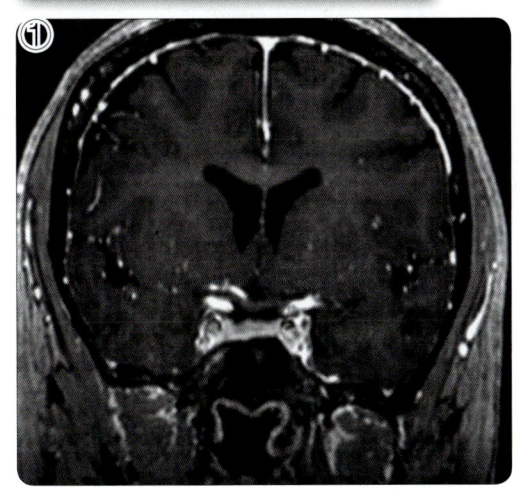
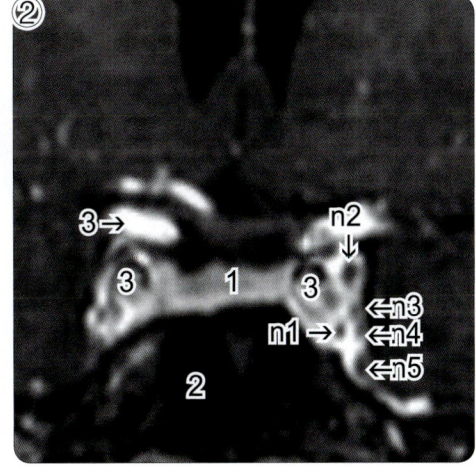

1.垂体；2.蝶窦；3.颈内动脉；n1.展神经；n2.动眼神经；n3.滑车神经；n4.三叉神经眼支；n5.三叉神经上颌支

图2.4-3 滑车神经

图①为MRI-T1+C冠状面图像，图②为图①的放大图像，显示海绵窦腔内的滑车神经。

T1+C冠状面图像有利于观察海绵窦腔内的解剖结构，包括颈内动脉和5支颅神经，动眼神经位于海绵窦外侧壁内，最上方为动眼神经，其下方略微细一点的为滑车神经，再往下为三叉神经眼支和上颌支。外展神经位于海绵窦腔内，通常在颈内动脉下方，因为后者常常存在迂曲表现，故展神经常常位置上不太恒定。

本来，在脑脊液的对比下，滑车神经完全可以在脑池内观察到，但是因为滑车神经比较纤细，故而不易观察。另外，因为在脑池内走行的动、静脉血管的干扰，使滑车神经的观察相对比较困难。相信在经过进一步增加图像分辨率和以增强手段区别颅神经和动静脉血管的情况下，一定可以大大改善滑车神经的观察效果。

2.4.2 脑桥

脑桥（pons）经历菱脑泡和后脑泡等不同阶段发育而形成。位于中脑和延髓之间，是脑干中最粗大的部分，其腹侧宽阔膨隆并突向前方。脑桥上下长径约30mm，左右横径约30~36mm。第Ⅴ、Ⅵ、Ⅶ、Ⅷ对颅神经进出脑桥。

Point-04: 脑桥

区域解剖简析

脑桥居于脑干的第2段，上为中脑，下为延髓。脑桥上界以沿中脑下方前后走行的滑车神经与中脑分界，下界以横行的延髓脑桥沟（bulbopontine sulcus）与延髓分界，前方为桥池、斜坡以及在脑桥腹侧的基底沟内走行的基底动脉，后方中央为第四脑室底，后方两侧部借小脑中脚与小脑半球相续，脑桥两侧为桥池侧部，即桥小脑脚池。

脑桥分基底部和被盖部2部分，两者之间以斜方体为界。

① 脑桥基底部（basilar part）：是脑桥前方的圆隆膨大部分，属于种系发生过程中新出现的部分。其内部结构有纵行纤维、横行纤维和脑桥核。

a. 脑桥纵行纤维：自中脑大脑脚底下行的神经纤维皮质脊髓束被横行纤维分隔为若干小束，继续向下走行贯通脑桥，至脑桥下缘重新聚集移行为延髓锥体。而自中脑大脑脚底下行的神经纤维皮质核束（corticonuclear tract）在脑桥水平陆续转换神经元后转向背侧，一部分进入脑桥被盖，另一部分进入脑桥内的颅神经核。

b. 脑桥横行纤维：也称脑桥小脑纤维（pontocerebellar fibers），由脑桥核发出向后到达小脑，多数越过中线交叉至对侧，这些纤维向后集中形成粗大的小脑中脚从第四脑室两侧进入小脑。

c. 脑桥核：散在分布于脑桥基底部的脑桥核群，被纵行纤维分隔成腹、背、内、外4群。这些脑桥核群的作用是连接皮质脑桥束、顶盖脑桥纤维、脊髓脑桥纤维、网状脑桥纤维、小脑脑桥纤维和三叉神经脊束核脑桥纤维等，在脑桥形成丰富的信息交换网络。

② 脑桥被盖部（pontine tegmentum）：位于后方的被盖部是延髓上延的部分。其主要结构为第Ⅴ、Ⅵ、Ⅶ、Ⅷ 4对颅神经的神经核。上部层面为三叉神经核群，包括三叉神经运动核、三叉神经中脑核和三叉神经脑桥核。下部层面有展神经核、面神经核、前庭神经核和蜗神经核。

图 2.4-4 脑桥

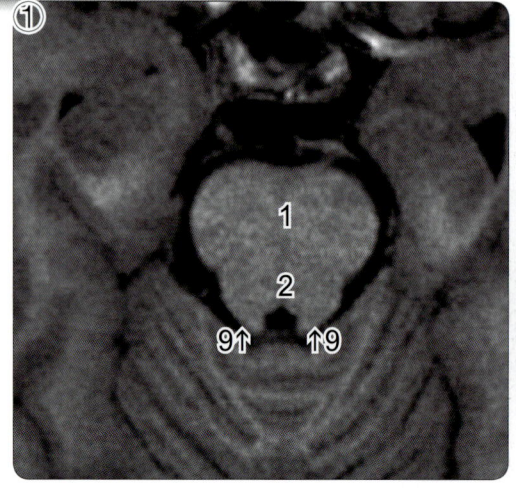
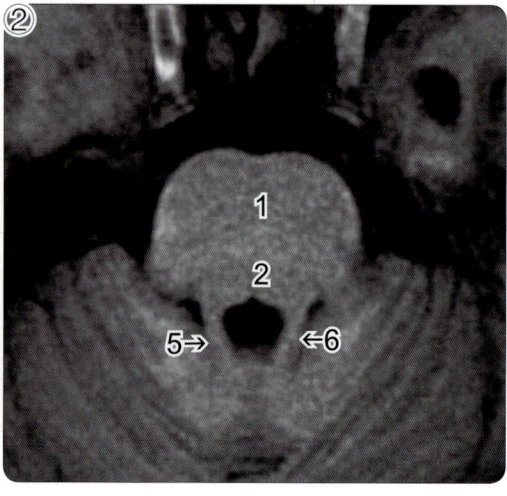

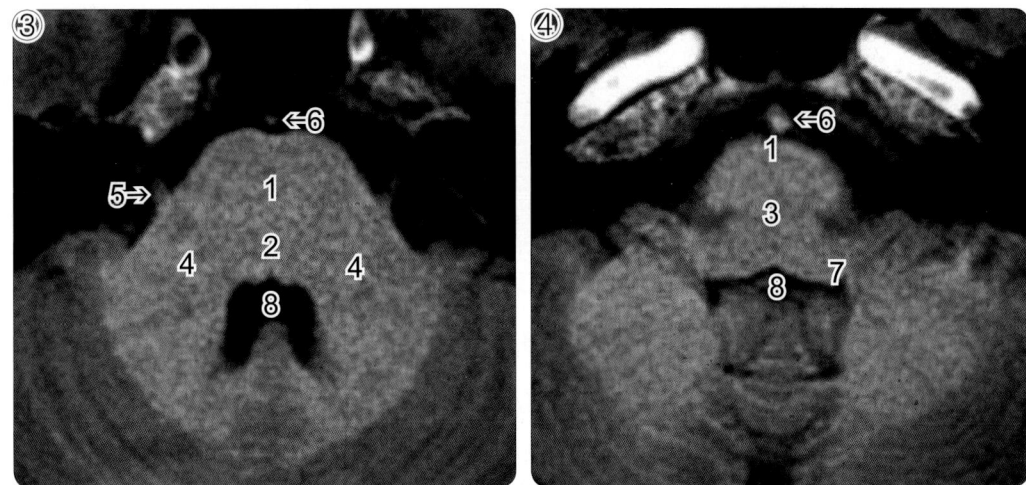

1. 脑桥基底部；2. 脑桥被盖部；3. 延髓；4. 小脑中脚；5. 三叉神经；6. 基底动脉；7. 小脑下脚；8. 第四脑室；9. 小脑上脚

图 2.4-4a　脑桥 - 横断面

图①和图②为脑桥上段的横断面 T1 加权图像，图③和图④为脑桥下段的横断面 T1 加权图像。

脑桥上段：形态与中脑类似，分为基底部和被盖部，与中脑有以下几点不同：a. 其基底部明显膨大圆隆呈球状，前面仅有一个浅凹沟为中央沟，整个基底部含大量纵行和横行神经纤维以及大量的脑桥核点缀在交叉排列成网状的神经纤维架构之中。b. 缺少中脑的顶盖部分，取而代之的是自小脑髓体沿上髓帆两侧上行的小脑上脚。c. 中脑的导水管至脑桥上段扩大形成第四脑室上段，其后壁因与小脑蚓部的小舌毗邻，故此段第四脑室后壁平坦，整个脑室腔呈"皇冠"状。

脑桥下段：与上段截然不同，基底部变化不大，仍然呈圆隆状。与脑桥上段的不同表现在：a. 在脑桥和第四脑室两侧由 2 个粗大的宽带状结构与小脑髓体相连，即小脑中脚。是由大量横行神经纤维集中起来于脑桥中段水平开始集中成巨大纤维束向后进出于小脑半球的髓体。b. 脑桥下段的第四脑室因后壁有向前突起的小脑蚓部的小结而形成"马蹄铁"形状。

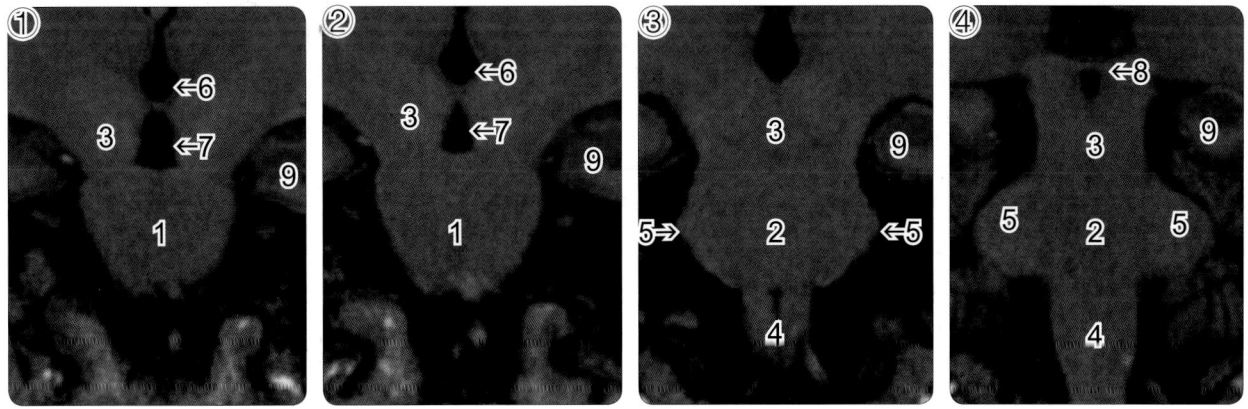

1. 脑桥基底部；2. 脑桥被盖部；3. 中脑；4. 延髓；5. 小脑中脚；6. 第三脑室；7. 脚间池；8. 大脑水管；9. 颞叶

图 2.4-4b　脑桥 - 冠状面

图①和图②为脑桥基底部层面的冠状面 T1 加权图像，图③和图④为脑桥被盖层面的冠状面 T1 加权图像。

脑桥基底部层面：形态如"板栗"状，完全由脑桥基底部构成。向上与脚间池两侧粗大的大脑脚底相连，后者由大量投射神经纤维组成，向下延伸至脑桥基底部并与横行纤维和脑桥核交织形成更加粗大的脑桥。

脑桥被盖部层面：与脑桥基底部不同，由中脑被盖部向下延续形成脑桥被盖部，其两侧外突成分由小脑中脚神经纤维构成。随着层面后移，形成圆形粗大的小脑中脚。

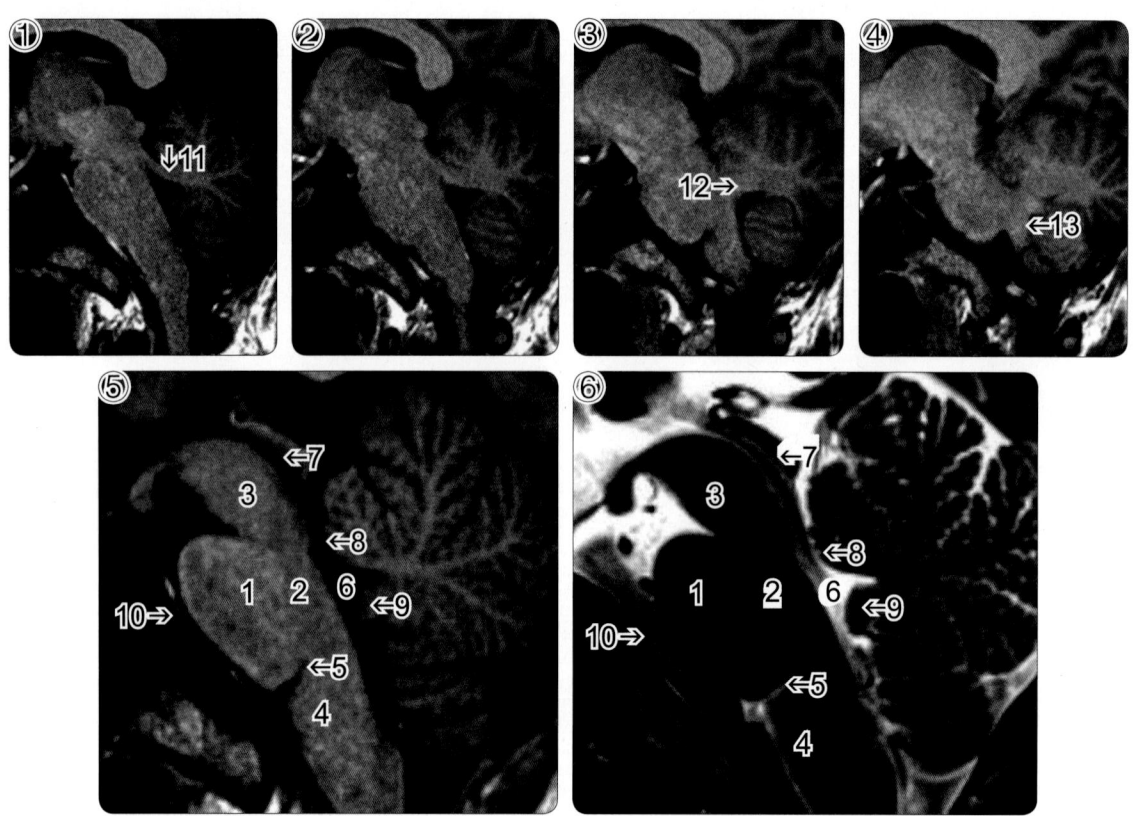

1. 脑桥基底部；2. 脑桥被盖部；3. 中脑；4. 延髓；5. 桥延沟；6. 第四脑室；7. 大脑水管；8. 小舌；9. 小结；10. 基底动脉；11. 小脑上脚；12. 小脑中脚；13. 小脑下脚

图 2.4-4c　脑桥 - 矢状面

图①至图④为脑桥正中线旁至外侧的矢状面 T1 加权图像，图⑤和图⑥为脑桥正中矢状面 T1 和 T2 加权图像。

正中矢状面图像可以清晰显示脑桥基底部、被盖部和第四脑室的全貌，有助于观察脑干与小脑蚓部的解剖对应关系：a. 基底部膨隆增大呈椭圆球形，占据脑桥的 2/3 以上，其上下界限及其整体轮廓范围十分清晰。b. 被盖部位于基底部后方呈窄条状，与上方的中脑和下方的延髓之间无明显界限。c. 第四脑室的绝大部分与脑桥段对应，仅第四脑室下端与延髓上段相关联。

自正中矢状面向外侧方向的不同层面的矢状面图像有助于观察小脑上脚、小脑中脚和小脑下脚：小脑与脑干各段关联的小脑上脚、小脑中脚和小脑下脚自正中矢状面向外侧依次出现。

脑桥 CT/MRI 观察小结

1.CT/MRI 建议观察平面：

① 正中矢状面图像有助于详细观察脑桥基底部、被盖部和第四脑室的全貌，依据桥延沟等解剖标志可以清晰地分辨出脑桥的上下界线。正中矢状面旁各个层面的矢状面图像可以观察小脑上脚、小脑中脚和小脑下脚。

② 横断面图像可观察脑桥上、下段的不同轮廓形态表现和脑桥基底部和被盖部的大体划分。

③ 冠状面图像显示脑桥前方的基底部层面与后方的被盖部层面表现的差别以及各个小脑脚的表现。特别对小脑中脚有细致的观察。

2.CT/MRI 观察要点提示：

①基底部、被盖部后方和小脑上、中、下脚的识别是脑桥观察的重点内容。

②注意脑桥上、下段在解剖形态特征方面的差别，脑桥上段以小脑上脚为解剖标志，脑桥下段以小脑中脚和小脑下脚为解剖标志。另外，第四脑室的形态也是区分脑桥上段和下段的解剖依据，上段为皇冠状，脑室后壁平坦；下段为马蹄铁状，脑室后壁有小脑蚓部的小结向前突起。

Point-05: 三叉神经

区域解剖简析

三叉神经是第 5 对颅神经，也是最粗大的一对颅神经。三叉神经中大部分为感觉纤维，一小部分为运动纤维，属于混合性颅神经。因为在三叉神经节后分出眼支、上颌支和下颌支 3 个分支而被命名为"三叉神经 (trigeminal nerve)"。三叉神经在解剖上要重点了解三叉神经根、三叉神经节、三叉神经压迹、三叉神经腔和三叉神经分支等概念、位置和解剖特点。

① 三叉神经的神经核与脑内段：三叉神经核群位于脑桥被盖后方小脑上脚的腹侧，脑内段自三叉神经核向前外方走行至脑桥前面被盖部外侧。

② 三叉神经脑池段：注意三叉神经根、三叉神经节、三叉神经压迹、三叉神经腔。

a. 三叉神经根：三叉神经根自脑桥臂的根部，即小脑中脚和脑桥被盖部交界处出脑，由后外方粗大的感觉根和前内方较细的运动根两者共同组成。

b. 三叉神经节：由假单极感觉神经元的胞体组成的三叉神经节位于三叉神经粗大感觉根的末端，在该神经节中完成感觉神经根的神经元交换。三叉神经节呈半月形状，故又称"半月神经节"或"三叉神经半月结"。

c. 三叉神经压迹：三叉神经节在颞骨岩锥尖前面产生一个椭圆形的压迹，故该压迹的位置和大小均与三叉神经节吻合。

d. 三叉神经腔 (cavum trigeminale)：又称 Meckel's 腔，由硬脑膜、蛛网膜和少量蛛网膜下腔组成，包被三叉神经节及其近侧神经根，是颅神经中绝无仅有的一个特殊的腔隙状结构。三叉神经节大部分位于三叉神经腔之外，小部分位于腔内。三叉神经腔内有少许液体对三叉神经起保护作用，但当颅内压增高时，高压的脑脊液则可能对三叉神经产生压迫而导致三叉神经疼。

③ 三叉神经分支：三叉神经分出眼支、上颌支和下颌支。

a. 眼支：也称眼神经，由三叉神经节后纯感觉神经纤维分出内侧支，其分支鼻睫神经在眶上裂内侧经总腱环入眶，额神经和泪腺神经在眶上裂外侧于总腱环外入眶。

b. 上颌支：也称上颌神经，由三叉神经节后纯感觉神经纤维分出的中间支，向前外下方经圆孔进入翼腭窝上部，其主支经眶下裂入眶成为眶下神经，与眶下动脉一起经眶底沟、眶下孔到达面部，分布于上颌区域。

c. 下颌支：由三叉神经节后纯感觉神经纤维与经半月神经节下方走行的三叉神经运动根神经纤维合成三叉神经最外侧的下颌支，也称下颌神经。下颌支最为粗大，经卵圆孔出颅进入颞下窝，在翼外肌深面分为前干和后干。前干细小，分出颊神经、咬肌神经、颞深神经、翼外肌神经、鼓膜张肌和腭帆张肌；后干粗大，分出耳颞神经、舌神经、下牙槽神经等。

三叉神经的运动根、感觉根和半月神经节之间的解剖布局和分布与脊神经的前根、后根和脊神经节之间的分布排列极为相似。

④ 海绵窦段：三叉神经的眼支和上颌支走行于海绵窦外侧壁下段的夹层内。

图 2.4-5 三叉神经

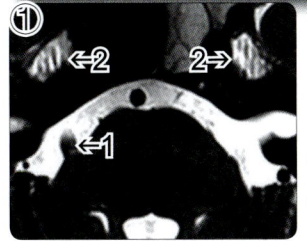 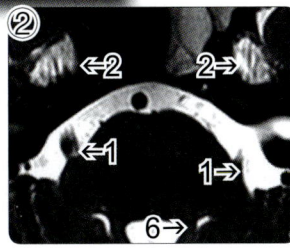 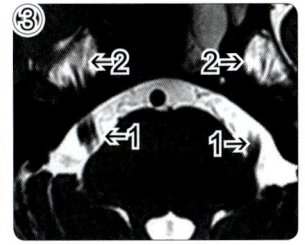 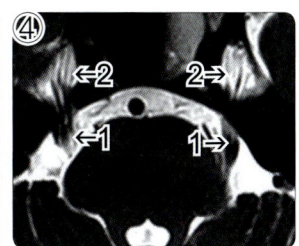

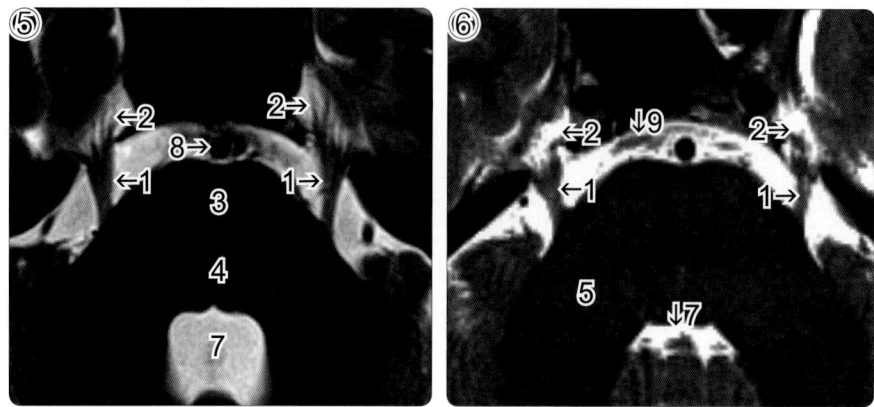

1. 三叉神经；2. 三叉神经腔；3. 脑桥基底部；4. 脑桥被盖部；5. 小脑中脚；6. 小脑上脚；7. 第四脑室；8. 基底动脉；9. 基底动脉搏动伪影

图 2.4-5a 三叉神经和三叉神经腔 - 横断面

图①至图③为个例 1 横断面神经扫描序列图像，图④和图⑤为个例 2 横断面神经扫描序列图像。

三叉神经：三叉神经脑池段自脑桥基底部与小脑中脚交界处，即脑桥外侧中后 1/3 的浅切迹处出脑，向前外方向呈略向上方倾斜或水平方向前行，跨过岩锥尖部，或者于其内侧走行到达三叉神经腔。出脑时其神经纤维呈集中的束状，逐步散开如扇状。两侧三叉神经因摆位等原因，可以在略微不同的层面出现。

三叉神经腔：三叉神经腔大约位于岩锥尖前面的三叉神经节窝略前方的位置，是由充满脑脊液的硬脑膜和蛛网膜组成的椭圆形腔，在岩锥尖前方表现为倾斜椭圆形高信号阴影。三叉神经节前神经纤维在此重新组合分出的三叉神经眼支和上颌支向内进入海绵窦，下颌支经卵圆孔至下颌。

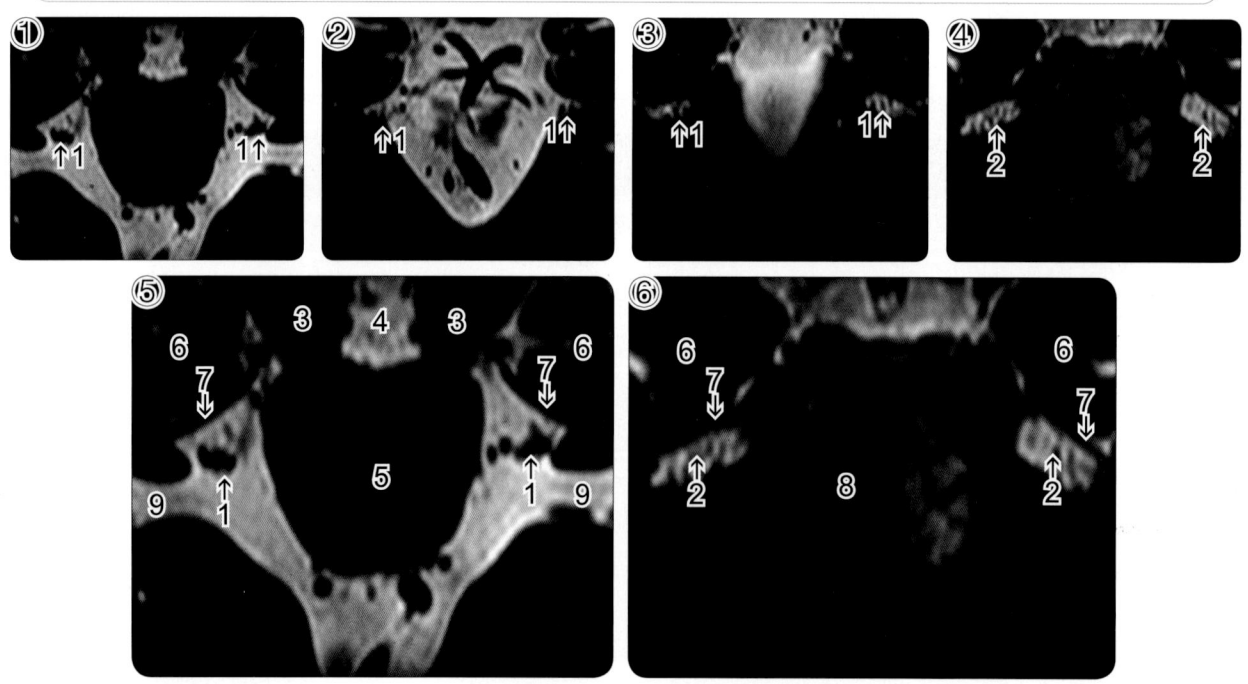

1. 三叉神经；2. 三叉神经腔；3. 中脑；4. 脚间池；5. 脑桥基底部；6. 海马旁回钩；7. 小脑幕；8. 蝶窦；9. 内听道

图 2.4-5b　三叉神经和三叉神经腔 - 冠状面

图①至图④为冠状面神经扫描序列图像，图⑤和图⑥分别为图①和图④的放大图像。

三叉神经根：三叉神经根自脑桥中段桥小脑角前方的脑桥基底部与小脑中脚交界处出脑后，神经纤维相对集中呈簇状，向前外方水平或略偏下方向前行于桥小脑角池内，位于脑桥与岩锥尖和内听道之间，继而沿硬脑膜下方前行，以扁平的神经纤维束跨越岩锥尖或于岩锥尖内侧向前到达三叉神经腔。

三叉神经节、三叉神经腔和三叉神经的分支：这三者是依次出现的，三叉神经节位于颞骨岩锥尖前面的三叉神经节窝内，三叉神经的节前和节后神经纤维在此进行交换，形成三叉神经节，其后续神经纤维出窝后进入三叉神经腔，此时表现为分散的神经纤维形成扇面状打开。三叉神经节较小，在横断面和冠状面图像上均难以显示。这些神经纤维束在走出三叉神经腔之后的走行路径，在 CT/MRI 图像上已经难以显示。

三叉神经 CT/MRI 观察小结

1. CT/MRI 建议观察平面：

①横断面图像有利于比较完整地观察三叉神经脑池段走行的表现。

②冠状面图像可补充观察三叉神经与脑桥、小脑幕和岩锥尖之间的位置关系以及三叉神经眼支和上颌支在海绵窦段的走行位置和分布。

2. CT/MRI 观察要点提示：

三叉神经自脑桥中段两侧的桥小脑角略前方出脑，以水平走行为主，故在横断面图像上显示其走行段比较长，且粗大明显，加之有 Meckel's 腔助阵，易于观察。冠状面图像上可观察三叉神经的轴位表现以及三叉神经走行的脑池段、颅底段和三叉神经腔段。

a present：三叉神经半月节综合征、岩尖综合征和三叉神经痛

三叉神经半月节综合征和岩尖综合征通常是器质性病变引发的疾病，两者在理论上虽然不同，但临床实际工作中有时难以严格区分；而三叉神经痛则是无器质性病变可查的原发性神经疾病。

① 三叉神经半月节综合征：是单纯的半月神经节病变，表现为三叉神经分布区的全部或部分区域有非阵发性、不可缓解的疼痛，常同时伴发带状疱疹。疱疹发生在三叉神经分布区，初期多见于眼神经分布区，进而发展至整个三叉神经区域。随着病变的发展，疼痛可逐渐减轻，而三叉神经分布区的感觉则日益减退或缺失，但也有感觉虽已缺失而疼痛仍然存在的情况。另外，与三叉神经有关的反射变得迟钝或消失。当病变侵及运动根时，则可出现咀嚼肌麻痹。

② 岩尖综合征：具备 3 个重要的临床特点：**a.** 中耳炎或乳突炎，极常见于急性或慢性中耳炎，常有鼓膜穿孔，一般岩尖症候群多在鼓膜穿孔后 1～2 个月内出现。**b.** 三叉神经受损征：中耳炎鼓膜穿孔后经历一定时期，出现耳部疼痛，多呈发作性三叉神经痛，性质为刀割样、撕裂样、搏动性剧痛，夜间增重，白天减轻，常位于眼球后部或在三叉神经眼支与上颌支分布区，晚期在此分布区有感觉障碍。三叉神经运动支很少受侵，如果受损时，则在同侧出现咀嚼肌、颞肌、翼内及外肌肌力减低，下颌偏向患侧，伴有上述肌肉萎缩。**c.** 眼肌麻痹。由于外展神经受损，出现外直肌麻痹，眼球处于内收位，伴有复视。

上述三叉神经半月节综合征与岩尖综合征之间在解剖上和临床上都是密切关联的。在解剖上，半月神经节位于颞骨岩尖前面的三叉神经压迹即 Meckel 窝内，被 2 层硬膜包裹并内含蛛网膜下腔。该神经节和 Meckel 窝等紧邻岩尖，其下方为破裂孔软骨区，外侧为脑膜中动脉经过的棘孔，内侧有海绵窦、颈内动脉和蝶体，上方为大脑半球的颞叶。因此在临床上，一方面发生在半月神经节的病变极易向周围累及岩尖及其邻近结构，出现岩尖及其邻近结构受损的临床表现；另一方面颞骨岩尖的骨折、炎症、局部蛛网膜炎性粘连、脑膜瘤、颞叶内侧肿瘤、颈内动脉瘤、垂体肿瘤、蝶窦肿瘤以及颅底肿瘤经破裂孔侵袭到岩尖部的病变等均可波及三叉神经半月节，出现三叉神经受损的临床表现。

③ 三叉神经痛：也称"脸痛"，是一种以临床症状命名的最常见的原发性脑神经疾病之一，其病因不明，常常有疼痛的触发点或扳机点。本病或与三叉神经关联的血管压迫有关，常常无法查到其器质性病变的依据。以一侧面部三叉神经分布区内反复发作的阵发性剧烈痛为主要表现，国内统计的发病率为 $52.2/10^5$，女略多于男，发病率可随年龄而增长。三叉神经痛多发生于中老年人，右侧多于左侧。该病的特点是：在头面部三叉神经分布区域内，发病骤发、骤停，闪电样、刀割样、烧灼样、顽固性、难以忍受的剧烈疼痛。说话、洗脸、刷牙或微风拂面，甚至走路时都会导致阵发性的剧烈疼痛。疼痛历时数秒或数分钟，疼痛呈周期性发作，发作间歇期同正常人一样。

Point-06：出自脑桥的展神经

区域解剖简析

展神经 (abducent nerve，Ⅵ) 为运动性颅神经，支配外直肌。其全程如下：

①展神经核：位于脑桥下段层面第四脑室底壁的面丘深部，其表面有面神经膝的神经纤维绕过。展神经核与尾侧的舌下神经核和头侧的滑车神经核、动眼神经核等排列在同一纵轴线上，被称为"运动核轴"。

②脑干段：展神经核发出的纤维沿中线旁向前下方走行，一路穿经脑桥被盖区和基底部的网状结构、斜方体、皮质脊髓束和脑桥核等结构，在中线旁约 1cm 处的脑桥延髓沟处出脑。

③脑池段：展神经出脑后由软脑膜包被向前上外方向穿越桥池并沿斜坡和基底动脉的外侧上行至近岩尖上缘处穿过硬脑膜，急转向前，以直角进入海绵窦腔。

④海绵窦段：展神经是唯一在海绵窦腔内走行的颅神经。行程中一直伴随在颈内动脉周围，先位于颈内动脉升段的外侧，继而走行于水平段的外下方。

⑤眶段：展神经自海绵窦向前穿经眶上裂和总腱环进入眼眶。在眶内沿外直肌内侧面前行一小段后分布于该肌。

图 2.4-6 展神经

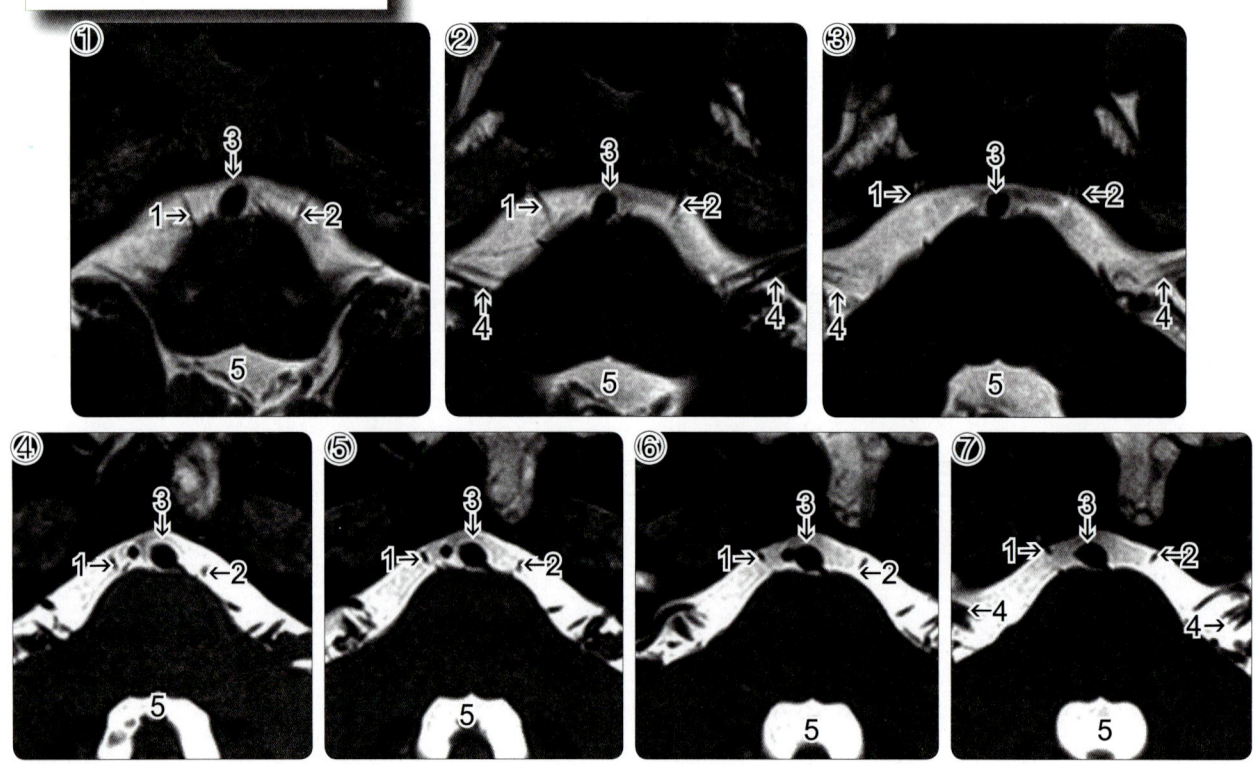

1. 左侧展神经；2. 右侧展神经；3. 基底动脉；4. 面神经和耳蜗听神经；5. 第四脑室

图 2.4-6 展神经 - 横断面

图①至图③为个例 1 横断面神经扫描序列图像，图④至图⑦为个例 2 横断面神经扫描序列图像。

个例 1 的展神经走行方向更趋向于接近水平方向，个例 2 则显示自后下向前上方的倾斜方向走行。另外，展神经出脑部位在桥延沟旁，而面神经和蜗神经则位于桥延沟两侧的桥小脑角附近。

展神经：

起点：展神经脑池段起点位于三叉神经下方层面丘脑基底部基底沟外侧约 1cm 处出脑。

第 2 章 头部 CT/MRI 要点解析

行程：展神经出脑后向前外方走行，行程中略偏向上方。进而穿过颅底的硬脑膜进入海绵窦腔，并于海绵窦腔内沿颈内动脉下方继续前行，当颈内动脉迂曲时，展神经与颈内动脉的位置关系可以随之发生改变。两侧基本对称，穿过硬脑膜时携带部分蛛网膜下腔，故展神经两侧显示脑脊液的双轨状高信号阴影。

展神经 CT/MRI 观察小结

1.CT/MRI 建议观察平面：

① 横断面图像为观察展神经的基本平面，依据展神经的起点和行程特点，在横断面图像上可以非常清晰、确切地观察到其起点和整个行程，只是随着展神经与人体横断面之间的倾斜角度的不同，显示展神经为短线状或长线状。

② 冠状面图像可补充观察展神经在桥池中的位置及与三叉神经之间的位置关系，但是因为展神经相对细小，并且向外侧倾斜，故冠状面显示比较困难。矢状面图像就更难观察到展神经。

2.CT/MRI 观察要点提示：

① 展神经的起点：a. 起点高度：是起自脑桥下缘的桥延沟水平，即大致与面神经和耳蜗听神经相同高度层面上；b. 起点位置：在中线旁，即基底动脉沟外侧大约 1cm 处。

② 展神经的走行路线：自后内下方向前外上方向倾斜走行，最终到达两侧海绵窦腔的后方。故横断面显示其走行段较短。该神经全程细小不易显示，冠状面和矢状面图像上尤其难以显示。

Point-07：出自脑桥的面神经

区域解剖简析

面神经（facial nerve，Ⅶ）为混合性颅神经，大部分为躯体运动神经纤维组成其运动根，该运动根又称固有面神经，支配面部表情肌；一小部分为内脏运动和内脏感觉神经纤维组成相对细小的中间神经，又称 Wrisberg 神经，中间神经位于固有面神经与前庭蜗神经之间。面神经是行程最长的颅神经，分支多而复杂。其全程如下：

①面神经核：与展神经核同在脑桥下方层面的被盖区，面神经核位于展神经核的前外侧。

②脑干段：面神经纤维自面神经核发出后，先向后内走行至面丘下方，继而从前、内、后面围绕展神经核折返 180°后在面神经核的外侧向前外方向走行至距离展神经外侧约 1.5cm 处的桥延沟内出脑。面神经在脑干内形成的上述转弯称为面神经内膝（internal genu of facial nerve）。面神经与前庭蜗神经等的出脑位置关系是：固有面神经在内，中间神经居中，前庭蜗神经位于外侧。

③脑池段：出脑后，固有面神经、中间神经和前庭蜗神经等在脑池内以出脑时的位置关系互相伴行向前外上方穿经桥小脑角池，脑池段长度约 10mm。

④内耳道段：在内耳道内，中间神经与固有面神经合成一干位于前上方。面神经与前庭蜗神经进入内耳道段时，被蛛网膜及硬脑膜形成的共同鞘所包被，蛛网膜下腔也随之延续进入内耳道。此段长度约 12mm。在内耳道底，面神经经前上方的面神经裂孔穿越内耳道底进入颞骨，从此开启面神经管段的漫长行程。

⑤面神经管段：面神经在颞骨内走行于一个骨性隧道，被称为面神经管（facial canal），全长约 30~40mm，全程包括迷路段、膝状神经节、鼓室段、外膝和乳突段。

a. 迷路段：面神经自内耳道底向前外方进入颞骨走行于前庭与耳蜗之间，长度为 3~4mm。

b. 膝状神经节段：迷路段的末端汇入膝状神经节并向前分出岩大神经，沿岩大神经管向前汇入翼管神经后进入翼腭窝。由于此神经节位于迷路段和鼓室段之间酷似弯曲的膝状，故被称为"膝状神经节"。

c. 鼓室段：面神经自膝状神经节向后沿鼓室内侧壁走行的一段为面神经的第 3 段，即"鼓室段"，因在人体横断面上走行，故又称"水平段"，此段长 12~13mm。包绕此段的骨质形成向鼓室内突出的面神经管，称为"面神经管凸 (prominence of facial canal)"。

d. 外膝 (external genu) 段：是面神经在面神经管内的第 2 个拐点，发生在鼓室段与乳突段之间，从水平方向的鼓室段缓慢弯转成约 90° 的膝状。因为此段膝状弯曲发生在脑外，故在解剖学上被称为外膝。

e. 乳突段：此终末段最长，长度约 15~20mm，又称垂直段或降段，最后经茎突与乳突之间的茎乳孔出颅。

⑥面部分支：面神经出颅后于茎突外侧向前外方进入腮腺，并在腮腺内分为上、下 2 大支和 5 个终末分支至颜面部的全部表情肌。

图 2.4-7　面神经

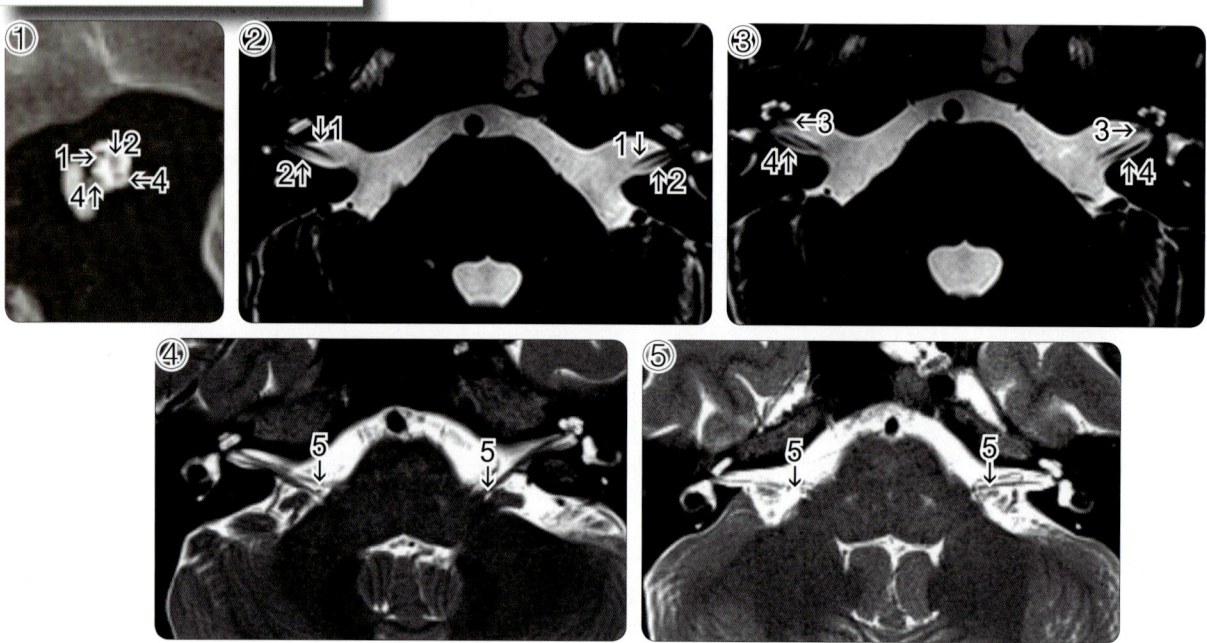

1.面神经；2.前庭神经上支；3.耳蜗神经；4.前庭神经下支；5.面神经和耳蜗前庭神经起始段

图 2.4-7a　面神经 - 脑池段

图①为矢状面 T2 加权图像；图②为内耳道上方层面的横断面神经扫描序列图像；图③为内耳道下方层面的横断面神经扫描序列图像；图①至图③为从矢状面和横断面 2 个扫描方向上显示内耳道中各个神经的相互位置关系。图④和图⑤为横断面 T2 加权图像，显示面神经和耳蜗前庭神经进出脑桥段的位置。

在图①中的矢状面 T2 加权图像上可见经内耳道底时，大体分出 4 个分支，其中前上方的分支就是面神经。内耳道前方可见耳蜗管，可以定位为内耳道的前方。

在图②中，在内耳道上方层面的横断面图像上，可见经内耳道底进入内耳的 2 条神经中前面的 1 支为面神经。其迷路段的起点位于耳蜗与前庭之间。走行于面神经后方的为前庭上支。

在图③中，在内耳道下方层面的横断面图像上，可见 2 条进入内耳道的神经分别是前方的耳蜗神经和后方的前庭下支。前者指向耳蜗底，后者指向前庭区域。

在图④和图⑤中，在另外一个个例显示整个面神经和耳蜗前庭神经呈水平走行，可观察上述神经的全程，其自桥延沟外侧出脑，接近第四脑室外侧孔，外侧可见绒球。

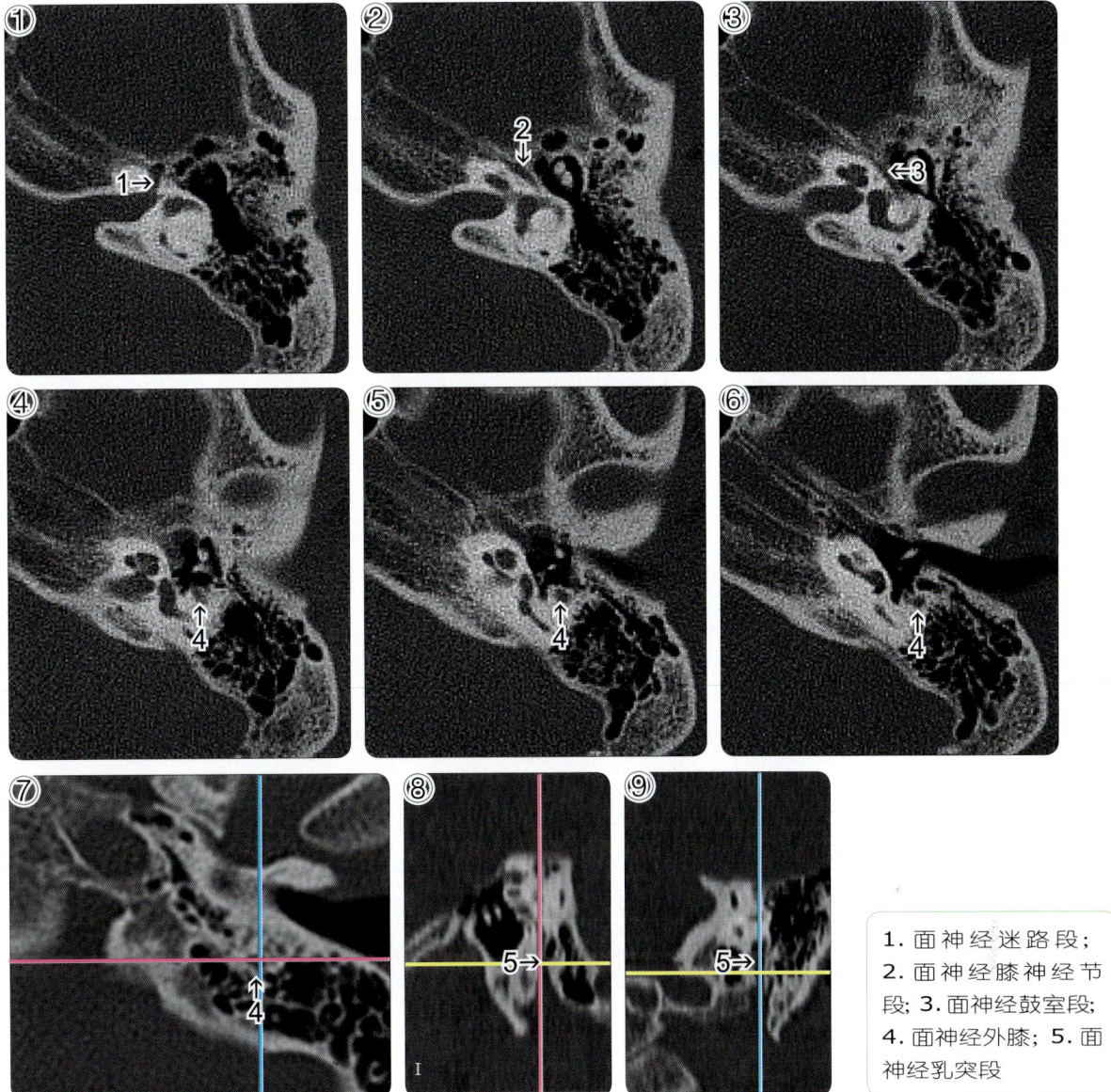

1. 面神经迷路段；
2. 面神经膝神经节段；3. 面神经鼓室段；
4. 面神经外膝；5. 面神经乳突段

图 2.4-7b　面神经 - 面神经管行程

图①至图⑥为横断面 CT 图像，图⑦至图⑨为面神经外膝处多平面重建图像，显示面神经管全程。

颞骨 HRCT 提供了面神经管全程观察，是面神经行程中最为清晰可见的部分。

迷路段：是面神经穿过内耳道底进入颞骨内面神经管的第 1 段，此段向前偏外方向走行，内侧为耳蜗上方的密质骨，外侧为前庭的顶端，此层面上仅见鼓室上方的锤骨头顶（见图①中 1）。

膝神经节：这里并非面神经的一段，而是面神经向前进入膝神经节，由该神经节向前内方向发出岩大神经，沿岩大神经管走行并汇入翼管神经后进入翼腭窝中。有人称之为面神经管第一拐点，但是实际上这里不是一个拐点，而是由迷路段与其后的岩大神经和鼓室段之间形成的一个 "T" 字形结构（见图②中 2）。

鼓室段：自膝神经节向后方向与岩大神经呈 180°反方向向后外走行于上鼓室的内侧壁并向鼓室腔内突出，形成长 12mm 左右的一段水平走行段，解剖学上又称为"面神经管突"（见图③中 3）。

面神经外膝：为面神经管的第 2 个拐点，即自鼓室段向降段呈 90°的拐点，从水平向后外走行转成向下走行，此段产生 90°～125°的角度（见图④至图⑦中 4）。

乳突段：为面神经管的末段，也称垂直段或降段，经过此段长度约 15～20mm 的行程后，面神经在茎突和乳突之间的茎乳孔出颅向面部分支（见图⑧和图⑨中 5）。

面神经 CT/MRI 观察小结

1.CT/MRI 建议观察平面：

①面神经脑池段和面神经管段均以横断面为基本观察平面，脑池段以 MRI-T2 图像为佳，面神经管段则以薄层 CT 为佳。

②再结合矢状面 CT 重建图像补充观察面神经降段。

③内耳道底需使用斜矢状面等特殊平面进行观察。

2.CT/MRI 观察要点提示：

面神经的面神经管段是观察的重点和难点，也最具临床意义，是临床中耳手术之前必须认真阅读的解剖观察内容。观察方法有 2 种：

①全部以横断面自上而下逐层观察，最后的乳突段应以矢状面观察。

②以鼓室段为中心进行观察，再向上和向下追溯面神经管的其他段。

a present：面神经的三"膝"和一"丘"

面神经的走行蜿蜒曲折，其中面神经的三"膝"，即"内膝""外膝"和"膝状神经节"，一"丘"，即"面神经丘"，使得面神经的行程陡增了许多情趣，在颅神经中堪称典范。

①面神经的三"膝"：

a. 内膝：在面神经的脑干段，自脑桥被盖区的面神经核发出的面神经纤维向后内方向走行至四脑室底时围绕展神经核周围弯转走行 180°之后，向前外方向按原路折返，其行程成为一段膝状弯曲的路线，在解剖学上，将面神经的这段膝状弯曲最初称为"面神经膝 (genu of facial nerve)"，后因发现面神经行程中有数个类似的膝状弯曲，故将这段位于脑内的膝状弯曲称为"内膝 (genu internum)"。

b. 外膝：是指在颞骨岩锥的面神经管内的另外一段面神经膝状弯曲，发生在鼓室段和乳突段之间。面神经从水平方向走行的鼓室段逐步转变为沿垂直方向走行的乳突段，为面神经行程中发生的另外一个膝状弯曲，此段弯曲大约为 90°~125°。为将此段发生在脑外的膝状弯曲与前述命名的"面神经膝"加以区分，特别将之称为"外膝 (external genu)"，也有人不称为"膝"，而是另行将之命名为"面神经岩锥弯曲部"或"面神经肘"。

c. 膝状神经节：面神经迷路段汇入膝状神经节，膝状神经节之后的面神经为鼓室段，位于中间的这个神经节，又形成了一个约 90°的膝状弯曲。但是该段膝状弯曲与前面 2 个单纯的神经的弯曲不同，因为该段膝状弯曲实际上是由于迷路段、前行的岩大浅神经、后行的鼓室段这三者构成一个"T"字。有人起初也将之称为"膝"或"外膝"，并见之于文献当中，这是不恰当的。因为其本身非面神经走行的弯曲，而是历经膝状神经节的参与而形成的一段神经 + 神经节 + 神经所形成一段膝状弯曲，并且弯曲点就在神经节，故后来干脆将该神经节命名为"膝状神经节"，以示其与前述"内膝"和"外膝"都不相同。

②面神经的一"丘"：是由于展神经核加上围绕其周围的面神经膝纤维重叠堆积在一起，在第四脑室底上段中线两侧形成的 2 个圆丘形隆起而得名"面丘 (facial colliculus)"。

Point-08：出自脑桥的前庭蜗神经

区域解剖简析

前庭蜗神经 (vestibulocochlear nerve，Ⅷ) 又称位听神经，说明该神经是由感知位置的前庭神经 (vestibular nerve) 和感知声音的蜗神经 (cochlear nerve) 两者组成。两者从感受器到神经走行的解剖路径等方面关系极为密切，故解剖学将两者合二为一称为前庭蜗神经。前庭蜗神经与面神经逆向而行，将从前庭和耳蜗处获取的信息向上传递至脑桥内的相关神经核。其全程如下：

①感觉器至内耳道底段：前庭蜗神经由来自迷路的前庭神经纤维和蜗神经纤维组成。上部前庭神经纤维束来自椭圆囊斑和前、外半规管的壶腹嵴，经内耳道底后上方的椭圆囊壶腹筛区进入内耳道。下部前庭神经纤维束来自球囊斑和后半规管的壶腹嵴，经内耳道底后下方的球囊筛区进入内耳道。蜗神经纤维来自耳蜗，其中蜗顶部分传导低音，蜗底部分传导高音。蜗神经纤维经内耳道底前下方的蜗区进入内耳道。2 个前庭神经纤维束和 1 个蜗神经纤维束在内耳道底的平面上由 3 个豁口排列成三角形，即前庭上束对应内耳道底后上方豁口，前庭下束对应后下方豁口，蜗神经对应前下方豁口。剩余的前上方豁口留给面神经。

②内耳道段：前庭蜗神经与面神经在内耳道内的位置排列与进出内耳道底的位置排列是一样的，即前庭神经位于后上方和后下方，蜗神经位于前下方，面神经运动根位于前上方，而相对细小的中间神经则夹在蜗神经和面神经运动根之间。所有这些神经合成一束，其周围由硬脑膜和蛛网膜组成的包鞘围绕，自桥小脑脚池延伸进入内耳道内。

③脑池段：前庭蜗神经的脑池段从后内方向前外方走行，其上下倾斜的角度因人而异，有时甚至可出现自内向外在水平方向上走行。前庭蜗神经的行程与面神经一致并紧密毗邻，但两者的传导方向则是相反的。在脑池内，前庭蜗神经与面神经是分开的，前庭蜗神经位于后外侧，面神经运动根位于前内侧，细小的中间神经位于前两者之间。

④脑干段：前庭蜗神经自桥延沟入脑后，外侧的蜗神经纤维向后外走行至小脑下脚前方的腹侧核和后外方的背侧核；而内侧的前庭神经纤维则向后内走行至第四脑室菱形窝底的前庭三角深部，汇入前庭内侧核、外侧核、上核和前庭脊束核等，这些神经核集中位于桥延沟水平上下的中线两侧区域。

图 2.4-8　前庭蜗神经

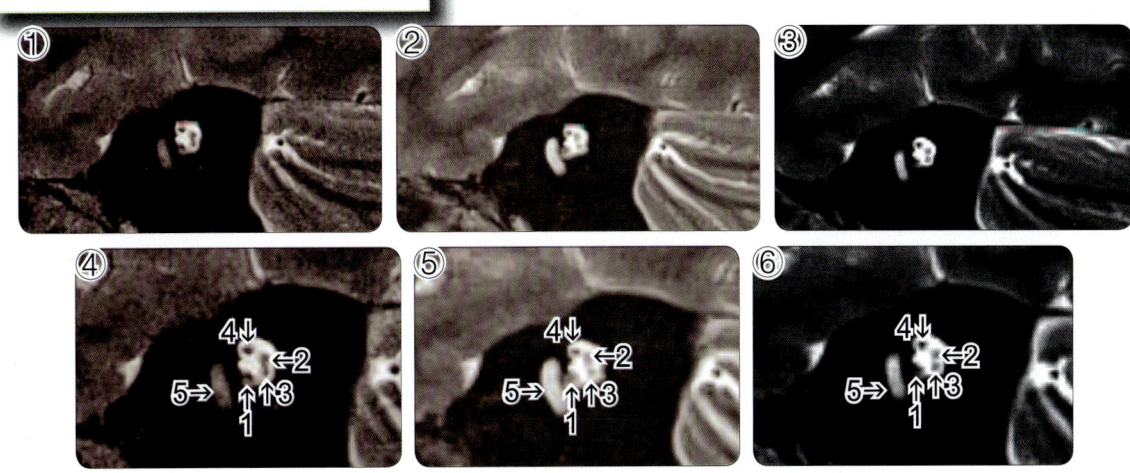

1. 耳蜗神经；2. 前庭神经上支；3. 前庭神经下支；4. 面神经；5. 耳蜗底圈

图 2.4-8a　前庭蜗神经 - 内耳道排列，矢状面

图①至图③为 3 个个体的内耳道底层面的矢状面 T2 加权图像；图④至图⑥分别为图①至图③的放大图像，显示前庭蜗神经在内耳道底的解剖排列。

不同个体之间，在内耳道底层面可见面神经和前庭蜗神经的数目大多数均显示为 4 个分支，其中前上方为面神经，前下方为耳蜗神经，后上方为前庭上支，后下方为前庭下支。

位于内耳道底前面的 2 支神经为上方的面神经和下方的耳蜗神经，两者之间距离较远；后面的 2 支神经分别为上方的前庭上支和下方的前庭下支，两者之间距离较近。

在内耳道阴影的前方略偏下可见耳蜗底圈显示为括弧状，此耳蜗底圈的中心对准耳蜗神经。

从耳蜗底矢状面图像上各个神经分支的排列可以看出，面神经和前庭神经上支位于耳蜗底上方，故可能在横断面图像上出现在上方层面的图像上；而耳蜗神经和前庭神经下支位于耳蜗底下方，所以这 2 个神经应出现在下方层面的横断面图像上。

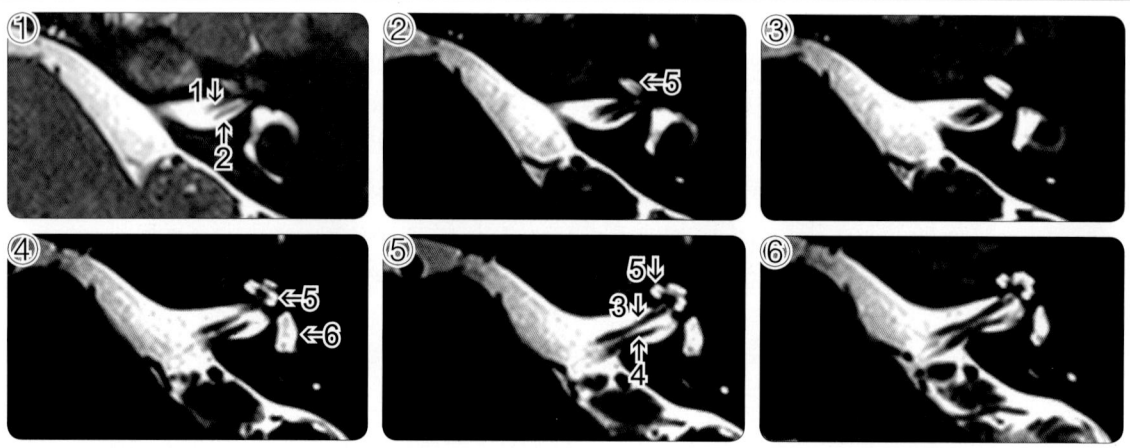

1. 面神经；2. 前庭神经上支；3. 耳蜗神经；4. 前庭神经下支；5. 耳蜗底圈；6. 前庭

图 2.4-8b　前庭蜗神经 - 内耳道排列，横断面

图①至图③为同一个体内耳道上方层面的横断面 T2 加权图像；图④至图⑥为同一个体内耳道下方层面的横断面 T2 加权图像；显示前庭蜗神经在内耳道内的解剖排列。

在内耳道上方层面，可见有 2 条神经接近或穿越内耳道底，前方的为面神经，后方的为前庭神经上支，面神经指向耳蜗后缘，前庭神经上支接近前庭的前缘。

在内耳道下方层面，可见 2 支神经前后排列，前方的为耳蜗神经，后方的为前庭神经下支，耳蜗神经指向耳蜗底圈中心，前庭神经下支则与前庭神经上支一样走向前庭的前缘方向。

图①至图③显示的是内耳道上方层面，其主要解剖标志是可以清晰地看到水平半规管的全程。图④至图⑥显示的是内耳道下方层面，其解剖标志是可观察到耳蜗的全部各圈，以及耳蜗神经正对耳蜗底圈的中心而前庭神经下支走向前庭的前缘。

扫描层面厚度较大时可能出现 2 条神经，前面的可能是面神经或耳蜗神经，后面的则可能是前庭神经的某一支。

前庭蜗神经的 CT/MRI 观察小结

1. CT/MRI 建议观察平面：

①横断面图像是按内耳道上方和下方层面观察和区分前庭神经和蜗神经各支的最基础的观察平面。

②内耳道底层面的矢状面 T2 加权图像为观察面神经和前庭蜗神经各个分支解剖位置关系的最佳观察平面。

2. CT/MRI 观察要点提示：

前庭蜗神经的各个分支一是需要与面神经一起进行观察，二是需要结合矢状面和横断面两者来确定 4 支神经彼此之间的解剖关系和各自的走行路线和位置。

在内耳道底层面的矢状面图像上，4 支神经的分布是：面上听下前面排，前庭上下后面摆。

横断面图像上观察 4 支神经时，重点是要分清上方和下方层面，上方显示水平半规管时可观察到前方的面神经和后方的前庭神经上支；下方层面是三层耳蜗管层面，此时前方显示的是耳蜗神经，后方则为前庭神经的下支。

2.4.3 延髓

延髓 (medulla oblongata) 历经菱脑泡和末脑泡等不同阶段，最终衍化为延髓。整个延髓的形状如倒置的圆锥体形。上段较粗大，横径约 24mm；下段为细小的圆柱形，与脊髓相仿，中央管封闭，横径约 12mm。延髓内含有呼吸、循环等生命中枢。

Point-09: 延髓

区域解剖简析

延髓是脑干的下段，呈上粗下细的圆锥体形。上方前面以桥延沟 (bulbopontine sulcus)，后面以四脑室菱形窝中段的髓纹 (striae medullares) 与脑桥分界。而下方与脊髓之间则没有明确的解剖界限，只能以枕骨大孔前后缘连线作为与脊髓的分界。延髓前面为延髓池、斜坡枕骨段、椎动脉和基底动脉；后面为第四脑室下段、小脑扁桃体和小脑延髓池等。两侧为小脑延髓池和小脑扁桃体，当颅内压增高时扁桃体经向下疝入椎管可挤压延髓生命中枢，严重时可致命。

延髓与中脑和脑桥不同，其上段和下段在形态学上差别较大。

①延髓上段：因中央管开放形成第四脑室底，除四脑室底边之外只保留 5 条沟，有 1 条前正中裂和对称分布的前外侧沟和后外侧沟。

延髓上段的内容在横断面上可分为前部、中部和后部：

a. 前部：由锥体和橄榄构成。前正中裂两侧的极为明显的纵行椭圆形隆起为锥体，内含大量锥体束神经纤维，锥体两侧为前外侧沟。在前外侧沟的两侧又各有 1 个更大的椭圆形隆起为橄榄，内藏巨大的下橄榄核。

b. 中部：以神经纤维束和网状结构为主，在中线旁有内侧丘系、内侧纵束和顶盖脊髓束等纤维束带。两侧为网状结构和行经此处的迷走神经和舌下神经纤维。

c. 后部：是神经核区域，有前庭神经核、迷走神经核、舌下神经核、小脑下脚和蜗神经核等。

②延髓下段：因中央管封闭，故延髓下段的表面有 8 条脑沟或裂，自前向后的脑沟裂依次为：前正中裂、前外侧沟、后外侧沟（橄榄后沟）、后中间沟、后正中沟。上述脑沟裂之间的解剖结构依次为锥体、橄榄、楔束结节和薄束结节。

延髓下段的内容在横断面上可分为中央管周围区、中央管前区、中央管后区和中央管两侧区，共计 5 区。

a. 中央管周围区：为灰质区，其内分布有迷走神经核、舌下神经核等。

b. 中央管前区：有前正中裂、椎体和椎体交叉。椎体外侧为副橄榄核。

c. 中央管后区：有后正中沟、后中间沟和后外侧沟等 5 条沟。后正中沟与后中间沟之间为薄束结节，后中间沟与后外侧沟之间为楔束结节，薄束结节和楔束结节的上方有小脑下脚覆盖。

d. 中央管两侧区：分布有皮质脊髓束、三叉神经脊髓束、脊髓小脑前束和脊髓小脑后束等纤维束成分和副神经核、疑核等。

图 2.4-9 延髓

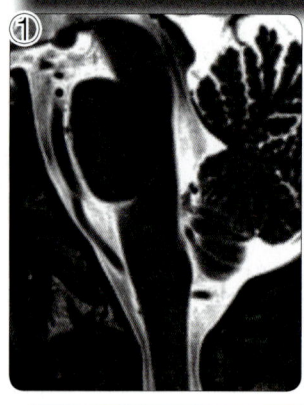 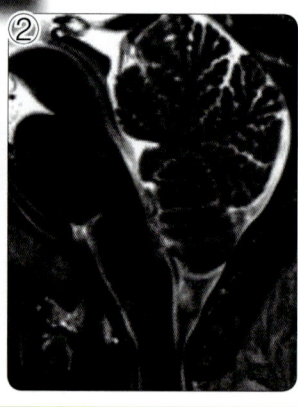 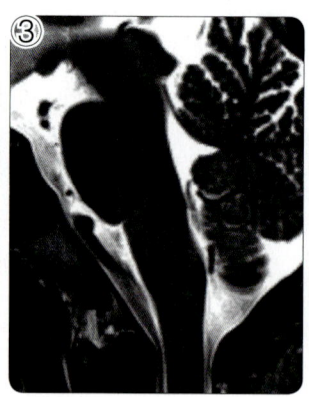 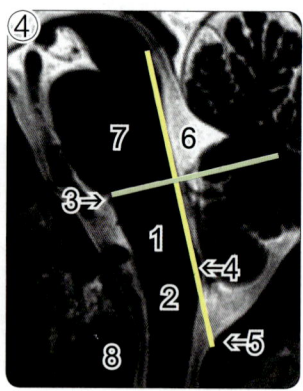

—: 脑干纵轴线；—: 延髓上界线；1. 延髓上段；2. 延髓下段；3. 桥延沟；4. 四脑室下界；5. 环弓上缘；6. 四脑室；7. 脑桥；8. 齿突

图 2.4-9a 延髓 - 正中矢状面

图①至图④为不同个体脑干的正中矢状面 T2 加权图像，显示延髓的界限和分部。

延髓纵轴线：图中黄线为脑干后缘连线，可以代表脑干的纵轴线，在不同个体此线与人体纵轴具有一定的前倾角度，个体之间可以不同。

延髓分部：延髓上段的主要特点是后方为大脑水管开放形成第四脑室的底，延髓下段则是大脑水管封闭，两者之间可以在脑干后缘看到一个向后突起的角，可以将此突起处定为延髓上段和下段的交界线。

延髓上、下界的确定：上界可以以桥延沟为明确的界限，下界从脑干的解剖形态上无法确定，故可以依据环椎弓的上缘定为延髓与脊髓的交界线，环椎弓上缘以下为脊髓，以上为延髓。

延髓上、下段的形态学差异：两者的纵轴线角度不同，延髓上段与脑桥和中脑一致，有一个前倾角度，而延髓下段则相对比较直立，与人体纵轴接近，两者纵轴线间相差 15°～20°。

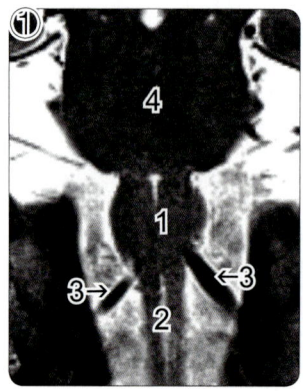 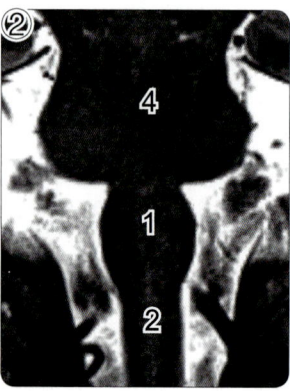 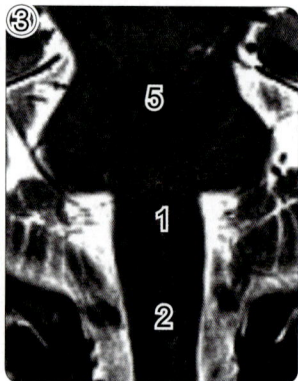 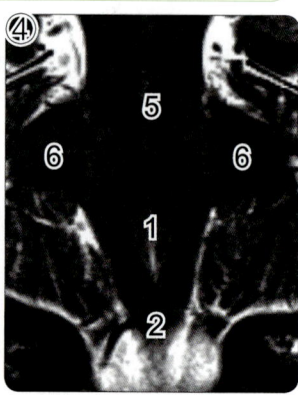

1. 延髓上段；2. 延髓下段；3. 椎动脉；4. 脑桥基底部；5. 脑桥被盖部；6. 小脑中脚

图 2.4-9b 延髓 - 冠状面

图①至图④为同一个体脑干自前往后的冠状面 T2 加权图像，显示延髓的形态和分部。

延髓上、下段的形态表现：前方层面的冠状面图像显示延髓上段呈椭圆形膨隆状，显示延髓上段前部为向前方和两侧膨隆突出的锥体和橄榄；下段延髓较细且无膨隆表现。依据此种形态学表现可以大致将延髓分为上段和下段两部分。

前方层面显示延髓前方前正中裂显示高信号的上下走行的细条状阴影，后方层面显示小脑中脚、小脑下脚和小脑下脚之间的后正中沟中脑脊液高信号细条状阴影。

延髓上、下界的确定：延髓上界的桥延沟清晰可见，而延髓下界则无明确的界限。划定下界仍然需要枕骨大孔或环椎等解剖结构的辅助来完成。

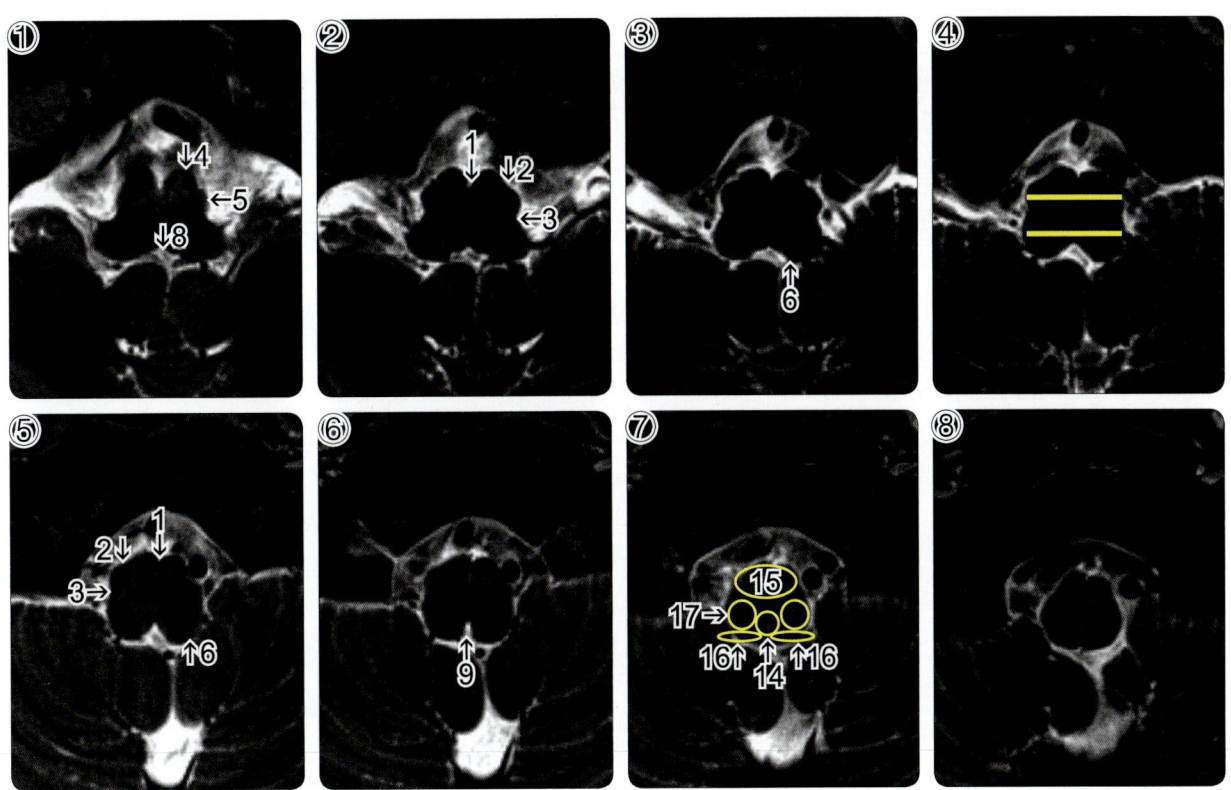

1. 前正中裂；2. 前外侧沟；3. 后外侧沟；4. 锥体；5. 橄榄；6. 后中间沟；7. 楔束结节；8. 第四脑室；9. 后正中沟；10. 中央管；11. 上段前区；12. 上段中区；13. 上段后区；14. 中央管周围区；15. 中央管前区；16. 中央管后区；17. 中央管两侧区

图 2.4-9c 延髓 - 横断面

图①至图④为同一个体延髓上段自上而下的横断面 T2 加权图像，图⑤至图⑧为同一个体延髓下段自上而下的横断面 T2 加权图像，显示延髓横断面的形态表现和分区。

延髓上段横断面的表现和分区：延髓上段在横断面图像上整体表现酷似蝴蝶状，其脑沟和脑沟之间的解剖结构自前往后依次为前正中裂、锥体、前外侧沟、橄榄、后外侧沟、楔束结节、后中间沟、薄束结节和后正中沟。沿前外侧沟和后外侧沟画出 2 条横线，可将延髓上段在横断面上分为前、中、后区，前区主要包含锥体束和橄榄核，中区主要含纤维束和网状结构，后区含神经核和小脑下脚。

延髓下段横断面的表现和分区：延髓下段在横断面图像上整体表现酷似圆柱状并且明显较上段细小。由于锥体、橄榄和小脑下脚等解剖结构的消失以及后面由第四脑室封闭为中央管，故延髓在横断面图像上的整个形态从上段的蝴蝶状逐步变换为下段的圆柱状。一方面 8 条脑沟全部显示，另一方面其横断面图像上的分区也与上段不同，分为中央管周围区、中央管前区、中央管后区和中央沟两侧区 4 个区域。中央管周围区以灰质为主，包含多个神经核；中央管前区包含锥体和副橄榄核；中央沟后区在中央沟周围区的后方并向两侧延伸，含薄束结节、楔束结节和小脑下脚等成分；中央管两侧区含皮质脊髓束、三叉神经脊髓束等其他一些结构。

延髓 CT/MRI 观察小结

1.CT/MRI 建议观察平面：

①横断面图像是观察延髓上、下段的形态特点和详细进行分区的最佳平面。

②矢状面和冠状面结合起来使用，可以对延髓上、下段的区分和形态特点、界限划分等起到辅助的参考作用。

2.CT/MRI 观察要点提示：

延髓上、下段的形态表现差别和横断面上对延髓上下段的解剖内容划分是 2 个观察重点。

上段后方为第四脑室，整体如蝴蝶状；下段中央管封闭，整体呈圆柱状。

上段延髓分为前、中、后 3 区；下段延髓以中央管周围区为中心，另划分为 5 区。

Point-10：进出延髓的颅神经

区域解剖简析

进出延髓的颅神经包括第 9~12 对颅神经，即舌咽神经、迷走神经、副神经和舌下神经。但是应该分为 2 组，其中前 3 对颅神经自上而下依次进出于延髓的后外侧沟即橄榄后沟，为后组；舌下神经则由延髓前外侧沟，即橄榄前沟进出延髓，为前组。

(1) 舌咽神经、迷走神经和副神经的出入神经纤维和神经核：

① 舌咽神经 (glossopharyngeal nerve, Ⅸ)：含感觉和运动神经纤维，属于混合性颅神经，其相关神经核有三叉神经脊束核、疑核和下泌涎核。

a. 三叉神经脊束核：接受传入神经纤维，包括舌后 1/3 的味觉以及咽部、舌部和耳后的痛、温、触觉等传入神经纤维至延髓中央管两侧区的三叉神经脊束核。

b. 疑核和下泌涎核：发出传出神经纤维，到达并支配茎突咽肌、咽上缩肌和腮腺等。

② 迷走神经 (vagus nerve, Ⅹ)：也是混合性颅神经，其相关神经核有迷走神经背侧运动核、疑核、孤束核和三叉神经脊束核。

a. 迷走神经背侧运动核：发出一般内脏运动神经纤维，分布至颈、胸和腹部的众多脏器以支配平滑肌、心肌和腺体等。

b. 疑核：发出特殊内脏运动神经纤维，支配咽喉肌。

c. 孤束核：接受传入神经纤维，是来自颈、胸和腹部脏器以及咽喉的黏膜的一般内脏感觉。

d. 三叉神经脊束核：接受传入神经纤维，是来自耳廓、外耳道皮肤等处的一般躯体感觉。

③ 副神经 (accessory nerve, Ⅺ)：是从迷走神经分出后独立成支的颅神经，因为同样肩负迷走神经的功能，故称为副神经。副神经由延髓根和脊髓根组成。其相关神经核有迷走神经背核、疑核、副神经脊核。

a. 迷走神经背侧运动核：发出一般内脏运动神经纤维的一部分构成副神经后支配胸腹部脏器平滑肌及腺体。

b. 疑核：发出特殊内脏运动神经纤维，分布于咽喉的横纹肌。

c. 副神经脊核：发出一般躯体运动神经纤维，支配斜方肌及胸锁乳突肌。

(2) 舌咽神经、迷走神经和副神经的行程：

① 舌咽神经、迷走神经和副神经的出脑位置：这 3 对颅神经均在延髓的后外侧沟，即橄榄后沟出脑，其中舌咽神经以 3~6 条根丝自橄榄后沟的最上方出脑，约占橄榄后沟上方 1/4；迷走神经以 8~10 条根丝排列成一行于舌咽神经根下方的橄榄后沟出脑，约占橄榄后沟中间 1/2；副神经以 4~5 条根丝在迷走神经下方的橄榄后沟出脑，约占橄榄后沟下方 1/4。

② 舌咽神经、迷走神经和副神经在脑池内的排列和走行路线：上述 3 对颅神经的根丝集中于延髓上段水平形成同样顺序上下排列的 3 条神经根，舌咽神经和副神经较细，分别排列在上方和下方；迷走神经则排列在舌咽神经和副神经之间。3 对神经在小脑延髓池内沿小脑绒球前缘向前外侧方向走行，大致与正中矢状面之间成 45°~65° 角，以接近水平方向走向颈静脉孔，在颈静脉孔的神经部出颅时舌咽神经位于岩下窦汇入点的前方，迷走神经则与副神经合成一干，经颈静脉孔神经部出颅时位于岩下窦汇入点的后方。

(3) 舌下神经的神经纤维和神经核：

舌下神经 (hypoglossal nerve, Ⅻ) 源自脊神经，后来历经感觉根，即后根的退化和位置上移至颅内等过程，演化成纯躯体运动性颅神经，支配除腭舌肌外的全部舌肌。舌下神经核位于延髓中下段中央灰质前方中线旁，与动眼神经、滑车神经和展神经等神经核同列于躯体运动性核柱上，在迷走神经运动核的内侧。由舌下神经核发出神经纤维向前外方向穿行于锥体和橄榄体之间，最终经橄榄前沟出脑。

(4) 舌下神经的行程：舌下神经的 10~15 条根丝自锥体旁的前外侧沟出脑后在第 9~11 对颅神经的下方合成舌下神经根，在延髓池内向前外方以与正中矢状面成 80°以上的更大角度走向枕骨大孔前外侧的舌下神经管出颅。整体后组颅神经的神经根和出颅位置均在延髓上段。

图 2.4-10 进出延髓的颅神经

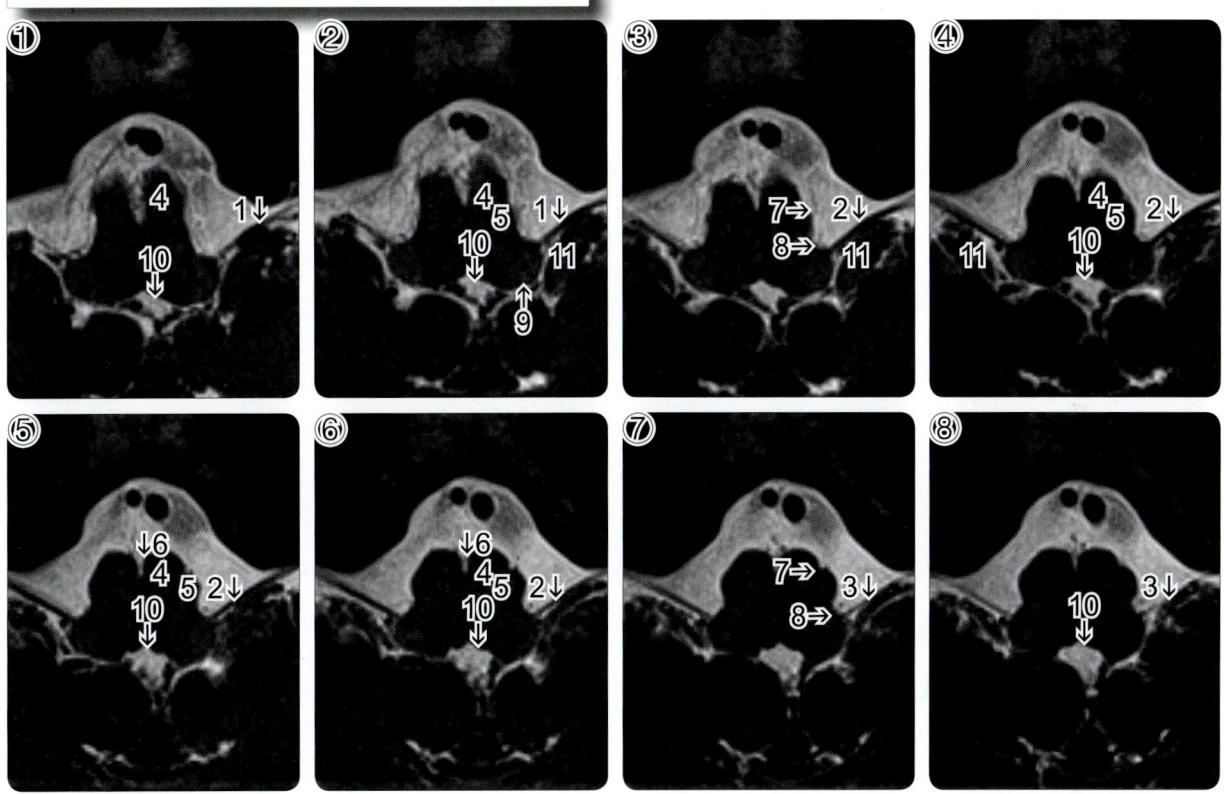

1. 舌咽神经；2. 迷走神经；3. 副神经；4. 锥体；5. 橄榄；6. 前正中裂；7. 前外侧沟；8. 后外侧沟；9. 小脑下脚；10. 第四脑室；11. 绒球

图 2.4-10a 进出延髓的颅神经 - 舌咽神经、迷走神经和副神经

图①至图⑧为同一个体自上而下的横断面 T2 加权图像，显示第 9～11 对颅神经。

延髓上段的识别：舌咽神经、迷走神经和副神经均自延髓上段的后外侧沟出脑，故应该首先识别出延髓上段的定位。延髓上段的特点是在形态上酷似蝴蝶状；其次锥体和橄榄均显示得比较明显，第三延髓上段的后方为第四脑室底的下半。第 9～11 对颅神经就应该在延髓上段的后外侧沟依次出脑。

舌咽神经、迷走神经和副神经出脑的顺序和走行的路线：在 CT/MRI 图像上准确识别自上段延髓后外侧沟出脑的颅神经是属于第 9～11 对颅神经中的哪一个并不容易。我们可以依据顺序和各个神经的根丝数目做出大致的估计。顺序当然是自上而下依次为舌咽神经、迷走神经和副神经。根丝数目方面舌咽神经和副神经较少，多在 5 条以下，而迷走神经则差不多有 10 支左右，这样如上图，将上段延髓分为 8 个层面，则大致上方 2 个层面为舌咽神经，中间 4 个层面为迷走神经，下方 2 个层面为副神经。

在走行路线方面，这 3 对颅神经是基本一致的，自上而下依次自后外侧沟出脑之后，向前外方大致从绒球前面走向颈静脉孔的神经部。

注意上述颅神经出脑的位置和出颅的位置有一定差异。其中舌咽神经、迷走神经和副神经的根丝自上而下依次从后外侧沟出脑，其出脑的位置几乎占据延髓的上段和下段全部，但是其三者出颅的位置却偏上，从枕骨大孔的上缘进入颈静脉孔的神经部；反之舌下神经出脑的位置是在前外侧沟，并且层面较高，基本上局限在锥体和橄榄的范围，但是其出颅的位置偏低，在枕骨大孔前外侧的舌下神经管出颅。在观察时要注意这些细节表现。

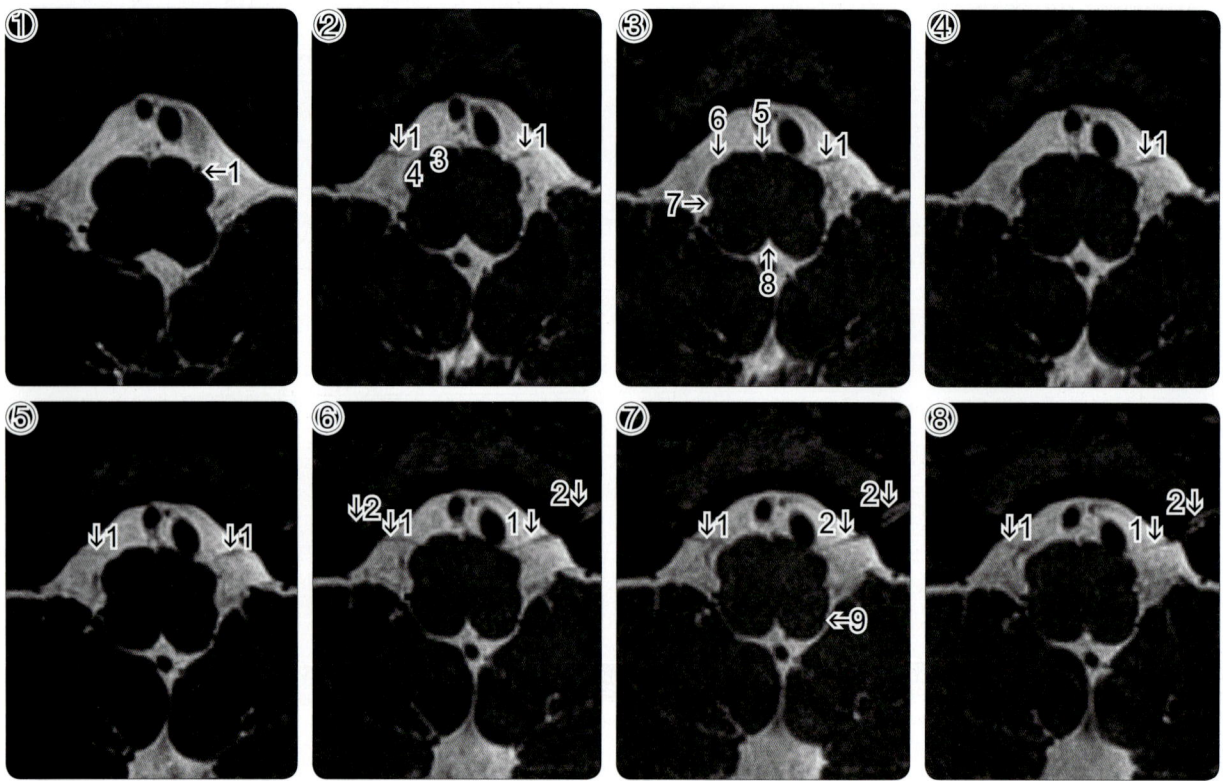

1. 舌下神经；2. 舌下神经管；3. 锥体；4. 橄榄；5. 前正中裂；6. 前外侧沟；7. 后外侧沟；8. 后正中沟；9. 后中间沟

图 2.4-10b 进出延髓的颅神经 - 舌下神经

图①至图⑧为同一个体自上而下的横断面神经扫描序列图像，显示舌下神经。

舌下神经的出脑位置：解剖认为舌下神经的根丝应出自延髓上段的前外侧沟，而延髓下段的前外侧沟发出的根丝构成脊神经根 C1 的前根。而本例的 MRI-T2 横断面图像显示，其舌下神经的根丝大致出现在延髓中间 1/2 段，下 1/4 段没有根丝出现，上 1/4 段为 9～11 对颅神经的根丝。

舌下神经的走行：舌下神经根自前外侧沟发出后与正中矢状面成 80°角，向外侧走行，近段略高于外段，即神经根位置略高于舌下神经管的位置。经舌下神经管时显示部分蛛网膜下腔内高信号的脑脊液形成"双轨道"征象围绕在神经根的前后两侧。舌咽神经、迷走神经和副神经的根丝出现在舌下神经根丝的上方出自后外侧沟，即橄榄后沟。

后组颅神经 CT/MRI 观察小结

1.CT/MRI 建议观察平面：

①横断面神经扫描序列图像可以准确显示和定位后组颅神经分别自延髓的后外侧沟和前外侧沟发出，其发出高度和在脑池内及颈静脉孔或舌下神经管内的走行路径。

②结合冠状面和矢状面图像进行观察，可补充观察上述神经根丝出脑的水平和数目。

2.CT/MRI 观察要点提示：

后组颅神经的 CT/MRI 分辨和识别可以参考下述几点：

①出脑位置：舌咽神经、迷走神经和副神经从橄榄后沟出脑，而舌下神经从橄榄前沟出脑。

②神经根的粗细：舌咽神经、副神经和舌下神经较细，迷走神经相对较粗。

③出颅位置：舌咽神经、迷走神经和副神经走向岩锥下缘的颈静脉孔神经部，舌咽神经在岩下窦前方出颅，迷走神经和副神经则经颈静脉孔神经部在岩下窦汇入点后方出颅。舌下神经出颅位置最低，在枕骨大孔前外侧的舌下神经管出颅。

2.5 小脑

小脑（cerebellum）位于后颅窝内，通过小脑上、中、下 3 对小脑脚与其前方的中脑、脑桥和延髓相连，小脑与脑干之间围成第四脑室。小脑是人体运动感知、控制和协调的神经中枢。小脑由中间的蚓部和两侧的小脑半球构成。小脑上面相对平滑，蚓部高耸如山顶，两侧半球向外下方逐渐趋于低平状，上方以小脑幕与大脑半球分隔。在小脑的前、后和下面，小脑蚓部皱缩而其两侧的小脑半球膨隆，从而形成中线上的深凹。前凹称为"前切迹"，从后面包绕脑干；后凹称为"后切迹"，内含有小脑镰和枕窦；下凹称为"小脑谷（cerebellar vallecula）"或"小脑溪"。小脑横径最大，上下径次之，前后径最短。成人的小脑重约 150g，与大脑的重量之比约为 1:8~1:10，在婴儿此比例约为 1:20。

小脑在种系发生过程中，经历了古小脑、旧小脑和新小脑 3 个阶段。绒球和小结最早发生于圆口类水生动物，以维持平衡为主要功能，至哺乳动物和人仍然保留，相当于绒球小结叶，被称为"古小脑（archicerebellum）"或"前庭小脑（vestibulocerebellum）"。实验证明，猴切除绒球小结叶后失去平衡，只能依墙而立，但其随意运动仍然协调。至两栖、爬行类动物，由于运动功能复杂化，出现小脑前叶（anterior lobe）的中央小叶、山顶以及后叶的蚓锥体、蚓垂以及其相应的小脑半球等成分。主要接受脊髓小脑前束、小脑脊髓后束的纤维以适应更复杂的运动，被称为"旧小脑（paleocerebellum）"或"脊髓小脑（spinocerebellum）"。后叶的山坡、蚓叶和蚓结节及其相应的小脑半球等成分至哺乳动物才出现，是种系进化中最晚出现的部分，因此被称为"新小脑（neocerebellum）"或"皮质小脑"。在人类，小脑随运动的复杂化而达到进化、发展和完善的最高水平。

关于小脑的 CT/MRI 区域解剖主要讲述小脑皮质、小脑内核和小脑脚。①小脑的分叶和小叶解剖：小脑皮质在小脑表面褶曲分布形成无数细腻、平行的小脑叶片（cerebellar folia），这些细密的小脑叶片覆盖在由各级髓突构成的树枝状小脑髓质的表面，形成美轮美奂的"小脑活树（arborvitae）"，酷似扁柏树的枝叶。小脑皮质面积约为 $1000cm^2$，接近大脑表面积的一半，其中显露于小脑表面者不足 1/6。整个小脑被小脑原裂和小脑后外侧裂分为前叶、后叶和绒球小结叶，再以较浅细的脑裂将小脑进一步分成若干个小叶。这些脑叶和小叶及其叶间裂在小脑蚓部和小脑半球之间呈现相互延续和对应的关系。深入了解小脑脑叶和小叶的解剖为小脑病变的定位诊断提供了更精确的解剖学基础。②小脑内核包括小脑髓质和小脑中心核。③小脑脚包括自小脑半球至中脑的小脑上脚、至脑桥的小脑中脚和至延髓的小脑下脚。

2.5.1 小脑蚓部分叶

小脑蚓部是连接两侧小脑半球的位于正中矢状面上的窄带形结构，其宽度范围约为 1.5~2cm。在小脑解剖标本的正中矢状切面上可以清晰地显示小脑蚓部的脑叶和小叶以及它们之间的叶间裂和小叶间裂。可见小脑蚓部的髓突以第 4 脑室顶为中心，呈放射状向远侧逐级分支展开如树枝状，在 3、4 级终末的髓突支上有细小的髓板排列成细小密集的梳齿状，髓板表面覆盖灰质形成小脑叶片。整个小脑蚓部酷似生机勃勃的扁柏树，枝繁叶茂，被解剖学者形象地称为"小脑活树 (arborvitae)"。小脑活树枝干上摇曳的枝叶仿佛在告诉你它是小脑蚓部的哪个脑叶或哪个小叶，为我们识别小脑蚓部的脑叶和小叶及其叶间裂创造了得天独厚的条件。从前髓帆向后至后髓帆，先后有小舌、中央小叶、山顶3个小叶参与组成前叶，山坡、蚓叶、蚓结节、蚓锥体、蚓垂5个小叶参与组成后叶，最后1个小叶，即小结参与组成独立的绒球小结叶。我们在 CT/MRI 图像上观察后发现，将整个蚓部的小叶分为上组、后组和下组3个组更方便观察，也更符合小脑胚胎的发育进程。上组为旧小脑，后组为新小脑，下组则由旧小脑加古小脑构成。

Point-01：小脑蚓部上组小叶群

区域解剖简析

小脑蚓部上组小叶即解剖学上的小脑前叶，位于小脑蚓部的上方。自前往后依次为小舌、中央前裂、中央小叶、顶前裂、山顶和小脑原裂，共计3个小叶和3个裂，前面2个裂为小脑前叶里面的小叶间裂，后方的小脑原裂为小脑前叶和后叶之间的叶间裂。

①小舌 (lingula)：是位于蚓部最前方的小叶，紧贴在上髓帆的背侧，体积很小，有时仅有4~5个叶片，其白质与上髓帆融合，故小舌与上髓帆之间无裂隙存在。在某些个体以肉眼难以将小舌和上髓帆区分开来，甚至该小叶可以小到有时几乎看不到小舌的存在。

②中央前裂 (precentral fissure)：位于中央小叶前方，分隔中央小叶与小舌。

③中央小叶 (central lobule)：位于小舌的后方，约由1~2个髓突组成。前界为中央前裂，后界为顶前裂。中央小叶与小舌两者的宽度之和占据小脑前叶的前1/3左右。

④顶前裂 (preculminate fissure)：位于山顶的前方，分隔中央小叶与山顶。

⑤山顶 (culmen)：位于中央小叶的后方，前界为顶前裂，后界为小脑原裂，整个小叶像一簇完整的树枝，具有1个独立的主干指向上方。山顶是本组小叶中最为宽大的小叶，其宽度占整个小脑前叶的后2/3左右。

⑥小脑原裂 (primary fissure)：又称"幕面主裂"，这个位于山顶和山坡之间的裂隙也是小脑前叶和小脑后叶的叶间裂。为小脑上面最深、最宽、最明显的脑裂，大致自前下向后上倾斜45°角走行。

图 2.5-1　小脑蚓部上组小叶群

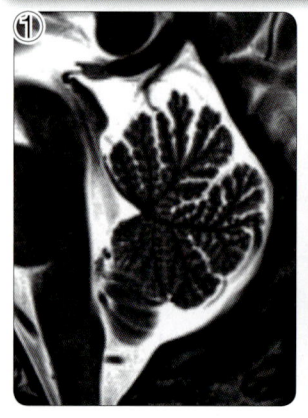
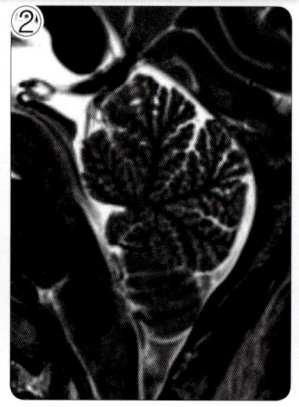
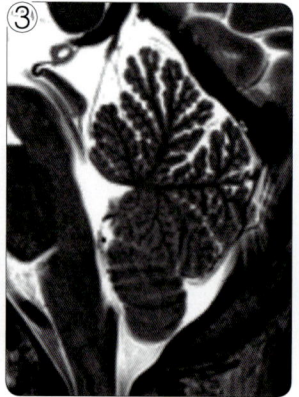
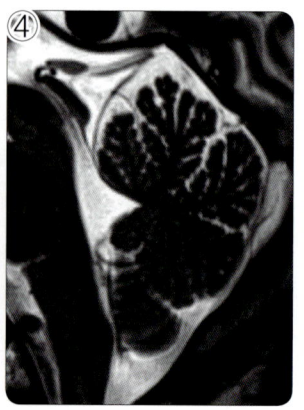

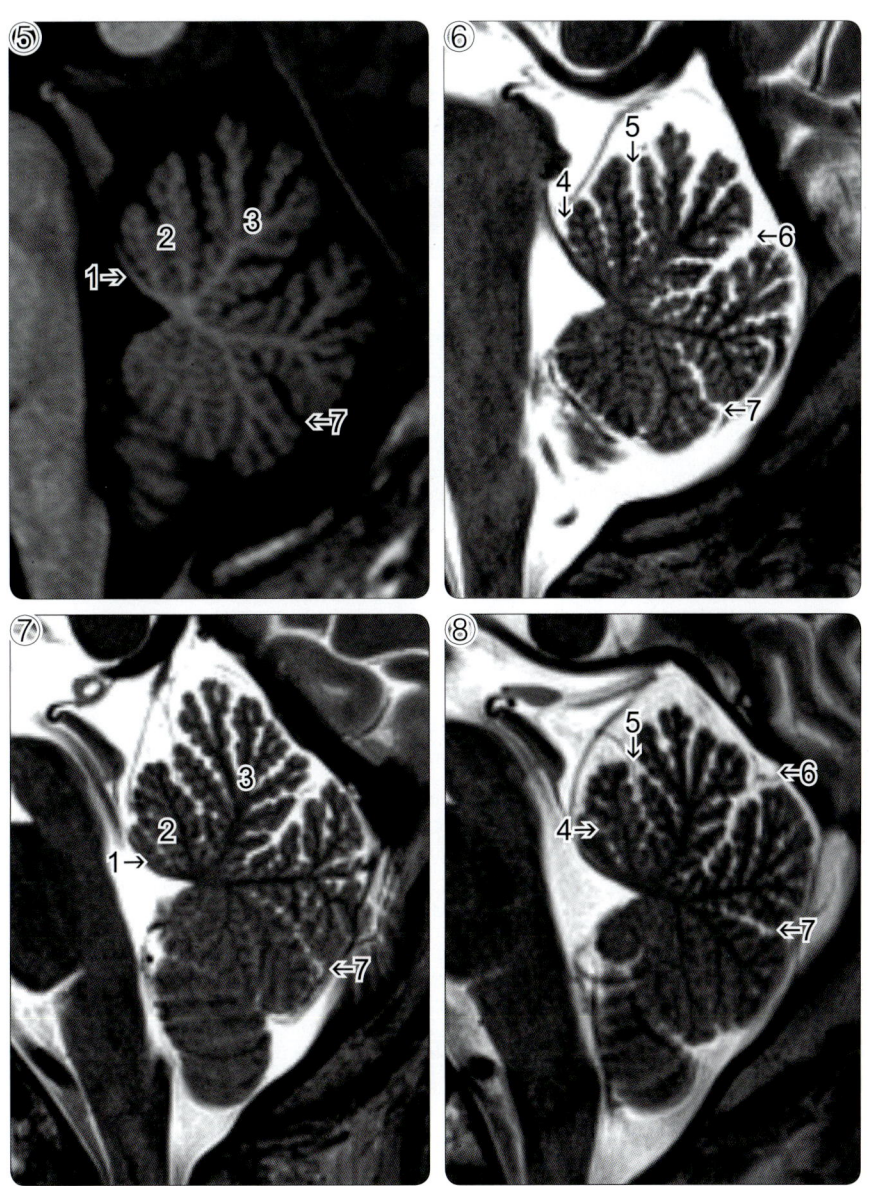

1. 小舌；2. 中央小叶；3. 山顶；4. 中央前裂；5. 顶前裂；6. 原裂；7. 锥前裂

图 2.5-1a　小脑蚓部上组小叶群 - 矢状面

图①至图④为不同个体的正中矢状面 T2 加权图像，图⑤至图⑧为正中矢状面 T1 和 T2 加权图像，显示小脑蚓部上组小叶和叶间裂，依次为小舌、中央前裂、中央小叶、顶前裂、山顶和原裂。

小脑蚓部小叶的分组：在小脑蚓部的后上方和后下方分别有 1 个比较明显的叶间裂，前者为小脑原裂，后者为锥前裂。这 2 个叶间裂刚好将小脑蚓部的小叶等分为 3 组，即上组、后组和下组。

小脑蚓部上组小叶的观察方法：先找到小脑原裂，其前方为小脑蚓部的上组小叶；然后再找到顶前裂，顶前裂后为山顶，顶前裂前为中央小叶和小舌；最后观察有没有紧密贴附在小脑上髓帆的小脑叶片以确定小舌的大小，小舌确定后，其后方就是中央小叶。

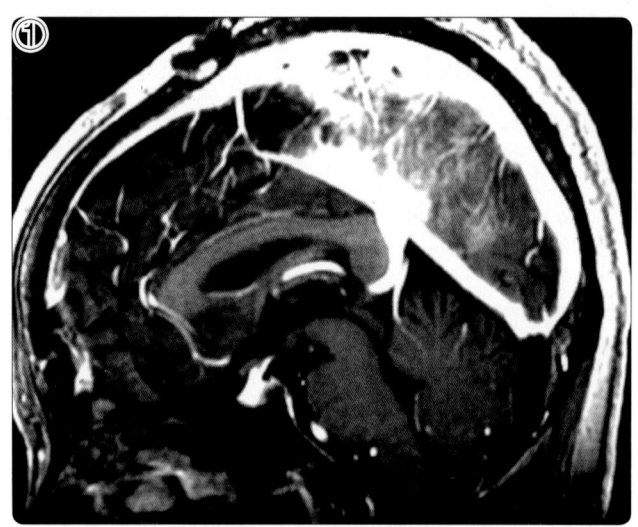 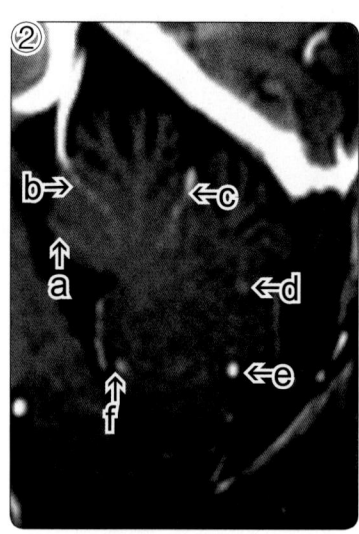

a. 中央前裂静脉； b. 顶前裂静脉； c. 原裂静脉； d. 锥前裂静脉； e. 次裂静脉； f. 后外侧裂静脉

图 2.5-1b　T1+C 图像观察小叶叶间裂

图①为 T1+C 的正中矢状面图像，图②为图①的局部放大图像，显示小脑蚓部叶间裂内的静脉。

在 T1+C 的静脉期的正中矢状面图像上，常常可以通过对小脑蚓部小叶间裂内走行的静脉的观察来间接提示小叶间裂的位置。

中央前裂内走行的静脉前方为小舌，后方为中央小叶；顶前裂内走行的静脉前方为中央小叶，后方为山顶；原裂内走行的静脉前方为山顶，后方为山坡。以下类推。

小脑蚓部上组小叶群 CT/MRI 观察小结

1. CT/MRI 建议观察平面：

正中矢状面图像为小脑蚓部全部解剖结构的主要观察平面。

2. CT/MRI 观察要点提示：

小脑蚓部上组小叶群的观察和识别的难点是小舌的识别和确定。

小脑蚓部上组小叶群与其对应的小脑半球成分一起在解剖上也被称为小脑的前叶。注意小脑蚓部和小脑半球的小叶和叶间裂的排列顺序是从上髓帆开始至下髓帆结束的顺时针方向进行的。例如"顶前裂"是指山顶与中央小叶之间的小叶间裂，其余类推。

小脑蚓部上组小叶群的观察（见图 2.5.1-1-a）：

小舌：位于小脑蚓部前组小叶的最前方，与上髓帆融合在一起。有时其叶片极少或不存在叶片（见图⑤和图⑥），有时存在少量叶片且与上髓帆紧密相连（见图⑦和图⑧），是上组小叶中最小的一个小叶。小舌极小，自身无髓突，而以前髓帆的髓质代替之，有时仅为一细条贴附在前髓帆上，与前髓帆之间无间隙，也无清楚分支的活树状外观，有时在 MRI 图像上对该小叶很难识别。

中央前裂：为上髓帆后方第 1 个可以在正中矢状面图像上显示的叶间裂，其前方为与上髓帆融合在一起的小舌，后方为比小舌略大一些的中央小叶。

中央小叶：是位于小舌后方且比小舌略大一些的 1 个小叶。有 1～2 个由髓突构成的小叶，与小舌合起来不超过上组小叶群全部体积的 1/3。与小舌不同，中央小叶是肯定存在的，并且明显大于小舌的体积。

顶前裂：是位于中央小叶与山顶之间的叶间裂，是在小脑蚓部上方的叶间裂中仅次于原裂的一个比较明显的叶间裂。

山顶：是一个髓突树指向上方的巨大小叶，其前方的顶前裂和后方的原裂都很清楚，山顶自身常常由 1 个主髓突再分成若干个小支组成一棵小树，直指小脑蚓部的顶点，故称"山顶"。山顶的体积占据上组小叶群的 2/3 以上。由于其位置最高，因重力关系，其髓突支因下垂而分离，形成比叶间裂还要宽的间隙，在读片时不要误为叶间裂。这些均为山顶这个小叶的形态学特点。

原裂：是小脑蚓部上部最明显的叶间裂，为上组小叶群的后界，因为上组小叶群也是小脑前叶，所以原裂也是小脑前叶和后叶的分界线。

Point-02: 小脑蚓部后组小叶群

区域解剖简析

小脑蚓部后组小叶位于小脑蚓部的后方，围绕在水平裂的上下。自上而下依次为山坡、坡后裂、蚓叶、水平裂、蚓结节和锥前裂，共计 3 个小叶和 3 个小叶间裂。其中水平裂为小脑上蚓部和下蚓部的分界线，所以后组小叶包括上蚓部的 2 个小叶和下蚓部的 1 个小叶。

①山坡 (declive)：位于山顶后方，前界为小脑原裂，后方为坡后裂。

②坡后裂：位于山坡之后，此裂不甚明显，紧邻水平裂上方，为上蚓最后一个叶间裂，又称后上裂 (posterosuperior fissure)。

③蚓叶 (folium of vermis)：在山坡的后下方，两者之间以坡后裂分界。为相对细小的薄片，位于小脑蚓部的后极部分，相当于正中矢状位上小脑蚓部的后极，其位置通常指向其后的窦汇。

④水平裂 (horizontal fissure)：位于蚓叶和蚓结节之间，大致呈水平走行，可作为小脑上蚓部和下蚓部的分界。

⑤蚓结节 (tuber of vermis)：上方为水平裂，下方为锥前裂。蚓结节呈楔形，大致占据后组小叶的下半部。

⑥锥前裂：相对比较明显，位于蚓结节和蚓锥体之间，自前上方至后下方约与人体轴平面成 45°角走行。从颅脑的前后位置看，其实锥前裂是位于蚓锥体的后方，这是因为小脑小叶和叶间裂是按顺时针的排列顺序进行命名的缘故。

图 2.5-2　小脑蚓部后组小叶群

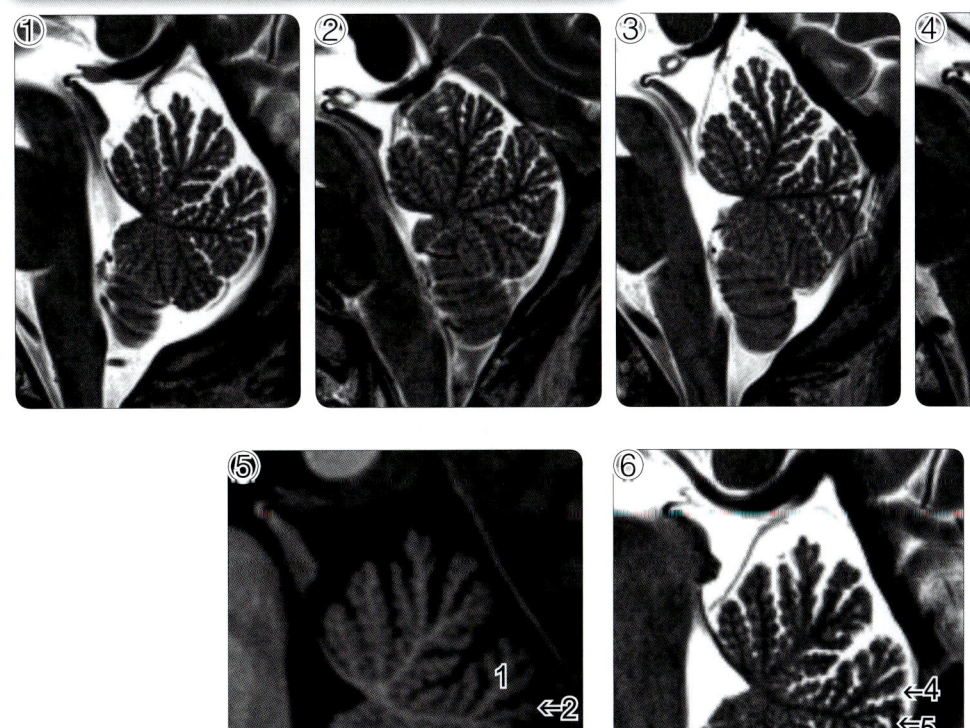

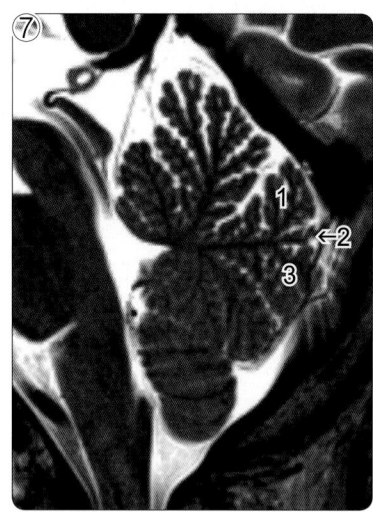 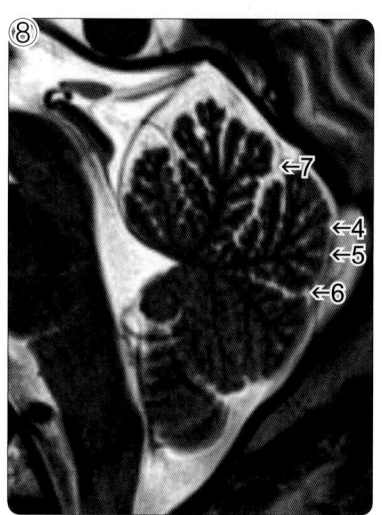

1. 山坡；2. 蚓叶；3. 蚓结节；4. 坡后裂；5. 水平裂；6. 锥前裂；7. 原裂

图 2.5-2　小脑蚓部后组小叶群 - 矢状面

图①至图④为不同个体的正中矢状面 T2 加权图像，图⑤至图⑧为正中矢状面 T1 和 T2 加权图像，显示小脑蚓部后组小叶和叶间裂，依次为山坡、坡后裂、蚓叶、水平裂、蚓结节和锥前裂。

小脑蚓部后组小叶群的观察方法：

先找到锥前裂和小脑原裂这 2 个叶间裂，在这 2 个叶间裂之间就是小脑蚓部的后组小叶群。

然后再找到向后指向小脑蚓部后极的小叶，即蚓叶，蚓叶是分析和识别该组小叶群的"钥匙"，蚓叶上方为山坡，蚓叶下方为蚓结节。

最后观察与蚓叶相邻的 2 个叶间裂，上方的是水平裂，下方的是锥前裂，因为这 3 个小叶是拥挤在一起的，故与蚓叶相邻的 2 个叶间裂也不易观察和识别。

小脑蚓部后组小叶群 CT/MRI 观察小结

1.CT/MRI 建议观察平面：

正中矢状面图像为小脑蚓部全部解剖结构的主要观察平面。

2.CT/MRI 观察要点提示：

①小脑蚓部后组小叶群的范围：

后组小叶群是后叶的前半部，位于小脑蚓部的后方，从原裂开始，至锥前裂结束。后组小叶群只有 1 个髓质干，其中蚓叶最小，位于小脑蚓部的后极，山坡和蚓结节分别位于主髓干和蚓叶的上方和下方，整个小叶群占据小脑蚓部后 1/3 左右。

②小脑蚓部后组小叶群的小叶和叶间裂：

山坡：为本组小叶群的第 1 个小叶，位于山顶的后方，其前方为原裂，后方为坡后裂。该小叶呈三角形位于小叶群主髓干的上方。

坡后裂：位于山坡和蚓叶之间，按自上髓帆至下髓帆的顺时针顺序，被称为坡后裂。

蚓叶：蚓叶是沿后组小叶群的髓突干指向后极且体积很小的一个小叶，多为细条索状。

水平裂：位于蚓叶和蚓结节之间，多数水平向后指向小脑蚓部的后极，故称水平裂。

蚓结节：为本组小叶群的最后一个小叶，位于水平裂和锥前裂之间，呈三角形位于小叶群主髓干的下方。

锥前裂：为本组小叶群的后界，该叶间裂约成 45°角自第四脑室顶向后下方走行。为小脑蚓部下方比较明显的叶间裂。

需要注意的是，在正中矢状面图像中，当坡后裂和水平裂不够明显而无法划分本组小叶时，可以采取先确定蚓叶的方法进行分叶。蚓叶最为细小，成水平方向指向后极，通常位于主髓干的末端。根据上述特点确定蚓叶之后，其余各个小叶和叶间裂就容易识别和划分了。

Point-03：小脑蚓部下组小叶和叶间裂

区域解剖简析

小脑蚓部下组的小叶群位于小脑蚓部的下方，自后往前依次为蚓锥体、次裂、蚓垂、后外侧裂和小结，共计 3 个小叶和 2 个小叶间裂，其中后外侧裂同时又是后叶与绒球小结叶之间的叶间裂。

①蚓锥体 (pyramid of vermis)：位于蚓结节前下方，呈锥体形。其后方的锥前裂比较清楚，前方的次裂常常不够明显。

②次裂 (secondary fissure)：位于蚓锥体和蚓垂之间。其方向大致为上下走行，下方常常有 1 个切迹，或者循扁桃体与蚓锥体交界处可见该切迹。

③蚓垂 (uvula of vermis)：位于蚓锥体的前方，其大小与蚓锥体相仿，前方以后外侧裂与小结分界。整个蚓垂的轮廓与其小脑半球成分扁桃体的位置上下对应，常部分与小脑扁桃体重叠并被后者所遮挡。

④后外侧裂 (posterolateral fissure)：既是蚓垂与小结之间的小叶间裂，也是绒球小结叶与后叶之间的叶间裂。该裂下方有一个切迹向后上方伸入小脑蚓部。同时该裂也将绒球和扁桃体完全分开。

⑤小结 (nodule)：位于下蚓部的最前方，体积最小，紧贴后髓帆后并与之融为一体，多呈椭圆形结节状。以绒球脚与其两侧的绒球相连，组成绒球小结叶。

因为重力的缘故，加之有小脑半球上的扁桃体向蚓部的推挤，使得小脑蚓部下组的 3 个小叶相互靠拢而导致 2 个小叶间裂显示得不够清晰。

图 2.5-3　小脑蚓部下组小叶和叶间裂

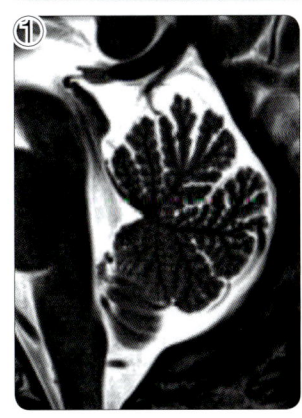
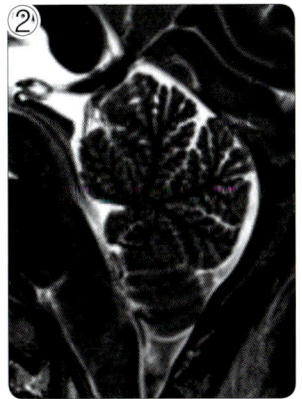
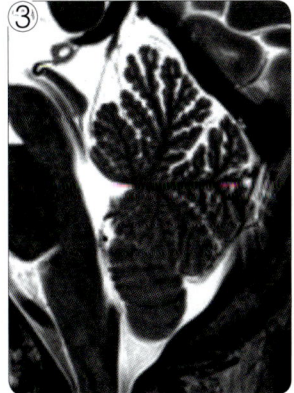
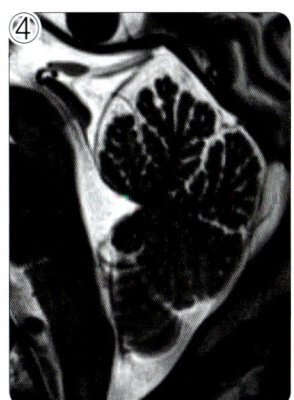

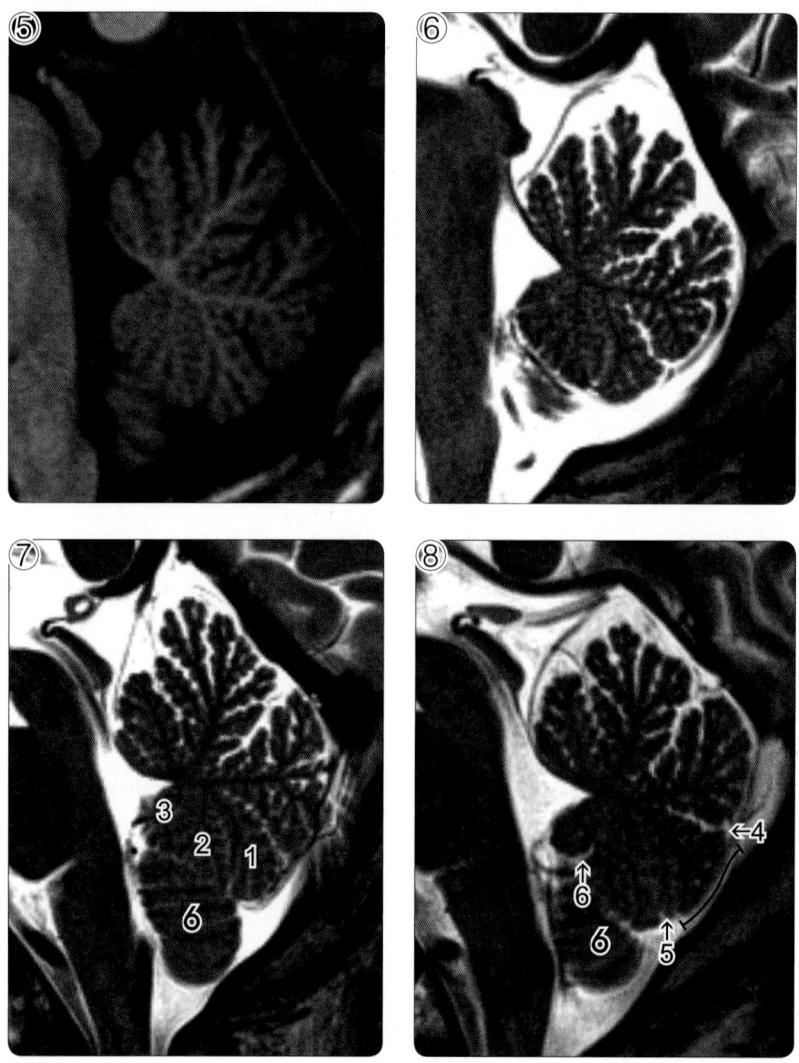

1. 锥体；2. 蚓垂；3. 小结；4. 锥前裂；5. 次裂；6. 后外侧裂；6. 扁桃体

图 2.5-3　小脑蚓部下组小叶群 - 矢状面

图①至图④为不同个体的正中矢状面 T2 加权图像，图⑤至图⑧为正中矢状面 T1 和 T2 加权图像，显示小脑蚓部下组小叶和叶间裂，依次为锥体、次裂、蚓垂、后外侧裂和小结。

小脑蚓部下组小叶群的观察方法：

先找到锥前裂和小结的前缘，这两者分别为本组小叶群的前界和后界。

然后再在小叶群的下缘找到由次裂和后外侧裂所形成的 2 个切迹及这 2 个叶间裂，这样就可以将小叶群中的 3 个小叶区分开，按顺序依次为锥体、蚓垂和小结。

另一个下组小叶群的观察方法是以蚓垂或扁桃体作为观察的突破点：

确认蚓垂：蚓垂后方为次裂，前方为后外侧裂，两者在小脑蚓部下缘形成切迹，依据切迹或依据扁桃体的前、后缘均可以判定出蚓垂的前后界限。

蚓垂前后分别是小结和蚓锥体：前方的小结为长椭圆形，后方的蚓锥体为锥体形。

小脑蚓部下组小叶群 CT/MRI 观察小结

1.CT/MRI 建议观察平面：

正中矢状面图像为小脑蚓部全部解剖结构的主要观察平面。

2.CT/MRI 观察要点提示：

小脑蚓部下组小叶和叶间裂：

蚓锥体：位于该小叶群的后下方，呈锥体形，其前为次裂，后为锥前裂。

次裂：几乎垂直向下走行，在小脑蚓部的下缘形成切迹。
蚓垂：位于与扁桃体前后缘相当的后外侧裂和次裂之间，部分被伸向中线的扁桃体推挤上移。
后外侧裂：为分隔小结与蚓垂的叶间裂，也是小脑后叶与绒球小结叶的分界线。
小结：位于该小叶群的最前方，也是小脑蚓部最后一个小叶。其前缘凸向前方，整体呈长椭圆形，其能否清晰显示取决于后外侧裂是否明显。

● 在小脑蚓部下组小叶群的观察中，要特别注意对扁桃体的观察。小脑扁桃体并非小脑蚓部的解剖结构，但是在正中矢状面图像上常常可见与蚓垂重叠并向下方呈巨大圆形结节样突出的小脑扁桃体，这是因为后者虽然为小脑半球上的结构，但是因为生长发育快速、突出，故而形成突出于正中矢状面上的巨大结节样阴影。

2.5.2 小脑半球分叶

如前所述，小脑半球和小脑蚓部的小叶分布具有"一一对应"的关系。但是因为蚓部为小脑两半球之间的窄带状结构，而两侧小脑半球则为从蚓部向两侧膨隆的圆球体，故后者在断面图像上观察要比蚓部困难许多。以水平裂或蚓叶为界将小脑半球分成上下两半进行观察，有利于改善对小脑半球和各个小叶的分叶进行解剖定位。另外，多平面结合以及依据脑裂、髓突等解剖结构进行观察也是正确定位的补充手段。

Point-04：小脑半球上半部小叶和叶间裂

区域解剖简析

在小脑半球上半部的小叶自前往后分别排列着与中央小叶对接的中央小叶翼、与山顶对接的前方形小叶、与山坡对接的后方形小叶、与蚓叶对接的上半月小叶，共计 4 个小叶。上述小叶面对上方的小脑幕，故又被称为"幕面小叶"。中央小叶翼与前方形小叶之间为顶前裂，前方形小叶与后方形小叶之间为原裂，后方形小叶与上半月小叶之间为坡后裂，上半月小叶与下半月小叶之间为水平裂。在解剖上应以小脑蚓部的上述小叶来追寻和观察与这些小叶对接的小脑半球上的各个小叶。

①中央小叶翼 (ala of central lobule)：是自蚓部的中央小叶两侧沿半球上面延伸的小叶，仅有 1~2 个髓突，向前外侧延伸如展开的蝴蝶翅膀，构成凹面向前的小脑前切迹，其后为顶前裂。

②顶前裂 (preculminate fissure)：分隔中央小叶翼与前方形小叶，斜行向前外方。

③前方形小叶 (anterior quadrangular lobule)：或称方形小叶前部，位于蚓部山顶的两侧并与之相接续。前为顶前裂，后为清晰明显的原裂。其宽度明显大于中央小叶翼，约为后者的 2 倍。因其与后方形小叶构成长方形，故称方形小叶。

④原裂 (primary fissure)：为小脑上面最明显的脑沟，又称幕面主裂。分隔方叶为前方形小叶和后方形小叶。

⑤后方形小叶 (posterior quadrangular lobule)：位于山坡的两侧，与前方形小叶形态类似、宽度相仿。

⑥坡后裂 (post-clival fissure)：在后方形小叶的后方，不如原裂明显。

⑦上半月小叶 (superior semilunar lobule)：位于蚓叶两侧，为小脑半球幕面最后方的小叶。以坡后裂与后方形小叶分隔。

⑧水平裂 (horizontal fissure)：为上、下小脑半球间的分界。该脑裂很像小脑半球的赤道，近乎水平走行，在解剖标本的矢状切面和冠状切面上通常能清晰地显示。

图 2.5-4　小脑半球上半部小叶和叶间裂

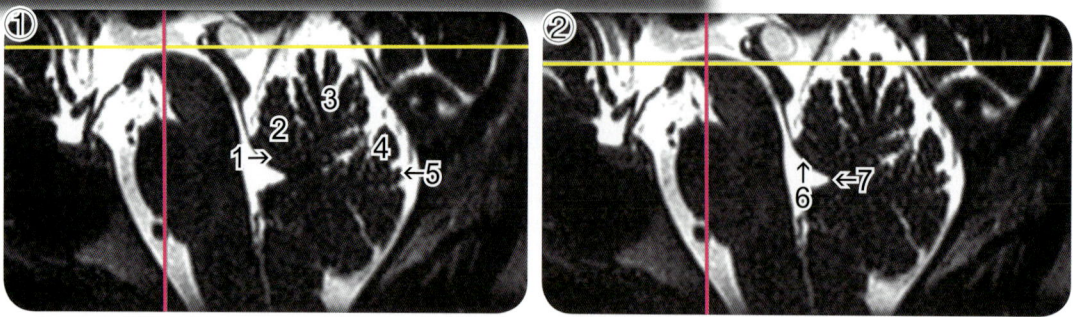

1. 小舌；2. 中央小叶；3. 山顶；4. 山坡；5. 蚓叶；6. 上髓帆；7. 四脑室尖顶

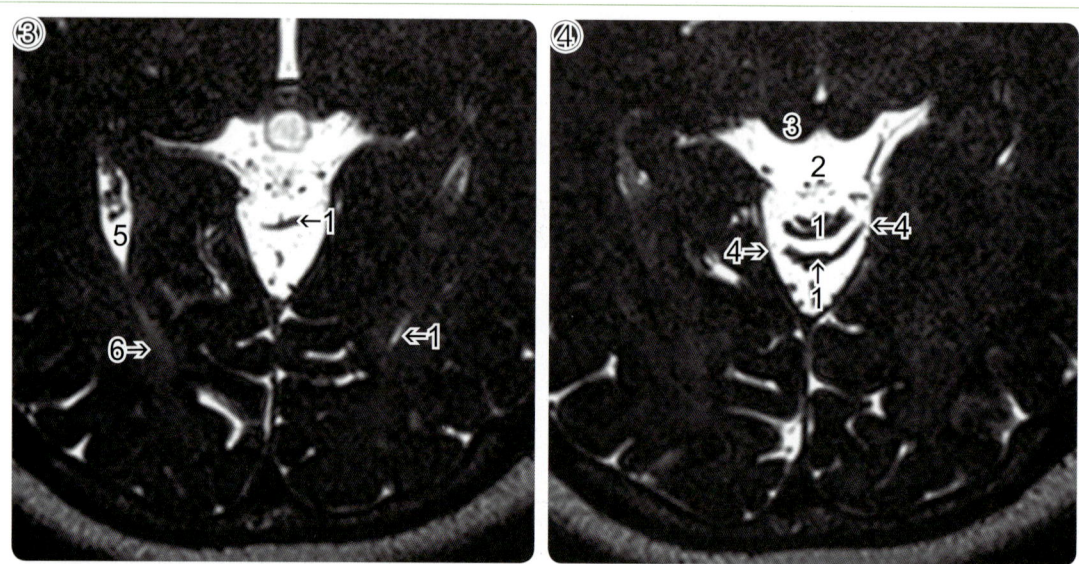

1. 山顶叶片；2. 四叠体池；3. 上丘；4. 小脑幕切缘；5. 侧脑室三角区；6. 侧脑室枕角

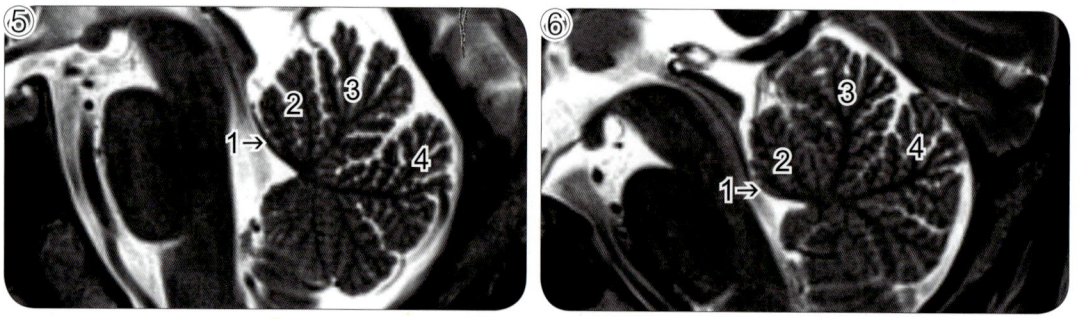

1. 上髓帆和小舌；2. 中央小叶；3. 山顶；4. 山坡

图 2.5-4a　小脑半球上半部小叶和叶间裂 - 横断面 -01

图①至图④为同一个体最高山顶层面的横断面重建图像，图⑤和图⑥为另外 2 个个体的小脑正中矢状面图像。

在图③和图④中，可见在最高层面重建图像中，仅显示山顶小叶的少数叶片以及向前外方延伸至小脑半球的前方形小叶的叶片成分，其他小叶成分未能显示。

从图⑤和图⑥中可以看出，在不同的个体，其正中矢状面图像所显示的山顶、中央小叶和山坡等各个小叶的位置、大小和形状等均不完全相同，通常山顶最高，其次为中央小叶和小舌，最低的是山坡。当我们自上而下地重建横断面图像时，上述各个小叶的出现顺序在每个个体就不可能完全相同。所以我们结合正中矢状面图像上的定位基线来观察横断面图像上的表现就显得十分有必要。

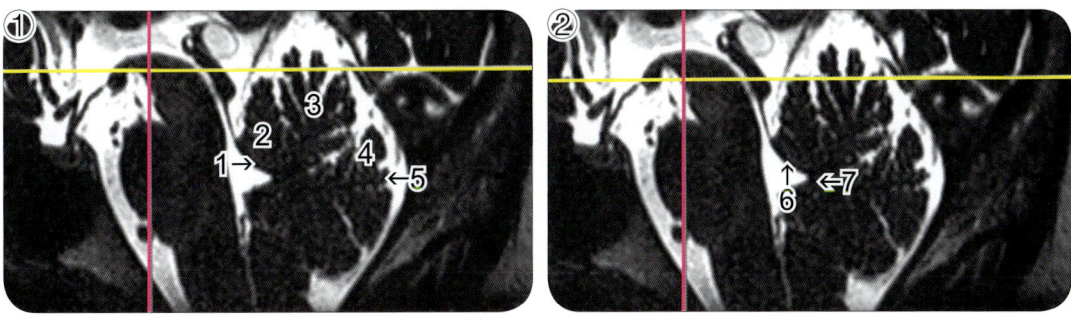

1. 小舌；2. 中央小叶；3. 山顶；4. 山坡；5. 蚓叶；6. 上髓帆；7. 四脑室尖顶

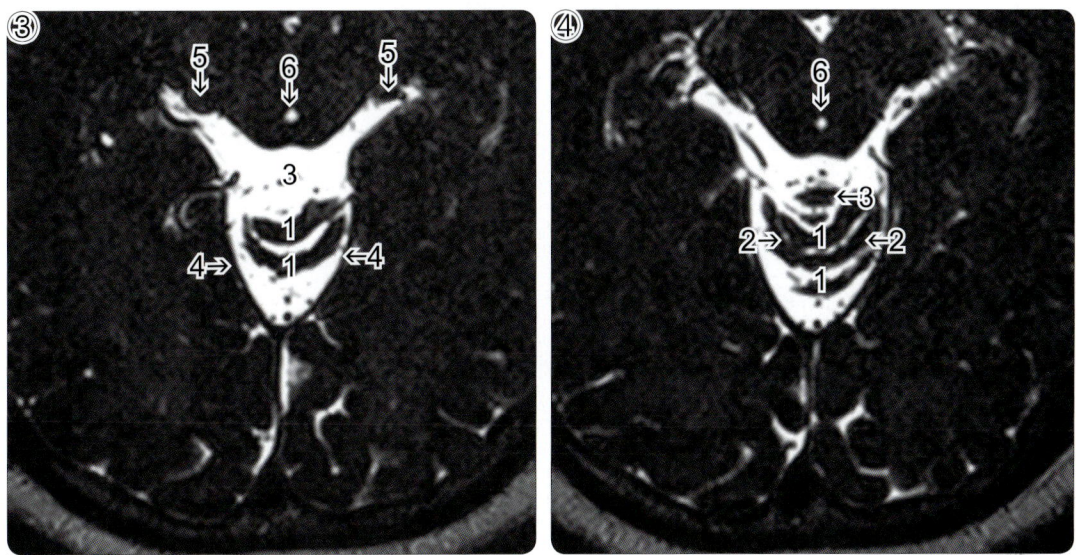

1. 山顶叶片；2. 前方形小叶；3. 中央小叶；4. 小脑幕切缘；5. 内侧膝状体；6. 大脑水管

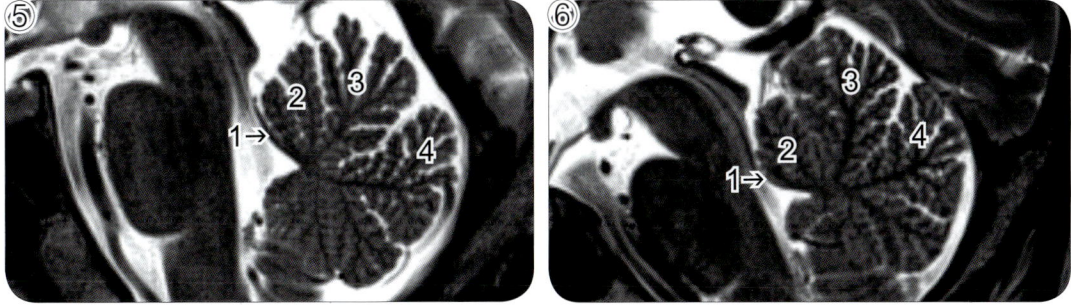

1. 上髓帆和小舌；2. 中央小叶；3. 山顶；4. 山坡

图 2.5-4b　小脑半球上半部小叶和叶间裂 - 横断面 -02

图①至图④为同一个体由山顶层面至中央小叶层面的横断面重建图像，图⑤和图⑥为另外 2 个个体的小脑正中矢状面图像。

图③显示小脑蚓部山顶及其外侧向前外方走行的少量小脑半球前方形小叶的叶片，图④显示除了山顶和方形小叶的叶片数目增加之外，可见在前方出现中央小叶的叶片。

从图⑤和图⑥中可以看出，在不同的个体，其正中矢状面图像所显示的山顶、中央小叶和山坡等各个小叶的位置、大小和形状等均不完全相同。其中图⑤中的小脑蚓部小叶排列与图①和图②是类似的。但是图⑥则与之有明显不同，在同样高度的层面上，其横断面重建图像是不大可能出现中央小叶的。

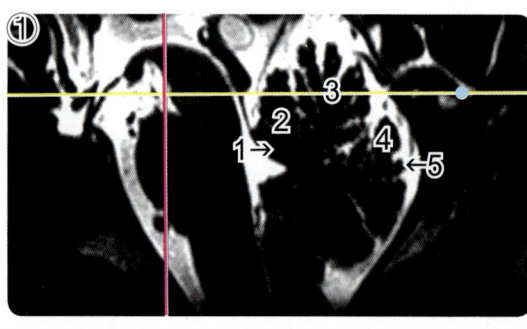 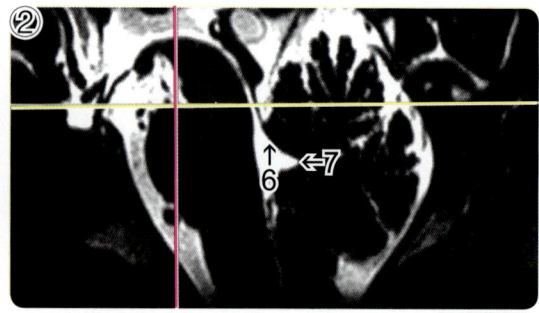

1. 小舌；2. 中央小叶；3. 山顶；4. 山坡；5. 蚓叶；6. 上髓帆；7. 四脑室尖顶

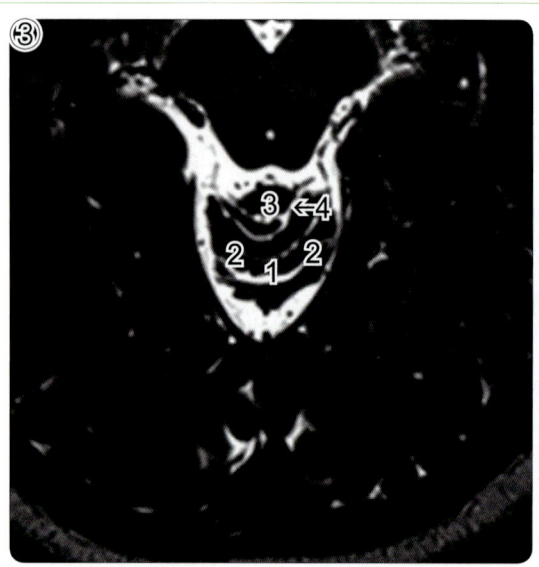 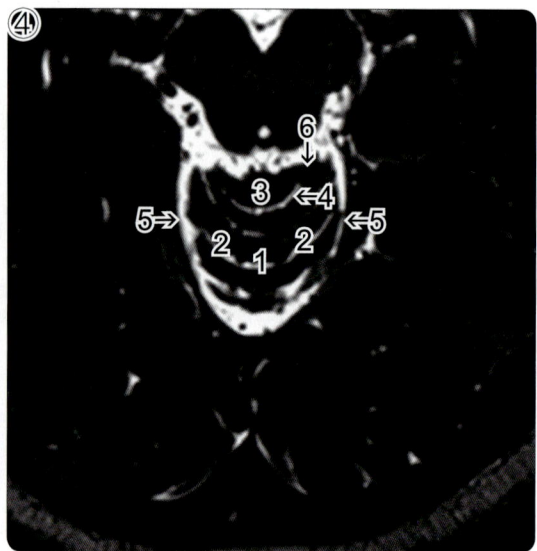

1. 山顶叶片；2. 前方形小叶；3. 中央小叶；4. 顶前裂；5. 小脑幕切迹；6. 中央小叶翼

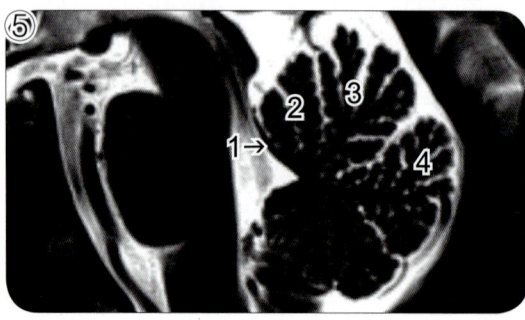 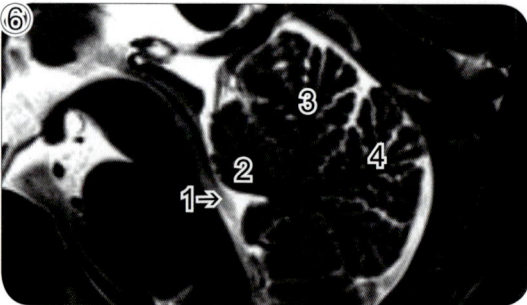

1. 上髓帆和小舌；2. 中央小叶；3. 山顶；4. 山坡

图 2.5-4c 小脑半球上半部小叶和叶间裂 - 横断面 -03

图①至图④为同一个体的山顶和中央小叶层面的横断面重建图像，图⑤和图⑥为另外 2 个个体的小脑正中矢状面图像。

图③显示小脑蚓部山顶及其外侧的前方形小叶的叶片数目和范围增加；图④显示山顶和方形小叶的叶片数目进一步增加，同时其前方的中央小叶增大并且出现两侧的中央小叶翼。

从图⑤和图⑥中可以看出，在不同的个体，其正中矢状面图像所显示的山顶、中央小叶和山坡等各个小叶的位置、大小和形状等均不完全相同。其中图⑤中的小脑蚓部小叶排列与图①和图②是类似的。但是图⑥则与之有明显不同，在同样高度的层面上，其横断面重建图像上是不大可能出现中央小叶的，或者出现的时间要晚一些。

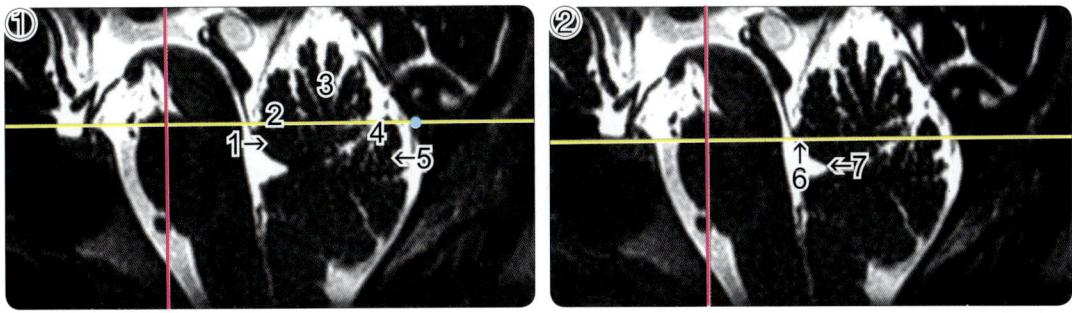

1. 小舌； 2. 中央小叶； 3. 山顶； 4. 山坡； 5. 蚓叶； 6. 上髓帆； 7. 第四脑室尖顶

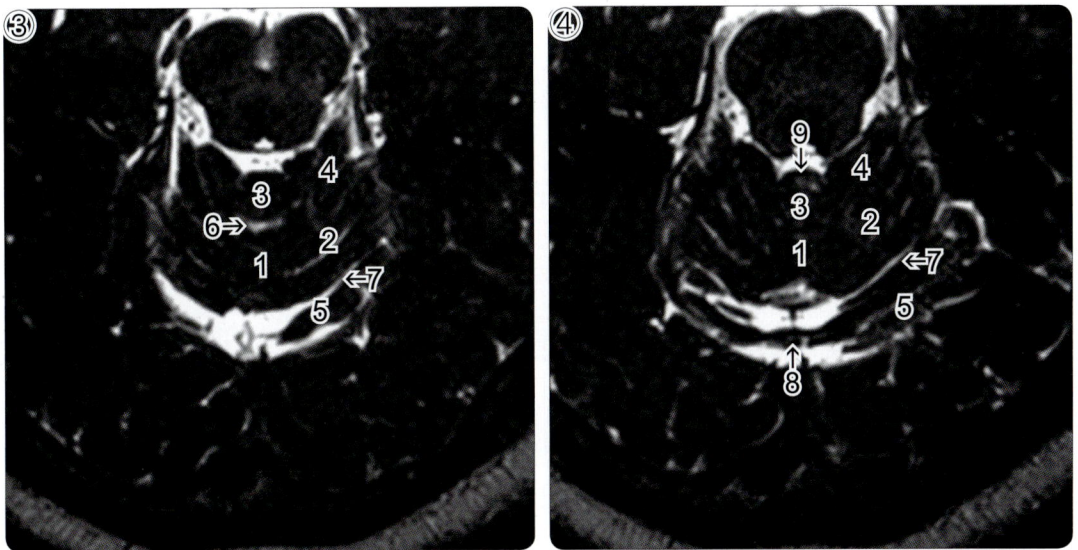

1. 山顶； 2. 前方形小叶； 3. 中央小叶； 4. 中央小叶翼； 5. 后方形小叶； 6. 顶前裂； 7. 原裂； 8. 山坡； 9. 小舌

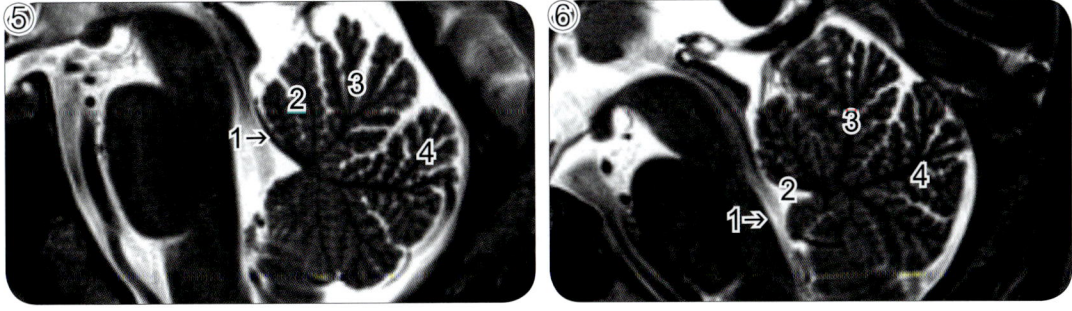

1. 上髓帆和小舌； 2. 中央小叶； 3. 山顶； 4. 山坡

图 2.5-4d　小脑半球上半部小叶和叶间裂 - 横断面 -04

图①至图④为同一个体的山顶、中央小叶、山坡和小舌层面的横断面重建图像，图⑤和图⑥为另外 2 个个体的小脑正中矢状面图像。

图③显示小脑蚓部山顶和中央小叶及其外侧的前方形小叶和中央小叶翼的叶片数目和范围增加，新出现的是后方形小叶；图④显示小脑蚓部的山顶、中央小叶、小舌和山坡 4 个小叶，小脑半球则显示前方形小叶、中央小叶翼和后方形小叶，并且这些小叶的范围较图③有所增加。另外，图④中无法区隔新出现的小舌与中央小叶。

从图⑤和图⑥中可以看出，在现在的重建横断面图像的层面高度上，这 2 个不同个体的小脑蚓部和小脑半球上各个小叶的显示情况应该比较接近。

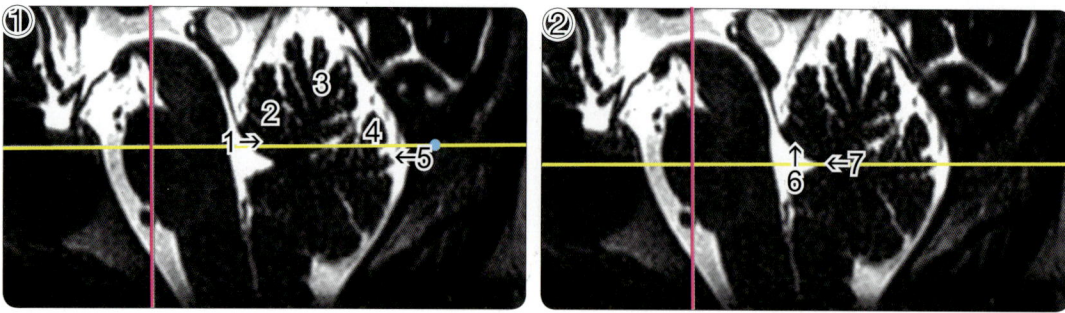

1. 小舌；2. 中央小叶；3. 山顶；4. 山坡；5. 蚓叶；6. 上髓帆；7. 四脑室尖顶

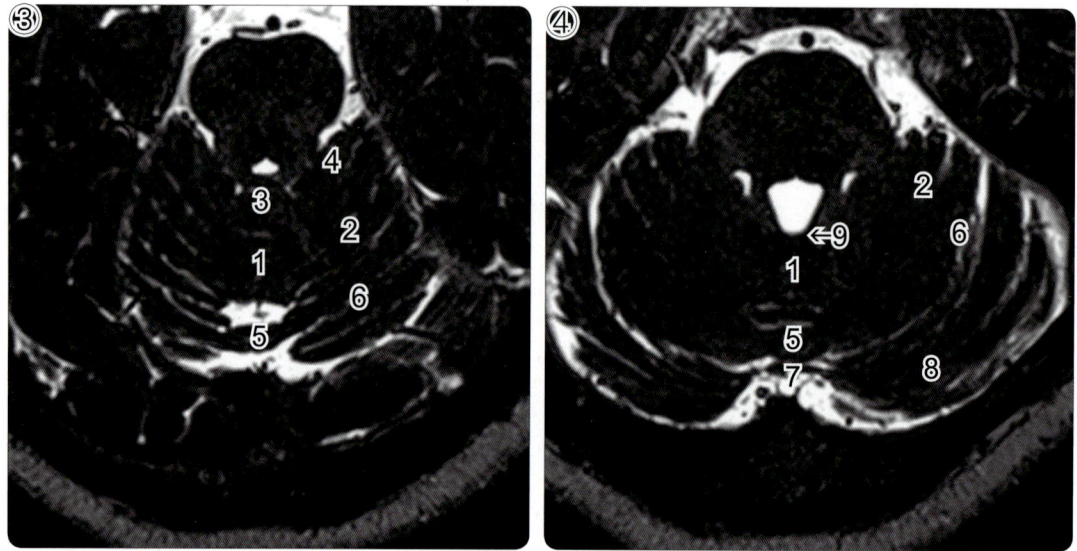

1. 山顶；2. 前方形小叶；3. 中央小叶＋小舌；4. 中央小叶翼；5. 山坡；6. 后方形小叶；7. 蚓叶；
8. 上半月小叶；9. 第四脑室尖顶

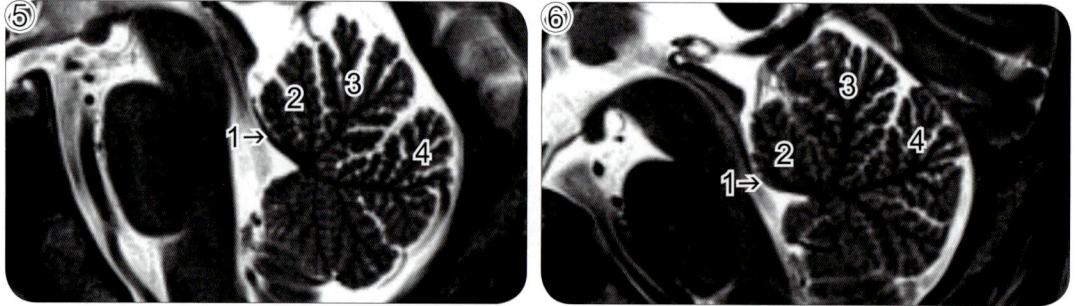

1. 上髓帆和小舌；2. 中央小叶；3. 山顶；4. 山坡

图 2.5-4e 小脑半球上半部小叶和叶间裂 - 横断面 -05

图①至图④为同一个体小脑蚓部和小脑半球最低层面的横断面重建图像，显示山顶、中央小叶、山坡、上半月小叶和小舌等结构的表现；图⑤和图⑥为另外 2 个个体的小脑正中矢状面图像。

图③显示第四脑室尖顶上方层面上小脑蚓部的山顶、山坡和中央小叶，小脑半球的前方形小叶、中央小叶翼和后方形小叶；图④显示第四脑室尖顶层面上小脑蚓部的山顶、山坡和蚓叶，小脑半球的前方形小叶、后方形小叶和上半月小叶。

从图⑤和图⑥中可以看出，在这 2 个层面的高度上，2 个不同的个体的小脑蚓部和小脑半球上出现的小叶情况，特别是显示蚓叶和上半月小叶的情况会有所不同。

Point-05：小脑半球下半部小叶和叶间裂

区域解剖简析

在小脑半球下半部，从水平裂开始自后往前依次排列着与蚓结节对接的下半月小叶、与蚓锥体对接的二腹小叶、与蚓垂对接的扁桃体和与小结连接的绒球等，共计 4 个小叶，这些小叶的表面全部面对后颅窝底。需要注意的是，小脑蚓部和小脑半球各个小叶和叶间裂的解剖排列顺序是自上髓帆开始至下髓帆结束，叶间裂名称中的"前"或"后"也是依据此解剖学的排列顺序而定的，与各个小叶与叶间裂之间的前后位置无关，这是我们读片时需要注意的地方。下半月小叶位于水平裂下方，下半月小叶与二腹小叶之间为锥前裂，二腹小叶与扁桃体之间为次裂，扁桃体乃至整个小脑半球与绒球之间为后外侧裂。小脑半球下半部各个小叶与叶间裂之间在排列和分布方面与小脑半球上半部的小叶与叶间裂的排列和分布方式有明显不同，在解剖学上的识别和判定也更加困难一些。记住小脑半球下半部有下半月小叶、锥前裂、二腹小叶、次裂、扁桃体、后外侧裂和绒球，共计 4 个小叶和 3 个叶间裂。

①下半月小叶 (inferior semilunar lobule)：在蚓结节的两侧，沿小脑半球后外缘向前延伸成弯月状，上方以水平裂与上半月小叶分隔，下方以锥前裂与二腹小叶分隔。

②锥前裂：解剖上也称"二腹前裂 (prebivetral fissure)"。锥前裂在小脑蚓部分隔蚓结节与蚓锥体，向外下方延伸至小脑半球时分隔下半月小叶和二腹小叶。

③二腹小叶 (biventral lobule)：自蚓锥体向两侧延伸走行于下半月小叶的下方和前方，该小叶占据小脑半球底面皮质的大部分区域，其后外上方为下半月小叶，前内下方为扁桃体。

④次裂 (secondary fissure)：次裂在小脑蚓部分隔蚓垂和蚓锥体，在小脑半球分隔二腹小叶与扁桃体。

⑤扁桃体 (tonsil)：是蚓垂向两侧及下方延伸并突起的一个肥大的小叶，特别是向中线突出并推挤到小脑蚓部的蚓垂。整个扁桃体沿中线两侧排列并紧紧贴靠在延髓背面，面临枕骨大孔。此种解剖关系成为小脑枕骨大孔疝形成的重要解剖基础。

⑥后外侧裂 (posterolateral fissure)：后外侧裂在理论上是位于绒球小结叶与蚓垂和扁桃体之间的叶间裂，而实际上绒球是一个独立于小脑半球之外的解剖结构，远离扁桃体，并未在两者之间形成叶间裂。

⑦绒球 (flocculus)：位于延髓上段外侧面与小脑半球前面的夹角之间的小脑延髓池中。独立于小脑半球之外的绒球以绒球脚与第四脑室后下方的小结相连，绒球、绒球脚和小结三者共同组成独立的绒球小结叶，属于古小脑结构。

图 2.5-5　小脑半球下半部小叶和叶间裂

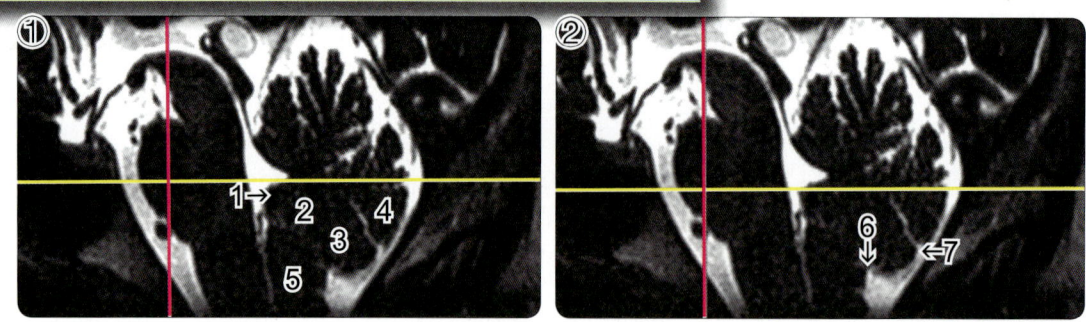

1. 小结；2. 蚓垂；3. 蚓锥体；4. 蚓结节；5. 扁桃体；6. 次裂；7. 锥前裂

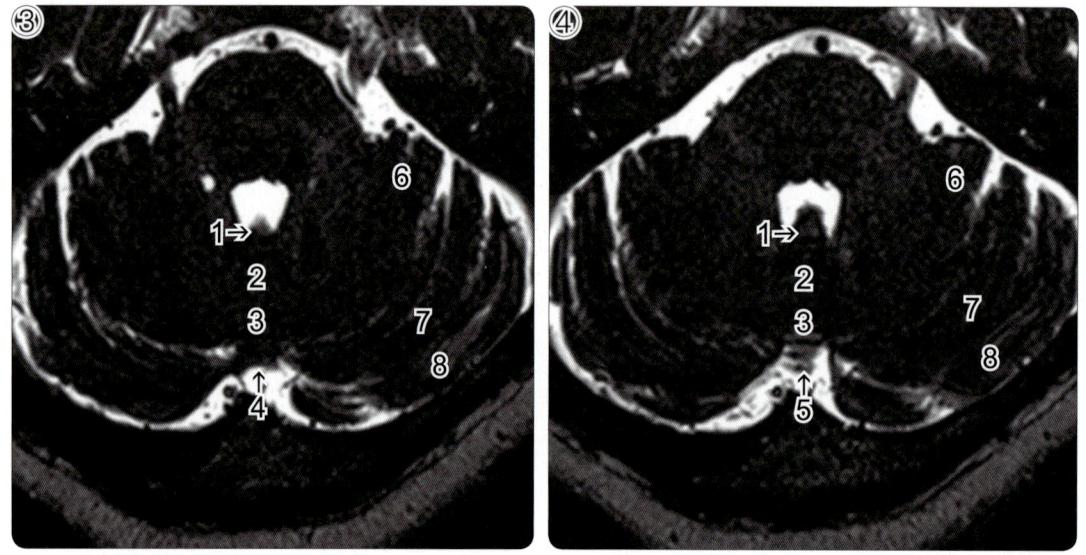

1. 小结；2. 蚓垂；3. 蚓锥体；4. 蚓叶；5. 蚓结节；6. 后方形小叶；7. 上半月小叶；8. 下半月小叶

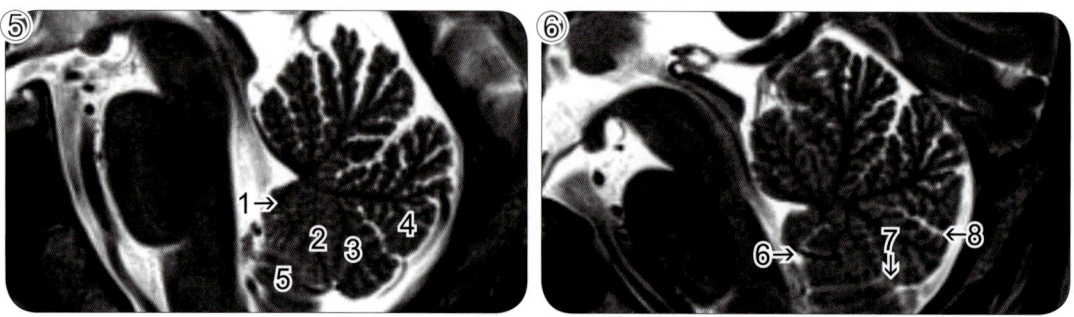

1. 小结；2. 蚓垂；3. 蚓锥体；4. 蚓结节；5. 扁桃体；6. 后外侧裂；7. 次裂；8. 锥前裂

图 2.5-5a　小脑半球下半部小叶和叶间裂 - 横断面 -01

图①至图④为同一个体的小脑蚓部和小脑半球下半部最高层面的横断面重建图像，显示小结、蚓垂、蚓锥体，蚓结节、后方形小叶、上半月小叶和下半月小叶等结构的表现；图⑤和图⑥为另外 2 个个体的小脑正中矢状面图像，显示小脑蚓部下半部各个小叶和叶间裂。

图③显示小脑蚓部和小脑半球下半部最高层面上的小结、蚓垂、蚓锥体和蚓叶，小脑半球自前往后依次出现二腹小叶、上半月小叶和下半月小叶。

图④显示稍下方层面上的小脑蚓部和小脑半球的各个小叶和叶间裂、后方形小叶和上半月小叶。

从图⑤和图⑥中可以看出，小脑蚓部和小脑半球下半部的小叶和叶间裂的分布情况大体是一致的。但是可能因脑干和小脑蚓部的倾斜角度不同，致使横断面图像的显示内容发生改变。

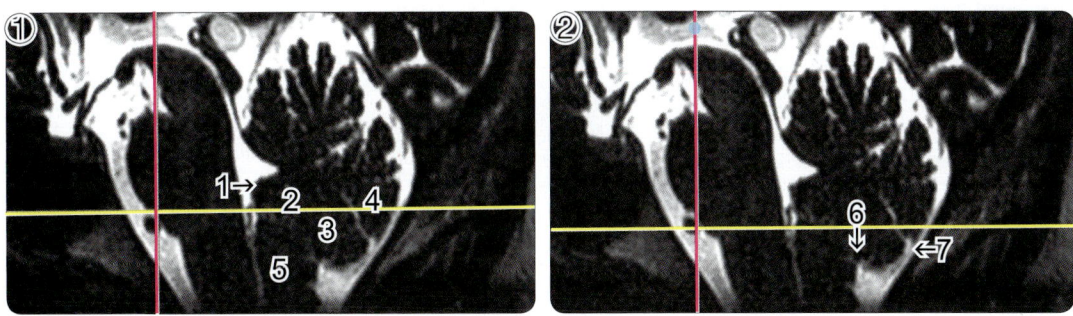

1. 小结；2. 蚓垂；3. 蚓锥体；4. 蚓结节；5. 扁桃体；6. 次裂；7. 锥前裂

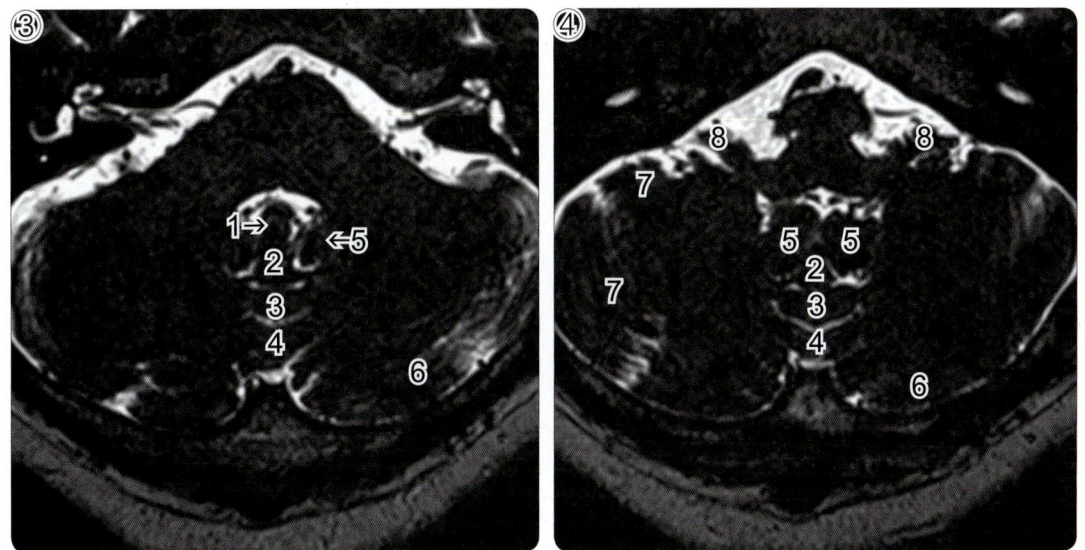

1. 小结；2. 蚓垂；3. 蚓锥体；4. 蚓结节；5. 扁桃体；6. 下半月小叶；7. 二腹小叶；8. 绒球

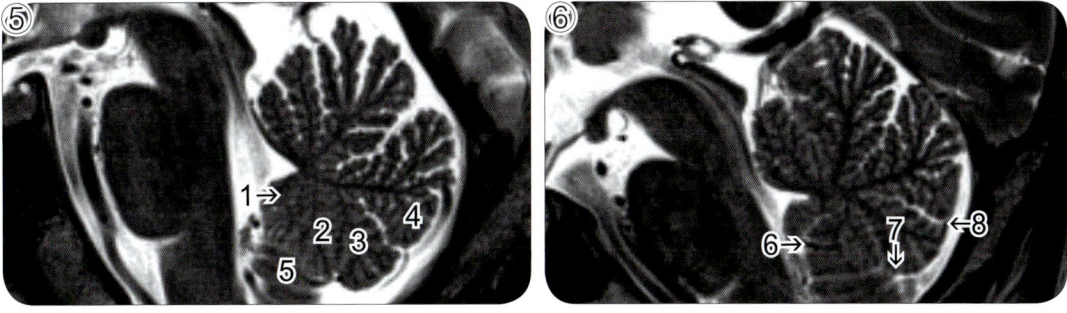

1. 小结；2. 蚓垂；3. 蚓锥体；4. 蚓结节；5. 扁桃体；6. 后外侧裂；7. 次裂；8. 锥前裂

图 2.5-5b　小脑半球下半部小叶和叶间裂 - 横断面 -02

图①至图④为同一个体的小脑蚓部和小脑半球下半部中间层面的横断面重建图像，显示小脑蚓部和小脑半球各个小叶和叶间裂的分布和表现。图⑤和图⑥为另外 2 个个体的小脑正中矢状面图像。

图③显示下半月小叶依然出现在小脑半球的后方并向前外侧延伸成弯月状形态，另外在蚓垂的两侧出现扁桃体小叶的顶部，两侧小脑半球内出现巨大髓体，位于小脑半球底面的二腹小叶尚未出现。

图④显示扁桃体逐渐增大，并且新出现的二腹小叶致使髓体面积缩小。在延髓与小脑半球前面的交界处出现的松散的球状结构为绒球，显示绒球游离于小脑半球之外。

从图⑤和图⑥中可以看出，小脑蚓部和小脑半球下半部的小叶和叶间裂的分布情况大体是一致的。但是可能因脑干和小脑蚓部的倾斜角度不同，致使横断面图像的显示内容发生改变。

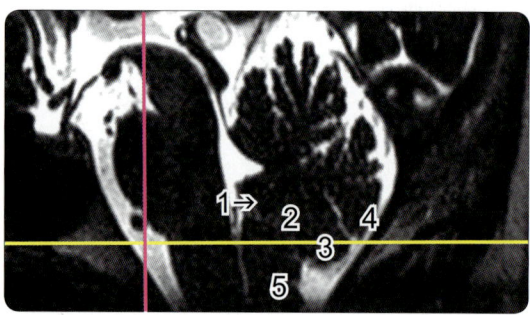 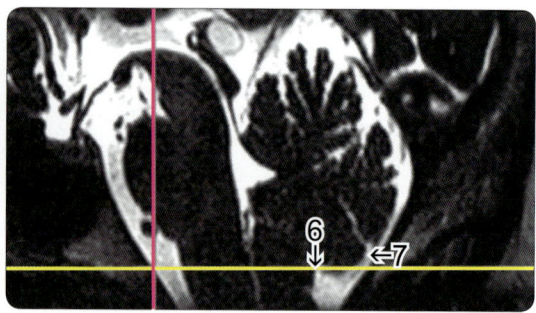

1. 小结； 2. 蚓垂； 3. 蚓锥体； 4. 蚓结节； 5. 扁桃体； 6. 次裂； 7. 锥前裂

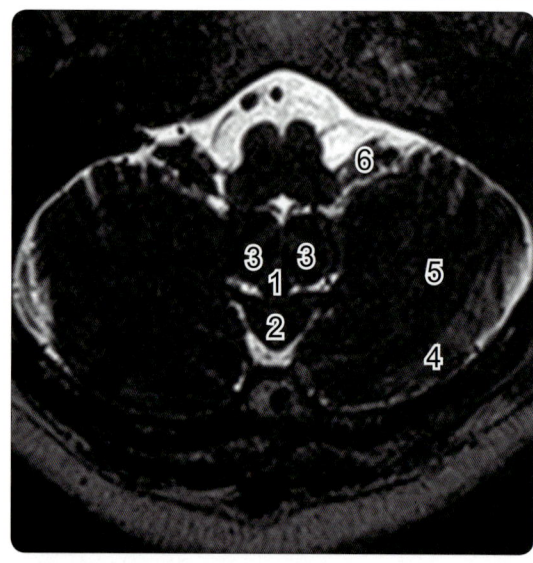 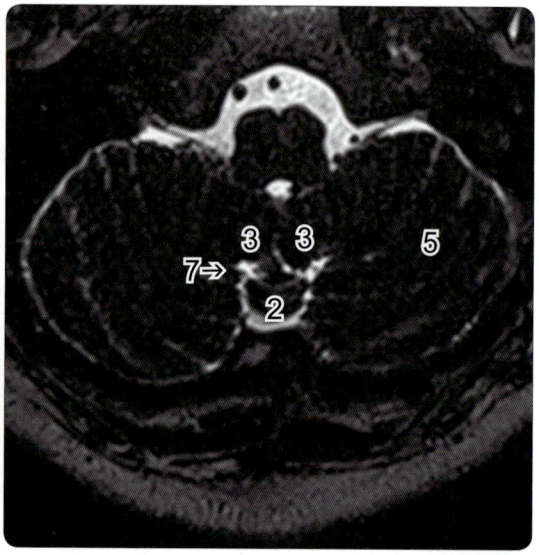

1. 蚓垂； 2. 蚓锥体； 3. 扁桃体； 4. 下半月小叶； 5. 二腹小叶； 6. 绒球； 7. 次裂

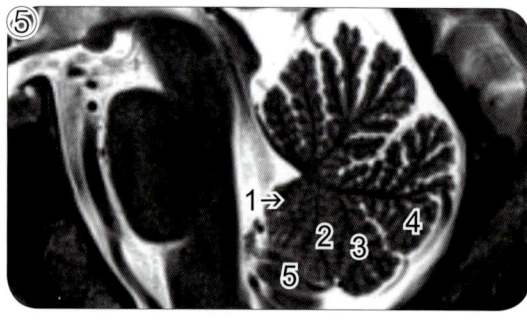 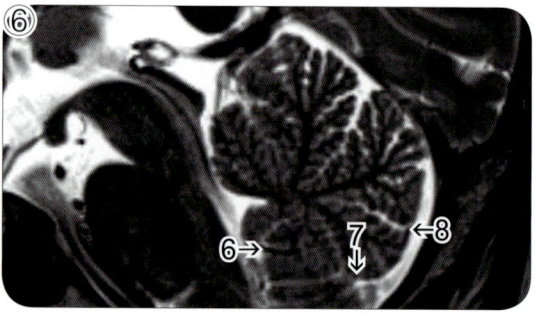

1. 小结； 2. 蚓垂； 3. 蚓锥体； 4. 蚓结节； 5. 扁桃体； 6. 后外侧裂； 7. 次裂； 8. 锥前裂

图 2.5-5c 小脑半球下半部小叶和叶间裂 - 横断面 -03

图①至图④为同一个体的小脑蚓部和小脑半球下半部下方层面的横断面重建图像，显示小脑蚓部和小脑半球各个小叶和叶间裂的分布和表现。图⑤和图⑥为另外2个个体的小脑正中矢状面图像。

图③显示在小脑半球外侧有少量下半月小叶，其余小脑半球被二腹小叶占据，小脑半球髓体几乎完全消失。绒球进一步增大，完全游离于小脑半球之外。

图④显示扁桃体逐渐增大，并且扁桃体与蚓锥体和二腹小叶之间被次裂分隔。

从图⑤和图⑥中可以看出，小脑蚓部和小脑半球下半部的小叶和叶间裂的分布情况大体是一致的。但是可能因脑干和小脑蚓部的倾斜角度不同，致使横断面图像的显示内容发生改变。

2.5.3 小脑半球内核

小脑半球的解剖结构大致与大脑半球相似，其内核同样包括小脑髓质和核群，后者称小脑中心核或小脑核。在小脑半球内核部分我们主要需了解小脑髓质、中心核和小脑脚的解剖形态及其分布。

Point-06: 小脑半球内核

区域解剖简析

小脑内核包括被包裹在小脑皮质层内部的小脑髓质和小脑中心核。

①小脑髓质 (cerebellar medulla)：

小脑中由神经纤维构成的部分为小脑髓质。在小脑半球的中心由神经纤维形成的巨大团块在解剖学上被称为髓体。在解剖标本的切面上，可见自小脑半球中央的髓体向外围成阿米巴原虫的伪足状逐级延伸形成髓突干、髓突支和髓板，再由髓突支与髓板组合形成小脑叶片。

a. 髓体 (corpus medullae)：髓体只存在于小脑半球中心区域，为进出小脑的神经纤维在小脑半球中心的集合与交织所形成，呈椭圆形巨块状，相当于大脑半球的半卵圆中心。

b. 髓突干：自髓体向小脑半球和小脑蚓部延伸的神经纤维所形成的第一级比较粗大的主要分支称为髓突干，髓突干是由髓体与髓突支之间移行部分的神经纤维所构成。

c. 髓突支：自髓突干再进一步分出的较细分支为髓突支，这些髓突支也是逐级分支并延伸到达各个小叶的末梢，并与其周围如梳齿样排列的髓板构成小脑的叶片。

d. 髓板：在终末髓突支表面呈梳齿状排列的纤细髓质片为"髓板 (laminae medullares)"，相当于大脑半球中紧贴脑回皮质下方的"U"字形纤维，肉眼已经较难分辨，其上直接附着皮质。

②小脑中心核 (cerebellar central nucleus)：

小脑中心核，又称深核。其解剖形态和功能均相当于大脑半球深部的丘脑和基底核等灰质结构。这些核位于小脑半球的中心区域，由内向外依次为顶核、球状核、栓状核及齿状核。其中以齿状核最为明显，呈2个开口相对的"C"字形。顶核、球状核和栓状核从正中线向两侧后外方向一字排开，直至齿状核的开口处。

图 2.5-6 小脑半球内核

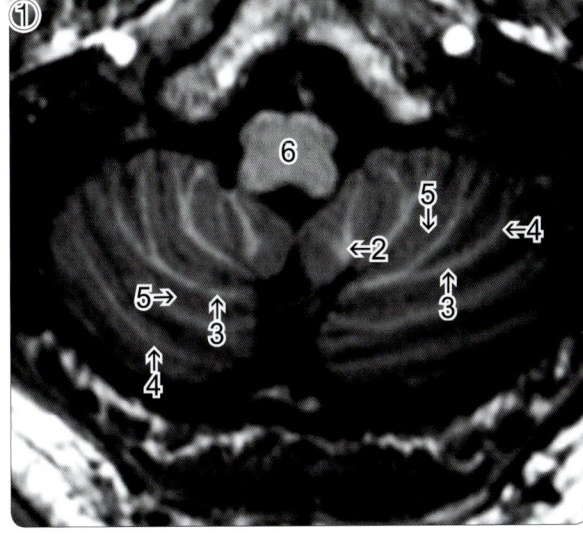
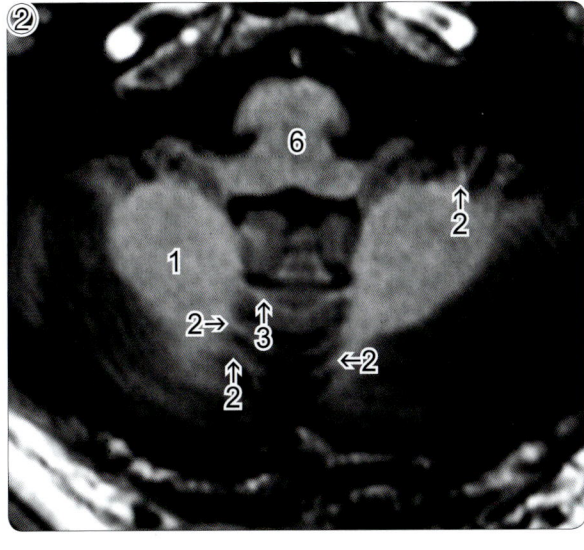

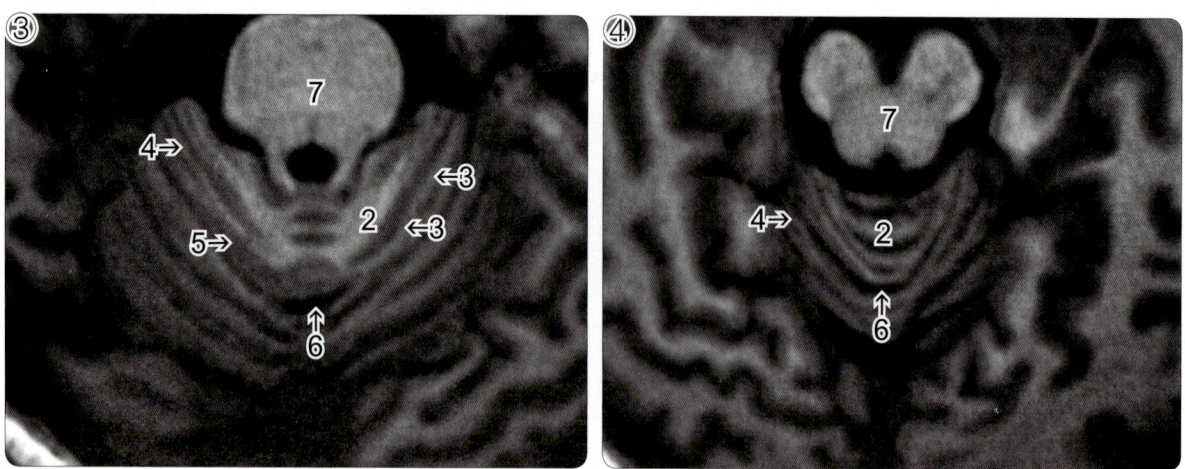

1.髓体；2.髓突干；3.髓突支；4.髓突支细支；5.髓板；6.叶间裂；7.脑干

图 2.5-6a　小脑半球内核 - 横断面

图①至图④为自下而上的横断面图像，显示小脑内核各部髓质的表现。

在图①至图④中，小脑蚓部和小脑半球的叶片均排列成黑白条纹平行相间的搓衣板状，这与小脑叶片是以前后顺序为主的排列顺序有关。图中显示髓体呈倾斜椭圆形位于小脑半球内侧，分别向前外方和后内方的小脑半球和小脑蚓部伸出少数髓突干，其余轮廓圆整光滑。

在小脑皮质层面，显示小脑皮质围绕各级髓突形成黑白相间的搓衣板样排列，较粗的白色线条代表髓突干，较细的白色线条代表各级髓突支，更加细腻的髓板则无法显示。

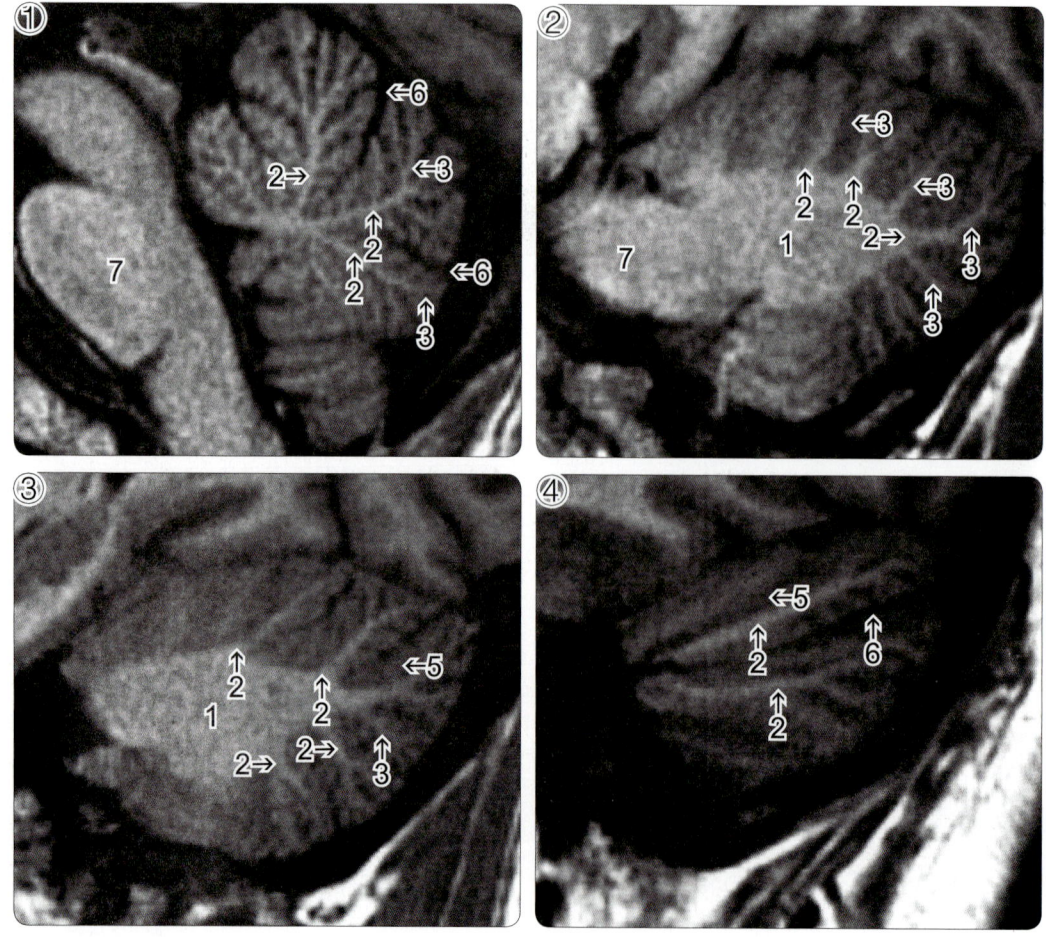

1.髓体；2.髓突干；3.髓突支；4.髓突支细支；5.髓板；6.叶间裂；7.脑干

第 2 章 头部 CT/MRI 要点解析

图 2.5-6b　小脑半球内核 - 矢状面

图①至图④为自内向外的正中矢状面图像，显示同一个体的小脑蚓部和小脑半球髓质的分布和表现。

图①显示在正中矢状面上，自髓体伸向小脑蚓部的髓质干形成以第四脑室顶部为中心如树干一样伸入各个小叶内，并进而进一步分支形成髓突支和髓突支两侧的梳齿状髓板，髓板表面覆盖皮质。

图②和图③显示髓体呈横椭圆形髓质巨块，向上下小脑半球内伸出多个粗大的髓质干至各个小叶，向前以小脑中脚连接脑桥。

图④显示自髓体向小脑半球外侧小叶内伸入的髓质干呈近乎横向前后走行的白色髓质条带阴影，其两侧为自髓质干分出的髓突支和髓板及其表面覆盖的皮质。

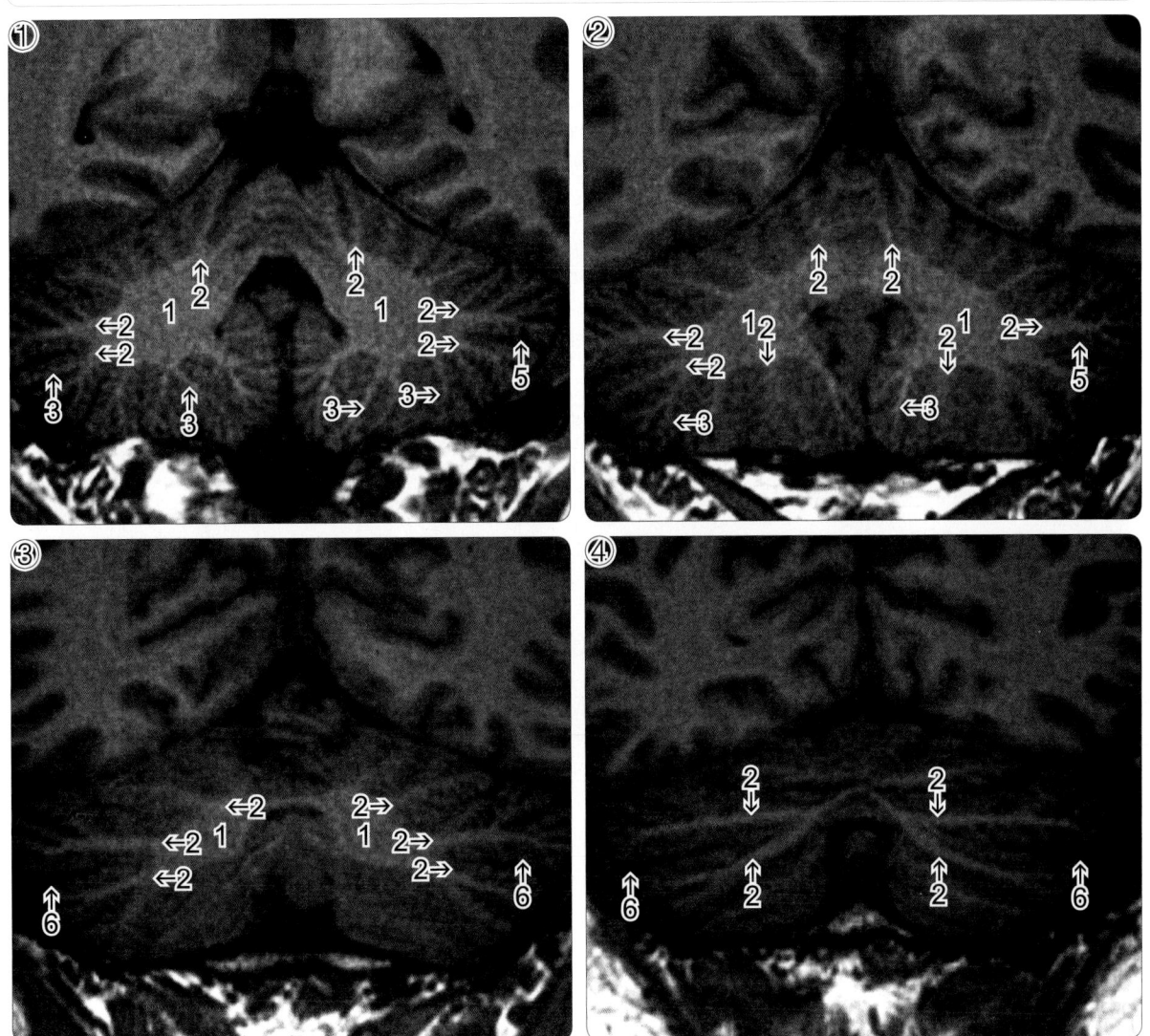

1. 髓体；2. 髓突干；3. 髓突支；4. 髓突支细支；5. 髓板；6. 叶间裂

图 2.5-6c　小脑半球内核 - 冠状面

图①至图④为自前往后的冠状面图像，显示同一个体的小脑蚓部和小脑半球髓质的分布和表现。

图①至图③显示前方层面的两侧小脑半球内髓体呈椭圆形排列在第四脑室的两侧和后方，向内侧的小脑蚓部和周围小脑半球内伸出粗大的髓突干和更细的髓突支，也有较细的髓突支直接从髓体伸入叶片内。

图④显示后方层面小脑半球的小叶和自髓体向后方的小脑蚓部和小脑半球内伸入的髓质干呈近乎横向走行的白色髓质条带阴影，其两侧为自髓质干分出的髓突支和髓板及其表面覆盖的皮质。

a present：小脑蚓部和小脑半球小叶的对应关系

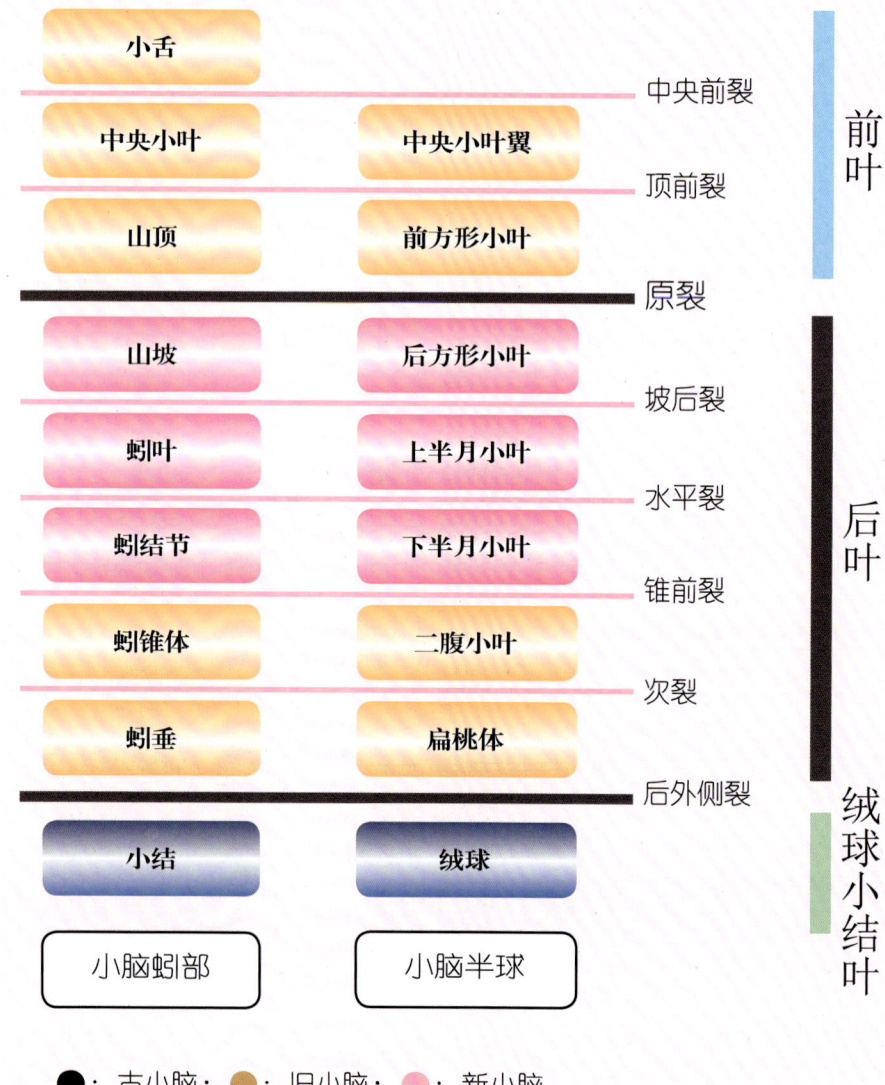

● ：古小脑； ● ：旧小脑； ● ：新小脑

记住小脑蚓部与小脑半球小叶和小叶间裂之间的对应关系，有助于以蚓部小叶和小叶间裂为线索快速地识别和定位小脑半球上的小叶和小叶间裂。在小脑蚓部和小脑半球的小叶、小叶间裂的解剖方面，文献中的意见基本一致而略有差异，在分叶、命名和具体位置的标示方面会出现些许不同。我们以格氏解剖学等经典著作为主要的参考意见，对于小脑蚓部和小脑半球各小叶之间的关联、小叶分组和各小叶的种系发生学地位等归纳如上图所示，供读者在临床实际应用中参考。为方便记忆，我们总结了一个小歌诀附在后面，可结合上图中的内容，在临床读片的实践中加以记忆和使用。

小舌中央山顶坡，蚓叶结节锥体垂。
中央小叶有两翼，山顶山坡前后方。
蚓叶结节双半月，锥体二腹垂扁桃。
剩下小结配绒球，特立独行古小叶。

第 1 句记忆蚓部小叶的排序，第 2 句记忆蚓部与半球第 2～4 小叶的对应关系，第 3 句记忆蚓部与半球后 4 个小叶的对应关系，第 4 句记忆第 9 小叶。注意：小叶间裂是以上髓帆开始顺时针 360°至下髓帆的顺序进行命名的，在使用中注意不要混淆。本书中所使用的对小脑小叶的 CT/MRI 观察分组仅供读片时参考。

人类的小脑因种系发生的早晚被解剖学家分成古小脑、旧小脑和新小脑。古小脑出现于圆口类水生动物，旧小脑出现于两栖类和爬行类动物，新小脑则出现于哺乳类和人类。

①古小脑由小结、绒球和两者之间的绒球脚组成，又称绒球小结叶，其中绒球和绒球脚以后外侧裂与后叶分隔，完全独立于小脑半球以外。古小脑在种系发生上出现最早，见于圆口类水生动物，这类动物仅有躯干而没有四肢，仅需维持躯干的平衡即可，所以绒球小结叶的功能仅限于维持平衡。

②旧小脑由小脑蚓部的小舌、中央小叶、山顶、蚓锥体、蚓垂和小脑半球的舌纽、中央小叶翼、前方形小叶和扁桃体组成。旧小脑又称小脑旧区，在种系发生上晚于古小脑，见于以四肢支撑躯干离开地面的两栖类和爬行类动物。旧区如上述占据小脑蚓部的绝大部分，而在小脑半球则相对较少，特别是扁桃体几乎被挤出小脑半球之外。旧小脑主要接受脊髓小脑前、后束的纤维，以帮助这种躯体重心离支撑点较远的动物来克服地心引力，维持躯体的一定姿势。因此，旧小脑的功能主要在于调节肌张力和维持姿势。

③新小脑由小脑蚓部的山坡、蚓叶、蚓结节和小脑半球的后方形小叶、上半月小叶、下半月小叶和二腹小叶组成，又称小脑新区。新区占据小脑蚓部后方的一小部分，而在小脑半球则发育成较大的小叶。在种系发生过程中出现最晚，见于四肢运动已经极为精细和复杂的哺乳类动物和人类，特别是人类，随着大脑半球的高度发展，新小脑也得到了很大的发展。新小脑的功能主要是令哺乳类和人类可以做出比较精细的四肢协调运动。

Point-07: 小脑脚

区域解剖简析

小脑脚 (cerebellar peduncle) 是联系小脑与脑干的 3 对巨大纤维束，分别称为小脑上脚、小脑中脚和小脑下脚。

①小脑上脚 (superior cerebellar peduncle)：又称"结合臂 (conjunctivum cerebelli)"。

a. 内容：小脑上脚以来自髓体内的齿状核、间位核和顶核等小脑深核发出的传出纤维为主，其传入纤维较少，分别为来自脊髓的脊髓小脑前束、来自脑桥的三叉小脑束以及来自中脑和底丘脑的顶盖小脑束和红核小脑束等。

b. 走行路线：其传出和传入神经纤维的起源不同，故走行路线各自不同，但是两者共同形成的小脑上脚的主干则是沿上髓帆的外上方上行，在下丘深部汇合并进入中脑被盖部。

②小脑中脚 (middle cerebellar peduncle)：又称"桥臂 (bridge arm)"，为最粗大的小脑脚。

a. 内容：小脑中脚的神经纤维几乎全部为来自脑桥的传入纤维。

b. 走行路线：组成小脑中脚的神经纤维发自对侧脑桥后外区的脑桥核群，经脑桥基底部时跨越中线横行越边后在对侧组成小脑中脚，小脑中脚的主干在第四脑室、小脑上脚和小脑下脚的两侧水平向后走行，经小脑半球髓体时分别转向小脑蚓部和小脑半球，其中向后的部分直至小脑蚓部的山坡、蚓叶和蚓结节等小叶的皮质，向两侧的部分则到达小脑半球两侧的后方形小叶、上半月小叶和下半月小叶等小叶的皮质，与小脑中脚相关联的这些小脑蚓部和小脑半球的皮质均属于小脑新皮质，故又被称为新小脑 (neocerebellum)。

③小脑下脚 (inferior cerebellar peduncle)：又称"绳状体 (corpus restiforme)"，位于中脚的内下方。

a. 内容：包括传入和传出神经纤维，其传入纤维来自延髓的前庭、橄榄和网状结构以及脊髓小脑后束等，传出的纤维来自绒球、蚓部和旁蚓部皮质。

b. 走行路线：小脑下脚沿第四脑室外侧缘上升至外侧隐窝前急转向背侧，在小脑上、中脚之间进入小脑。

图 2.5-7　小脑脚

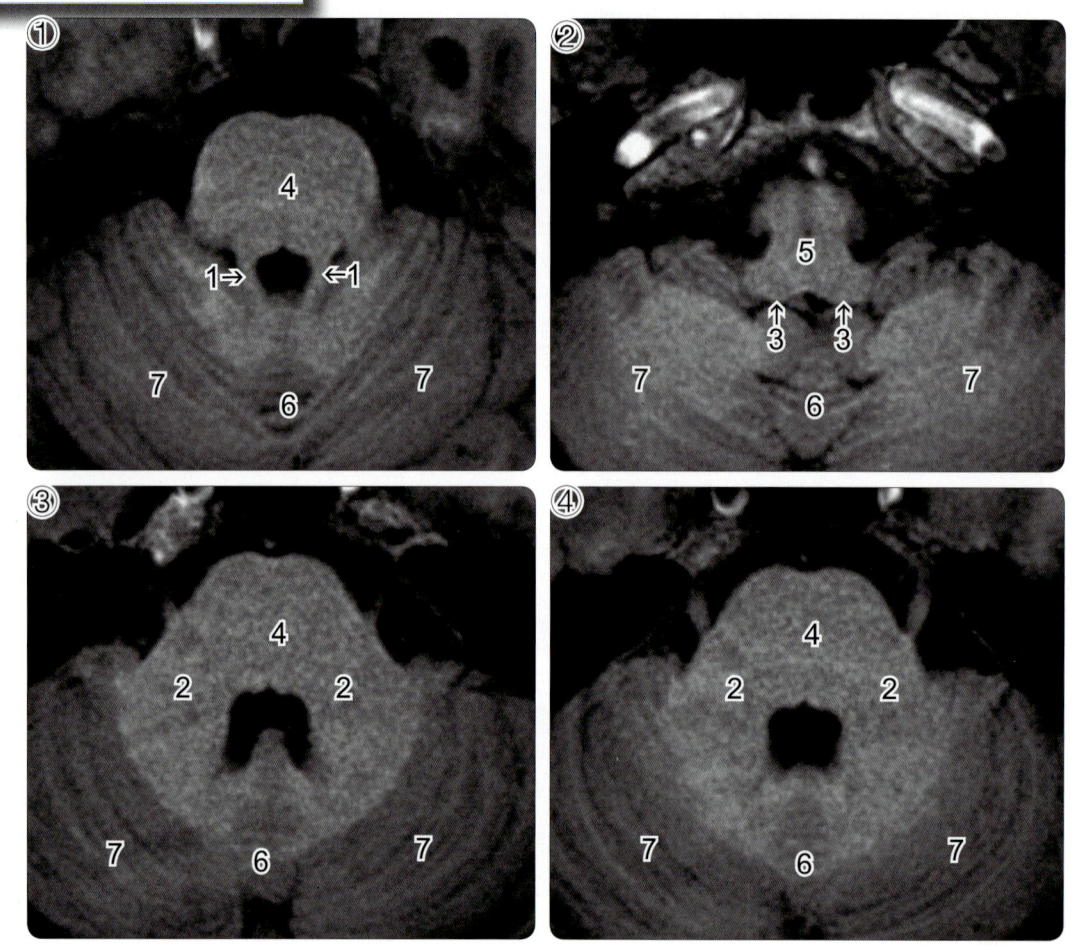

1.小脑上脚；2.小脑中脚；3.小脑下脚；4.脑桥；5.延髓；6.小脑蚓部；7.小脑半球

图 2.5-7a　小脑脚 - 横断面

图①至图④为自上而下的横断面 T1 加权图像，显示同一个体的小脑脚的表现。

图①显示在脑桥上段层面，小脑上脚在侧脑室上段的两侧自小脑半球髓体向前上方走行，构成第四脑室的两侧壁。随着层面上移，两侧小脑上脚逐渐靠拢进入中脑被盖区。

图②显示在延髓上段水平，小脑下脚较宽的带状贴附在延髓被盖区的后方，其后为小脑扁桃体。

图③和图④显示在脑桥中下段水平，小脑中脚位于第四脑室中段和下段的两侧，以宽带状髓质区连接脑桥和两侧的小脑半球髓体。

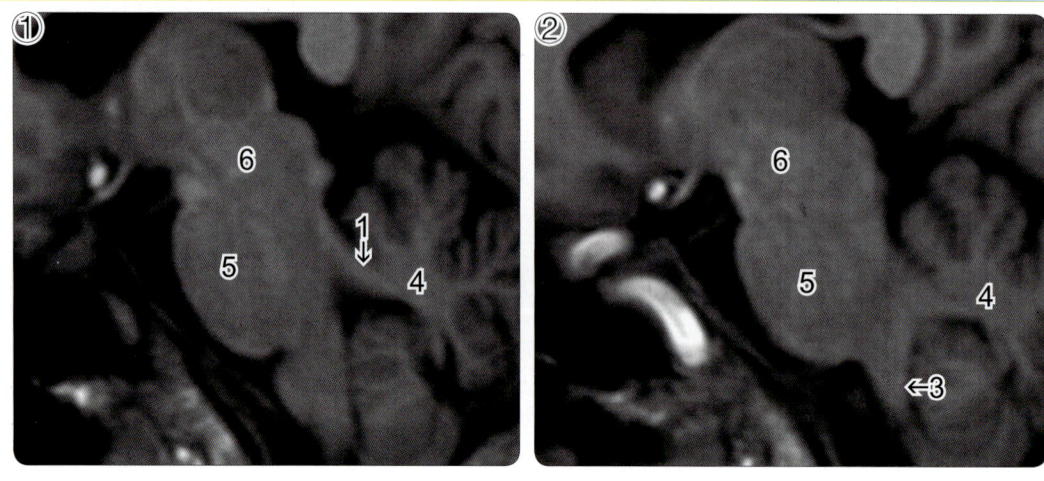

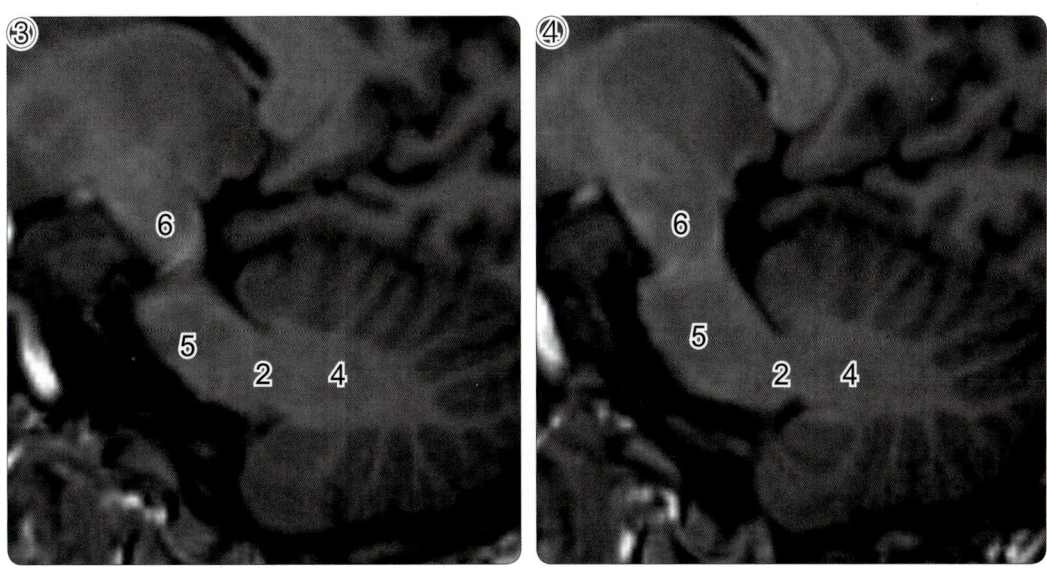

1. 小脑上脚；2. 小脑中脚；3. 小脑下脚；4. 小脑髓体；5. 脑桥；6. 中脑

图 2.5-7b 小脑脚 - 矢状面

图①至图④为矢状面 T1 加权图像，显示同一个体的小脑脚的表现。

图①和图②为第四脑室旁层面的矢状面图像，分别显示小脑上脚和小脑下脚，前者自小脑半球中央的髓体向前上方进入中脑被盖区，后者经小脑中脚内侧向前下方的延髓方向走行。

图③和图④为小脑半球层面的矢状面图像，显示小脑中脚以粗大的髓质干连接小脑半球中央的髓体和前方的脑桥。

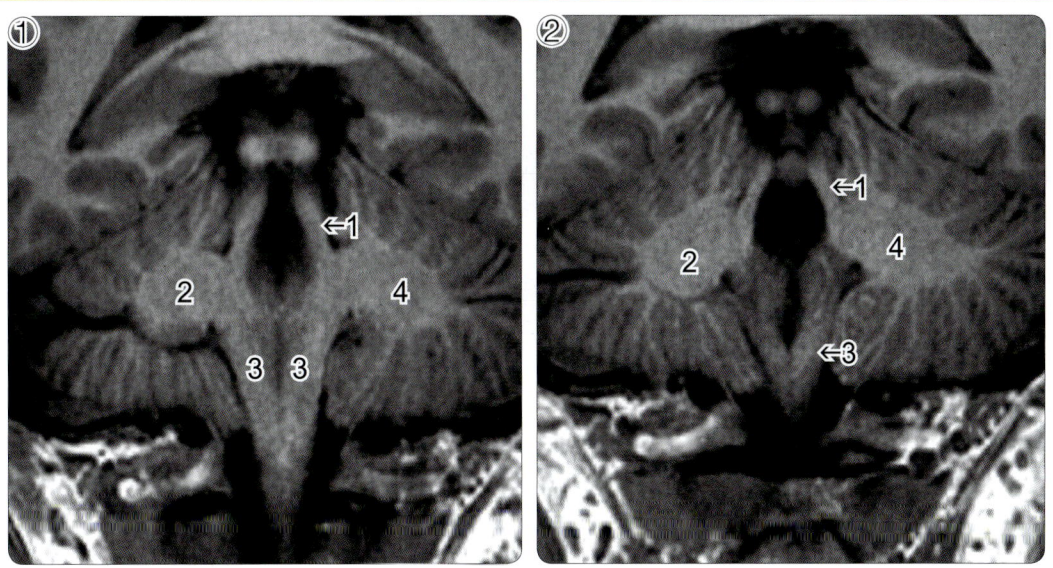

1. 小脑上脚；2. 小脑中脚；3. 小脑下脚；4. 小脑髓体

图 2.5-7c 小脑脚 - 冠状面

图①和图②为第四脑室背侧层面的 T1 加权图像，显示同一个体的小脑脚的表现。

图①和图②中几乎可以全部观察到小脑上脚、小脑中脚和小脑下脚。

小脑上脚自两侧小脑半球中央的髓体内侧向内上方走行，指向两侧下丘，构成第四脑室的两侧上壁。小脑中脚呈圆形的巨大块状，右侧小脑半球位置略偏后，故显示小脑中脚轮廓；左侧小脑半球位置略偏前方，故显示小脑半球中央的髓体，呈倾斜的椭圆形。

2.6 脑室系统

脑脊液的产生、循流和吸收的过程是脑解剖学和生理学中不可或缺的部分，被解剖学者称为中枢神经系统的"第三循环"。脑脊液对脑组织具有营养、代谢、平衡、调解和保护等作用。在生理情况下，脑脊液可完成输送离子、生物活性物质、激素及神经递质等生理作用，其 pH 值的变化可回馈影响脑部的血液循环。在颅脑外伤时，脑脊液可以缓冲脑组织与颅骨之间的摩擦和撞击。在病理情况下，脑脊液可传送致病菌、病毒和肿瘤细胞，导致感染或肿瘤沿脑脊液循环途径扩散、播散和浸润生长。脑脊液的产生包括 2 种机制：绝大部分脑脊液产自各脑室的脉络丛，占其总量的 70%~85%；余下的脑脊液是细胞外液经由毛细血管床和室管膜等以容积弥散机制所产生的。在正常成年人，每昼夜产生的脑脊液总量为 400~700mL，平均为 550mL 左右。充盈在脑室和蛛网膜下腔内的脑脊液总量维持在 75~180mL，平均为 135mL 左右，每昼夜更新 3~6 次。其中脑室内和颅内蛛网膜下腔大约各占 25%，脊髓中央管和脊椎内蛛网膜下腔约占 50%。

正常的脑室与脑池均可在 CT/MRI 图像上显示并且是互相连贯沟通的。脑室系统 (ventricular system) 起源于胚胎时期神经管的中央腔，随着脑泡的发育生长而扩大、成形并彼此沟通，最终形成两侧大脑半球中央的侧脑室、间脑中间的第三脑室和由脑干与小脑包围形成的第四脑室。上述脑室经室间孔和大脑水管连接，组成完整的脑室系统。脑脊液到达第四脑室后，一方面经延髓中央管向下进入脊髓中央管，另一方面通过第四脑室的 2 个侧孔和 1 个正中孔出脑室流入小脑延髓池（枕大池），进而流经各个脑池和整个蛛网膜下腔。依据脑池的解剖位置，以小脑幕为参照可将其分为幕上脑池、幕水平脑池和幕下脑池 3 组。

2.6.1 脑室

脑室系统为脑脊液的发源地和脑脊液循环的第一阶段。由 2 个侧脑室、室间孔、第三脑室、导水管和第四脑室构成。脑室系统的脑脊液经第四脑室的侧孔和正中孔流入脑池系统和整个蛛网膜下腔。

Point-01: 侧脑室和室间孔

区域解剖简析

(1) 侧脑室 (lateral ventricle)：

侧脑室是脑室中最大且两侧基本对称的 1 对脑室，每侧侧脑室分为前角、体部、三角区、后角和下角 5 个部分，整体呈张开的巨大"C"字形倒扣在两侧大脑半球的上方。

①前角 (anterior horn)：为侧脑室向前方伸入额叶的部分，又称额角。其前壁为胼胝体膝的后面，后外侧壁为尾状核头内侧面，内侧壁为胼胝体嘴、穹窿体和穹窿柱。上述各壁将侧脑室前角围成一个扁而狭细的"L"字形腔隙。

②体部 (body part)：位于胼胝体下方的额、顶叶区内，前界为室间孔，后界至胼胝体压部。

侧脑室体部的内侧壁为透明隔，外侧壁为尾状核体内侧面，顶壁为胼胝体干下面，底壁由内囊、丘脑顶、穹窿体、终纹和终纹静脉等构成。

③后角 (posterior horn)：向后下方伸入枕叶深部，又称枕角。枕角呈尖锐的锥体形，后端尖细并轻度弯向内侧，两侧通常不对称且形状变异较大，部分个体的枕角较短或缺如。后角内侧壁上有 2 个前后走行的纵行隆起。上方隆起所覆盖的是胼胝体枕辐射，即大钳或枕钳，也称后角球 (bulb of posterior horn)；下方的隆起是由枕叶内侧面距状沟的皮质向后角内突出所致，也称禽距 (calcar avis)；上壁及外侧壁由胼胝体的纤维所构成的胼胝体毯 (tapetum corporis callosi) 分隔室管膜与视辐射。

④三角区 (trigonum)：是侧脑室体部、后角和下角三者之间的交汇处或移行区，因其位于侧脑室的中心并且特别宽大，故在解剖学文献中又有中心部、中庭或房部 (atrium) 等名称。另外无论从哪个平面观察，其形态均呈三角形，故又被称为三角区。三角区的前内侧壁为丘脑后面和丘脑枕，侧脑室的脉络膜裂也从三角区前内侧壁伸入形成脉络丛。后内侧壁上方为枕钳，下方为禽距；外侧壁和顶壁由胼胝体毯的纤维所覆盖。

⑤下角 (inferior horn)：是三角区向前下外方伸入颞叶内的部分，又称颞角。下角向前延伸至颞极后方约 2.5cm 处，沿杏仁核的后下方拐向内侧的海马旁回钩内形成钩隐窝。其前壁和前上壁为杏仁核，底壁自外向内依次为侧副隆起、海马及海马伞。侧副隆起由侧副沟皮质上突构成。顶壁和外侧壁自内向外依次由颞叶干髓质、尾状核尾及胼胝体毯构成。内侧壁由脉络带构成，其外侧为下角，内侧为脉络膜裂。

(2) 室间孔 (foramen of Monro)：

位于两侧侧脑室前角后端的内下方，向后内下方通入第三脑室。故室间孔也可作为前角后界的解剖标志。其前上壁为穹窿体与穹窿柱的移行部，后下壁为前连合。侧脑室脉络丛可经室间孔进入第三脑室。当一侧室间孔因发育狭小、脉络丛肥大阻塞或炎症性粘连等可致一侧侧脑室发生梗阻性扩大，为两侧侧脑室不对称的常见原因。

图 2.6-1　侧脑室和室间孔

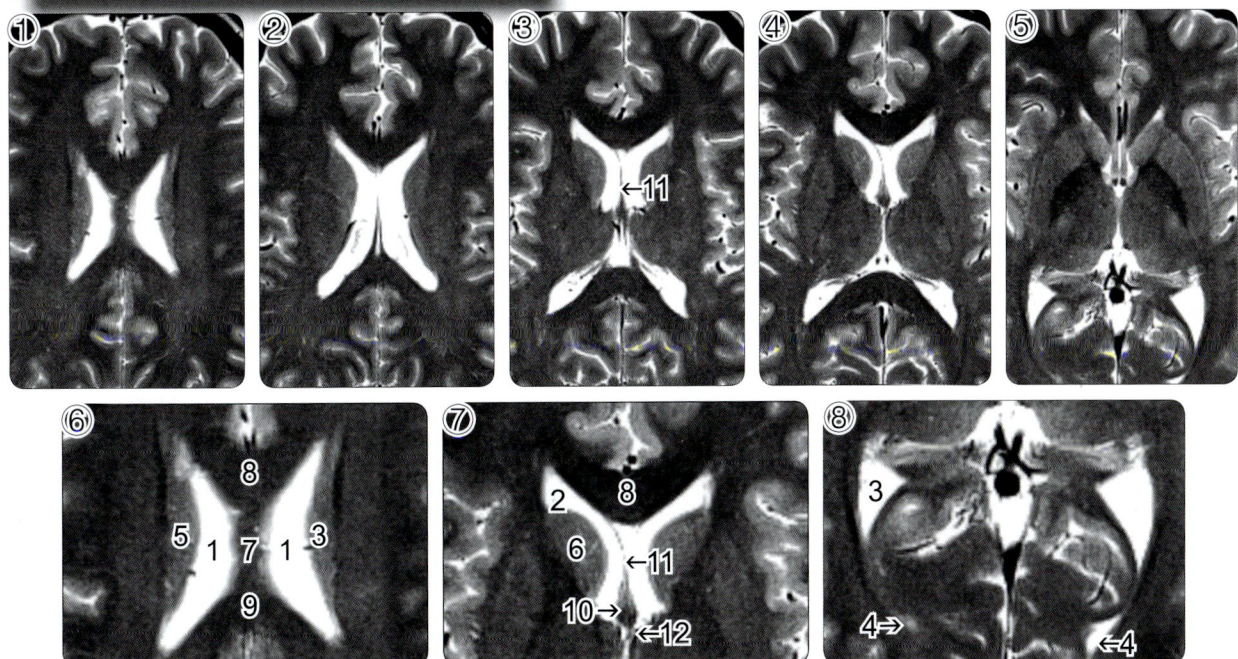

1. 侧脑室体；2. 侧脑室前角；3. 侧脑室三角区；4. 侧脑室后角；5. 尾状核体；6. 尾状核头；7. 胼胝体体部；8. 胼胝体膝；9. 胼胝体压部；10. 穹窿柱；11. 室间隔；12. 室间孔

图 2.6-1a　侧脑室 - 上方层面横断面表现

图①至图⑤为自上而下的横断面 T2 加权图像，显示侧脑室体部、前角、三角区和后角的表现。图⑥至图⑧为侧脑室体部、前角、三角区和后角的放大图像。

侧脑室体部被中线上的室间隔分隔，其形态受胼胝体和尾状核的推挤和压迫，形成对称的"X"字形。室间隔内常常可见室间隔腔形成。

侧脑室前角被尾状核头推挤形成"L"字形，向两侧外下方延伸，越往远端脑室腔隙愈加狭窄。

侧脑室三角区呈三角形，后角向后内方向伸入枕叶并轻度扩张。

室间孔为连接侧脑室前角与第三脑室前上方的纤细通道。

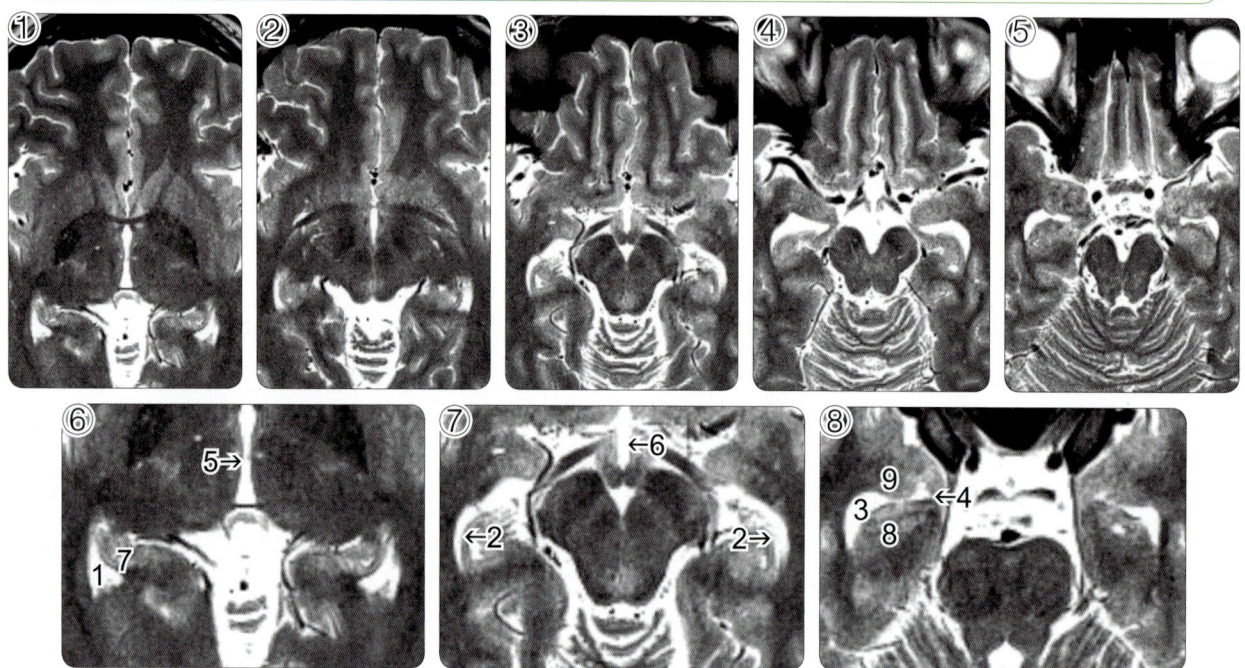

1. 侧脑室三角区；2. 侧脑室颞角；3. 颞角前端；4. 颞角钩隐窝；5. 第三脑室；6. 第三脑室下部；7. 扣带回；8. 海马；9. 杏仁体

图 2.6-1b　侧脑室 - 下方层面横断面表现

图①至图⑤为自上而下的横断面 T2 加权图像，显示侧脑室三角区至颞角的表现；图⑥至图⑧为侧脑室三角区和侧脑室颞角的中段和前段的放大图像。

侧脑室在三角区完成由体部向后角及颞角的延续，图中显示颞角向前下方倾斜走行，故在横断面图像上显示颞角为凹面向后的新月形腔隙直至颞极附近。

侧脑室颞角的后下方为海马，后者向前上方凸起将颞角挤压成新月状或更狭窄的弧线形腔隙。

在颞角远端，脑室腔向内侧海马旁回钩方向伸入形成颞角的钩隐窝，后者与颞角前端构成哑铃形状。此"哑铃"的前上方为杏仁体，后下方为海马。

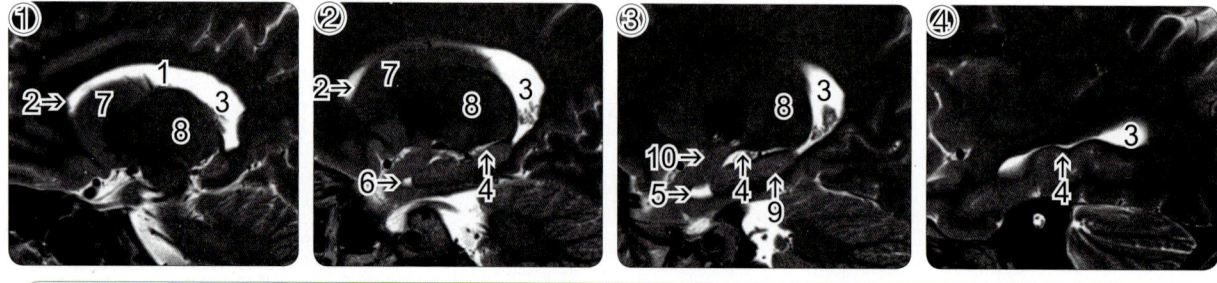

1. 侧脑室体；2. 侧脑室前角；3. 侧脑室三角区；4. 侧脑室颞角；5. 颞角前端；6. 钩隐窝；7. 尾状核；8. 丘脑；9. 海马；10. 杏仁体

图 2.6-1c 侧脑室 - 矢状面表现

图①至图④为自内向外的矢状面 T2 加权图像，显示侧脑室各部的表现。

尾状核体伴随侧脑室体，丘脑伴随侧脑室三角区。故侧脑室体部的形态受到尾状核体的挤压和影响，侧脑室三角区则受到丘脑的影响。

侧脑室沿丘脑后缘从体部经三角区弯曲并延续至颞角，从而决定了侧脑室体部、三角区和颞角之间的解剖位置关系。

颞角的整体特点是腔隙狭窄，其原因是在颞角的周围有海马和杏仁体等解剖结构布局。只有先弄清楚海马与杏仁体以及颞角前端和颞角钩隐窝等解剖结构的关系，方能理解和识别颞角的分部以及与之相关的解剖结构。

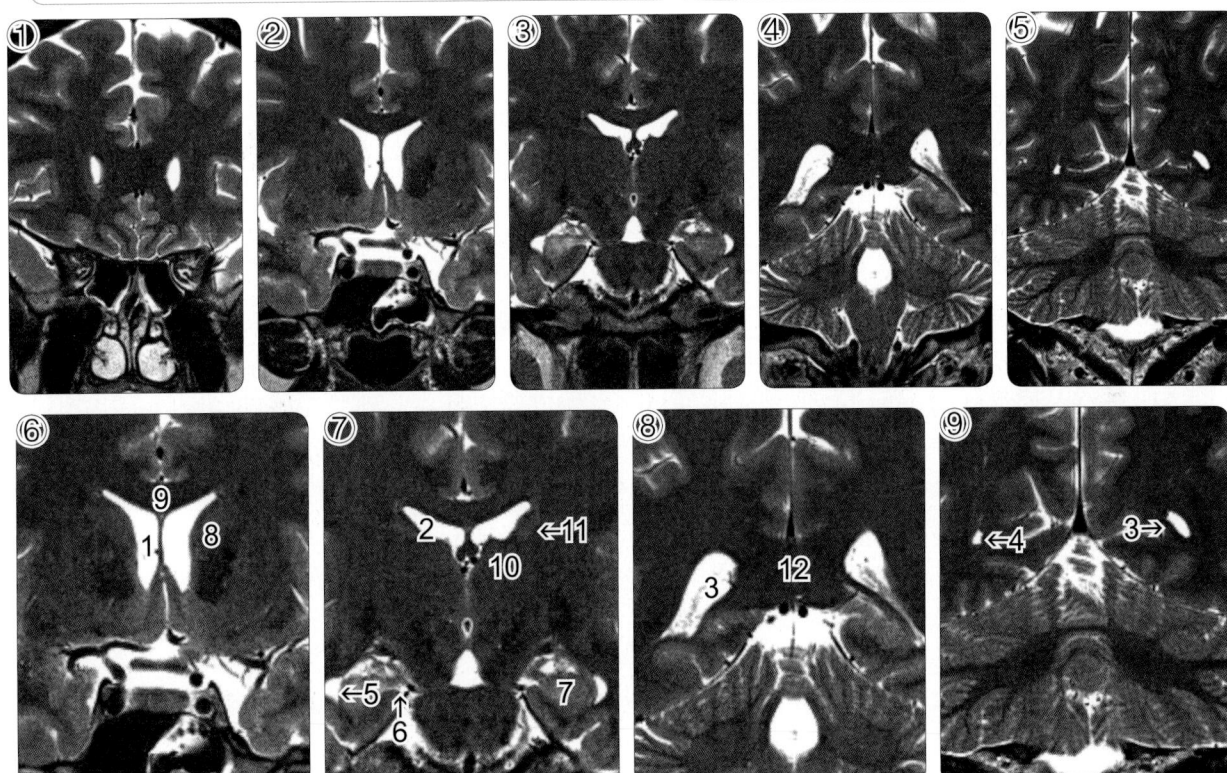

1. 侧脑室前角； 2. 侧脑室体部； 3. 侧脑室三角区； 4. 侧脑室后角； 5. 侧脑室前端； 6. 侧脑室钩隐窝； 7. 海马； 8. 尾状核头； 9. 胼胝体干； 10. 丘脑； 11. 尾状核体； 12. 胼胝体压部

图 2.6-1d 侧脑室 - 冠状面表现

图①至图⑤为自前向后的冠状面 T2 加权图像，显示侧脑室各部的表现。

侧脑室体前角同样因为尾状核头和胼胝体干的挤压呈 "L" 字形，向前方延伸部分呈类圆形。

侧脑室体部上方为胼胝体干，下方内侧为丘脑，下方外侧为尾状核体，整体呈横行布局，下方有2个地图。

侧脑室三角区为倾斜三角形，侧脑室后角向后伸入枕叶。

侧脑室颞角的脑室腔隙狭窄而复杂，整个颞角较侧脑室其他部分明显狭窄，部分腔隙不能显示。其前端因为走行向内侧形成钩隐窝以及受到海马和杏仁体的推挤而变形。

侧脑室 CT/MRI 观察小结

1. CT/MRI 建议观察平面：

①横断面图像有利于详细全面地观察侧脑室各部的形态和毗邻关系。

②冠状面和矢状面图像可用于进一步观察脑室以及与之相关的穹窿体、室间孔、下角、杏仁核、海马和脉络膜裂等结构。

2. CT/MRI 观察要点提示：

①侧脑室三角区是侧脑室体部与后角和下角联系的过渡区域，其各个壁的组成结构及其毗邻解剖

结构等是 CT/MRI 观察的重点和难点。

②脑室下角前段区域可观察下角、海马、海马伞、脉络膜裂和杏仁核等结构，弄清其相互之间的毗邻关系非常重要。

③室间孔可见于各个平面。识别穹窿体与穹窿柱移行部和前连合是定位室间孔的关键，室间孔位于前连合后上方，穹窿柱与穹窿体移行部的后下方。

Point-02: 侧脑室脉络丛和脉络膜裂

区域解剖简析

(1) 侧脑室脉络丛：

①侧脑室脉络丛的形成机制：无论是软脑膜携带血管组成脉络带 (tenia choroidea)，还是脉络膜动脉携带软脑膜组织组成脉络带，都是经大脑横裂从侧脑室内侧壁进入侧脑室内发育形成脉络丛 (choroid plexus)。

②侧脑室脉络丛的来源和部位：

a. 脉络丛前动脉 (anterior choroidal artery) 供血侧脑室下角内的脉络丛：在视束前端从颈内动脉发出脉络丛前动脉后在视束内下方沿小脑幕切缘向后走行，在侧脑室下角处经颞叶内侧的脉络膜裂进入侧脑室下角并供血其内的脉络丛。

b. 脉络丛后动脉 (posterior choroidal arteries) 供血第三脑室、侧脑室体部和侧脑室三角区内的脉络丛：大脑后动脉的后内动脉支在脚间池内发出，经环池向后上走行至松果体附近，一是从两侧向前进入第三脑室供血第三脑室内的脉络丛；二是向外向上经穹窿和丘脑之间的缝隙向上经侧脑室体部脉络膜裂进入侧脑室体部供血侧脑室体部的脉络丛；三是该动脉的后外支发出后经三角区内侧的脉络膜裂部进入侧脑室，供血三角区及其附近的下角和体部内的脉络丛。脉络丛前、后动脉在进入脑室前后互相吻合。

(2) 侧脑室脉络膜裂：

①脉络膜裂的概念：当携带脉络膜血管的脉络带从横裂处的不同部位向不同脑室或脑室不同部位伸入，将软脑膜和蛛网膜下腔带向脑室内的过程中，2 层软脑膜之间遗留下 1 个潜在的或者仅仅充盈少量脑脊液的间隙，该间隙即为"脉络膜裂 (choroid fissure)"。脉络膜裂有 3 个特点：

a. 脉络膜裂向外通往蛛网膜下腔。

b. 向内侧以脉络膜带为终点而与脑室腔相隔绝。

c. 脉络膜裂在解剖上既可以与蛛网膜下腔相沟通，充盈少量脑脊液而呈缝隙状，也可以 2 层完全紧密贴合形成 1 个潜在的间隙。

②脉络膜裂的关联解剖结构：从脉络丛的形成过程中可以看出，脉络膜供血血管、脉络丛、脉络带和脉络膜裂这四者是紧密关联的解剖结构。

a. 脉络丛如水草般漂浮在脑室腔内的脑脊液中。

b. 脉络丛的根部附着固定在脉络带上。

c. 脉络带的外侧为脉络膜裂。

d. 脉络带封闭并隔离脑室与蛛网膜下腔。

③脉络膜裂的部位：发生在侧脑室的脉络膜裂是沿着弯曲的穹窿和丘脑之间的缝隙而走行的，沿侧脑室呈"C"字形分布于侧脑室体部、三角区部和颞部。

a. 体部位于丘脑与穹窿体之间的缝隙处。

b. 三角区部位于丘脑枕与穹窿脚之间的缝隙处。

c. 颞部位于颞角内侧的底丘脑与穹窿伞之间的缝隙处。

图 2.6-2 侧脑室脉络丛和脉络膜裂

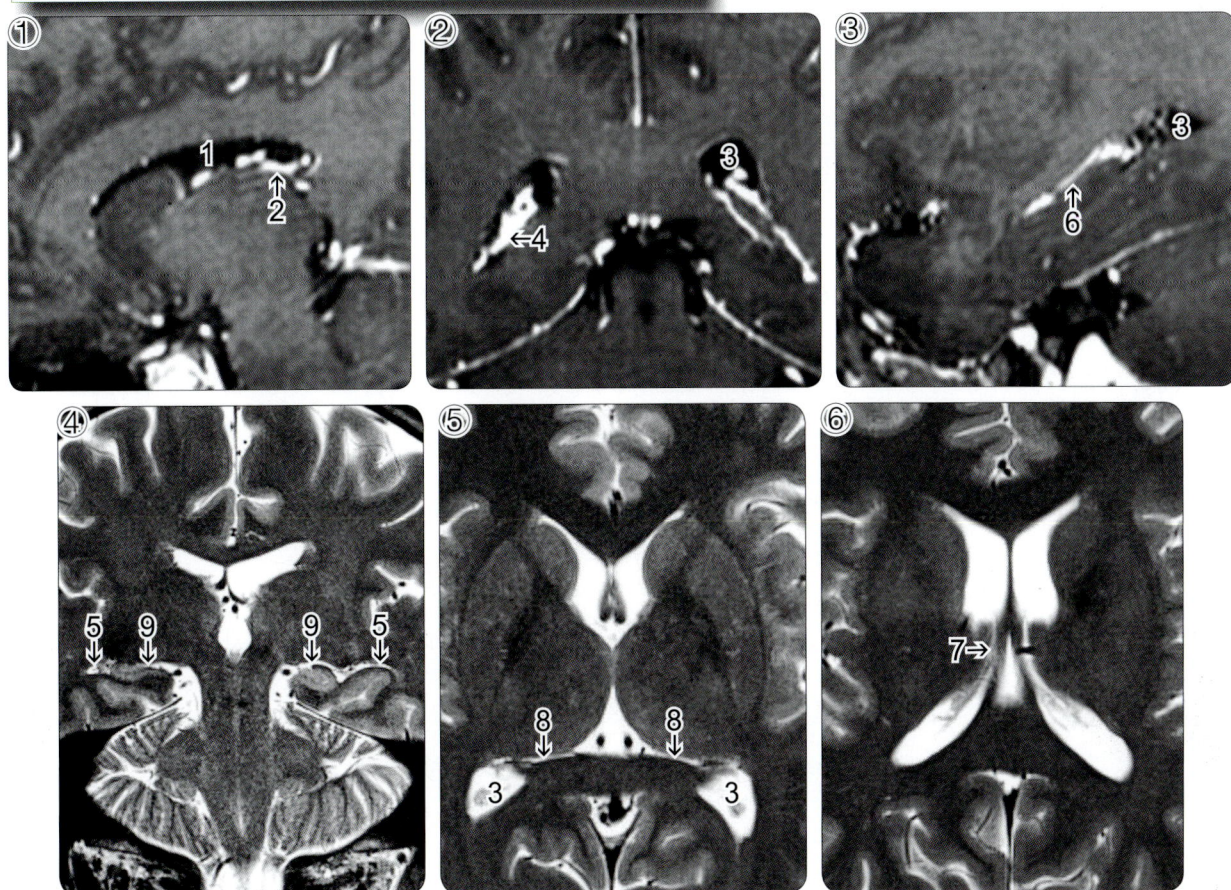

1. 侧脑室体部；2. 侧脑室体部脉络丛；3. 侧脑室三角区；4. 侧脑室三角区脉络丛；5. 侧脑室颞角；6. 侧脑室颞角脉络丛；7. 体部脉络膜裂；8. 三角区脉络膜裂；9. 颞角脉络膜裂

图 2.6-2 侧脑室各部脉络丛和脉络膜裂的表现

图①至图③为 MRI-T1+C 序列图像，显示侧脑室各部的脉络丛；图④至图⑥为 T2 加权图像，显示侧脑室各部的脉络膜裂。

侧脑室体部和三角区的脉络丛，由脉络膜后动脉供血，产生体部脉络丛的动脉自丘脑与两侧穹窿之间的缝隙进入侧脑室体部，即侧脑室体部的脉络膜裂（见图中 7）。产生侧脑室三角区脉络丛的动脉自大脑大静脉池后方向外侧经丘脑表面伸入侧脑室三角区，即三角区脉络膜裂（见图中 8）。

侧脑室颞角的脉络丛由脉络膜前动脉供血，于底丘脑与海马上方的海马伞之间的缝隙中伸入侧脑室下角内形成脉络膜裂。可见颞角内的脑脊液与内侧的蛛网膜下腔几乎连成一线。

脉络膜裂 CT/MRI 观察小结

1. CT/MRI 建议观察平面：

侧脑室脉络丛和脉络膜裂的观察同样需结合多个平面来观察：

①横断面图像有助于观察侧脑室体部和三角区的脉络丛和脉络膜裂。

②冠状面图像有助于观察侧脑室体部和下角的脉络丛和脉络膜裂。

2. CT/MRI 观察要点提示：

识别脉络膜裂有 3 个要点：

①脉络膜裂的形成过程决定了其脑室内为脉络丛，脑室外为蛛网膜下腔。以脑室内的脉络丛和距离脑室内脉络丛最近的蛛网膜下腔两者为线索容易找到并确认脉络膜裂。

②脉络膜裂是脉络膜经丘脑和穹窿两者之间的缝隙进入脑室的，故丘脑和穹窿的走行位置也成为追踪脉络膜裂的解剖线索。

③为显示脉络膜裂与蛛网膜下腔的密切关系，常使用 MRI-T2 加权图像，由于有脑脊液的衬托，容易发现蛛网膜下腔、脉络膜裂、脉络丛和脑室之间的关联。

Point-03: 第三脑室和大脑水管

区域解剖简析

(1) 第三脑室 (third ventricle)：

第三脑室位于两侧丘脑和下丘脑之间的正中线上，为沿矢状面延伸的一个狭窄而笔直的脑室腔隙。

①脑室各个壁的构成：

a. 前壁：从上至下依次为穹窿柱、室间孔、前连合、终板、视隐窝和视交叉。

b. 后壁：从上至下依次为松果体上隐窝、缰连合、松果体、松果体隐窝和后连合。

c. 顶壁：为一个膜性结构，张于两侧丘脑髓纹之间，称中间帆。由3层组织构成：外层是自大脑横裂伸入的软脑膜组织贴附于穹窿及海马连合的下面，中层为随软脑膜伸入的血管组织，内层是室管膜。

d. 底壁：自前往后依次为视交叉、漏斗隐窝、灰结节、乳头体、后穿质、大脑脚及中脑被盖等。视交叉为前壁与底壁的交界，而大脑水管为底壁与后壁的分界。

e. 侧壁：丘脑前2/3的内侧壁构成第三脑室上部的侧壁，下丘脑内侧核群则构成第三脑室下部的侧壁。第三脑室上部和下部之间以丘脑下沟为界，该沟大致走行于室间孔至大脑水管开口的连线上。

②丘脑间黏合：在约70%的个体，于第三脑室中心有1个连接两侧丘脑内侧壁的灰质块，称丘脑间黏合 (adhesio interthalamica) 或中间块，属于丘脑中线核群。

③第三脑室脉络丛：大脑后动脉的后内支携带软脑膜血管等组织在松果体附近从顶壁进入第三脑室，在脑室内形成2条前后纵向走行的脉络丛。该脉络丛附着于室间孔至缰连合之间的丘脑髓纹上，向后可突入四叠体池内形成脑池内脉络丛，向前可经室间孔进入侧脑室前角，或与来自前角的脉络丛连接。

(2) 大脑水管 (cerebral aqueduct)：

又称Sylvius水管或中脑水管，起自第三脑室底壁和后壁交界处，穿越整个中脑的顶盖和被盖之间向后下方走行，周围有灰质带围绕。大脑水管全长为7~15mm，直径为2~3mm，其管腔由上而下逐渐扩大，在中脑尾侧延续为第四脑室。下段管腔的断面呈三角形，中间段呈圆形。大脑水管上段接近水平，下段趋于垂直，上下段之间形成一个约130°的夹角，整体呈弓状弯曲，其拐点大致在上丘与下丘之间。

图 2.6-3　第三脑室和大脑水管

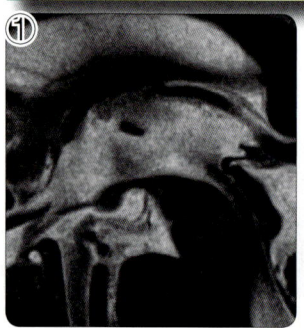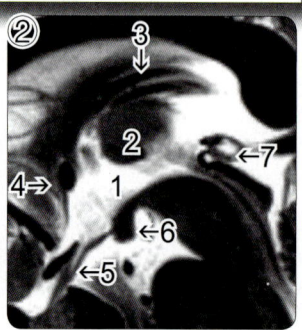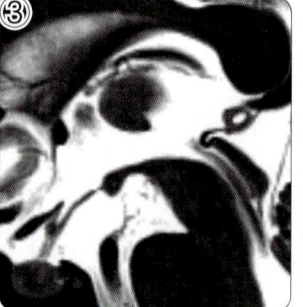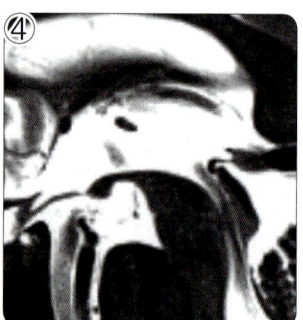

1. 第三脑室；2. 丘脑间粘合；3. 穹窿体；4. 前连合；5. 漏斗隐窝；6. 乳头体；7. 松果体

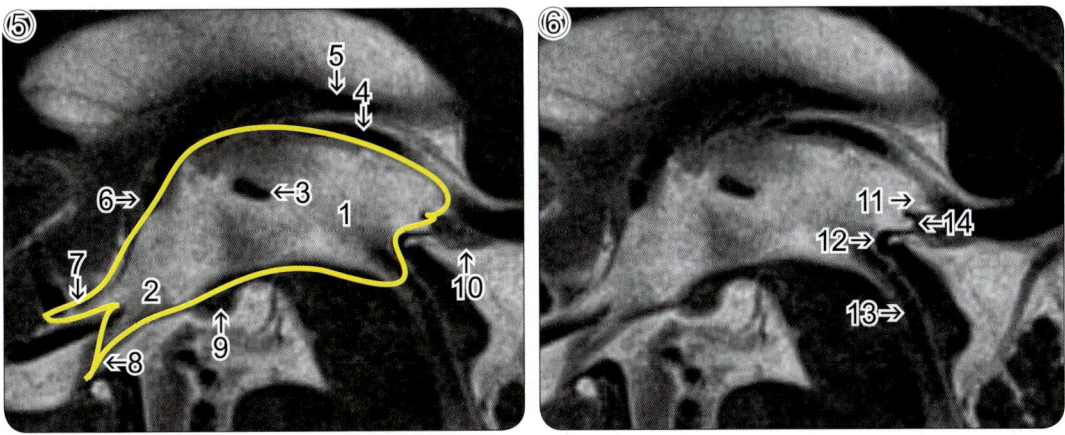

1. 第三脑室；2. 第三脑室下部；3. 丘脑间黏合；4. 大脑内静脉；5. 穹窿体；6. 前连合；7. 视交叉隐窝；8. 漏斗隐窝；9. 乳头体；10. 松果体；11. 松果体上隐窝；12. 后连合；13. 大脑水管；14. 松果体隐窝和缰连合

图 2.6-3a 第三脑室和大脑水管 - 正中矢状面

图①至图④为不同个体的正中矢状面 T2 加权图像，图⑤和图⑥为同一个体的正中矢状面 T2 加权图像。

第三脑室的正中矢状面表现：在与第三脑室腔重合的正中矢状面图像上，整个第三脑室像一个张开嘴的鸟头，其中丘脑间黏合酷似鸟眼，大脑内静脉酷似鸟头上的羽毛，视交叉隐窝酷似上喙，视交叉隐窝后方的漏斗隐窝酷似下喙，鸟嘴下方可见乳头体，中脑被盖和顶盖组成鸟脖子，其中间的大脑水管酷似鸟的食管和气管，丘脑后方自上而下依次排列的松果体上隐窝、缰连合、松果体、松果体隐窝和后连合等一串解剖结构酷似戴在鸟脖子上的项链。

大脑水管的正中矢状面表现：在 T2 加权图像上，位于中脑的被盖与顶盖之间的大脑水管中央表现为低信号的条带状曲线阴影向后下方走行，前后有高信号条带阴影伴随，此种表现代表大脑水管内脑脊液的流动。大脑水管的上 1/3 段趋于水平，下 2/3 段趋于陡直。

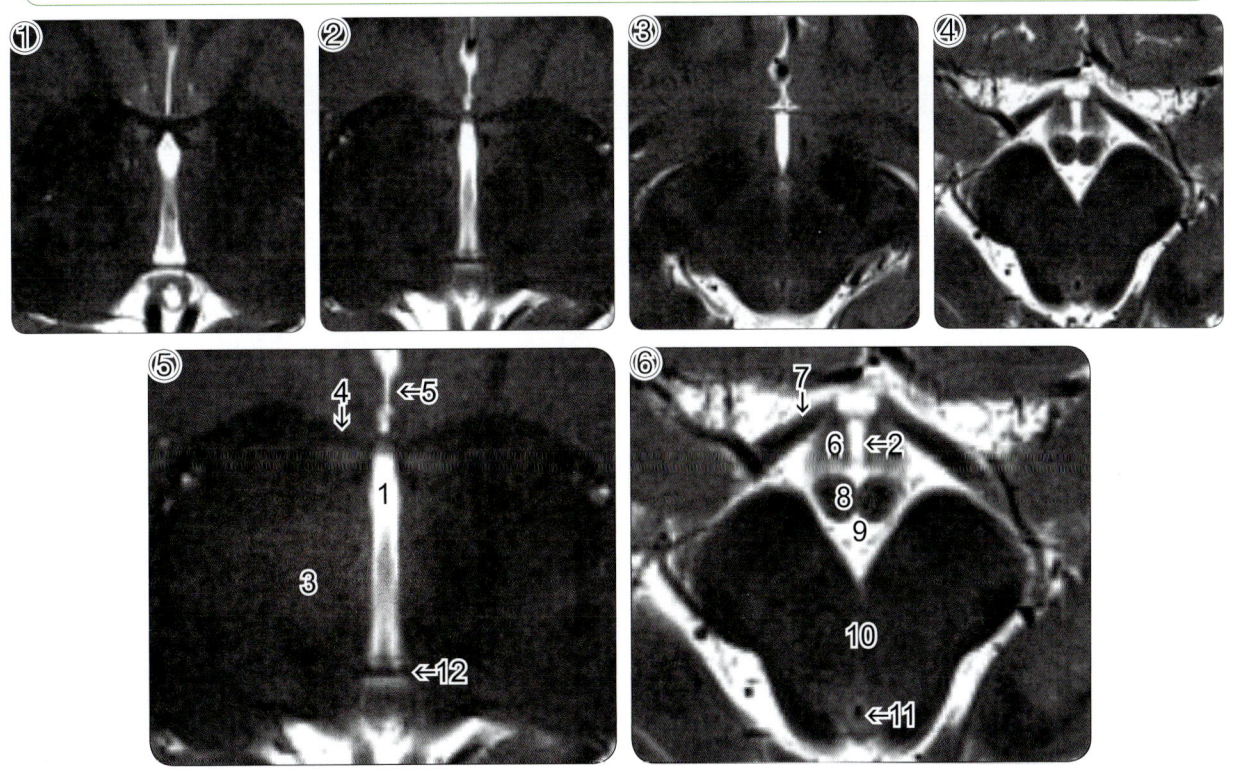

1. 第三脑室；2. 第三脑室下部；3. 丘脑；4. 前连合；5. 大脑半球纵裂；6. 下丘脑；7. 视束；8. 乳头体；9. 脚间池；10. 中脑；11. 大脑水管；12. 后连合

图 2.6-3b 第三脑室和大脑水管 - 横断面

图①至图④为自上而下的横断面 T2 加权图像，图⑤和图⑥分别为图②和图④的放大图像。

第三脑室的横断面表现：第三脑室分上下 2 部分，解剖上以丘脑下沟为界，上部的两侧壁由前 2/3 背侧丘脑的内侧面构成，前壁由前连合、室间孔和穹窿柱的连合后纤维束构成，后壁由后连合、缰连合、松果体隐窝和松果体上隐窝等解剖结构组成。下部向前下方伸入大脑基底池内，两侧壁由下丘脑核群构成，前壁为终板，后壁最突出的解剖标志为在中线上汇合的两侧乳头体。

大脑水管的横断面表现：自第三脑室后下方开始的大脑水管向后下方走行并注入第四脑室，全程位于中脑顶盖下方的正中线上，为前后径略长的椭圆形管道，中心呈低信号，周围为高信号环形阴影。

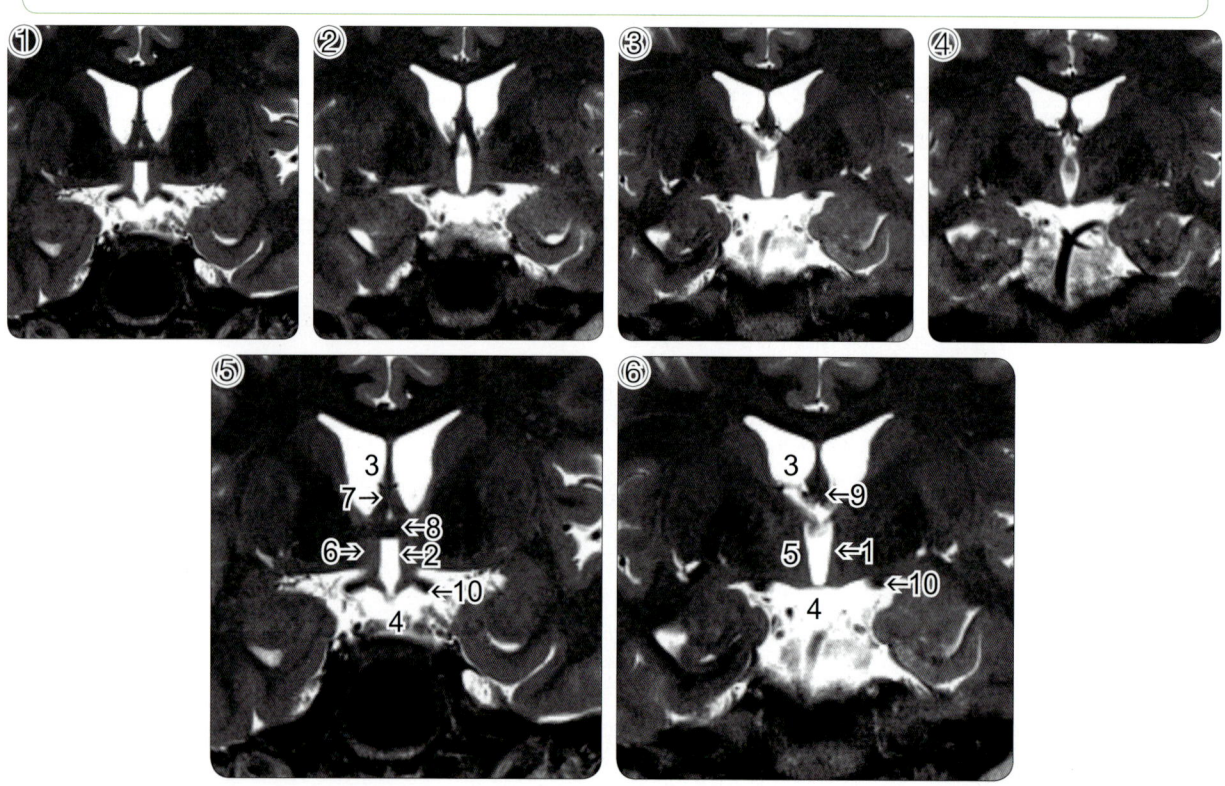

1. 第三脑室上部；2. 第三脑室下部；3. 侧脑室；4. 大脑基底池；5. 丘脑；6. 下丘脑；7. 穹窿柱；8. 前连合；9. 穹窿体；10. 视束

图 2.6-3c 第三脑室和大脑水管 - 冠状面

图①至图④为自前往后的冠状面 T2 加权图像，图⑤和图⑥分别为图①和图③的放大图像，显示第三脑室下部的形态、位置和毗邻解剖结构。

第三脑室上部的冠状面表现：第三脑室上部位于两侧丘脑之间，上方为穹窿体和侧脑室体部，下方为底丘脑。紧邻第三脑室上方可见自横裂向前延伸的蛛网膜下腔在此形成向侧脑室体部和第三脑室上部伸入的脉络膜裂构成"Y"字形。

第三脑室下部的冠状面表现：第三脑室下部位于上部前下方，故下部出现在上部前方层面的冠状面图像上。下部上方为前连合和穹窿柱，两者交叉形成三角形或"A"字形，两侧为下丘脑核群，下部向下在两侧视束之间伸入大脑基底池内。

第三脑室和大脑水管 CT/MRI 观察小结

1. CT/MRI 建议观察平面：
①矢状面图像有利于观察第三脑室和大脑水管的全貌。
②横断面和冠状面图像可观察第三脑室两侧壁以及大脑水管的宽度、形态和毗邻结构等细节内容。

2. CT/MRI 观察要点提示：
第三脑室四壁和毗邻结构为重点观察内容。
在正中矢状面图像上，第三脑室酷似一个鸟头的侧面像：上部呈横置的卵圆形，为鸟头。丘脑间黏合似鸟眼。下部伸向前下方，如张开的鸟嘴。上喙为视隐窝，下喙为漏斗隐窝。鸟头后下方的大脑水管、松果体和四叠体等结构构成向前探伸的鸟颈。大脑水管酷似向后下方走行的食管。

Point-04: 第四脑室

区域解剖简析

第四脑室 (fourth ventricle) 为脑室系统的终端，由脑桥、延髓与小脑包围形成，向上经大脑水管接续第三脑室，向下通入延髓下段和脊髓的中央管，向后经正中孔和侧孔通入小脑延髓池。

①底壁：为菱形窝 (rhomboid fossa)，菱形窝两侧的上边由小脑上脚组成，两侧的下边由小脑下脚、外移的楔束结节和薄束结节等组成。菱形窝的底壁结构包括：

a. 3 条纵线：分别是正中沟及其两侧的界沟。

b. 1 条横线：是连接菱形窝两个侧角之间的髓纹 (striae medullares)。髓纹为脑桥与延髓的背侧分界线。

c. 面神经丘：是位于髓纹上方中线两侧的突起，内藏面神经膝和展神经核。

d. 舌下神经核与迷走神经核：位于髓纹下方的中线两侧。

e. 前庭区 (vestibular region)：是位于两侧界沟外侧的三角形区域，深面藏有前庭神经核群。

②顶壁：

a. 上部：由两侧小脑上脚内侧面和中间的上髓帆构成。

b. 下部：由小脑蚓部的小结、下髓帆及脉络丛组织等构成。

c. 尖顶：由上、下髓帆在第四脑室顶相连并与小脑蚓部的白质融合构成。

③外侧隐窝和外侧孔：

a. 外侧隐窝：第四脑室自菱形窝的外侧角处继续向前外方延伸的一段隧道样的管道，被称为外侧隐窝 (lateral recess)。隐窝的前壁是小脑下脚，后壁是下髓帆和脉络丛组织。

b. 外侧孔：外侧隐窝越过小脑下脚后即转向前方，在绒球和小脑下脚之间向前外侧开口于小脑延髓池，这里才是真正的第四脑室外侧孔 (lateral aperture of fourth ventricle)，又叫 Luschka 氏孔。

④正中孔：又称 Magendie 氏孔。位于纵部脉络丛上方的正中线上，直径约为 1mm。部分个体的正中孔可能被纵部脉络丛堵塞而完全不通。

⑤第四脑室的脉络丛 (choroid plexus of fourth ventricle)：起源于第四脑室顶壁下髓帆的脉络膜组织，脉络丛分纵部脉络丛和横部脉络丛。

a. 纵部脉络丛：是附着于下髓帆内面的脉络组织，为内侧段。脉络 - 髓帆联合 (choroid-velar junction) 为脉络丛的内侧段。其中附着在菱形窝下角的脉络组织被称为闩 (obex)。

b. 横部脉络丛：沿外侧隐窝向外延伸，最终经外侧孔突入蛛网膜下腔，为脉络丛的外侧段。

图 2.6-4 第四脑室

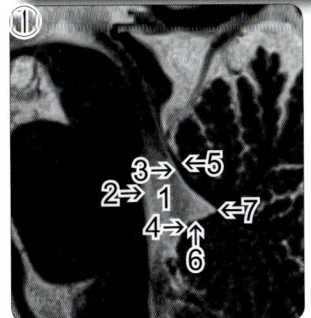 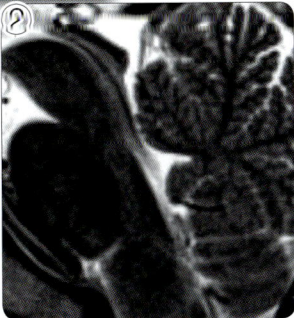 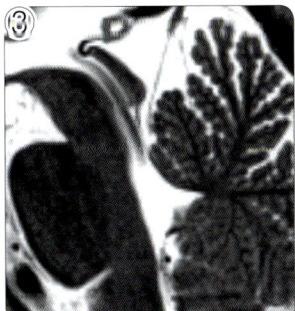 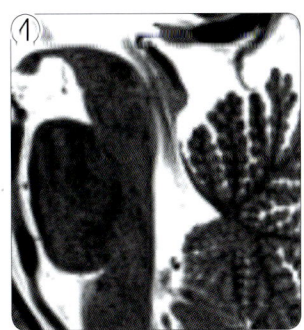

1. 第四脑室；2. 第四脑室底；3. 上髓帆；4. 下髓帆；5. 小舌；6. 小结；7. 第四脑室尖顶

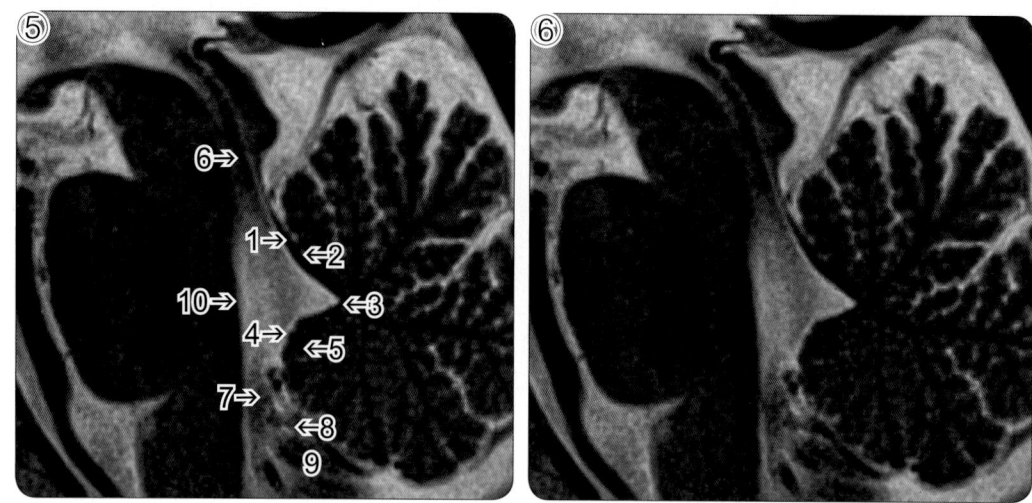

1. 上髓帆；2. 小舌；3. 第四脑室尖顶；4. 下髓帆；5. 小结；6. 大脑水管中流动的脑脊液；7. 流出第四脑室的脑脊液；8. 第四脑室脉络丛内侧段；9. 扁桃体；10. 第四脑室底

图 2.6-4a　第四脑室 - 正中矢状面

图①至图④为不同个体的正中矢状面 T2 加权图像，图⑤和图⑥为图①的放大图像。

第四脑室：第四脑室呈底边向前、尖顶向后的直立三角形，底边为第四脑室的底壁，即菱形窝。顶壁由上髓帆、下髓帆和尖顶构成，这个三角形的第三脑室腔不是封闭的，向上经大脑水管与第三脑室沟通，向下与延髓中央管连接，另外以正中孔和 2 个侧孔与蛛网膜下腔沟通。

第四脑室相关结构的观察：

上髓帆：向上与中脑被盖连接，向后与小脑蚓部的小舌紧密融合，两者在影像学上无法分辨。

下髓帆：覆盖在小结前面，下髓帆与小结在影像学上无法分辨。

脑脊液在第四脑室中的流动：脑脊液流速较快时会产生低信号条带阴影，其中最明显的是自大脑水管向下流入第四脑室的脑脊液与流出第四脑室的脑脊液。

第三脑室脉络丛内侧段和小脑扁桃体等均可在第四脑室下方形成簇状的低信号阴影。

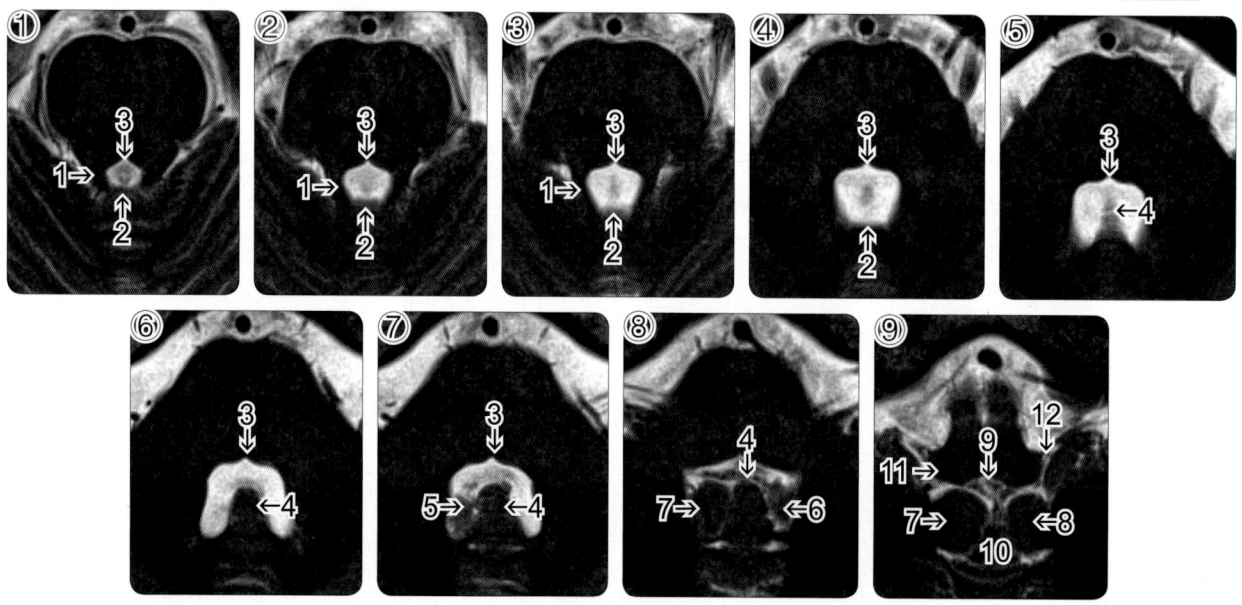

1. 小脑上脚；2. 小舌；3. 正中沟；4. 小结；5. 脉络丛右外侧段；6. 脉络丛左外侧段；7. 右侧扁桃体；8. 左侧扁桃体；9. 延髓中央管；10. 蚓垂；11. 小脑下脚；12. 外侧孔

图 2.6-4b 第四脑室-横断面

图①至图⑨为自上而下不同层面的横断面 T2 加权图像，其中图①至图④为第四脑室上段图像，图⑤至图⑨为第四脑室下段图像，上段和下段主要是以第四脑室尖顶为界来划分的，只能作为参考。

第四脑室上段：第四脑室上段在横断面图像上表现为皇冠状。其中底为菱形窝，两侧壁主要由小脑上脚构成，后壁为小脑蚓部最前方的小叶，即小舌。此种形状保持到第四脑室的尖顶水平为止。

第四脑室下段：在横断面图像中可见第四脑室下段呈"马蹄铁"状，自后壁向前突出的为小脑蚓部的小结，基本上主要看到有小结向前突出的影像，那么这个层面就是第四脑室的下段。注意，第四脑室上段和下段的主要差别就在后壁和两侧壁，后壁上段为小舌，下段为小结；两侧壁上段为小脑上脚，下段为小脑下脚。

第四脑室外侧隐窝和外侧孔：第四脑室外侧隐窝自第四脑室底层向两侧沿小脑下脚后面走行，然后向前拐弯约 90°，开口于小脑下脚与绒球之间，此为第四脑室外侧孔。

第四脑室脉络丛等结构：第四脑室脉络丛主要位于第四脑室下段，脉络丛的内侧段位于小结前方，外侧段位于小结两侧，在脉络丛外侧段下方出现小脑扁桃体。

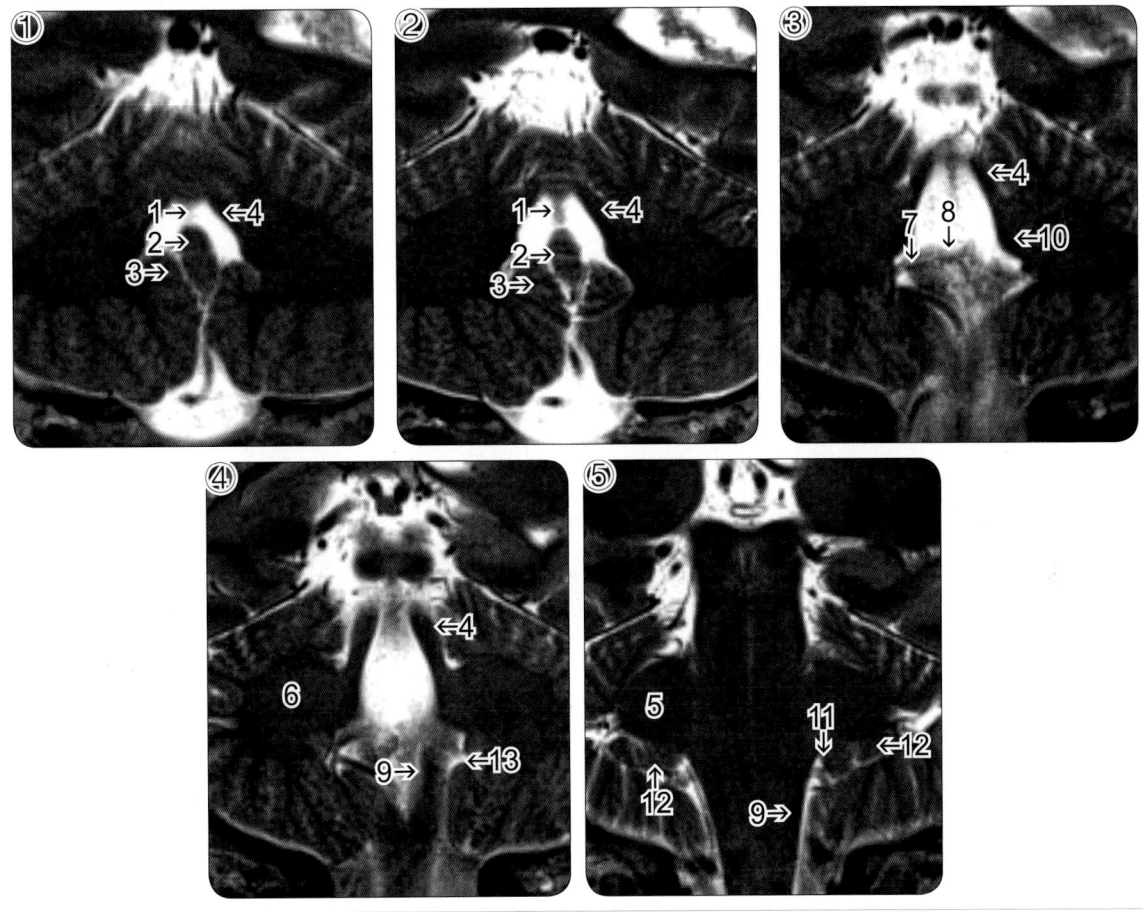

1. 小舌；2. 小结；3. 小脑扁桃体；4. 小脑上脚；5. 小脑中脚；6. 小脑半球髓体；7. 脉络丛外侧段；8. 脉络丛内侧段；9. 小脑下脚；10. 外侧隐窝；11. 外侧孔；12. 绒球；13. 外侧隐窝

图 2.6-4c 第四脑室-冠状面

图①至图④为自后往前不同层面的冠状面 T2 加权图像，图⑤为绒球层面的冠状面 T2 加权图像。

第四脑室后部：图①和图②显示在后部层面的冠状面图像上，第四脑室显示为"八"字形，两侧以小脑上脚为边缘，中间上方为上髓帆和小舌，下方为下髓帆和小结，两侧下方为小脑扁桃体。

第四脑室前部：图③和图④显示在前方层面的冠状面图像上，第四脑室显示为钟形，两侧依然为小脑上脚，上方为中脑顶盖，下方为第四脑室脉络丛。

第四脑室外侧隐窝和外侧孔：图④和图⑤显示在第四脑室底部，外侧隐窝位于小脑下脚与小脑扁桃体之间向前方延伸，并于小脑下脚与绒球之间开放于小脑延髓池。

a present: "第五脑室"和"第六脑室"

所谓的"第五脑室"和"第六脑室"是透明隔的解剖变异和发育异常所致。

"第五脑室"又被称为"透明隔腔 (cavity of septum pellucidum)"或称"透明隔间腔 (interseptal space)",属于胚胎发育过程中的遗留问题。在胎儿时期,透明隔由中缝发展为分离的双层半透明的膜,其间的腔隙即透明隔腔,腔内充盈的液体为脑脊液,可与脑室沟通。出生后通过2层膜的融合,多数透明隔腔会消失。但有资料显示12%~15%的个体至成人期仍有透明隔腔的留存,被戏称为"第五脑室"。"第五脑室"可与第三脑室沟通,也可成为独立的腔室。"第五脑室"的具体位置是在两侧侧脑室前角之间的透明隔内,位于中线上,呈两边平行的长条形,只限于前角范围内而不涉及侧脑室体部。有人经CT和MRI观察发现,透明隔间腔的存在率在新生儿为83.3%,至1岁以内骤降为3.9%,1~5岁为2.2%,6~9岁为1.1%,10~14岁为1%。此种年龄分布表明,在人类出生时透明隔腔是普遍存在的,而其中绝大多数出生后很快自行封闭消失。对此,较为合理的解释是:其一,透明隔内所含液体在出生后迅速被吸收,囊腔亦随之闭合;其二,因为脑室内脑脊液的压力使透明隔间腔受压狭小而闭合。总之,它就是一个透明隔间腔,在读片中一般不易混淆或误判。当其内积液过多,宽径超过10mm时,应当视为异常发育,通常将明显膨大的透明隔腔称为透明隔囊肿。

"第六脑室"要稍许复杂一点,混淆或误解的情况也相对多一些。文献认为"第六脑室"有2型。

Ⅰ型"第六脑室"是"第五脑室"向后方的延伸和扩大。将侧脑室前角之间的透明隔腔称为"第五脑室",而其向后延伸到侧脑室体部的部分就称为"第六脑室"。两者可同时存在,其性质相同,只是位置、范围不同而已。"第六脑室"位于侧脑室体部,其位置同样是位于中线上,其形态表现为两边互相平行的长条形,其范围可从侧脑室体部向前延续至侧脑室前角之间。有人指出,Ⅰ型"第六脑室"几乎总是伴随"第五脑室"同时存在。Ⅱ型"第六脑室"是与"第五脑室"没有关联的另外一种发育异常。其位置偏后,多为独立发生在胼胝体干后部和胼胝体压部下方,海马连合上方的两侧侧脑室之间的腔室,范围限于此而不向前方延伸,也无"第五脑室"存在;其形态也不同于"第五脑室",多为尖向前方的三角形。其名称有"第六脑室""穹窿脑室""Verga氏腔"或"胼胝体腔"等。在临床读片的实践中,上述2种类型均可见到,也均称"第六脑室"。不管如何解释,上述2种类型或许只是侧脑室体部透明隔发育异常的背景和模式不同而已。有人提出"第六脑室"可导致神经功能异常,但迄今尚无可靠依据。最后请读者注意的是,我们在这里一直将"第五脑室"和"第六脑室"加注了引号,也请大家在报告中照此办理,以免引起初学者、临床科室医师、全科医师和临床就医者等对此种诊断名称的误解。

Ⅱ型"第六脑室"与帆间池的形状类似并且两者的解剖位置又非常接近,故在临床上极容易混淆和误诊。帆间池是脑横裂区域的脉络膜组织在伸入侧脑室形成脉络丛的过程中遗留下来的脉络膜裂的基础上所形成。在CT/MRI图像上,Ⅱ型"第六脑室"与帆间池的区别如下:

①位置:两者以海马连合分界,帆间池位于海马连合下方,与蛛网膜下腔沟通;Ⅱ型"第六脑室"在海马连合与上方的胼胝体之间,是独立于蛛网膜下腔之外位于透明隔内的独立腔室。

②发生频率:帆间池常见;Ⅱ型"第六脑室"则为一种十分罕见的解剖变异。

③形态:帆间池体积较小,多为上下径非常扁薄的三角形脑池,其三角尖锐,边缘向内凹陷;而Ⅱ型"第六脑室"体积比较大,为圆角三角形,边平直或呈向外膨隆状。

④内容:帆间池伸向两侧侧脑室并与其内的脉络丛密切关联,内有大脑大静脉等血管分支走行;而Ⅱ型"第六脑室"与脉络丛无关联,且其内绝无血管存在。

图 2.6-附 "第五脑室"和"第六脑室"

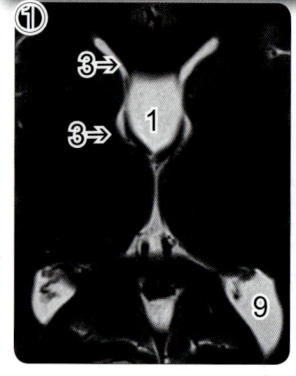
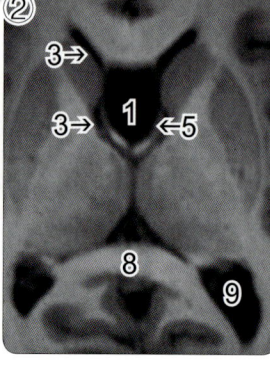
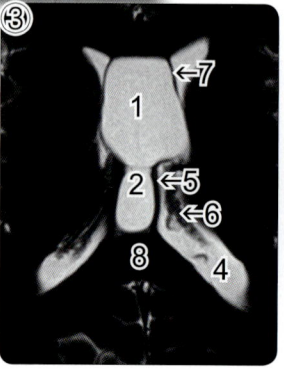
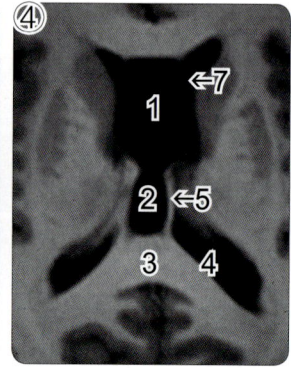

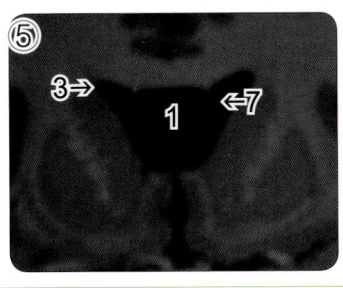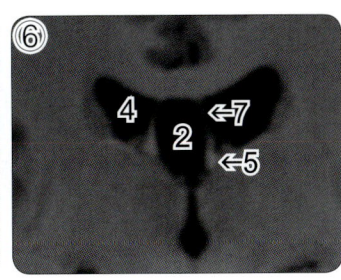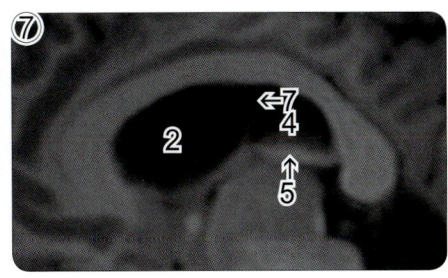

1. "第五脑室"；2. "第六脑室"；3. 侧脑室前角；4. 侧脑室体部；5. 穹窿体；6. 脉络丛；7. 透明隔膜；8. 胼胝体压部；9. 侧脑室三角区

图 2.6-附 a　"第五脑室"和"第六脑室"

图①至图⑦为个例 1 的横断面、冠状面和矢状面 T1 和 T2 加权图像。

本例属于"第五、六脑室"并存。通常"第五、六脑室"属于解剖变异，不应归入疾病，这个应该向被检者讲清楚、说明白。尽管如此，本例的"第五脑室"和"第六脑室"所形成的囊腔圆隆膨大，对周围结构有一定的张力和压迫感，故应关注或查验该个体是否具有临床症状及其与该解剖变异之间是否具有因果关系。如有必要，应该讨论或考虑临床干预的必要性。

注意图中"第五脑室"和"第六脑室"的壁与穹窿体之间的关系。

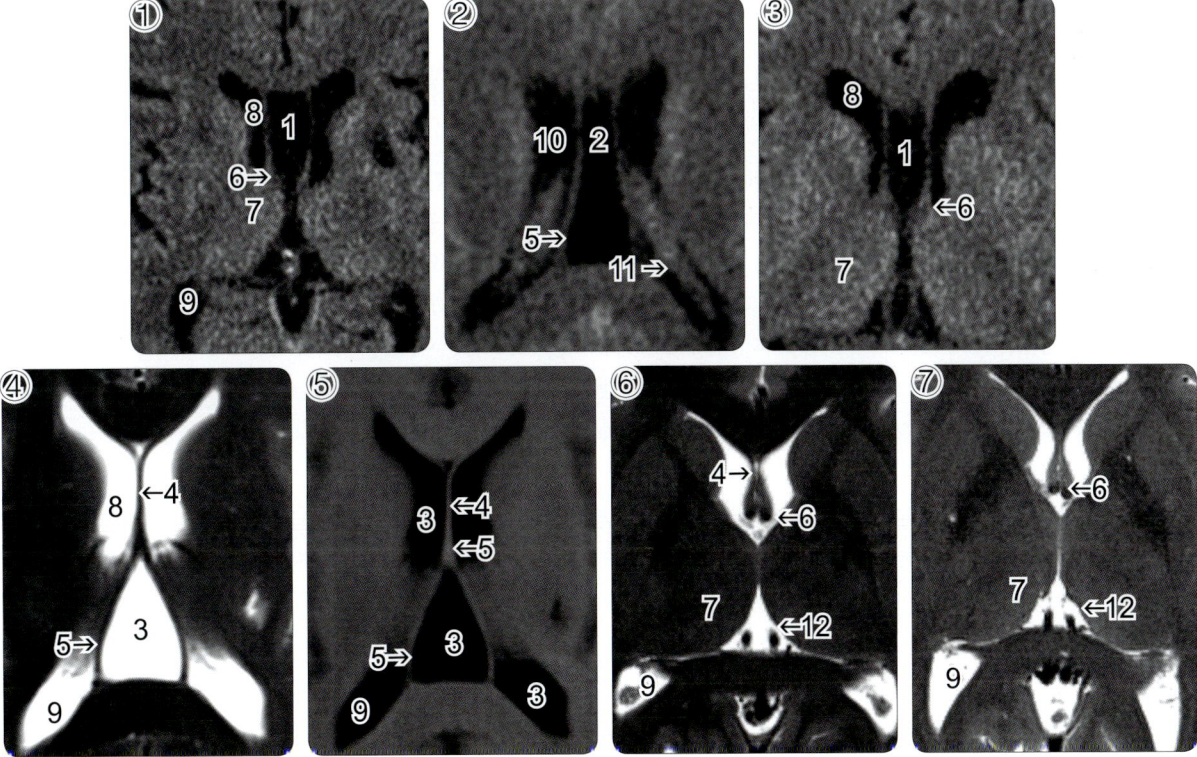

1. "第五脑室"；2. I 型"第六脑室"；3. II 型"第六脑室"；4. 透明隔；5. 穹窿体；6. 穹窿柱；7. 丘脑；8. 侧脑室前角；9. 侧脑室三角区；10. 侧脑室体；11. 侧脑室脉络丛；12. 帆间池

图 2.6-附 b　"第五脑室"和"第六脑室"

图①和图②为个例 2 的 CT 图像；图③为个例 3 的 CT 图像；图④和图⑤为个例 4 的 MRI-T1 和 T2 加权图像；图⑥和图⑦为另外 2 个个体的 MRI-T2 加权图像。

图①和图②显示个例 2 为"第五、六脑室"并存；图③显示个例 3 为单纯"第五脑室"，个例 2 和个例 3 均显示其透明隔膜平行排列，透明隔腔无压力，结合临床无症状和体征，可视为正常变异；图④和图⑤，显示的 II 型"第六脑室"发生于侧脑室体部透明隔后半部，囊腔具有一定张力，且对穹窿体有推挤移位改变，故临床有必要进一步除外其有否临床意义；图⑥和图⑦为另外 2 个个体的 MRI-T2 加权横断面图像，显示帆间池的表现，可以与个例 4 的 II 型"第六脑室"进行区分。

2.6.2 脑池

脑脊液循环的第 2 阶段为脑池阶段。脑脊液自第四脑室正中孔和外侧孔流出脑室后，首先充盈小脑延髓池，然后依次流经和充盈幕下脑池、幕水平脑池和幕上脑池。最终经突入上矢状窦的蛛网膜颗粒回流静脉系统。以小脑幕为解剖参照物，可将全部脑池依位置分为幕上脑池、幕水平脑池和幕下脑池 3 组。

Point-05: 幕上脑池

区域解剖简析

幕上脑池组包括纵裂池、外侧裂池、终板池、胼胝体周围池和帆间池。

①纵裂池 (interhemispheric cistern)：纵裂池分布于纵裂内，向上通往大脑两侧半球的脑凸面，向下与胼胝体周围池、终板池和大脑大静脉池等纵裂深部的脑池沟通，占据纵裂的绝大部分并被大脑镰一分为二，其范围也大致与大脑镰相符，下界至扣带沟。纵裂池内含大脑镰、下矢状窦、大脑前动脉的 a3~a5 的各级分支和 2~8 条向上汇入上矢状窦的大脑上静脉。

②外侧裂池 (sylvian cistern)：外侧裂是大脑半球内走行和分布最为复杂的脑裂，自中心脑底进入岛叶表面并最终到达大脑半球的脑凸面，涉及岛叶、额叶、顶叶和颞叶。全部外侧裂大体可分为起始部、垂直部和水平部 3 个部分。

a. 起始部：自中心脑底前穿质区域至岛阈，其内走行大脑中动脉 m1 段和 m2 段，因该部较为宽大，常常被称为外侧窝池 (cistern of the lateral fossa) 或外侧裂池干。

b. 垂直部：是岛叶的表面部分，在矢状面上延伸。其内走行大脑中动脉 m3 段。

c. 水平部：是外侧裂池在上岛盖和下岛盖之间向外延伸至脑凸面的部分，也称"岛盖间隙 (interopercular space)"。其延伸平面与横断面一致，自 m3 段发出的分支穿越该部到达脑凸面形成蜡台动脉。垂直部与水平部在横断面和冠状面切面上呈相互垂直的"T"字形。外侧裂池向下通往鞍上池，向内通往纵裂池、终板池，向外通往脑凸面的蛛网膜下腔。

③终板池 (cistern of lamina terminalis)：是位于终板前方的脑池。

a. 毗邻结构：该脑池向前通往纵裂池，后方则以终板与第三脑室分隔，上界为胼胝体嘴，向下通入鞍上池、视交叉池等，两侧以终板旁回、胼胝体下区等脑组织为侧壁，视神经、视交叉及其周围的蛛网膜增厚带形成终板池的底壁。

b. 大小、形状和内容：终板池的前后径和高度接近，为 1.5~2cm。从冠状面看，终板池上窄下宽呈钟形或帐篷状。大脑前动脉的 a1 段向前内方走行进入终板池，Heubner 返动脉则由此向后走出终板池，a2 段、前交通动脉等也位于终板池内，故该脑池是前交通动脉动脉瘤夹闭术和视交叉后方肿瘤切除手术的必经之路。

④胼胝体周围池 (pericallosal cistern)：位于纵裂池的下方，呈弓形。又称胼胝体池或胼胝体上池，由大脑镰下方的纵裂间隙、胼胝体沟和扣带沟等处的蛛网膜下腔组成。

a. 毗邻结构：该池向上通入纵裂池，向前下方与终板池相连，向后下方则与四叠体池和帆间池等沟通，两侧壁由扣带回及其下方的灰被组成。脑池周围由蛛网膜增强纤维围隔。

b. 内容：大脑前动脉的 a4 段在该脑池内走行。

⑤帆间池 (cistern of velum interpositum)：又称"中间帆腔"或"第三脑室上池"。帆间池是在大脑横裂内的脉络膜后动脉携带软脑膜伸入侧脑室的过程中所形成，其顶后壁为三角形的海马连合，前外壁为穹窿脚，后界为胼胝体压部，底壁为丘脑后部的内上面，后内侧向大脑大静脉池开放。

图 2.6-5 幕上脑池

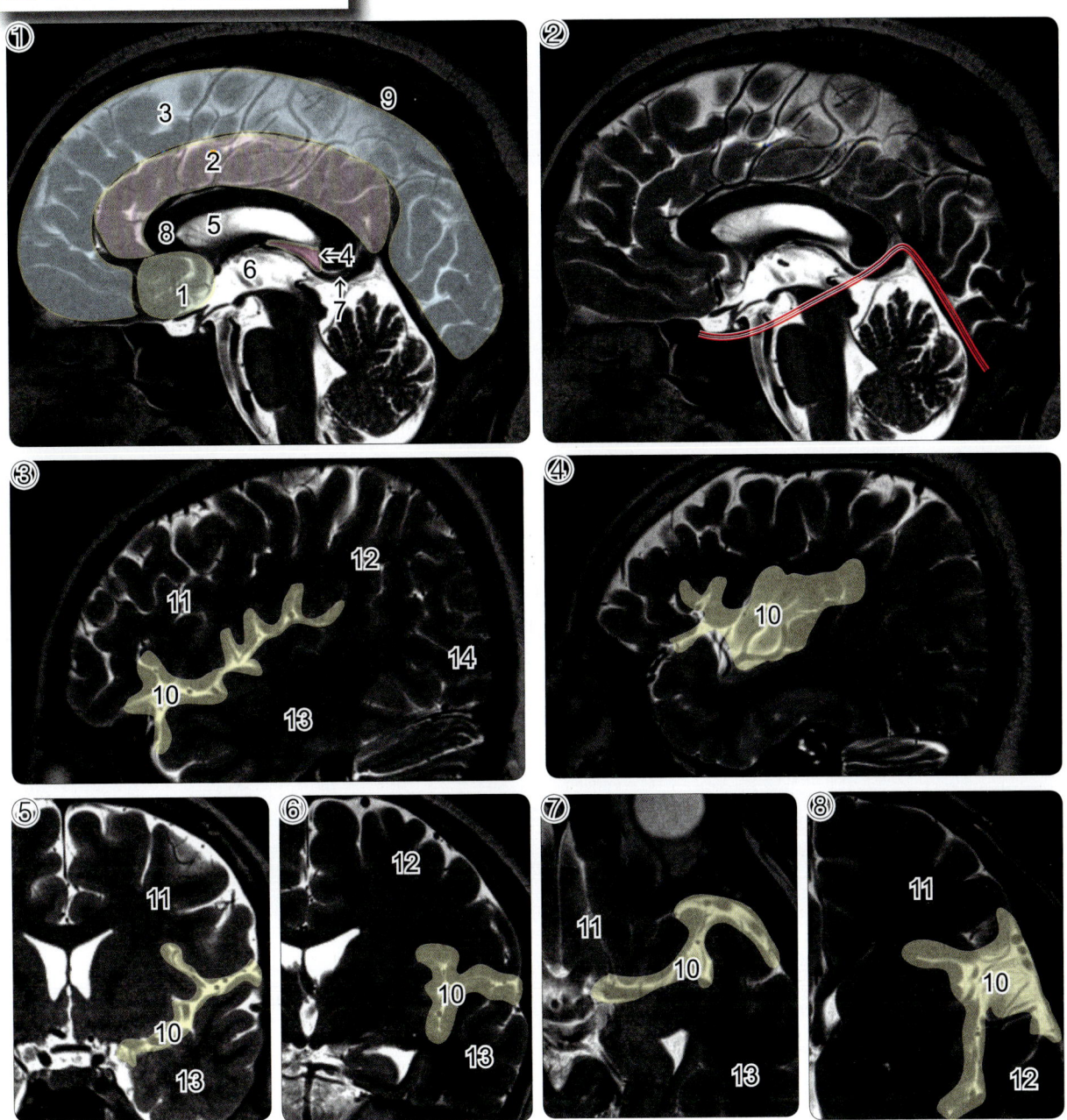

1. 终板池；2. 胼胝体周围池；3. 纵裂池；4. 帆间池；5. 侧脑室体；6. 第三脑室；7. 大脑大静脉；8. 胼胝体；9. 上矢状窦；10. 外侧裂池；11. 额叶；12. 顶叶；13. 颞叶；14. 枕叶

图 2.6-5 幕上脑池

图①和图②为正中矢状面 T2 加权图像，显示位于纵裂内的诸脑池；图③至图⑧为矢状面、冠状面和横断面 T2 加权图像，分别显示外侧裂池的表现。

图②中的红线为小脑幕线，幕水平的脑池都围绕在小脑幕线的周围，幕上脑池则全部位于幕水平脑池的上方。

矢状面可以观察位于纵裂内的幕上脑池，包括纵裂池、胼胝体周围池和终板池，在纵裂之外的幕上脑池即是帆间池和外侧裂池。

横断面和冠状面可以补充观察外侧裂池的起始部、水平部和垂直部的详细形态和范围。

外侧裂各部观察：

外侧裂起始部位于外侧裂的内侧和前下方，垂直部在岛叶表面延伸，水平部位于上下岛盖之间。

幕上脑池 CT/MRI 观察小结

1. CT/MRI 建议观察平面：

①矢状面图像是观察位于纵裂内的纵裂池、胼胝体周围池、终板池、帆间池以及外侧裂池的水平部和垂直部的整体形态等的最佳观察平面，应该是幕上脑池的最基本和最重要的观察平面。

②横断面和冠状面图像可以补充观察上述各个脑池，特别是对形态最复杂的外侧裂池的价值更大。

2. CT/MRI 观察要点提示：

外侧裂的分部和帆间池的观察是本组脑池中的重点和难点。

①外侧裂池的起始部、水平部和垂直部以及在其内走行的大脑中动脉各段可以互为参照进行观察。

②帆间池具有独特的形态和位置，需要注意与第三脑室以及Ⅱ型"第六脑室"进行鉴别。

Point-06: 幕水平脑池

区域解剖简析

幕水平脑池是指环绕分布在中心脑底与中脑周围的脑池群，该组脑池的分布相对集中，命名复杂且有时重复或紊乱。蛛网膜下腔出血、脑膜炎、结核等感染病灶常聚集在此。本组脑池自前往后依次为大脑基底池、环池和大脑大静脉池。

①大脑基底池 (basal cistern)：位于中心脑底区域，涵盖鞍上池、交叉池、大脑脚池和脚间池等。在不同水平，其形态也不同。

a. 中脑水平：该脑池为六角形，有6个角和6个边。6个角中的前角为纵裂，前外侧角为外侧裂起点，后外侧角为环池前端，后角为脚间窝顶点；6个边中的前外侧边为额叶直回的后缘，外侧边为颞叶海马回钩内缘，后外侧边为大脑脚底的内侧面。

b. 脑桥水平：该脑池因为后方的脚间凹被脑桥基底部所取代故为五角形，由脑桥基底的前凸面构成下段鞍上池的后边。其余的边角不变。

该脑池内含视神经、视交叉、视束、动眼神经、垂体柄、颈内动脉、基底动脉、Willi 氏动脉环、Rosenthal 静脉环等。大脑基底池居于各脑池的中心，向前上通入纵裂池、终板池和胼胝体周围池，向后经环池与大脑大静脉池相连，向外可经外侧裂池通往脑凸面的蛛网膜下腔，向下经桥池等可进一步通往后颅窝各个脑池和脊髓的蛛网膜下腔。

②环池 (ambient cistern)：又称迂回池、中脑包围池或 Bichxt 池。该池围绕中脑两侧自前下向后上倾斜走行，前后走行沟通前方大脑基底池和后方大脑大静脉池。

a. 毗邻结构：内侧自前往后依次为脚底外侧面和被盖的外侧面，外侧自前往后依次为颞叶海马旁回钩和海马旁回的内侧面。

b. 环池前后段：前段位于大脑脚底前外侧面和海马旁回钩之间，为自前内向后外方向走行的狭窄间隙；后段位于大脑脚底和中脑被盖与海马旁回之间，为自前外向后内方向走行的略迂曲而宽大的间隙。

c. 内容：在环池内自上而下依次为脉络脉前动脉、Rosenthal 基底静脉、大脑后动脉 P_2 段及其分支、前脉络膜动脉及其分支、小脑上静脉、滑车神经、脑桥中脑外侧静脉等诸多结构。

③大脑大静脉池 (cistern of great cerebral vein)：位于中脑后方，该脑池涵盖松果体池和四叠体池 (quadrigeminal cistern) 等。向前下方经环池通往鞍上池，向上与中间帆池沟通，向后上方与胼胝体周围池接续，向后汇入小脑上池。

a. 毗邻结构：前界为松果体和四叠体，后界为小脑幕切迹的后缘，两侧为扣带回峡和小脑幕切迹缘，顶壁为胼胝体压部，底壁为小脑蚓部的中央小叶和山顶的上表面。

b. 内容：池内自前往后依次为两侧大脑内静脉后段、大脑大静脉、镰-幕窦汇、大脑后动脉 P_4 段、脉络膜后动脉、基底静脉、中脑背侧静脉、小脑中央前静脉、滑车神经等。

图 2.6-6 幕水平脑池

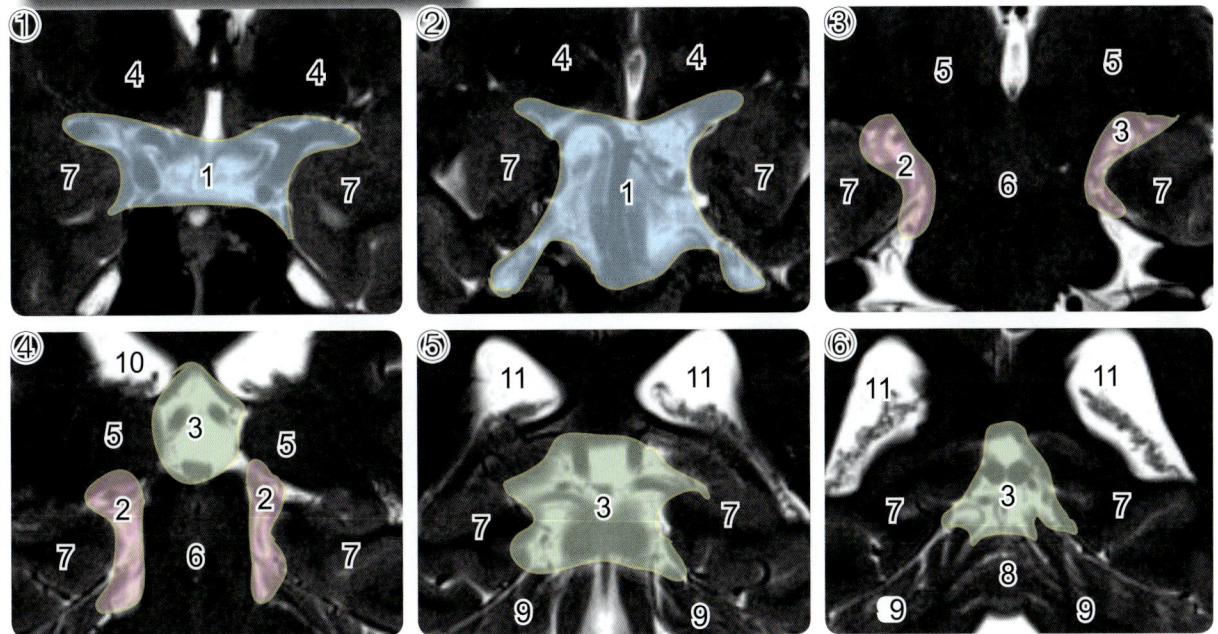

1. 大脑基底池；2. 环池；3. 大脑大静脉池；4. 基底核；5. 丘脑；6. 中脑；7. 颞叶；8. 小脑蚓部；9. 小脑半球；10. 侧脑室体；11. 侧脑室三角区

图 2.6-6a 幕水平脑池 - 冠状面

图①至图⑥为自前往后的冠状面 T2 加权图像，显示幕水平脑池的冠状面表现。

幕水平脑池的冠状面观察：

以往在 CT 图像上很少观察到脑池的冠状面表现，幕水平的内侧在冠状面上应分 3 段进行观察，即大脑基底池段、环池段和大脑大静脉池段。

大脑基底池段：图①和图②显示脑底前方层面的鞍上池及其上方的视交叉和两侧的颈内动脉与大脑前动脉和大脑中动脉的起始段所构成的"丁"字形血管，后方层面为脚间池、桥池和基底动脉等。

环池段：图③和图④显示中脑及其两侧的环池的冠状面表现，前方层面为大脑脚底及两侧的环池，后方层面为中脑被盖区域两侧的环池。

大脑大静脉池段：图⑤和图⑥显示脑干后方的大脑大静脉池。

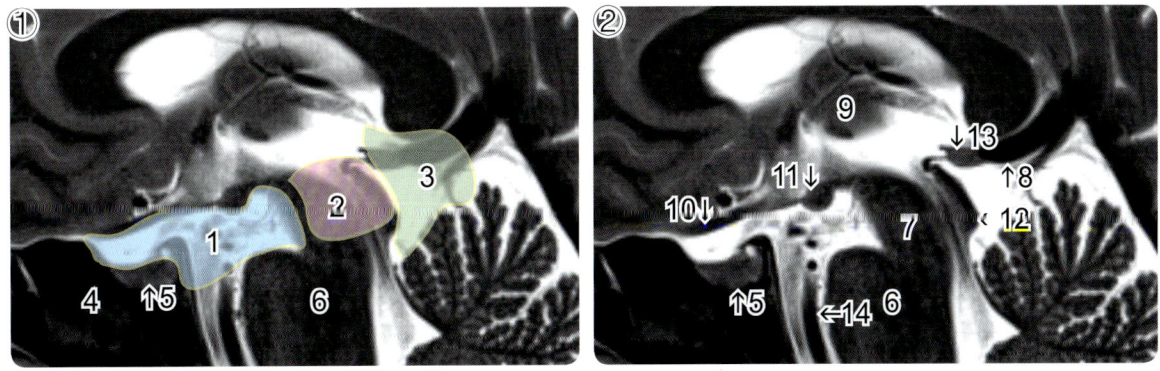

1. 大脑基底池；2. 环池；3. 大脑大静脉池；4. 蝶窦；5. 垂体；6. 脑桥；7. 中脑被盖；8. 大脑大静脉；9. 丘脑粘合；10. 视交叉；11. 乳头体；12. 四叠体；13. 松果体；14. 基底动脉

图 2.6-6b 幕水平脑池 - 矢状面

图①和图②为同一幅正中矢状面 T2 加权图像，显示幕水平脑池的矢状面表现。

幕水平脑池的矢状面观察：

注意在正中矢状面图像上可以显示的幕水平的脑池只有前方的大脑基底池和后方的大脑大静脉池，而无法显示走行于中脑两侧的环池，即使是使用旁正中矢状面图像也不能完整、准确地显示环池，真正显示环池必须通过横断面和冠状面图像。

大脑基底池段：在矢状面图像上，大脑基底池上方为中心脑底，包括视交叉、乳头体和第三脑室，下部前方为蝶鞍，后方为中脑和脑桥。

大脑大静脉池：大脑大静脉池前方为四叠体，后方为小脑上池，顶为大脑大静脉和胼胝体压部。

环池：围绕中脑两侧连通大脑基底池和大脑大静脉池。

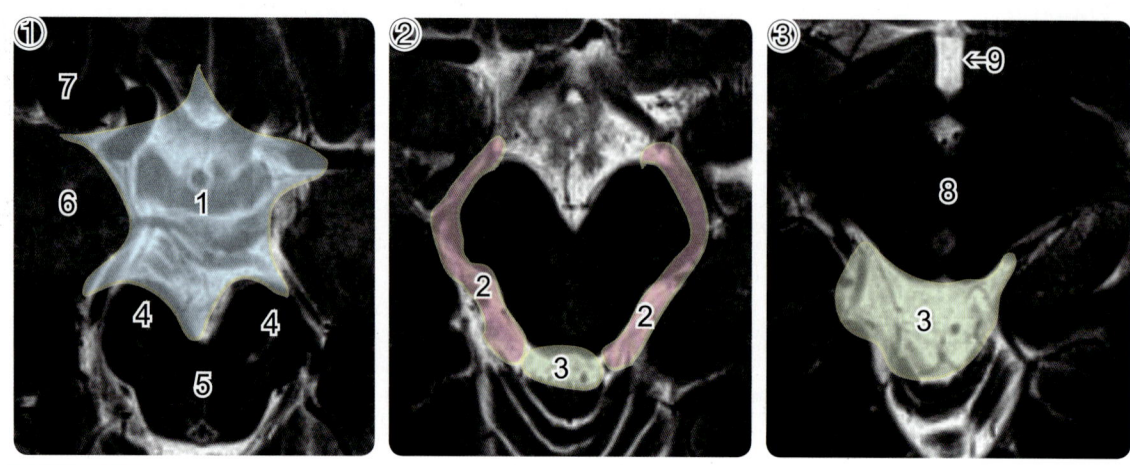

1. 大脑基底池；2. 环池；3. 大脑大静脉池；4. 大脑脚底；5. 中脑被盖部；6. 海马旁回钩；7. 额叶；8. 底丘脑；9. 第三脑室

图 2.6-6c　幕水平脑池 - 横断面

图①至图③为同一个体的横断面 T2 加权图像，显示幕水平脑池的横断面表现。

在幕水平脑池的横断面图像上，可以显示位于大脑半球底部这 3 个脑池的具体形态表现。

大脑基底池：位于前方的中心脑底处并与之相对，在较高层面显示为六角星形态，如图①所示；在较低层面时因后方为脑桥基底部，故显示为五角星形态。

环池：环池位于中脑两侧，围绕中脑被盖部时自两侧后内方向前外方走行，至大脑脚底部时则拐弯变成自后外方向前内方走行，此种走行特点只有横断面图像方可显示，冠状面和矢状面均无法得到满意的观察。

大脑大静脉池：大脑大静脉池位于中脑后方，向上通往纵裂中各个脑池，向后通往小脑上池，向前通往大脑基底池等，成为幕上和幕下以及各部脑池沟通的枢纽。其内因有大脑大静脉、四叠体和松果体等结构而有多个据此命名的脑池。

幕水平脑池 CT/MRI 观察小结

1.CT/MRI 建议观察平面：

①横断面图像为本组脑池的主要观察平面，但各个脑池不会出现在同一个平面上。

②矢状面和冠状面图像可以进一步观察上述脑池的分布、轮廓、形态以及其与池内解剖结构之间的位置关系。

2.CT/MRI 观察要点提示：

①蛛网膜下腔出血、感染时可造成大脑基底池和环池等的铸形影像，在 CT/MRI 平扫和增强扫描上可以有清晰的显示。

②大脑基底池的形态变化和环池的分部观察非常重要；环池两侧的对称性和宽度的不对称改变常常对脑疝的预测和评估具有重要的临床意义。

③这些脑池所含的脑底动脉环、大脑后动脉、大脑大静脉和相关颅神经等重要的解剖结构，也是观察的要点之一，可以通过结合临床症状表现评估相关的神经和血管的病变及其预后表现。

Point-07：幕下脑池

区域解剖简析

幕下脑池是指脑干周围和小脑幕下的后颅窝脑池群，自上而下依次为小脑上池、桥池、桥小脑角池、延髓池和小脑延髓池。

①小脑上池 (superior cerebellar cistern)：位于小脑上沟内，也称小脑上沟。向前开放于大脑大静脉池，向前上方通入胼胝体周围池，向后连接小脑溪和小脑延髓池，向外与小脑半球表面的蛛网膜下腔相通。池内走行小脑上动、静脉。小脑萎缩时可见小脑上池有明显增宽。

②桥池 (pontine cistern)：又称脑桥前池 (prepontine cistern)，位于斜坡与脑桥腹侧面之间，即专指脑桥前面部分的脑池。

a. 毗邻结构：向上通入鞍上池，向下与延髓池相接续。桥池与上下方的脑池之间没有明确的界限，可以以脑桥的上下界来定界。桥池与两侧的桥小脑角池相接续，前面为斜坡上段。

b. 内容：桥池内的血管主要为基底动脉及其分支，基底动脉向上走行于脑桥正中沟内，沿途发出的脑桥支分布于脑桥表面，至脑桥上缘先后发出小脑上动脉和大脑后动脉。桥池内的神经有三叉神经和展神经，粗大的三叉神经出现在脑桥中段水平，走行于桥池的外侧。展神经出现在脑桥下端的桥延沟旁，距离中线旁 1cm 左右进出脑干，向前外方上行进入桥池前上方的海绵窦。

③桥小脑角池 (cistern of pontocerebellar trigone)：是桥池的侧翼。

a. 毗邻结构：向前内侧与桥池相接续，向上通入鞍上池，向下通入小脑延髓池。

b. 内容：三叉神经走行于该池内侧；面神经和前庭蜗神经在该池的下方层面向前外方走行进入内听道；小脑绒球位于面神经、前庭蜗神经和小脑半球之间并向下伸入小脑延髓池；池内血管有小脑下前动脉、迷路动脉、脑桥前外侧静脉、脑桥外侧静脉和岩静脉等，这些血管在该脑池内蜿蜒走行，彼此间不易区分。

④延髓池 (medullary cistern)：又称延髓前池 (premedullary cistern)。

a. 毗邻结构：向上与桥池相接续，向下续于椎管，向两侧通入小脑延髓池和枕大池。

b. 内容：池内主要血管有左、右椎动脉的 V_5 段，呈"人"字形向中线靠拢并最终在桥延沟水平合成基底动脉；其他血管有脊髓前动脉、延髓前正中静脉和延髓横静脉等。

⑤小脑延髓池 (cerebellomedullary cistern)：是分布于延髓两侧、小脑外侧面和底面的脑池，其中按位置又分为小脑延髓外侧池和枕大池。

a. 小脑延髓外侧池 (lateral cerebellomedullary cistern)：位于延髓外侧和小脑半球的前面，向内侧与延髓池相沟通，向上与桥小脑角池相接续，向下通入枕大池和脊髓蛛网膜下腔；池内含舌咽神经、迷走神经、副神经和舌下神经。

b. 枕大池 (cisterna magna)：位于延髓后方、小脑溪和两侧小脑半球下面，常常比较宽大甚至非常巨大。脑脊液经第四脑室正中孔和侧孔直接向本池开放再加上枕大池位于颅腔中最低位置等因素，是脑脊液容易在此聚集从而形成巨大脑池或枕大池蛛网膜囊肿的解剖基础。枕大池的脑脊液向上方与两侧小脑延髓外侧池相沟通，向后上方与小脑上池相沟通。通过脊髓血管等的搏动和枕大池的张力，使得脑脊液有向上流动的动力学基础。枕大池有大量脑脊液蓄积时，可使小脑蚓部和小脑半球明显上抬并撑开小脑扁桃体等结构，形成"巨大枕大池"；当其内脑脊液较少时，则仅仅积存在小脑溪中，看不到枕大池的出现。

图 2.6-7 幕下脑池

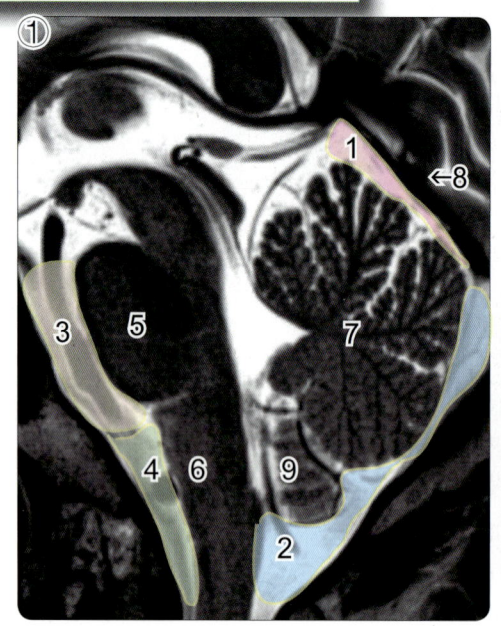
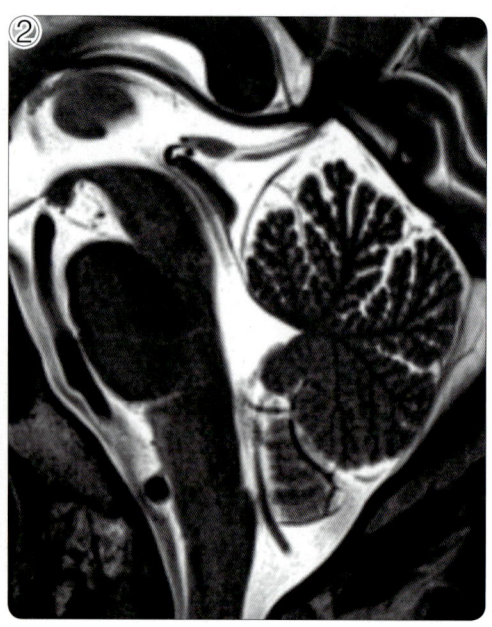

1. 小脑上池；2. 枕大池；3. 桥池；4. 延髓池；5. 脑桥；6. 延髓；7. 小脑蚓部；8. 直窦；9. 小脑扁桃体

图 2.6-7a 幕下脑池 - 矢状面

图①和图②为同一个体的正中矢状面 T2 加权图像，显示幕下脑池的矢状面表现。

幕下脑池在正中矢状面图像上可以显示的脑池有小脑上池、枕大池、桥池和延髓池。

小脑上池：位于小脑上沟与直窦之间，也称"小脑上沟"。向前开放于大脑大静脉池，向两侧通往小脑半球表面的蛛网膜下腔。

枕大池：为小脑延髓池的一部分，位于延髓后面、小脑蚓（小脑下沟）和两侧小脑半球之间和下方。因位于后颅窝的最下方，有时聚集大量脑脊液而使得该脑池十分巨大。也称"延髓小脑下池"。

桥池：位于斜坡与脑桥前面之间，也称"脑桥前池"。向上通入大脑基底池，向两侧通入桥小脑角池。向下与延髓池相接续。

延髓池：位于斜坡与延髓之间，也称"延髓前池"。向上与延髓池相接续，向两侧与小脑延髓池的两侧部分通连，向后与枕大池相连。

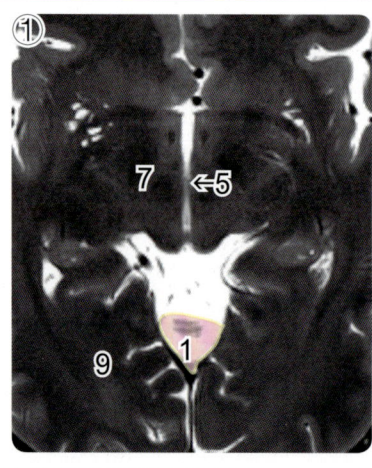
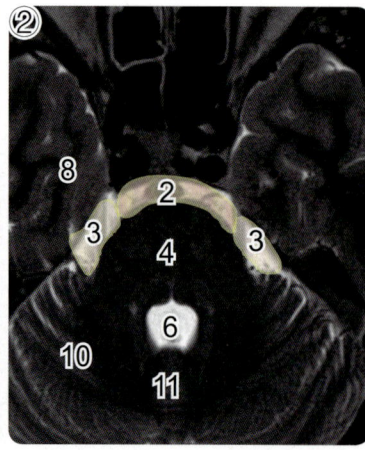
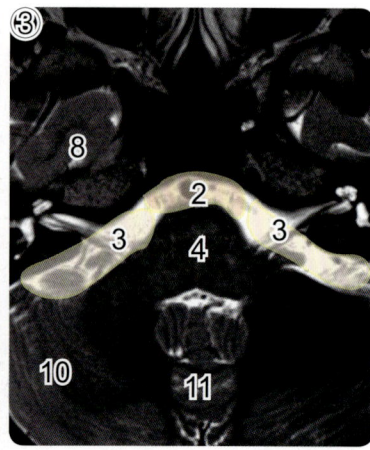

1. 小脑上池；2. 桥池；3. 桥小脑角池；4. 脑桥；5. 第三脑室；6. 第四脑室；7. 底丘脑；8. 颞叶；9. 枕叶；10. 小脑半球；11. 小脑蚓部

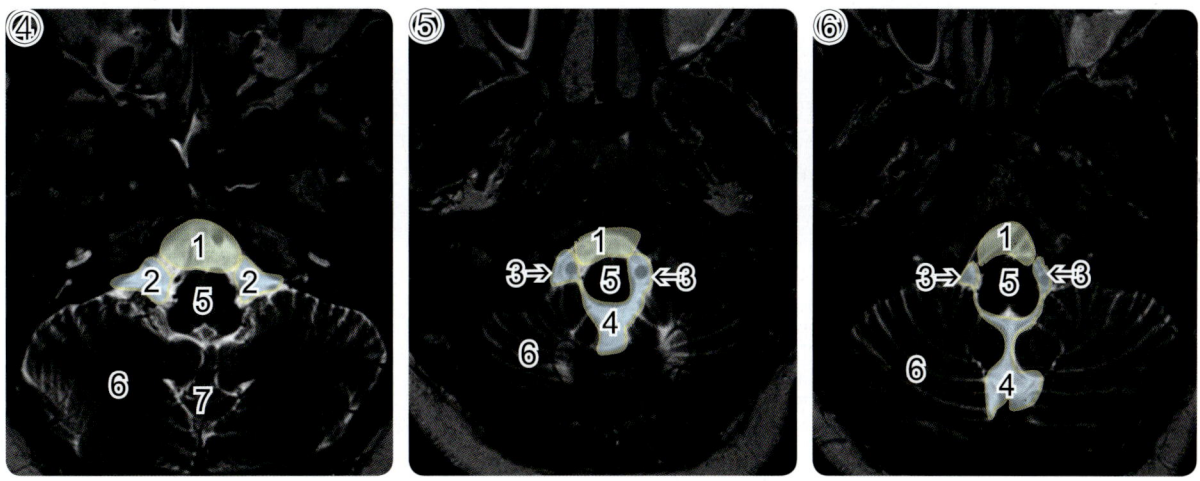

1. 延髓池；2. 小脑延髓池；3. 小脑延髓外侧池；4. 延髓池；5. 延髓；6. 小脑半球；7. 小脑蚓部

图 2.6-7b 幕下脑池 - 横断面

图①至图③为小脑上沟和脑桥水平的横断面 T2 加权图像，图④至图⑥为延髓水平的横断面 T2 加权图像，显示幕下脑池的横断面表现。

在不同水平的横断面图像上可以显示的幕下脑池的表现，特别有利于观察和区分桥池与桥小脑角池、延髓池与小脑延髓池。

小脑上池：位于小脑上沟与直窦之间的小脑上池为大脑大静脉池向后方的延续，横断面图像只能显示该脑池的最高层面而无法显示其全部行程，小脑上池前界为小脑蚓部最高点，即山顶小叶的顶点。其前方为大脑大静脉池，后方为小脑上池。

脑桥与延髓水平的幕下脑池：脑桥和延髓的前方分别为脑桥池和延髓池，脑桥和延髓的两侧分别为桥小脑角池和小脑延髓池。小脑延髓池又分小脑延髓外侧池和枕大池。小脑延髓外侧池向上与桥小脑角池相接续，向两侧小脑半球之间的下方、后方乃至后上方延伸形成枕大池，该脑池可以特别巨大，甚至形成独立的巨大囊肿，此时称为"巨大枕大池"。注意延髓池与小脑延髓池以及脑桥池与桥小脑角池之间无确切分界。

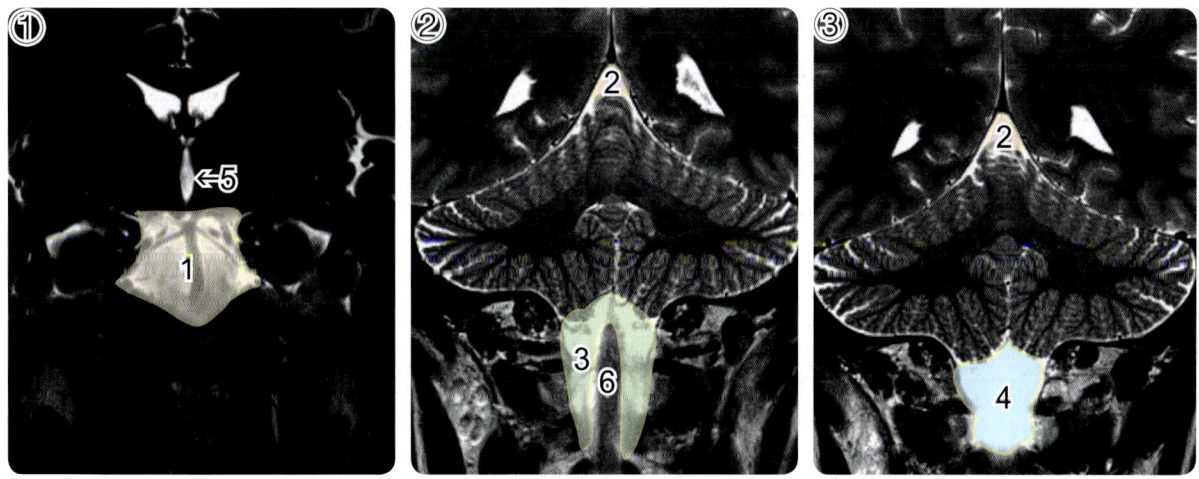

1. 脑桥池；2. 小脑上池；3. 小脑延髓外侧池；4. 枕大池；5. 第三脑室；6. 延髓

图 2.6-7c 幕下脑池 - 冠状面

图①至图③为幕下脑池的冠状面 T2 加权图像，显示部分幕下脑池的冠状面表现。

不同层面的冠状面图像可补充显示脑桥池、小脑上池、小脑延髓外侧池和枕大池。

小脑上池：冠状面显示的小脑上池并非由小脑上沟所形成，而是由小脑蚓部与上方的尖角状的小脑幕顶之间的空隙中充盈的脑脊液所形成的。

另外，冠状面图像易于观察脑桥池、小脑延髓外侧池和枕大池，延髓池和桥小脑角池则不易显示。

幕下脑池 CT/MRI 观察小结

1. CT/MRI 建议观察平面：

①横断面图像是可以依次对各个幕下脑池进行观察的基础平面。

②矢状面图像对幕下脑池的观察更具有大局观，与冠状面图像结合可以进一步补充观察各个幕下脑池的形态特点和范围。

2. CT/MRI 观察要点提示：

①幕下脑池中的脑桥池和延髓池位于脑干的前方，又分别叫"脑桥前池"和"延髓前池"，这 2 个脑池的侧面分别有桥小脑角池和小脑延髓池形成它们的侧翼。脑桥池与桥小脑角池以及延髓池与小脑延髓池之间互相接续，没有明确的解剖界限，也无刻意将它们进行区分的必要。

②在幕下脑池中，小脑延髓池比较复杂，其中的枕大池是一个解剖难点，需要很好地理解。小脑延髓池分 2 部分：一部分是位于延髓两侧，与上方的桥小脑角池是对应的，这一部分称为"小脑延髓外侧池"；另一部分是前述小脑延髓外侧池向延髓后方、小脑谿和两侧小脑半球底面延伸的脑池，可以沿小脑谿向上通入小脑上沟，这部分脑池位于延髓的后方，贴近后颅窝底的枕骨，叫"枕大池"，其所含脑脊液的数量在个体之间差异极大，多者被称为"巨大枕大池"，可将两侧小脑半球明显上抬和向两侧推移，其形态也多种多样，彼此差别极大。

a present：脑脊液循流路线和循流特点

脑脊液在脑室和蛛网膜下腔中流动和循环的机制与动静脉血管比较有以下诸多不同点：

①循环速度非常慢：据 Milhorat 于 1972 年进行的实验表明，在脊髓蛛网膜下腔内注射放射性核素后，1~2h 至基底池，3~5h 至外侧裂池，10~12h 扩散至整个大脑半球的表面，24h 后方从大脑基底池中被完全廓清并集中于上矢状窦。

②循环速度受血管搏动的影响明显：在动脉期，血管的明显搏动和脑组织充血膨胀，驱动脑脊液向前流动；在静脉期，血管搏动平缓和脑组织皱缩，脑脊液常常不进而退，甚至可以出现反向逆流。因此，血管搏动和心动周期就成为推动脑脊液流动的一个极为重要的因素。

③脑脊液流动方向多样化：脑脊液的流动大致经历 2 个阶段，即脑室阶段和脑池阶段。在这 2 个阶段中，脑脊液的流向是不相同的。在脑室阶段，脑脊液的流动方向是自上而下的，自两侧侧脑室经室间孔至第三脑室，再由第三脑室经导水管进入第四脑室，最后经脊髓中央管进入脊髓。在此阶段，脑脊液因分泌、压力和体位等因素的改变而左右其循流的方向和速度。在蛛网膜下腔阶段，脑脊液的流动方向是自下而上的，自第四脑室流出的脑脊液从小脑延髓池开始，分上下 2 路循流：一路下行注入脊髓中央管和整个椎管的蛛网膜下腔；同时，另外一路在脑脊液分泌、血管搏动和压力等因素的作用下，自脊髓的蛛网膜下腔返回小脑延髓池并继续上行，先后充盈幕下的延髓池、桥池、桥小脑角池和小脑上池等，再向上经幕水平的鞍上池、环池和大脑大静脉池等至幕上的纵裂池、外侧裂池、终板池和胼胝体池等，最终经由蛛网膜颗粒注入静脉窦而回归静脉系统。总之，脑脊液的循环和流动路线与动脉、静脉和淋巴沿 1 个方向走到底不同，常常可以在多个方向的脑池之间连通，甚至逆行反复，速度或快或慢，其内含物甚至可以集中、沉积在某个部位，如大脑基底池的铸形积血或结核感染等。

2.7 脑动静脉

人脑的重量仅占体重的 2% 左右，但是维持脑的正常神经活动和代谢大约需要 20% 的心输出量和 25% 的血氧，可见脑的血供极为丰富，脑对动脉血和血氧的需求量是人体其他组织器官平均需求的 10 倍以上。

脑的血供源自两侧颈内动脉和两侧椎动脉，前者形成颈内动脉系，后者形成椎-基底动脉系。这 2 组动脉血管的主要分支在脑底形成 Willis 动脉环以进一步确保脑的完善供血和彼此间的代偿与补充。颈内动脉供血大脑半球前 2/3(包括除枕叶和部分颞叶外的大脑半球绝大部分)和间脑头侧 2/3，椎-基底动脉供血大脑半球后 1/3(包括枕叶和部分颞叶)、间脑尾侧 1/3、脑干和小脑。脑的静脉回流则通过脑深部静脉和脑浅部静脉 2 个途径引流脑组织的静脉血到硬脑膜静脉窦后经颈内静脉回流心脏。

我们对脑动静脉 CT/MRI 解剖的讲述将包括以下 2 个方面的内容：① CTA/MRA 表现。CTA 和 MRA 图像与常规血管造影以及 DSA 的表现类似，故本书对此部分内容只做简要叙述。② CT/MRI 断面图像上所显示的脑动静脉。这将是本书讲述的重点内容。这样做的目的是尝试在与读者一起以常规 CT/MRI 断面图像上观察正常脑解剖结构的同时，对脑动静脉进行必要的和初步的观察，此种同时观察脑解剖结构和相关血管的做法有其独到的方法学优势，可以帮助我们在日常 CT/MRI 诊断中获取更多的诊断信息，在不做血管造影的条件下，初步收集动静脉血管的信息；同时在观察 CTA 和 MRA 之后，利用其断面图像进一步了解血管的自身解剖形态以及其与周围解剖结构之间的关系，以期提高诊断的效率和水平。

硬脑膜静脉窦虽然属于脑静脉系统，但是在本章前面的"脑膜"中已经详细叙述，在此不再赘述。

2.7.1 脑动脉

脑动脉包括颈内动脉、大脑前动脉、大脑中动脉、椎-基底动脉、大脑后动脉和脑底 Willis 动脉环。

Point-01：颈内动脉五分段法

区域解剖简析

提及 Fisher 于 1938 年提出的颈内动脉五分段法时，需要注意 2 点：一是五分段法是自颅底开始针对颈内动脉的颅内部分进行分段；二是分段的序号是自颈内动脉远端开始，以逆血流方向对颈内动脉颅内段进行分段的。因该分段法充分吻合颈内动脉病变的临床应用而成为最受欢迎的颈内动脉分段法，被推崇沿用至今。

① c5，岩锥段 (petrous part)：水平走行于岩锥内的颈内动脉管中，与前正中线旁开约 60° 角，有人将此段细分为垂直部、弯曲部、水平部和破裂孔部 4 部。

② c4，海绵窦段 (cavernous part)：沿海绵窦内侧壁水平前行。

③ c3，膝段 (genicular part)：于海绵窦段前端呈膝状弯曲向上方至前床突内侧。

④ c2，床突上段 (supraclinoid part)：在床突上方水平后行至 c4 后端上方。

⑤ c1，终段 (terminal part)：自 c2 后端拐向外延续成大脑中动脉 m1，同时以约 180° 水平分出大脑前动脉的 a1。

注意：上述 c4~c2 这 3 段组成"U"字形的颈内动脉虹吸部 (siphon part)。

图 2.7-1　颈内动脉五分段法

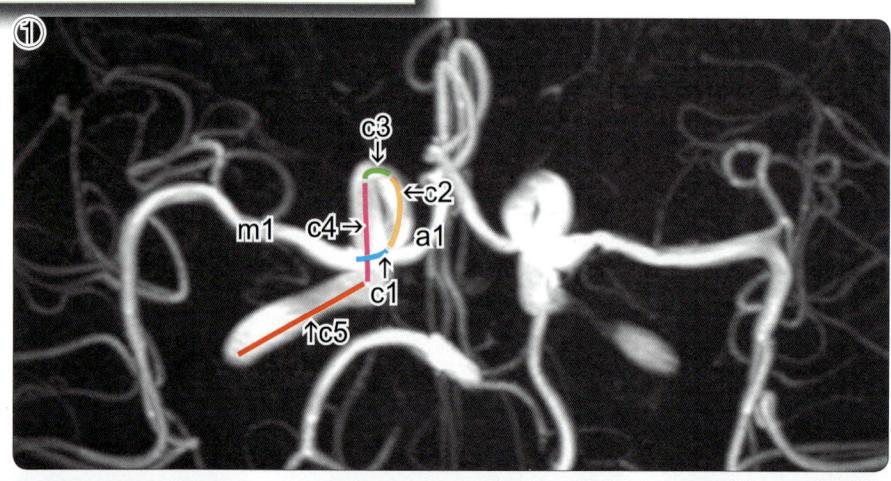

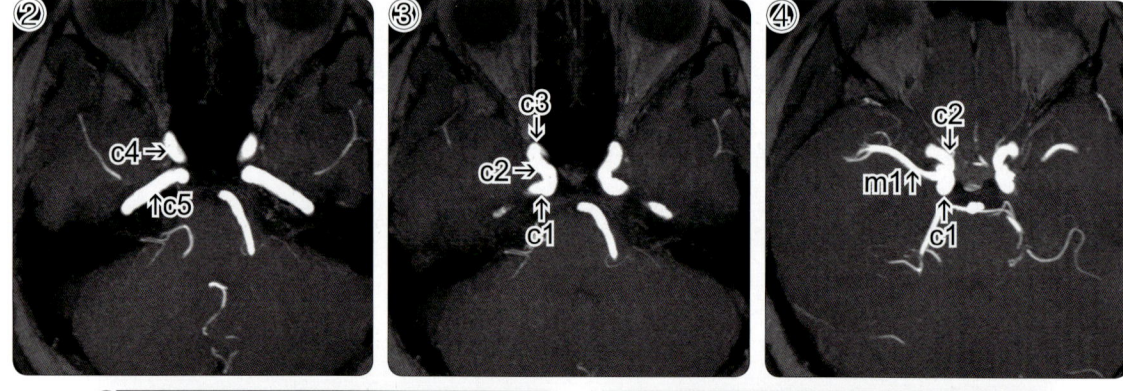

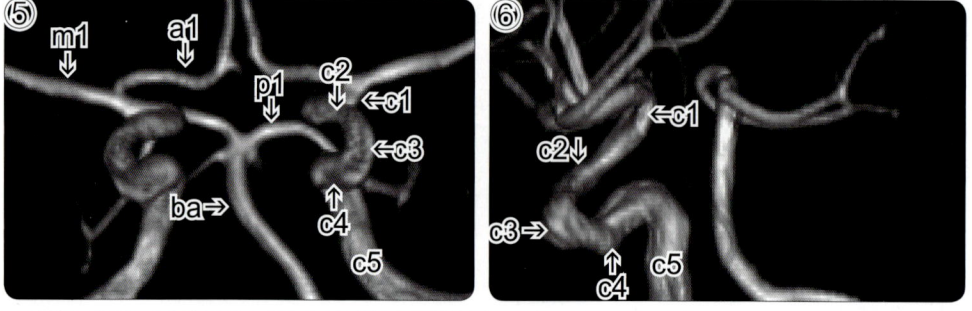

c1. 终段；c2. 床突上段；c3. 膝段；c4. 海绵窦段；c5. 岩锥段；m1. 大脑中动脉第 1 段；a1. 大脑前动脉第 1 段；ba. 基底动脉；p1. 大脑后动脉

图 2.7-1　颈内动脉五分段法

图①为 MRA 图像，图②至图④为 MRA 模片加厚显影，图⑤和图⑥为 MRA-3D 成像，显示颈内动脉五分段法。

颈内动脉五分段法是一个传统的颈内动脉虹吸段的分段方法，得到神经外科的重视和应用。

颈内动脉五分段法的 CT/MRI 观察：a. 观察方法有多种，CTA 和 MRA 可以对颈内动脉的全部行程进行整体和多个方向的观察；依据两者的原始模片进行一层层的仔细观察是一个重要的补充，以避免遗漏细小病变；b.CT/MRI 图像和 CTA/MRA 图像的观察方法：颈内动脉五分段法的走行、连接位置和走行方向在个体之间变化丰富，掌握其常见表现和规律有助于了解颈内动脉各段的走行和划分，其中横断面方向上的观察比较常用。如图①所示，岩锥段自颈内动脉管入口处以约 60° 角向前内方向成直线水平走行经破裂孔入颅腔，海绵窦段沿蝶鞍两侧向前水平直行，至蝶鞍前床突附近与膝段接续，两者之间无截然分界，大致在前端的整个弯曲段应为膝段。该弯曲的下端偏外，上端偏外，故床突上段是自前内方向后并略偏外方向走行并续为终段。这样整个颈内动脉虹吸段在鞍旁画出一个"8"字形。熟悉这个常见的走行路径模式有助于较快认识颈内动脉虹吸段和进一步划分各个分段。

颈内动脉五分段法 CT/MRI 观察小结

1.CT/MRI 建议观察平面：
①颈内动脉 CTA 是对颈内动脉五分段法的主要观察方法。
②将 CTA 和 MRA 与其横断面模片以及 MRI 横断面、矢状面和冠状面等图像结合起来观察，可以对颈内动脉的五分段法有一个更加全面和细致的评估和分析。

2.CT/MRI 观察要点提示：
①五分段法是观察的重点内容。
②了解并根据血管走行的方向与 CTA 和各个方向断面的与血管走行的关系进行 CTA 和各个平面 CT/MRI 图像观察是准确进行分段的重要前提和基础。

a present：颈内动脉五分段法与七分段法比较

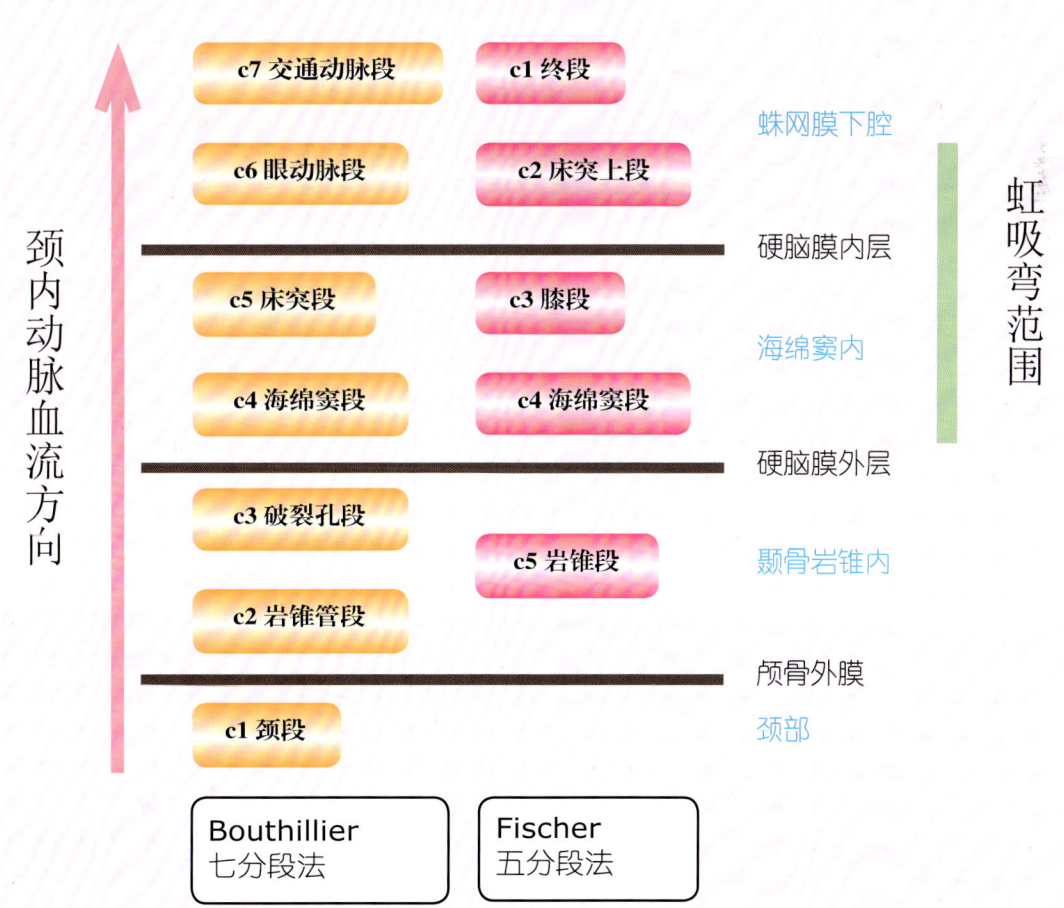

Bouthillier(1996) 提出的颈内动脉七分段法按血流方向排序，是对五分段法的重要补充：

① c1，颈段 (cervical part)：从颈总动脉分叉处至颅底颈动脉管外口为止，该段是五分段法中所没有涵盖的部分。

② c2+c3，岩锥段 (petrous part) 和破裂孔段 (lacerum part)：相当于五分段法 c5 段。

③ c4，海绵窦段 (cavernous part) 与五分段法的 c4 段一致。

④ c5，床突段 (clinoid part) 相当于五分段法的膝段（c3 段）。

⑤ c6，眼动脉段 (ophthalmic part) 相当于五分段法的床突上段 (c2)。

⑥ c7，交通动脉段 (communicating part) 相当于五分段法的终段 (c1)。

2 种分段方法的虹吸弯是完全一致的。

颈内动脉的 Fischer(1938) 五分段法和 Bouthillier(1996) 七分段法是不同时期提出的颈内动脉分段方法的代表，应该说各有千秋，其中七分段法更有大局观，特别适合当今介入放射学和临床影像学的概念，但是五分段法则更适合脑外科临床手术的应用，简单地否定哪一个都不见得是明智的选择，就让它们继续在临床实践中发挥作用吧。

Point-02: 颈内动脉的其他颅内分支

区域解剖简析

颈内动脉颅内段在分出大脑前动脉之前，先后分出眼动脉、后交通动脉和前脉络膜动脉 3 个分支。这些分支分别发自 Fischer 五分段法的 c2 段和 c1 段。为颈内动脉在颅内除大脑前动脉和大脑中动脉之外的分支。

① 眼动脉 (ophthalmic artery)：

a. 发出点：在 Fischer c2 段，即虹吸部的上水平段，即床突上段在前方的起点处发出。为 3 支动脉分支中的第 1 支。

b. 血管走行：眼动脉自 c2 前端的内侧壁垂直发出后，向前外方拐 90° 左右，走行至眶尖，并经视神经管进入眼眶，然后在眼眶内呈 "Z" 字形路线走行，先在外直肌与视神经之间前行，进而向前内方斜行越过视神经至眼眶内侧，经视神经上方越过者约占 85.3%，最后在视神经内侧走行并分出视网膜中央动脉、泪腺动脉和眼睑动脉等终末支。

② 后交通动脉 (posterior communicating artery)：

a. 发出点：在 Fischer c1 段，即虹吸段的终段下方的后壁发出。

b. 血管走行：经乳头体外侧跨过视束，在鞍背和动眼神经的上方向后内走行，汇入同侧大脑后动脉的前壁。后交通动脉可以一侧缺如、很细或很粗大，与同侧大脑后动脉的管径成反比，因大脑后动脉与后交通动脉两者可互为代偿。

③ 脉络膜前动脉 (anterior choroidal artery)：

a. 发出点：在 Fischer c1 段上方的后壁发出，为 3 支颅内其他分支中的最后一支，其分支点大约位于后交通动脉上方 3.4mm。

b. 血管走行：沿视束的下方向后走行于大脑脚和海马旁回钩之间的环池内，沿途向外发出 1~3 支皮质动脉至钩皮质，向内发出 2~3 支中央动脉至大脑脚。其终末支向后经海马旁回的脉络膜裂颞部进入侧脑室下角的脉络丛，向后上经脉络膜裂体部供血侧脑室体部、室间孔以及第三脑室内的脉络丛。

图 2.7-2 颈内动脉的其他颅内分支

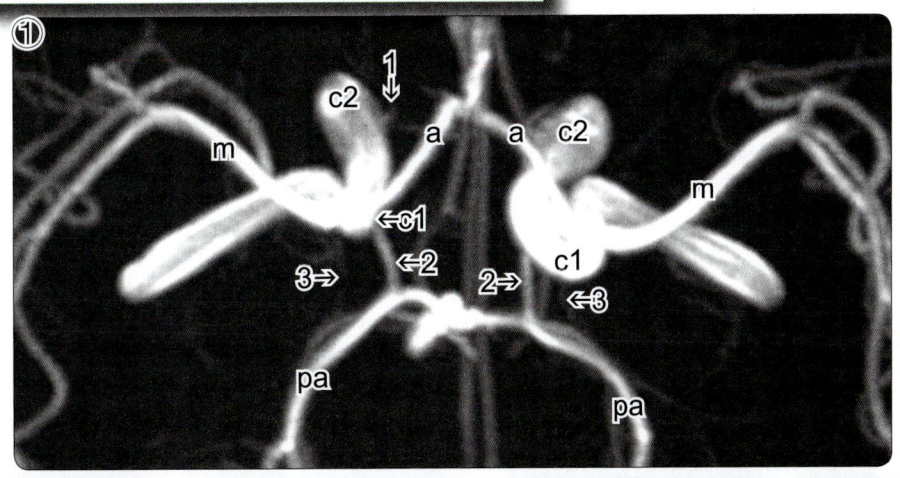

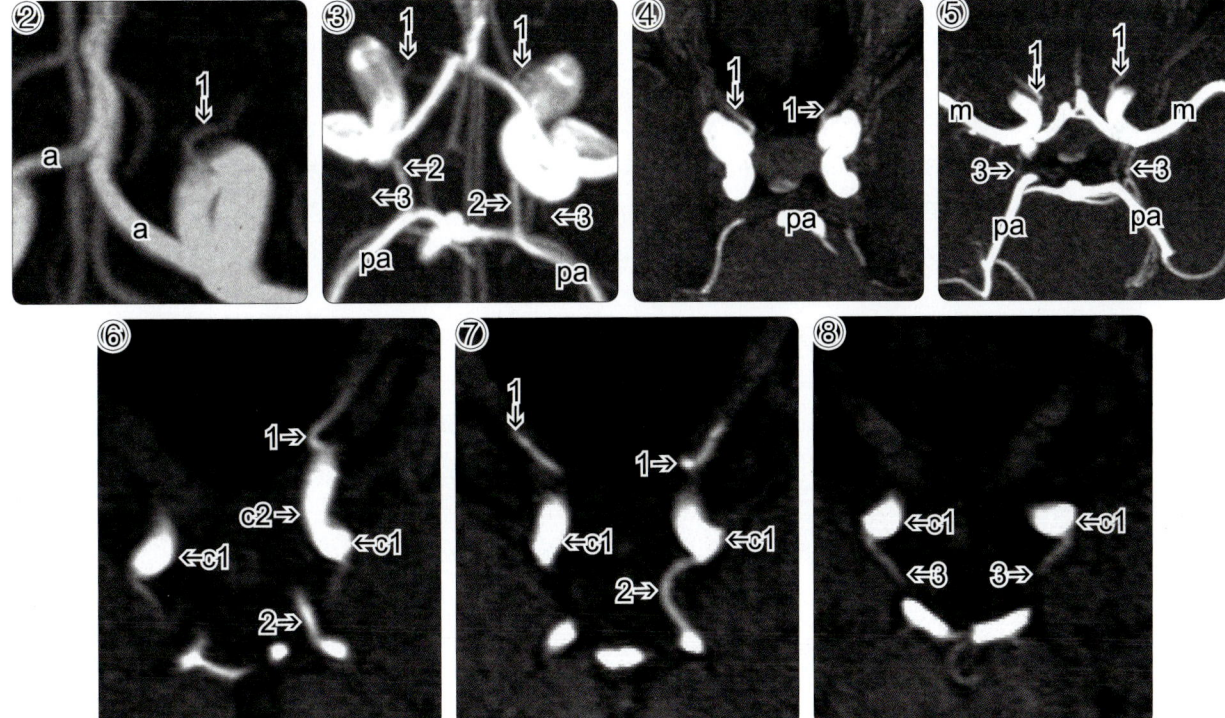

1. 眼动脉；2. 后交通支；3. 前脉络膜动脉；c1. 颈内动脉终段；c2. 颈内动脉床突上段；a. 大脑前动脉；m. 大脑中动脉；pa. 大脑后动脉

图 2.7-2 颈内动脉的颅内其他分支

图①至图③为颈内动脉 MRA 图像，图④和图⑤为 MRA 原始图像厚层横断面重建图像，图⑥至图⑧为 MRA 原始图像，显示颈内动脉的颅内其他分支。

颈内动脉的颅内其他分支眼动脉、后交通支和脉络膜前动脉自颈内动脉虹吸段的不同部位发出。

眼动脉：是这3支动脉分支中最早从颈内动脉虹吸段发出的，其发出点在颈内动脉床突上段，即 c2 的起始部，接近 c3 与 c2 的交界处。自颈内动脉垂直发出后，向前外方向转 90°角进入视神经孔与视神经伴行进入眼眶。此发出部位置和向前外方向的 90°转角都是眼动脉的观察要点（见各图中 1）。

后交通支：其继眼动脉之后在虹吸段后方的 c1 段，即终段下方后壁向后发出，几乎是水平向后直奔前方的大脑后动脉并与汇入后者的前壁成为大脑基底环的一部分。其管径在 3 个分支中最粗，易于显示，但是有的个体可能不存在或较细而不显示（见各图中 2）。

脉络膜前动脉：是 3 个分支中的最后一支，观察也比较困难。其起点在 c1 段，即终段上方，约高出后交通动脉 3~4mm，其位置大多在后交通支的外侧一点，相对细小，常常不能在同一层面上观察到后交通支和脉络膜前动脉（见各图中 3）。

颈内动脉颅内其他分支 CT/MRI 观察小结

1. CT/MRI 建议观察平面：
① 3D-MRA 图像和横断面 CT/MRI 图像是观察颈内动脉的颅内其他分支的主要平面。
② 冠状面和矢状面 CT/MRI 图像可做补充观察，以造影增强后图像为更有效的观察手段。

2. CT/MRI 观察要点提示：
颈内动脉的颅内分支特别是脉络膜前动脉比较细小，为 CT/MRI 观察的难点。
① 依据上述分支各自在颈内动脉虹吸段的起点和走行等解剖基础进行上述颈内动脉的颅内其他分支的观察是需要重视的基本点，眼动脉起自 c2 段的起始部，后交通动脉起自 c1 下方的后壁向后汇入大脑后动脉；脉络膜前动脉起自 c1 上方后壁，位于后交通支的外侧向后沿环池走行，且比较细小。
② 脉络膜前动脉比较细小且周围解剖结构不易观察，故为 3 支血管中观察的难点。

Point-03: 大脑前动脉

区域解剖简析

大脑前动脉向前内方向经鞍上池进入纵裂，进而在纵裂内走行和分支。

① a1 段：又称交通前段（precommunicating part），因其沿中心脑底前穿质区水平向前内方走行，故也称中心脑底段或水平段。该段自大脑前动脉起点至前交通动脉为止，在 CTA 或 MRA 侧位片上常常与大脑中动脉的 m1 段重叠。在正位片上，可显示 c1、a1 和 m1 构成 "T" 字形表现。

② a2 段：又称胼胝体下段（subcallosal part）或上升段。自前交通动脉处沿胼胝体下回前缘向前上方走行直达胼胝体膝的下缘为止。

③ a3 段：又称膝段（genicular part）或胼胝体前段。该段起自胼胝体膝部与胼胝体嘴的移行处，止于胼胝体膝部与胼胝体体部的移行处。全段围绕胼胝体膝走行于胼胝体沟内，形成开口朝后的 "C" 字形。

④ a4 段：又称胼周段（pericallosal part），为胼胝体上段。起自 a3 段的后端，止于胼胝体压部之前。该段常常为相互平行的 2 支动脉，即由胼周动脉和胼缘动脉构成，分别走行于胼胝体沟和扣带沟内。

⑤ a5 段：又称终段（terminal part）或楔前动脉，于胼胝体压部自胼周动脉发出向后上方的分支进入中央旁小叶和楔前叶。也有文献将在额叶范围内的分支定为 a4，而将在顶叶范围内的分支定为 a5。

图 2.7-3　大脑前动脉

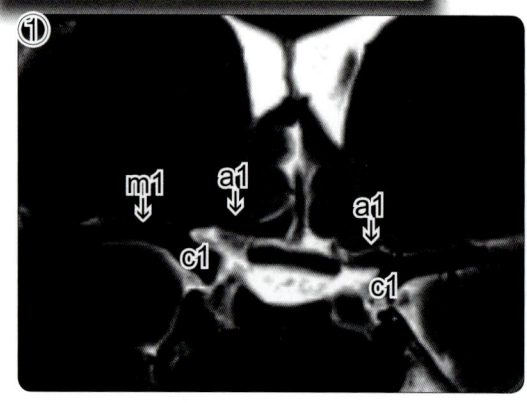 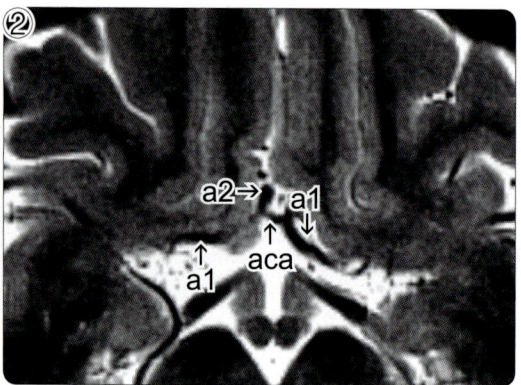

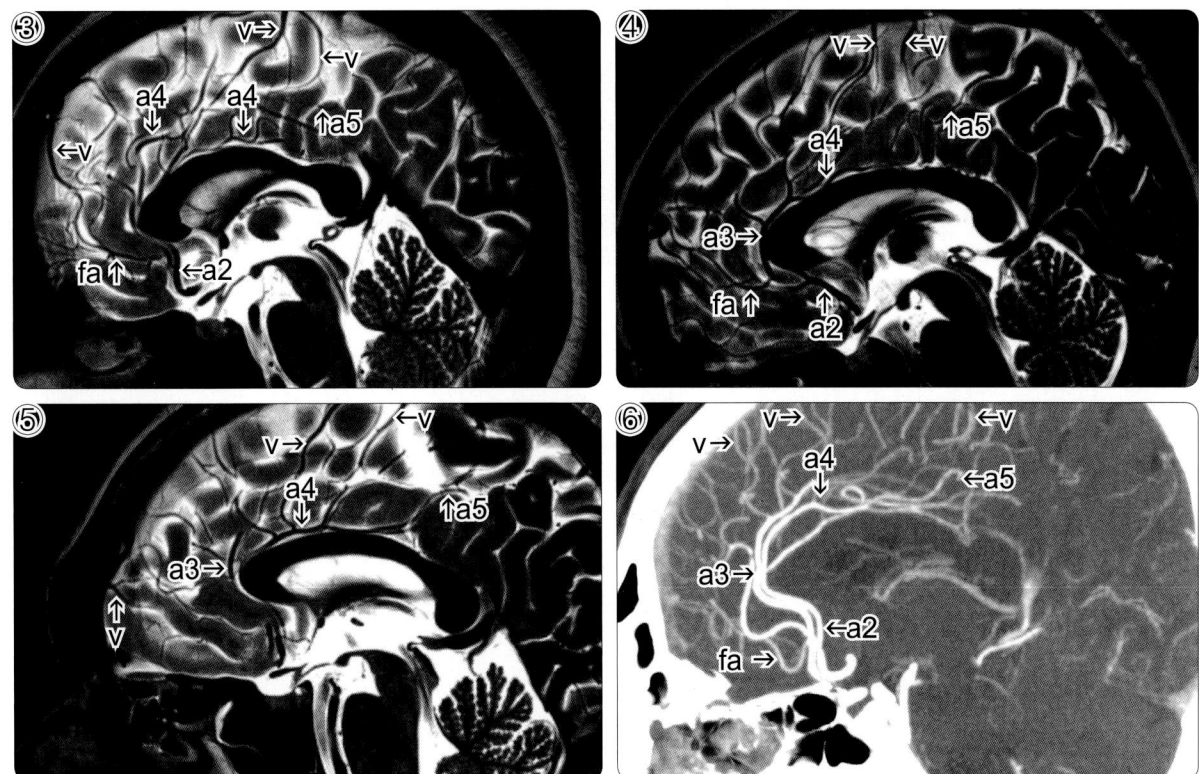

a1. 大脑前动脉水平段；a2. 大脑前动脉上升段；a3. 大脑前动脉膝段；a4. 大脑前动脉胼周段；a5. 延髓；fa. 额极动脉；v. 大脑上静脉；c1. 颈内动脉终段；m1. 大脑中动脉水平段；aca. 前交通动脉

图 2.7-3 大脑前动脉

图①为 MRI-T2 加权冠状面图像，图②为 MRI-T2 加权横断面图像，图③至图⑤为 MRI-T2 加权矢状面图像，图⑥为 CTA 矢状面厚层重建图像，显示大脑前动脉。

大脑前动脉自颈内动脉虹吸段终段分出后从大脑半球底部向纵裂集中并经前交通动脉连接，继而在大脑半球纵裂内围绕胼胝体自前往后分布，共分 a1～a5，即水平段、上升段、膝段、胼周段和终段。

水平段：为大脑前动脉的起始段，发出后向内侧水平前内方向走行至纵裂附近，以前交通动脉与对侧 A_1 汇合。在中心脑底与颈内动脉终段和大脑中动脉水平段共同组成一个"T"字形，位于中心脑底两侧，与视交叉和垂体柄构成的"T"字形结构一起构成中心脑底"3T 征"。

上升段：在前交通动脉之后，两侧大脑前动脉沿纵裂向前上方走行至胼胝体膝部下方，其行程或弯曲或略笔直（见图③和图④中 a2）。此段向前分出额极动脉。

膝段：与胼胝体沟内沿胼胝体膝前缘走行，行程中随时分出另一主要分支，即胼缘动脉，走行于扣带沟内。膝段包围胼胝体膝部，构成一个向后方开口的"C"字。

胼周段：自胼胝体膝、体交界处开始向后沿胼胝体沟走行于胼胝体上方，胼周动脉和胼缘动脉及它们位于胼胝体上方的分支等均属于胼周段。

终段：上述胼周动脉和胼缘动脉在胼胝体压部之后向纵裂后上方延伸的分支分布至楔前叶区域，故又称胼胝体后上段或"楔前动脉"。我们也可以将位于额叶区的大脑前动脉分支定为胼周段，而将位于顶叶区的定为终段。

大脑前动脉 CT/MRI 观察小结

1. CT/MRI 建议观察平面：

① a1 段适合以冠状面进行观察，a2 段应结合使用冠状面和矢状面进行观察。

② a3～a5 段等大部分大脑前动脉主干及其分支应以正中矢状面 T2 加权图像进行观察。

2. CT/MRI 观察要点提示：

大脑前动脉的分段观察以 a2 段和 a5 段为观察的重点和难点，前者在单一平面上难以准确观察，后者的划分要以大脑半球纵裂内额叶和顶叶的范围作为参考进行划分。另外，大脑前动脉应与同在纵裂内的大脑上静脉进行区分，后者向后上方的矢状窦集中，且其远端增粗等特点与大脑前动脉分支不同。当然在动脉期的 CTA 可以将两者明显区别开。

Point-04: 大脑中动脉

区域解剖简析

大脑中动脉经中心脑底进入外侧裂，分支供血岛叶、额叶、顶叶和颞叶。

① m1 段：为大脑中动脉的起始段，呈水平走行故称水平段 (horizontal part)，也称眶后段。起自视交叉外侧沿前穿质下方水平向前外方走行至岛阈。在 CTA 和 MRA 的侧位片上，m1 段与大脑前动脉 a1 段重叠。在正位片上，c1 段、m1 段和 a1 段构成 "T" 字形。

② m2 段：又称环绕段 (circumferential part) 或称回转段，是起自 m_1 段末端向外上方绕过岛阈进入岛叶的一段，为 m1 和 m3 之间的移行段，由 m1 和 m2 形成一个开口向后的 "C" 字形。

③ m3 段：又称狭义外侧裂段或岛叶段。自 m2 段向后上方沿岛叶表面继续走行。该段常常分为上下 2 个主干，约有 5~8 条皮质支翻出至岛盖的脑凸面。

④ m4 段：又称分叉段，是自 m3 段末端分出的顶后支、角回支和颞后支 3 支血管。翻出狭义外侧裂分布至脑凸面。

⑤ m5 段：在 m4 所包含的 3 个分支中通常又将走向后上方的角回动脉看作是大脑中动脉的终末端，而专门将之定为 m5 段。

图 2.7-4　大脑中动脉

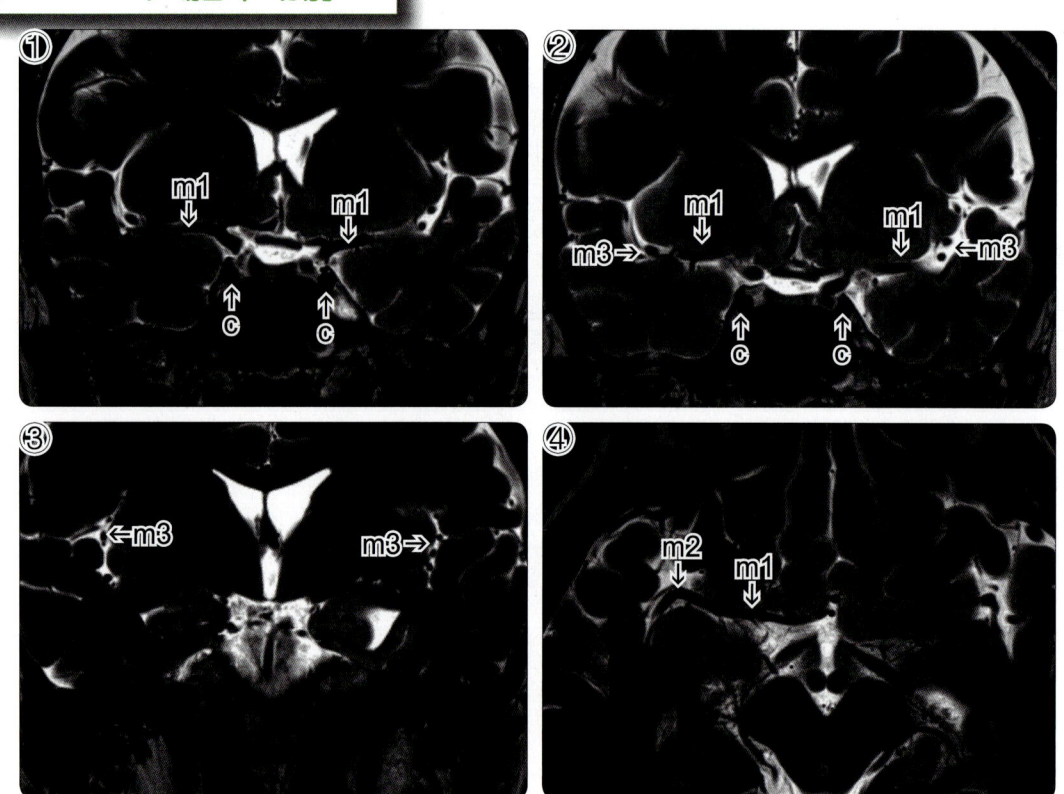

m1. 大脑中动脉水平段；m2. 大脑中动脉环绕段；m3. 大脑中动脉岛叶段；c. 颈内动脉

图 2.7-4a　大脑中动脉

　　图①至图③为 MRI-T2 加权冠状面图像，图④为 MRI-T2 加权横断面图像，显示大脑中动脉。

　　大脑中动脉的水平段至岛叶段以 MRI-T2 加权图像的冠状面和横断面可以清楚显示。

　　水平段：为大脑中动脉的起始段，发出后向外侧水平走行至岛阈附近移行为环绕段，在横断面图像上可以显示与环绕段之间的连续关系。

环绕段：该段位于水平段和岛叶段之间，两者在横断面和冠状面图像上均呈约接近90°的缓慢转弯。在此段之前，大脑中动脉几乎没有分支出来，显示为粗大均匀的大脑中动脉干支。

岛叶段：该段为走行于岛叶与岛盖之间的大脑中动脉及其分支，从该段开始大脑中动脉就开始不断分支，岛叶段主要供血给岛叶表面和岛盖内侧面上的脑皮质。注意图中显示岛叶段血管的断面。

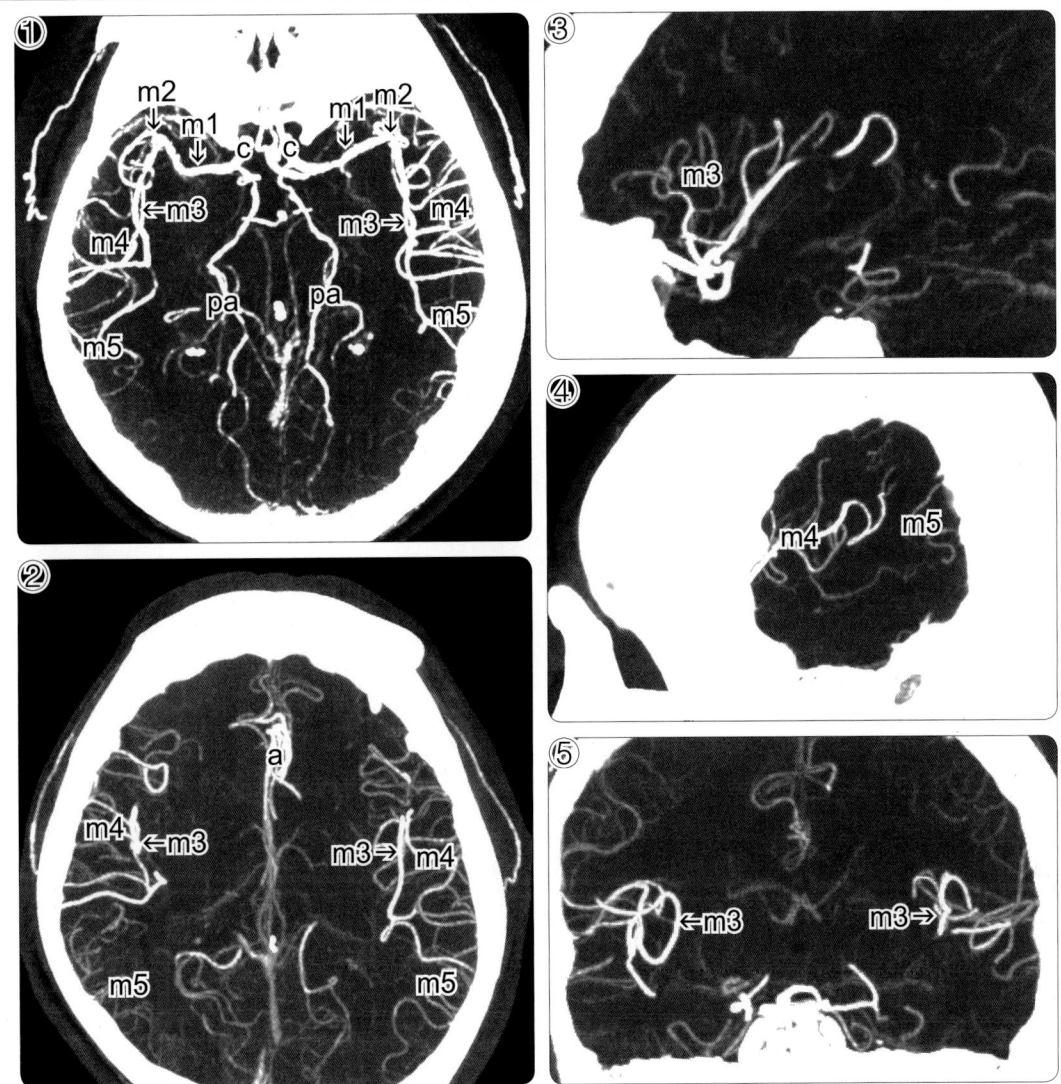

m1. 大脑中动脉水平段；m2. 大脑中动脉环绕段；m3. 大脑中动脉岛叶段；m4. 大脑中动脉分叉段；m5. 大脑中动脉终段；a. 大脑前动脉；c. 颈内动脉；pa. 大脑后动脉

图 2.7-4b 大脑中动脉

图①和图②为 CT 横断面厚层 CTA 重建图像，图③至图⑤为 CT 矢状面和冠状面厚层 CTA 重建图像，显示大脑中动脉的各段血管和分支。

各个平面 CT 厚层 CTA 重建图像是观察脑血管整体表现的一个很好的补充。大脑中动脉共分 m1～m5，即水平段、环绕段、岛叶段、分叉段和终段。

水平段：为大脑中动脉的起始段，发出后向外侧水平走行至岛阈附近与环绕段相续。

环绕段：为大脑中动脉从中心脑底经外侧裂池进入岛阈和岛叶的一段，是一段从向外走行至向后上方走行的转弯过程，而转弯的形态和角度在个体之间各不相同，有时为缓慢的圆角，有时为锐角或急转弯。该段血管与水平段一样，不发出任何分支，为大脑中动脉的主干。

岛叶段：从岛阈开始沿岛叶表面不断分支并向后上方走行，在岛叶表面的全部分支，包括在岛叶表面走行的前行支和折回支都为此段范围。

分叉段：岛叶段的分支出外侧裂到达大脑半球脑凸面上的额叶和顶叶的全部分支均属于分叉段，

向后上方至顶叶脑凸面的分支中的大部分也属于分叉段。

终段：只占大脑中动脉脑凸面所有分支的一小部分，即向顶叶后下方以缘上回和角回为中心的分支动脉又称为角回动脉，其供血的顶叶后下方的缘上回和角回等属于终段。

注意大脑中动脉的分叉段和终段的划分比较困难，可以采取以角回为中心，以缘上回为过渡来考虑终段的划分。

大脑中动脉 CT/MRI 观察小结

1. CT/MRI 建议观察平面：

在 CTA/MRA 观察的基础上建议：

①以横断面和冠状面 CT/MRI 图像观察 m1、m2 段。

②以矢状面结合其他平面 CT/MRI 的层面图像补充和进一步观察 m3～m5 段。

2. CT/MRI 观察要点提示：

学会在各个平面的 CT/MRI 图像上对大脑中动脉的各个段进行观察，以及将大脑半球的脑沟回的解剖位置结合起来观察，是正确进行大脑中动脉分段和分支的重要补充或初步观察的途径。

Point-05：椎动脉、基底动脉及其分支

区域解剖简析

椎-基底动脉供血大脑半球后 1/3、间脑后 1/3、脑干和小脑。

(1) 椎动脉（vertebral artery）：两侧椎动脉自两侧锁骨下动脉后上管壁发出后，经颈部一路上行至脑桥延髓沟水平，走向中线汇合成基底动脉，整个行程可分 5 段。

① v1 段：为第 1 上行段，穿经颈椎 c6~c2 横突孔笔直上行。

② v2 段：为横行段，出枢椎 c2 横突孔后向外横行至寰椎 c1 横突孔下方。

③ v3 段：为第 2 上行段，向上穿越寰椎 c1 横突孔上行。

④ v4 段：为后行段，在寰椎 c1 横突孔上方急剧转向后内走行抵达枕骨大孔。

⑤ v5 段：为第 3 上行段，也是椎动脉的终末段。进入枕骨大孔后，于延髓两侧沿斜坡向上内斜行，至桥延沟水平与对侧椎动脉汇合成基底动脉。椎动脉在脑内先后分出脊髓前动脉、脊髓后动脉和小脑下后动脉 3 个分支。

(2) 基底动脉（basilar artery）：长 3cm，走行于脑桥基底沟中，有小脑下前动脉、脑桥动脉、小脑上动脉和小脑后动脉 4 个分支。

①小脑下前动脉（anterior inferior cerebellar artery）：发自基底动脉下 1/3 的两侧壁。供血给小脑下蚓部、半球的前部、脑桥被盖部尾侧、绒球和扁桃体等。

②脑桥动脉 (pontine artery)：在小脑下前动脉上方，自基底动脉两侧发出 10 余条细小的分支，难以显示和观察。

③小脑上动脉（superior cerebellar artery）：于小脑幕下脑桥动脉上方基底动脉两侧发出的倒数第 2 个分支，与大脑后动脉平行且相距 5mm 左右。沿小脑幕下面向后外走行，供血给小脑上蚓部、半球皮髓质、齿状核、脑桥上段和中脑下段被盖区。

④大脑后动脉（posterior cerebral artery）：基底动脉的终末分支。供血颞叶底面、枕叶内侧面、丘脑、下丘脑及中脑大部，还参与脑底动脉环的构成。

p1 段：自基底动脉分叉处向两侧外上方走行至后交通动脉，参与构成脑底动脉环。

p2 段：沿环池向后上方走行，呈微下凸的弧形。

p3 段：为自 p2 段向外走行的 2~3 个分支，到达颞叶内面和下面。

p4 段：自 p2 向后方至枕叶内侧面。

图 2.7-5　椎动脉、基底动脉及其分支

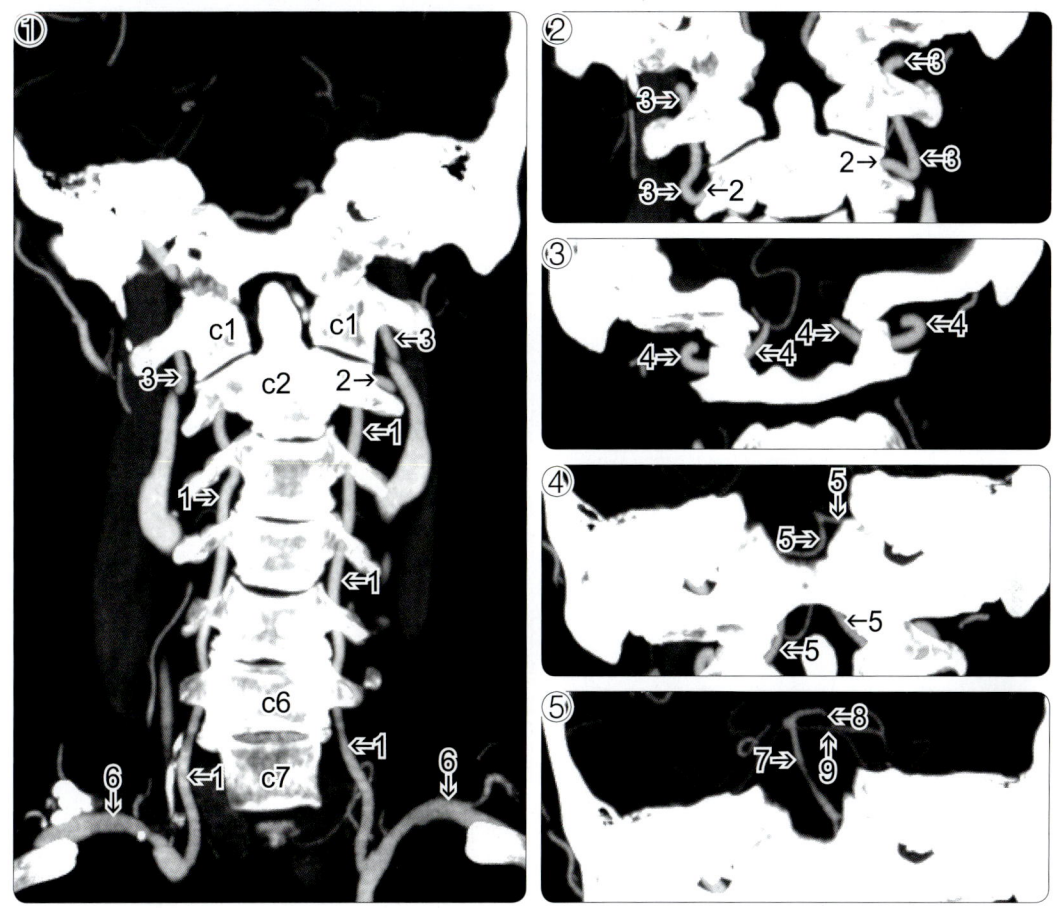

1. 椎动脉上行段（v1）；2. 椎动脉横行段（v2）；3. 椎动脉第 2 上行段（v3）；4. 椎动脉后行段（v4）；5. 椎动脉第 3 上行段（v5）；c1. 寰椎；c2. 枢椎；c6. 第六颈椎；c7. 第七颈椎；6. 锁骨下动脉；7. 基底动脉；8. 大脑后动脉；9. 小脑上动脉

图 2.7-5a　椎动脉、基底动脉及其分支 - 冠状面

图①至图⑤为 CTA 冠状面重建图像，显示椎动脉、基底动脉及其分支。

椎动脉的 v1~v5 段均可在 CTA 冠状面重建图像上清楚显示。

上行段：为椎动脉第 1 段，也是最长的一段。自锁骨下动脉发出之后向上走行，先后穿经第六颈椎至枢椎的横突孔笔直上行。

横行段：出枢椎横突孔后，向外走行至寰椎的横突孔下方。

第 2 上行段：自寰椎的横突孔下方向上穿越寰椎横突孔上行。

后行段：该段于寰椎横突孔上方绕过两侧寰椎的侧块，急转弯向后内进入枕骨大孔。

第 3 上行段：为椎动脉的终末段，自枕骨大孔开始沿延髓两侧向内上方走行至桥延沟水平处，于脑桥基底沟下方汇合形成基底动脉。

基底动脉：基底动脉沿脑桥基底沟上行，在其行程中在最下方发出小脑下前动脉，再往上陆续发出多支脑桥动脉，至其终端发出 2 对大的分支动脉，上方为大脑后动脉，下方略细的为小脑上动脉。

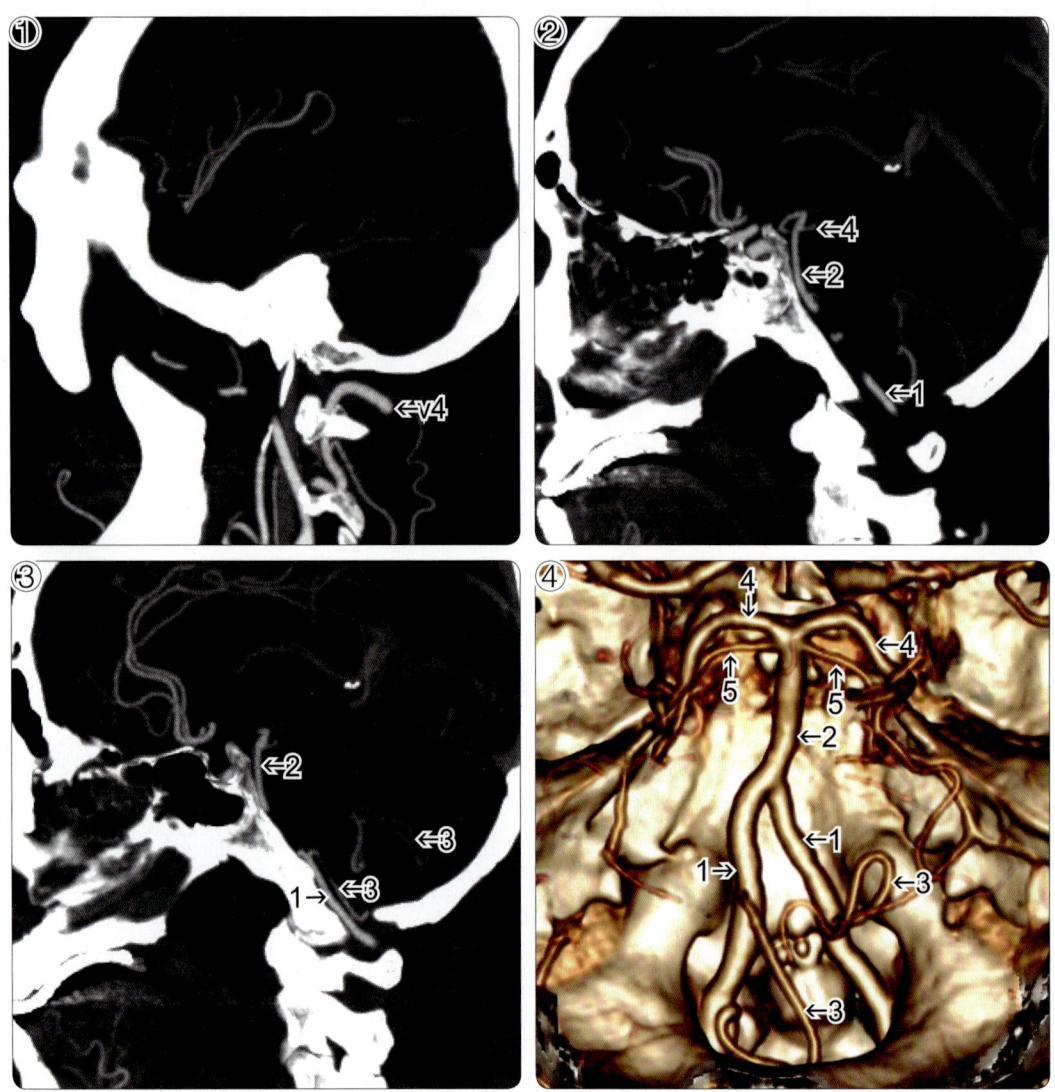

1. 椎动脉；2. 基底动脉；3. 小脑下前动脉；4. 大脑后动脉；5. 小脑上动脉；v4. 椎动脉后行段

图 2.7-5b 椎动脉、基底动脉及其分支 - 矢状面

图①至图④为 CTA 矢状面重建图像，显示椎动脉、基底动脉及其分支。

椎动脉、基底动脉及其分支的颅内部分在 CTA 矢状面重建图像上可清晰地显示。

图①和图②显示以下几点：a. 椎动脉后行段和第 3 上行段等在枕骨大孔处的走行情况；b. 椎动脉与基底动脉一起沿脑干与斜坡之间上行的表现；c. 基底动脉末端向后发出大脑后动脉。

图③和图④显示：a. 椎动脉首先发出小脑下前动脉，发出后以 180°角返回至枕骨大孔附近再向后上方分布到小脑蚓部和半球；b. 基底动脉末端发出的大脑后动脉和小脑上动脉向后分布至枕叶和小脑半球上方部分；c. 椎动脉向两侧分出的细小的延髓支和脑桥支等因过于细小而无法显示。

椎动脉、基底动脉及其分支 CT/MRI 观察小结

1. CT/MRI 建议观察平面：

① CT/MRI 矢状面和冠状面图像是观察椎动脉、基底动脉及其分支的最佳平面。

② CT/MRI 横断面图像可以补充观察椎动脉系的全程走行和解剖细节。

2. CT/MRI 观察要点提示：

① 颅外段主要是观察椎动脉的走行路径，需特别注意椎动脉与颈椎横突孔之间的关系是观察的重点，颈椎病病变引起的供血不足就与椎动脉密切相关。

② 颅内段主要是观察椎动脉系的颅内分支，特别要注意观察大脑后动脉、小脑上动脉和小脑后下动脉等分支血管的走行和分布。

Point-06：脑底动脉环

区域解剖简析

脑底动脉环由 Thomas Willis 于 1664 年首先描述，故又称 Willis 环。该环由 10 条血管参与构成，因其中 2 条颈内动脉的成分以上下走行为主，1 条基底动脉为动脉环后方的一点，故常常是余下的 7 条动脉血管构成七边形血管环。该环被颈内动脉分为环前部和环后部。

①环前部：有 3 条边，分别是 1 条前边和 2 条前外侧边。

a. 前边：为前交通动脉，当其太短时则致前边不能显示，Willis 环也就从七边形变为六边形。

b. 前外侧边：为大脑前动脉的前交通动脉前段，即 A_1。构成前外侧的 2 条边。

②环后部：有 4 条边，分别是 2 条外侧边和 2 条后外侧边。

a. 外侧边：为连接两侧颈内动脉和大脑后动脉的后交通动脉，有时会出现一侧或两侧缺如，从而使脑底动脉环发生一侧或两侧断离。

b. 后外侧边：为两侧大脑后动脉的后交通动脉前段，即 P_1 构成后外侧边。

Willis 环发育不良或异常者接近半数，约占 48%。其中常见的有一侧后交通动脉管径小于 1mm、大脑后动脉起源于颈内动脉、前交通动脉口径小于 1 mm 或缺如以及两侧大脑前动脉起源于一侧颈内动脉等。但当出现发育不良或血管明显狭窄、阻塞或缺如时，该环就起到一定的代偿和保护作用。另一方面，动脉环接点因异常血流动力学而更易于产生动脉粥样硬化、损伤、动脉瘤形成或破裂。上述这些原因都促使该环成为破裂出血的重灾区。因此可以说 Willis 环是一把双刃剑，成败皆系于此。

图 2.7-6 脑底动脉环

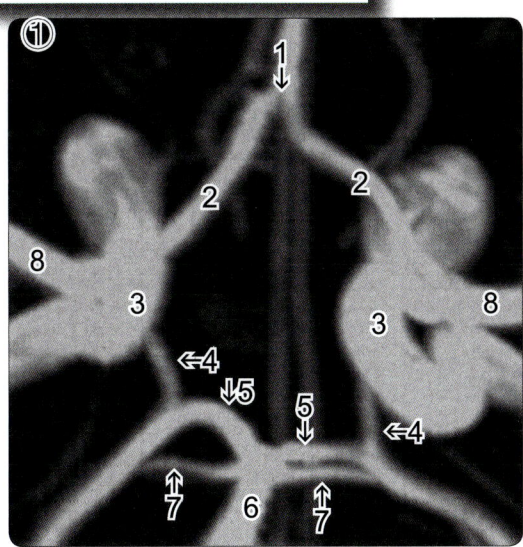
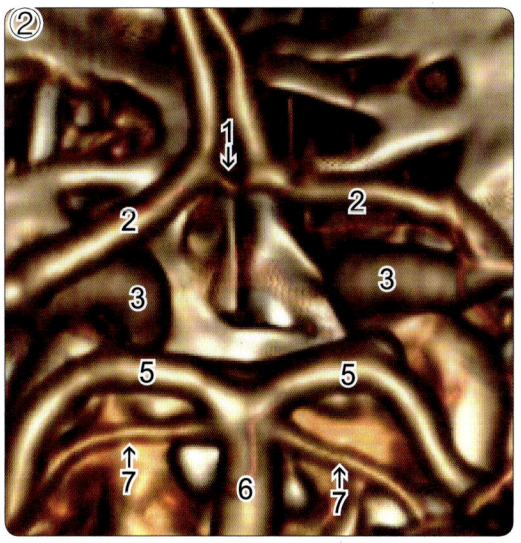

1. 前交通动脉；2. 大脑前动脉；3. 颈内动脉；4. 后交通动脉；5. 大脑后动脉；6. 基底动脉；7. 小脑上动脉；8. 大脑中动脉

图 2.7-6a 脑底动脉环

图①为 MRA 图像，图②为 CTA-3D 重建图像，显示脑底动脉环。

正常完整的脑底动脉环应由 10 段血管构成，包括前交通动脉（1 支）、大脑前动脉（2 支）、颈内动脉（2 支）、后交通动脉（2 支）、大脑后动脉（2 支）和基底动脉（1 支）。形态上，该动脉环大体由 7 段血管构成 1 个七边形或六边形，个体之间变异较大，除大脑前动脉、颈内动脉、大脑后动脉和基底动脉等相对比较恒定之外，常常出现脑底动脉环的中断或残缺。

前交通动脉：为大脑前动脉 A_1 段与 A_2 段的分界点，当其不存在时，两侧大脑前动脉之间的补偿机制可能缺如，当其存在时可以发生互为补偿作用机制，也可以发生所谓"窃血现象"，即自一侧颈内动脉供血后，可以到达对侧的大脑前动脉。

颈内动脉参与脑底动脉环的长度：颈内动脉的终段是唯一参与脑底动脉环的构成的成分，其长度取决于后交通动脉的有无和位置。若一侧或两侧缺如，则脑底动脉环在此中断，颈内动脉与椎动脉系隔绝，不能互为补偿。图①和图②所示个体就会因为后交通动脉的有无而使颈内动脉系和椎动脉系的循环状态产生改变。另外，后交通动脉分出得越早，则参与构成脑底动脉环的颈内动脉的长度就会随之增加。

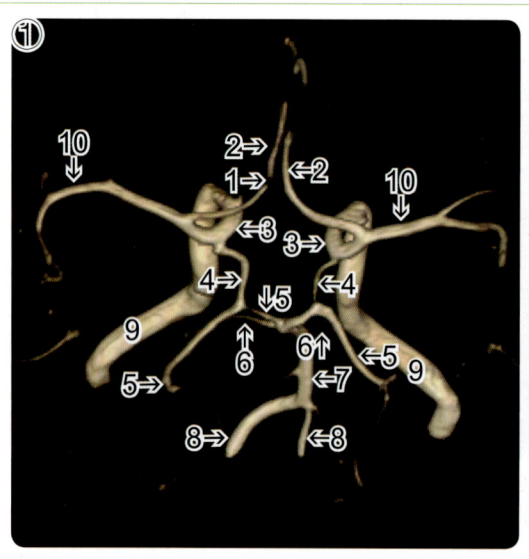 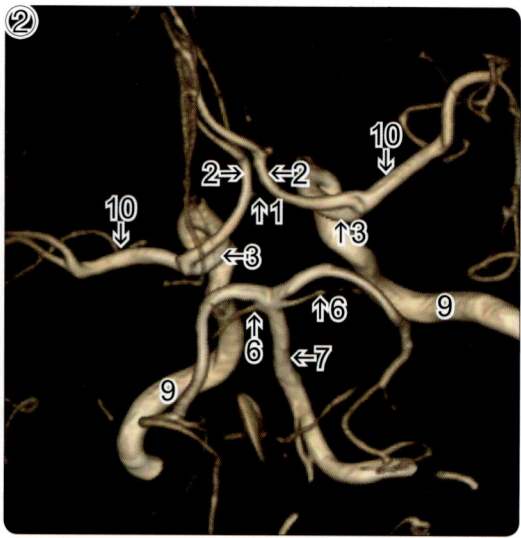

1. 前交通动脉；2. 大脑前动脉；3. 颈内动脉终段；4. 后交通动脉；5. 大脑后动脉；6. 小脑上动脉；7. 基底动脉；8. 椎动脉；9. 颈内动脉 c5 段；10. 大脑中动脉

图 2.7-6b 脑底动脉环 - 变动位置的 3D-CTA 图像

图①和图②为 2 个变动位置的脑底动脉环 3D-CTA 图像，显示脑底动脉环。

脑底动脉环变动位置后的 3D-CTA 图像有助于观察到正常位置上看不到的解剖结构。

图①阅读：图①显示脑底动脉环轻度前倾角度，有 2 点特殊意义的观察点：a. 该脑底动脉环最重要的表现是可观察到颈内动脉参与构成脑底动脉环的成分主要是其终段，即 c1 段。可见在倾斜角度之后确实可以看到常规位置上看不清楚的解剖结构或某些解剖位置。b. 两侧对称的动脉或者不同动脉之间可以出现不对称改变或者代偿性的机制，例如右侧大脑前动脉略细或血流不畅时，左侧的同名动脉就相对增粗一些；又如右侧后交通动脉较粗大时，同侧的大脑后动脉相对地也会比较细。而左侧大脑后动脉较粗时，则同侧的后交通动脉也比较细一些。

图②阅读：图②显示脑底动脉环轻度前倾和右转，有 2 点特殊意义的观察点：a. 前交通动脉可观察到。b. 两侧后交通动脉未能显示，但基底动脉系血流充足，且大脑后动脉等分支也比较粗大，足以完成相应部位的供血任务。

脑底动脉环 CT/MRI 观察小结

1.CT/MRI 建议观察平面：

① 脑底动脉环应以 CTA 或 MRA 图像进行观察，并在有条件的情况下变换多种角度，以对相对比较复杂的脑底动脉环进行更为详尽的观察和评估，以免遗漏重要的解剖信息。

② CT/MRI 横断面图像可以补充观察椎动脉系的全程走行和解剖细节。

2.CT/MRI 观察要点提示：

① 构成脑底动脉环的 10 条血管段落应该逐一仔细观察，同时对各部分血管的口径及其相互之间的可能代偿关系进行分析和评估。

② 报告中应对两侧血供不对称和解剖发育缺如的解剖结构做出详细完整的描述。

2.7.2 脑静脉

脑静脉分深、浅 2 组，浅静脉主要收集绝大部分大脑半球皮质和浅部髓质的静脉血，深静脉主要收集大脑半球内核、脑室以及纵裂等深部皮质的静脉血。

Point-07：大脑深静脉

区域解剖简析

大脑深部静脉包括大脑内静脉、基底静脉和大脑大静脉。

①大脑内静脉：分左、右 2 支，位于第三脑室顶中线两侧，自室间孔后上缘向后沿第三脑室脉络膜的 2 个边蜿蜒后行直至松果体后方为止。大脑内静脉属支有透明隔静脉、丘脑纹状体静脉和脉络膜静脉等。

②基底静脉：也称 Rosenthal 静脉。分为左、右 2 支，由来自纵裂的大脑前静脉和来自外侧裂的大脑中深静脉即 Sylvian 静脉汇合形成，沿同侧环池向后上方走行，在松果体两侧向上注入大脑大静脉。

③大脑大静脉：也称为 Galen 静脉（Galen's vein），位于胼胝体压部的下方，为 1 条壁薄，长度仅约为 1cm 的粗短深静脉干。由两侧大脑内静脉和 2 条基底静脉在松果体后缘汇合而成大脑大静脉。此外，大脑大静脉还接受中脑后静脉、小脑上静脉等静脉回流后最终在胼胝体压部的后方注入直窦。

图 2.7-7 大脑深静脉

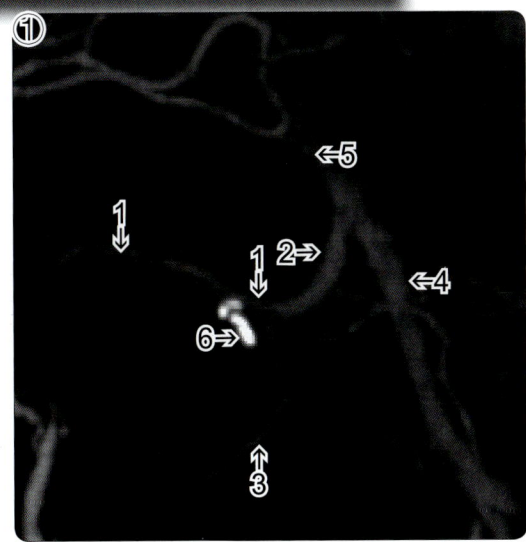 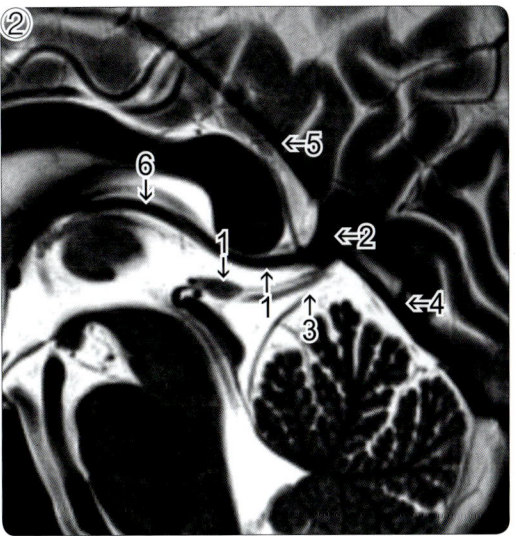

1. 大脑内静脉；2. 大脑大静脉；3. 基底静脉；4. 直窦；5. 下矢状窦；6. 松果体

图 2.7-7a 大脑深静脉 - 主分支部分

图①为 CTA 矢状面重建图像，图②为 MRI-T2 加权矢状面图像，显示大脑深静脉的主分支。

大脑深静脉以大脑大静脉为核心和主干，其主要的引流属支有大脑内静脉和基底静脉。

大脑内静脉：是大脑大静脉 2 个属支中较大的 1 个，成对位于第三脑室顶部中线两侧，两者平行如轨道状，主要收集透明隔静脉、丘纹静脉和脉络丛静脉。向后并排走行，至松果体附近两者分开如弧线形绕过再汇合形成大脑大静脉。

基底静脉：基底静脉又称"Rosenthal 静脉"，是大脑大静脉另外 1 对相对较小的引流属支，位于胼胝体压部的下方，主要负责引流来自纵裂的大脑前静脉和来自外侧裂区的大脑中深静脉，于大脑内静脉的后下方注入大脑大静脉。

大脑大静脉：又称"Galen 静脉"，位于胼胝体压部的下方至后方的拐角处，与直窦和下矢状窦组成"镰幕窦汇"。需要注意的是，该窦汇的形态曾长时期被一些解剖文献错误绘制，将上矢状窦与大脑大静脉均以不同的弯曲度汇入直窦，其实情况并非如此，直窦与下矢状窦是以直线形式相延续或者说是以延长线的形式连接的，而大脑大静脉则是沿胼胝体压部的下缘呈弯曲状汇入镰幕窦汇的。并且，在镰幕窦汇中唯有大脑大静脉这部分是弯曲度和位置变化较大的部分。

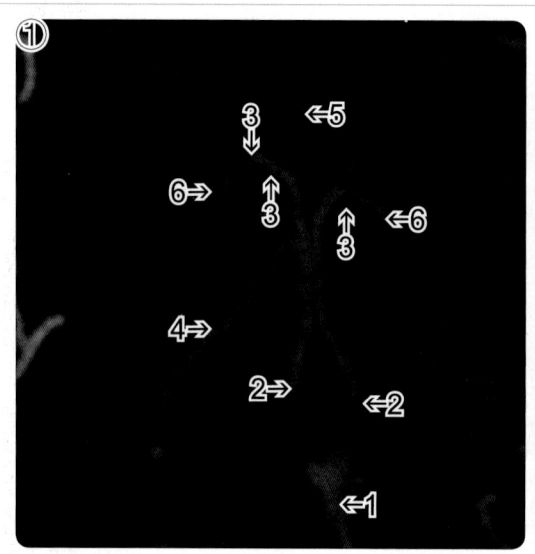 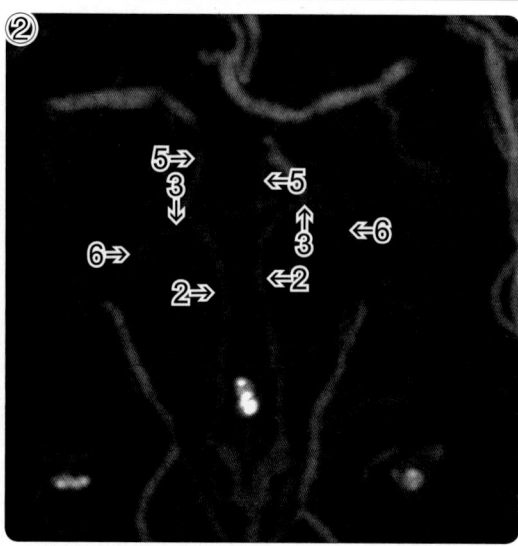

1. 大脑大静脉；2. 大脑内静脉；3. 静脉角；4. 脉络丛静脉；5. 透明隔静脉；6. 丘纹静脉

图 2.7-7b 大脑深静脉 - 末梢分支部分

图①和图②为 CTA 横断面薄层重建图像，显示大脑深静脉的末梢分支。

大脑深静脉中大脑内静脉的属支主要包括透明隔静脉、脉络丛静脉和丘纹静脉。

透明隔静脉：大脑内静脉在形成静脉角前向前发出透明隔静脉沿两侧侧脑室前角内侧前行。

丘纹静脉：大脑内静脉发出透明隔静脉后，经静脉角转弯后沿丘脑和尾状核之间向后走行为丘纹静脉，分别接受来自两侧丘脑和纹状体核的静脉回流。

脉络丛静脉：自两侧侧脑室脉络丛发出的脉络丛静脉向前内方走行汇入大脑内静脉中段。

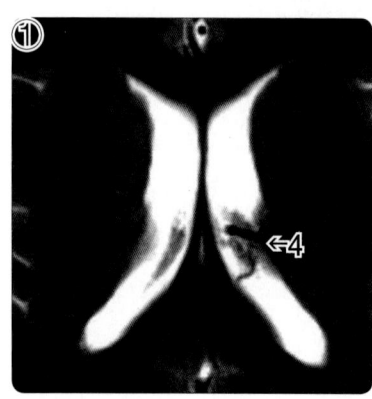 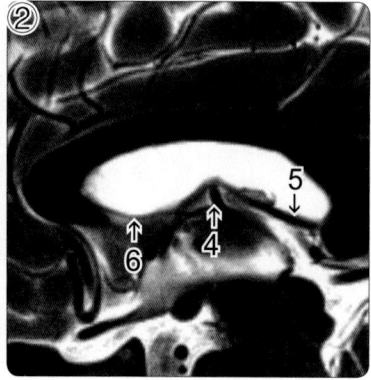 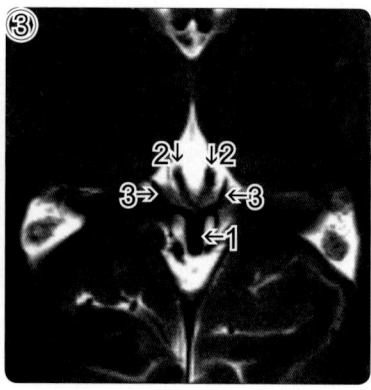

1. 大脑大静脉；2. 大脑内静脉；3. 基底静脉；4. 丘纹静脉；5. 脉络丛静脉；6. 透明隔静脉

图 2.7-7c 大脑深静脉 - 主分支和末梢分支

图①为 MRI-T2 加权横断面图像，图②为 MRI-T2 加权矢状面图像，图③为 MRI-T2 加权横断面图像，显示大脑深静脉的主分支和末梢分支。

在侧脑室下方的各个平面的 MRI-T2 加权图像上,可见大脑深静脉的主干与其主要的引流属支的部分节段,依据位置和走行方向可以进行大致的识别。

侧脑室水平:可见丘纹静脉向后外方走行(见图①和图②),脉络丛静脉于大脑内静脉的中段向后外走向两侧侧脑室内的脉络丛(见图②)。偶尔可见透明隔静脉水平前行至侧脑室前角方向(见图②)。

大脑大静脉池水平:常常可见大脑大静脉、大脑内静脉和基底静脉三者的汇流(见图③)。

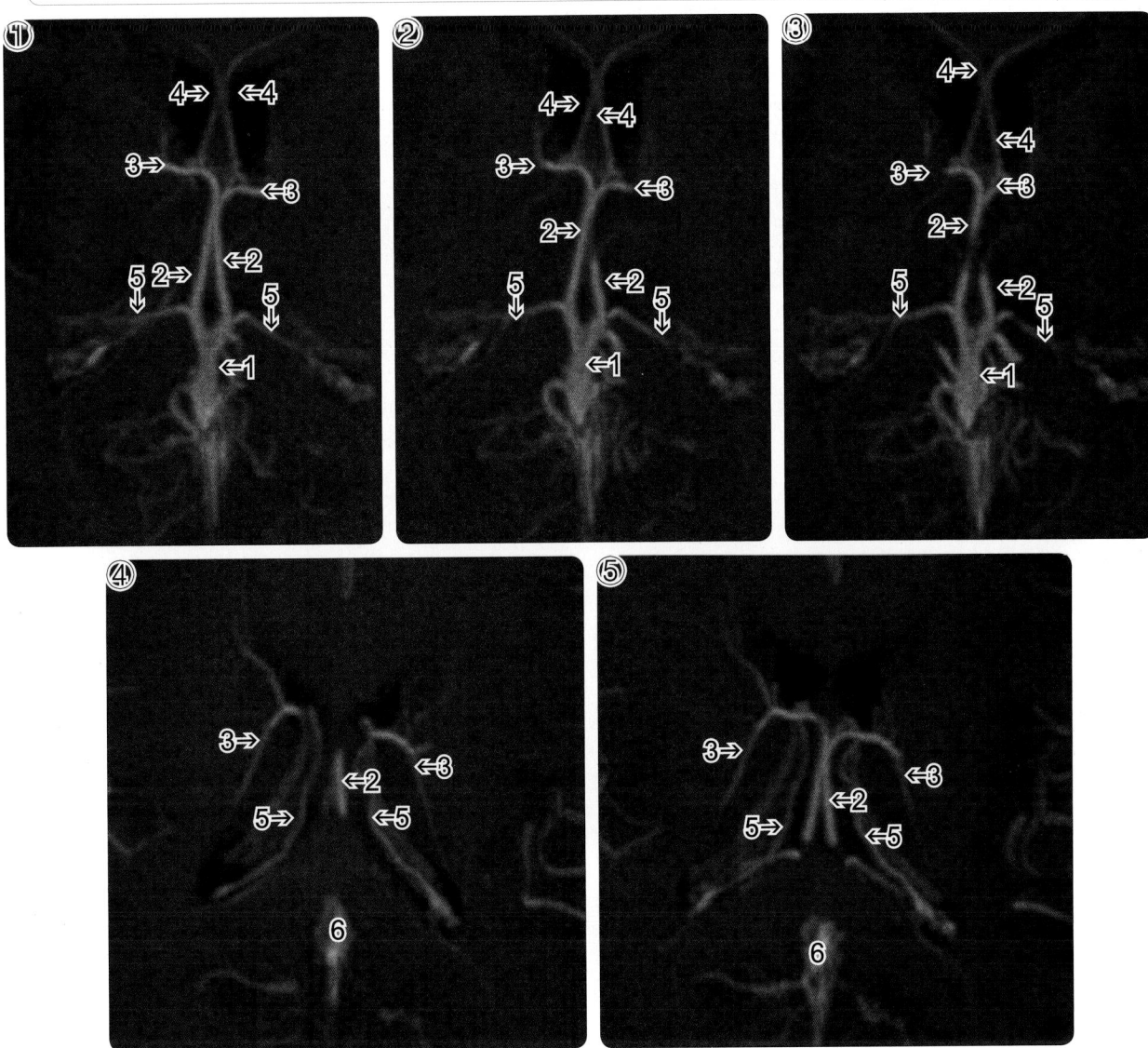

1. 大脑大静脉;2. 大脑内静脉;3. 丘纹静脉;4. 透明隔静脉;5. 脉络丛静脉;6. 直窦

图 2.7-7d 大脑深静脉 - 主分支和末梢分支

图①至图⑤为 CTA 横断面厚层重建图像,显示大脑深静脉的主分支和末梢分支。

大脑深静脉的主干分支和末梢分支可在不同层面的 CTA 横断面厚层重建图像上得到比较全面和详细的观察,同时还可以获取相关毗邻脑组织结构等的信息,更有助于加深对局部解剖关系的理解。比较图 2.7.2-7-b,就可以体会到厚层 CTA 横断面重建图像与薄层 CTA 横断面重建图像之间各有千秋的微妙之处。

大脑内静脉各个属支的观察方法:以引流对象结构为线索倒查相关静脉比较快捷、准确。因为大脑内静脉发出的位置是可变的,但是引流对象的解剖位置则相对固定,故应先观察丘脑纹状体、透明隔和脉络丛的位置再观察其相应的引流静脉就可以更快捷地进行定位。

大脑内静脉各个属支发出点的观察:a. 丘纹静脉和透明隔静脉分别起自大脑内静脉的静脉角处或附近,丘纹静脉向后,透明隔静脉向前;b. 脉络丛静脉起自大脑内静脉的中段或前部,发出后均向后沿丘脑和尾状核体之间后行。

2.8 颅底

8块颅骨皆参与颅底骨的组成。其中额骨、筛骨、蝶骨和枕骨是位于中线上的单块颅骨，共计4块；而顶骨和颞骨各为两侧对称的2块颅骨，共计也是4块。颅腔与眼眶、鼻腔、耳、鼻咽以及颌面部和颈部的软组织间隙之间既靠颅底分隔，也靠颅底沟通。与穹窿骨骼比较，颅底骨骼具有以下解剖特点：

①颅底骨骼结构凹凸不平，形态复杂、独特。
②颅底骨骼厚薄不一，前颅窝最薄，后颅窝最厚。
③颅底骨骼有众多沟通颅腔内外的孔道，血管和神经等许多重要结构经这些孔道进出颅腔；这些孔道同时还沟通颅腔与眼眶、鼻腔、鼻咽以及颌面部和颈部的软组织间隙等，成为炎症扩散蔓延和肿瘤浸润破坏的途径。
④颅底骨骼与硬脑膜紧密连接，颅底外伤很少发生硬膜外血肿，多导致脑脊液漏和伴发血管神经损伤。上述解剖特点使颅底骨骼成为颅骨中最复杂和最重要的解剖区域，也是影像学解剖学习的重点内容之一。

颅底自前往后逐次降低，形成阶梯状排列的前、中、后颅窝。本章将依次讲述前、中、后颅窝的颅底组成骨和孔道。

2.8.1 前颅窝

前颅窝位于颅底前1/3段，位置最高，也最平坦。前颅窝底的主体是额骨水平板构成两侧向上隆起的眶部，筛骨形成中线上突起的鸡冠和凹陷的筛隐窝，蝶骨体和蝶骨小翼组成后方的蝶平面。前颅窝底仅有的孔道为筛孔。后方以蝶缘（棱）和蝶骨嵴与后方的中颅窝为界。

Point-01：前颅窝和筛孔

区域解剖简析

前颅窝底由额骨眶部、筛骨部和蝶平面组成，前颅窝唯一的孔道是筛孔。

①额骨眶部 (orbital parts of the frontal bone)：额骨眶部因构成眼眶的顶壁又称眶板，眶板在中线处被筛骨分隔成2个对称性的三角形骨板，略向上方隆起占据了前颅窝底的大部分。眶板上的脑回压迹处所形成的凹窝部分骨质极薄，可呈透亮状甚至可出现部分骨质吸收消失的区域，仅以颅骨的骨膜和颅骨内的脑膜等软组织分隔颅腔与眼眶，眶板上面常见眶回压迫产生的"H"字形的眶沟印迹。菲薄的眶板为前颅窝底的骨质薄弱区之一，极易发生骨折或因局部骨质缺如而导致感染、肿瘤等病变在颅腔与眼眶、鼻腔间相互累及扩散。

②筛骨部 (part of the ethmoid bone)：参与前颅窝底构成的筛骨部包括筛板、鸡冠和筛窦的顶壁，其中筛板为前颅窝与鼻腔之间的隔板，上有若干穿行嗅丝和伴随血管的筛孔。

a. 筛板 (cribriform plate)：位于筛骨上方中央，镶嵌在两侧眶板之间并明显低于眶板，形成四边形的筛切迹。筛切迹是前颅窝中线上的1小块前后狭长的凹陷区，又称筛板窝、筛凹或嗅窝，是前颅窝底的另一骨质薄弱区。个体之间筛板窝的深度不一，浅者为 1~3mm，深者可达 8~16mm。筛孔深度的不同也可使整个筛板表现得凹凸不平。筛板宽度约为 2~8.1mm，厚度约为 1.0~2.0mm，长度约为 15.5~25.8mm。

b. 筛孔 (cribriform foramina)：筛板上布满了密密麻麻且口径不同的筛孔，数目约为 15~20 个。筛孔为前颅窝底唯一的孔道，向下通入鼻腔顶壁，自嗅球发出嗅丝和伴随血管经筛孔进入鼻腔顶部分布于两侧壁的嗅黏膜。感染可经此在颅腔和鼻腔之间相互蔓延扩散。筛窦手术若超过中鼻甲附着处向上则可伤及筛板。前颅窝外伤也可引起筛板骨折从而伴发嗅神经、血管损伤以及脑膜和鼻腔顶黏膜撕裂等并发症，引起鼻腔内出血、脑脊液鼻漏和嗅觉丧失等症状。

c. 鸡冠 (crista galli)：为筛板中线向上方突起的骨板，其长度约为 15.1~31.4mm，宽度约为 1.6~9.4mm，高度约为 12.1mm。10% 的鸡冠可气化并与额窦等相通。鸡冠向前与额嵴相连，向上与大脑镰前端紧密相接，其前方的盲孔为上矢状窦的起点。鸡冠向下延续为筛骨垂直板。

d. 筛窦顶壁：在筛板旁有部分筛窦顶壁参与前颅窝底的构成。

③蝶平面 (planum sphenoideum)：蝶骨平面由紧接眶板和筛板后缘的蝶骨小翼构成，位于前颅窝底的最后段。蝶平面后方中线部分以蝶缘或称蝶骨棱与中颅窝的蝶鞍为界，其后为视交叉沟。后方两侧部分则以蝶骨嵴与中颅窝分界。蝶骨嵴前上方为额叶，后下方为颞叶的颞极。蝶骨嵴内端向后突出形成蝶鞍前床突。蝶平面是前颅窝乃至整个颅底唯一平坦的部分。

图 2.8-1　前颅窝和筛孔

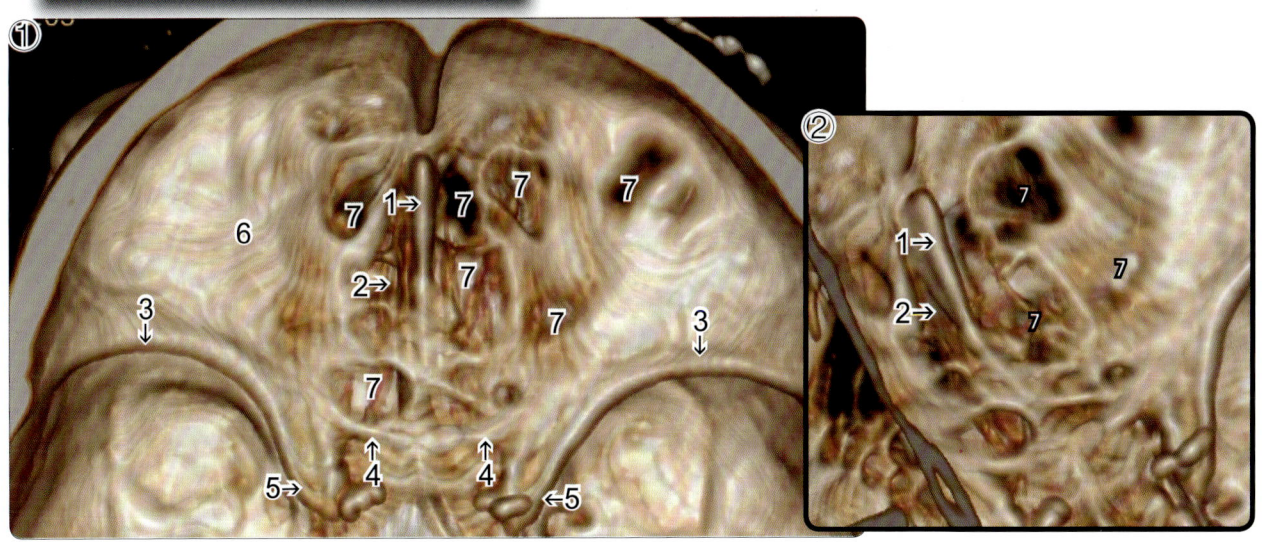

1. 鸡冠；2. 筛隐窝；3. 蝶骨嵴；4. 蝶骨缘；5. 前床突；6. 眶顶；7. 眶顶纸板缺如形成的凹窝

图 2.8-1a　前颅窝底 - 全貌

图①和图②为前颅窝底 3D 重建图像的上面观和右侧斜面观，显示前颅窝底骨质结构的全貌。

前颅窝底前界和两侧为额骨穹窿部，后方以蝶骨缘和蝶骨嵴与中颅窝分界。中间为筛隐窝，两侧为眶顶。主要容纳额叶和嗅神经、嗅球和嗅束。

筛隐窝：位于中线区，中间为向上突起的鸡冠，两侧为筛隐窝，筛隐窝底为筛网状的筛板。

眶顶：位于前颅窝两侧，呈向上略微隆起如浅穹窿状的骨板，受额叶脑回发育所致的压迹，使眶部骨质在受压处变得极薄，乃至消失，仅有脑膜等软组织存在，故在以骨阈值重建图像上出现许多如空洞样的表现（见图中 7 处），造成颅底不完整的假象。

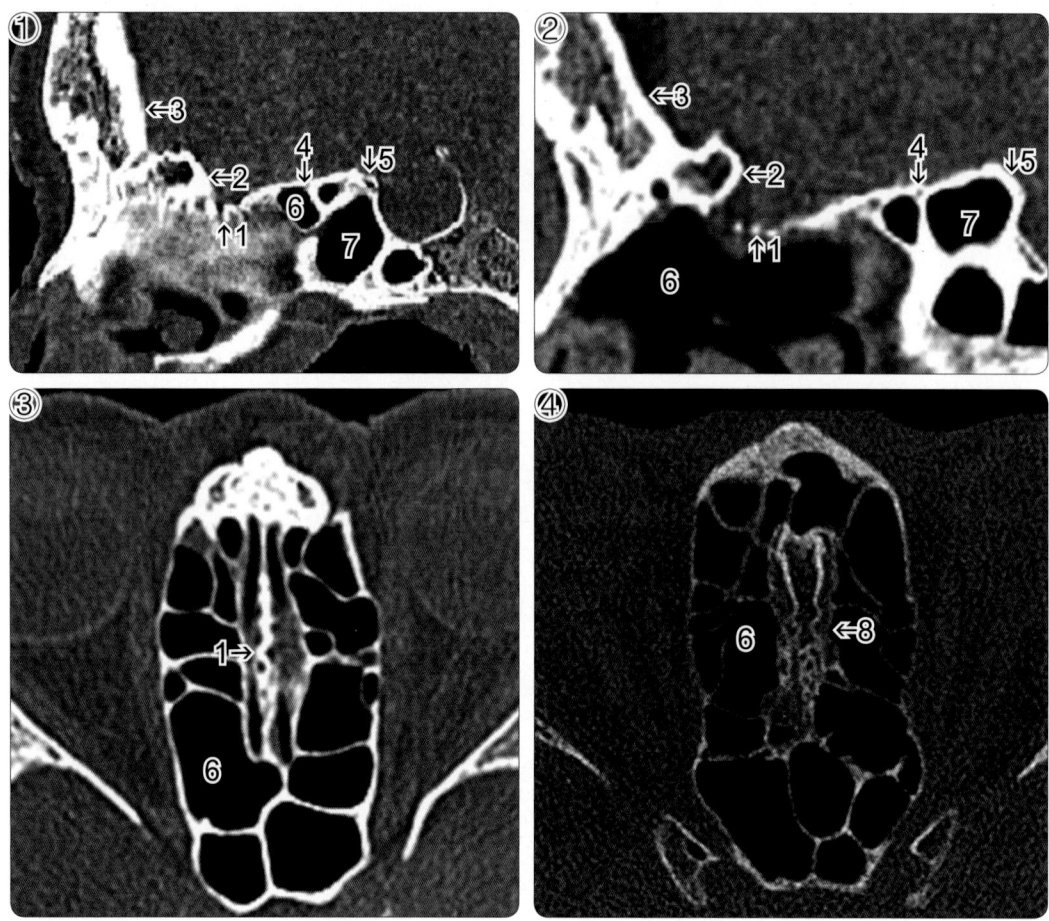

1. 筛板；2. 鸡冠；3. 额骨嵴；4. 平面；5. 交叉沟；6. 筛窦；7. 蝶窦；8. 筛隐窝

图 2.8-1b 前颅窝底 - 筛板和筛隐窝

图①和图②为前颅窝底 CT 正中矢状面重建图像，显示筛板和筛隐窝。

筛板和筛隐窝位于前颅窝底中线区，结构虽然很小但是意义重大，在外伤和病变发生时是前颅窝底观察的重点区域之一。

筛孔：在横断面和矢状面放大重建图像上可以看到筛板和筛隐窝的细节表现，供嗅神经走行所形成的筛网状孔道清晰可见，局部若发生骨折则可直接伤及嗅神经。

筛隐窝的范围：上面的矢状面和横断面图像大致可以看到筛板和筛隐窝的范围。图③显示在筛骨垂直板上因嗅神经走行所形成的筛孔和嗅神经沟，其两侧为筛隐窝，前后为两侧总鼻道向筛隐窝前后的延伸；图④显示在图③上方层面中筛隐窝的范围，前方有鸡冠，后方有筛板。

前颅窝底 CT/MRI 观察小结

1.CT/MRI 建议观察平面：

CT 是观察颅底解剖结构最佳的影像学手段。

①横断面图像或颅底 3D 重建图像适合观察前颅窝底的全貌。

②矢状面和横断面的放大重建图像则可详细观察前颅窝底各部组成骨的厚度和上下毗邻解剖组织结构的细节。特别是对于筛板和筛隐窝的观察尤为重要。

2.CT/MRI 观察要点提示：

前颅窝的观察要点有二，即眶板的骨质薄弱区和筛凹。

①眶板的骨质薄弱区：在前颅窝底的眶板，存在许多骨质极薄甚至缺如的小区域，故感染或肿瘤极易在前颅窝底和眼眶之间互相蔓延。前颅窝底的冠状面和矢状面 CT 重建图像或 3D 成像可清晰地发现这些骨质缺如的小区域。

②筛凹：由低位布满筛孔的筛板与其两侧高出的眶板构成的筛凹，是一个细腻、复杂而又分布着重要解剖结构的部位。以薄层 CT 及其冠状面和矢状面重建图像等最适合对该部骨质结构的细微改变进行观察，同时 3D 成像也可见筛板骨折等细微变化。

2.8.2 中颅窝

中颅窝介乎前颅窝和后颅窝之间，前面以中间的蝶缘（蝶骨棱）和两侧的蝶骨嵴与前颅窝分界；后面以中间的鞍背和两侧的颞骨岩锥的上缘与后颅窝分界。从上方看，可见中颅窝分为高耸而窄小的中间部和宽阔而凹陷的外凹。中间部为蝶鞍区 (sella region)；外侧部为"外凹 (outer fovea)"。两者组合在一起，其轮廓很像张开翅膀的蝴蝶。中颅窝由蝶骨体、蝶骨大翼和两侧颞骨的岩锥部和鳞部构成。中颅窝底的孔道最多，共有 6 个。相对集中于蝶鞍两侧区域。依据其位置可以进一步将之分为内侧组、中间组和外侧组。内侧组位于鞍区，有视神经管；中间组位于鞍旁，有眶上裂和破裂孔；外侧组位于外凹内侧缘，有圆孔、卵圆孔和棘孔。

Point-02: 中颅窝

区域解剖简析

中颅窝分为中间部和外凹。中间部为蝶鞍区，位置高耸；外凹位于两侧，位置低洼。中间部和外凹合成蝴蝶翼状。

①蝶鞍区：位于中颅窝的中间部，由蝶骨体和蝶骨小翼构成。

a. 鞍区中线结构：自前往后依次为蝶缘（蝶骨棱）、视交叉沟、鞍结节、垂体窝和鞍背。前面以蝶缘与前颅窝的蝶平面分界，后方以鞍背与后颅窝的斜坡分界。蝶鞍中心为光滑、凹陷的垂体窝。

b. 鞍区两侧结构：自前往后依次为视神经管、眶上裂、中床突、前床突、颈动脉沟、破裂孔和后床突等骨性结构。软组织结构有海绵窦和鞍区的岩床突韧带、结节床突韧带和前、后床突间韧带等。在位置高耸的鞍区内的垂体窝，酷似天池或火山湖。

②外凹区：位于中颅窝两侧的外凹 (outer fovea) 为蝶鞍两侧的 1 对前深后浅、前圆后尖的冰激凌状的凹窝。其骨质结构包括蝶骨和颞骨成分，内侧面和前面为蝶骨大翼，外侧面为颞骨鳞部，后面为颞骨岩锥。中颅窝的外凹内主要容纳颞叶的中、前部，与之相关的中颅窝大部分骨面相对圆滑平整，可见颞叶中、前段底面的脑回压迹。除此之外，中颅窝底面重要的骨性结构有脑膜中动脉沟、三叉神经凹、弓状隆起和颅底孔道等。

a. 脑膜中动脉沟：脑膜中动脉及与之伴行的脑膜中静脉通过棘孔进出颅腔，颞骨鳞部的骨骼包绕上述血管所形成的脑膜中动脉管沿外凹底面向外侧壁上升到颞骨鳞部再转向前外方，于蝶骨大翼处分出额支和顶支。整体走行表现为 1~2 条长弧形曲线。行程中大部分为清晰的脑膜中动脉沟，在接近翼点处形成一段完整的骨管，称脑膜中动脉管。

b. 三叉神经凹：在岩锥尖和岩锥前 1/3 段的前面，三叉神经节及其神经纤维在局部产生 1 个指肚状的浅压迹，进一步由硬脑膜和蛛网膜等结构的参与而形成 1 个凹陷腔室，其内容纳三叉神经根、部分神经节和少许蛛网膜下腔和脑脊液，被称为 Meckel 腔或 Meckel 池。其内的脑脊液密度与信号可以帮助准确定位三叉神经半月节的位置。

c. 弓状隆起和鼓室盖：岩锥后 1/3 段的前面可见一圆隆的骨性突起，为弓状隆起 (arcuate eminence)。在弓状隆起的骨面下方埋藏前半规管。其后外侧为略凹陷的薄层骨板形成鼓室顶，被称为鼓室盖 (roof of tympanum)。

d. 颅底孔道：集中分布于鞍旁和中颅窝外凹的内侧缘，详见后述。

图 2.8-2　中颅窝

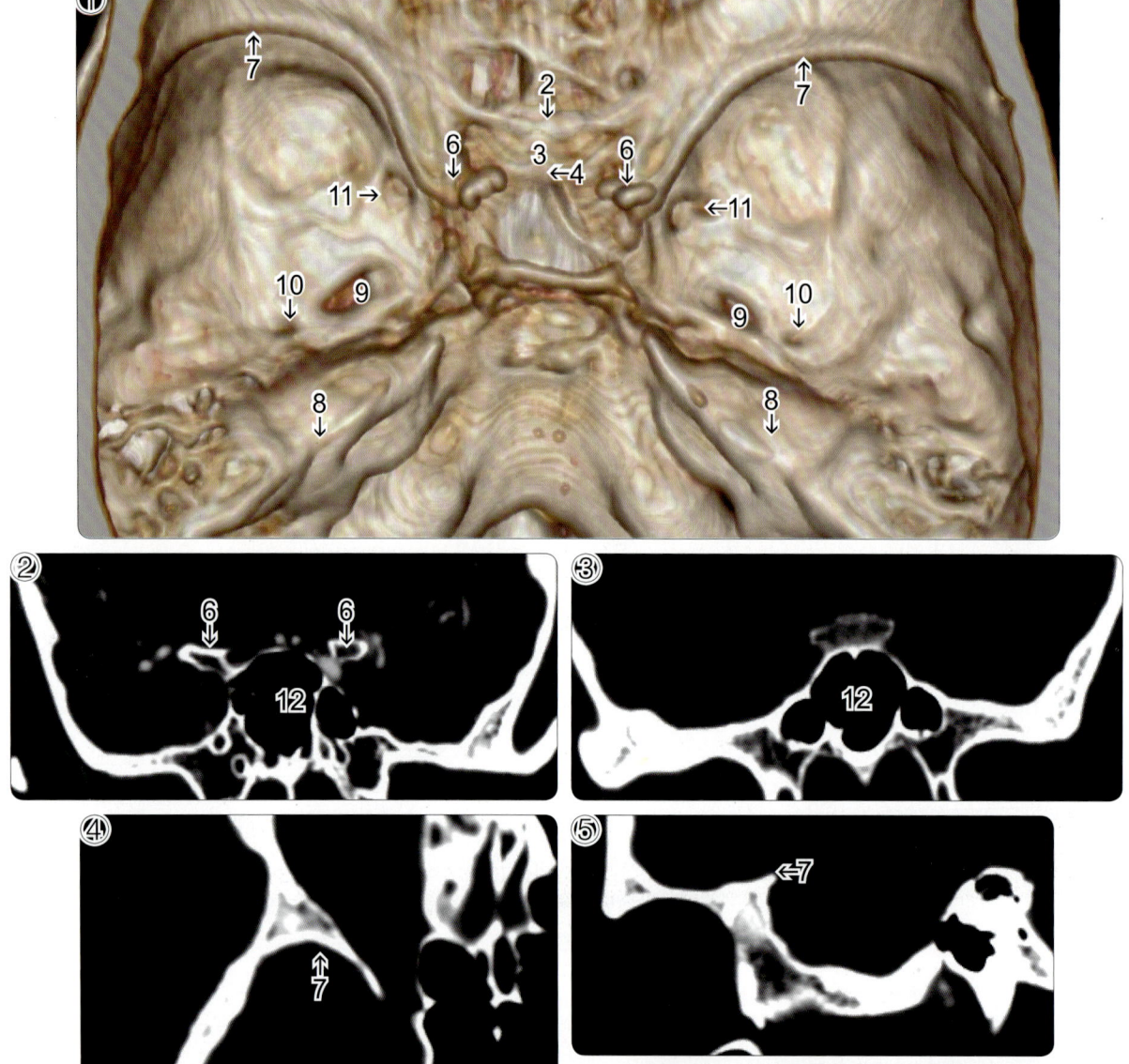

1. 垂体窝；2. 蝶骨缘；3. 视交叉沟；4. 鞍结节；5. 鞍背；6. 前床突；7. 蝶骨嵴；8. 岩锥前缘；9. 卵圆孔，10. 棘孔，11. 圆孔；12. 蝶窦

图 2.8-2　中颅窝 - 全貌

图①为中颅窝 CT 的 3D 重建图像，显示中颅窝的全貌；图②和图③为 CT 冠状面重建图像，图④为 CT 横断面图像，图⑤和图⑥为前颅窝底 CT 矢状面重建图像，显示中颅窝底。

中颅窝分中间的蝶鞍区和两侧的外凸区，中间高耸，两侧低洼。

蝶鞍区：该区以垂体窝为中心，其周围的解剖结构复杂而重要，也是疾病的多发区域。

外凹区：为大脑半球两侧颞叶前半部所在区域。
中颅窝的颅底孔道：在蝶鞍前方和两侧有多个重要的颅底孔道，成为解剖学习的重要内容。

中颅窝 CT/MRI 观察小结

1. CT/MRI 建议观察平面：
① CT 的 3D 重建图像适合观察中颅窝的全貌。
② 冠状面和矢状面 CT 重建图像适合观察蝶鞍区域和外凹骨性结构的细节和毗邻。
2. CT/MRI 观察要点提示：
鞍区结构细腻，拥有垂体和颈内动脉等重要解剖结构，为中颅窝 CT/MRI 观察的重点和难点。另外，中颅窝底的各个颅底孔道需要以 HRCT 多平面重建图像进行细致的观察。

Point–03：视神经管

区域解剖简析：

视神经管 (optic canal)：为视神经自眼眶进入颅内的通道，也称视神经孔 (optic foramen)。该通道既可呈管状也可呈孔状，或者两者兼有之。

① 位置：视神经管在所有中颅窝颅底孔道中位于最内侧的鞍区，属内侧组。其颅侧开口位于视交叉沟的外侧端，在蝶骨平板下方和前床突内缘。

② 长度和方向：该管长度约为 6~7mm，各壁长度不同，上壁最长，约为 9.2mm；下壁略短，约为 6.0mm。全管向前、外、下方通入眼眶。

③ 口径：其颅口上下径约为（5.2±0.06）mm，内外径约为（7.2±0.05）mm，呈横椭圆形；两侧颅口之间距约为 18.2mm。眶口上下径约为（7.6±0.04）mm，内外径约为（5.5±0.04）mm，呈竖椭圆形。两侧眶口之间距约为 27.6mm。

④ 内容和变异：在绝大多数个体，视神经和眼动脉共处视神经管内进入眼眶。少数个体的视神经管存在变异：不完全分隔为双管者约占 2.1%，完全双管者约占 2.3%，三管者约占 0.05%，视神经管与眶下裂互相连通者约占 0.4%。另外，视神经管内侧壁与后组筛窦及蝶窦之间仅以纸样薄骨板相隔。故此处副鼻窦炎症或窦壁纸板骨折均可累及视神经。

图 2.8-3 视神经管

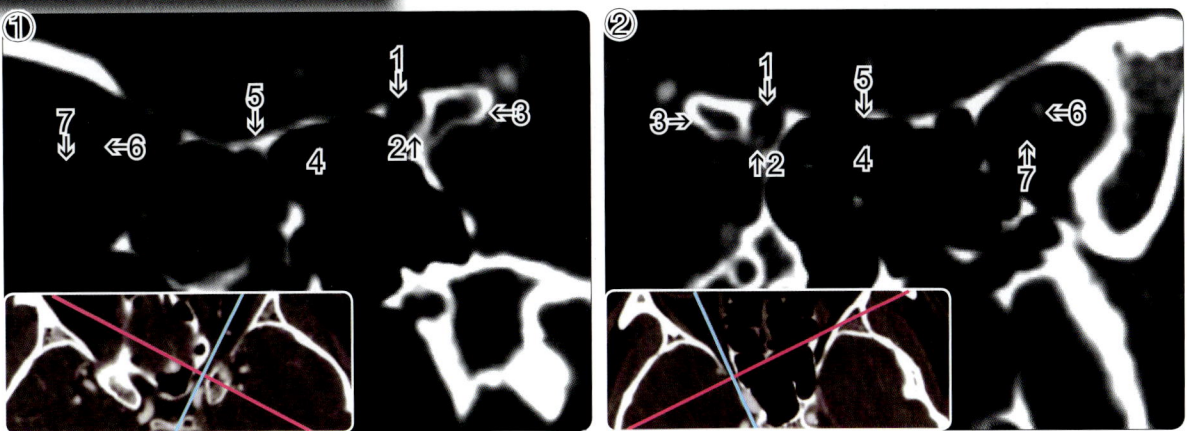

1. 视神经管；2. 眼动脉；3. 前床突；4. 蝶窦；5. 蝶平面；6. 对侧眼动脉；7. 对侧视神经

图 2.8-3a 视神经管 - 斜冠状面

图①和图②为两侧视神经管定位片及其视神经管斜冠状面 CT 重建图像，显示两侧视神经管。
两侧视神经管自后内方向前外方向走行，故其斜冠状面重建 CT 图像是最佳显示平面和方法。

定位线确定：a. 视神经管斜冠状面的重建方法是先将视神经管长轴，即重建轴方向线（图中蓝线）放在视神经管中央；b. 此时与蓝线垂直的红线即为视神经管重建冠状面的定位线，将此线放在被检视神经管的中段后则可完成该视神经管在此定位线上的斜冠状面图像。

视神经管的观察：视神经管位于蝶平面与前床突之间，呈圆形，其周围骨壁厚薄不一，有时显影可以不够完整。眼动脉位于视神经的外下方贴近管壁，增强扫描或CTA时可以明显显示。因为两侧视神经管不在同一条定位线上，故在斜冠状面图像上，对侧是显示眼眶后段的斜冠状面，可以显示视神经眶后段和与之伴行的眼动脉。注意：对侧的眼动脉已经从视神经的外下方转至视神经的外上方或下方，这是眼动脉围绕视神经旋转走行的特点。

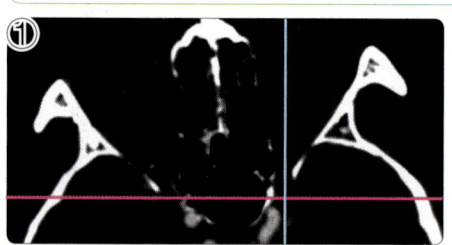

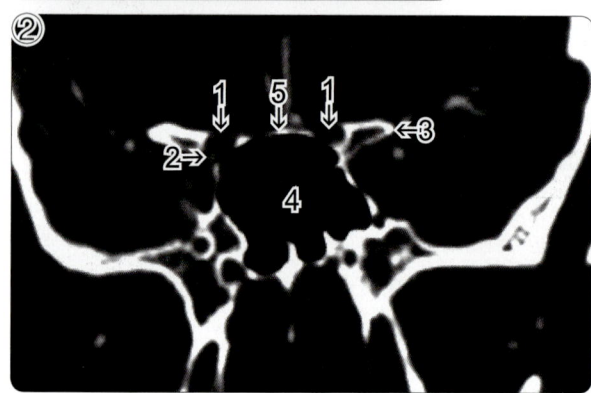 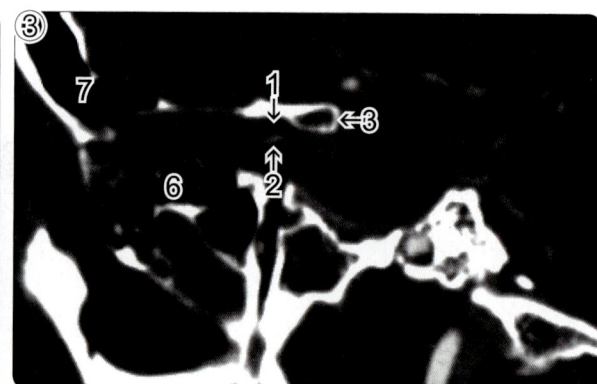

1. 视神经管；2. 眼动脉；3. 前床突；4. 蝶窦；5. 蝶平面；6. 筛窦；7. 额窦

图 2.8-3b 视神经管 - 冠状面和矢状面

图①显示视神经管冠状面和矢状面CT重建图像定位线；图②和图③分别为视神经管冠状面和矢状面CT重建图像，显示视神经管在常规CT扫描时的冠状面和矢状面表现。

两侧视神经管自后内方向前外方向走行，故在常规位置时对视神经管在冠状面和矢状面上的CT图像所见也应有所了解，并且因为无须给予特殊角度，故为常用的观察方法。

定位线确定：a. 图①中的红线为冠状面CT重建的定位线，应当放置在视神经管内侧壁的适当位置上（见图中所示）；图①中的蓝线为矢状面CT重建的定位线，应当放置在视神经管长轴的中线上（见图中所示）；b. 调节冠状面和矢状面图像，观察视神经管的显示情况，同时确认蓝线和红线交叉点的位置是否准确位于视神经管内，完成上述图像重建。

视神经管的观察：a. 可见两侧视神经管对称位于蝶平面的两侧，其外侧为两侧前床突；b. 视神经管的形状在偏后的颅口为横椭圆形，而在偏前的眶口则为竖椭圆形。另外，视神经管两侧壁明显，内侧壁相对较长，上壁较薄；c. 在视神经管内眼动脉位于视神经下方，这一点在冠状面和矢状面图像上均可观察到。

视神经管 CT/MRI 观察小结

1. CT/MRI 建议观察平面：

①横断面图像适合观察视神经管前后走行的全程形态和宽窄。

②冠状面图像可观察两侧视神经管的冠状面表现，但是按照前述方法给出重建斜冠状面图像可以比较清晰地显示视神经管完整骨壁的细节和毗邻解剖结构。

2. CT/MRI 观察要点提示：

视神经管骨折和视神经损伤为观察的重点。

Point-04: 破裂孔

区域解剖简析

破裂孔 (foramen lacerum) 为颈内动脉自颈部经颈内动脉管入颅的孔道。

① 位置、形态和大小：

a. 位置：破裂孔与眶上裂同属中颅窝底孔道群的中间组，位于鞍旁区颈动脉沟的后端，是由鞍背外侧缘、岩尖和蝶骨大翼内侧缘共同围成的一个边缘不整的孔道，故名破裂孔。破裂孔与眶上裂紧贴鞍旁，由颈内动脉沟前后衔接在鞍旁连成一线。其下方内侧紧密毗邻鼻咽腔的侧壁。

b. 形状：破裂孔为颈内动脉管的内口，其形状绝大部分近似三角形，约占 83.1%；方形或圆形约占 16.9%。两侧破裂孔的口径和高度大致对称。

c. 大小：左侧口径约为 (6.67±0.11) mm，右侧口径约为 (6.76±0.11) mm。其高度，左侧约为 (7.68±0.11) mm，右侧约为 (7.61±0.13) mm。两侧破裂孔的间距约为 (21.3±0.10) mm。

② 内容：破裂孔内通过颈内动脉及其周围的交感神经丛。

图 2.8-4 破裂孔

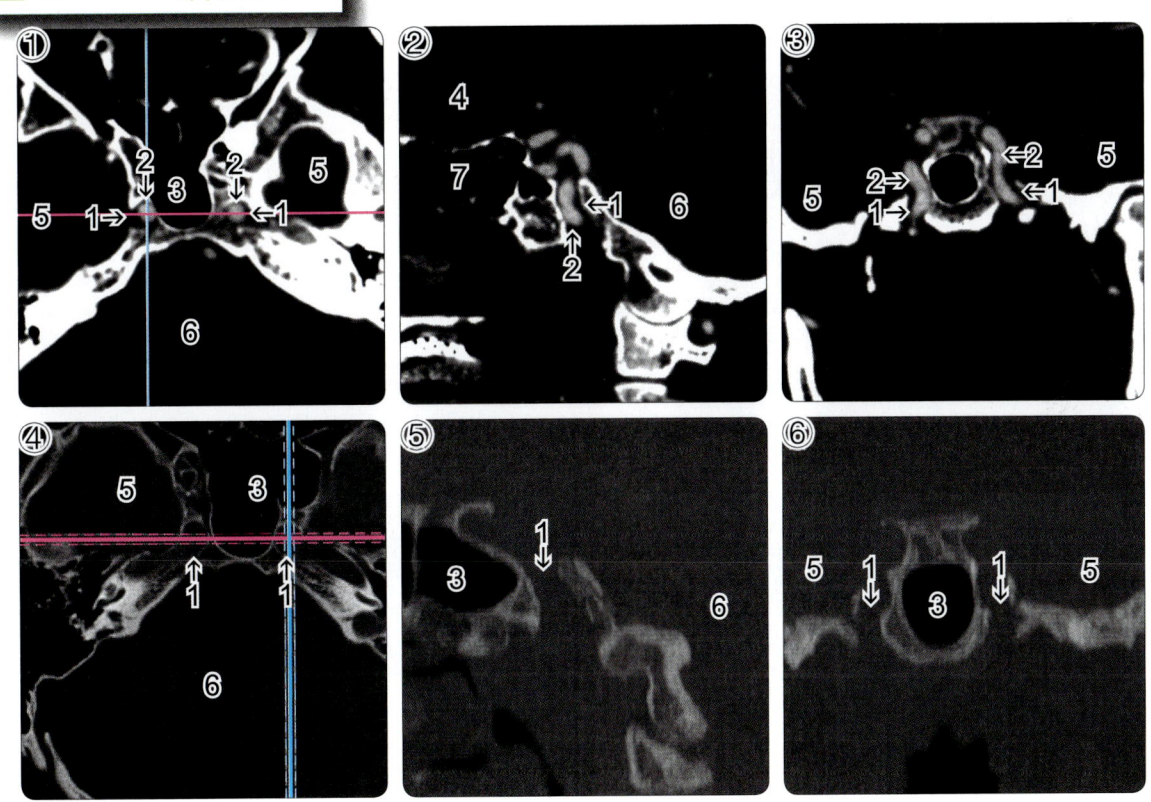

1. 破裂孔；2. 颈内动脉；3. 蝶窦；4. 前颅窝；5. 中颅窝；6. 后颅窝；7. 筛窦

图 2.8-4 破裂孔

图①至图③为破裂孔各个平面的 CTA 重建图像，图④至图⑥为 HRCT 多平面重建图像，显示破裂孔。

破裂孔通常指颈内动脉经颈内动脉管入颅的内口，整个颈内动脉管是介于中颅窝和后颅窝之间的一个复杂的颅底孔道，CTA 可以显示颈内动脉与破裂孔之间的关系，HRCT 则是观察破裂孔周围骨质结构的最佳手段。

定位线的确定：a. 定位线应当放置在一侧破裂孔处，交叉点对准破裂孔中心；b. 重建平面的厚度选择相当于破裂孔的前后径和内外径的 1/3 ～ 1/4 范围。

破裂孔的观察：a. 横断面 CT 图像显示破裂孔为圆形且骨壁完整，后外侧壁因颈内动脉管的存在而只能显示部分管壁或管壁不完整；b. 矢状面 CT 重建图像显示破裂孔自前上向后下倾斜走行，前壁为蝶骨，相对比较整齐；后部为颞骨岩锥尖部，骨质相对参差不齐；c. 冠状面 CT 重建图像显示破裂孔为自内上向外下方向倾斜走行，内侧壁为蝶骨体，整齐光滑并有颈内动脉的压迹存在；外侧壁由岩锥尖和蝶骨大翼根部构成，参差不齐，不可误认为骨折。

颈内动脉略迂曲走行于破裂孔内，故破裂孔实际上是一段呈管状的孔道。

破裂孔 CT/MRI 观察小结

1. CT/MRI 建议观察平面：
① 以 CTA 横断面图像和横断面 HRCT 图像为主要观察平面。
② 上述图像的冠状面和矢状面重建图像可用于对破裂孔前后壁和内外侧壁进行补充观察。

2. CT/MRI 观察要点提示：
重点是观察破裂孔的轮廓、走行和毗邻结构。CT 可以获得破裂孔清晰的轮廓，并显示其通常具有 1 个向后下方和内下方倾斜的角度和具有一定长度的管道状走行的特点。

Point-05：圆孔

区域解剖简析

圆孔（foramen rotundum）与卵圆孔和棘孔三者均位于中颅窝外凹的内侧缘，在眶上裂和破裂孔的外侧，属于中颅窝孔道群中的外侧组。三者在外凹的蝶骨大翼内侧缘上自前向后连成 1 条凹面向外侧的弧线。圆孔位于这 3 个孔道的最前方，向前通往颅底的翼腭窝。

① 位置、口径和走行方向：

a. 位置：圆孔位于蝶骨大翼内侧缘前方，内前方毗邻眶上裂，内上方为前床突。

b. 口径：圆孔为长度约为 4~10mm 的短管状孔道，平均直径约为 3.1mm。在约 1/3 的个体中，两侧圆孔的大小可不对称。

c. 走行方向：圆孔自中颅窝底内侧水平向前走行进入颅外的翼腭窝。

② 内容：圆孔内含三叉神经上颌支（V_2），其主干向前进入翼腭窝后发出至眼眶、上颌、颧、颊、面和牙齿等部位的分支，主要收集上述部位的感觉。

图 2.8-5 圆孔

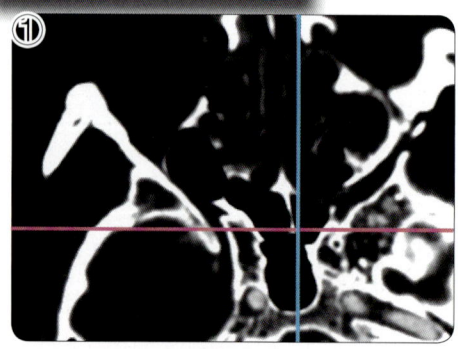
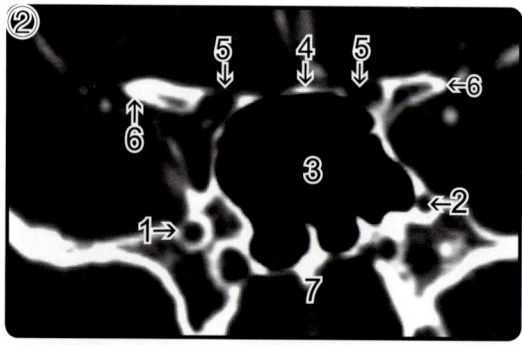
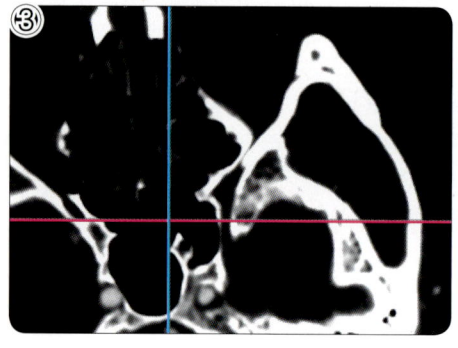
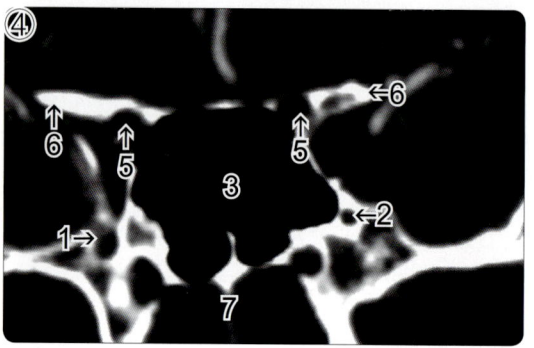

1. 右侧圆孔； 2. 左侧圆孔； 3. 蝶窦； 4. 蝶平面； 5. 视神经管； 6. 前床突； 7. 鼻中隔

图 2.8-5a 圆孔 - 冠状面表现

图①和图②分别为右侧圆孔定位图和冠状面 CTA 重建图像，图③和图④分别为左侧圆孔定位图和冠状面 CTA 重建图像，显示左右两侧圆孔的冠状面表现。

圆孔的作用：翼腭窝区域集中的三叉神经上颌支经圆孔入颅，沿蝶鞍旁向后汇入三叉神经。

定位线确定：定位线（见两侧定位图中的红线）应当放置在中颅窝底前方，在蝶骨翼突根部两侧前后走行圆孔的中段。

圆孔的观察：a. 冠状面 CT 图像显示圆孔为圆形且骨壁完整的圆形孔洞，周围为翼突根部的密质骨或松质骨。位于中颅窝底的内下方，在视神经管下方偏外 5～10mm 处；b. 一般可两侧同时显示，但需要准确定位后方可获得清晰的影像。

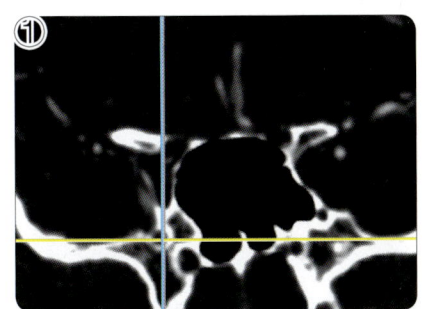

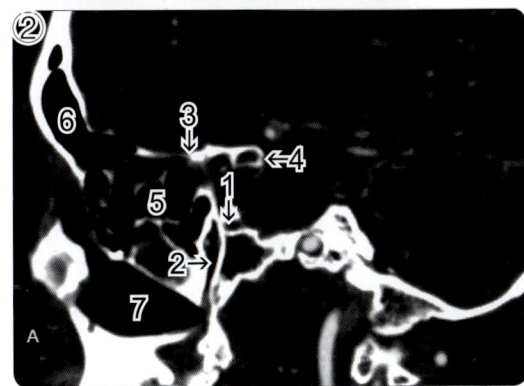 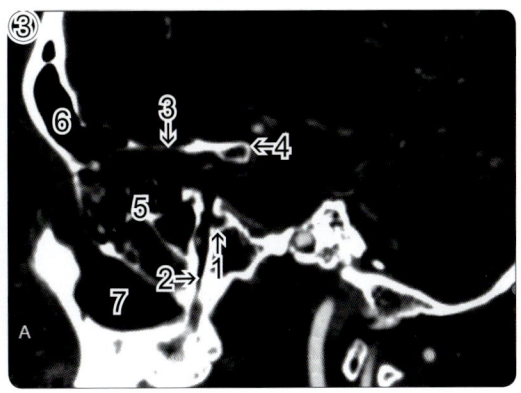

1. 圆孔； 2. 翼腭窝； 3. 蝶平面； 4. 前床突； 5. 筛窦； 6. 额窦； 7. 鼻甲和鼻腔

图 2.8-5b 圆孔 - 矢状面表现

图①为右侧圆孔的冠状面定位图，图②和图③为右侧圆孔的矢状面 CTA 重建图像，显示左右两侧圆孔的矢状面表现。

矢状面 CTA 重建图像可以观察圆孔从中颅窝前壁向前通入翼腭窝的表现。

定位线确定：定位线（见定位图中的蓝线）应当放置在冠状面图像中圆孔的中心。

圆孔的观察：a. 矢状面图像中，圆孔显示为自前颅窝底向前方走行，通入翼腭窝内；b. 当圆孔为前后直行时，可以在 1 个层面的矢状面图像上观察到圆孔的全程走行，如呈前后倾斜走行，则需 1 个以上的几个层面进行显示。

圆孔 CT/MRI 观察小结

1. CT/MRI 建议观察平面：

①横断面 HRCT 为圆孔解剖位置和自中颅窝向前通往翼腭窝的主要观察平面。

②冠状面和矢状面重建图像可用于对各个壁的观察，以及对圆孔与翼腭窝之间沟通的解剖关系做进一步补充观察使用。

2. CT/MRI 观察要点提示：

重点是观察圆孔的轮廓、走行和毗邻结构。CT 可以获得圆孔清晰的轮廓并显示其与翼腭窝沟通的解剖关系。

Point-06: 卵圆孔

区域解剖简析

卵圆孔 (foramen ovale) 位于中颅窝底外凹的内侧缘，与圆孔同属于中颅窝外侧组一条弧形线上的孔道。

① 位置、形状、大小及其走行：

a. 位置：卵圆孔位于三叉神经节前方略偏外侧，其后内侧为破裂孔，后外侧为棘孔，三者排列成以卵圆孔为顶角的三角形。

b. 形状：卵圆孔的形状以长径向前内倾斜约 45°~55° 角的卵圆形居多，约占 62%；半月形次之，约占 20.9%；其他还有圆形、梭形、肾形、窄条形等。卵圆孔轮廓清晰者约占 81.7%，另有 13.9% 的个体表现为部分边缘欠清晰，4.4% 的个体则表现完全不清晰。

c. 大小及其走行：卵圆孔长径约为（6.5±0.05）mm，宽径约为（3.2±0.03）mm。两侧等大者约占 61.6%，左侧较大者约占 22.4%，右侧较大者约占 16.0%。在大约 89.5% 的卵圆孔，其高径超过 2mm，形成短管状卵圆孔，其管长范围约为（4.7±1.5）mm，轻度向前下方倾斜。而完全未形成管状的卵圆孔仅占 10.5%。卵圆孔直接向下通入颞下窝。有时在卵圆孔内侧可见一个小孔，为来自海绵窦的蝶导静脉通过。

② 内容：卵圆孔内走行三叉神经下颌支（V_3）、脑膜中动脉副支、下颌神经脑膜支和海绵窦至翼丛的小静脉，有时还有岩小神经等。卵圆孔内所含静脉的数目、口径及其充盈状态常常决定了卵圆孔的大小。

图 2.8-6 卵圆孔

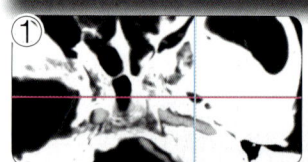

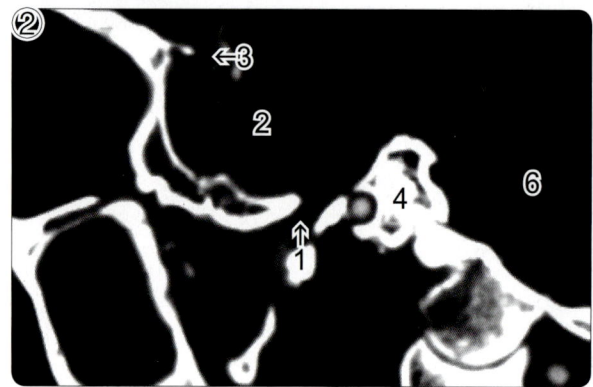 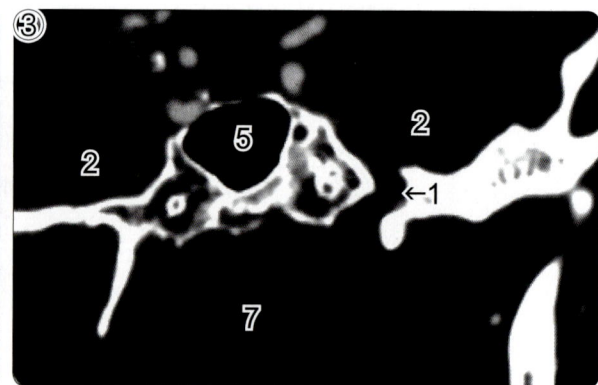

1. 卵圆孔；2. 中颅窝；3. 前床突；4. 岩锥；5. 蝶窦；6. 后颅窝；7. 鼻咽腔

图 2.8-6a 左侧卵圆孔

图①为左侧卵圆孔定位片，图②和图③分别为左侧卵圆孔的矢状面和冠状面 CTA 重建图像。

卵圆孔位于中颅窝鞍旁和岩锥尖附近，呈短管状，内下方毗邻鼻咽腔。

定位线确定：定位线（见定位图中的蓝线和红线）应当放置于横断面图像中卵圆孔的中心。

卵圆孔的观察：a. 在矢状面图像上，卵圆孔位于中颅窝底后方，自后上方向前下方倾斜走行；b. 在冠状面图像上，显示卵圆孔的内下方毗邻鼻咽腔，是鼻咽癌容易累及的解剖基础。

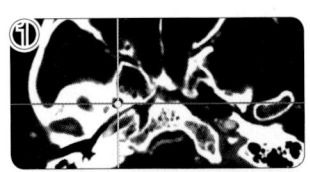
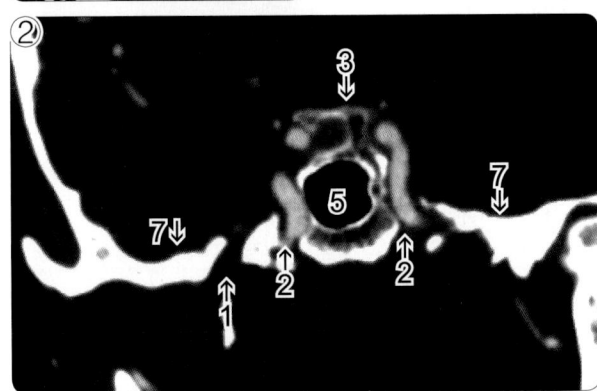
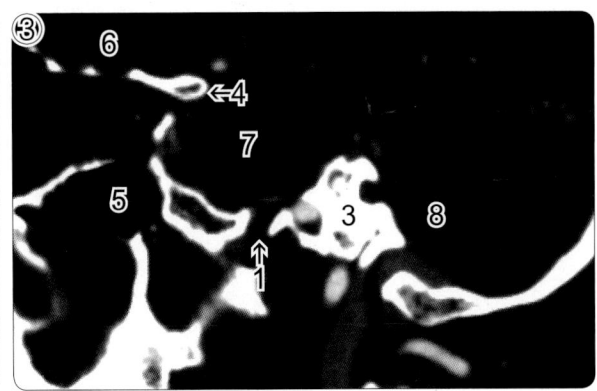

1. 卵圆孔；2. 破裂孔；3. 鞍背；4. 前床突；5. 蝶窦；6. 前颅窝；7. 中颅窝；8. 后颅窝

图 2.8-6b　右侧卵圆孔

图①为右侧卵圆孔的横断面定位图，图②和图③分别为右侧卵圆孔的冠状面和矢状面CT重建图像，显示右侧卵圆孔的冠状面和矢状面表现。

卵圆孔的冠状面和矢状面CT重建图像可以观察卵圆孔在颅底呈短管状走行及与破裂孔的关系。

定位线确定：定位线（见定位图中的蓝线和红线）应当放置于横断面图像中卵圆孔的中心。

卵圆孔的观察：a. 在冠状面图像上，卵圆孔位于破裂孔外侧，两者的内下方为鼻咽腔，故鼻咽癌极其容易向上累及这2个颅底孔道；b. 在矢状面图像上，卵圆孔呈自后上方向前下方略倾斜的短管状，后方即与颈内动脉管毗邻。

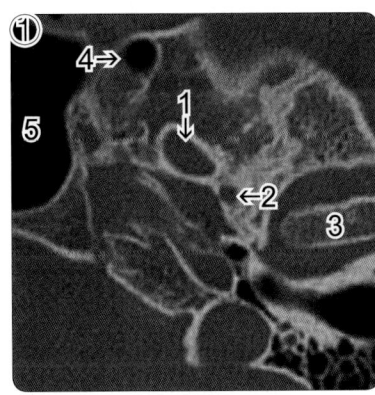
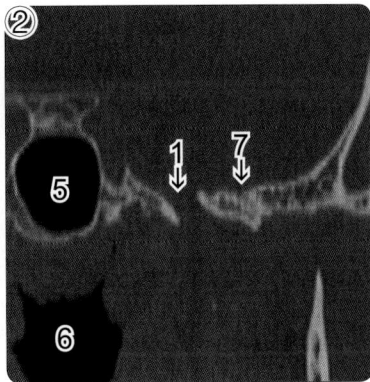
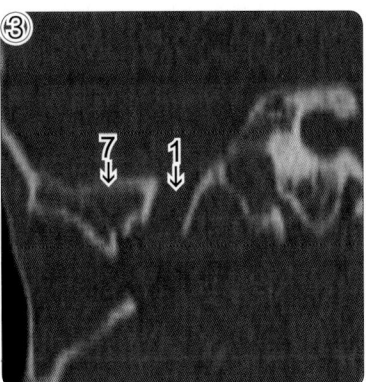

1. 卵圆孔；2. 棘孔；3. 上颌骨头；4. 圆孔；5. 蝶窦；6. 鼻咽腔；7. 中颅窝底

图 2.8-6c　卵圆孔-HRCT表现

图①为左侧卵圆孔的横断面图像，图②为矢状面重建图像，图③为冠状面重建图像，显示卵圆孔。

卵圆孔HRCT多平面重建图像可以仔细观察卵圆孔各个骨壁的细微表现。

横断面表现：卵圆孔呈前内向后外倾斜的长椭圆形，与前方的圆孔和后方的棘孔在中颅窝内缘排列成弧线形，卵圆孔居中且最大。

冠状面和矢状面表现：冠状面图像显示卵圆孔位于中颅窝底内侧，呈自内上向外下倾斜的短管状，内外侧管壁均较厚。矢状面图像显示卵圆孔位于中颅窝底后方，呈自后上向前下倾斜的短管状，前壁厚，后壁薄，后方为岩锥及其内走行的颈内动脉管。

Point-07: 棘孔

区域解剖简析

棘孔为颅底孔道中最为细小者，属于中颅窝孔道的外侧组。

①位置、形状和数目：

a. 位置：棘孔位于卵圆孔的后外方。与卵圆孔之间的距离约为 0.5~7.5mm。有时甚至可与卵圆孔融合在一起。

b. 形状：一般认为棘孔比卵圆孔小而圆，其实棘孔也以卵圆形居多，约占 71.9%，圆形占 22.3%。边缘清楚致密者占 76.3%。少数个体在影像学上不能显示，其原因可能是棘孔过小或走行斜度较大而内外口距离较远等原因所致。

c. 数目：国人解剖资料显示一侧无棘孔者约占 1.71%，双侧单孔者约占 92.0%，一侧双孔者约占 4.57%，双侧双孔约占 1.71%。

②内容：棘孔内走行脑膜中动脉、脑膜中静脉和棘神经等。在无棘孔的个体，脑膜中动脉可经破裂孔入颅；双棘孔时，可在棘孔内侧出现一个无名小管，其内容纳岩小神经通过。

图 2.8-7 棘孔

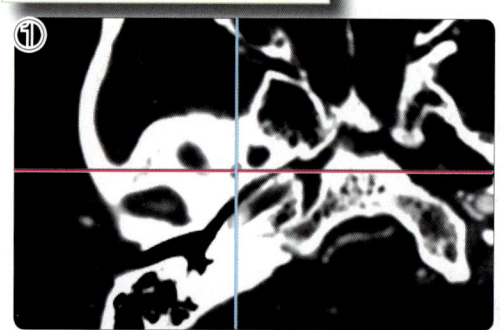
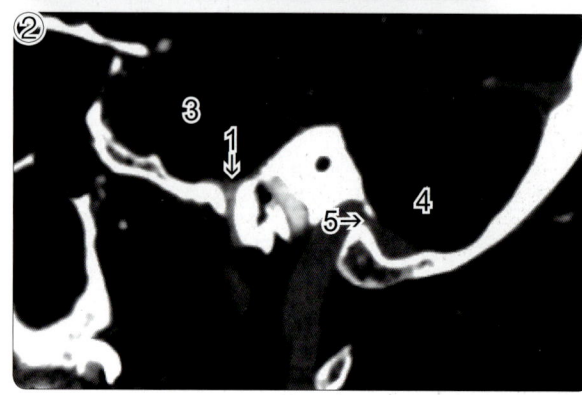
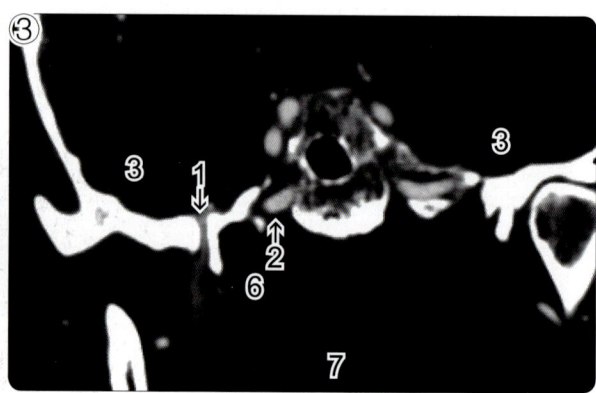

1. 棘孔；2. 破裂孔；3. 中颅窝；4. 后颅窝；5. 颈静脉孔；6. 咽旁间隙；7. 鼻咽腔

图 2.8-7a 右侧棘孔

图①为右侧棘孔的定位片，图②和图③为右侧棘孔的矢状面和冠状面 CTA 重建图像。

棘孔位于中颅窝鞍旁和岩锥尖附近，呈短管状，内下方毗邻鼻咽腔。

定位线确定：定位线（见定位图中的蓝线和红线）应当放置于横断面图像中棘孔的中心。

棘孔的观察：a. 在横断面图像上，棘孔位于中颅窝底后方，排列在卵圆孔的后外侧，明显小于卵圆孔，也呈倾斜的卵圆形；b. 在矢状面图像上，显示棘孔位于颈内动脉管的前方，呈细长管状，前后壁均为中颅窝底蝶骨的致密骨质；c. 在冠状面图像上，也为上下走行的细长管状，两侧均为蝶骨的密质骨板，其内走行的是增强的血管，为脑膜中动脉。

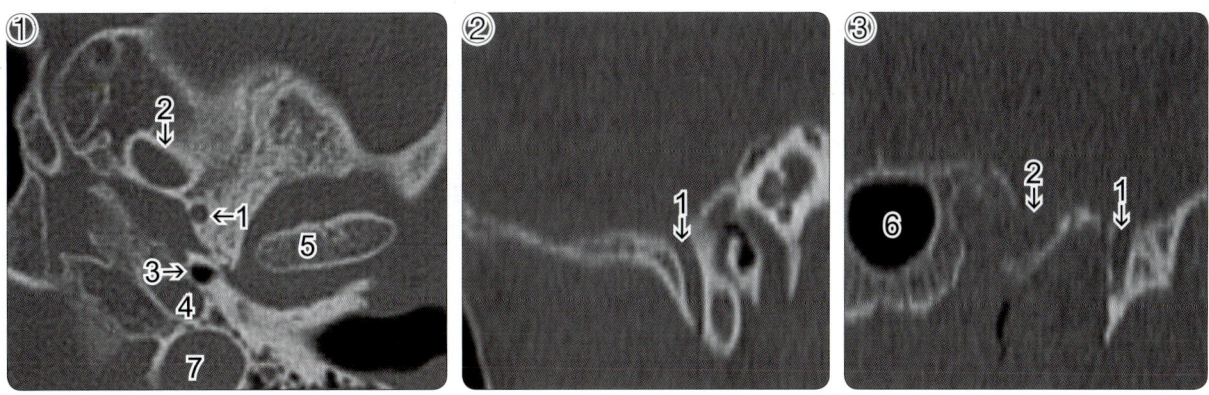

1. 棘孔；2. 卵圆孔；3. 咽鼓管；4. 颈内动脉管；5. 下颌骨头；6. 蝶窦；7. 颈静脉窝

> **图 2.8-7b　左侧棘孔 -HRCT**
> 图①为左侧棘孔的横断面图像，图②为左侧棘孔的矢状面图像，图③为左侧棘孔的冠状面图像。
> 棘孔位于中颅窝后方，排列在卵圆孔的后外侧，HRCT 可清晰地显示其管壁骨质解剖结构。
> 棘孔的观察：a. 在横断面图像上，显示棘孔呈圆形，位于卵圆孔后外侧，后方紧邻颞骨岩锥与蝶骨之间的骨缝；b. 在矢状面图像上，显示棘孔为几乎上下走行的较长管状结构；c. 在冠状面图像上，显示棘孔为上下走行的长管状结构，内壁较薄，外壁较厚，内侧为卵圆孔。

a present：颅底三孔

　　破裂孔、卵圆孔和棘孔在种系进化过程中由原本 1 个孔道进化发育成界限清晰而分开的 3 个颅底孔道，三者紧邻鼻咽腔顶壁的外上方，以卵圆孔为顶角排列成紧凑的三角形，鼻咽癌等疾病的浸润生长常常会就近累及破坏上述 3 个孔，故三者被特别地称为"颅底三孔"，成为影像学和临床观察的重点部位。在颅底 X 线片和 CT/MRI 诊断中，颅底三孔的形状、大小和边缘清晰度受多种因素的影响，成为影像学观察分析时的焦点或难点：

　　①孔道的管深和倾斜度：颅底三孔都有各自的管深和倾斜角度，卵圆孔向前外倾斜，绝大多数在 20°~40° 之间，管深为 (4.7±1.5) mm；棘孔的倾角无一定规律，重叠的骨棘更增加了管深；破裂孔向后外倾斜，最大倾角约在 4°~21° 范围，左右多不对称。倾斜角度越大，管壁结构重叠越多，平片上其轮廓就越模糊；单一投照位置观察三孔，往往不能获得满意的效果。

　　②骨骼发育变异：蝶骨大翼的软骨成骨过程不同，可造成卵圆孔和（或）棘孔后缘缺损、卵圆孔与棘孔相互融合或双卵圆孔等发育变异。另外，颅底各种骨棘和骨质结构也可以对颅底三孔形成干扰，如角棘可影响棘孔的形状和清晰度，甚至使之不能显示；较大的翼突外板投影在卵圆孔、棘孔处也可发生同样的问题。这些发生率虽较低，但常常给解剖观察带来困扰。

　　③检查技术的偏差：位置和角度的明显误差和一些技术伪影等可以使得这些孔道的观察变得困难。

　　④孔道内容结构的变化：例如两侧卵圆孔除同样走行三叉神经下颌支之外，还有一些自海绵窦至翼丛的小静脉，当这些静脉的口径和数目发生改变时，其结构容积的差异会导致孔道口径发生较大差异。当影像学检查显示两侧颅底三孔的大小、形状和清晰度差别较大时，容易与病理性破坏相混淆，以下几点可供鉴别诊断时参考：

　　a. 鼻咽癌破坏多为整体边缘而不只限于 1 个局部边缘。
　　b. 鼻咽癌破坏常常是多个孔道同时受累而非单个孔道异常。
　　c. 孔道内和周围结构的改变及其信号是否符合肿瘤。
　　d. 异常改变的速度和特点，鼻咽癌破坏境界模糊、进展迅速而正常变异持久不变，如为神经鞘瘤等良性病变，其边缘锐利清楚可以表现为明显硬化等相应改变。
　　e. 结合临床病史、资料和症状进行鉴别。

2.8.3 后颅窝

后颅窝在 3 个颅窝中位置最低且最大。其上方绝大部分由小脑幕覆盖。后颅窝容纳脑干和小脑等幕下脑结构。后颅窝最大的颅底孔道为枕骨大孔，枕骨大孔位于后颅窝底的中央，连接颅腔与椎管。除枕骨大孔外，后颅窝的颅底孔道自前向后依次为内耳道、颈静脉孔和舌下神经管 3 对孔道，其中有关内耳道的相关内容请参阅第 4 章中"内耳与内耳道"部分的相关内容。

Point-08: 后颅窝

区域解剖简析

(1) 后颅窝的骨骼：由枕骨、蝶骨、颞骨和顶骨后下方的一小部分构成。

①枕骨：构成后颅窝的绝大部分，约占据后颅窝总面积的 80%。整个枕骨的形态酷似前窄后阔的汤勺状，内面凹陷而外面膨突。整个枕骨以枕骨大孔为中心分为枕骨基底部、枕骨髁部和枕骨鳞部。

a. 枕骨基底部：位于枕骨大孔的前方，又称基枕骨。呈较窄的四边形，骨质较厚，构成后颅窝前部斜坡的下 2/3 段，酷似汤勺的柄。

b. 枕骨髁部：位于枕骨大孔的两侧，又称外枕骨。枕骨髁部的颅外面为枕骨髁，与寰椎上关节面构成寰枕关节，枕骨髁后方有髁窝和髁管通入颅后窝；髁部的颅内面为一骨性隆起，因紧邻外侧的颈静脉孔而被称为颈静脉结节。颈静脉结节后方常有 1 个浅沟，通过舌咽神经、迷走神经和副神经 3 对 颅神经，被称为神经沟。

c. 枕骨鳞部：位于枕骨大孔的后方，构成后部的大半个后颅窝。枕骨鳞部的颅内面以枕内隆突为中心，由下方的枕内嵴、两侧的横窦沟和上方的上矢状窦沟等结构分为 4 个凹窝，上面 2 个为大脑窝，容纳枕叶；下面 2 个为小脑窝，容纳两侧小脑半球。枕骨鳞部的颅外面以枕外隆突为中心分布有一纵三横的 4 条线，1 条纵向线为枕外嵴，3 条横线分别为最上项线、上项线和下项线，为 3 条横行的骨嵴。

②蝶骨：参与后颅窝组成的蝶骨仅占一小部分，为蝶骨的鞍背与后方的蝶骨体。蝶骨构成后颅窝斜坡的上 1/3 段。

③颞骨：构成后颅窝的颞骨有颞骨岩锥的后面和颞骨鳞部的一小部分。

a. 颞骨岩锥的后面：位于枕骨基底部和髁部的两侧，构成后颅窝前外侧壁。其中部有内耳道口，下部有颈静脉孔，后部有乙状窦沟。

b. 颞骨鳞部：构成岩锥后方后颅窝侧壁的极小部分。

④顶骨：顶骨后下方有一个极小部分与颞骨鳞部和枕骨鳞部相连接，参与构成后颅窝横窦中段 1/3 处的骨壁。发生于此处的顶骨骨折或病变等可能累及横窦或后颅窝后上方的脑结构。

(2) 后颅窝的孔道：后颅窝的颅底孔道有 4 对，分别是颈静脉孔、内耳道、舌下神经管和颈内动脉管，其中内耳道部分可参阅第 4 章的相关内容。

①颈静脉孔：位于颈静脉结节的外侧，分血管部和神经部，呈葫芦状。

②舌下神经管：位于枕骨基底部与枕骨髁部之间，其内通过舌下神经。

③颈内动脉管：颈内动脉管及其外口分别位于颞骨岩锥后缘和颈静脉孔前方。

图 2.8-8 后颅窝

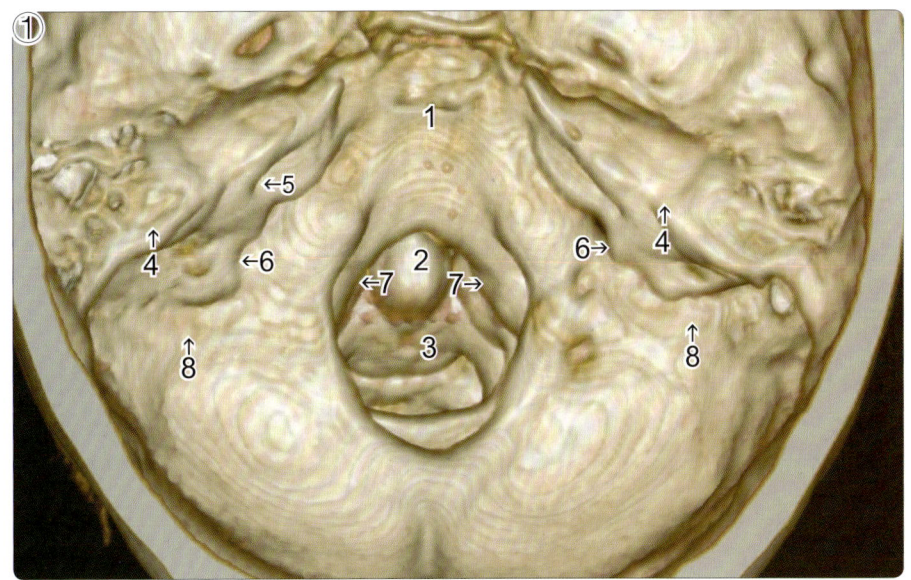

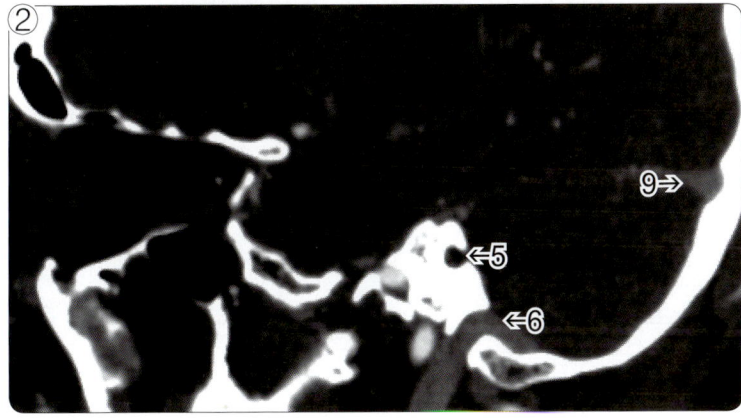
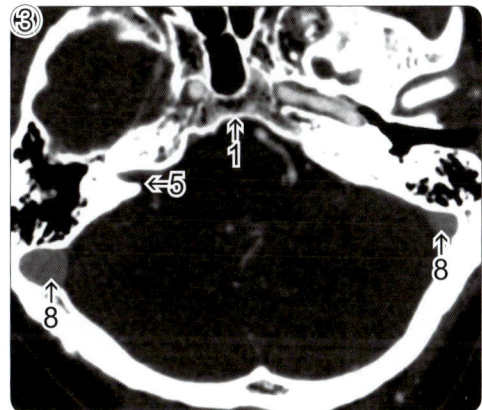

1. 斜坡；2. 枢椎齿状突；3. 枕骨大孔；4. 岩锥后缘；5. 内耳道；6. 颈静脉孔；7. 舌下神经管；8. 乙状窦；9. 横窦

图 2.8-8 后颅窝

图①为后颅窝的 3D 重建图像，图②和图③分别为后颅窝的矢状面和冠状面 CTA 重建图像。

后颅窝的主要内容为脑干和小脑，比较直观的是 3D 重建图像，可观察后颅窝的全貌；观察后颅窝自身的解剖结构还是以多平面重建图像更为准确。

3D 重建和多平面 CT 重建的应用比较：a. 图①为 3D 重建图像，可以对后颅窝全貌进行概览，但是对于像颅底孔道这样方向不同、结构细腻的解剖无法获得清楚的了解；b. 图②和图③为多平面 CT 重建图像，虽然只能观察局部解剖结构，没有大局观。但是对于具体解剖结构可以有准确的观察和交代，如颈静脉孔、内耳道等都得到了清晰的显示。枕骨，特别是枕骨大孔周围的骨质结构是后颅窝组成骨中观察的重点和难点。

后颅窝骨骼 3D 重建虽然可以观察后颅窝的全貌，但是因为骨骼之间彼此重叠，很难了解各骨和颅底孔道的具体细节，此时增强 CT 扫描后的横断面、冠状面和矢状面等多平面重建图像的应用可以比较准确地观察后颅窝底的孔道和其内通过的血管神经等解剖结构的表现。对于不同的孔道采用不同的重建平面进行观察是颅底孔道观察的关键点。

Point-09: 颈静脉孔

区域解剖简析

颈静脉孔（jugular foramen, JF）：

① 构成和位置：颈静脉孔为 1 对面积最大、形态最为复杂的颅底孔道。由岩锥的颈静脉切迹与枕骨的颈静脉切迹对合形成。其外口位于颈内动脉管外口的后方，内口位于岩枕裂后端和乙状窦终点。

② 形状和大小：颈静脉孔的形状有葫芦状和长条 2 种。

  a. 葫芦状：占绝大多数，中间狭窄而两端膨大。左侧约占 92%，右侧约占 97%。

  b. 长条形：为不规则之裂隙状。左侧约占 8%，右侧约占 3%。

从颅外面观察，前方的颈内动脉管外口与后方的颈内静脉外口的血管部和神经部这 3 个孔大致组成 1 个 "品" 字形。从颅内面可见自乙状窦远端向前内方向延伸的狭窄的葫芦状孔道。

  c. 大小：右侧颈静脉孔常常大于左侧。右侧颈静脉孔的长径约为（15.43±0.24）mm，其中神经部的宽径约为（4.2±0.09）mm，血管部的宽径约为（8.50±0.23）mm；左侧颈静脉孔的长径约为（14.62±0.03）mm，其中神经部的宽径约为（3.9±0.17）mm，血管部的宽径约为（6.8±0.17）mm；颈静脉窝的深度左侧约为（13.04±0.35）mm，右侧约为（14.22±0.32）mm。

③ 颈静脉孔血管部：该部是 1 个蜿蜒复杂的骨性管道，具有内口和外口。除主要有颈内静脉通过外还有枕动脉的脑膜支和咽动脉。乙状窦经过颈静脉孔移行为颈内静脉的过程大致可分孔前段、孔内段和孔后段：

  a. 孔前段：水平走行的乙状窦进入静脉孔前，先向前内侧弯曲走行的乙状窦末端骤然转向前外方对准颈静脉孔的血管部，形成 1 个近 90° 的急转弯，准备进入颈静脉孔。

  b. 孔内段：乙状窦入孔后立即转变为颈内静脉，故称 "颈静脉孔"。颈内静脉入孔后受到外上方岩锥侧静脉切迹和内下方枕骨侧静脉切迹的限定形成一段明显的不规则狭窄段。

  c. 孔后段：出孔后的颈内静脉因狭窄后扩张形成颈静脉球并在岩锥底面压迫产生 1 个颈静脉窝。颈静脉球两侧大小不一，是因为血流量不同所致，一般右侧大于左侧。当颈静脉球较大且位置较高时，与上方的鼓室之间仅隔以薄骨板或者仅为一层结缔组织膜或黏膜，形成耳镜下所见的蓝色鼓膜，为影像学观察和外科手术时需审慎注意的解剖区域。

④ 颈静脉孔神经部：该部为颈静脉孔相对狭小的前段，位于颈静脉孔血管部的前内侧，通过此部的结构以神经成分为主，在此部通过的神经血管自前往后依次为舌咽神经（Ⅸ）、岩下窦后端、迷走神经（Ⅹ）和副神经（Ⅺ）。其中岩下窦汇入颈内静脉的水平因人而异。

图 2.8-9 颈静脉孔

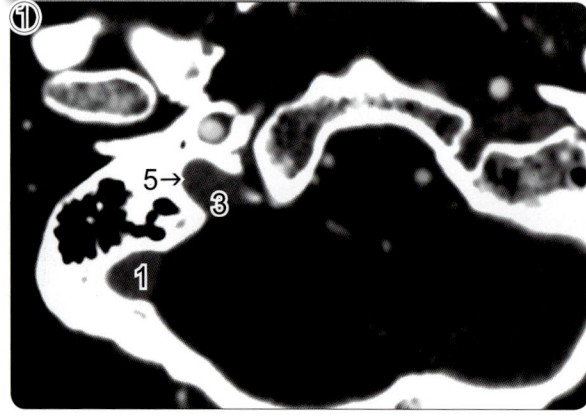
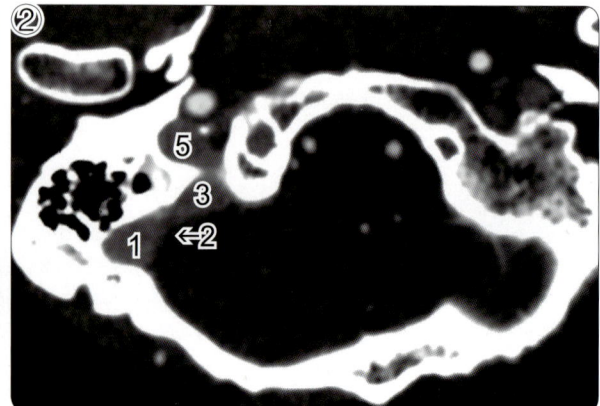

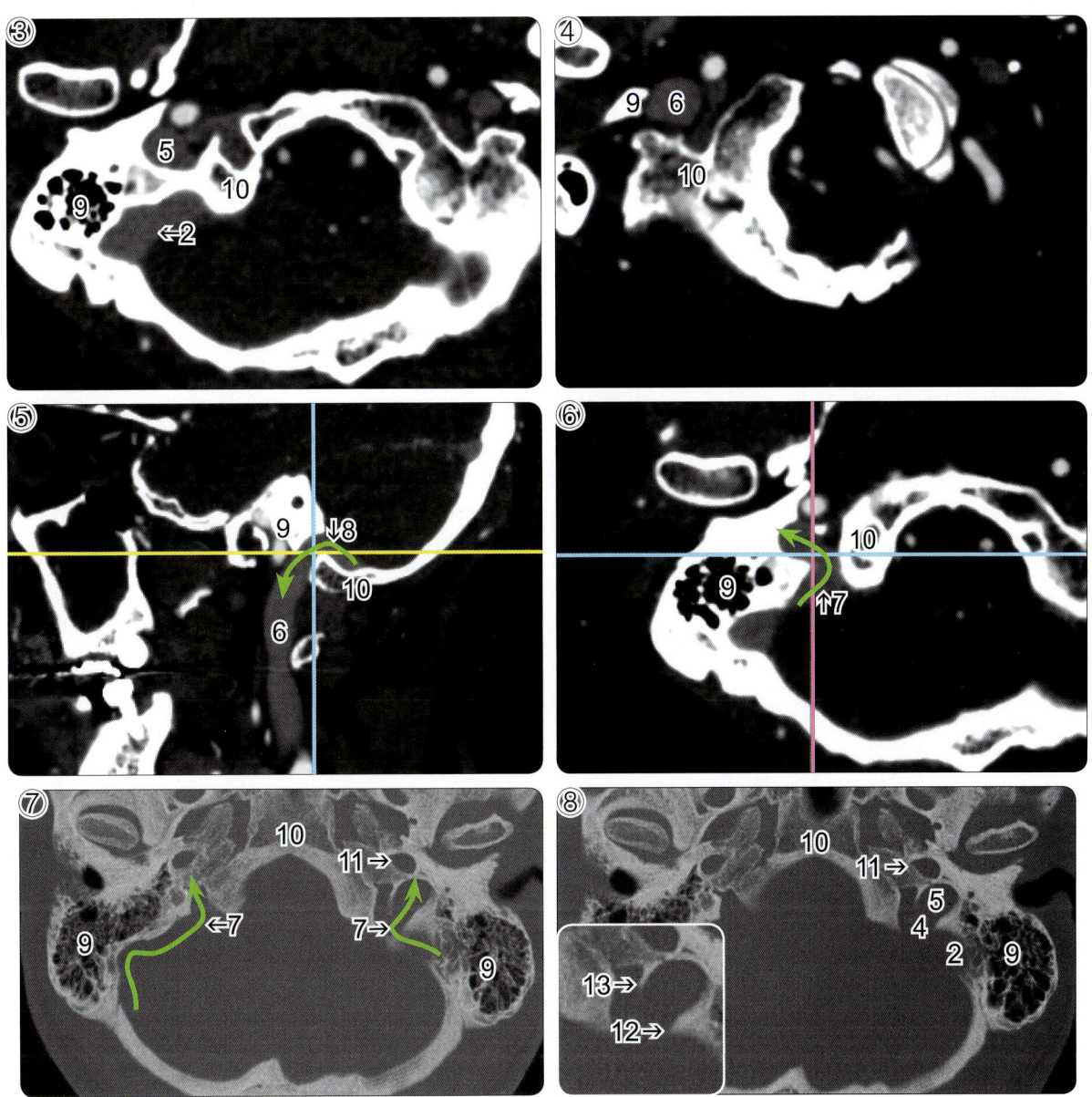

1. 乙状窦降段；2. 乙状窦水平段；3. 孔前段；4. 孔内段；5. 孔外段（颈静脉球）；6. 颈内静脉；7. 前内至前外转弯；8. 向上至向下转弯；9. 颞骨乳突；10. 枕骨斜坡；11. 颈内动脉管外口；12. 骨嵴-1；13. 骨嵴-2

图 2.8-9 颈静脉孔

图①至图④为横断面 CTA 图像，图⑤和图⑥为定位图和颈静脉血流图，图⑦和图⑧为 HRCT 图像，显示颈静脉孔及各个静脉段。

颈静脉孔是最为复杂的颅底孔道之一，除了分为血管部和神经部之外，其静脉的走行也很曲折。

颈静脉孔内的血管分段：由乙状窦过渡到颈内静脉共分 5 段：乙状窦降段、乙状窦水平段、颈静脉孔前弯曲段、颈静脉孔段和颈静脉孔后弯曲段。其中孔前弯曲段是从向前内转弯至向前走行并同时向上爬升，孔段水平走行跨过向上的横行骨嵴，孔后弯曲段从向前转弯至向外走行并同时下降。

颈静脉口狭窄：这在颈内静脉 DSA 中可以观察到，因静脉壁薄而柔软，受周围不规则骨壁结构的压迫而出现明显狭窄，在出颅之后出现狭窄后扩张的颈静脉球。另外，从 HRCT 图像中可见颈静脉口有 2 个骨嵴存在：a. 骨嵴-1，即向内侧突出的骨嵴决定了颈静脉的复杂弯曲；b. 骨嵴-2，即向后方突出的骨嵴，将颈静脉孔分成神经部和血管部（见图⑧中的放大图）。

Point-10: 舌下神经管

区域解剖简析

舌下神经管 (hypoglossal canal)：位于枕骨大孔前外侧，枕骨髁的前方，故又被称为髁前管 (anterior condyloid foramen)，通过舌下神经等解剖结构。有时在枕骨髁后方出现髁管或髁后管，管内有乙状窦导静脉和枕动脉脑膜支通过。髁前管与髁后管位置不同，内容更是南辕北辙，请注意区分不要混淆。

①位置和走行方向：

a. 位置：舌下神经管位于颈静脉结节下方枕骨大孔前外缘的枕骨基底部和枕骨髁部的交界处，两侧舌下神经管成为枕骨大孔前壁和枕骨大孔侧壁的分界。

b. 走行方向：自内后向前外方向走行出颅。

②内容：管内通过的解剖结构有舌下神经、舌下神经返支、咽升动脉脑膜支以及连接颅内基底静脉丛和颅外颈内静脉的导静脉。

③二分舌下神经管：不同程度的二分舌下神经管发生在约 11.86% ± 0.61% 的个体中。其中分隔位于舌下神经管内口者约占 77.9%；分隔位于舌下神经管中部者约占 10.8%；分隔位于舌下神经管外口者最少，约占 3.3%。

图 2.8-10 舌下神经管

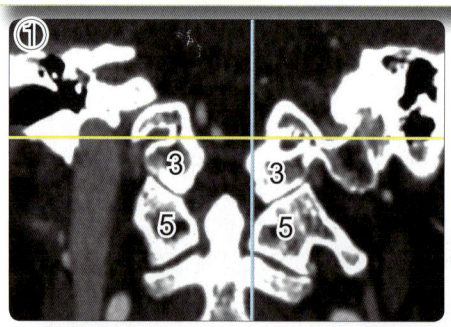

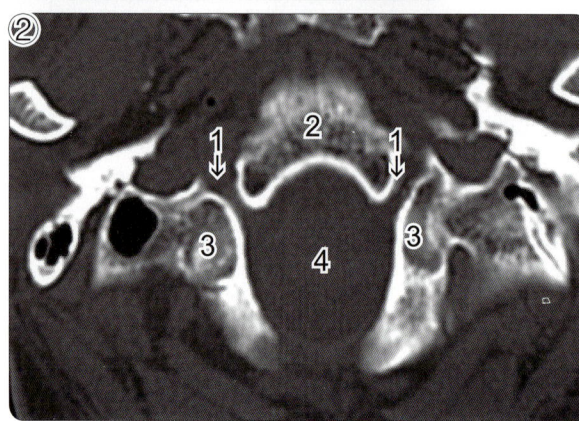 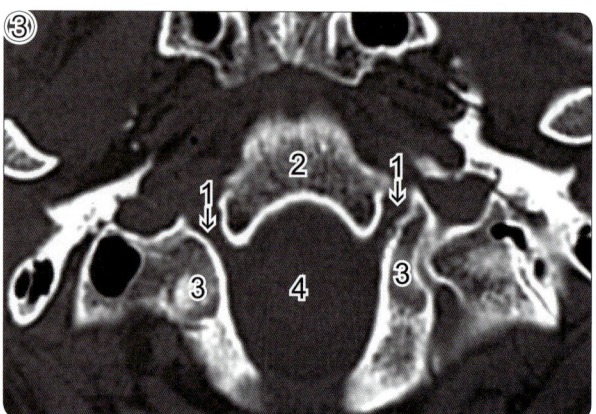

1. 舌下神经管；2. 枕骨咽结节；3. 枕骨髁；4. 枕骨大孔；5. 寰椎

图 2.8-10a 舌下神经管 - 横断面

图①为舌下神经管的定位图，图②和图③为横断面 CT 重建图像，显示舌下神经管。

舌下神经管位于枕骨大孔前方两侧，后外侧为枕骨髁，两侧舌下神经管中间为枕骨基底部。

定位线确定：定位图中的黄线为横断面图像扫描和重建的定位线，位于枕骨基底部咽结节水平。

舌下神经管的观察：在横断面图像上，舌下神经管自枕骨大孔前外侧开口，与中线约呈 45°角向前外方向水平走行。内外开口处略宽或整个舌下神经管的口径均匀一致。

第 2 章 头部 CT/MRI 要点解析

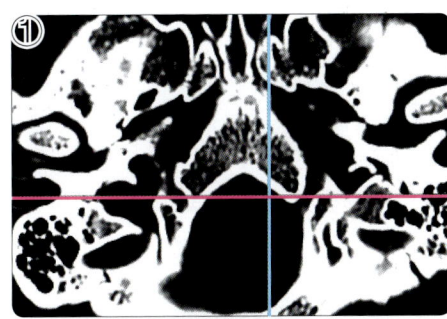

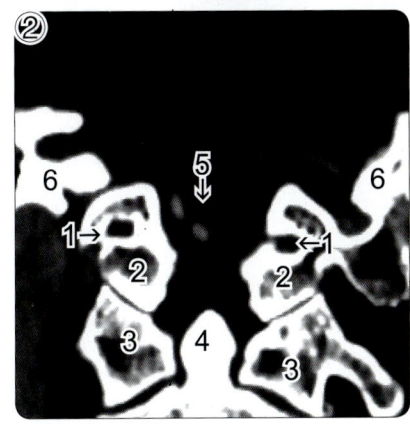 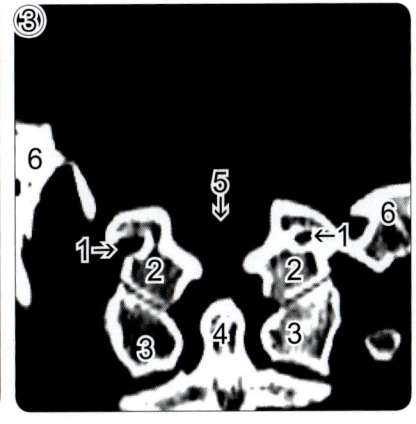 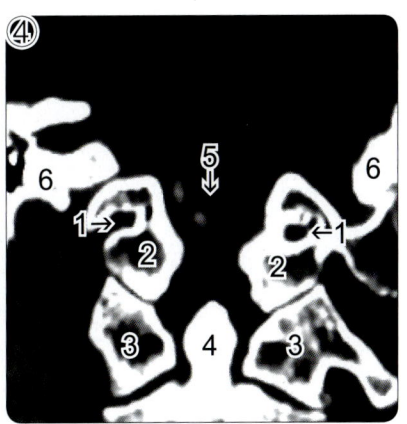

1. 舌下神经管；2. 枕骨基底部；3. 寰椎；4. 枢椎齿状突；5. 枕骨大孔；6. 岩锥尖

图 2.8-10b　舌下神经管 - 冠状面

图①为舌下神经管的定位图，图②至图④为两侧舌下神经管的冠状面 CT 重建图像。

舌下神经管自枕骨大孔向前外方倾斜走行，呈短管状。

定位线确定：图①中的红线为舌下神经管冠状面图像重建的定位线。

舌下神经管的冠状面观察：因为舌下神经管是向前外方倾斜走行的短管状结构，故前、中、后段在冠状面上的表现不同。a. 前段：显示该管内侧壁和上下壁，呈开口向外的"C"字形，位置偏外，管径较大。b. 中段：可显示该管的四壁，呈位置居中且完整的横椭圆形，管径较小。c. 后段：可显示外侧壁和上下壁，呈开口向内的"C"字形，位置偏内，管径较大。

Point-11：颈内动脉管

区域解剖简析

颈内动脉管 (carotid canal)：

①位置和走行方向：颈内动脉管的主体和外口位于后颅窝底，内口是中颅窝底的破裂孔。颈内动脉管是由颞骨岩锥的密质骨包绕的骨性管道，整体分为 3 段。

a. 垂直段：颈内动脉进入外口的上行部，其后为颈静脉窝，前为咽鼓管。

b. 膝部：在垂直段上端向前内方向弯曲成膝部，其前外侧与鼓室隔以薄骨板。

c. 水平段：自膝部向前内方接近水平的走行段，至破裂孔为止。

②外口形状和大小：

a. 形状：外口形状以圆形为最多。左侧圆形约占 45.8%，椭圆形约占 38.3%，其他形状约占 15.7%；右侧圆形约占 50.3%，椭圆形约占 29.3%，其他形状约占 20.3%。当其为椭圆形时，呈向前内斜向排列。

b. 大小：长径约为 7~8mm，短径约为 5~6mm。与其后方颈静脉孔血管部之间的最近距离约为 0.5~7mm。自外口至其前内方破裂孔的水平距离约为 7~19mm。

③内容：颈内动脉管内主要包含颈内动脉和其周围的交感神经丛。

图 2.8-11 颈内动脉管

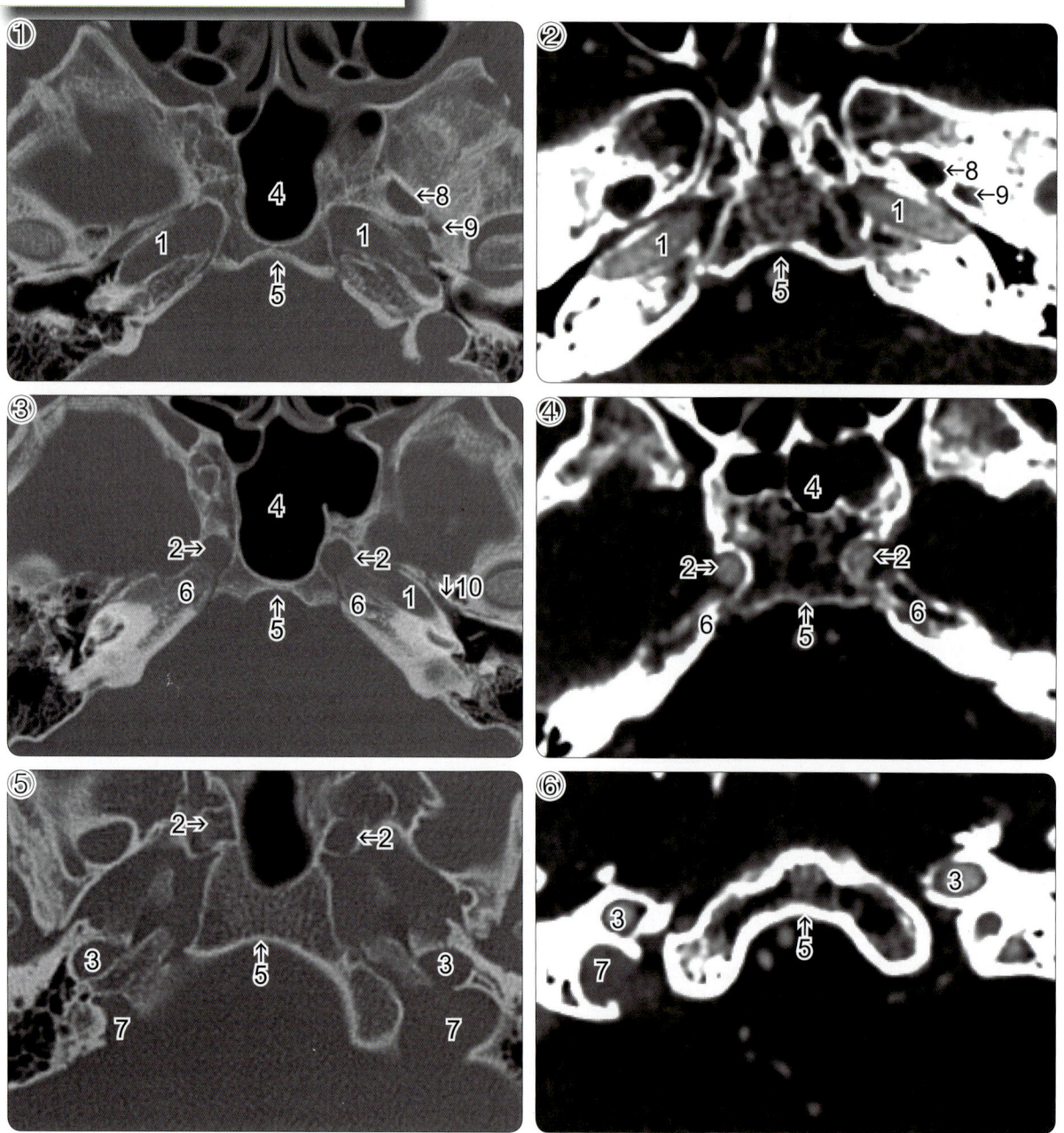

1. 颈内动脉管；2. 破裂孔；3. 颈内动脉管外口；4. 蝶窦；5. 斜坡；6. 岩锥尖；7. 颈静脉孔；8. 卵圆孔；9. 棘孔；10. 鼓膜张肌管

图 2.8-11a 颈内动脉管-横断面

图①、图③和图⑤为 HRCT 图像，图②、图④和图⑥为 CTA 横断面重建图像，显示颈内动脉管各部的表现。

颈内动脉自颈内动脉管外口进入颈内动脉管，至破裂孔向上入颅。

颈内动脉管外口：位于颈静脉孔前方偏外，呈横卵圆形，管壁圆滑整齐。

颈内动脉管：自颈内动脉管外口向上转向前内方水平走行至岩尖处，外侧毗邻肌咽鼓管，管壁光滑整齐呈双轨道征。

颈内动脉管内口：即破裂孔，颈内动脉经此向上进入颅内，上方层面管壁光滑，下方层面管壁骨质结构不够完整，且参差不齐。

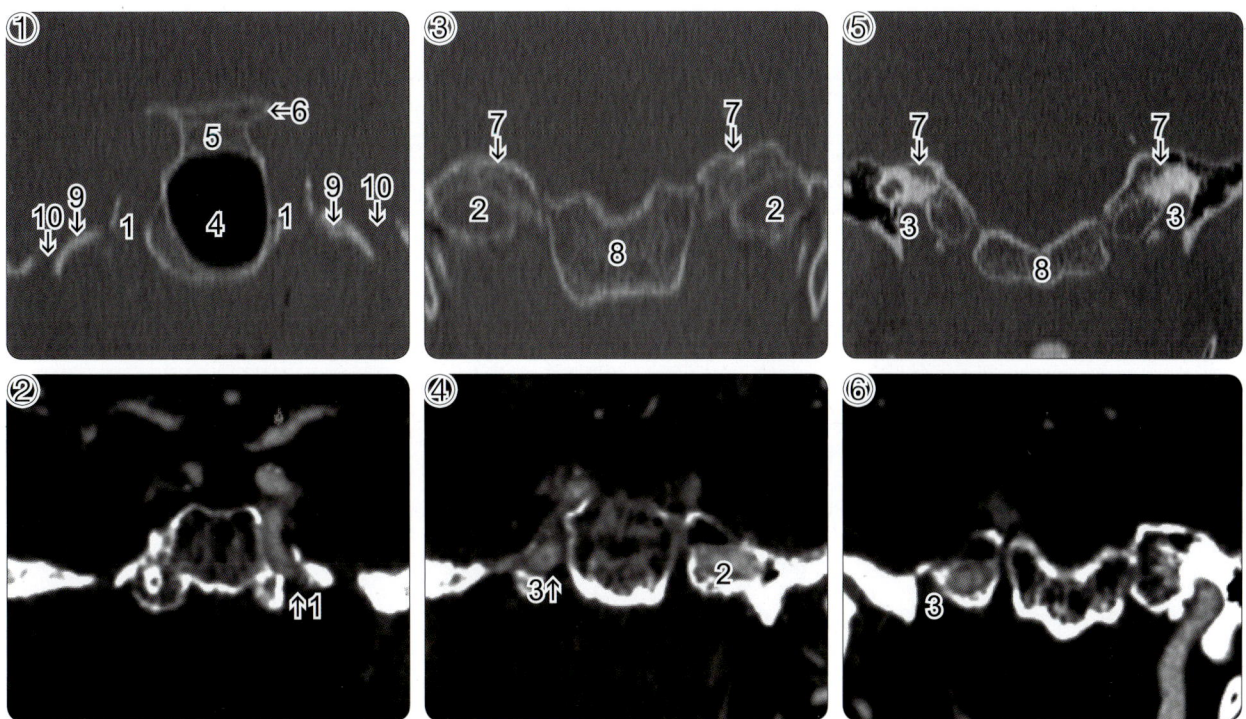

1. 颈内动脉管内口；2. 颈内动脉管；3. 颈内动脉管外口；4. 蝶窦；5. 鞍背；6. 后床突；7. 岩锥；8. 斜坡；9. 中颅窝底；10. 卵圆孔

图 2.8-11b 颈内动脉管 - 冠状面

图①、图③和图⑤为 HRCT 冠状面重建图像，图②、图④和图⑥为 CTA 冠状面重建图像，显示颈内动脉管各部的表现。

颈内动脉管的冠状面图像有利于观察颈内动脉管内外侧壁的解剖结构和毗邻关系。

颈内动脉管外口：位于颈静脉孔前方偏外，与颈静脉类似，向上方形成 1 个穹窿状的顶，转向前方进入颈内动脉管。

颈内动脉管：可显示其位置和骨壁，但不如横断面图像清晰，因为斜行，故显示短椭圆形管道阴影。

颈内动脉管内口：即破裂孔，显示内外侧管壁细薄，不规则。

a present：颅底孔道与进出的颅神经和血管

小花絮：颅底孔道及其进出的颅神经和血管

颅底孔道及其进出的颅神经比较复杂，下表中简单归纳整理其孔道名称、通过内容和解剖位置 3 项资料以供参考。表中共列出 11 个颅底孔道，通过 12 对颅神经、颈内动脉、颈内静脉和其他伴随的动静脉血管。其中前颅窝 1 个孔道，通过 1 组神经（嗅神经，Ⅰ）；中颅窝 6 个孔道，通过 5 对颅神经（Ⅱ～Ⅵ）的 7 个神经分支和颈内动脉、脑膜中动脉和中静脉等重要血管；后颅窝 4 个孔道，通过 6 对颅神经（Ⅶ～Ⅻ）的 7 个分支和颈内静脉。需要注意的是，眶下裂虽然也位于颅底，但其沟通眼眶与颅外的颞下窝和翼腭窝等软组织间隙，与颅腔无关，故未列入本表中。

颅底孔道与进出的颅神经和血管

孔道名称	通过内容	解剖位置
筛孔	嗅神经和伴随小血管	前颅窝中央
视神经管	视神经和眼动脉	中颅窝鞍内交叉沟外端
眶上裂	动眼神经、滑车神经、三叉神经眼支、外展神经和眼上静脉等	中颅窝鞍旁前部
破裂孔	颈内动脉及其周围的交感神经丛	中颅窝鞍旁后部
圆孔	三叉神经上颌支	中颅窝外凹内缘前部
卵圆孔	三叉神经下颌支、脑膜中动脉副支、下颌神经脑膜支和翼丛小静脉	中颅窝外凹内缘中后部
棘孔	脑膜中动脉、脑膜中静脉和棘神经	中颅窝外凹内缘中后部
内耳道	面神经、中间神经、前庭蜗神经、迷路动静脉等	后颅窝岩锥后面中段
颈静脉孔	舌咽神经、迷走神经、副神经、颈内静脉、枕动脉脑膜支和咽动脉	后颅窝岩枕裂后端
舌下神经孔	舌下神经、咽升动脉脑膜支、导静脉	颈静脉结节内下方
颈内动脉管	颈内动脉及其周围的交感神经丛	整体在岩锥底面

面 部 篇

面部位于头部的前下方，以上颌骨和下颌骨等面颅骨骼为支撑，故面部又常常被称为"颌面部（maxillofacial region）"。面部的 CT/MRI 解剖以位于面部的五官为侧重点，此外还要讲述面部软组织间隙和面部其他重要解剖结构。人们通常所说的五官，是指暴露于面部表面的眉、眼、鼻、口、耳这 5 个直接影响面容并具有重要感觉功能的器官，表述上也是以其外在结构为主；而在医学中的五官是指包含在五官科内的眼、耳、鼻、喉和口腔，强调的是这些器官的整体结构及其解剖和生理功能。其中眼、耳、鼻和口腔在面部，在本篇第 4 章的前 4 部分中讲述，面部软组织间隙和面部其他重要解剖结构分别放在第 4 章的后 2 部分中讲述，同属五官科的喉部则安排在颈部与胸部分册中讲述。

临床医学历来对于五官和其他面部解剖结构极为重视，影像学更是在颌面五官科诞生伊始就积极参与其临床诊治工作。CT/MRI 成像技术使得面部五官和其他解剖结构的影像学检查变得更加便捷、直观和准确，既减轻了患者的痛苦，又提高了诊断和治疗的效果，开辟了颌面五官影像学诊断的新篇章。面部五官的解剖特点是空间小，结构细腻复杂，即俗话所说的"小窟窿、小眼"。虽然我们当中的多数人可能不是颌面五官科的专科医师，但是在综合性医院中，我们无论如何也无法回避颌面五官科的相关内容和问题。我们有着关于颌面五官科影像学诊断的良好传统和基础，在以往颌面五官科传统放射学诊断知识的基础上，只要我们在颌面五官影像学解剖，特别是 CT/MRI 解剖的学习和使用方面，继续保持刻苦学习、精益求精、锲而不舍和不厌其烦的好传统，就有可能扎扎实实地学好颌面五官的 CT/MRI 解剖知识，以影像学手段为五官科和颌面外科临床医师当好助手。当然，我们在颌面五官科临床知识和基础理论方面难免有肤浅和不够深入的地方，因此特别诚恳地希望这方面的行家里手不吝赐教，使我们可以有机会通过学习来进一步充实自己，应用面部 CT/MRI 解剖知识，更好地服务于颌面五官的临床诊治工作。

学习面部 CT/MRI 解剖，尤其要注意正确使用三维重建技术和建立三维立体概念。一方面，要充分发挥 CT/MRI 三维立体显示技术的优势，在有条件的情况下进行精确的三维重建，以显示细小结构的准确位置和毗邻关系。另一方面，在没有三维重建条件时，通过对局部解剖三维立体概念的建立，以普通 CT/MRI 断面图像来分析病变的解剖位置和毗邻关系。这些对于颌面五官科疾病的诊断和治疗都十分重要。

在本篇的第 3 章中，我们将以 CT/MRI 横断面、冠状面和矢状面的序列图像按层面顺序对面部进行粗线条的解剖浏览，建立起面部的整体解剖概念；在第 4 章中，则将面部的 CT/MRI 解剖内容划分成眼、耳、鼻、口、颌面软组织间隙和面部其他解剖结构共 6 部分，对面部解剖中具有重要临床意义的内容逐一进行更深入的详细讲解和讨论。

面部 CT/MRI 解剖概览 chapter 03

> 第 3 章将依次介绍面部 CT/MRI 横断面观察、面部 CT/MRI 冠状面观察和面部 CT/MRI 矢状面观察等内容。在对上述各个平面的 CT/MRI 图像进行观察时，将各个平面上系列层面的图像以一些突出的解剖结构为标志进行整理和分组，以便于在各个平面的 CT/MRI 观察过程中，能够快捷和准确地对各个平面进行定位，同时对每个层面中的解剖结构能够快速地识别，从而提高对面部 CT/MRI 图像整体浏览的水平和效果。

3.1 面部 CT/MRI 横断面观察

3.1.1 扫描基线

面部 CT/MRI 横断面扫描可以分别使用在头部应用的 OM 线和胼胝体线作为扫描基线，一是因为头部和面部的 CT/MRI 扫描检查难以截然分开，常常是一气呵成的，并且一次扫描完成头部和面部检查对被检者而言利大于弊。若检查只针对面部时，也可以使用人体的横切面零角度基线进行面部横断面 CT/MRI 扫描检查。当然使用不同扫描基线后，在每个 CT/MRI 横断面图像上面所显示的面部解剖结构的情况可能会出现一些差异，所以可根据习惯和实际临床环境和条件进行合理选择。并且在读片时需要注意扫描基线对各个层面解剖结构及其相互关系带来的影响。

3.1.2 横断面图像分组

面部 CT/MRI 横断面扫描所获得的各个层面的解剖结构因个体差异或扫描角度等方面的不同可能出现少许差别，我们自上而下以最突出的解剖结构为标志大致可以将面部横断面图像分为眼眶层面、鼻腔层面和口腔层面 3 组层面[1]。

(1) 第 1 组层面：眼眶层面

这一组层面大约在距离眶顶 0~30mm 的范围，以 10mm 为单位含眶顶可以将该组层面分成 3 个层面，主要显示眼球和眼眶解剖，其中 0~10mm 层面显示眶顶，10~30mm 层面主要显示眼球和眼外肌等结构。另外该组图像还可以同时显示耳部解剖结构，耳部解剖结构大约高于眼眶解剖结构 10mm，若以 OM 线扫描从眶顶开始，可能漏掉耳部岩锥最上方的部分解剖结构，需要向上稍加补充进行扫描。

(2) 第 2 组层面：鼻腔层面

这一组层面大约在距离眶顶 30~60mm 的范围，以 10mm 为单位可以将该组层面分成 3 个层面，主要显示鼻腔大部，包括中鼻甲和下鼻甲等。其中 30~40mm 层面显示中鼻甲，40~60mm 层面显示下鼻甲。额窦、筛窦和蝶窦等副鼻窦出现在上方的眼眶层面上，因为副鼻窦分布范围要大于鼻腔。

---

[1] 上述面部 CT/MRI 横断面图像的层面分组只是以眼眶、鼻腔和口腔等重要脑解剖结构作为标志，为便于读片而人为进行的分组。由于个体间的解剖学差异以及设备和技术操作方面等因素的存在，各层面图像显示的结果会有出入，不可以机械照搬而应领会其精神，目的是以此帮助我们在临床读片时对面部横断面图像的层面位置和解剖内容进行快速的识别和判定。

(3) 第 3 组层面：口腔层面

这一组层面大约在距离眶顶 60~130mm 的范围，以 10mm 为单位可以将该组层面分成 7 个层面。显示内容包括口腔和其后方的口咽。其中 60~90mm 层面主要显示上颌骨齿槽段，90~130mm 层面显示下齿槽段和口底解剖结构。

下面我们依据上述分组，将从图 3.1-1 至图 3.1-3 对面部全部层面的 CT/MRI 横断面图像进行快速浏览。

图 3.1-1 为面部 CT/MRI 横断面 - 眼眶层面：

1. 距眶顶 0~10mm，显示眶顶
2. 距眶顶 10~20mm，显示眼球上段
3. 距眶顶 20~30mm，显示眼球中下段

图 3.1-2 为面部 CT/MRI 横断面 - 鼻腔层面：

1. 距眶顶 30~40mm，显示中鼻甲
2. 距眶顶 40~50mm，显示下鼻甲上段
3. 距眶顶 50~60mm，显示下鼻甲下段

图 3.1-3 为面部 CT/MRI 横断面 - 口腔层面：

1. 距眶顶 60~70mm，显示上齿槽上段
2. 距眶顶 70~80mm，显示上齿槽中段
3. 距眶顶 80~90mm，显示上齿槽下段
4. 距眶顶 90~100mm，显示下齿槽上段
5. 距眶顶 100~110mm，显示下齿槽中段
6. 距眶顶 110~120mm，显示下齿槽下段
7. 距眶顶 120~130mm，显示下颌骨消失

图 3.1-1　面部 CT/MRI 横断面 - 眼眶层面

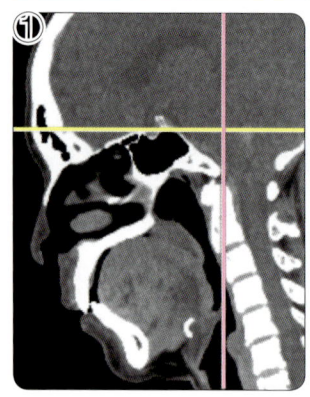

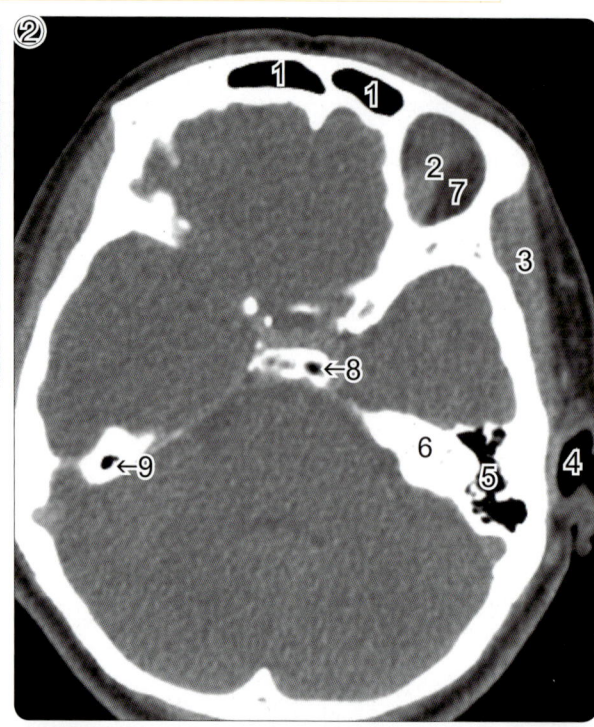

1. 额窦
2. 眼上直肌
3. 颞肌和颞肌间隙
4. 耳甲腔
5. 颞骨乳突
6. 岩锥尖
7. 眶脂体
8. 蝶窦
9. 右侧乳突蜂房

○ 左侧眼眶内中，软组织密度结构为位于眶顶的上直肌和上睑提肌，脂肪密度为眶内脂肪，在解剖上专门称之为"眶脂体"。

○ 左侧的耳甲腔是蜿蜒的耳廓所围成的开放的腔和凹窝样的结构，在功能上起保护耳朵和收集声音的作用。

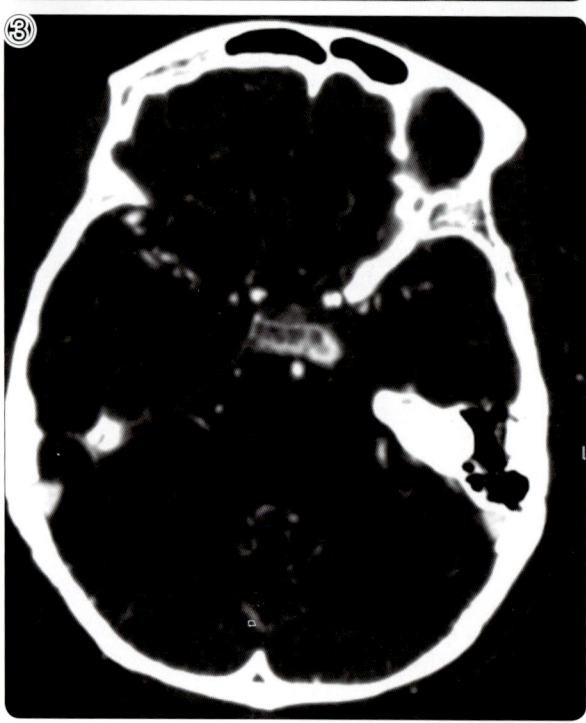

图 3.1-1-1a　眼眶层面

距眶顶 5mm，显示眶顶。

读片小提示：不同窗位的应用和摆位不对称的处理。

○ 上方为脑窗 CT 图像，下图为血管窗 CT 图像。两者为相同层面不同窗条件的图像，上方的脑窗更有利于观察不同软组织的区别，下方的血管窗可以显示因造影增强而显影的血管。

○ 注意：因为摆位的不足或被检者的移动，两侧轻微偏斜是常常出现的扫描技术上的不足，但是这有时会在 1 幅图像上看到相邻 2 个层面上的解剖结构，从而获得更多的解剖信息。

第3章 面部 CT/MRI 解剖概览

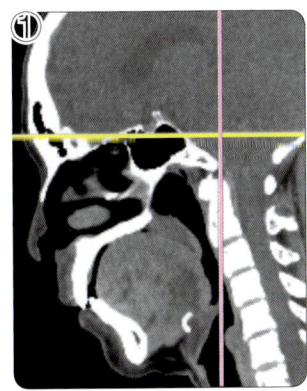
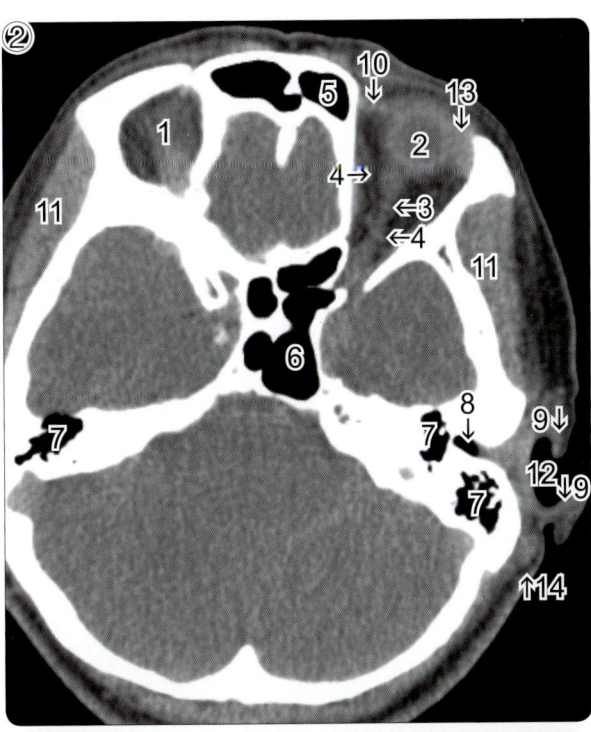
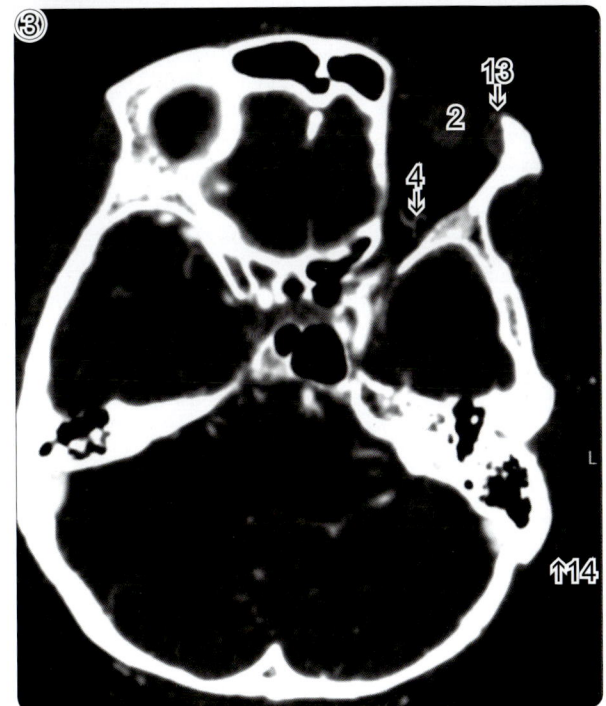

1. 上直肌和上睑提肌
2. 眼球
3. 视神经
4. 眼动脉
5. 额窦
6. 蝶窦
7. 乳突蜂房
8. 外耳道骨段
9. 耳廓
10. 滑车和上斜肌
11. 颞肌和颞肌间隙
12. 耳甲腔
13. 泪腺
14. 耳后淋巴结

○ 右侧上直肌在下，上睑提肌在上，两者是上下互相重叠的。上睑提肌的肌纤维呈扇形分布，向前走行的范围超出眼球；上直肌为单一粗壮的肌束，至眼球上方赤道附近附着。

○ 左侧上斜肌和滑车位于眼眶上方内侧，泪腺位于眼眶上方外侧，两者的位置和形态十分固定。

○ 左侧眼动脉呈特征性的"Z"字形走行，在视神经的后段从眼眶外侧跨越视神经上方至眼眶内侧后再继续向前走行。

○ 左侧的筛窦、蝶窦和乳突蜂房均较右侧先出现。

图 3.1-1-1b 眼眶层面

距眶顶 10mm，显示眶顶。

读片小提示：摆位不对称时如何读片？

○ 右侧显示眶顶，可以观察眶顶的上直肌和上睑提肌。左侧显示眼球顶部，可观察眼球顶部、上斜肌、泪腺和眼动脉等结构。两侧结合则可以观察到几乎所有眶顶和眼球顶部层面的解剖结构。识别上述解剖结构的关键是了解这些解剖结构的位置、走行和形态特点。

○ 当两侧摆位不对称时，可以将图像的两侧当作上下相邻的2个层面来观察、阅读和比较。

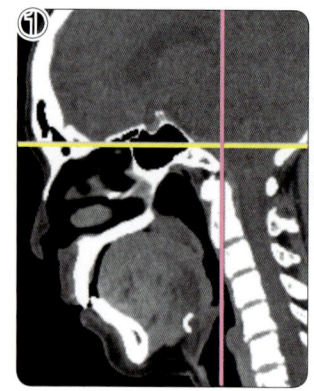
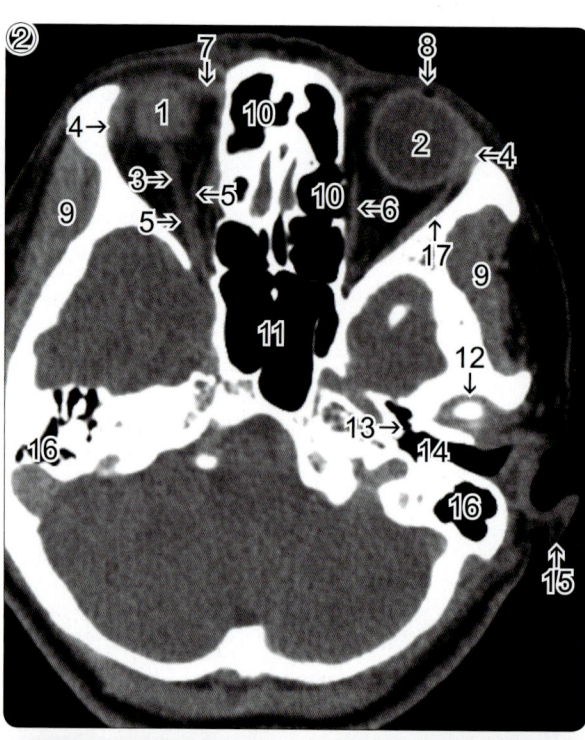

1. 眼球上部
2. 眼球中段
3. 视神经
4. 泪腺
5. 眼动脉
6. 上斜肌
7. 滑车和上斜肌
8. 眼睑下气泡
9. 颞肌和颞肌间隙
10. 筛窦
11. 蝶窦
12. 颞颌关节
13. 鼓室腔
14. 外耳道
15. 外耳
16. 乳突蜂房
17. 外直肌

○ 左侧显示眼球上段，外侧肌肉为外直肌，内侧肌肉可能为内直肌或上斜肌。两者的区别点是：上斜肌较细，位于上方，全程紧贴眼眶内侧壁走行，至滑车折返到眼球上面；而内直肌较粗，位于下方，前段略微离开眼眶内侧壁并附着于眼球外侧表面的赤道略前方。右侧眼眶类似前图的左侧。

○ 观察两侧眼眶之间的副鼻窦时，要注意筛窦、筛隐窝和蝶窦之间的前后排列关系。

○ 观察外耳道时要注意外耳道与前方的颞颌关节和后方的乳突和乳突蜂房之间的紧密毗邻关系。

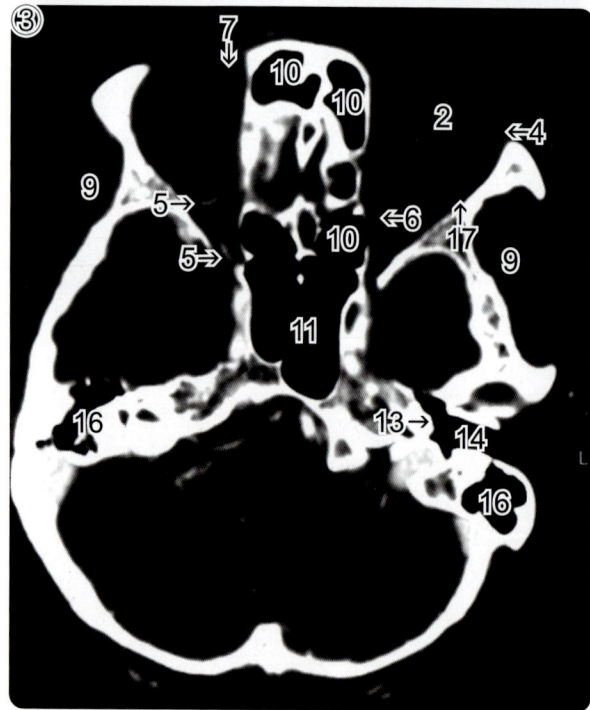

图 3.1-1-2a　眼眶层面

距眶顶 15mm，显示眼球上中段。

读片小提示：观察两侧眼球、副鼻窦和耳结构。

○ 左侧的眼球上段可以观察到眼环，其眼环的厚度虽均匀一致，但略显较厚；右侧显示眼球的顶部，其所见内容与上图的左侧类似。

○ 左侧可见鼓室腔和外耳道，右侧尚位于岩锥层面。

○ 两侧眼眶之间可以观察到筛窦、蝶窦和筛隐窝、鸡冠等解剖结构。

第3章 面部 CT/MRI 解剖概览

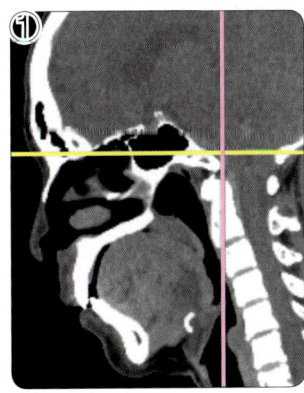
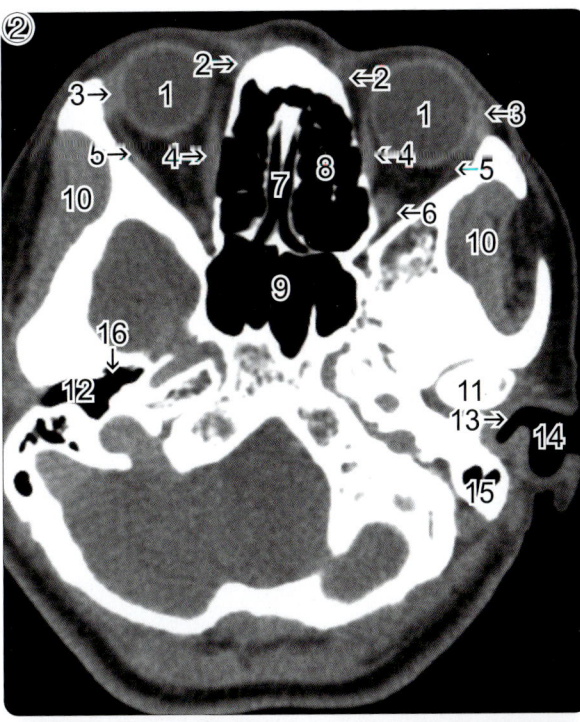

1. 眼球
2. 眼睑内侧韧带等
3. 泪腺
4. 内直肌
5. 外直肌
6. 下直肌
7. 鼻中隔和总鼻道
8. 筛窦
9. 蝶窦
10. 颞肌和颞肌间隙
11. 下颌头
12. 外耳道骨部
13. 外耳道软骨部
14. 耳甲腔和外耳口
15. 乳突蜂房
16. 鼓室腔

○ 右侧显示眼球上段，显示内容与前图的左侧眼眶类似，只是内直肌似略增粗，可能为内直肌；左侧显示眼球的中段，即显示眼球达到最大径，其眼环更薄，更能反映其正常厚度。同时还显示内直肌和外直肌的远端与眼球的直接接触和附着。

○ 两侧鼓室腔和外耳道的显示情况不同，右侧显示鼓室腔和外耳道的骨部，左侧显示外耳道的软骨部，说明外耳道的软骨部位于外耳道骨部的下方，故临床上需要将耳廓向后上方拉拽才能将耳道拉直以观察到鼓膜。

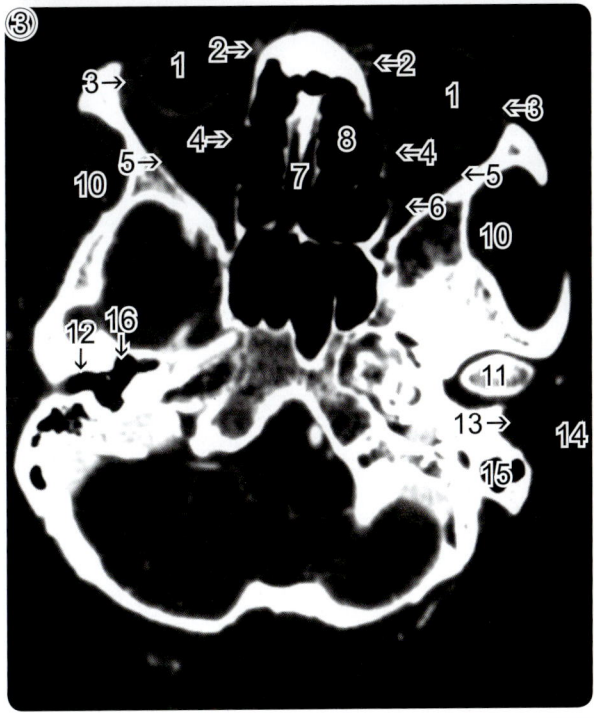

图 3.1-1-2b 眼眶层面
距眶顶 20mm，显示眼球上中段。
读片小提示：观察两侧眼球、副鼻窦和耳结构。
○ 右侧显示眼球上段，与前图的左侧眼球类似。左侧显示眼球中段，内直肌和外直肌仅显示远端和在眼球两侧的附着点。
○ 两侧筛窦之间为鼻中隔和嗅区的总鼻道，蝶窦向前开口于总鼻道。
○ 右侧显示鼓室腔和外耳道骨部，左侧则显示颞颌关节和其后方的外耳道软骨部。

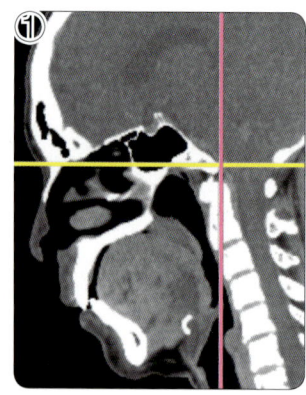
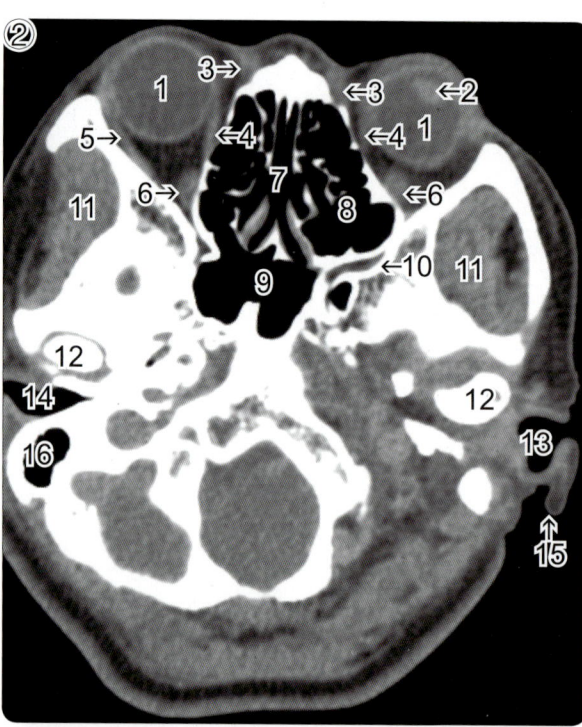
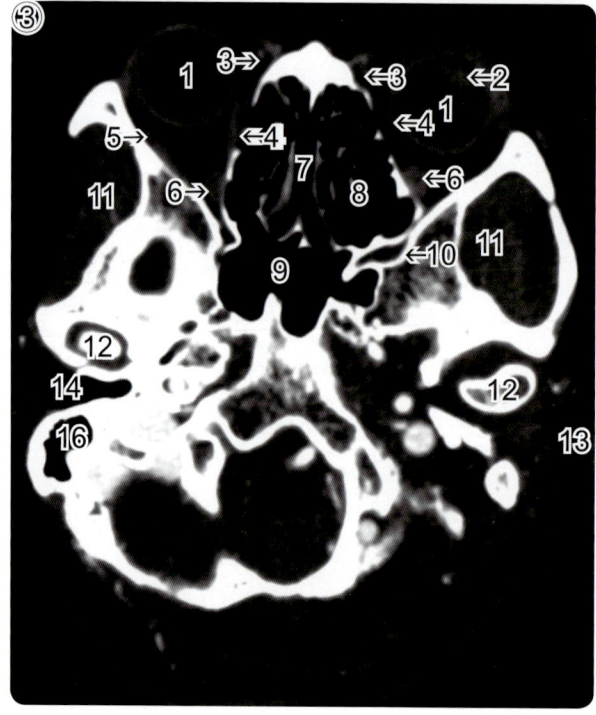

1. 眼球
2. 晶体
3. 泪囊顶
4. 内直肌
5. 外直肌
6. 下直肌
7. 鼻中隔和总鼻道
8. 筛窦
9. 蝶窦
10. 翼腭窝
11. 颞肌和颞肌间隙
12. 下颌头
13. 耳甲腔
14. 外耳道
15. 耳廓
16. 乳突蜂房

○ 右侧眼眶略高于左侧，但是两侧眼眶内侧均可见泪囊存在，以左侧更明显些。右侧内直肌和外直肌较明显，而左侧仅可显示内直肌的远端附着点。两侧下直肌因倾斜向前下方走行而呈短粗状，左侧更接近眼球。

○ 蝶窦开口至两侧总鼻道内，鼻中隔仍然在嗅区故没有像呼吸区一样明显的黏膜存在。

○ 左侧显示颅底的咽旁组软组织间隙区域和翼腭窝的出现。

图 3.1-1-3a　眼眶层面

距眶顶 25mm，显示眼球中下段。

读片小提示：观察两侧眼球、副鼻窦和耳结构。

○ 右侧为眼球中段，可观察眼环、内直肌和外直肌。左侧为眼球下段，可观察到晶体，说明该眼球转向前下方。同时在两侧眼眶的内侧可见泪囊出现。

○ 总鼻道仍然位于嗅区，右侧筛窦后方可见翼腭窝出现。

○ 左侧已经显示乳突尖端和咽旁的软组织间隙。

第3章 面部 CT/MRI 解剖概览

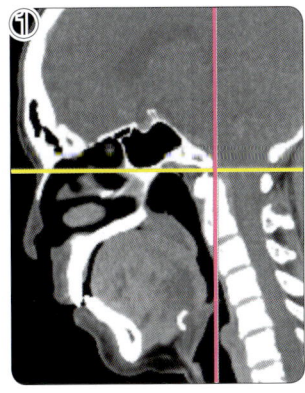
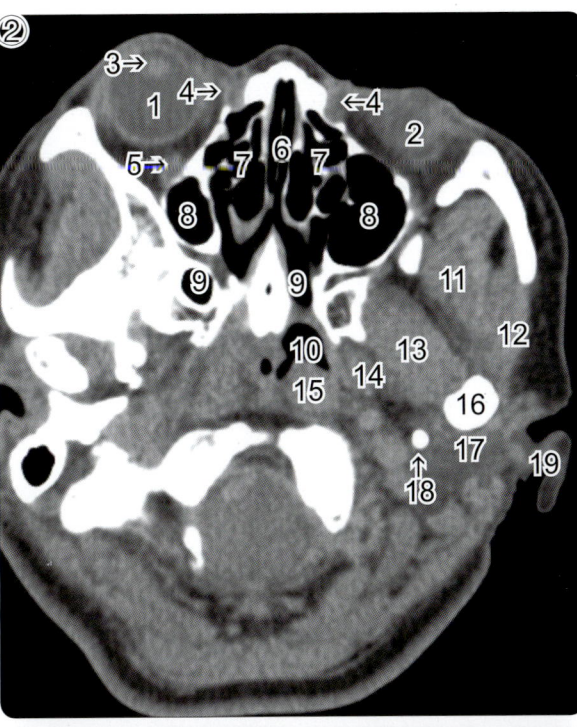

1. 右侧眼球下段
2. 左侧眼球下极
3. 右眼晶体
4. 两侧泪囊
5. 下直肌
6. 鼻中隔和总鼻道
7. 筛窦
8. 上颌窦
9. 蝶窦
10. 鼻咽腔
11. 颞肌和颞肌间隙
12. 咬肌
13. 翼外肌
14. 翼内肌
15. 头长肌
16. 下颌颈
17. 腮腺
18. 茎突
19. 耳廓
20. 咽缩肌
21. 翼腭窝

○ 多个软组织间隙出现为本层面的显著特点。有颧弓下方的咬肌间隙、翼突板与下颌骨之间的翼下颌间隙、腮腺周围的腮腺间隙、翼腭窝区域的翼腭间隙、颈动静脉鞘形成的颈动脉间隙和咽旁间隙等。

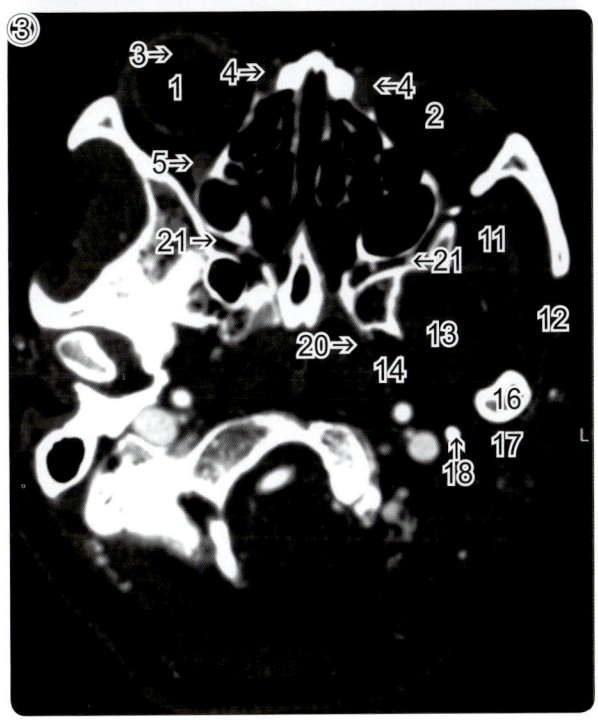

图 3.1-1-3b 眼眶层面

距眶顶 30mm，显示眼球中下段。

读片小提示：观察两侧眼球、副鼻窦、耳结构和软组织间隙。

○ 右侧为眼球下段，所见如前图左侧。左侧为眼球下极。两侧眼眶内侧可见泪囊。
○ 副鼻窦在筛窦两侧出现上颌窦，上颌窦后方两侧均出现翼腭窝。
○ 右侧可见外耳道软骨部、乳突蜂房。两侧可见耳廓。
○ 除颞肌间隙之外，另外显示咬肌间隙、腮腺间隙、翼下颌间隙和咽旁间隙等诸多软组织间隙。

图 3.1-2　面部 CT/MRI 横断面 - 鼻腔层面

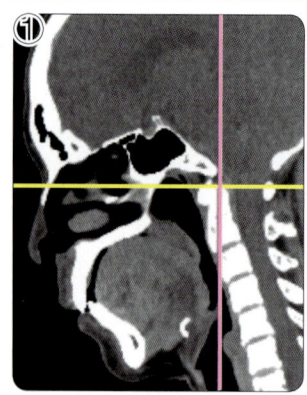
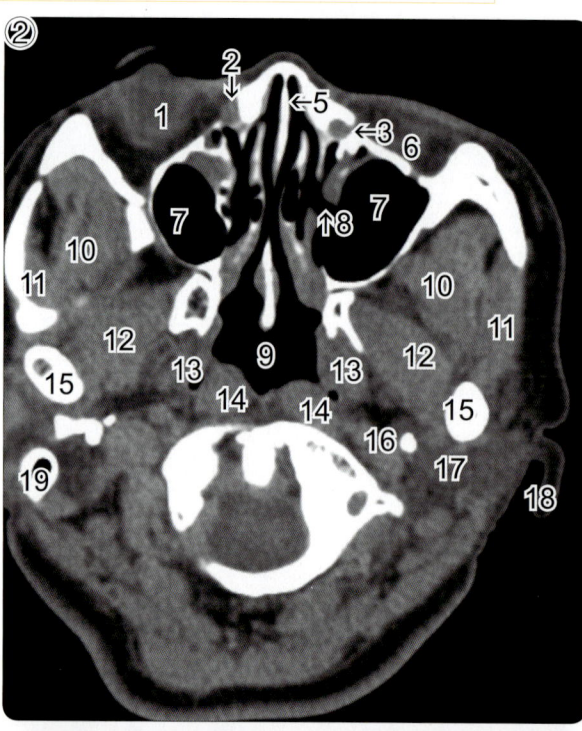
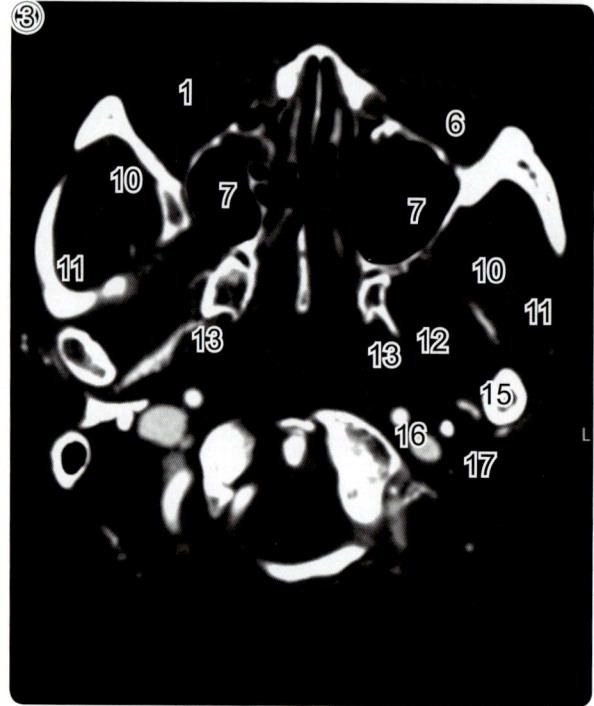

1. 右眼下极
2. 右侧泪囊
3. 左侧鼻泪管
4. 鼻骨
5. 鼻中隔和总鼻道
6. 左眼眶底
7. 上颌窦
8. 上颌窦口
9. 鼻咽
10. 颞肌
11. 咬肌
12. 翼外肌
13. 翼内肌
14. 头长肌
15. 下颌骨
16. 颈动脉鞘
17. 腮腺
18. 耳廓
19. 乳突蜂房

○ 鼻腔表现要注重观察鼻中隔有无偏曲，冠状面图像可观察总鼻道的情况。中鼻甲可见筛窦泡的伸入。另外可见上颌窦开口至中鼻道。
○ 鼻咽腔要观察侧壁和后壁的软组织厚度，侧隐窝等。
○ 软组织间隙的观察包括：咽旁间隙、颈动脉间隙、腮腺间隙和翼下颌间隙等。认准各个软组织间隙的准确位置和范围。

图 3.1-2-1a　鼻腔层面
距眶顶 35mm，显示中鼻甲。
读片小提示：观察鼻腔、上颌窦和软组织间隙。
○ 鼻腔的鼻中隔、总鼻道和中鼻甲等为观察的重点之一，在本层面的鼻腔属于呼吸功能，黏膜发育明显，故此层面开始进入鼻腔层面。
○ 颌面软组织间隙是本层面观察的另外一个重点。
○ 下方的血管窗图像显示许多血管的强化，需注意识别。

第 3 章 面部 CT/MRI 解剖概览

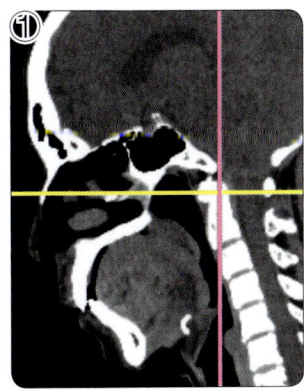
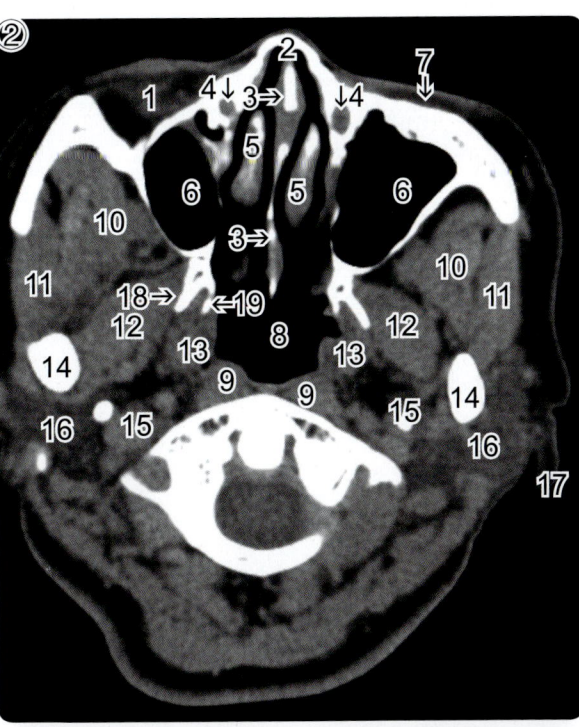

1. 右眼眶底
2. 鼻骨
3. 鼻中隔
4. 鼻泪管
5. 中鼻甲
6. 上颌窦
7. 眶下间隙
8. 鼻咽
9. 头长肌
10. 颞肌
11. 咬肌
12. 翼外肌
13. 翼内肌
14. 下颌骨
15. 颈动脉间隙
16. 腮腺
17. 耳廓
18. 翼外板
19. 翼内板

○ 本层面左侧眼眶完全结束,眶下间隙出现。在没有病变存在时,眶下间隙仅为薄层的皮肤和皮下组织,几乎不被重视。但是此区病变可以向内侧的鼻三角区域和外侧的颊间隙及周围皮下等处扩散。

○ 本层面的图像中可见深部的咽旁间隙、翼下颌间隙、颈动脉鞘间隙和腮腺间隙等互相毗邻,关系极为密切,为病变互相散播的解剖基础。

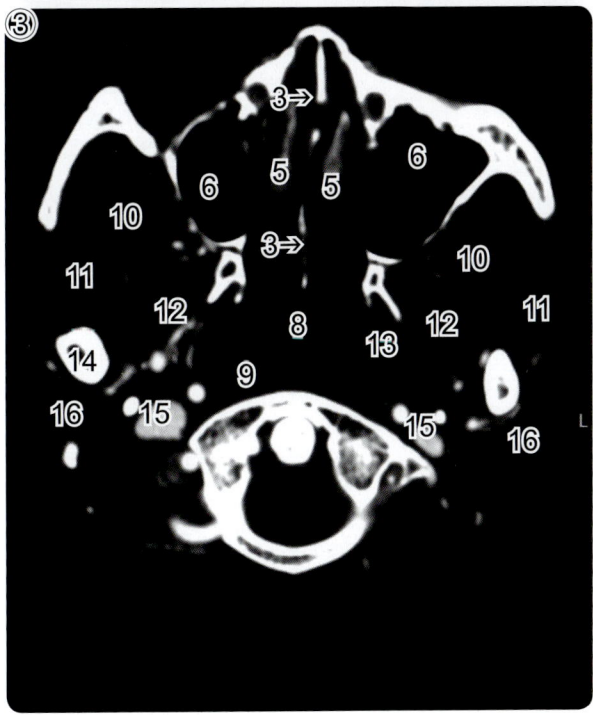

图 3.1-2-1b 鼻腔层面

距眶顶 40mm,显示中鼻甲。

读片小提示:观察鼻腔、上颌窦和软组织间隙。

○ 鼻腔的鼻中隔、总鼻道和中鼻甲等为观察的重点,图中中鼻甲与鼻中隔之间为总鼻道,与上颌窦之间为中鼻道,中鼻甲下方的中鼻道部分在横断面上不易观察。

○ 鼻咽腔的观察重点在侧壁的形态和各个隐窝的存在情况。

○ 各个软组织间隙的识别和范围确定。

○ 从本组图像开始,鼻腔和鼻咽已经取代眼眶,成为新的观察对象,加上鼻骨的出现以及鼻中隔和总鼻道的突出表现,显示进入鼻腔层面范围。

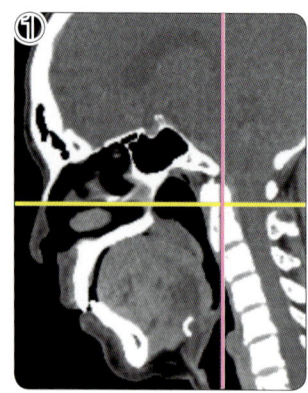
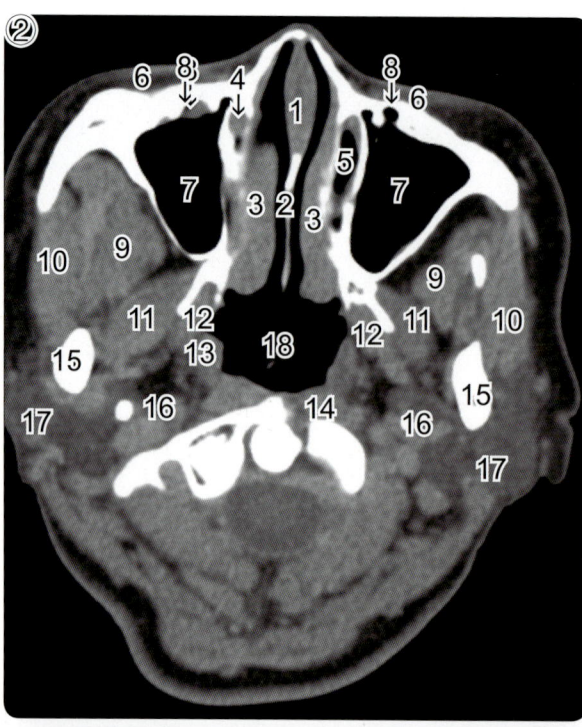

1. 鼻中隔软骨
2. 犁骨
3. 下鼻甲
4. 鼻泪管
5. 鼻泪管入口
6. 眶下间隙
7. 上颌窦
8. 眶下神经管
9. 颞肌
10. 咬肌
11. 翼外肌
12. 翼内肌
13. 咽缩肌
14. 头长肌
15. 下颌骨
16. 颈动脉鞘
17. 腮腺
18. 鼻咽

○ 以翼下颌间隙为中心，其前方的颞肌间隙、外侧的咬肌间隙、后方的腮腺间隙和内侧的咽旁间隙等，互相之间关系极为密切，一旦发生炎症就会以翼下颌间隙为桥梁互相扩散和蔓延，并且可进一步向上进入颅内，向下进入纵隔和腹腔。通过 CT/MRI 解剖观察可以更深入地了解颌面软组织间隙的沟通途径。

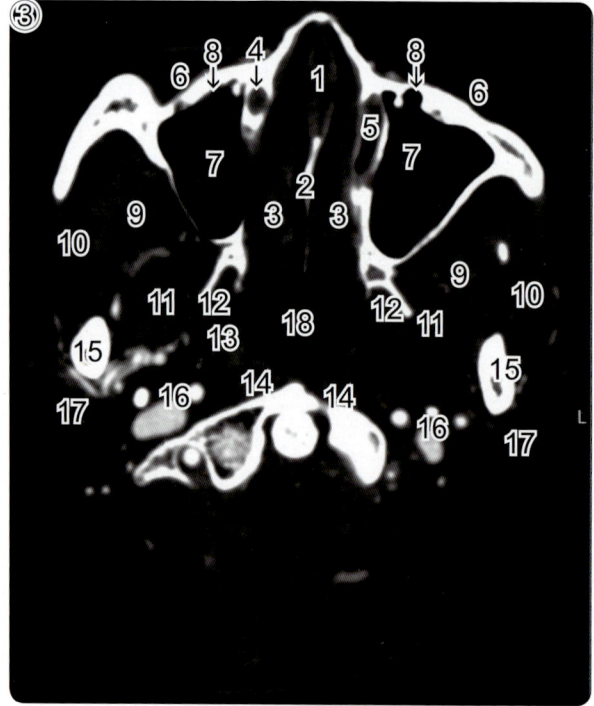

图 3.1-2-2a　鼻腔层面

距眶顶 45mm，显示下鼻甲上段。

读片小提示：观察鼻腔、上颌窦和软组织间隙。

○ 鼻腔的鼻中隔的构成，下鼻甲和下鼻道的表现和鼻泪管及其进入下鼻道的通路等是鼻腔观察的主要内容。

○ 眶下间隙、颞肌间隙、颞下颌间隙、颈动脉间隙和腮腺间隙等为另外一个观察的重点内容。

第 3 章 面部 CT/MRI 解剖概览

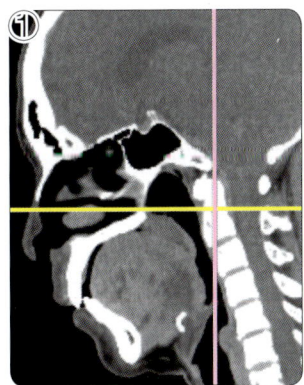
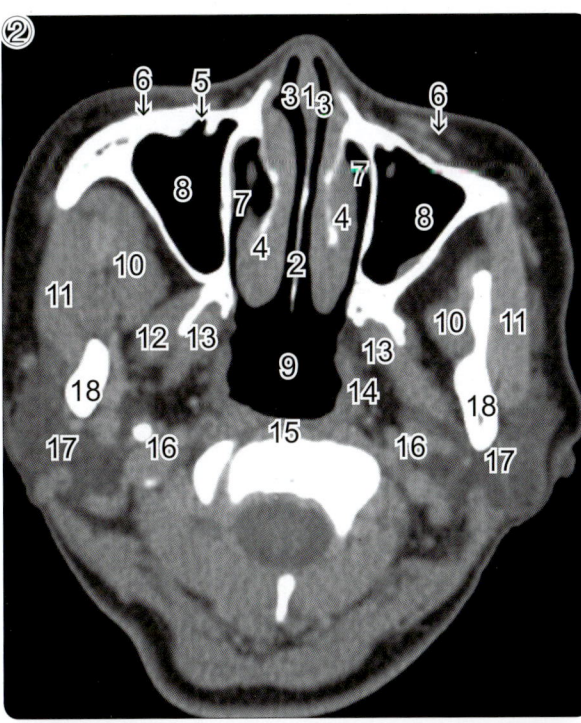

1. 鼻中隔软骨
2. 梨骨
3. 总鼻道
4. 下鼻甲
5. 眶下神经管
6. 眶下间隙
7. 下鼻道
8. 上颌窦
9. 鼻咽
10. 颞肌
11. 咬肌
12. 翼外肌
13. 翼内肌
14. 咽缩肌
15. 头长肌
16. 颈动脉鞘
17. 腮腺
18. 下颌骨

○ 请认真观察图中的解剖结构，自行思考并在头脑中画出每一个软组织间隙的范围图。

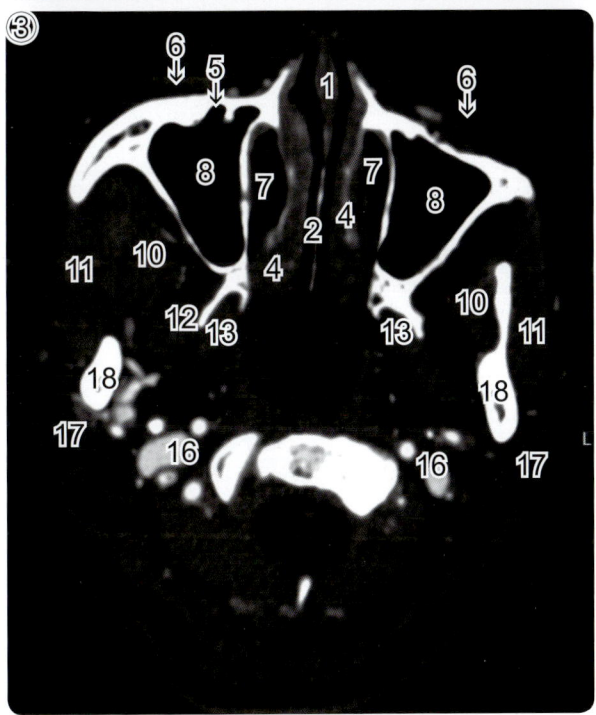

图 3.1-2-2b　鼻腔层面

距眶顶 50mm，显示下鼻甲上段。

读片小提示：观察鼻腔、鼻咽、上颌窦和软组织间隙。

○ 鼻腔的鼻中隔、下鼻甲和下鼻道为鼻腔观察的重点。

○ 鼻咽腔与其周围的咽旁间隙、翼下颌间隙、颈动脉间隙、颞肌间隙等的解剖关系和相互之间的关联为本层面软组织间隙观察的重点内容。

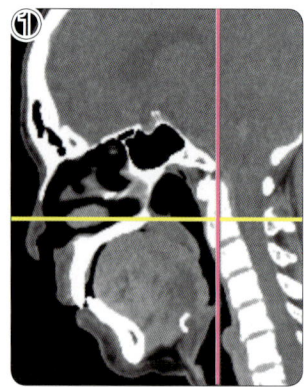
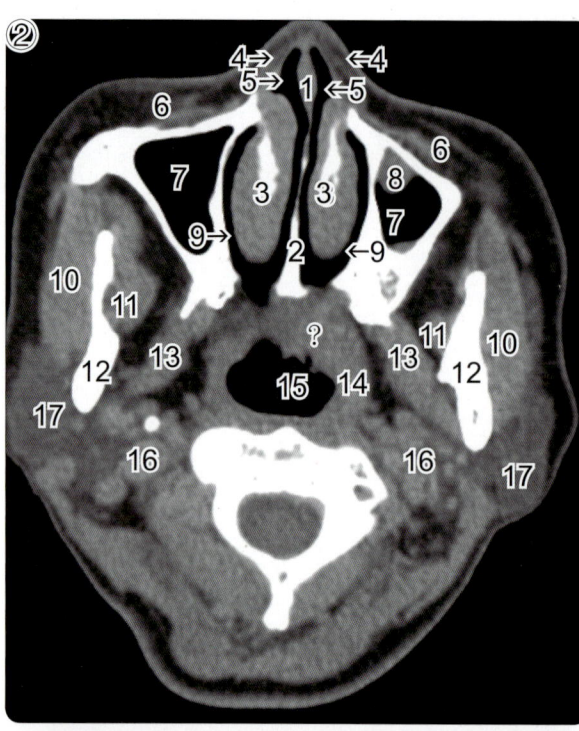
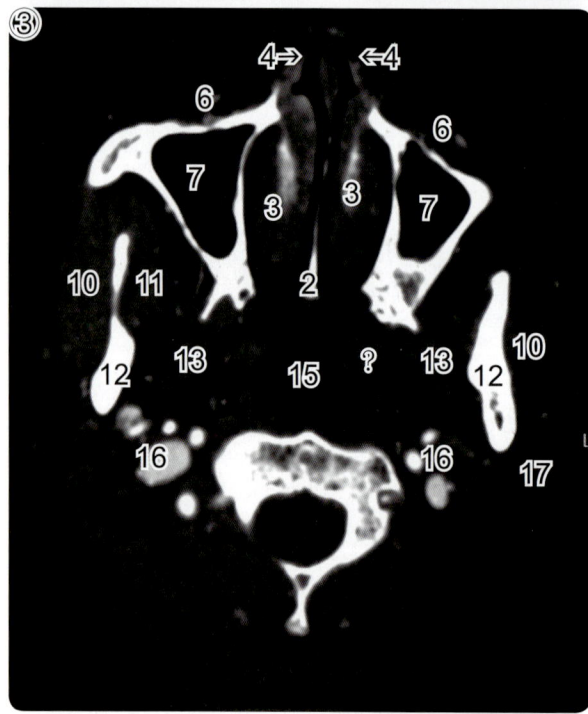

1. 鼻中隔软骨
2. 犁骨
3. 下鼻甲卷曲部
4. 鼻外侧软骨
5. 鼻前庭
6. 眶下间隙
7. 上颌窦
8. 炎性息肉
9. 下鼻道
10. 咬肌
11. 颞肌
12. 下颌骨
13. 翼内肌
14. 咽缩肌
15. 口咽
16. 颈动脉鞘
17. 腮腺

?：疑似口咽外侧壁和前外侧肿胀。

○ 鼻腔内下鼻甲的卷曲部在前方连接上颌骨和鼻根部，并分隔总鼻道和下鼻道；鼻中隔后方连接软腭，往后为口咽。口咽的左侧前外侧壁明显肿胀，应注意进一步观察和检查。

○ 在本层面中，颞肌下端附着于下颌骨支内侧面，其周围为颞下间隙，该间隙向内通往翼下颌间隙、咽旁间隙和颈动脉鞘，为关联颞肌间隙、眶下间隙与后方的上述间隙之间的过渡区。

图 3.1-2-3a 鼻腔层面
距眶顶 55mm，显示下鼻甲下段。
读片小提示：观察鼻腔、口咽、上颌窦和软组织间隙。
○ 鼻腔的鼻中隔、下鼻甲、下鼻道的表现和后方的口咽壁等是鼻腔和口咽观察的主要内容。
○ 眶下间隙、颞下间隙、翼下颌间隙、咽旁间隙、颈动脉间隙、咬肌间隙和腮腺间隙等为另外一个观察的重点内容。

第 3 章 面部 CT/MRI 解剖概览

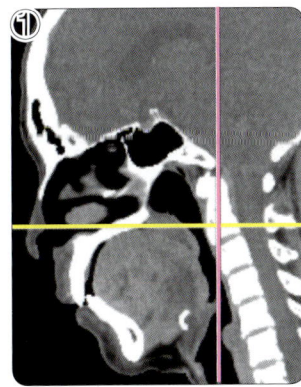

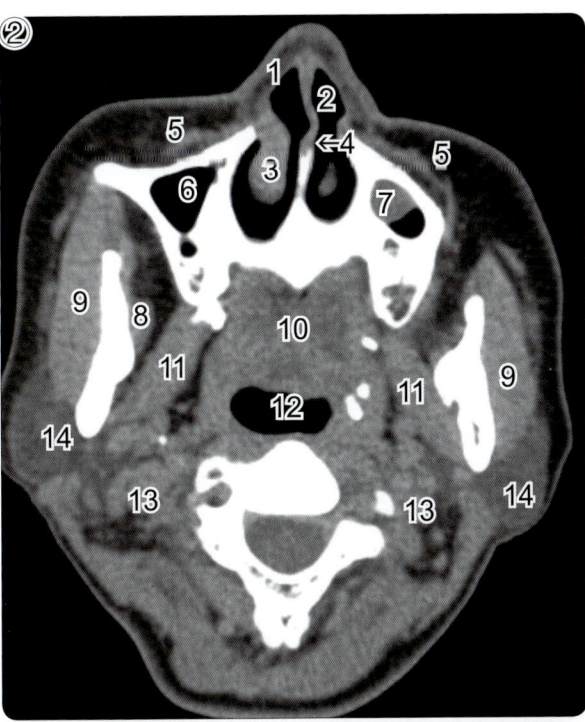

1. 鼻外侧软骨板
2. 鼻前庭
3. 下鼻甲
4. 鼻中隔
5. 眶下间隙
6. 上颌窦
7. 炎性肿物
8. 颞肌
9. 咬肌
10. 软腭
11. 翼内肌
12. 口咽
13. 颈动脉鞘
14. 腮腺
15. 面 - 颈部交界线

○ 鼻腔已经处于底部，前半部为鼻前庭，后方为硬腭和软腭，再往后为口咽，故本层面为鼻腔终结的层面。

○ 口咽较鼻咽明显变狭小。

○ 本层面显示眶下间隙、咬肌间隙和颞下间隙之间直接关联，并与后方的翼下颌间隙、咽旁间隙和其他软组织间隙可直接沟通。

○ 图中的红线提示颌面部与后方的颈部之间的分界，依据此分界可以看出，咽旁间隙、颈动脉鞘等结构更应归属于颈部。所以颌面部与颈部通过软组织间隙是互相沟通连接的。

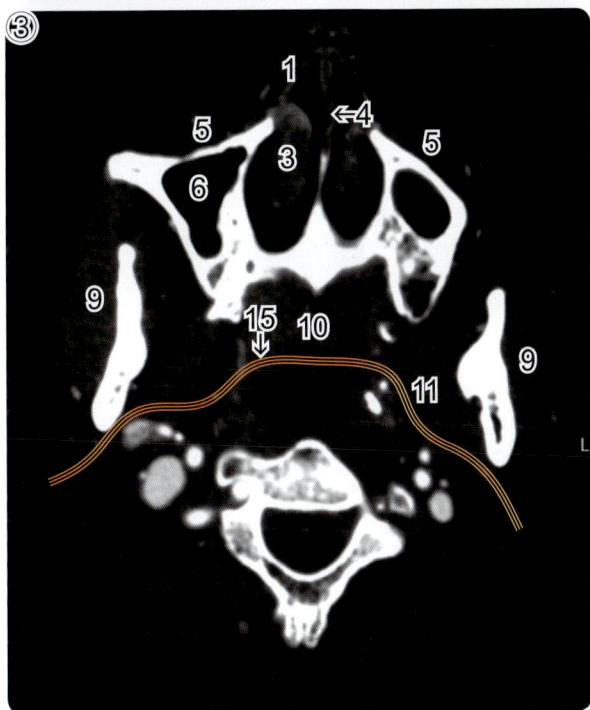

图 3.1-2-3b 鼻腔层面

距眶顶 60mm，显示下鼻甲下段。

读片小提示：观察鼻腔、口咽、上颌窦和软组织间隙。

○ 鼻腔的鼻中隔基底、下鼻甲卷曲部、鼻前庭和下鼻道的表现等是鼻腔观察的主要内容。

○ 眶下间隙、颞下间隙、翼下颌间隙、咬肌间隙、颈动脉间隙和腮腺间隙等为另外一个观察的重点内容。

○ 图中的红线为颌面部与后方的颈部之间的分界线。

图 3.1-3　面部 CT/MRI 横断面 - 口腔层面

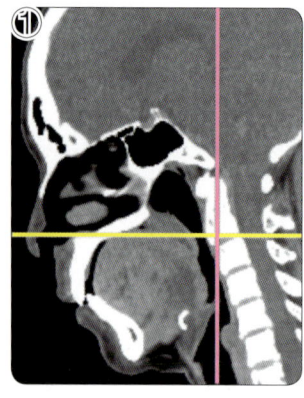
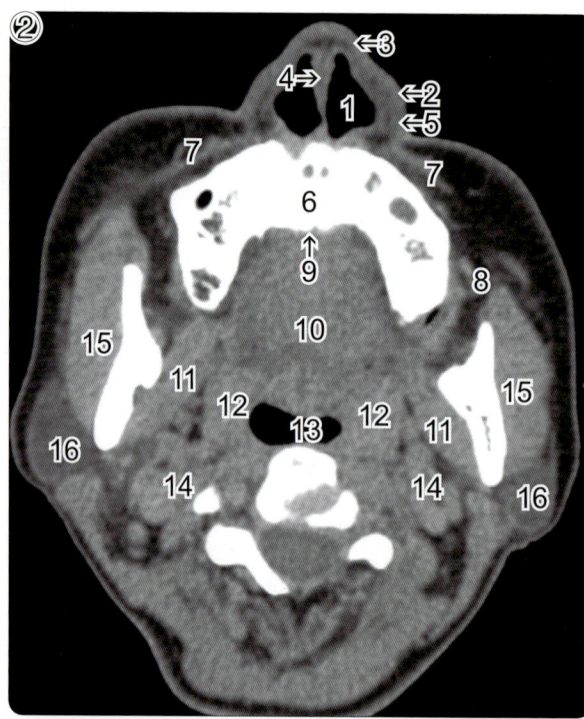
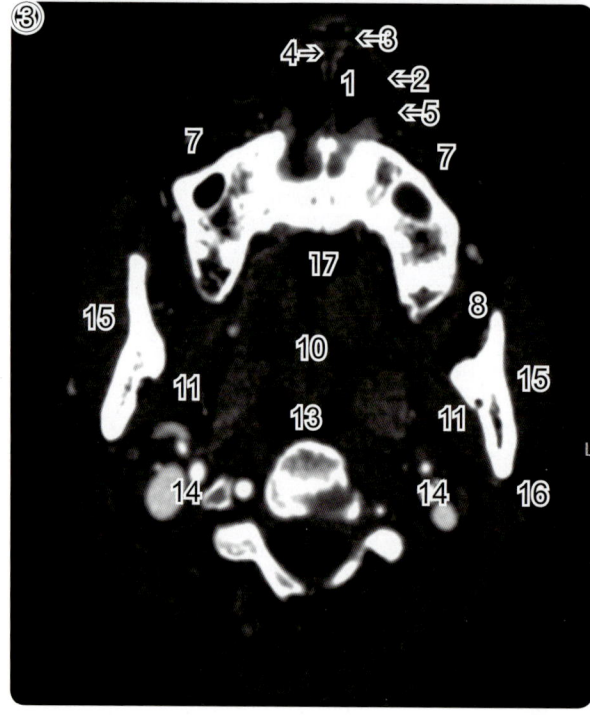

1. 鼻前庭
2. 鼻翼大软骨外侧脚
3. 鼻翼大软骨穹窿部
4. 鼻翼大软骨内侧脚
5. 鼻翼小软骨
6. 上颌骨齿槽
7. 眶下间隙
8. 颊间隙
9. 上颌骨腭突
10. 舌和软腭
11. 翼外肌
12. 口咽侧壁
13. 口咽
14. 颈动脉鞘
15. 咬肌
16. 腮腺
17. 舌前空隙

○ 口腔观察：从定位图中可看出，重建图像与硬腭和软腭不在一个平面上，所以口腔结构自前往后依次是上颌骨腭突、舌和软腭。而不是硬腭在前、软腭在后这样的排列。

○ 鼻前庭及其周围的鼻软骨：鼻前庭为鼻腔前方和鼻孔内的空间。鼻翼大软骨为三角形软骨板，鼻尖处为穹窿部，伸向鼻翼的部分为外侧脚，伸向鼻中隔的部分为内侧脚，两侧内侧脚合并成鼻中隔的前部，后部中隔较细，没有明显的软骨存在。鼻翼小软骨堆积在鼻翼根部。

图 3.1-3-1a　口腔层面
距眶顶 65mm，显示上齿槽上段。
读片小提示：观察鼻前庭、口咽和软组织间隙。
○ 鼻前庭及其各个组成软骨为鼻部观察的主要内容。
○ 口咽前方为舌，从定位图中可以看出定位线与硬腭、软腭等不平行，故本层面可能从前往后依次显示硬腭、舌前空隙、舌和软腭。因为口腔结构从此开始出现，故口腔层面开始取代鼻腔层面。
○ 软组织间隙要重点观察颊肌、颊间隙等解剖结构。

第 3 章 面部 CT/MRI 解剖概览

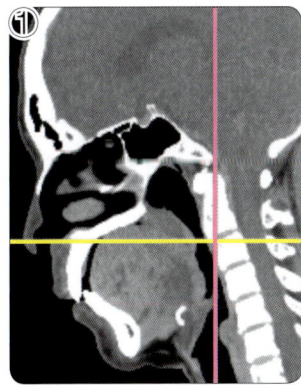

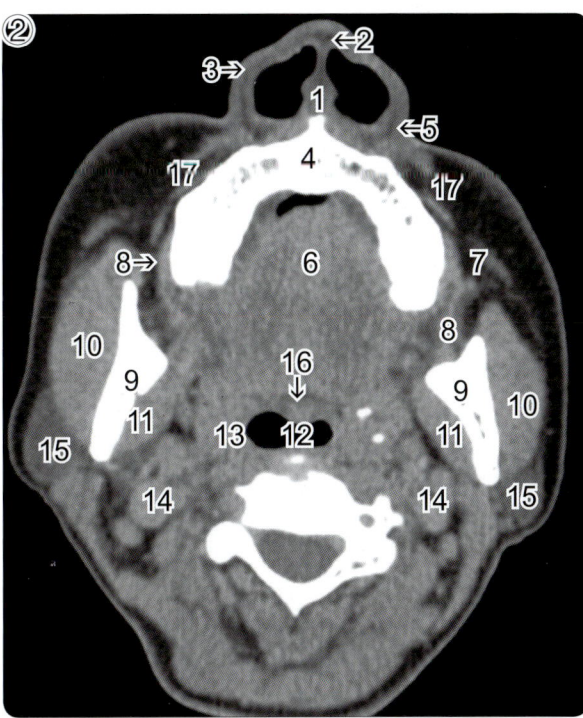

1. 鼻中隔软骨
2. 鼻翼大软骨穹窿部
3. 鼻翼大软骨外侧脚
4. 上颌骨齿槽
5. 鼻翼小软骨
6. 软腭
7. 颊间隙
8. 颊肌
9. 下颌骨
10. 咬肌
11. 翼内肌
12. 口咽
13. 咽缩肌
14. 颈动脉鞘
15. 腮腺
16. 悬雍垂
17. 眶下间隙

5. 舌前空隙

○ 鼻前庭部分较前图更大些，本层面显示鼻翼大软骨的内侧脚不明显，故鼻前庭中隔前部较细薄，而后部较厚，是由鼻中隔软骨所形成。

○ 口腔部分与前图的表现基本一致。只是在舌前方与齿槽骨之间出现舌前空隙，舌后方有1个透明的缝隙，故其后方为悬雍垂。

○ 颊间隙的观察：颊间隙的观察主要是以颊肌为解剖标志的。通常颊间隙是指颊肌外侧与皮肤之间以脂肪为主的软组织间隙，有人将之称为"颊脂体"。整个颊脂体的范围就是该间隙的范围。

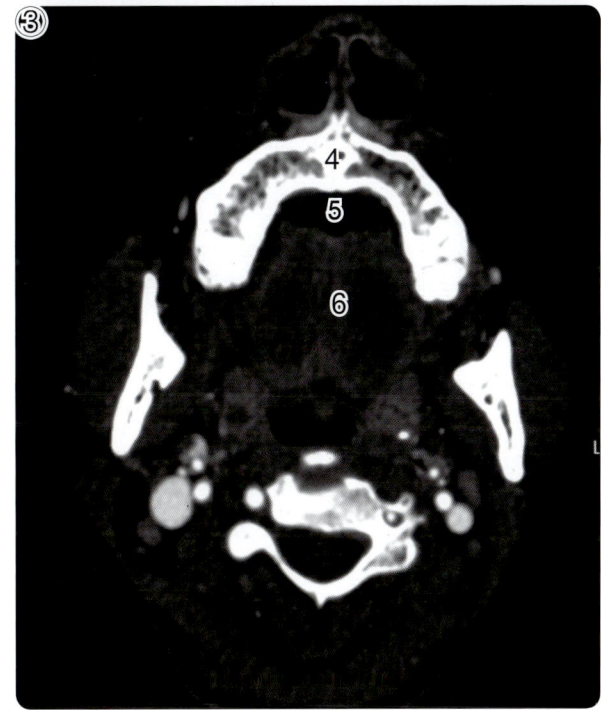

图 3.1-3-1b 口腔层面

距眶顶 70mm，显示上齿槽上段。

读片小提示：观察鼻前庭、口腔、口咽和软组织间隙。
○ 鼻前庭及其各个组成软骨仍为鼻部观察的主要内容。
○ 口腔自前往后依次出现的解剖结构为本层面观察的一个重点内容。
○ 软组织间隙要重点观察颊肌、颊间隙等解剖结构。

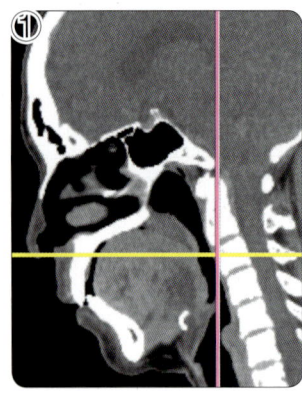
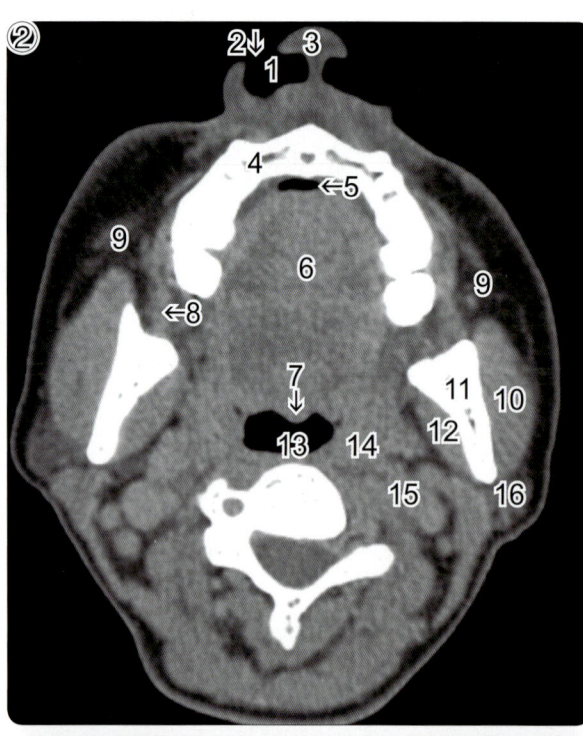
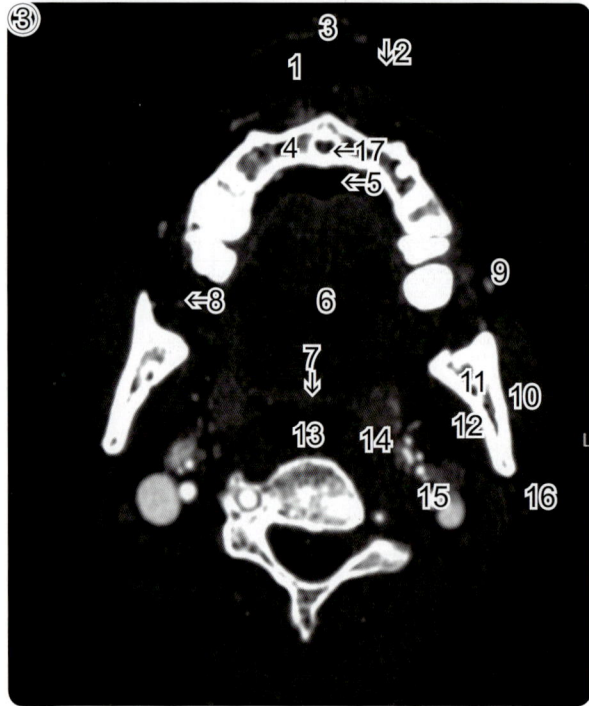

1. 鼻前庭
2. 鼻孔
3. 鼻翼大软骨穹窿部
4. 上颌骨齿槽
5. 舌前空隙
6. 舌
7. 悬雍垂
8. 颊肌
9. 颊间隙
10. 咬肌
11. 下颌骨
12. 翼内肌
13. 口咽
14. 咽旁间隙
15. 颈动脉鞘
16. 腮腺
17. 切牙管

○ 外鼻仅剩余鼻尖和右侧鼻翼的部分软骨与鼻底的口轮匝肌呈相同密度，与周围皮下脂肪形成对比。

○ 口腔内仍然为舌的结构，其表现是内部整体为具有一定肌纤维方向的舌肌，表面包围一层密度略高的带状结构为各种腺体和乳头。另外，舌扁桃体和腭扁桃体也呈略高密度并在强化时发生密度的轻微增加。

图 3.1-3-2a　口腔层面

距眶顶 75mm，显示上齿槽中段。

读片小提示：观察鼻前庭、口腔、口咽和软组织间隙。

○ 鼻前庭及其各个组成软骨剩余部分解剖结构。
○ 口腔从前往后依次显示上颌骨齿槽和部分牙齿、舌前空隙、舌和悬雍垂。
○ 软组织间隙可见颊间隙、咬肌间隙、翼下颌间隙、咽旁间隙和颈动脉鞘。

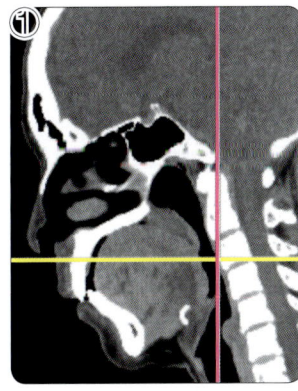
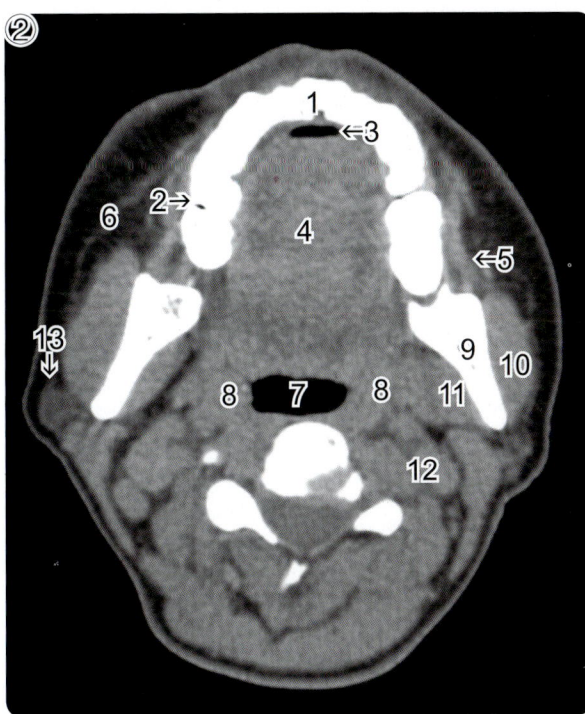

1. 上颌骨齿槽
2. 上颌臼齿
3. 舌前空隙
4. 舌
5. 颊肌
6. 颊间隙
7. 口咽
8. 咽旁间隙
9. 下颌骨
10. 咬肌
11. 翼外肌
12. 颈动脉鞘
13. 腮腺
14. 切牙管

○ 口腔区域中，舌与舌前空隙与前图类似，舌后无悬雍垂；上颌骨前部为齿槽骨，后部为数个臼齿。

○ 比较重要的软组织间隙有颊间隙和颊脂体的观察，部分文献认为颊肌与皮肤之间的全部脂肪均属于颊间隙或称为"颊脂体"，也有文献认为颊脂体应位于颊肌和浅筋膜之间的脂肪而不含皮下脂肪。后者似更为严谨合理。

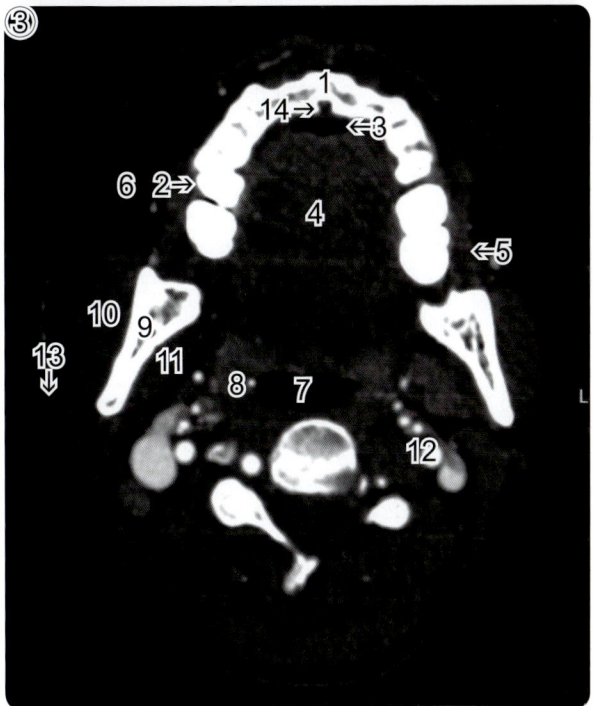

图 3.1-3-2b　口腔层面
距眶顶 80mm，显示上齿槽中段。
读片小提示：观察口腔、口咽和软组织间隙。
○ 口腔结构与前图类似，只是少了悬雍垂。舌扁桃体和腭扁桃体与前图一致，无明显变化。
○ 软组织间隙仍然要重点观察颊肌和颊间隙等解剖结构。注意正确确定颊脂体的范围。

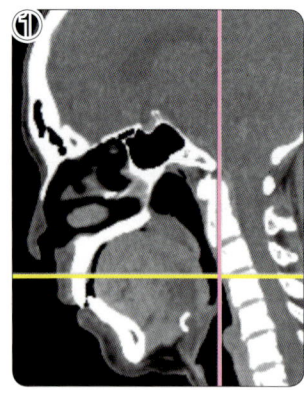
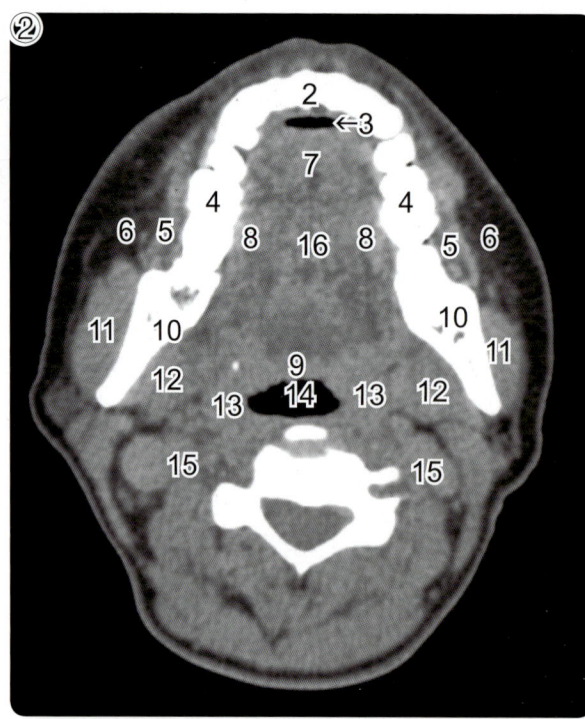
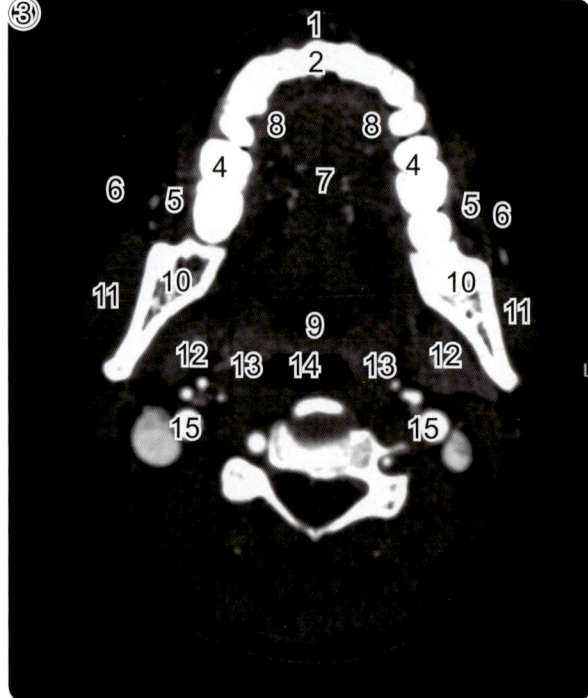

1. 口轮匝肌
2. 前排牙齿
3. 舌前空隙
4. 后排牙齿
5. 颊肌
6. 颊间隙
7. 舌
8. 下颌舌骨肌
9. 舌扁桃体
10. 下颌骨
11. 咬肌
12. 下颌下腺
13. 腭扁桃体
14. 口咽
15. 颈动脉鞘
16. 颏舌肌

○ 口腔：自前往后依次为牙齿、舌前空隙、舌肌、颏舌肌和舌扁桃体。颏舌肌是自下颌骨颏极向上，在正中线两侧向舌肌底面呈扇形穿插进入舌肌内。在横断面上显示前方为舌肌，其后方正中线两侧为两侧的颏舌肌，在两侧颏舌肌之间可见 1 条前后走行的颏舌肌间间隙。两侧沿牙齿排列的为下颌舌骨肌。

○ 软组织间隙：在下颌骨外侧，自前往后为颊间隙和咬肌间隙相连；在下颌骨内侧，自中线向两侧依次为口咽、腭扁桃体、咽旁间隙、下颌下间隙和颈动脉鞘。

图 3.1-3-3a　口腔层面
距眶顶 85mm，显示上齿槽下段。
读片小提示：观察口腔、口咽和软组织间隙。
○ 口腔从前往后依次显示上颌牙齿、舌前空隙、舌肌、颏舌肌和舌扁桃体。
○ 软组织间隙可见颊间隙、咬肌间隙、翼下颌间隙、咽旁间隙和颈动脉鞘。

第3章 面部 CT/MRI 解剖概览

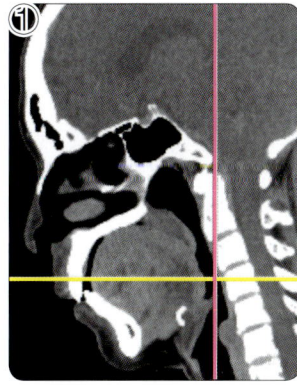
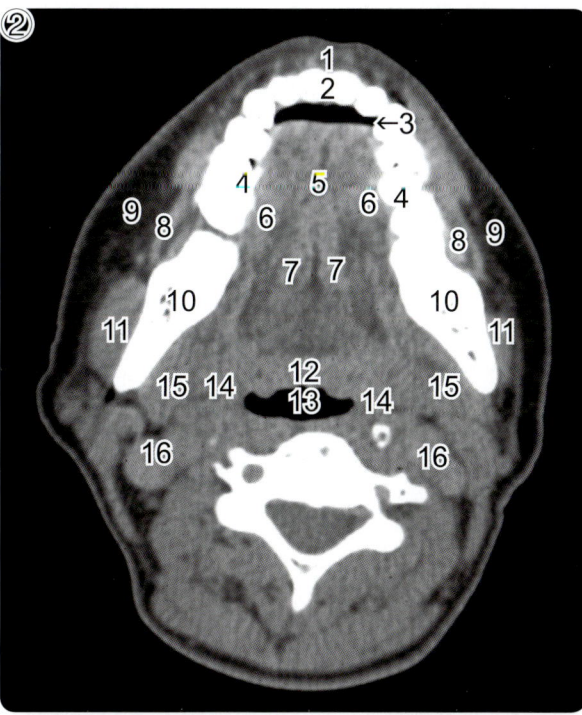

1. 口轮匝肌
2. 前排牙齿
3. 舌前空隙
4. 后排牙齿
5. 舌
6. 下颌舌骨肌
7. 颏舌肌
8. 颊肌
9. 颊间隙
10. 下颌骨
11. 咬肌
12. 舌扁桃体
13. 口咽
14. 腭扁桃体
15. 下颌下腺
16. 颈动脉鞘

○ 口腔：自前往后依次为牙齿、舌前空隙、舌肌、颏舌肌和舌扁桃体。颏舌肌与颏舌肌间间隙显示得更加清楚。颏舌肌外侧为下颌舌骨肌，后者贴近下颌骨内侧缘，隐约可见颏舌肌与下颌舌骨肌之间的间隙。

○ 软组织间隙：在下颌骨体内外的软组织间隙及其排列布局与前图基本一致。

○ 图中的黄线代表颌面部与后方的颈部之间的分界线。即颈动脉鞘实际上是属于颈部的解剖结构。

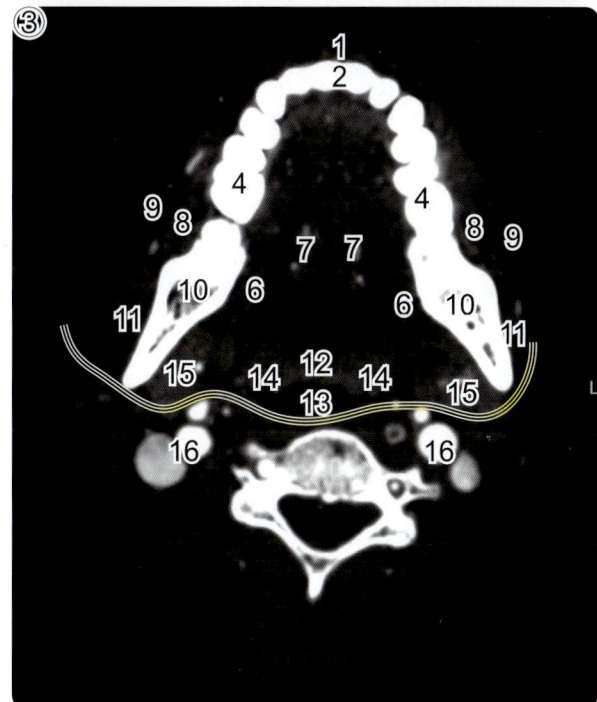

图 3.1-3-3b　口腔层面
距眶顶 90mm，显示上齿槽下段。
读片小提示：观察口腔、口咽和软组织间隙。
○ 口腔从前往后依次显示上颌牙齿、舌前空隙、舌、颏舌肌、舌扁桃体。
○ 软组织间隙可见颊间隙、咬肌间隙、咽旁间隙、下颌下间隙和颈动脉鞘。

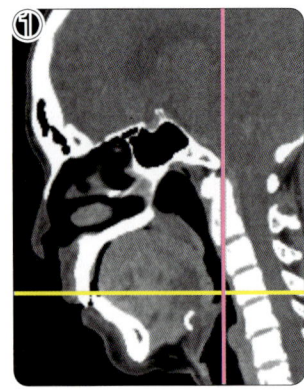
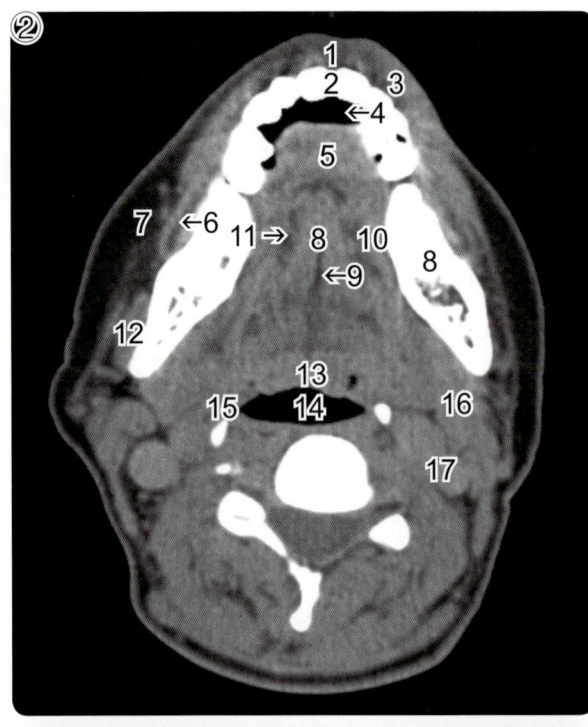
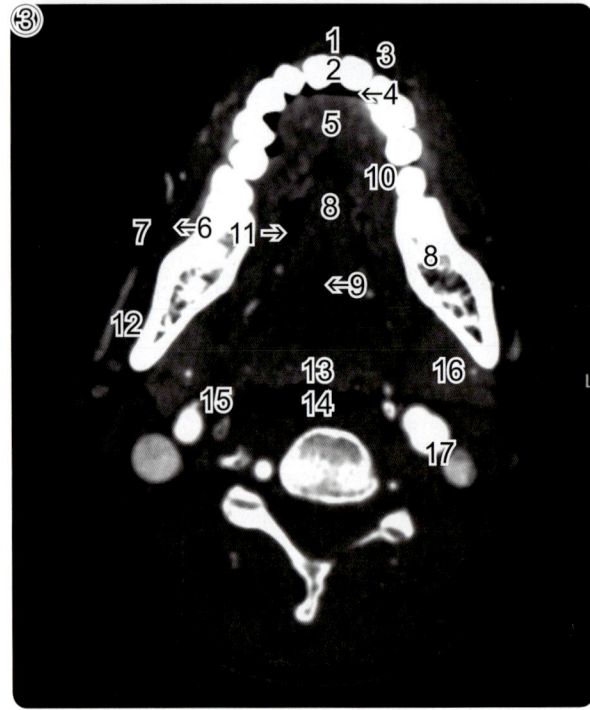

1. 上唇
2. 上颌牙齿
3. 口轮匝肌
4. 舌前空隙
5. 舌
6. 颊肌
7. 颊间隙
8. 颏舌肌
9. 颏舌肌间间隙
10. 下颌舌骨肌
11. 颏舌肌与下颌舌骨肌间间隙
12. 咬肌
13. 舌扁桃体
14. 口咽
15. 咽旁间隙
16. 下颌下腺
17. 颈动脉鞘

○ 口腔的表现会持续如前图所见，但是不同的是，颏舌肌间间隙和颏舌肌与下颌舌骨肌间间隙等更加明显，这些解剖结构间的解剖关系就更加明显了。

○ 在观察软组织间隙时要注意，我们在图中标出某个结构，如颈动脉鞘、腮腺或下颌下腺等，实际上就是在预示这里实际上就是某个软组织间隙，即颈动脉鞘内间隙、腮腺间隙和下颌下间隙等。请在读片时随时灵活和清晰地进行思考。

图 3.1-3-4a　口腔层面
距眶顶 95mm，显示下齿槽上段。
读片小提示：观察口腔、口咽和软组织间隙。
○ 口腔从前往后依次显示上颌牙齿、舌前空隙、舌肌、颏舌肌和舌扁桃体。
○ 软组织间隙可见颊间隙、咬肌间隙、咽旁间隙和颈动脉鞘。

第 3 章 面部 CT/MRI 解剖概览

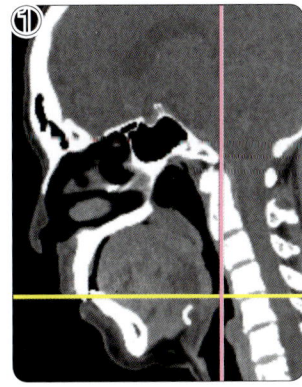
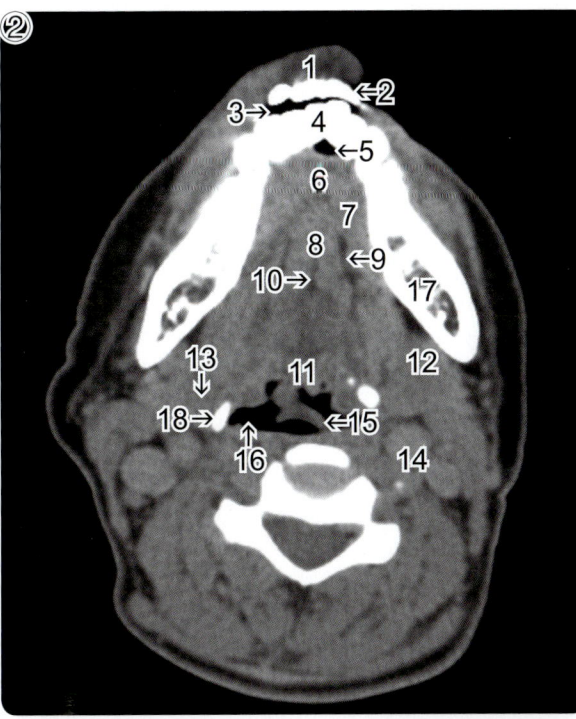
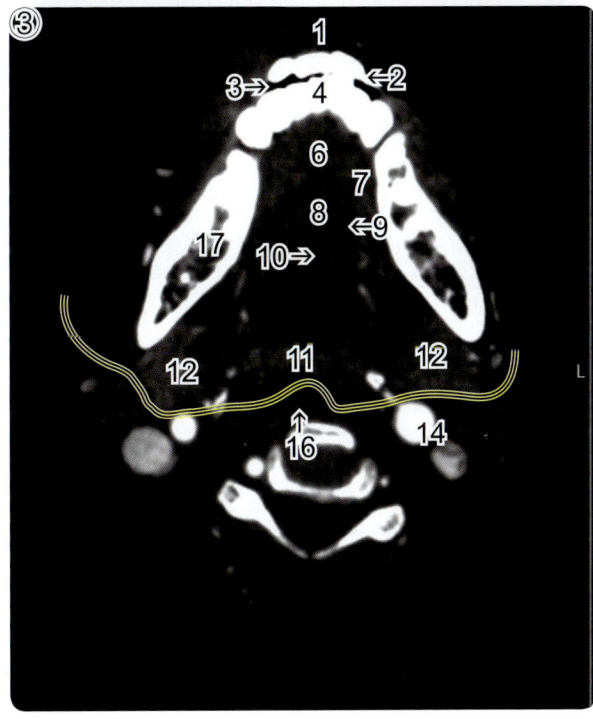

1. 下唇
2. 下颌牙齿
3. 上下牙齿咬合缝隙
4. 上颌牙齿
5. 舌前空隙
6. 舌
7. 下颌舌骨肌
8. 颏舌肌
9. 颏舌肌与下颌舌骨肌间间隙
10. 颏舌肌间间隙
11. 舌扁桃体
12. 下颌下腺
13. 咽旁间隙
14. 颈动脉鞘
15. 会厌
16. 口咽
17. 下颌骨体
18. 舌骨小角

○ 口腔：前面出现下颌牙齿和上下颌牙齿之间的咬合，后面的口腔内容与前图大体一致。

○ 软组织间隙：颊间隙和咬肌间隙随着位置下降已经到达这 2 个间隙的底部，下颌下间隙和咽旁间隙、颈动脉鞘等继续向下延续存在。口腔底部的各个软组织间隙就成为主要的观察点了。

○ 面部和颈部的分界：图中的黄线代表在本层面的面部与颈部的分界线。因为会厌的出现表示此层面已经从口咽变成喉咽，它们分属面部和颈部。

图 3.1-3-4b 口腔层面
距眶顶 100mm，显示下齿槽上段。
读片小提示：观察口腔、口咽和软组织间隙。
○ 口腔从前往后依次显示下颌牙齿、上颌牙齿、舌前空隙、舌肌、颏舌肌和舌扁桃体。
○ 软组织间隙可见颊间隙、咬肌间隙、咽旁间隙和颈动脉鞘。

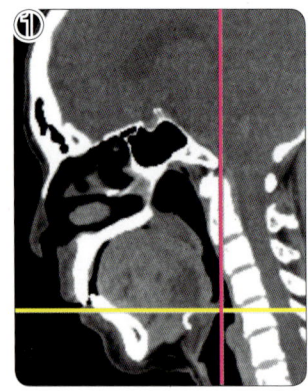
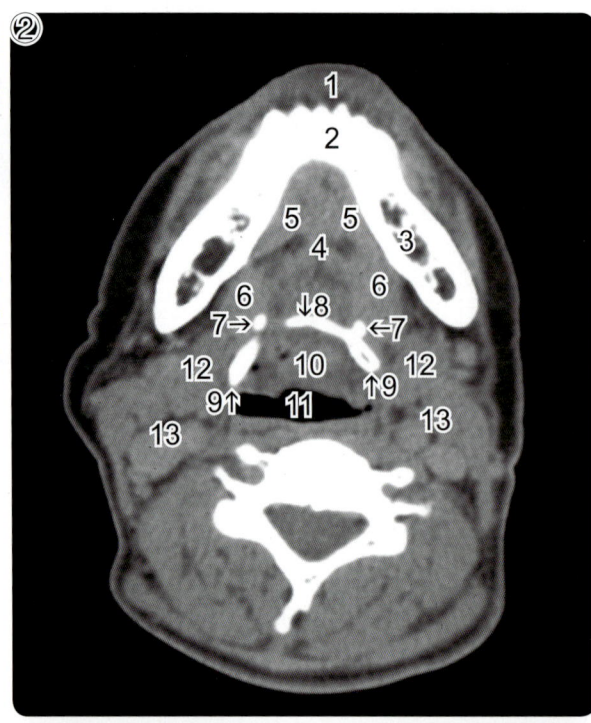
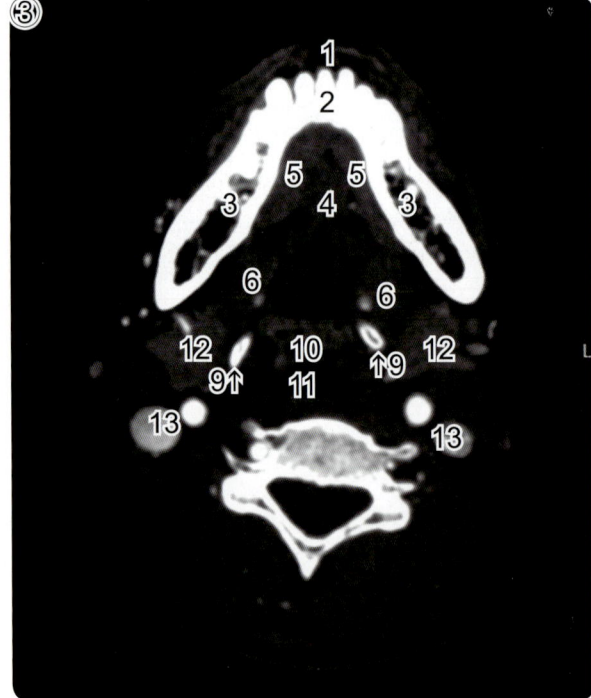

1. 下唇
2. 下颌齿槽和牙齿
3. 下颌骨体
4. 颏舌肌
5. 下颌舌骨肌
6. 颏舌骨肌
7. 舌骨小角
8. 舌骨体
9. 舌骨大角
10. 会厌前间隙
11. 声门上区
12. 下颌下腺
13. 颈动脉鞘

○ 本层面已经出现舌骨体，故颌面部已经接近尾声，仅有口底肌群和相关的软组织间隙。

○ 口底肌群：在颏嵴处可见少量的颏舌肌起点，其两侧的下颌舌骨肌贴近下颌骨内侧面；而稍后方的颏舌骨肌则在下颌舌骨肌的上方向后走行至舌骨体外侧。

○ 口底组软组织间隙：分别是颏舌肌间间隙在正中线前方，颏舌肌-颏舌骨肌间间隙位于中线两侧，外侧沟间隙位于颏舌骨肌与下颌骨体内侧面之间，底为下颌舌骨肌。口底的这些软组织间隙与咽旁间隙、下颌下间隙颈动脉鞘乃至喉腔内均可在感染时互相沟通和互为扩散。

图 3.1-3-5a　口腔层面
距眶顶 105mm，显示下齿槽中段。
读片小提示：观察口腔底和软组织间隙。
○ 口腔底从前往后依次显示下唇、下颌牙齿和齿槽以及口腔底肌肉群。
○ 观察软组织间隙时，可以发现口底组软组织间隙与咽旁间隙等其他软组织间隙之间的沟通和串联，以及这些软组织间隙与喉腔之间的感染也可以互相扩散。

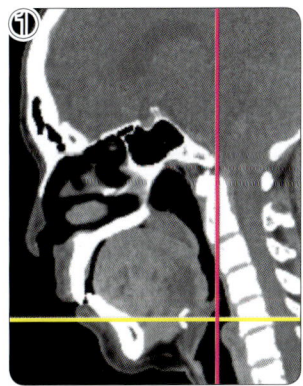
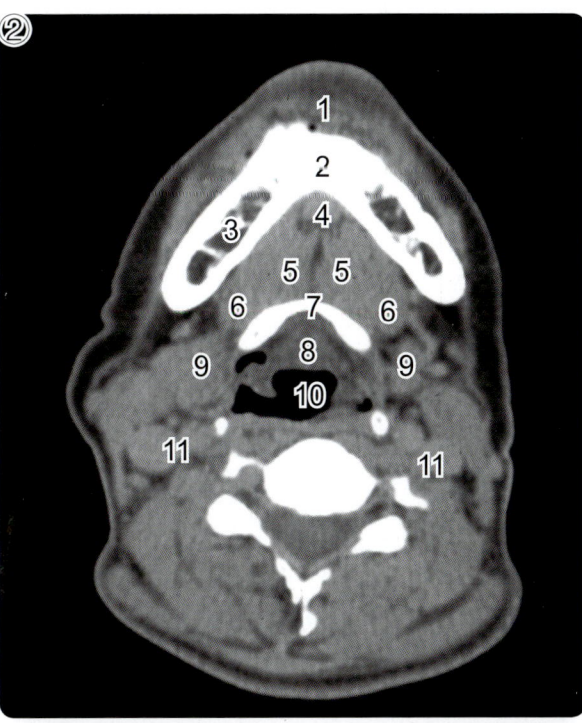
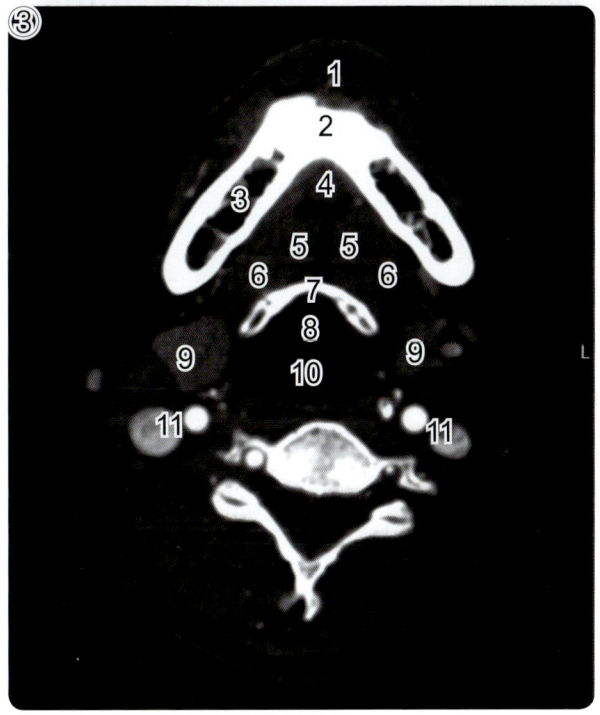

1. 下唇
2. 下颌骨颏
3. 下颌骨体
4. 颏骨肌
5. 颏舌骨肌
6. 二腹肌前腹
7. 舌骨体
8. 会厌前间隙
9. 下颌下腺
10. 声门上区
11. 颈动脉鞘

○ 口底肌群：口底肌群包括少量的颏舌肌的根部、中线两侧的颏舌骨肌和再往外侧的二腹肌前腹。其中颏舌肌和颏舌骨肌在下颌舌骨肌之上，而二腹肌前腹在下颌舌骨肌的下方。

○ 口底组软组织间隙：本层面口底包括2个软组织间隙——一是颏舌肌-颏舌骨肌间间隙，位于前方中线两侧；二是外侧沟间隙，位于颏舌骨肌与下颌骨体内侧面之间。两者的底就是下颌舌骨肌。

图 3.1-3-5b　口腔层面
距眶顶110mm，显示下齿槽中段。
读片小提示：观察口腔底和同层面的各个软组织间隙。
○ 口腔底从前往后依次显示下唇、下颌骨颏和齿槽以及口腔底的肌群。
○ 软组织间隙可见口底组软组织间隙与颌面部其他软组织间隙之间的解剖关系和关联。

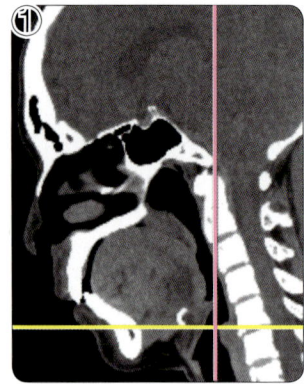
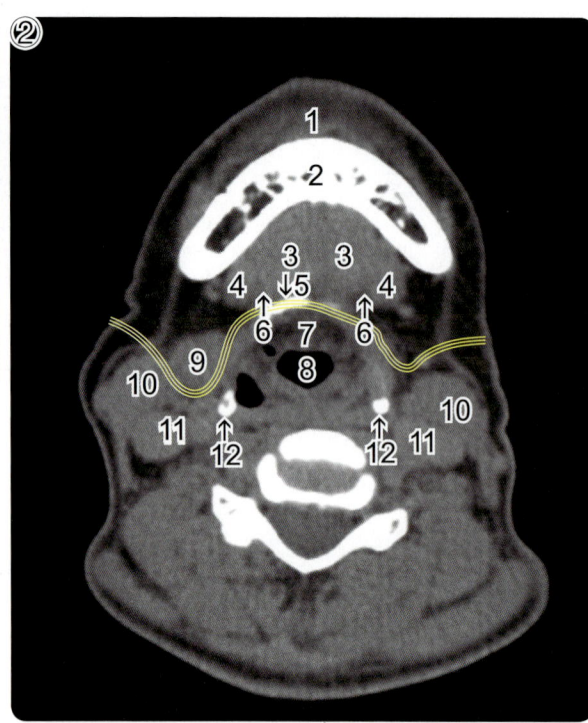

1. 下颏皮肤和皮下
2. 下颌骨颏
3. 颏舌骨肌
4. 二腹肌前腹
5. 舌骨体
6. 下颌舌骨肌
7. 会厌前间隙
8. 喉腔
9. 下颌下腺
10. 胸锁乳突肌
11. 颈动脉鞘
12. 舌骨大角

○ 本层面属于颌面部的解剖结构分析：本层面已经是颌面部的下端，仅有少量颌面部的解剖结构。a. 下颌骨为颌面部的重要骨骼，无可争议地是属于颌面部；b. 颏舌骨肌位于下颌舌骨肌的上方，故属于颌面部；c. 下颌下腺为口腔三大唾液腺之一，其深部经下颌舌骨肌后缘向上爬升至舌下间隙内，其浅部位于下颌舌骨肌下方，故下颌下腺也应属于颌面部。

○ 识别下颌舌骨肌的方法：下颌舌骨肌倾斜分布成螺旋平面，故在本图中未显示，但是通过其在颏舌骨肌与二腹肌前腹之间形成的凹迹可以间接识别（可参见本图中6）。

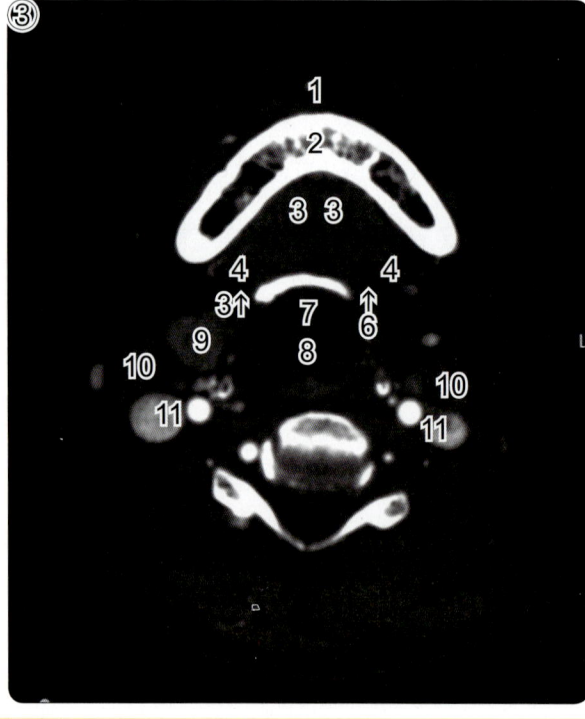

图 3.1-3-6a 口腔层面
距眶顶 115mm，显示下齿槽下段。
读片小提示：观察颌面部的下颌骨颏部和口底肌肉部分。
○ 下颌骨颏部为本层面颌面部仅有的骨骼成分。
○ 口底肌肉和下颌下腺为本层面仅有的面部软组织和器官。

第3章 面部CT/MRI解剖概览

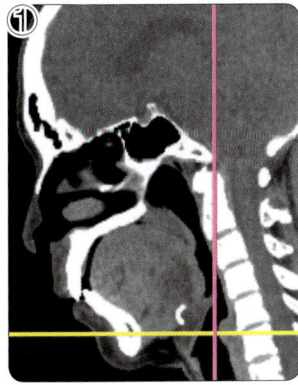
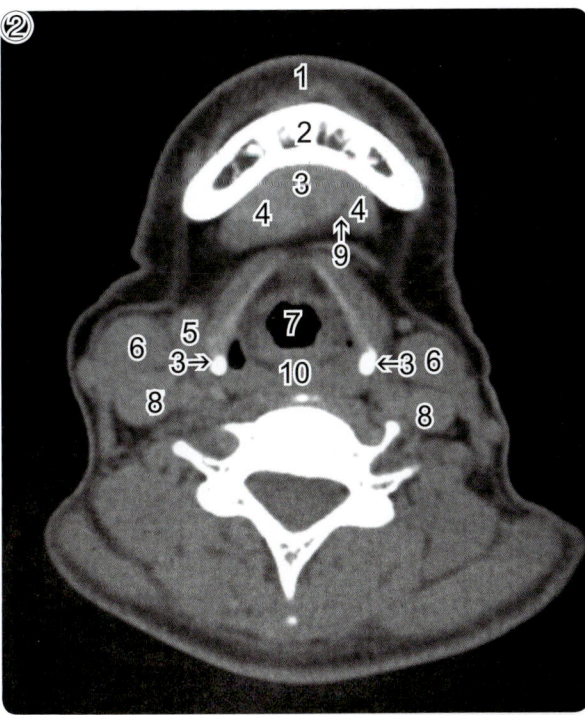

1. 下颏皮肤和皮下
2. 下颌骨颏
3. 颏舌骨肌
4. 二腹肌前腹
5. 下颌下腺
6. 胸锁乳突肌
7. 喉腔
8. 颈动脉鞘
9. 下颌舌骨肌
10. 下咽
11. 下颌下间隙

○ 本层面中的颌面部结构分析：只有本层面的下颌骨和附着在下颌骨后方中线区的颏舌骨肌为颌面部的解剖结构。

○ 颏舌骨肌与二腹肌前腹的区别方法：颏舌骨肌在下颌舌骨肌的上方，二腹肌前腹在下颌舌骨肌的下方，在颏舌骨肌与二腹肌前腹之间出现的切迹可以间接提示下颌舌骨肌的位置（可参见本图中9）。切迹内侧为颏舌骨肌，外侧为二腹肌前腹。

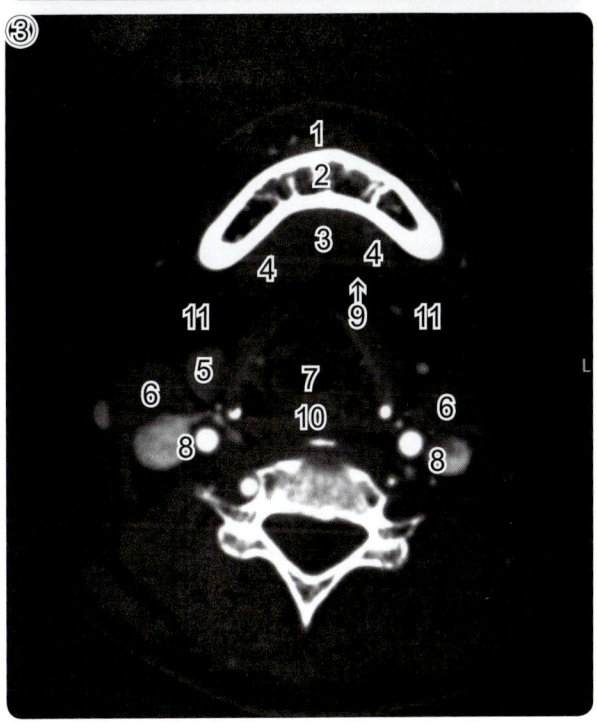

图3.1-3-6b 口腔层面
距眶顶120mm，显示下齿槽下段。
读片小提示：观察颌面部的下颌骨颏部和口底肌肉部分。
○ 下颌骨颏部为本层面颌面部仅有的骨骼成分。
○ 口底肌肉和下颌下腺为本层面仅有的颌面部软组织和器官。

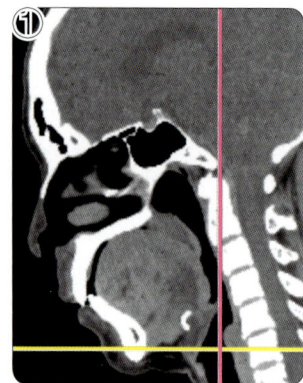
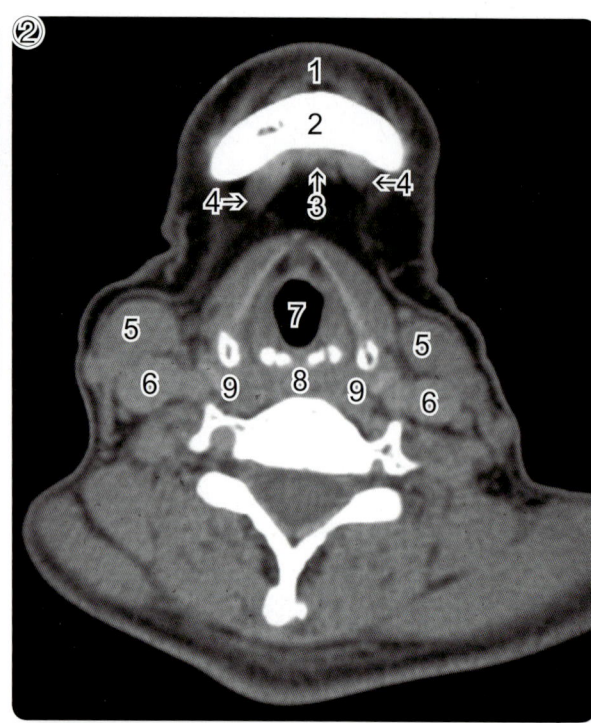

1. 下颏皮肤和皮下
2. 下颌骨颏
3. 颏舌骨肌
4. 二腹肌前腹
5. 胸锁乳突肌
6. 颈动脉鞘
7. 声门上区
8. 喉咽
9. 咽旁间隙

○ 颌面部仅剩余下颌骨颏部和其后方的颏舌骨肌，而二腹肌前腹已经不属于颌面部的解剖结构。

○ 舌骨前颈部的概念：关于舌骨前颈部的概念将在颈部分区时进行讲解。在下颌骨下方有 2 个软组织间隙是不属于颌面部的，它们是颏下间隙和下颌下间隙。因为这些软组织间隙位于下颌舌骨肌的下方，并且其内的淋巴结等引流至后方和下方的颈部，故解剖学认为这部分解剖结构应该属于颈部的一部分。

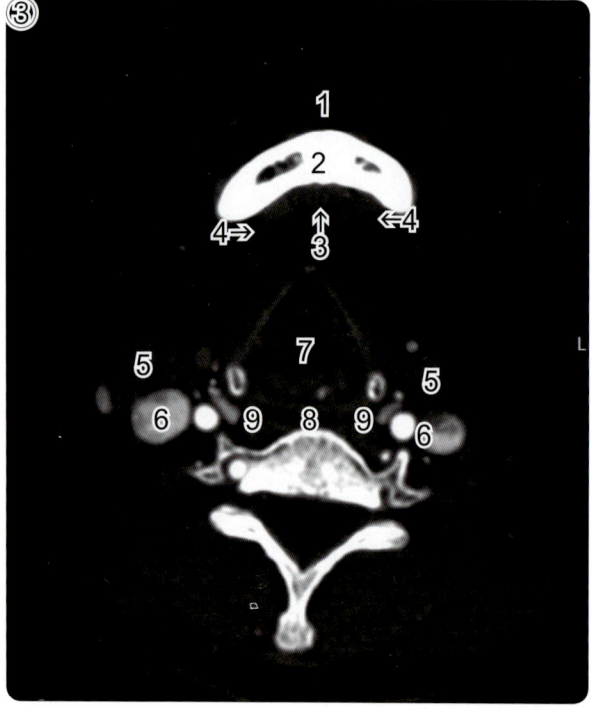

图 3.1-3-7a　口腔层面
距眶顶 125mm，显示下颌骨消失。
读片小提示：观察颌面部结束。
○ 除下颌骨颏部及其上所附着的颏舌骨肌之外，本层面已经没有颌面部的解剖结构了。
○ 软组织间隙可见下颌下间隙等已经不属于颌面部结构。

第 3 章 面部 CT/MRI 解剖概览

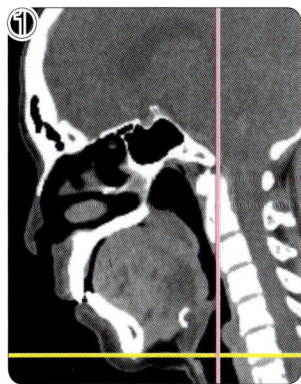
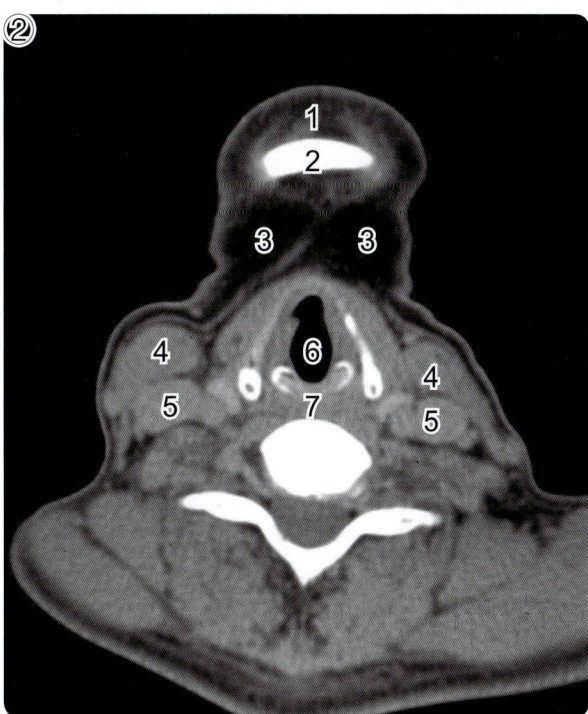

1. 下颏前皮肤
2. 下颏尖
3. 下颌下间隙
4. 胸锁乳突肌
5. 颈动脉鞘
6. 声门
7. 下咽

○ 本层面是显示下颌骨的最后一个层面，故为颌面部终结的层面。除下颌骨颏部及其前方的皮肤和皮下组织外，后方的全部解剖结构均为颈部。

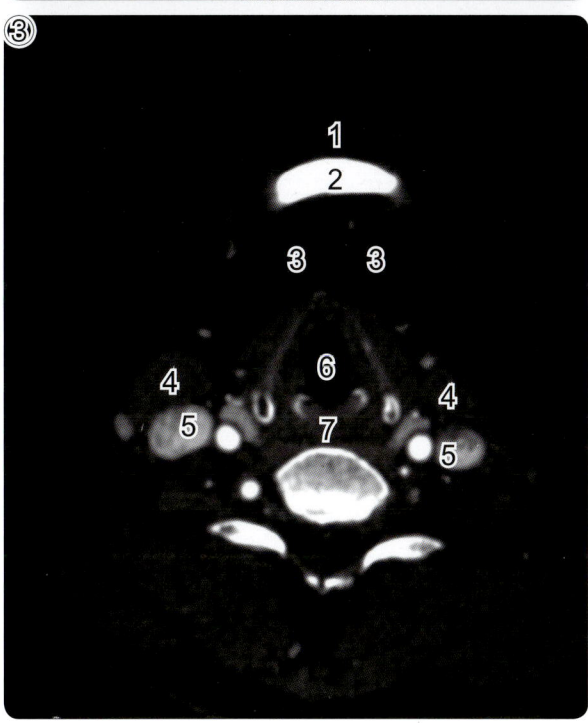

图 3.1-3-7b 口腔层面

距眶顶 130mm，显示下颌骨消失。

读片小提示：观察颌面部结束。

○ 除下颌骨颏部外，本层面已经没有颌面部的解剖结构，即颌面部结束。

○ 软组织间隙可见下颌下间隙等已经不属于颌面部结构。

3.2 面部 CT/MRI 冠状面观察

3.2.1 扫描基线

面部 CT 冠状面重建和 MRI 冠状面扫描的基线（base line）或平面（plane）应当保持与检查床面或人体的冠状面一致。在进行面部 MRI 冠状面扫描之前，需要严格审查被检者是否端正地仰卧于检查床上，此时 MRI 冠状面扫描所使用的基线与检查床的床面完全平行即可；以薄层 CT 扫描所获数据重建冠状面 CT 图像时，同样需要使用与人体冠状面平行的基线进行图像重建。依据上述相同的基线所获得的 CT/MRI 冠状面图像如同自前往后按照顺序从人体正面的方向上一层一层地观察人体解剖结构，故被称为"CT/MRI 冠状切面（coronal section）"。应该强调的是，CT/MRI 冠状面扫描或图像重建的扫描基线确定之后，就需要注意被检人体的正确摆位以及在 MRI 扫描和 CT 冠状面图像重建时基线的准确划定这 2 个步骤的严格落实。第一是摆好体位，注意将人体中轴线沿扫描床的中轴线准确对齐，同时仰卧的人体需要尽量舒适地摆平身体以保持左右两侧完全对称，对于昏迷或躁动者要附加适当的固定措施；第二是参照检查床面和（或）横断面扫描时获得的图像划定 MRI 冠状面扫描或 CT 冠状面图像重建的基线。摆位正确者可以以床面为基线，摆位偏离床面时则应依据人体的位置对扫描或重建基线进行调整。

排除设备的差异和被检者的状态条件后，MRI 冠状面图像的质量将取决于扫描条件的设定，而 CT 冠状面重建图像的质量则受到原始扫描数据和重建图像设定条件这两者的影响，也就是说准备进行 CT 冠状面图像重建者，在初始扫描的条件和重建图像的条件这 2 个环节上都满足要求方能获得满意的重建图像。

3.2.2 冠状面图像分组

全部面部 CT/MRI 冠状面图像按照自前往后的顺序，我们以眼眶、蝶窦和耳等作为解剖标志大致上可以将整个面部的冠状面图像分为 3 组层面，即前面的眼眶组、中间的蝶窦组和后面的耳部组。这样方便对头部各个层面的冠状面图像进行快速的定位和识别。面部的扫描范围自鼻尖至乳突，约为整个头部前后径的 2/3，约为 120mm。若以 10mm 间隔进行分层，约为 12 层。其中眼眶组约为 5 层，蝶窦组约为 3 层，耳部组约为 4 层[1]。

---

[1] 面部 CT/MRI 冠状面图像层面分组时，因为眼眶、鼻腔和口腔上下重叠，故其分组解剖标志的确定相对比较困难，相对而言以眼眶、蝶窦和耳部为标志进行分组比较方便于使用。但是面部上方的这些解剖结构与下方的鼻腔和口腔均有不同程度的重叠，在分组时要注意兼顾观察。另外根据个体之间的发育差异，要灵活理解和应用这些分组概念。10~20mm 层面显示眼球中段，20~30mm 层面显示眼球后段，

(1) 第 1 组层面：眼眶层面

这一组层面大约在距离眉弓 0~50mm 的范围，包含眶尖之前的面部范围，以 10mm 为单位可以将该组层面分成 5 个层面，为眼眶组层面。该组显示整个眼眶的全部解剖结构，同时也显示鼻腔和口腔的部分结构。其中，0~10mm 层面显示眼球前极，30~40mm 层面显示眼球后眼眶，40~50mm 层面显示眶尖。

(2) 第 2 组层面：蝶窦层面

这一组层面大约在距离眉弓 50~80mm 的范围，以 10mm 为单位可以将该组层面分成 3 个层面，主要显示蝶窦、鼻咽和口腔的后段。其中，50~60mm 层面显示蝶窦前段，60~70mm 层面显示蝶窦中段，70~80mm 层面显示蝶窦后段并显示部分口咽腔和颞下颌关节。

(3) 第 3 组层面：耳部层面

这一组层面大约在距离眉弓 80~120mm 的范围，以 10mm 为单位可以将该组层面分成 4 个层面，主要显示耳部的全部解剖结构和后部的颌面软组织间隙。其中，80~90mm 层面显示岩锥尖，90~100mm 层面显示外耳道，100~110mm 层面显示乳突，110~120mm 层面显示乳突消失。

下面我们依据上述分组，将从图 3.2-1 至图 3.2-3 对面部全部层面的 CT/MRI 冠状面图像进行快速浏览。

图 3.2-1 为面部 CT/MRI 冠状面 - 眼眶层面：

1. 距眉弓 0~10mm，显示眼球前极
2. 距眉弓 10~20mm，显示眼球中段
3. 距眉弓 20~30mm，显示眼球后段
4. 距眉弓 30~40mm，显示眼球后眼眶
5. 距眉弓 40~50mm，显示眶尖

图 3.2-2 为面部 CT/MRI 冠状面 - 蝶窦层面：

1. 距眉弓 50~60mm，显示蝶窦前段
2. 距眉弓 60~70mm，显示蝶窦中段
3. 距眉弓 70~80mm，显示蝶窦后段

图 3.2-3 为面部 CT/MRI 冠状面 - 耳部层面：

1. 距眉弓 80~90mm，显示岩锥尖
2. 距眉弓 90~100mm，显示外耳道
3. 距眉弓 100~110mm，显示乳突
4. 距眉弓 110~120mm，乳突消失

图 3.2-1　面部 CT/MRI 冠状面 - 眼眶层面

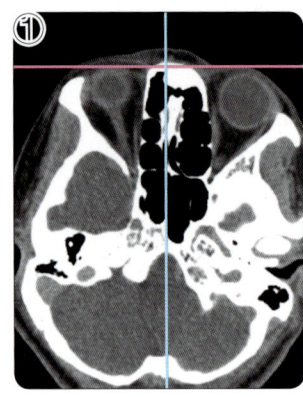
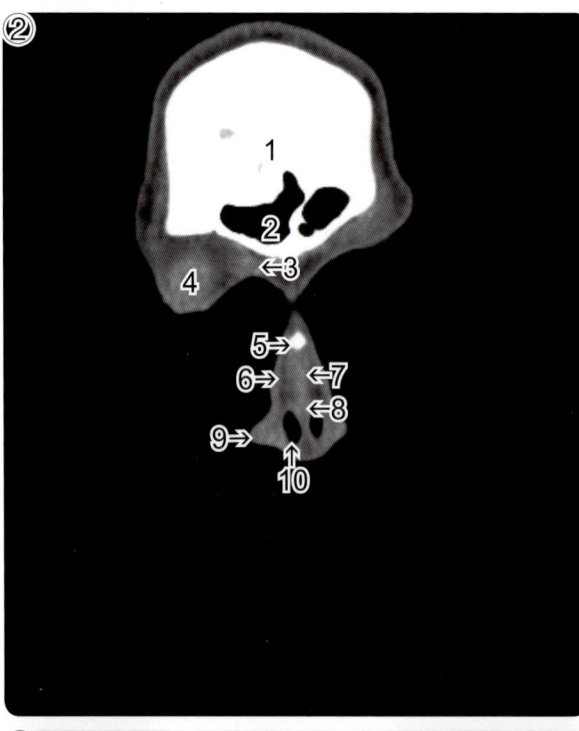
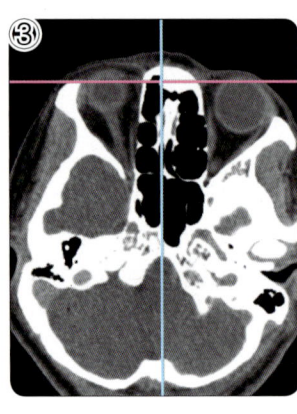
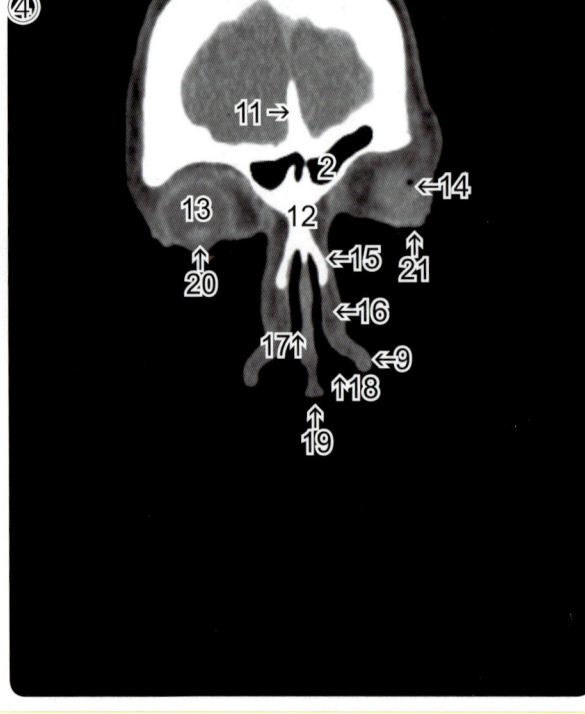

1. 额骨
2. 额窦
3. 内眦
4. 右眼前极
5. 鼻骨
6. 鼻软骨侧板
7. 鼻中隔软骨
8. 鼻翼大软骨穹窿部
9. 鼻翼大软骨外侧脚
10. 鼻前庭
11. 额嵴
12. 额骨鼻突
13. 右眼前段
14. 上眼睑下气泡
15. 鼻骨
16. 鼻外侧软骨
17. 总鼻道
18. 鼻前庭
19. 鼻中隔软骨
20. 晶体
21. 下眼睑

○ 眼眶中左眼显示眼球前极，右眼偏前，显示眼球前段和晶体，下眼睑从下方包围眼球。

○ 鼻腔部分显示鼻骨与鼻中隔构成"个"字，鼻外侧软骨与鼻骨接续并下延。总鼻道的下方为由鼻翼软骨等构成的鼻前庭。

图 3.2-1-1　眼眶层面

距眉弓 0~10mm，显示眼球前极。

读片小提示：观察眼球前极在冠状面上显示的解剖结构。
○ 副鼻窦中显示额窦。
○ 眼眶中可观察眼球前极、内眦。
○ 鼻腔可观察鼻骨、鼻中隔和鼻前庭等结构。

第 3 章 面部 CT/MRI 解剖概览

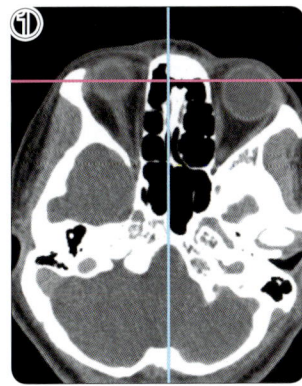
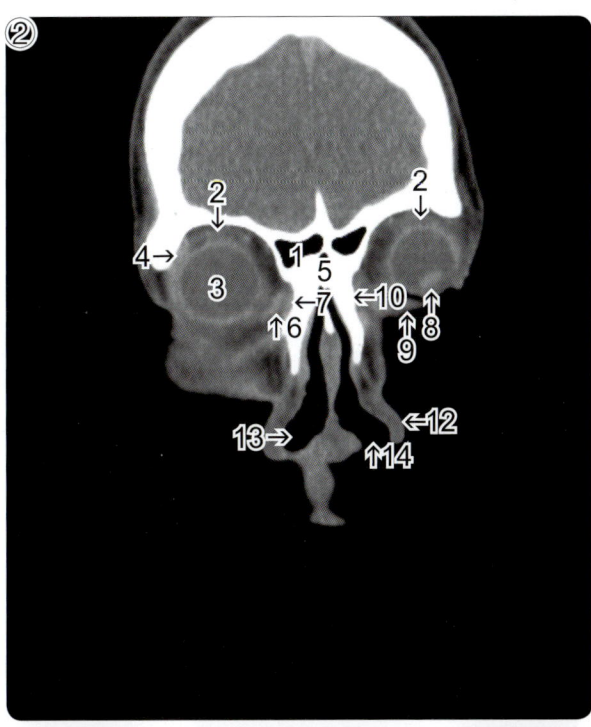
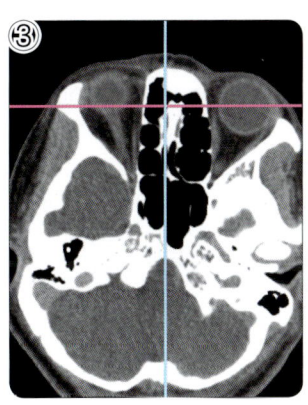
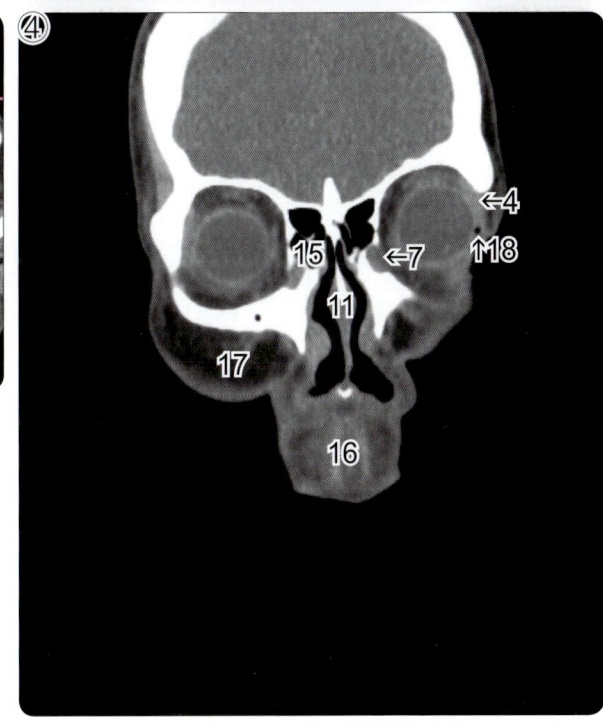

1. 额窦
2. 上斜肌肌腱
3. 右眼中段
4. 泪腺
5. 额骨鼻突
6. 下斜肌
7. 泪囊和泪囊窝
8. 晶体
9. 下眼睑
10. 上颌骨额突
11. 鼻中隔
12. 鼻翼软骨
13. 鼻前庭
14. 鼻孔
15. 筛窦
16. 上唇
17. 眶下间隙
18. 下眼睑下气泡

○ 鼻腔上部的观察：鼻腔上部的嗅区总鼻道位于筛骨垂直板两侧，总鼻道外侧为上下排列的额窦和筛窦。

○ 眼眶内结构的观察方法：本层面可见泪腺特定位置在眼眶的前外上方，呈软组织密度，两侧基本对称；泪囊位于眼眶前内下方，在上颌骨内上方形成 1 个光滑整齐的半圆形凹窝；上斜肌自眼眶前内上方的滑车处紧贴眼球上方走行并附着于眼球外上象限；下斜肌自眼眶内下方环绕下直肌向外略偏后附着于眼球外下象限的眼球壁上。

图 3.2-1-2　眼眶层面
距眉弓 10~20mm，显示眼球前段和中段。
读片小提示：观察眼球及眶内结构、鼻腔前部在冠状面上显示的解剖结构。
○ 副鼻窦中显示额窦、筛窦。
○ 眼眶中可观察眼球前段、中段、泪腺、上下斜肌和泪囊等。
○ 鼻腔可观察鼻中隔、总鼻道和鼻前庭等结构。

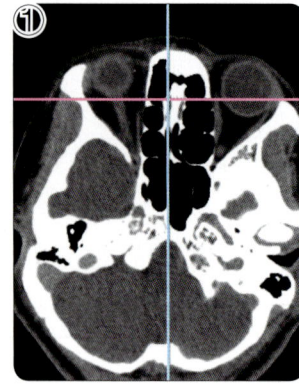
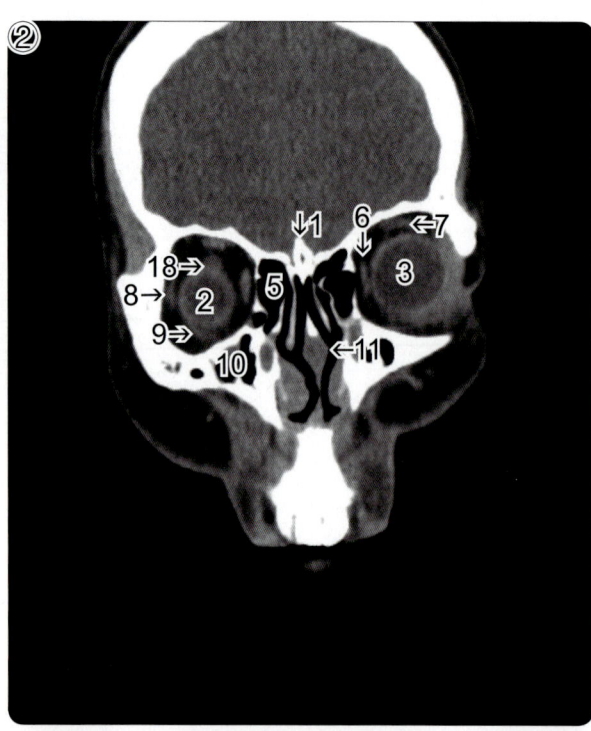
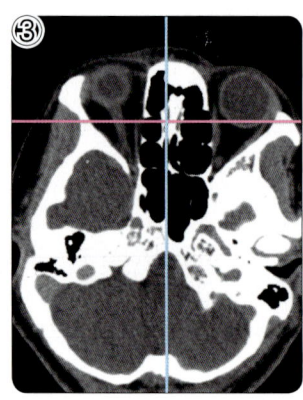
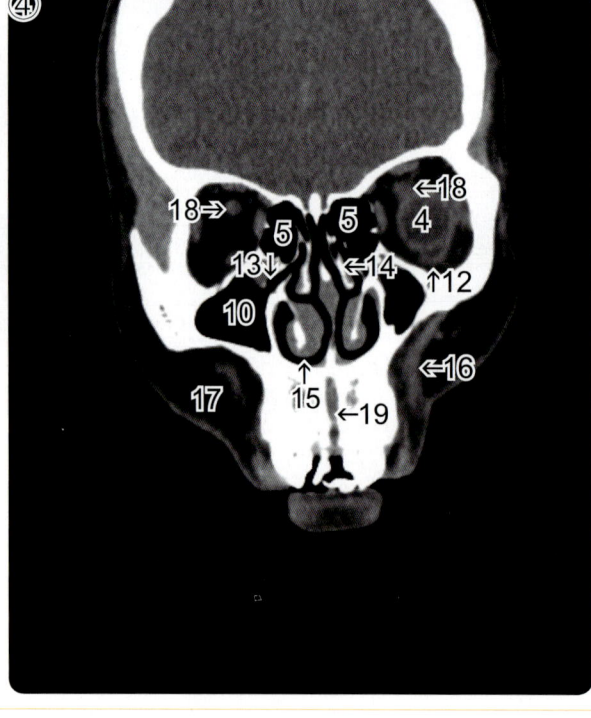

1. 鸡冠
2. 右眼后段
3. 左眼中段
4. 左眼后段
5. 筛窦
6. 内直肌
7. 上直肌
8. 外直肌
9. 下直肌
10. 上颌窦
11. 鼻中隔
12. 下斜肌
13. 右侧上颌窦口
14. 左侧中鼻甲
15. 右侧下鼻甲
16. 颊肌
17. 颊脂体
18. 视神经
19. 切牙管

○ 眼外肌中的上、下、内、外直肌分别在眼眶四周的相应位置上，眶内段呈扁圆形，平行靠近眼眶壁，向前附着于眼球壁相应部位赤道略前方；视神经位于眼眶中心偏上，有时出现在眼球后极的边缘处。

○ 中鼻甲和下鼻甲明显可见，分别从筛窦和筛窦的内侧壁发出伸入鼻腔，将鼻腔划分成总鼻道、中鼻道和下鼻道等部分。

○ 口腔可见上颌骨齿槽、切牙管和前部牙齿咬合；软组织间隙仅见颞肌间隙和颊间隙。

图 3.2-1-3　眼眶层面
距眉弓 20~30mm，显示眼球中段和后段。
读片小提示：观察眼眶、鼻腔、口腔与颌面等解剖结构。
○ 眼眶显示视神经及各个眼外肌。
○ 鼻腔和副鼻窦显示各个鼻甲、鼻道、筛窦和上颌窦。
○ 口腔显示上颌骨、切牙管和牙齿等。
○ 软组织间隙显示颞肌间隙、颊肌间隙等。

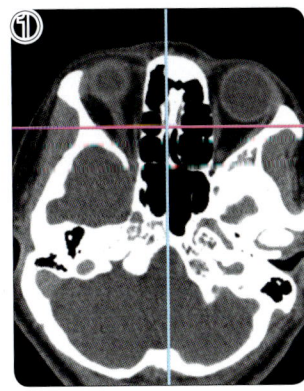
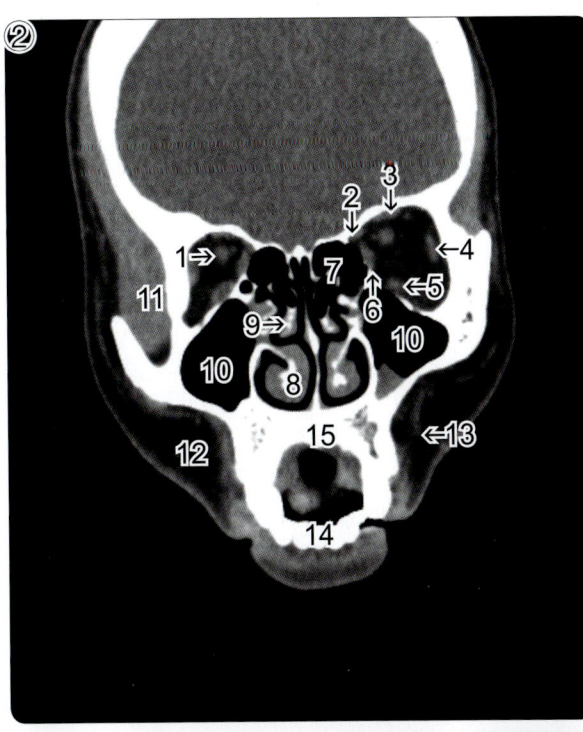
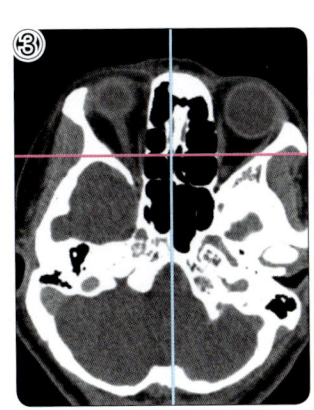
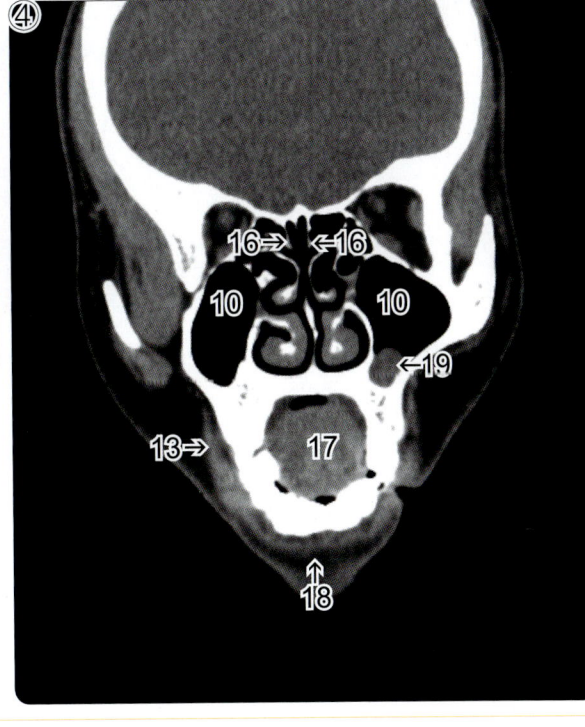

1. 视神经
2. 上斜肌
3. 上直肌
4. 外直肌
5. 下直肌
6. 内直肌
7. 筛窦
8. 下鼻甲
9. 中鼻甲
10. 上颌窦
11. 颞肌和颞肌间隙
12. 颊脂体
13. 颊肌
14. 下颌牙齿
15. 上颌齿槽
16. 上鼻甲
17. 舌
18. 口轮匝肌
19. 左侧上颌窦息肉

○ 眼外肌密集集中走向眶尖，视神经和眼动脉伴随位于眼外肌的中心。

○ 上鼻甲位于鼻腔后上方，在嗅区总鼻道两侧筛窦壁向内伸出细小的薄骨片，附有少量黏膜，极不明显，有时可能难以观察。中鼻甲根部可见不同程度的筛窦气泡的伸入。

○ 颞肌间隙范围与颞肌吻合，其外面为颞浅间隙，深面与颞骨之间为颞深间隙；颊间隙位于颊肌外面，又称"颊脂体"，后者就代表该间隙的实际范围。

图 3.2-1-4 眼眶层面
距眉弓 30~40mm，显示眼球后眼眶。
读片小提示：观察眼眶、鼻腔、口腔与颌面等解剖结构。
○ 眼眶可进一步观察视神经及各个眼外肌。
○ 鼻腔和副鼻窦显示各个鼻甲、鼻道、筛窦和上颌窦。
○ 口腔显示口腔内的牙齿和舌等。
○ 软组织间隙显示颞肌间隙、颊肌间隙等。

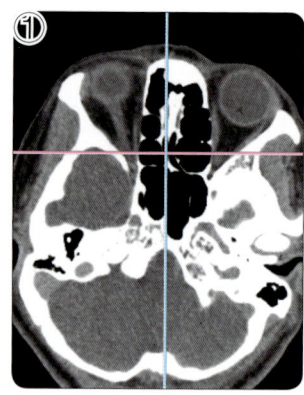
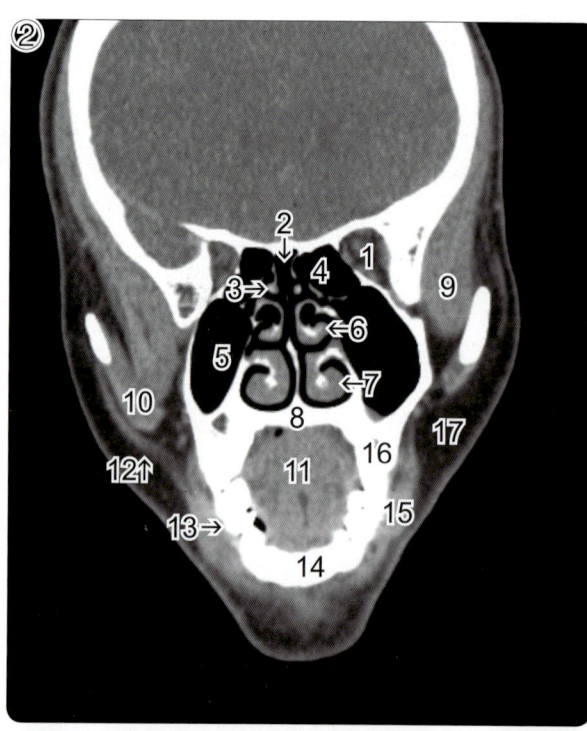
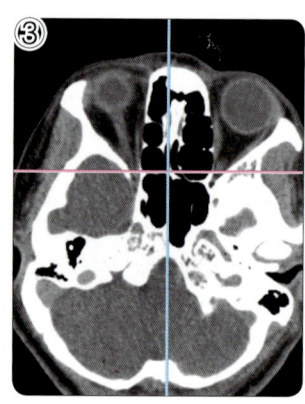
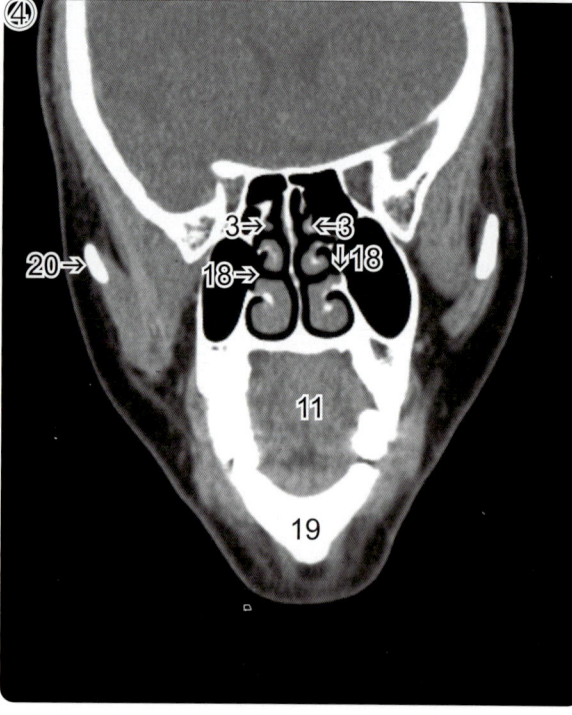

1. 眶尖
2. 嗅区总鼻道
3. 上鼻甲
4. 筛窦
5. 上颌窦
6. 中鼻甲
7. 下鼻甲
8. 硬腭
9. 颞肌和颞肌间隙
10. 咬肌
11. 舌和口底肌肉
12. 颊肌
13. 牙齿咬合
14. 下颌牙齿
15. 口轮匝肌
16. 上颌骨齿槽
17. 颊间隙
18. 上颌窦口
19. 下颌骨颏
20. 颧骨弓

○ 关于眼眶层面的数目取决于每个个体的具体情况而定，个体之间会有所差别。眶尖的出现表示眼眶层面即将终结。

○ 副鼻窦中的筛窦与蝶窦的观察和区分要结合连续层面的图像进行观察，其中可帮助预示蝶窦是否出现，可观察中线结构，若为嗅区总鼻道时应为筛窦（上图），若为鼻中隔时则为蝶窦（下图）。

○ 本层面的软组织间隙增加了咬肌间隙和口底间隙。

图 3.2-1-5　眼眶层面
距眉弓 40~50mm，显示眶尖。
读片小提示：观察眶尖、鼻腔、口腔与颌面等解剖结构。
○ 眶尖显示视神经及各个眼外肌。
○ 鼻腔和副鼻窦显示各个鼻甲、鼻道、筛窦和上颌窦。
○ 口腔显示舌和牙齿等。
○ 软组织间隙显示颞肌间隙、颊间隙和咬肌间隙等。

图 3.2-2　面部 CT/MRI 冠状面 - 蝶窦层面

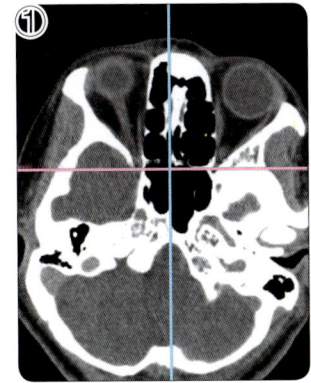
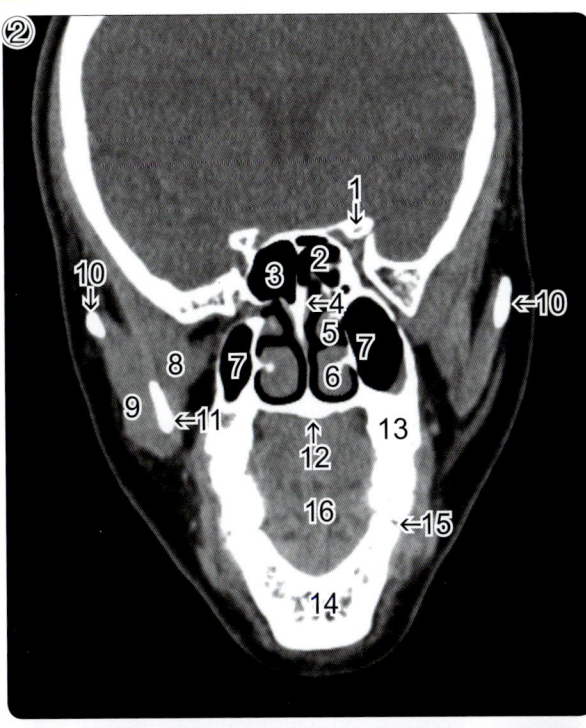
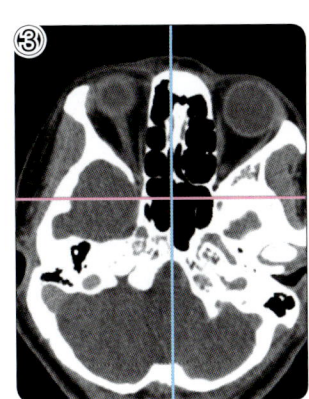
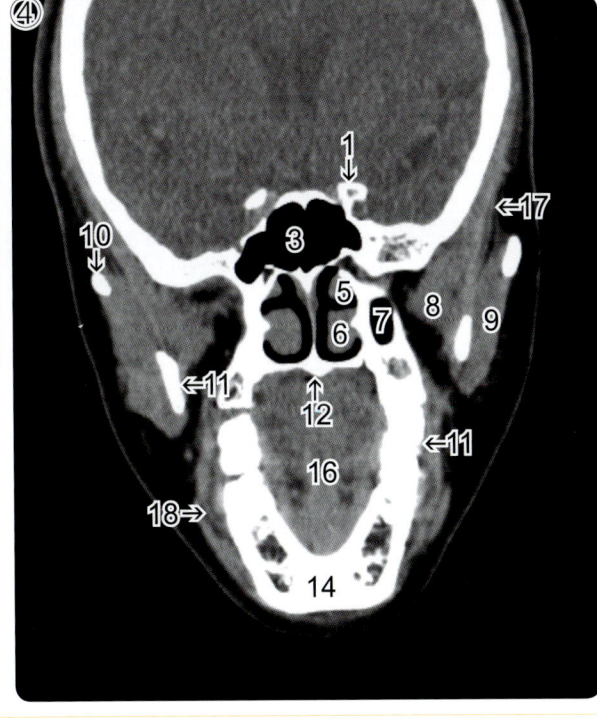

1. 前床突
2. 筛窦
3. 蝶窦
4. 鼻中隔
5. 中鼻甲
6. 下鼻甲
7. 上颌窦
8. 翼内肌
9. 咬肌
10. 颧弓
11. 下颌骨支
12. 硬腭
13. 上颌骨齿槽
14. 下颌骨颏
15. 上下齿咬合
16. 舌和口底肌肉
17. 颞肌
18. 口轮匝肌

○ 蝶窦层面开始的解剖标志包括：a. 嗅区总鼻道被蝶窦取代；b. 前床突出现；c. 蝶窦下方为鼻中隔后段；d. 蝶窦下方为鼻腔后段和鼻咽腔。

○ 本层面增加了软组织间隙的数目，包括翼下颌间隙和口底的颏舌肌间间隙、颏舌肌-颏舌骨肌间间隙等。

图 3.2-2-1　蝶窦层面
距眉弓 50~60mm，显示蝶窦前段。
读片小提示：观察蝶窦、鼻腔后段、口腔与颌面等解剖结构。
○ 蝶窦完全出现，表示蝶窦层面开始。
○ 鼻腔和副鼻窦显示蝶窦、上颌窦和鼻腔后段的鼻甲、鼻道。
○ 口腔显示舌、牙齿和口底等。
○ 软组织间隙显示颞肌间隙、翼下颌间隙、颊间隙、咬肌间隙和口底间隙等。

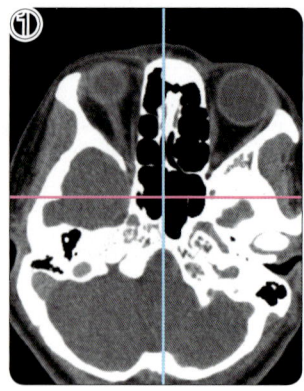
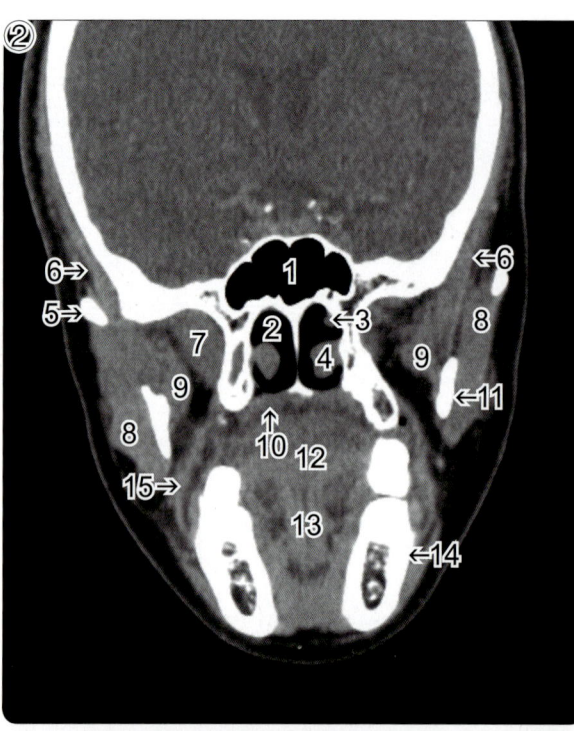
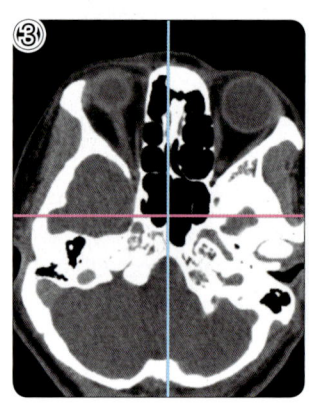
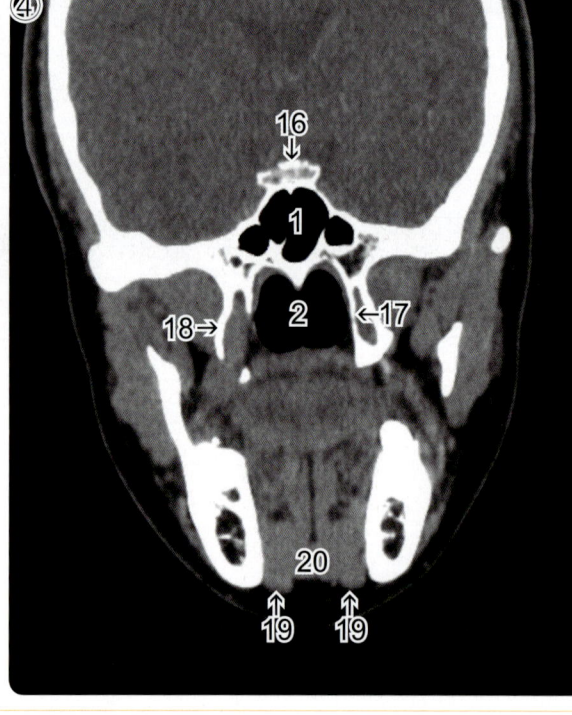

1. 蝶窦
2. 后鼻孔
3. 中鼻甲
4. 下鼻甲
5. 颧弓
6. 颞肌
7. 翼外肌
8. 咬肌
9. 翼内肌
10. 软腭
11. 下颌骨支
12. 舌
13. 颏舌肌
14. 下颌骨体
15. 颊肌
16. 鞍背
17. 翼内板
18. 翼外板
19. 二腹肌前腹
20. 下颌舌骨肌

○ 后鼻孔表现：本层面到达鼻腔的后鼻孔，其前方层面显示中鼻甲和下鼻甲位于鼻中隔两侧，后方层面显示没有鼻甲，后鼻孔如双孔桥状，是鼻腔与鼻咽的交界处。

○ 口底组软组织间隙：在本层面显示得特别清楚，中线两侧为颏舌肌，两侧颏舌肌之间为颏舌肌间间隙，颏舌肌外侧为舌下间隙。

○ 口底三肌：颏舌骨肌、下颌舌骨肌和二腹肌前腹，这3个肌肉自上而下排列，分属颌面部和颈部。

图 3.2-2-2 蝶窦层面
距眉弓 60~70mm，显示蝶窦中段。
读片小提示：观察蝶窦、后鼻孔、口腔与颌面等解剖结构。
○ 观察后鼻孔的形态和内部结构。
○ 观察口底间隙、颞肌间隙、翼下颌间隙、咬肌间隙和口底间隙之间的解剖关系和关联。
○ 观察口底组软组织间隙的详细布局和解剖关系。

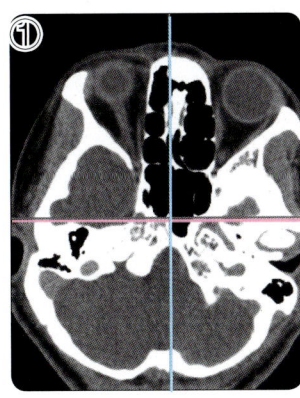
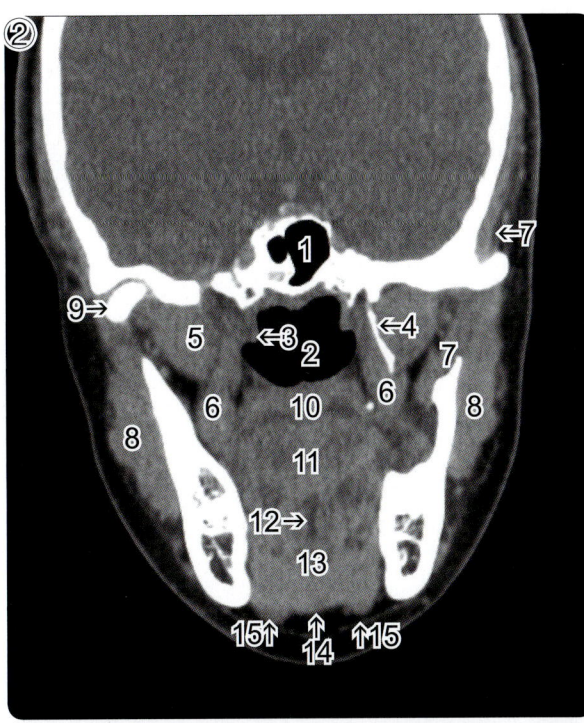
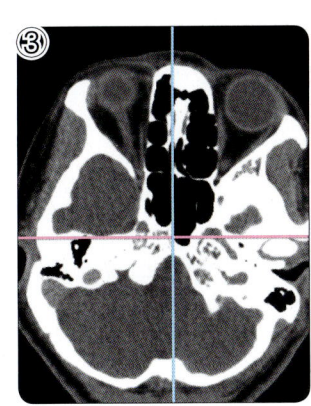
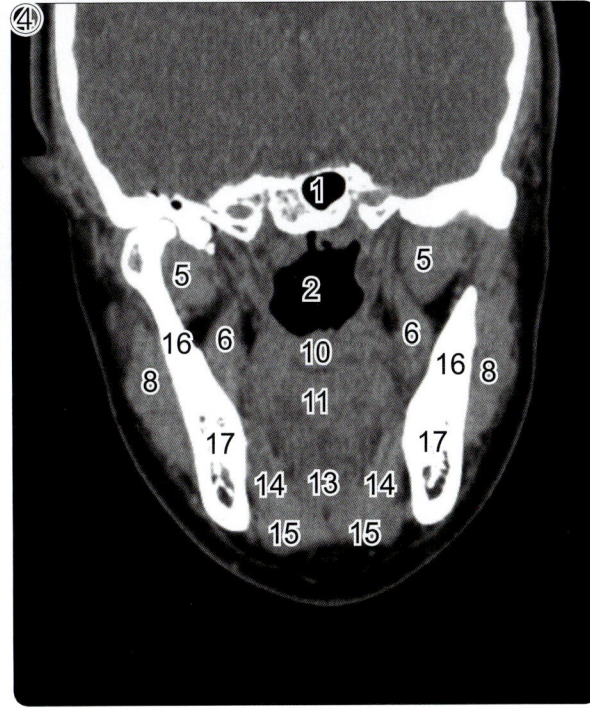

1. 蝶窦
2. 鼻咽腔
3. 圆枕
4. 翼外板
5. 翼外肌
6. 翼内肌
7. 颞肌
8. 咬肌
9. 下颌头
10. 软腭
11. 舌
12. 颏舌肌间间隙
13. 颏舌肌
14. 下颌舌骨肌
15. 二腹肌前腹
16. 下颌骨支
17. 下颌骨体

○ 翼下颌间隙：翼下颌间隙位于咽旁，由翼内肌和翼外肌"一横一竖"的2块肌肉构成（见图中5和6），该间隙向外可沟通颞肌间隙和咬肌间隙等颌周浅组间隙，向内沟通咽旁间隙，向下沟通口底组软组织间隙；反过来，上述3组间隙又可通过翼下颌间隙互相沟通。

○ 下颌舌骨肌：为口腔的底，也是整个颌面部的底。在下颌舌骨肌下方的解剖结构均为颈部的解剖结构，如二腹肌前腹和下颌下间隙等。下颌下腺的深部位于下颌舌骨肌之上，故被划归颌面部。

图 3.2-2-3 蝶窦层面
距眉弓 70~80mm，显示蝶窦后段。
读片小提示：观察蝶窦、鼻咽、口腔与颌面等解剖结构。
○ 观察蝶骨体区蝶窦的大小形态及其所占的容积比例。
○ 观察鼻咽腔的形态和各个壁的厚度。
○ 观察口腔、口底肌群和颌面软组织间隙为本层面的重点解剖问题。进一步了解颌面浅部软组织间隙、深部软组织间隙和口底组软组织间隙之间的解剖毗邻和引流与扩散关系。

图 3.2-3　面部 CT/MRI 冠状面 - 耳部层面

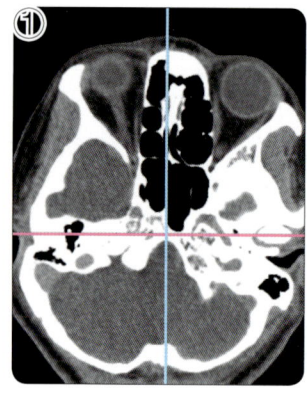
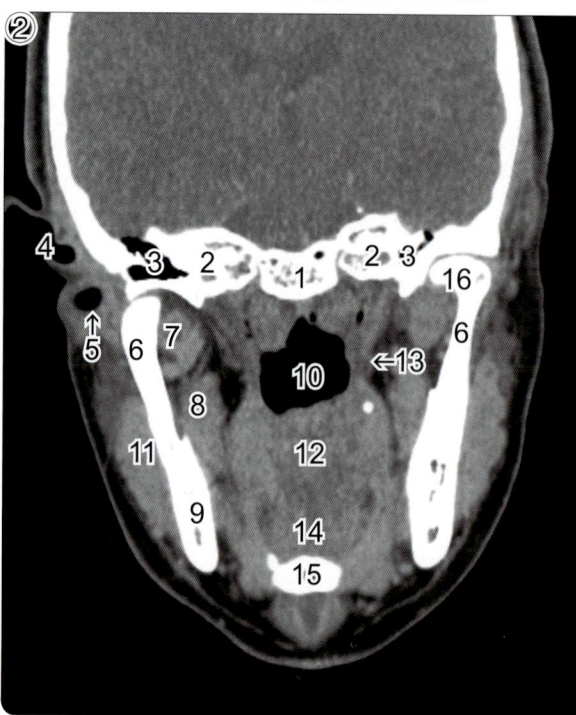
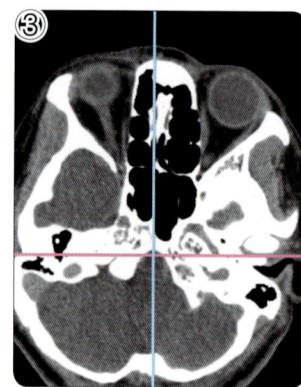
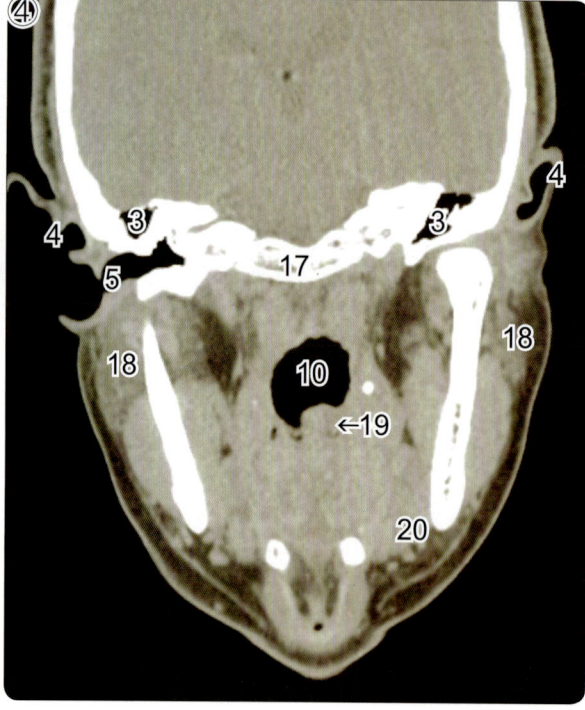

1. 蝶骨体
2. 岩锥尖
3. 鼓室腔
4. 外耳
5. 外耳道
6. 下颌骨支
7. 翼外肌
8. 翼内肌
9. 下颌骨体
10. 鼻咽
11. 咬肌
12. 舌
13. 咽侧壁
14. 舌骨舌肌
15. 舌骨体
16. 下颌头
17. 斜坡
18. 腮腺
19. 悬雍垂
20. 下颌下腺

○ 鼻咽至口咽的转变：因为整个咽腔的后壁近乎陡直分布，故在冠状面图像上随着层面后移，咽腔的变化极大，迅速从鼻咽转变至口咽和喉咽。

○ 耳在五官中处于面部的最后方，且范围相对较窄，在 3～4cm 的层面范围内。腮腺范围较耳略偏后些。

图 3.2-3-1　耳部层面
距眉弓 80～90mm，显示岩锥尖。
读片小提示：观察鼻咽、口腔、耳与颌面等解剖结构。
○ 观察鼻咽向口咽转变的表现。
○ 观察舌骨附近的口底结构。
○ 观察外、中、内耳和腮腺等软组织间隙。

第3章 面部CT/MRI解剖概览

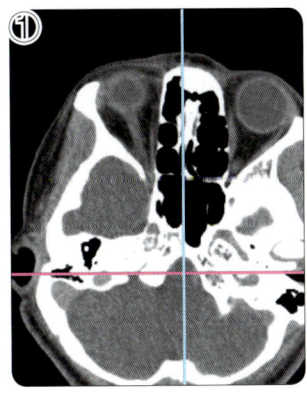
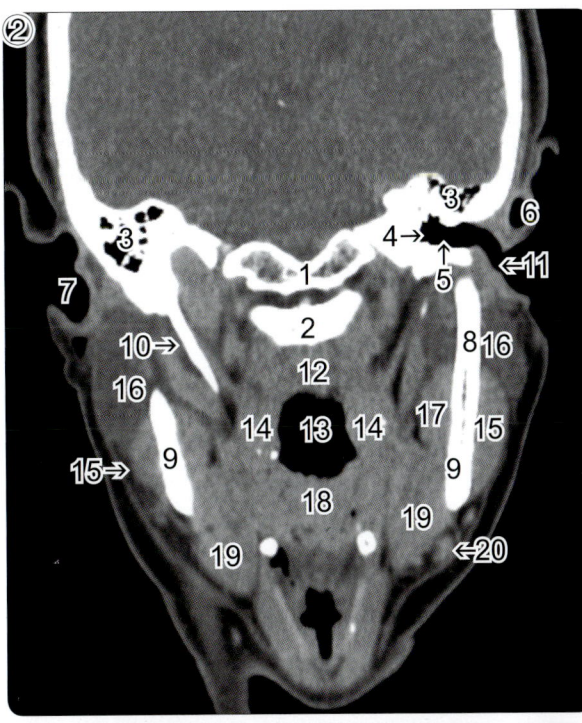

1. 斜坡
2. 寰椎前弓
3. 乳突蜂房
4. 左侧鼓室腔
5. 左侧外耳道
6. 左侧耳廓
7. 耳甲腔
8. 下颌骨支
9. 下颌骨体
10. 茎突
11. 左侧耳门
12. 鼻咽后壁
13. 口咽
14. 鼻咽侧壁
15. 咬肌
16. 腮腺
17. 翼内肌
18. 舌根、舌扁桃体
19. 下颌下腺
20. 下颌下淋巴结
21. 寰椎侧块
22. 枢椎
23. 喉咽
24. 气管

○ 耳部仅余下乳突、乳突蜂房和耳廓等。
○ 咽腔经历口咽至喉咽的转变，颌面部解剖结构逐渐被颈部的骨骼和肌肉所取代，颌面部仅有外耳、腮腺、下颌骨角、下颌下腺等少量解剖结构。

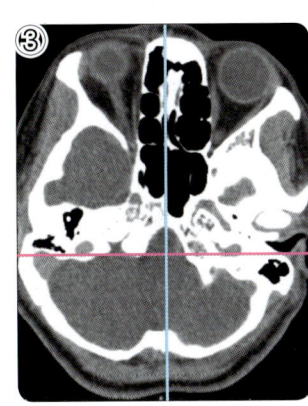
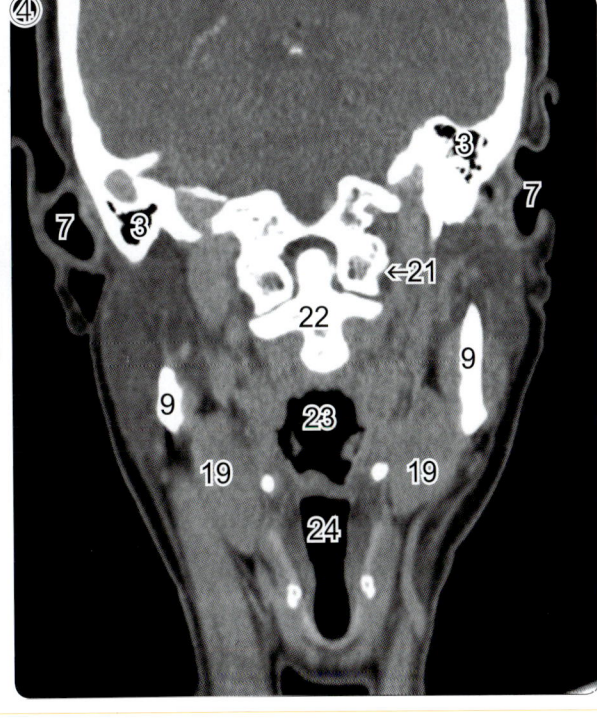

图 3.2-3-2 耳部层面
距眉弓 90~100mm，显示外耳道。
读片小提示：观察口咽、乳突、耳部与腮腺等解剖结构。
○ 观察后鼻孔的形态和内部结构。
○ 观察口底间隙、颞肌间隙、翼下颌间隙、咬肌间隙和口底间隙之间的解剖关系和关联。
○ 观察口底组软组织间隙的详细布局和解剖关系。

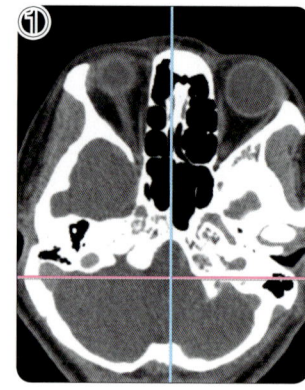
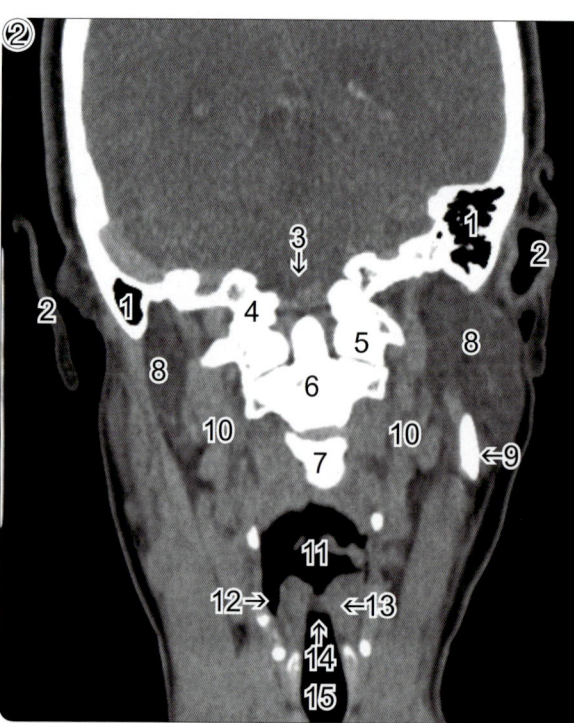
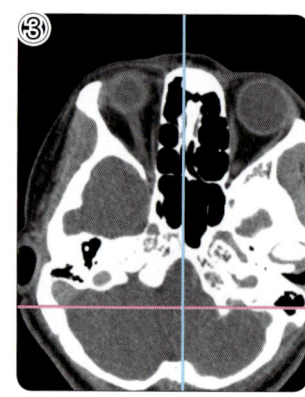
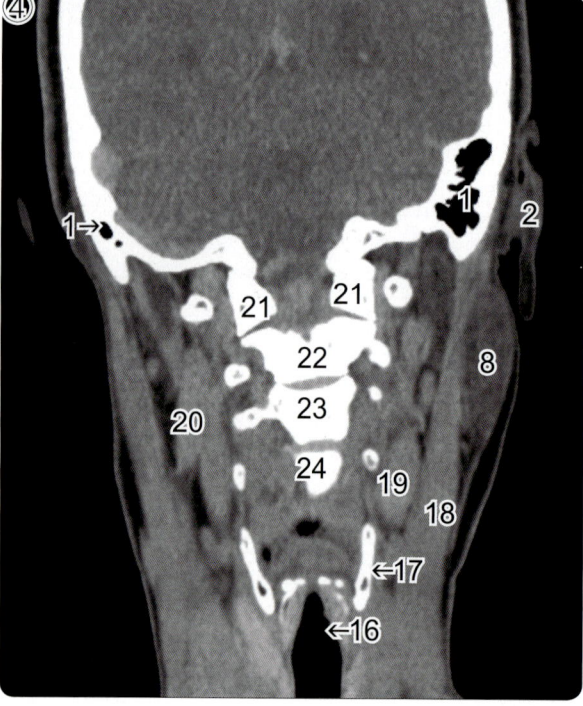

1. 乳突蜂房
2. 耳廓
3. 枕骨大孔
4. 枕骨髁
5. 寰椎侧块
6. 枢椎
7. 第三颈椎
8. 腮腺
9. 下颌骨角
10. 颈椎旁肌群
11. 喉咽
12. 梨状窝
13. 杓会厌皱襞
14. 声门
15. 气管
16. 声门下区
17. 甲状软骨
18. 胸锁乳突肌
19. 颈动脉
20. 颈静脉
21. 寰椎侧块
22. 枢椎
23. 第三颈椎
24. 第四颈椎
〇 仅有两侧乳突蜂房、耳廓和左侧的腮腺。

图 3.2-3-3　耳部层面
距眉弓 100~110mm，显示乳突。
读片小提示：观察乳突、耳廓和腮腺等少量颌面部结构。
〇 观察颌面部向后移行为颈部。

第3章 面部CT/MRI解剖概览

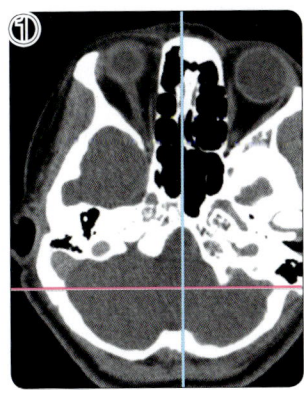
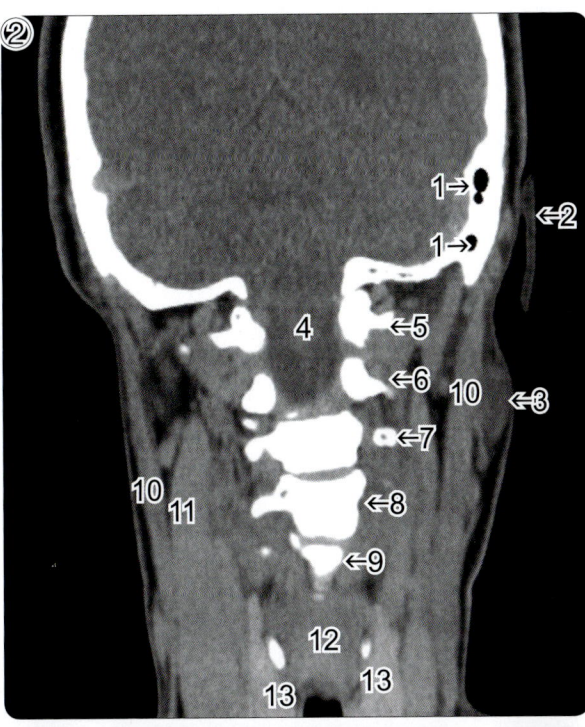

1. 乳突蜂房
2. 耳廓
3. 腮腺
4. 椎管
5. 寰椎
6. 枢椎
7. 第三颈椎
8. 第四颈椎
9. 第五颈椎
10. 胸锁乳突肌
11. 颈静脉
12. 喉头
13. 甲状腺
14. 颈深淋巴结

○ 上图显示仅有左侧的乳突蜂房、耳廓和腮腺。下图显示两侧颌面部解剖结构全部消失。

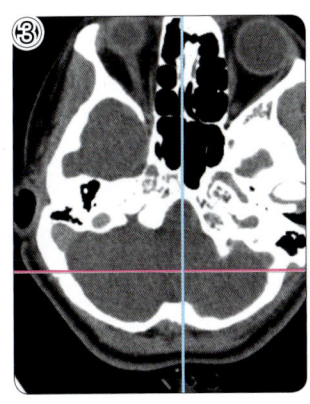
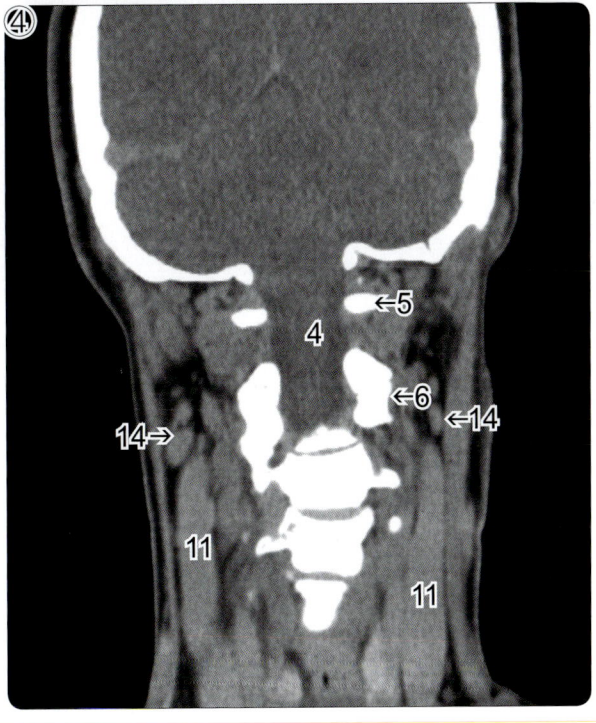

图 3.2-3-4　耳部层面

距眉弓110~120mm，显示乳突消失。

读片小提示：观察即将消失的乳突、耳廓和腮腺。

○ 仅有乳突、耳廓和腮腺等少量颌面部结构，颌面部的冠状面观察结束。

3.3 面部 CT/MRI 矢状面观察

3.3.1 扫描基线

面部 CT/MRI 矢状面成像的基线 (base line) 或平面 (plane) 与头部是一致的。应当使用与床面纵轴的垂直平面，即对仰卧床面的人体进行矢状面扫描。面部 MRI 矢状面扫描和 CT 矢状面图像重建均需要使用该基线或平面。在进行常规 CT 和 MRI 扫描时，要注意使被检者端正地仰卧于检查床上，其 MRI 矢状面扫描的基线是与床面垂直的纵向平面，CT 矢状面图像重建也是采用相同的基线。这些矢状面图像看起来如同从人体的侧面方向一层一层地观察人体解剖结构，故被称为"CT/MRI 矢状面（sagittal section）"。进行 CT/MRI 矢状面扫描或图像重建同样需要强调注意被检人体的正确摆位和扫描基线的准确划定这 2 个步骤的严格落实。第一，摆位时要注意将人体中轴线与床的中轴线准确对齐，仰卧的人体需要尽量摆平并且保持左右两侧的完全对称；第二，扫描图像和重建图像的基线要参照床面和人体进行准确的划定。即预先获取头部的横断面定位图或横断面图像，视人体摆位情况决定扫描或重建图像的基线，摆位正确者可以以床面的垂直平面为基线，摆位偏离床面时则以头面部横断面图像的正中矢状面为基线。

排除设备的差异和被检者的状态条件后，MRI 矢状面图像的质量将取决于扫描条件的设定，而 CT 矢状面重建图像的质量则受到原始扫描数据和重建图像设定条件这两者的影响，也就是说准备进行 CT 矢状面图像重建者，在初始扫描的条件和重建图像的条件这 2 个环节上都满足要求方能获得满意的重建图像。

3.3.2 矢状面图像分组

全部面部 CT/MRI 矢状面图像是自一侧向另一侧按照顺序完成 MRI 矢状面扫描或 CT 矢状面图像重建的，进行矢状面扫描和图像重建时应当将定位线放在大脑镰或鼻中隔等中线结构上，以利于对大脑和面部正中线结构的观察。由于面部的解剖结构与头部一样，也是两侧基本对称的，故我们只对半侧面部，即自一侧外耳至正中矢状面进行面部 CT/MRI 图像层面的分组讲解，以免重复。自外耳至正中矢状面大约有 90mm 的宽度，包括正中矢状面在内可以以 10mm 间隔分出 9 个层面。再将 9 个 CT/MRI 矢状面图像由外向内分成耳部层面、眼眶层面和鼻腔层面 3 组[1]。

---

[1] 面部 CT/MRI 矢状面图像的扫描是从一侧至另外一侧进行的，检查后对全部层面的分组观察时很难找到标准的正中矢状面这个层面，可以选择其中最接近的层面作为正中矢状面后以此类推。另外，在 MRI 图像上有时对于外耳道等解剖结构的显示因为信号较低而比较困难。这些都是在 CT/MRI 矢状面图像进行分组层面方面需要加以注意的问题。

(1) 第 1 组层面：耳部层面

面部 CT/MRI 矢状面图像的这一组层面在距离耳缘 0~40mm 范围，这些层面可显示外耳道、外耳和颞下颌关节等解剖结构。其中距离耳缘 0~10mm 层面显示耳廓外侧，距离耳缘 10~20mm 层面显示耳廓根部，距离耳缘 20~30mm 层面显示外耳道膜部，距离耳缘 30~40mm 层面显示外耳道骨部。

(2) 第 2 组层面：眼眶层面

在面部 CT/MRI 矢状面图像中，距离耳缘 40~70mm 层面的主要解剖结构为眼眶和眶内的解剖结构。其中距离耳缘 40~50mm 层面显示眼眶外侧，距离耳缘 50~60mm 层面显示眼球外段和中段，距离耳缘 60~70mm 层面显示眼球中段和内段。

(3) 第 3 组层面：鼻腔层面

鼻腔层面大致距离耳缘 70~90mm，包括眼眶内侧和鼻甲以及鼻甲和鼻中隔层面。其中距离耳缘 70~80mm 层面显示眼眶内侧和鼻甲，距离耳缘 80~90mm 层面显示鼻甲和鼻中隔及其他面部正中矢状面层面上的解剖结构。

下面我们依据上述分组，将从图 3.3-1 至图 3.3-3 对面部全部层面的 CT/MRI 矢状面图像进行快速浏览。

图 3.3-1 为面部 CT/MRI 矢状面 - 耳部层面：

1. 距耳缘 0~10mm，显示耳廓外侧
2. 距耳缘 10~20mm，显示耳廓根部
3. 距耳缘 20~30mm，显示外耳道膜部
4. 距耳缘 30~40mm，显示外耳道骨部

图 3.3-2 为面部 CT/MRI 矢状面 - 眼眶层面：

1. 距耳缘 40~50mm，显示眼眶外侧
2. 距耳缘 50~60mm，显示眼球外段和中段
3. 距耳缘 60~70mm，显示眼球中段和内段

图 3.3-3 为面部 CT/MRI 矢状面 - 鼻腔层面：

1. 距耳缘 70~80mm，显示眼眶内侧和鼻甲
2. 距耳缘 80~90mm，显示鼻甲和鼻中隔

图 3.3-1 面部 CT/MRI 矢状面 - 耳部层面

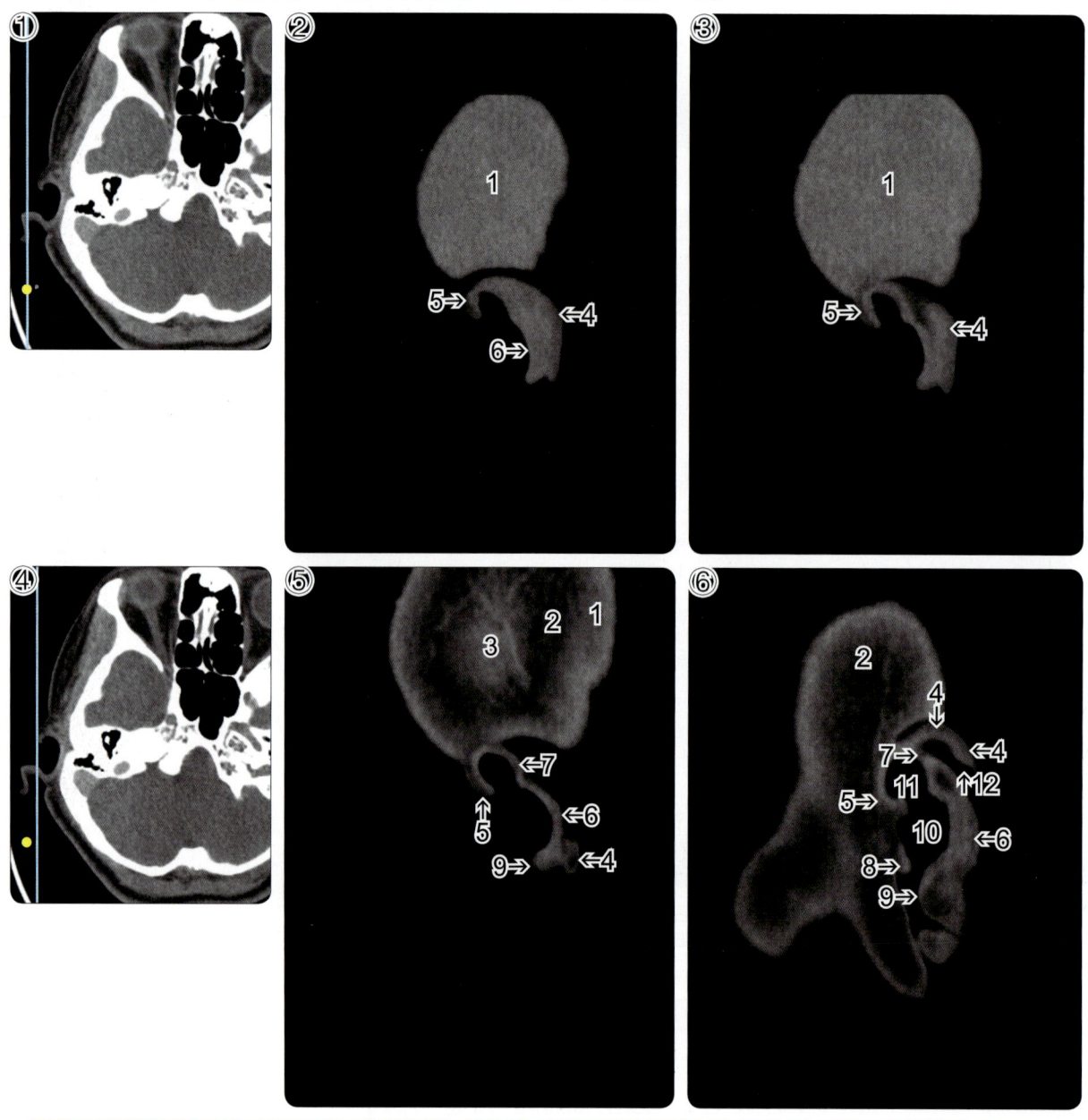

1. 颞部皮肤；2. 颞部皮下；3. 颞肌；4. 耳轮；5. 耳轮脚；6. 对耳轮；7. 对耳轮脚；8. 耳屏；9. 对耳屏；10. 耳甲腔；11. 耳甲艇；12. 耳舟

○ 观察耳廓软骨，要把耳廓的构成熟悉一下：尽管形状不同，但是每个人的耳廓结构组成是类似的，耳廓由耳轮、对耳轮、耳屏和对耳屏及其所构成的窝组成。耳廓外围半环形的软骨称为耳轮和对耳轮，外圈为耳轮，内圈为对耳轮，耳轮脚在耳屏上方弯曲并伸向后方，对耳轮脚在耳轮内向前上方延伸。耳屏与对耳屏前后对应。耳廓的窝有 4 个：a. 耳舟位于耳轮与对耳轮之间；b. 三角窝位于对耳轮脚之间；c. 耳甲艇位于耳轮脚上方；d. 耳甲腔位于耳轮脚下方，与外耳道口相接续。

图 3.3-1-1 耳部层面

距耳缘 0~10mm，显示耳廓外侧。

读片小提示：观察耳廓外侧和颞部。

○ 观察耳廓外侧解剖结构包括：耳轮、耳轮脚、对耳轮和对耳轮脚以及由这些结构构成的耳舟、三角窝、耳甲艇和耳甲腔。

第3章 面部CT/MRI解剖概览

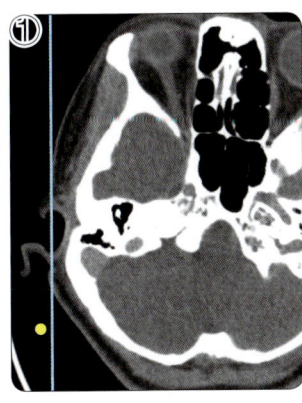
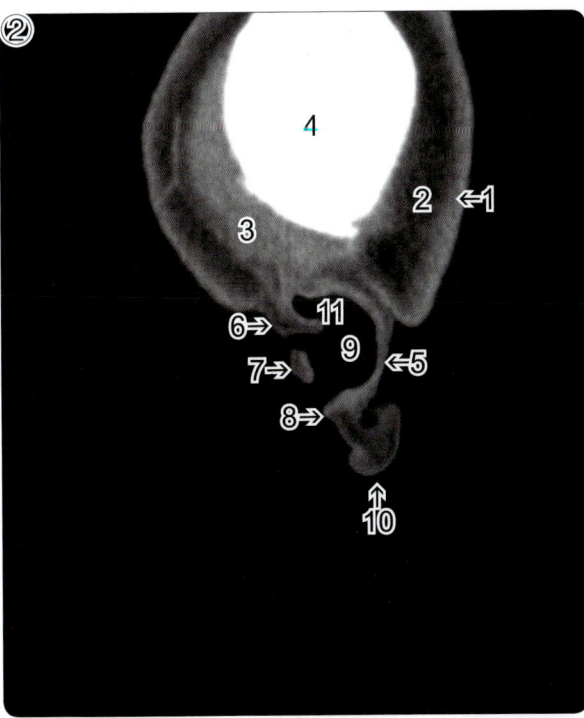
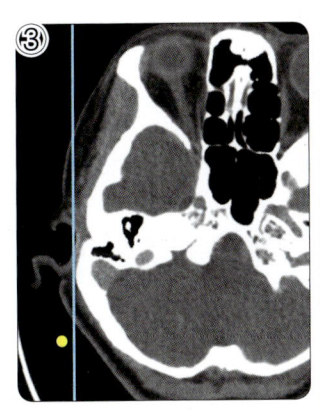
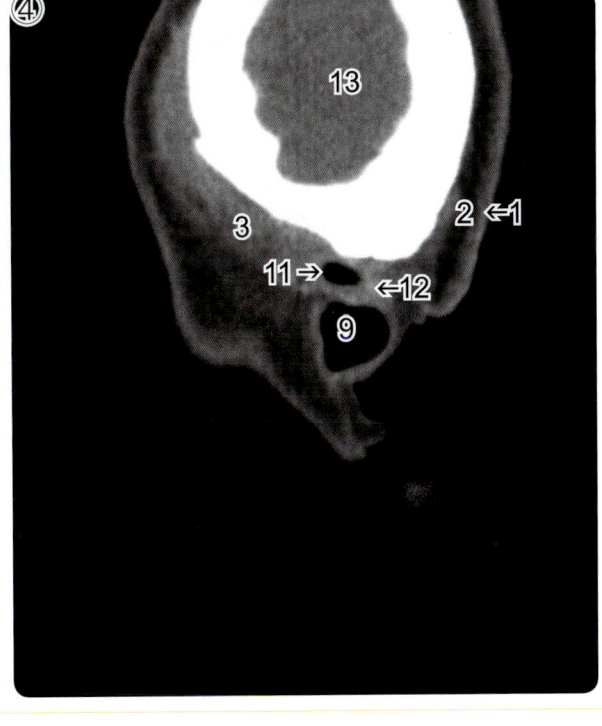

1. 颞部皮肤
2. 颞部皮下
3. 颞肌
4. 颞骨鳞部
5. 对耳轮
6. 对耳轮脚
7. 耳屏
8. 对耳屏
9. 耳甲腔
10. 耳垂
11. 耳甲艇
12. 耳轮脚
13. 颞叶

○ 观察耳廓根部解剖结构：a. 耳轮脚在耳廓根部的前上方，向后下方延伸；b. 耳屏在耳轮脚下方；c. 对耳屏向后上方与对耳轮连续，与前上方的耳屏对应；d. 耳垂位于对耳屏下方，无软骨成分；e. 耳甲艇位于耳轮脚上方。耳甲腔位于耳轮脚下方，与外耳道口相接续。

图 3.3-1-2　耳部层面
距耳缘 10~20mm，显示耳廓根部。

读片小提示：观察耳廓根部和同层面的其他解剖结构。
○ 观察耳廓根部的结构包括：耳轮脚、对耳轮、耳屏、对耳屏、耳垂、耳甲艇和耳甲腔。

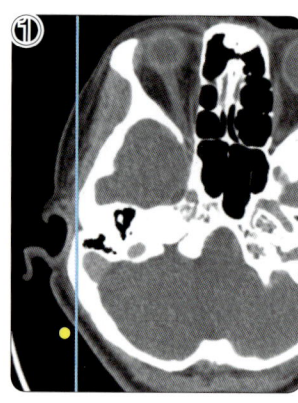
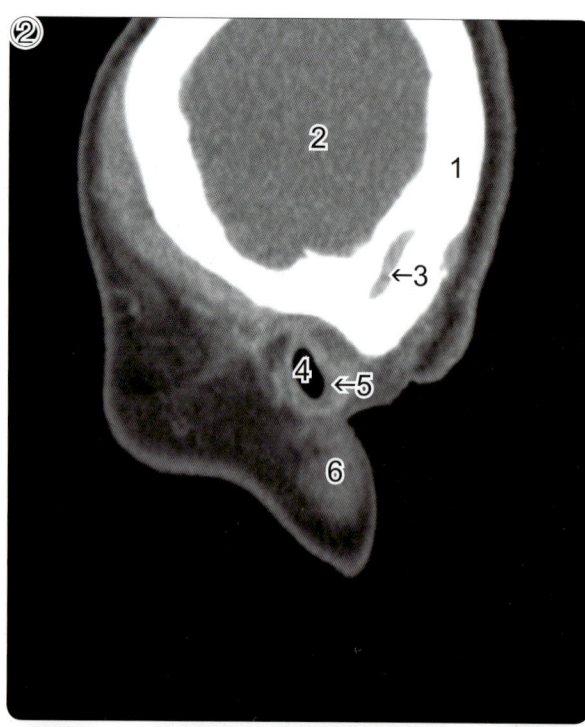
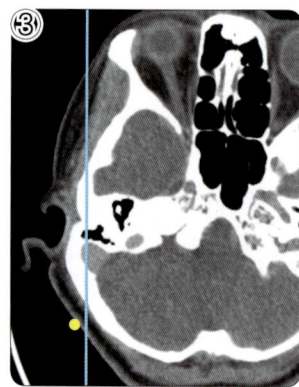
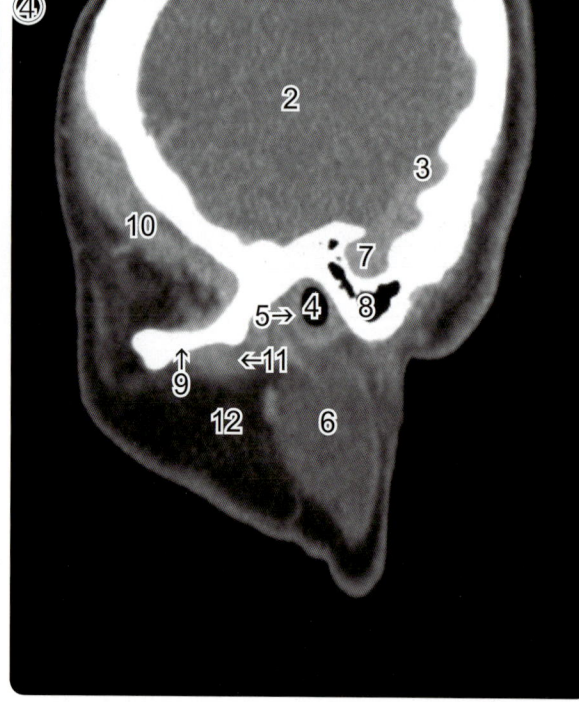

1. 颅骨
2. 大脑半球脑凸面
3. 横窦
4. 外耳道
5. 外耳道软骨壁
6. 腮腺
7. 乙状窦
8. 乳突
9. 颧骨
10. 颞肌
11. 咬肌
12. 颊间隙

○ 外耳道软骨部：a. 形态和构成：整个软骨部呈软骨密度，自前上向后下略倾斜的竖椭圆形环状阴影，上图显示外段软骨壁厚度均匀，下图显示内段后上壁较薄而前下壁较厚。其中软骨部的后上方常常有裂隙，并被结缔组织所填补，以增加耳廓的运动度。b. 毗邻解剖结构：上方为颞骨岩锥的外端，下方为腮腺，前方为颧骨和咬肌，后方为乳突。

○ 软组织间隙：有3个——a. 颞肌间隙，以颞肌为范围；b. 颊间隙位于腮腺和下颌骨支的前方；c. 腮腺间隙位于腮腺筋膜内。

图 3.3-1-3 耳部层面

距耳缘 20~30mm，显示外耳道膜部。

读片小提示：观察外耳道及其周围解剖结构。

○ 外耳道软骨部位于颞骨岩锥的下方，呈较均匀的竖椭圆形环形，软骨密度较软组织略高。上方为岩锥，后方为乳突，下方为腮腺，前方为颞肌的肌腱和颧弓根部。

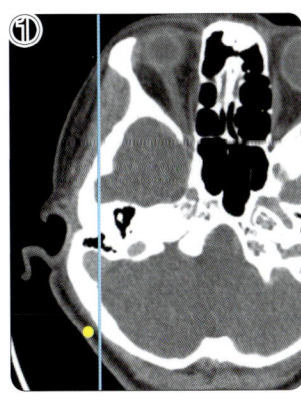
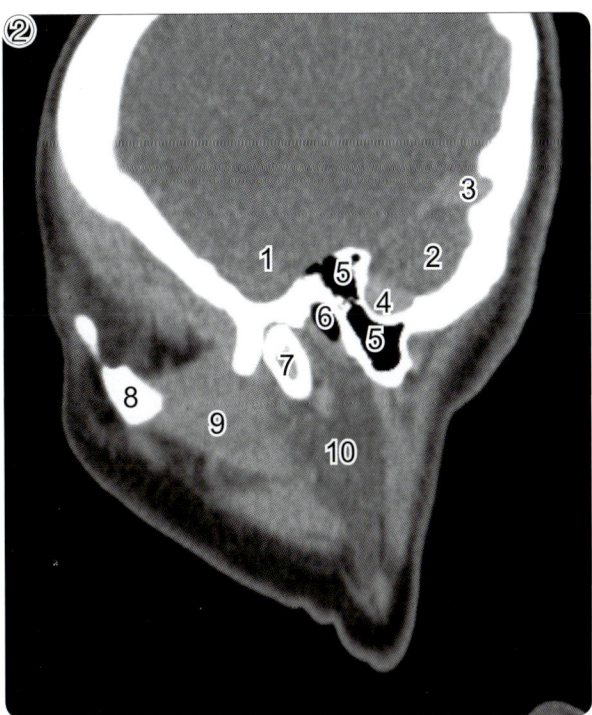
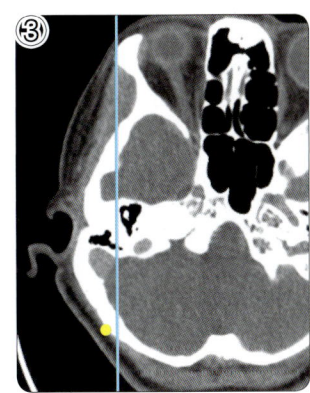
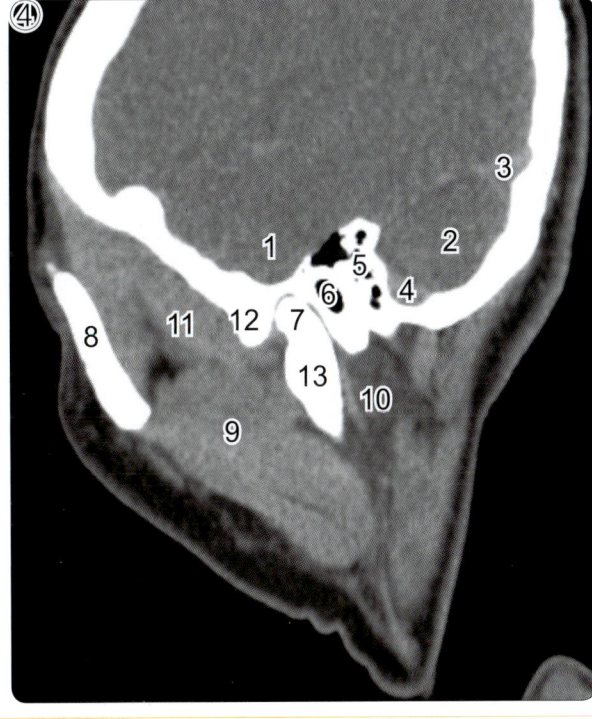

1. 中颅窝
2. 后颅窝
3. 横窦
4. 乙状窦
5. 乳突蜂房
6. 外耳道
7. 下颌头
8. 颧骨
9. 咬肌
10. 腮腺
11. 颞肌
12. 关节结节
13. 下颌骨支

○ 外耳道壁：上图所示的外耳道骨部的绝大部分由骨骼组成，前下方少部分由软骨组成；下图显示整个外耳道的壁完全由骨骼构成。在矢状面图像上为1个自前上方向后下方略微倾斜的长椭圆形。骨部由鼓骨构成前壁、后壁和下壁，呈"U"字形，上壁则由颞骨的鳞部构成。外耳道炎症时，前方的下颌关节运动常常可以引起外耳道咀嚼时疼痛。

图 3.3-1-4 耳部层面
距耳缘 30~40mm，显示外耳道骨部。
读片小提示：观察外耳道和相关的软组织间隙。
○ 外耳道骨部呈自前上方向后下方略倾斜的竖椭圆形，后方和上方为颞骨岩锥和乳突蜂房，下方为腮腺，前方为颞下颌关节。

图 3.3-2　面部 CT/MRI 矢状面 - 眼眶层面

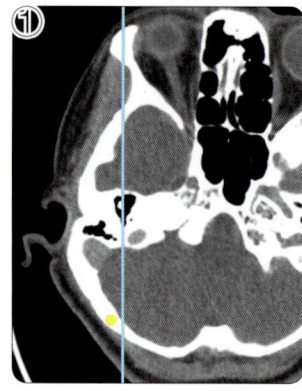
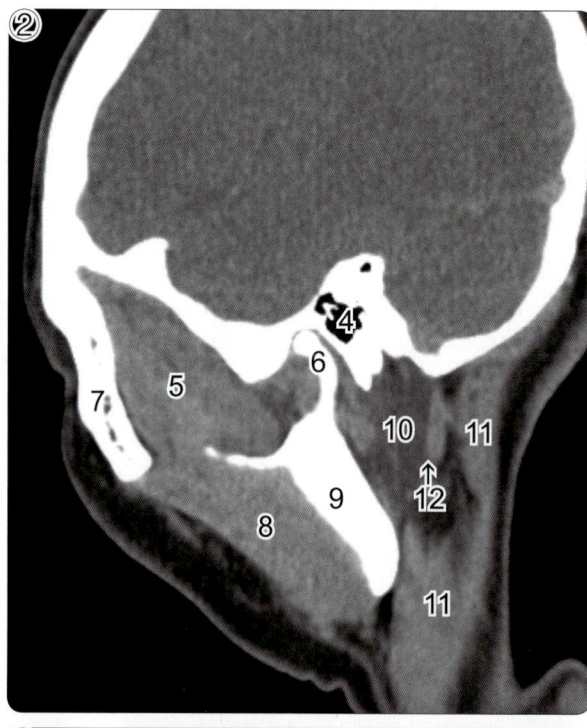
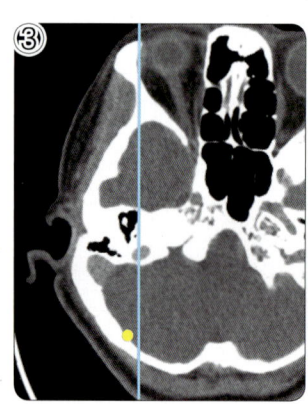
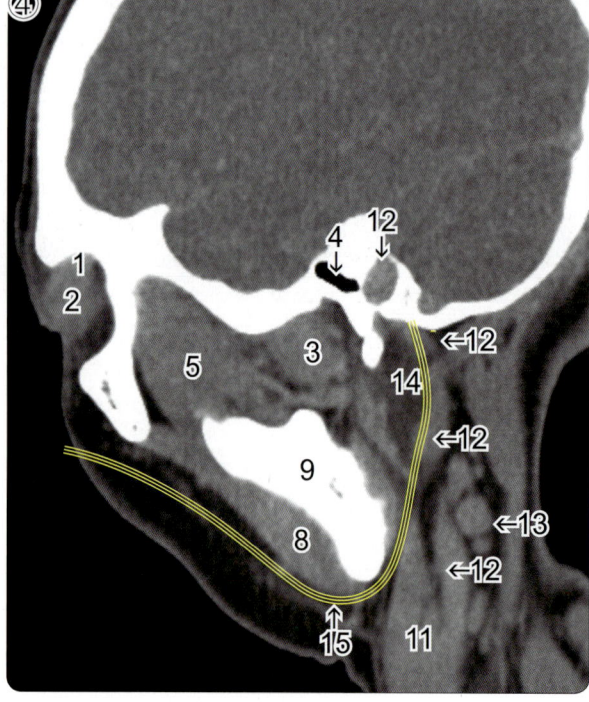

1. 泪腺
2. 眼球外极
3. 翼外肌
4. 乳突蜂房
5. 颞肌
6. 下颌骨头
7. 颧骨
8. 咬肌
9. 下颌骨支
10. 腮腺
11. 胸锁乳突肌
12. 颈内静脉
13. 颈深淋巴结
14. 腮腺深部
15. 面颈部的分界线

○ 眼眶外侧缘：上方眼眶上缘的外侧为扁圆形的泪腺，其下方的环形结构为眼球外极。

○ 软组织间隙：围绕在下颌骨支周围的软组织间隙有 4 个：a. 颞肌间隙；b. 咬肌间隙；c. 翼下颌间隙；d. 腮腺间隙。后方的血管、肌肉和淋巴结皆属于颈部结构。

图 3.3-2-1　眼眶层面

距耳缘 40~50mm，显示眼眶外侧缘。

读片小提示：观察眼眶外侧缘及同层面的解剖结构。

○ 显示眼眶外侧缘的泪腺和眼球外极，同时可见与下颌骨支同层面的其他骨骼、肌肉和软组织间隙等解剖结构。

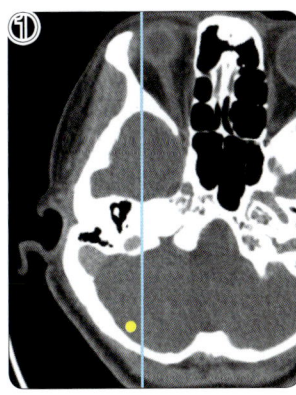
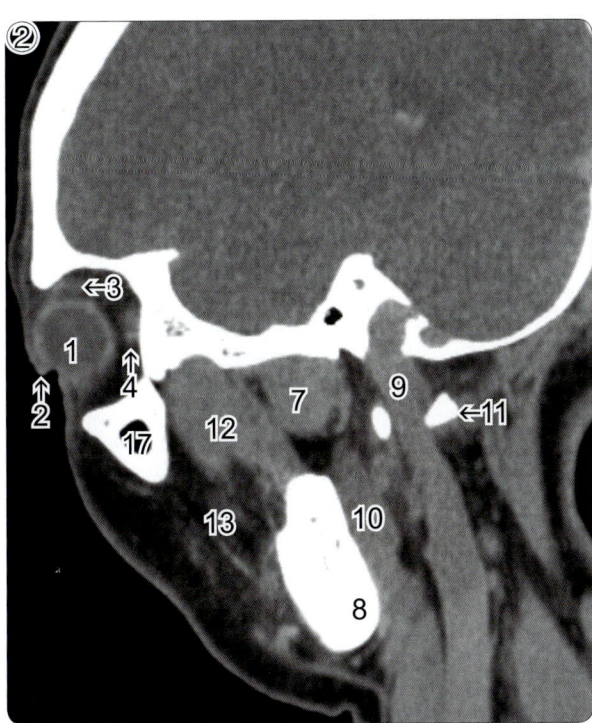
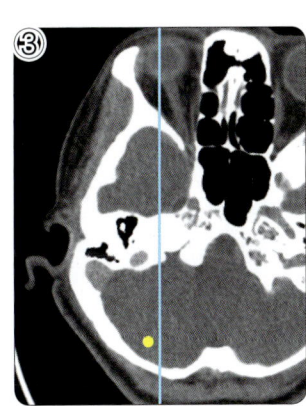
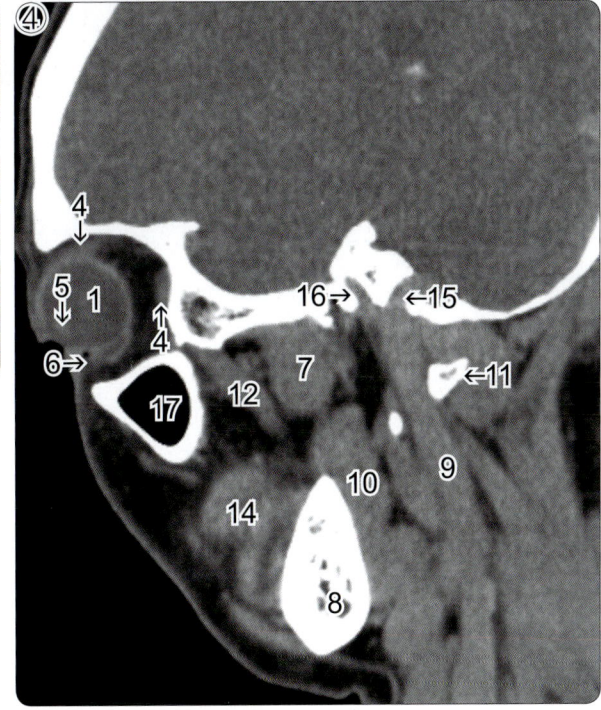

1. 眼球
2. 上眼睑
3. 上直肌
4. 外直肌
5. 晶体
6. 上颌骨和上颌窦
7. 翼外肌
8. 下颌骨角
9. 颈内静脉
10. 翼外肌
11. 寰椎横突
12. 颞肌
13. 颊间隙
14. 颊肌
15. 颈静脉孔
16. 颈动脉管
17. 下直肌和下斜肌

○ 眼球中段：可见位于眼球中段的上下直肌、晶体和下斜肌等。

○ 下颌骨支内侧的软组织间隙有，颊间隙、部分颞肌间隙和翼下颌间隙等。

○ 颈内静脉和颈内动脉后方为颈部。注意在颅底颈内静脉在后方的颈静脉孔入颅，颈内动脉在前方的颈内动脉管外口入颅。两者在颈部是内外关系，矢状面图像上可能重叠，但是颈内静脉总是在外侧，比较粗大，颈内动脉在内侧，相对细小。

图 3.3-2-2　眼眶层面

距耳缘 50~60mm，显示眼球外段和中段。

读片小提示：观察眼球外侧和中段及同层面的解剖结构。

○ 显示眼球中段，同时可见较深层的翼下颌间隙等解剖结构。

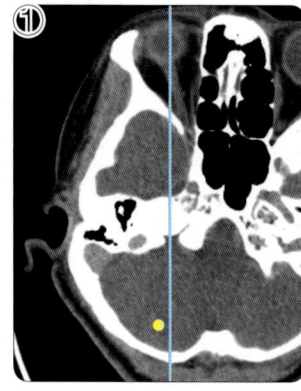
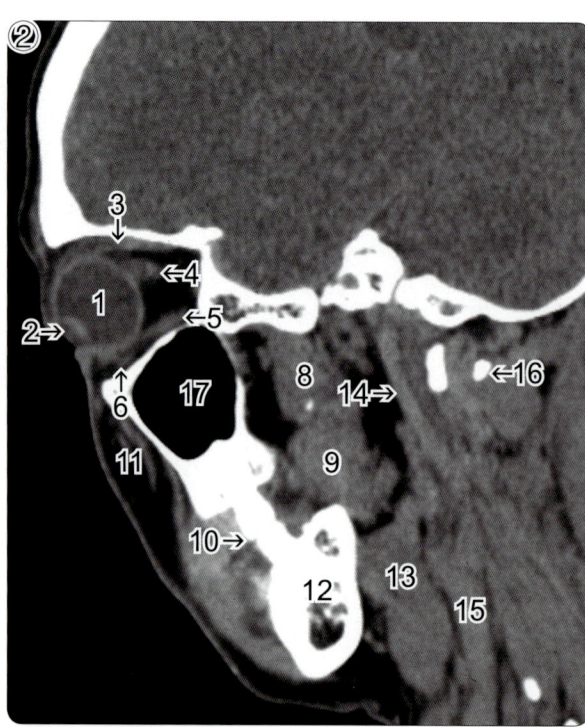
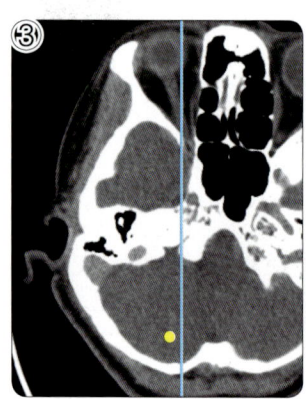
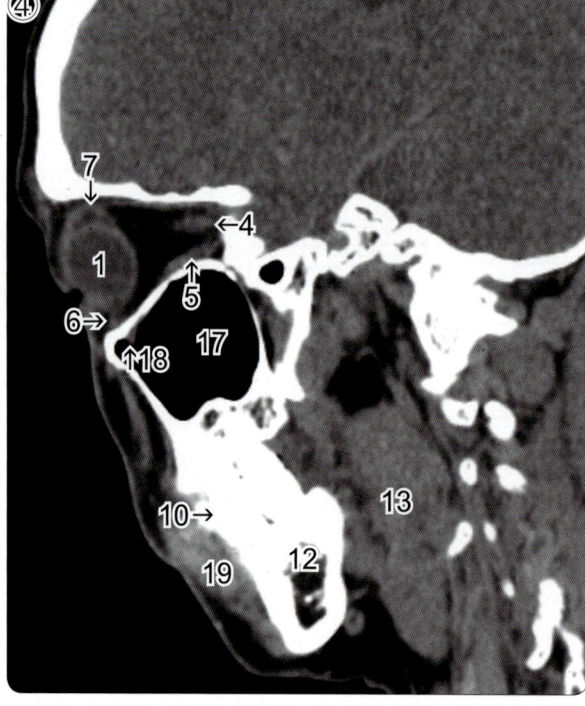

1. 眼球中段
2. 晶体
3. 上直肌
4. 视神经
5. 下直肌
6. 下斜肌
7. 上斜肌
8. 翼外肌
9. 翼内肌
10. 上下牙齿咬合
11. 眶下间隙
12. 下颌骨体
13. 咽缩肌
14. 颈内动脉
15. 颈内静脉
16. 寰椎横突
17. 上颌窦
18. 眶下神经
19. 口轮匝肌

○ 眼眶解剖：可观察上斜肌、下斜肌、视神经后段等眼眶中段和内侧的解剖结构。

○ 颌骨解剖：可观察上颌窦、眶下神经等解剖结构和上下颌骨牙齿咬合。

○ 软组织间隙：颌面部偏内侧的眶下间隙和咽旁间隙等。

图 3.3-2-3　眼眶层面
距耳缘 60~70mm，显示眼球中段和内段。
读片小提示：观察眼球中段及同层面的解剖结构。
○ 显示眼球中段，同时可见上下颌骨牙齿咬合以及较深层的翼下颌间隙、咽侧壁等解剖结构。

图 3.3-3　面部 CT/MRI 矢状面 - 鼻腔层面

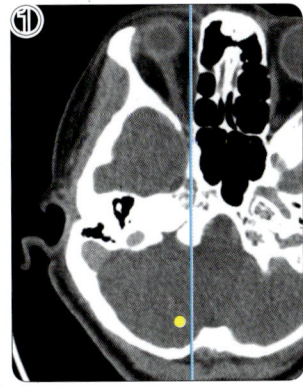
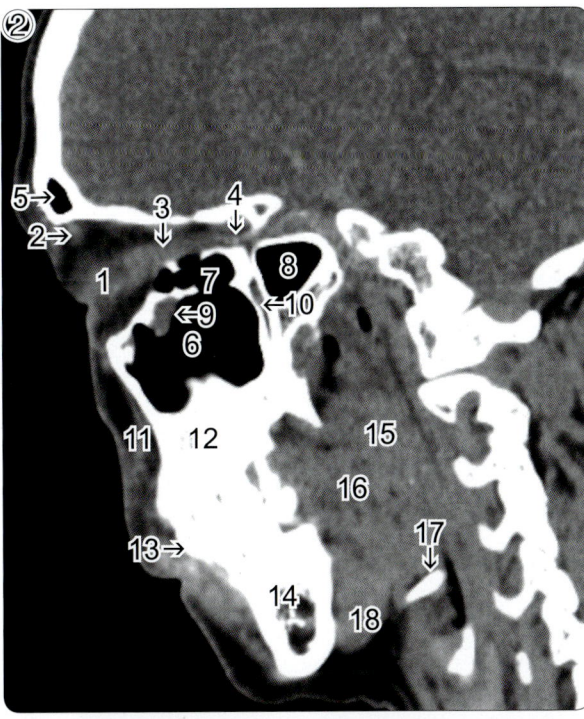
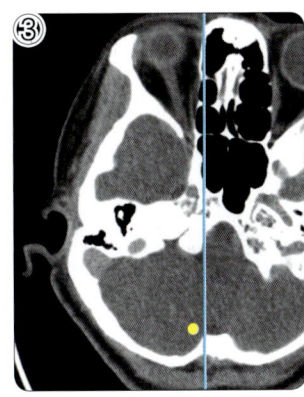
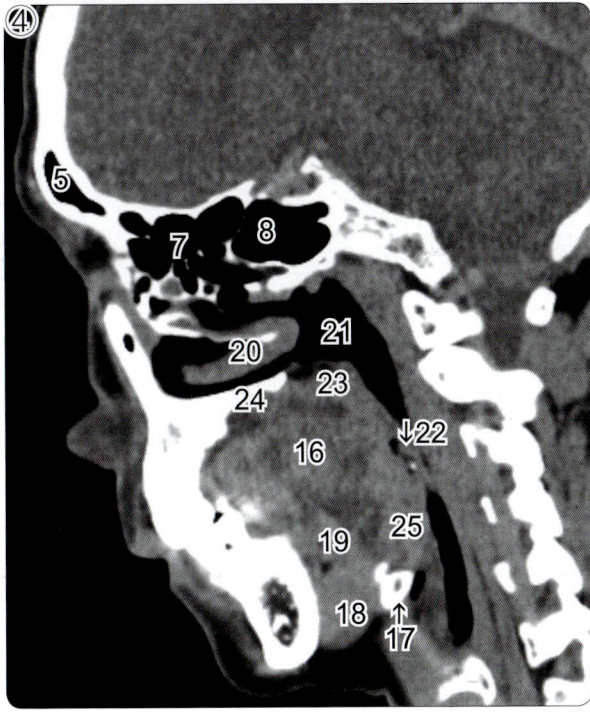

1. 眼球内极
2. 滑车
3. 内直肌
4. 眶尖
5. 额窦
6. 上颌窦
7. 筛窦
8. 蝶窦
9. 眶下神经
10. 翼腭窝
11. 眶下间隙
12. 上颌骨齿槽
13. 上下颌牙齿咬合
14. 下颌骨
15. 咽侧壁
16. 舌
17. 舌骨
18. 颏舌骨肌
19. 颏舌肌
20. 下鼻甲
21. 鼻咽腔
22. 悬雍垂
23. 软腭
24. 硬腭
25. 舌扁桃体

○ 眼眶、鼻腔和副鼻窦的观察：在眼眶内侧层面，眼眶、鼻腔和副鼻窦等解剖结构常常出现在一个层面的图像上，需要注意仔细观察和分辨。

○ 软组织间隙：观察重点是对口底组软组织间隙的观察。

图 3.3-3-1　鼻腔层面

距耳缘 70~80mm，显示眼眶内侧和鼻甲。

读片小提示：观察眼眶内侧及鼻腔外侧解剖即同层面的其他颌面部解剖结构。

○ 本层面显示上方为眼眶内侧和筛窦等，下部则显示鼻腔、鼻咽腔、口腔和口底组软组织间隙等解剖结构。相当于正中线旁矢状面。

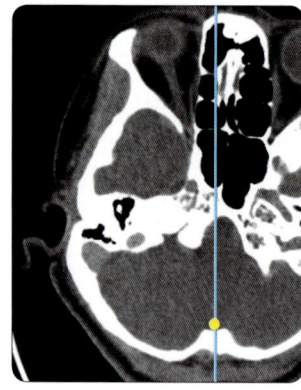
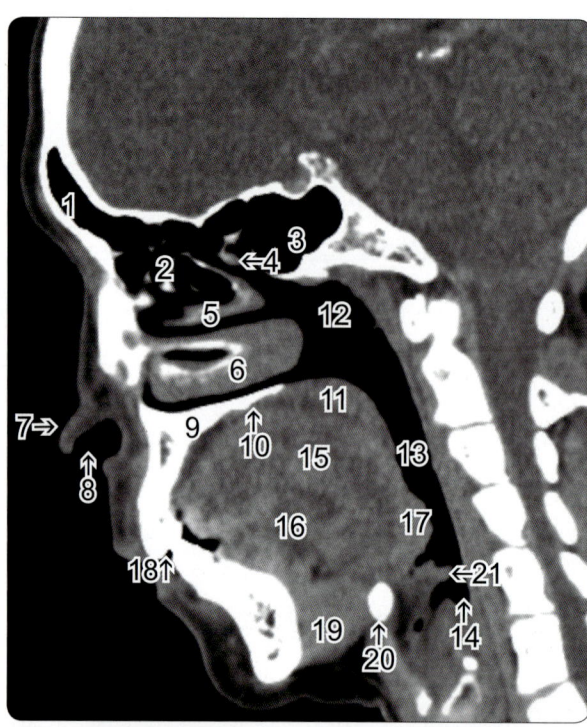
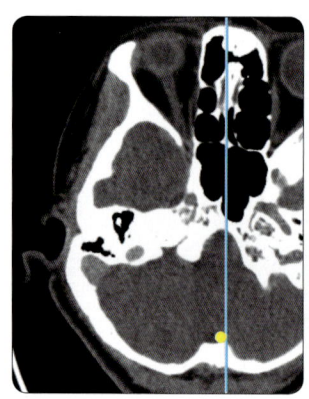
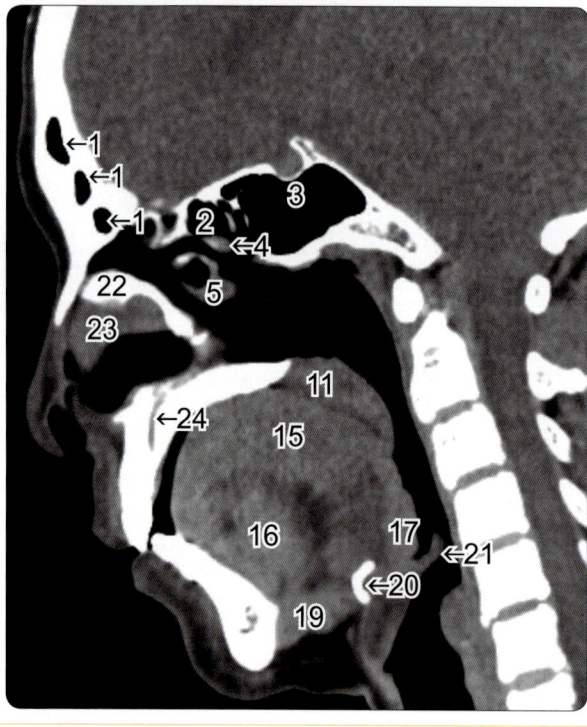

1. 额窦
2. 筛窦
3. 蝶窦
4. 上鼻甲
5. 中鼻甲
6. 下鼻甲
7. 鼻翼
8. 鼻前庭
9. 上颌骨腭突
10. 硬腭
11. 软腭及悬雍垂
12. 鼻咽腔
13. 口咽腔
14. 喉咽腔
15. 舌
16. 颏舌肌
17. 舌扁桃体
18. 上下颌牙齿咬合
19. 颏舌骨肌
20. 舌骨
21. 会厌
22. 筛骨垂直板
23. 鼻中隔软骨
24. 切牙管

○ 鼻腔和副鼻窦的观察：可以详细观察。
○ 软组织间隙：颌面部偏内侧的眶下间隙和咽旁间隙等。

图 3.3-3-2　鼻腔层面
距耳缘 80~90mm，显示鼻甲和鼻中隔。
读片小提示：观察在正中矢状面和旁正中矢状面上的颌面部解剖结构。
○ 观察并分析在正中矢状面和旁正中矢状面上的鼻腔、副鼻窦、口腔、鼻咽、口咽和口底组软组织间隙等解剖结构。

面部 CT/MRI 要点解析
chapter 04

本章将面部 CT/MRI 解剖划分为眼、耳、鼻、口、颌面软组织间隙和面部其他解剖结构 6 节进行讲述。在掌握相关结构的解剖内容的基础上，进一步学会使用最佳的 CT/MRI 观察平面和观察方法；对于不同的解剖结构应该依据目标解剖结构的位置特点以及与人体解剖平面之间的关系灵活安排，以获得最佳的观察效果为目的。在著者建议的基础上，通过自己在临床读片的实践，不断积累、总结出更加准确、合理的观察平面；同时以人体解剖学理论为基础，在临床千变万化的实际 CT/MRI 表现中总结规律，学会简捷、快速、准确地识别相关解剖结构的本领。

4.1 眼球和眼眶

眼睛是人类观察大千世界的两扇窗户，然而人类视物绝不仅仅依靠眼球。除眼球外，视神经、视束、视辐射、视皮质、眼外肌、眼眶内动静脉血管、泪腺、泪道、眶脂体、眼眶壁等一系列解剖结构作为完成视觉功能的解剖整体，是彼此紧密联系、不可分割的。眼解剖学和眼外科手术学经过长期进步和积累，使得眼球和眼眶的解剖研究已取得显著进步，但是眼球和眼眶的影像解剖学却是在CT/MRI技术问世后才真正取得了突破性进展。在此，我们试图对CT/MRI已经显示的眼球和眼眶解剖结构进行初步的归纳和总结。

4.1.1 眼球、视神经和视觉通路

人体从接触物体到在头脑中形成图像，是通过视觉感受器的眼球、视神经、视传导通路和视觉皮质等解剖结构共同完成的。所以眼球、视神经和视觉通路就成为人类获取和传递视觉信号的核心器官和结构。

Point-01：眼球

区域解剖简析

眼球大致呈球形，其前后径约为24mm，横径约为23.5mm，垂直径约为23mm，三者的长度呈递减关系。眼球略微突出于眼眶前缘连线。正常人的角膜顶点超出眶缘连线约12~14mm，大于14mm或双侧相差2mm以上者应视为异常。眼球的位置由周围的眼外肌、眶脂体和泪腺等结构固定于眼眶前中部。

①眼球壁：厚度约为2~4mm，包括外膜、中膜和内膜。

a. 外膜：前部为1个圆形的无色透明并以更大的曲度向前凸出的角膜，后部为占据眼球外膜绝大部分的白色巩膜。

b. 中膜：是由3个解剖结构组成的富血管性色素被膜。其一为虹膜，为紧邻角膜后方的扁环状结构，覆盖在晶状体的前方，其中央留出1个圆形的瞳孔；其二为睫状体，是自虹膜周缘向后延续的1个增厚的环，占据巩膜前部的内面；其三为薄而均匀的脉络膜，在睫状体后方占据巩膜内面的绝大部分，脉络膜内含有大量血管。

c. 内膜：为衬贴于脉络膜内面的视网膜，由视细胞构成。

②眼球内结构：包括眼房、晶体和玻璃体。

a. 眼房：位于眼球前方，像1个前厅小走廊，其内充满无色透明且流动的房水，被虹膜分隔为前房和后房。

b. 晶体：酷似被悬挂在眼球前面的1个透明的小屏风，是由蛋白质晶体纤维构成的1对双凸透镜，直径约为8.7mm，中央厚度约为3.5mm。位于虹膜后方和玻璃体的前方，周围被睫状小带连接并镶嵌于睫状体环内，其大小和厚度受睫状肌的控制。

c. 玻璃体：约占整个眼球容积的2/3，其内容物为无色透明和半流动的胶冻状物质，其中水分占98.5%，蛋白等成分占1.5%，与房水近似。其外被覆以透明的玻璃体膜。

图 4.1-1 眼球

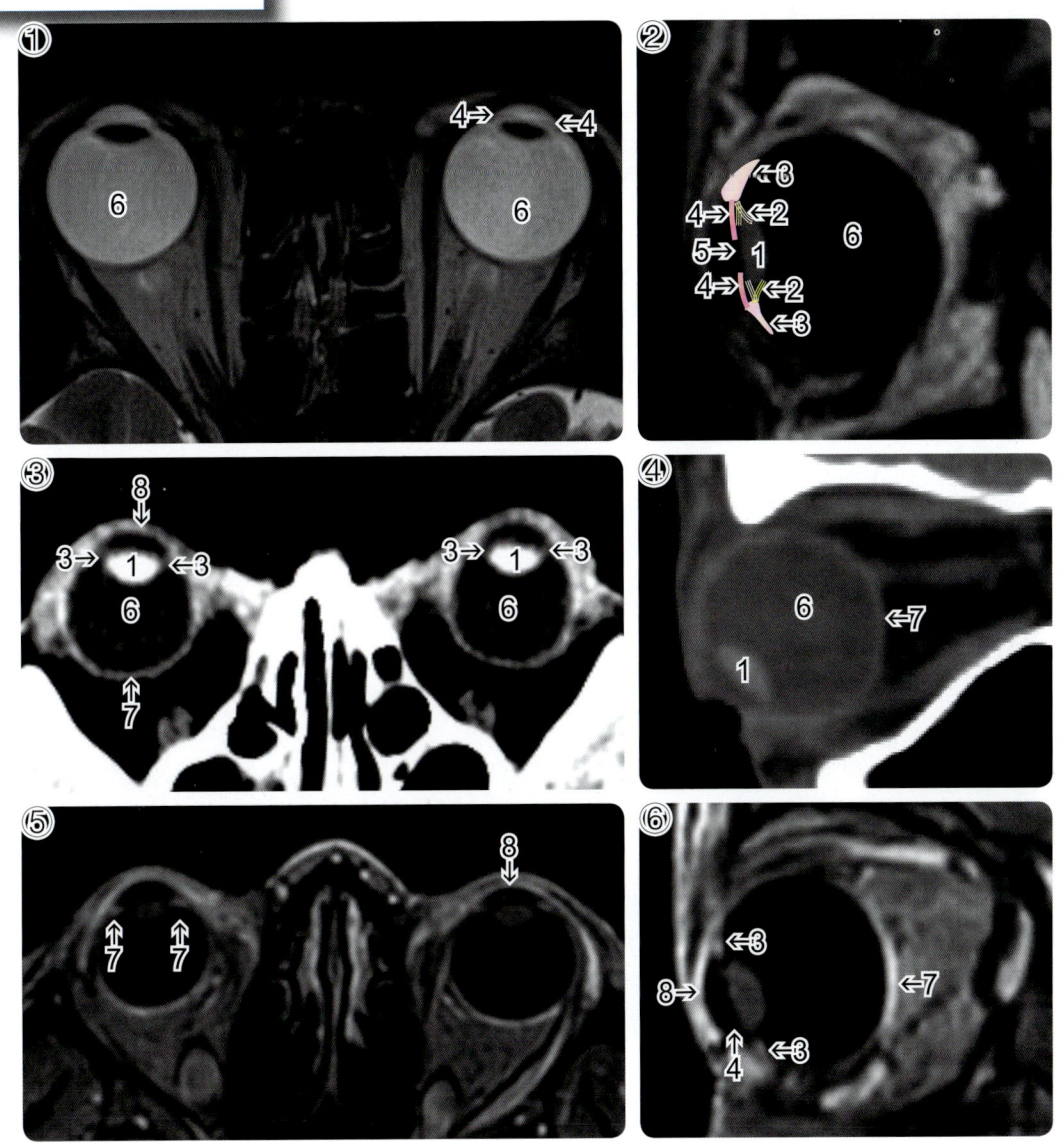

1. 晶状体；2. 晶体悬韧带；3. 睫状体；4. 虹膜；5. 瞳孔；6. 玻璃体；7. 巩膜；8. 角膜

图 4.1-1 眼球

图①为 MRI-T2 加权横断面图像，图②为 MRI-T1+C 矢状面图像，图③和图④分别为 CT 横断面和矢状面重建图像，图⑤和图⑥分别为 MRI-T1+C 横断面和矢状面图像，显示眼球的解剖结构。

CT 和 MRI 不同序列 + 增强图像可以显示眼球的大部分解剖结构，其中过于细小的解剖细节目前尚无法清晰地显示。

晶状体：为凸透镜形状的物体，被镶嵌在角膜的后方，MRI-T1 加权图像中显示为与肌肉相仿的中等信号，MRI-T2 加权图像中显示为低信号。其位置通常是两侧对称的，但可以随眼球的运动而变化。晶体悬韧带无法显示，是否有病理性脱位需要两侧对比进行判断。

眼球壁：眼球壁除角膜外大部分由内、中、外膜构成。角膜分布于眼球前方，如同晶莹剔透的玻璃窗。角膜的厚度因前方有否眼睑覆盖而不同。眼球后方玻璃体的壁分 3 层，外膜为巩膜，中膜为虹膜、睫状体和脉络膜，内膜主要是视网膜。其中除了睫状体外大多无法辨认和区别。

虹膜和瞳孔：虹膜较薄不易观察，在 MRI-T1 和 T2 加权图像中均显示为细薄的中等信号线样阴影覆盖在晶状体前方，中央部分为圆形的瞳孔。

眼房与玻璃体：眼房由角膜后方的前房和虹膜后方的后房组成，两者之间借虹膜与晶体之间的缝隙沟通和循环。玻璃体封闭，内含少量蛋白质成分的胶冻状黏稠液体。CT 图像中呈水样密度，MRI 图像中呈均匀一致的 T1 低信号、T2 高信号。

眼球 CT/MRI 观察小结

1. CT/MRI 建议观察平面：

①眼球为圆球形状，故横断面、矢状面和冠状面均可进行观察，但是对其眼球前部的晶体、虹膜和睫状体等结构的详细观察以矢状面最佳。

② MRI 各个序列及其增强扫描可以增加对睫状体、虹膜的显示能力。

2. CT 和 MRI 观察要点提示：

晶状体和眼房本身及其附属结构相对比较细小，不易显示，为观察的重点和难点。

①晶状体：为凸透镜形状的物体，被镶嵌在角膜的后方，MRI-T1 加权图像中显示为与肌肉相仿的中等信号，MRI-T2 加权图像中显示为低信号。其位置通常是两侧对称的，但可以随眼球运动而变化。晶体悬韧带无法显示，是否有病理性脱位需要两侧对比进行判断。

②眼房：眼房由角膜后方的前房和虹膜后方的后房组成，两者之间借虹膜与晶体之间的缝隙沟通和循环。因为虹膜细薄较难显示，故眼房结构的详细观察常常具有一定的困难。高分辨率技术和造影增强是增加虹膜显示能力和突出病变结构的有效方法，有条件时可以采用。

Point–02: 视神经

区域解剖简析

视神经 (optic nerve，Ⅱ) 由来自视网膜神经细胞的轴突纤维所构成，自视神经乳头至视交叉，视神经的全长约为 45~50mm，全程可分 4 段。

①眼内段：是视神经纤维穿越脉络膜和巩膜筛板的一段，长约 1~2mm。

②眼眶段：自眼球后壁至视神经管前的一段，长约 30mm。此段的长度约比其直线距离长出 6mm 左右，从而使视神经无须紧绷，有利于眼球的自如转动，避免眼球突出时牵拉损伤视神经纤维。此段视神经断面的内外径约为 4.1mm，上下径约为 4.3mm，基本呈圆形。

③视神经管内段：长约 6~7mm。下方有眼动脉与之紧贴并伴行。视神经管内侧与后组筛窦及蝶窦之间仅以纸板样的薄骨片相隔，该处炎症、肿瘤或外伤骨折容易伤及视神经或眼动脉，严重时可导致失明。管内段视神经因有骨质的约束而较眶内段略细，内外径约为 3.1mm，上下径约为 3.9mm，呈竖椭圆形。

④颅内段：自视神经管后口至视交叉段，长约 6~17.8mm。眼动脉及颈内动脉走行于其外侧，后下方与垂体毗邻，故该段视神经常常受到动脉瘤或垂体瘤的压迫而出现视力障碍。视神经内侧损伤可致颞侧偏盲，外侧损伤可致鼻侧偏盲。颅内段视神经为横椭圆形，其横径约为 4.6mm，上下径仅为 2.5mm 左右。

图 4.1-2　视神经

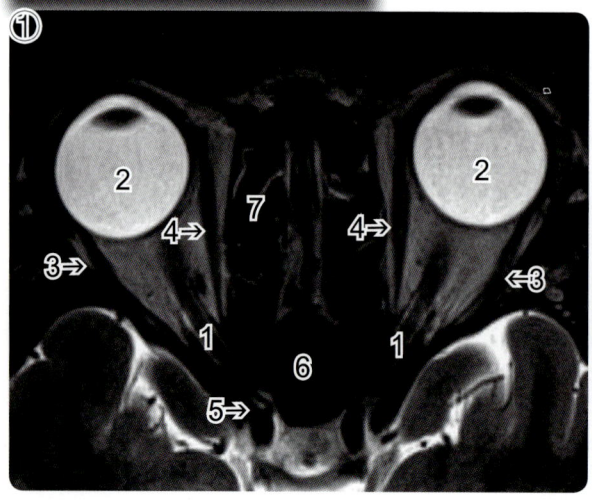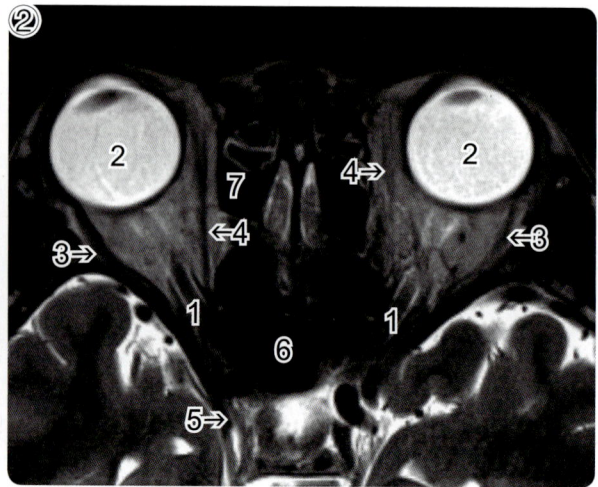

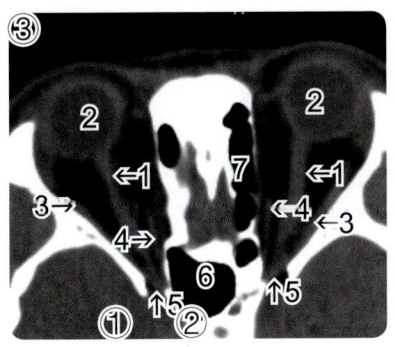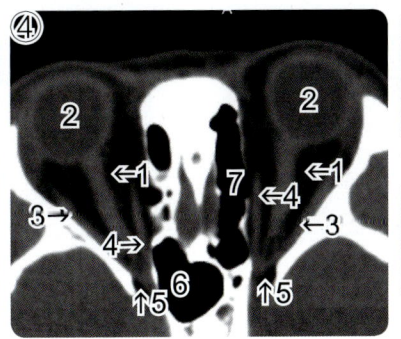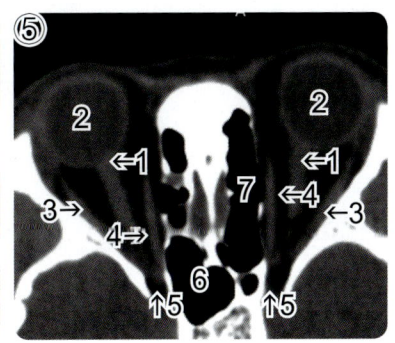

1. 视神经；2. 眼球；3. 外直肌；4. 内直肌；5. 视神经孔；6. 后组筛窦；7. 中、前组筛窦

图 4.1-2a 视神经 - 横断面

图①和图②为 MRI-T2 加权横断面图像，图③至图⑤为 CT 横断面图像，显示视神经。

视神经自视神经孔向前走向眼球后方中心点，为 1 个细圆柱形结构，周围有神经鞘包裹。

视神经的走行特点：视神经自视神经孔向前外方向约成 30°角前行，常有 1 个凹面向内的曲度，近端角度略大，远端角度略小。

视神经的长度：视神经的长度略大于视神经孔至视神经巩膜端的直线距离，故视神经大多显示出一定的弯曲度。另外无论在哪个扫描平面上，均可能显示出视神经的粗细不均匀，这可能与视神经和扫描平面之间形成一定角度有关，也可能因此出现视神经两分段或多分段的表现。

视神经的密度和信号特点：视神经的密度和信号与眼肌相仿，在周围眶脂体的衬托下可清晰显示，CT 图像和 MRI-T1 加权图像上视神经与其周围的神经鞘之间无法分辨，而 MRI-T2 加权图像上因视神经鞘内含有少量蛛网膜下腔的脑脊液呈高信号，在视神经周围形成高信号的平行线或双轨征。

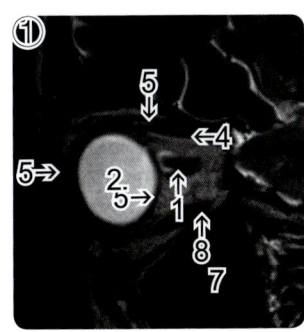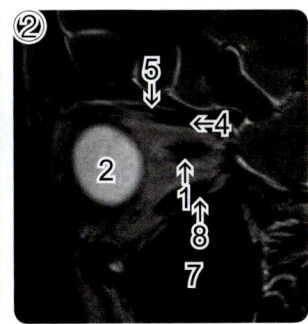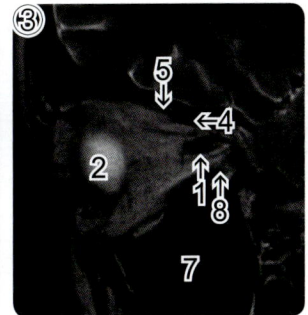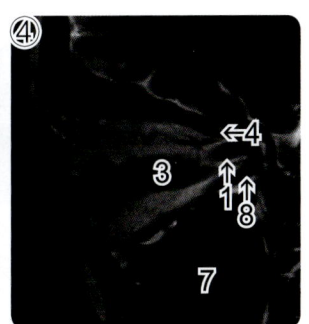

1. 视神经；2. 眼球；3. 外直肌；4. 上直肌；5. 提上睑肌；6. 眼球壁；7. 上颌窦；8. 下直肌

图 4.1-2b 视神经 - 矢状面

图①至图④为 MRI-T2 加权矢状面图像，显示视神经。

视神经自视神经孔向前走向眼球后方中心点，为 1 个细圆柱形结构，周围有神经鞘包裹。

视神经的走行特点：视神经与矢状面平面之间形成较大角度，故矢状面图像中显示的视神经呈分段状，在自内向外的连续层面中自前往后显示视神经孔的各段。其中进入视网膜之前，显示视神经鞘内的高信号的蛛网膜下腔被隔在眼球壁之外。另外，在各个分段中并非都能显示视神经鞘的双轨高信号征象，说明跟随视神经鞘进入的蛛网膜下腔的数量不同。

视神经的长度：视神经的长度略大于视神经孔至视神经巩膜端的直线距离，故在矢状面图像上，视神经除了形成多分段状显示之外，还常常因为眼球视物的上下运动而改变视神经的位置。

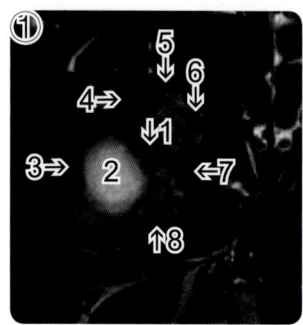 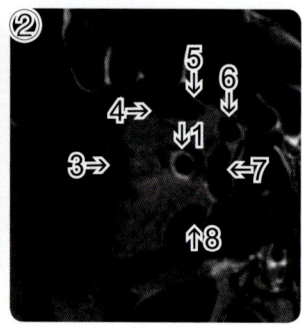 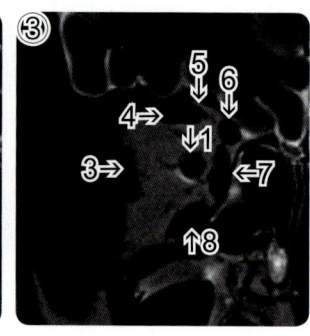 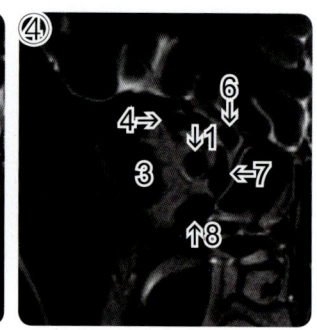

1. 视神经；2. 眼球；3. 外直肌；4. 上直肌；5. 提上睑肌；6. 上斜肌；7. 内直肌；8. 下直肌

图 4.1-2c　视神经 - 冠状面

图①至图④为 MRI-T2 加权冠状面图像，显示视神经。

视神经自视神经孔向前外方向走向眼球后方中心点，故在冠状面 T2 加权图像上我们所观察到的视神经基本上都是其前后走行的断面图像。

视神经前段的表现：图①显示视神经末端，与眼球后端在 1 个冠状面层面上出现，这是一个很奇特的表现，视神经出现在眼球后端的内侧，同时显示其口径较小，神经鞘内的脑脊液高信号也较少。此种表现是因为视神经是向前外方向进入眼球的，故在眼球后端形成此种与眼球后端并排的表现，另外这也是视神经穿过巩膜进入眼球的巩膜筛板段相对细小的缘故。参见前面横断面 T2 加权图像就可以理解此种表现为何产生。

视神经中后段的表现：视神经中后段，特别是后段的口径相对较粗，是因其在眼眶的眶脂体内得以适当宽松的环境所致。并且其周围神经鞘内的蛛网膜下腔和脑脊液的分布比较明显，使视神经显示有 1 个高信号的圆环。中后段视神经的位置越往后越偏向眼眶的内侧。至眶尖的视神经孔附近，视神经受到周围骨质观察视神经管壁的影响而致其口径再度变小，围绕其周围的神经鞘中携带的蛛网膜下腔和脑脊液的高信号环也消失。

Point-03: 视觉通路

区域解剖简析

视觉通路又称视网膜 - 膝状体 - 距状沟通路，全程包括视网膜、视神经、视交叉、视束、外侧膝状体、视辐射和距状沟皮质，是完成视觉功能的一个解剖整体。现将视束之后的视觉通路叙述如下：

①视束 - 外侧膝状体段：

a. 视束：由同侧视网膜颞侧和对侧视网膜鼻侧的神经纤维构成。视束自视交叉向后外方走行，前半段沿漏斗、灰结节和乳头体外侧紧贴在前穿质的下面走行于鞍上池内，后半段沿大脑脚底上缘继续向后走行至丘脑枕外下方进入外侧膝状体。

b. 外侧膝状体 (lateral geniculate body, LGB)：是视觉通路的最后中继核，视束中 80% 的粗纤维投射至外侧膝状体背核，剩余 20% 的细纤维投射于顶盖前区和上丘。

②视辐射 (optic radiation)：又称膝距束 (geniculocalcarine tract)，是外侧膝状体至距状沟两岸视皮质区域的辐射纤维束。从外侧膝状体发出的纤维，经内囊后肢的豆状核后部逐渐散开在矢状面上排列成扇形，沿侧脑室三角区的外侧面后行，至枕叶区域旋转为在横断面上以水平排列并最终投射于距状沟两岸的初级视皮质，即 Brodmann17 区（纹状区）。

③距状沟皮质 (visual cortex)：视皮质是以距状沟两岸的 Brodmann17 区为中心的，也称初级视皮质或第一视区。到达 17 区的视觉冲动可扩散到周围的视皮质，即楔叶和舌回的 Brodmann18 区和 Brodmann19 区等皮质，分别称为第二视区和第三视区。由这些皮质构成的视觉中枢最终完成视觉影像的综合、加工和完善。

图 4.1-3 视觉通路

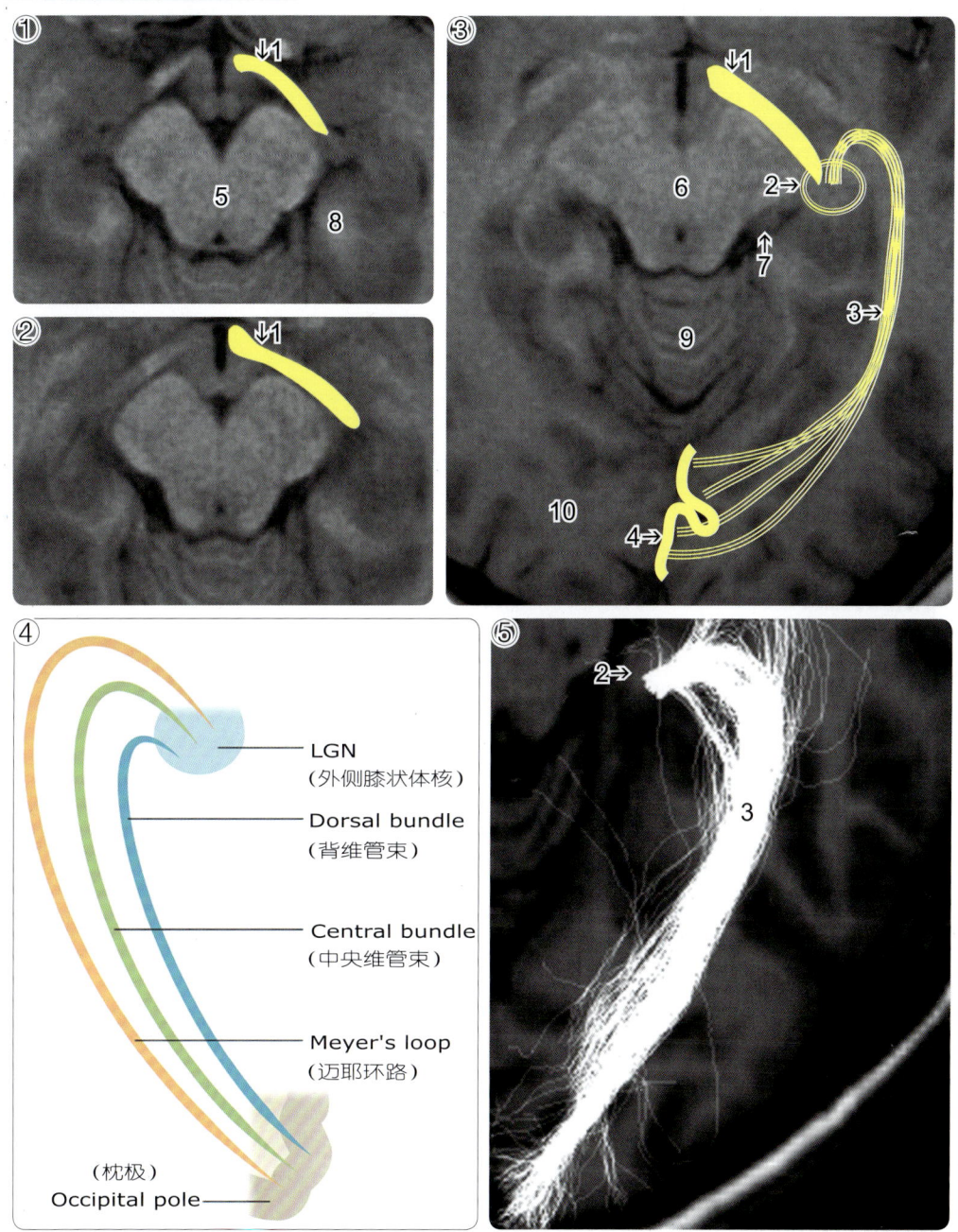

1. 视束；2. 外侧膝状体；3. 视辐射；4. 视皮质；5. 中脑；6. 底丘脑；7. 内侧膝状体；8. 海马旁回钩；9. 小脑蚓部；10. 枕叶

图 4.1-3 视觉通路

图①至图③为自下而上的横断面 MRI T1 加权图像，依次显示视束、外侧膝状体、视辐射和视皮质；图④为视路线条示意图；图⑤为视辐射的纤维束成像，显示自外侧膝状体发出的视辐射纤维走向枕叶视皮质区域。

本组图像组是显示自视交叉之后的视觉通路的解剖构成。

视束：自视交叉向后外方向沿大脑脚底表面向后外上方走行，先是在中心脑底下方的大脑基底池内走行，继而进入脑内，走行于底丘脑中，向外侧膝状体前进。因为视束由有髓神经纤维构成，故无论是在脑池内还是在底丘脑中都可以较清晰地显示为界限清晰的神经纤维束。

> 外侧膝状体：外侧膝状体是观察视路解剖的难点，以下几点可以用作识别外侧膝状体的参考表现：a. 外侧膝状体位于丘脑枕后外侧，在横断面 T1 加权图像上应在内侧膝状体外侧略偏前方一点；b. 与视束类似，外侧膝状体的 T1 图像信号相比一般脑组织要略高一些；c. 横断面可以显示信号略高的结节区域，但是轮廓并不清楚；d. 冠状面或矢状面 T1 加权图像可以显示在视束行程的末端出现 1 个向下突出于脑底轮廓的圆滑结节。
>
> 视辐射：视辐射当然是走行于外侧膝状体至枕叶视皮质区域过程中的脑髓质内。其具体路线是：a. 弧线形转弯——在外侧膝状体发出之后，沿侧脑室三角区的前、外缘画出圆滑的弧线向后走行；b. 中心脑底至枕叶——自视辐射向后走行的神经纤维向后集中形成至枕叶的髓突干； c. 末端——视辐射神经纤维自枕叶髓突干分出向后内侧方向到达枕叶视皮质，即枕叶内侧面的距状沟上下缘的皮质。
>
> 视皮质：主要限于距状沟的上缘和下缘，再往周围应该是次级视觉中枢所在。

> **视觉通路 CT/MRI 观察小结**
> 1.CT/MRI 建议观察平面：
> ①在横断面图像上基本可完成视路的全面观察。
> ②视束和视辐射需结合冠状面图像或纤维束成像技术做进一步观察。
> 2.CT/MRI 观察要点提示：
> 外侧膝状体和视辐射是视觉通路 CT/MRI 观察的重点和难点。

a present：视路损伤与视野缺失

从视网膜到视皮质有一个漫长的视觉通路，简称"视路 (visual pathway)"。当病损发生在视觉通路的不同部位时，所造成的视野缺失是不一样的，现将视觉通路各段的损伤与视野缺失的关系归纳于下表中，以供参考。

视觉通路各段的损伤与视野缺失之间的关系

损伤部位	视野缺失情况
视网膜	呈象限投射关系，视网膜外下象限的损伤致内上象限视野缺失，其余类推
视神经	同侧眼球全部视野缺失
视交叉前后	影响交叉纤维，致双眼颞侧视野缺失
视交叉两侧	影响非交叉纤维，致同侧眼球鼻侧视野缺失
视束	对侧视野缺失
膝距段	对侧视野的信息因叠加、分析和处理障碍而发生错乱

视路损伤与视野缺失的关系可依据视交叉前视路损伤影响同侧眼球全视野，视交叉后视路损伤影响偏离侧视野的规律进行快速反应。比如在视交叉前，视路的损伤都只累及同侧眼球的视野；而在视交叉和视交叉之后，两侧视神经纤维发生混合编组，损伤与视野缺失呈现出"偏离定律"，即视野缺失几乎总是偏离损伤侧。如：伤及视交叉前后的中线部位时，视野缺失在双眼颞侧；伤及视交叉外侧时，视野缺失在单眼鼻侧；伤及一侧视束或膝距段时，视野缺失为对侧。

4.1.2 眼眶和眶内其他结构

眼眶内除了眼球和视神经等主要视觉器官之外，还包括眼外肌、眶脂体，泪器和眶内血管神经等结构，它们与眼球、视神经的关系极为密切，起着运动、固定、支持、支配和营养的作用，是极其重要的视觉辅助结构。眼眶主要由骨骼组成，重点内容是眶壁和眶尖。

Point-04：眼外肌

区域解剖简析

眼外肌包括内直肌、外直肌、上直肌、下直肌、上斜肌、下斜肌和提上睑肌。4 条眼直肌和 2 条眼斜肌协调完成眼球的随意运动，提上睑肌上提眼睑。

①眼直肌 (rectus muscle)：眼直肌包括上直肌、下直肌、内直肌和外直肌，宛如控制眼球运动的 4 条主缰绳。其中前 3 条直肌由动眼神经支配，唯外直肌单独由展神经支配。眼直肌的眶尖起点、眼球附着点、布局和大小如下：

a. 眶尖起点：4 条眼直肌共同起自眶尖处视神经孔周围的总肌腱环 (Zinn 环)。该腱环呈漏斗状环绕视神经孔并紧密附着于眶上裂、蝶骨体等周围的骨壁结构上。直肌之间以肌间筋膜相连。

b. 眼球附着点：4 条直肌的前端分别终止于眼球赤道前方的上、下、内、外侧相应位置的巩膜上，成为这些肌肉牵拉眼球的着力点。其附着肌腱以扇面展开与局部巩膜紧密融合。

c. 布局：4 条眼直肌在眼球后方向总腱环集中，形成以视神经孔为顶点，以眼球为底的 1 个冰激凌样的圆锥体形状，被称为肌锥 (cone of rectus)。该肌锥将眼眶内间隙分为肌锥内间隙和肌锥外间隙。

d. 大小：4 条眼直肌的长度、宽度和厚度非常接近，其长度范围为 36~47mm，宽度约为 6~10mm，厚度约为 2~4mm。通常比较关注的是其宽度和厚度，正常情况下其宽度和厚度随个体差异与收缩状态而不同。但其正常宽度应小于 10mm，厚度应小于 5mm。临床的观察和测量若以对侧作为对比则可更加实用和准确。

②眼斜肌：2 条眼斜肌的走行各不相同，恰似配合眼直肌控制眼球运动的 2 条副缰绳，上长下短。

a. 上斜肌 (superior oblique muscle)：肌腱起于总腱环内上方并位于上直肌和内直肌肌腱之间。肌肉部分向前上方走行于上直肌和内直肌之间，以细腱穿越眶缘内上方的纤维环即滑车之后转向后外方，在上直肌与眼球壁之间穿过，终点以扇面状纤维紧密融合于眼球外侧面中纬线后上方的巩膜上。上斜肌在眼内肌中最长，大约相当于眼直肌的 2 倍，总长度达 80~95mm。其中滑车前占 2/3，约为 60mm；滑车后占 1/3，约为 30mm。上斜肌由滑车神经支配，负责眼球向外下方旋转。

b. 下斜肌 (inferior oblique muscle)：肌腱起于眶缘内下方，附着于泪囊窝外侧上颌骨的骨壁上，穿经眼眶下壁与下直肌之间斜向后外上方沿眼球壁走行并附着于眼球外侧巩膜的外下象限处，在外直肌附着点的后方。长度为上斜肌的 1/3，约为 29~35mm。该肌由动眼神经支配，作用是向外上方翻转眼球。

③提上睑肌 (levator palpebrae superioris muscle)：肌腱起自视神经孔上方蝶骨小翼骨面，向前走行于上直肌上方，比上直肌更长，止于眼球前方的上眼睑。上睑提肌和上直肌紧密毗邻不易区分。在冠状面切面上，上内部分为提上睑肌，下外部分为上直肌。在矢状切面上，可见上直肌接近眼球的中纬线时即向下形成肌腱止于眼球壁，而提上睑肌则保持继续前行并分散进入眼球前方的上眼睑内，由动眼神经分支支配，负责提上睑。眼外肌中除展神经支配外直肌，滑车神经支配上斜肌之外，其余均由动眼神经支配。

图 4.1-4　眼外肌

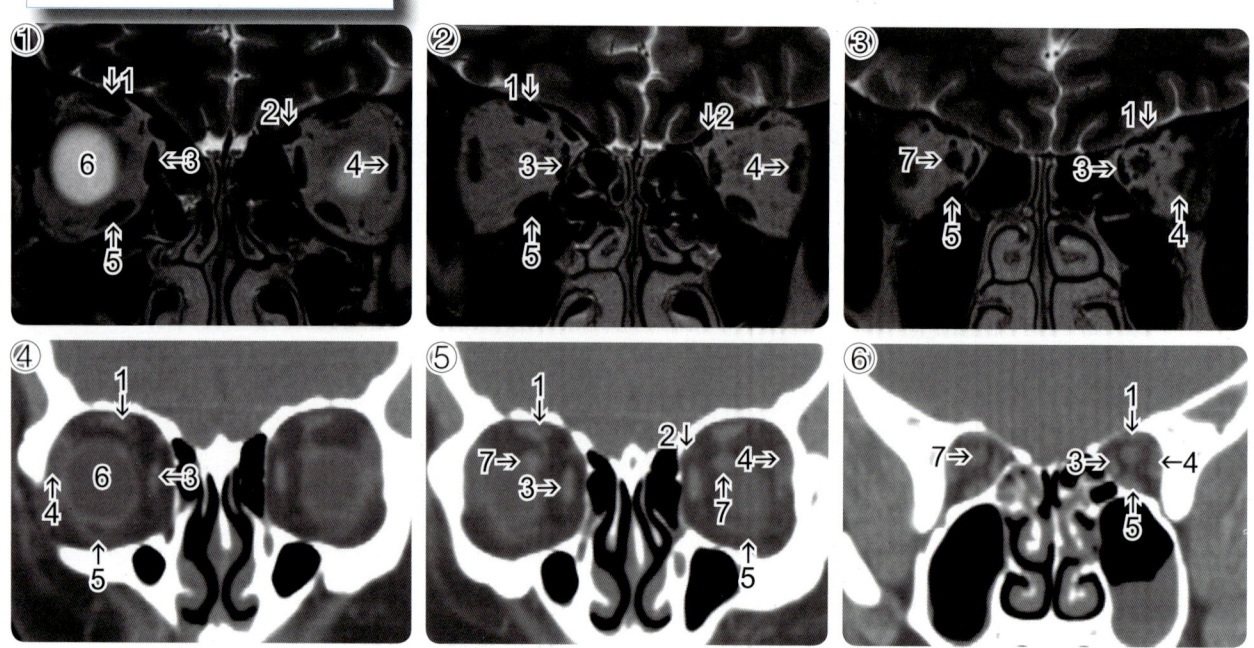

1. 上直肌；2. 上斜肌；3. 内直肌；4. 外直肌；5. 下直肌；6. 眼球；7. 视神经

图 4.1-4a　眼外肌 - 冠状面

图①至图③为 MRI-T2 加权冠状面图像，图④至图⑥为 CT 冠状面重建图像，显示眼外肌。

眼外肌大多数是自眶尖向前方眼球走行，故冠状面所显示的是各个肌肉的横断面。

各个眼外肌的形态和位置：上直肌呈横扁圆形，位于眼眶上方偏内侧，附着于眼球上面前半球，负责眼球上翻。提上睑肌较小，位于上直肌上方；下直肌位于靠近眶底，呈横扁圆形，附着于眼球下方前半球，负责眼球下翻；内直肌位于眼眶内侧壁，呈竖扁圆形，附着于眼球内侧前半球，负责眼球内转；外直肌位于眼眶外侧壁，呈竖扁圆形，附着于眼球外侧前半球，负责眼球外转；上斜肌位于眼眶内上方走向滑车后转向眼球上面后半球。另外，下斜肌出现在眼眶前面，于下直肌下方绕过眼球底部至眼球外侧附着。

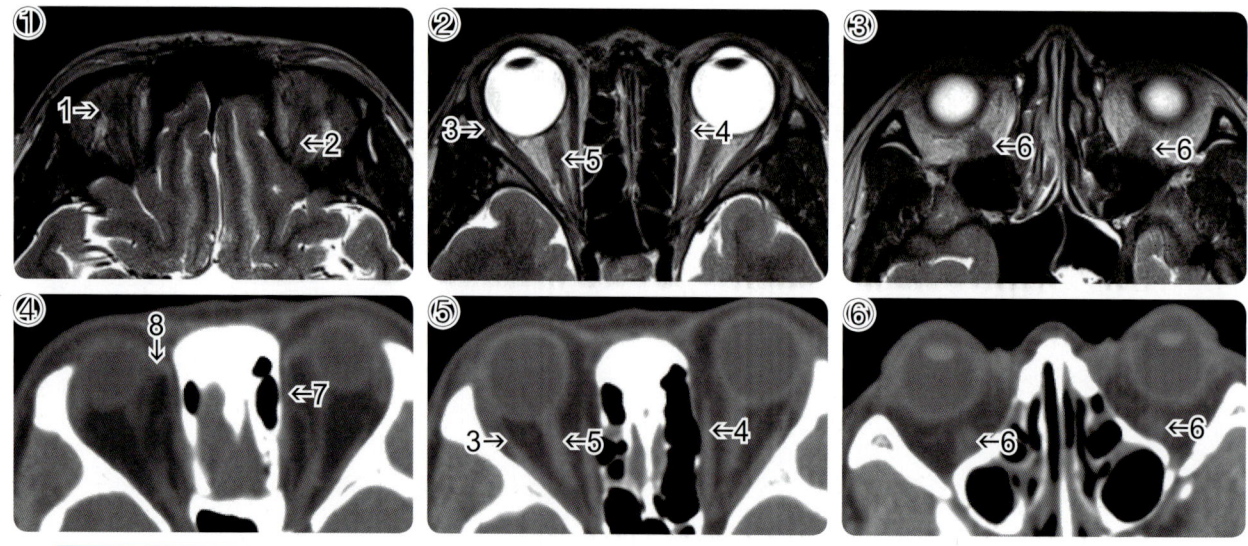

1. 提上睑肌；2. 上直肌；3. 外直肌；4. 内直肌；5. 视神经；6. 下直肌；7. 上斜肌；8. 滑车

图 4.1-4b 眼外肌 - 横断面

图①至图③为自上而下的 MRI-T2 加权横断面图像，图④至图⑥为自上而下的 CT 平扫图像，显示眼外肌。

眼外肌大多数是自眶尖向前方眼球走行，故横断面图像所显示的是各个肌肉在横断面上的走行。

各个眼外肌的形态和位置：在眼球上方层面，上直肌在下，提上睑肌在下，上直肌至眼球上方为止，若有继续向前走行的肌纤维则为提上睑肌，后者可一直走行至前方的皮下并呈散开的扇形；上直肌下方层面可见上斜肌出现在眼眶内侧壁，至前方滑车处经连锁肌腱转向内侧，于上直肌下方延伸并分布至眼球的上面后半球偏外侧；在眼眶中上层面可见内直肌和外直肌沿眼眶内外侧壁前行至眼球的内外侧前半球，两者之间有视神经走向眼球后部中心点；下直肌向前下方倾斜走行，故在横断面图像上只能显示短段的下直肌。

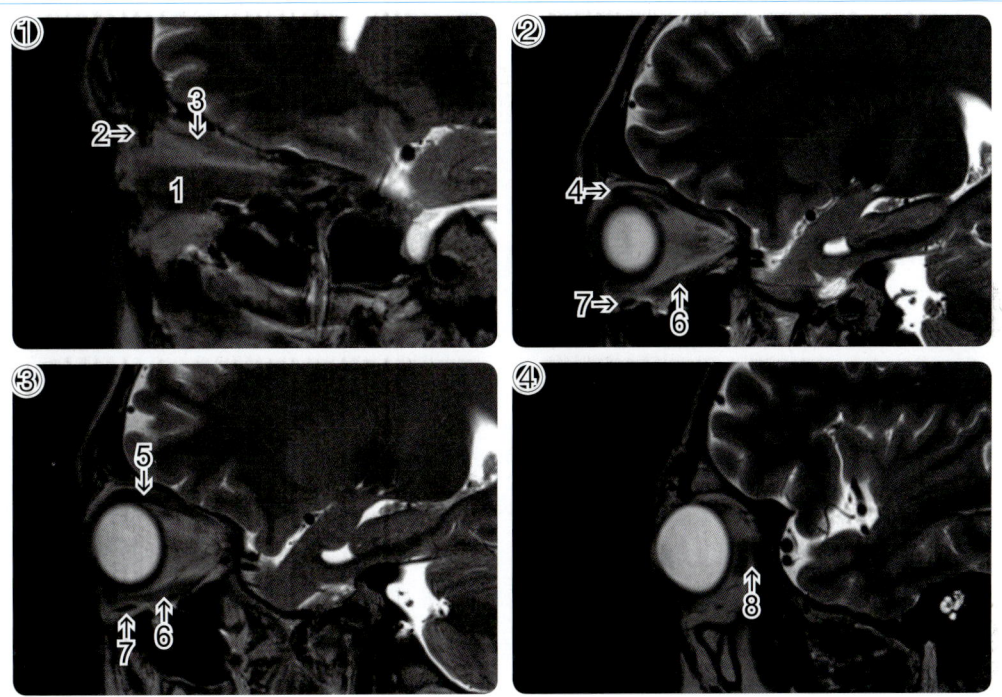

1. 内直肌；2. 滑车；3. 上斜肌；4. 上斜肌肌腱；5. 上直肌；6. 下直肌；7. 下斜肌；8. 外直肌

图 4.1-4c 眼外肌 - 矢状面

图①至图④为 MRI-T2 加权矢状面图像，显示眼外肌。

眼外肌大多数是自眶尖向前方眼球走行，故矢状面图像所显示的是前后走行的各个眼外肌。

眼外肌的形态和位置：唯一较完整显示的是内直肌，紧贴眼眶内侧壁，上斜肌位于其上方，上斜肌前可见清楚的由滑车形成的眶脂体充盈缺损；由滑车向内层面可见上斜肌自滑车向内走行的上斜肌肌腱；下直肌前段下面有下斜肌自内向外走行而显示其断面，矢状面图像是显示下斜肌的最佳平面；外直肌显示于眼眶的外侧层面，宽大而短小。

眼外肌 CT/MRI 观察小结

1.CT/MRI 建议观察平面：

①冠状面图像为观察眼外肌的最佳平面。

②横断面和矢状面图像可辅助使用，可以清楚显示冠状面上不易观察的上斜肌、下斜肌和提上睑肌等走行和分布比较特殊的眼外肌。

2.CT/MRI 观察要点提示：

上、下斜肌和上睑提肌为观察的难点。上斜肌沿眼眶上壁向前走行于上直肌和外直肌之间并穿越滑车为识别的关键点。上睑提肌位置最高，横断面图像可显示其向眼球前方延伸，矢状面图像可以显示其于上直肌上方沿上眼睑下行。

Point-05：眼眶内其他解剖结构

区域解剖简析

除眼球、视神经和眼外肌之外，眼眶内的其他解剖结构包括眶脂体、眶内血管神经以及泪器中的泪腺和鼻泪管等。

① 眶脂体：为充填于眼球后、视神经、眼外肌与眶壁骨膜之间的整个眼眶腔内紧凑的脂肪结缔组织团块，由纤维隔分成许多小叶。眶脂体与视神经疏松相连，而与眼球囊则紧密相贴不留间隙，一方面作为弹性软垫可减少外力对眼球的冲击，另一方面对眶内的神经、血管、眼外肌等结构具有保护、固定和支持的作用。

② 眶内血管：常见的有眼动脉和眼上静脉 2 支血管。

a. 眼动脉 (ophthalmic artery)：自眶尖开始伴随视神经外侧走行，至视神经眶段的中后 1/3 交界处，以近乎直角跨越视神经至其内侧继续与之伴行，全程呈"Z"字形走行。

b. 眼上静脉 (superior ophthalmic vein)：位于眼眶上方，在视神经眶段的中前 1/3 交界处，以钝角跨越视神经上方缓缓走向滑车方向。

③ 泪腺 (lacrimal gland)：扁椭圆形的泪腺主体位于外上方眶缘的泪腺窝内，上睑提肌腱膜将泪腺分为上方的眶部和下方的睑部。

a. 泪腺眶部 (orbital part of lacrimal gland)：为泪腺的主体，内外横径约为 17~22 mm，上下纵径约为 11~15 mm，厚度约为 4~6 mm。基本位于眶缘内的泪腺窝中。

b. 泪腺睑部 (palpebral part of lacrimal gland)：约为眶部体积的 1/3 左右或更小。向前超出眶缘，位于上穹窿结膜的外上方，眼泪胀满时此处会有饱胀感。

④ 泪囊 (lacrimal sac)：泪囊位于眶内侧壁的前下部，前部比较牢固，后部则比较薄弱，向下延续为鼻泪管，鼻泪管下口位于下鼻道顶部的前 1/3 和后 2/3 交界处。

⑤ 鼻泪管 (naso-lacrimal duct)：上段完全包埋于骨内的鼻泪管为骨段，长约 12.40 mm；走行于鼻腔外侧壁黏膜内的鼻泪管为膜段，长约 5.32 mm。当鼻腔黏膜充血肿胀阻塞鼻泪管开口时可致泪道阻塞，泪液过度充盈并溢出于眼内而导致"泪奔"。

图 4.1-5　眼眶内其他解剖结构

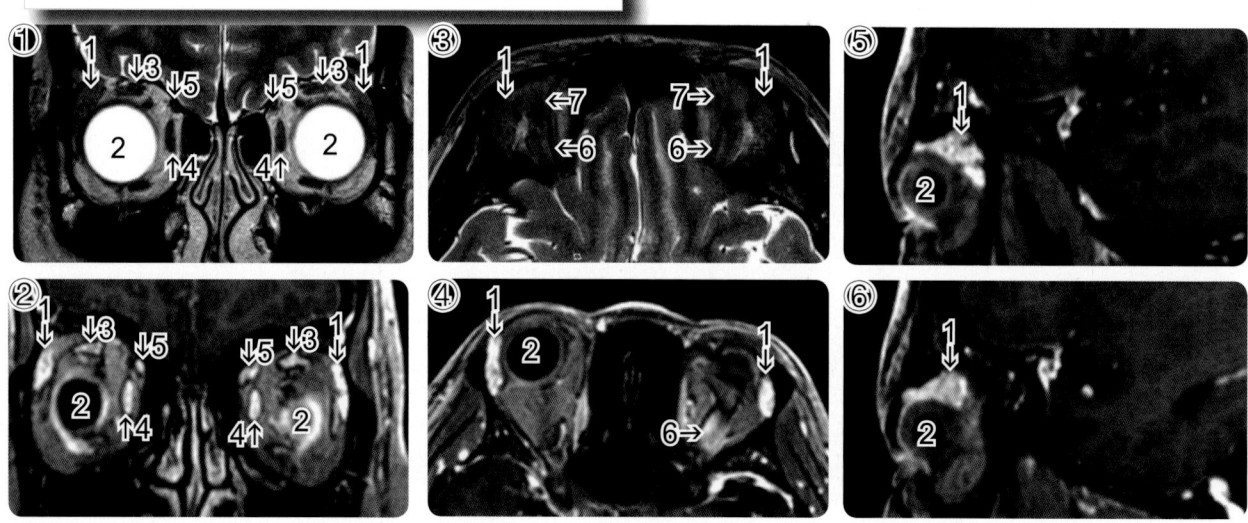

1. 泪腺；2. 眼球；3. 上直肌；4. 内直肌；5. 上斜肌；6. 上直肌；7. 提上睑肌

图 4.1-5a　泪腺

图①和图②分别为 MRI-T2 和 MRI-T1+C 冠状面图像，图③和图④分别为 MRI-T2 和 MRI-

T1+C眶顶层面的横断面图像，图⑤和图⑥分别为 MRI-T1+C 眶外侧层面的矢状面和冠状面重建图像，显示泪腺。

泪腺位于眼眶前、外、上方的泪腺窝内，在 T2 加权图像上其信号低于眶脂体而略高于眼外肌。

泪腺的识别依据：a. 信号和密度：在 MRI 图像上，泪腺与眶内眶脂体和眼外肌的信号不同，我们可以依据信号与后者进行区别；b. 位置：泪腺位于眼眶前、外、上方的泪腺窝内，以此可以可靠地对泪腺进行定位；c. 形状：泪腺呈扁圆的豌豆或板栗形，是识别泪腺的又一依据；d. 泪腺分部：泪腺以眶部为主体，位于泪腺窝内，当其睑部比较明显时，可见其向眼眶外的眼睑部延伸，是观察泪腺的一个重要注意点。

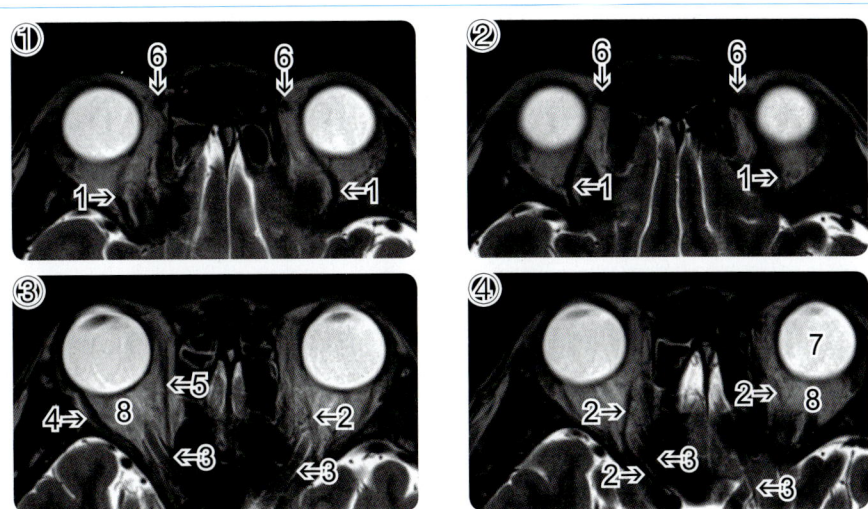

1. 眼上静脉；2. 眼动脉；3. 视神经；4. 外直肌；5. 内直肌；6. 滑车；7. 眼球；8. 眶脂体

图 4.1-5b　眶内血管和眶脂体

图①至图④为自上而下的 MRI-T2 加权横断面图像，显示眼眶内的血管和眶脂体。

眶脂体是位于眼眶内并且完全充填眼眶每一点空间的脂肪，由纤维网格样的结缔组织将之固定形成 1 个特殊的脂肪体，如颌面部的颊脂肪体一样，具有特殊的解剖意义。眶内血管主要有眼上静脉和眼动脉。

眼上静脉：眼上静脉位于视神经以上的眼眶上方层面，当其引流血液较多时，可以比较明显。其走行路线是自眼球上方内侧的滑车处向后外方向走行，形成 1 个比较舒缓的弯曲后，沿眼眶外侧壁的后部经眶上裂出眼眶。

眼动脉：眼动脉位于视神经水平层面，自视神经孔入眼眶后，于视神经下方走行，并逐渐转至视神经外侧并与之伴行到视神经眶内段中点前方处急拐向内侧跨越视神经走行于其内侧并进一步分支。

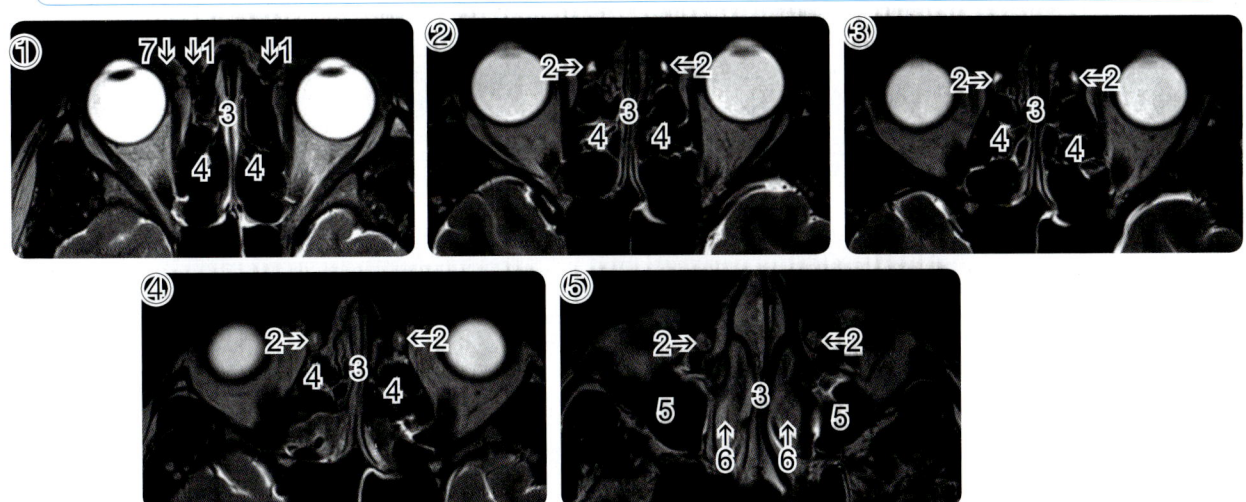

1. 泪囊；2. 鼻泪管；3. 鼻中隔；4. 筛窦；5. 上颌窦；6. 中鼻甲；7. 泪小管区

图 4.1-5c　泪囊和鼻泪管

图①至图⑤为自上而下的 MRI-T2 加权横断面图像，显示泪囊和鼻泪管。

泪囊在眼眶内侧壁前下方。鼻泪管在眼眶与鼻腔之间下行并开口于下鼻道。

泪囊：泪囊位于内眦水平，与泪小管的开口持平，故泪囊位于鼻泪管上方并与之相接续。

鼻泪管：为泪囊向下延伸的管道，直通鼻腔的下鼻道。上段走行于筛窦和鼻腔两侧的上颌骨内，有骨质围绕为鼻泪管骨段；下段走行于下鼻道内，为鼻泪管膜段，其内可以含少量泪液，MRI-T2 图像显示鼻泪管中心的高信号亮点。

泪囊的解剖结构和毗邻关系比较复杂，其结构及其解剖定位需要进行仔细观察，若结合泪道造影，可对泪道排泄系统有清晰的显示。

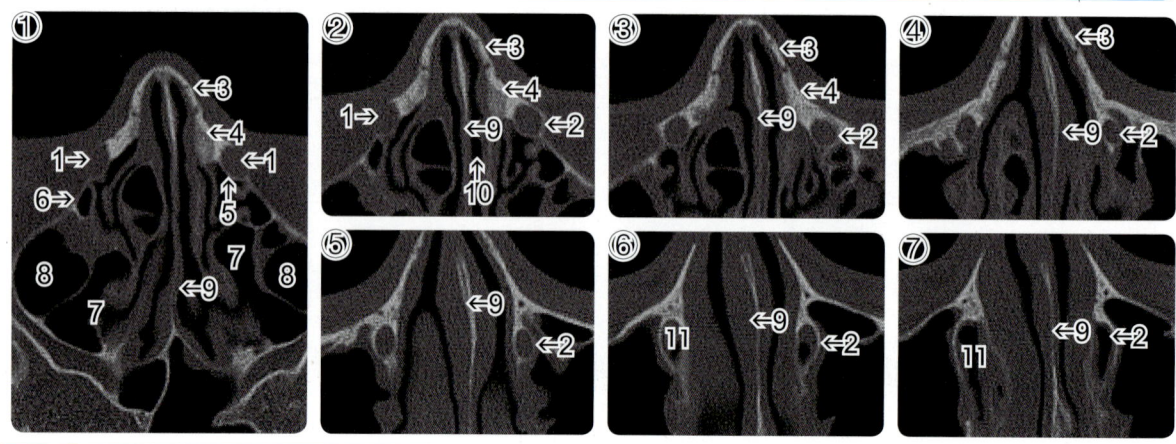

1.泪囊；2.鼻泪管；3.鼻骨；4.上颌骨额突；5.泪骨；6.筛骨；7.筛窦；8.上颌窦；9.鼻中隔；10.总鼻道；11.鼻泪管开口于下鼻道

图 4.1-5d　泪囊和鼻泪管

图①至图⑦为自上而下的 CT 平扫图像，显示泪囊和鼻泪管。

泪囊和鼻泪管的骨性部分可以以 CT 进行观察。

泪囊：泪囊位于眼眶内侧壁的前下方的泪囊窝内，此处的骨骼自前往后依次为鼻骨、上颌骨额突和泪骨，上颌骨额突与其后方的泪骨构成泪囊窝，大约各占一半，在眼眶内侧形成一个半圆形的凹窝（见图①和图②），泪囊位于其内。

鼻泪管：在泪囊的下方，即自泪囊向下延伸的管道，为鼻泪管，此时泪骨消失，完全由上颌骨构成 1 个完整的骨性管道，此时即可称为鼻泪管。至下方的下鼻甲下方，鼻泪管开口于下鼻道。

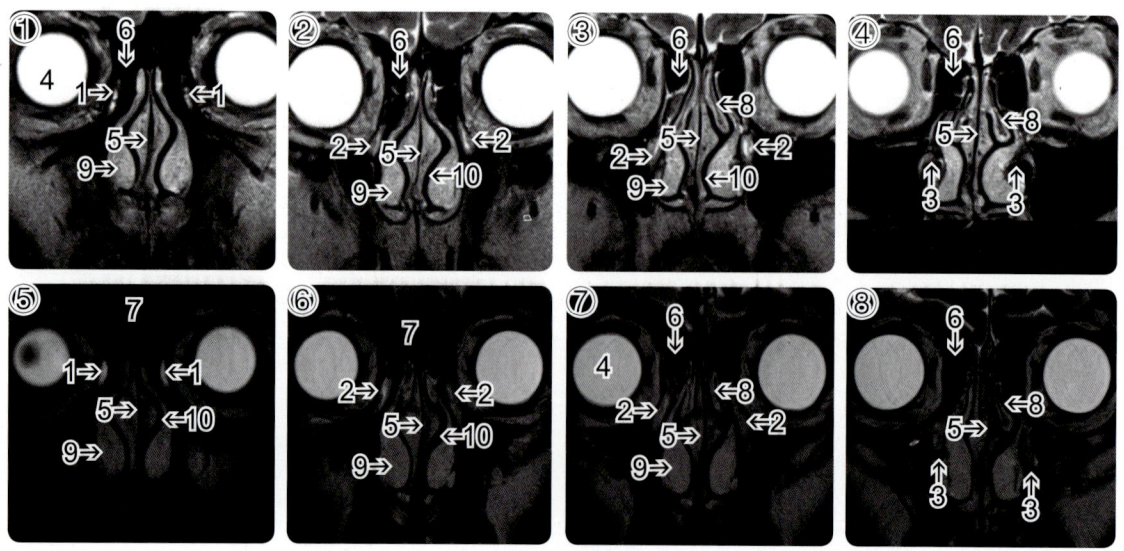

1.泪囊；2.鼻泪管；3.鼻泪管开口；4.眼球；5.鼻中隔软骨；6.筛窦；7.额窦；8.上鼻甲；9.中鼻甲；10.总鼻道

图 4.1-5e 泪囊和鼻泪管

图①至图④和图⑤至图⑧分别为 2 个不同个体的 MRI-T2 加权冠状面图像，自上而下显示泪囊和鼻泪管。

泪囊和鼻泪管属于泪器，泪囊在眼眶内，鼻泪管于眼眶和鼻腔之间下行并开口于下鼻道。

泪囊：泪囊位于内眦水平，其下界不超过眼眶下界水平，与泪小管区持平，故泪囊位于泪囊窝内，向外轻度突出，与下方的鼻泪管呈上下延续。

鼻泪管：为泪囊向下延伸的管道，直通鼻腔的下鼻道。上段有骨质围绕，下段为膜性段，其内可以含少量泪液，MRI-T2 图像显示鼻泪管中心的高信号亮点。

泪囊的解剖结构和毗邻关系比较复杂，其结构及其解剖定位需要进行仔细观察，若结合泪道造影，可对泪道排泄系统有清晰的显示。

眼眶内其他解剖结构 CT/MRI 观察小结

眼眶内其他解剖结构比较分散且解剖位置和毗邻关系复杂，需针对个别解剖结构自身的特点进行区别对待，结合 CT 和 MRI 的各自优势进行仔细的检查和观察。

1.CT/MRI 建议观察平面：

眼眶内结构的观察应以横断面为主进行观察。必要时使用多平面和多序列进行诊断。

2.CT/MRI 观察要点提示：

眼动脉、眼上静脉、泪腺和鼻泪管为眶内 CT/MRI 观察的重点和难点。

①眼动脉与视神经伴行走行，位置相对恒定，眼上静脉位置较高，其管径、行程和分支的变化较大。

②泪腺需要使用多平面进行观察，MRI-T1 加权图像适合观察其境界，MRI-T2 加权图像适合观察其内部结构。

③泪囊和鼻泪管是这些解剖结构中形态、位置和走行相对最复杂的，需要结合 CT 和 MRI-T2 加权图像进行重新认识的重要解剖结构，在泪道病变发生时，合理使用 CT/MRI 多种技术、横断面和矢状面等多平面以及各种可能的技术序列进行观察是十分必要的。

Point-06：眶壁和眶尖

区域解剖简析

眼眶的四壁与眶尖构成尖向后的圆锥形或三角形。

①上壁：又称眶顶，大部分由额骨水平板构成，轻微向上隆起呈拱形薄骨板。上壁前内侧有滑车，前外侧有泪腺窝。

②下壁：是上颌窦顶壁，由上颌骨、颧骨、蝶骨和腭骨参与组成。眶下神经、血管通过眶底的中央，后段为眶下沟，前段为眶下管，向前经眶下孔出眶。

③内侧壁：前下方为泪骨构成的泪囊窝，可经鼻泪管向下通入鼻腔。后方大部分以筛窦纸板为壁与前、后组筛窦相隔。此处骨质菲薄并有许多血管交通支穿过，故筛窦炎症容易累及眶内并刺激眼球。两侧眼眶的内侧壁相互平行接近矢状面。

④外侧壁：主要由蝶骨大翼构成，后部有蝶骨小翼、颧骨额突、额骨眶突、外眦突等参与组成。外壁前段分隔眼眶与颞窝，后段分隔眼眶与中颅窝。

⑤眶尖：眶尖包括视神经管、总腱环、眶上裂和眶下裂等解剖结构。

a. 视神经管：兼具管和孔的特征。其顶壁最长，底壁与外侧壁略短，内侧壁不规则或缺如。自前下外向后上内倾斜走行的视神经管与头颅矢状面呈 34°~38° 角，与头颅横断面的夹角约为 30°，两侧基本对称。视神经管眶口呈竖椭圆形，中段为圆形，颅口为横椭圆形。视神经管内有视神经和眼动脉通过，其外的 3 层脑膜经视神经管延续至眼眶后形成视神经的包鞘。

b. 总腱环：又称秦氏环或秦氏韧带 (Zinn's annulus or ligament)。视神经管和眶上裂内侧区的颅神经和血管均经总腱环进入眼眶，这些血管和神经结构分 2 组，来自视神经管的视神经和眼动脉为内上组，来自眶上裂内侧区的动眼神经分支、展神经和三叉神经眼支的鼻睫神经 (nasociliary n, V) 等为外下组。

c. 眶上裂：眶上裂的各个壁均由蝶骨结构组成，故又被称为蝶骨裂（sphenoidal fissure）。眶上裂外段窄而内段宽，形态以勺形为最多，约占半数。其余为梯形、三角形、长方形、哑铃形等。在 50%~60% 的个体，两侧眶上裂的大小和形态可不完全对称。偶尔眶上裂可与视神经管相互沟通。眶上裂内有动眼神经、滑车神经、三叉神经眼支、展神经和眼上下静脉等解剖结构通过。眶上裂损伤引起上述结构的相关症状，称眶上裂综合征。

d. 眶下裂：为眶尖部外下方的斜行骨裂，其内侧壁为蝶骨体，外侧壁为蝶骨大翼，底壁为上颌骨。因该裂由蝶骨与上颌骨构成，故又称蝶颌裂（fissura sphenoma-xillaris）。眶下裂多数后窄前宽，其长径约为 27.26mm，最大宽径约为 4.72mm，最小宽径约为 1.32mm；眶上裂与眶下裂之间的夹角约为 48.10°±4.73°；眶下裂内端与眶上裂相通，向后下方通往翼腭窝和颞窝。整个眶下裂由后内向前外斜行伸延，眶下裂内主要有眶下神经、眶下动脉、眼下静脉和颧神经通过。

图 4.1-6　眶壁和眶尖

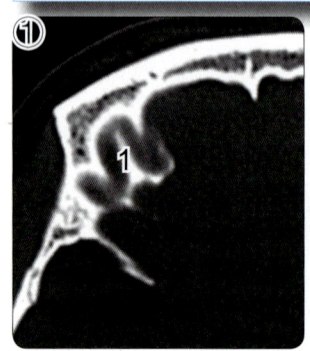 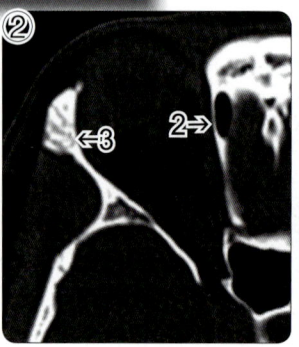 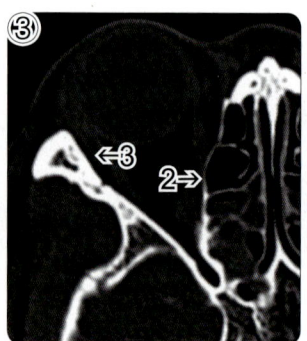 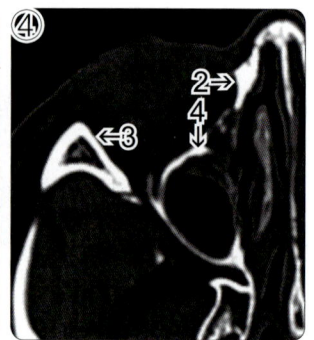

1. 眶顶壁；2. 眶内侧壁；3. 眶外侧壁；4. 眶底壁；5. 眶尖

图 4.1-6a　眶壁和眶尖 - 横断面

图①至图④为自上而下的 CT 图像，显示眶壁和眶尖。

横断面的 CT 图像应以清晰地观察眼眶内、外侧壁为主要目的。

顶壁：接近水平走行，为因脑回压迹而厚薄不均的前颅窝底。

内侧壁：前后走行，以筛窦为主构成，为极薄的筛窦纸板，因外伤时的压力传递极易发生内侧壁筛窦纸板的爆裂骨折。内侧壁下方层面自前往后依次可见鼻骨、上颌骨额突和泪骨以及由后两者构成的泪囊窝。

外侧壁：自后内向前外倾斜走行，以蝶骨大翼为主构成，骨质厚实、坚固，前方外围为颞窝，后方外围为中颅窝内的脑组织。

底壁：为前低后高的上颌窦顶壁，在横断面图像上显示前方为眼眶，后方为上颌窦。

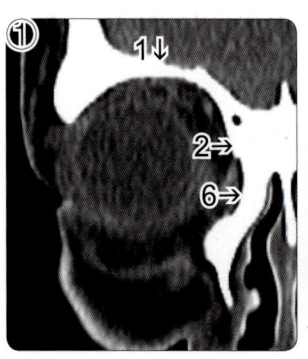 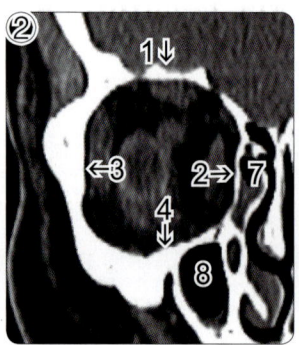 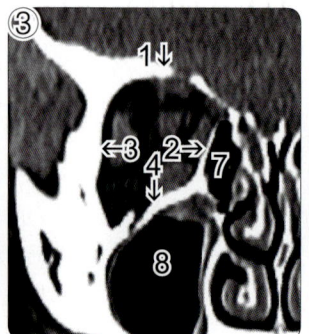 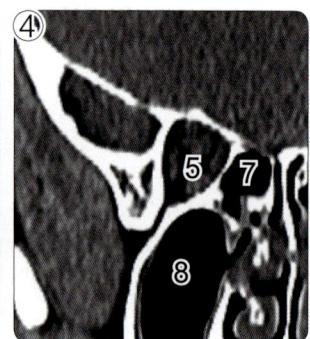

1. 眶顶壁；2. 眶内侧壁；3. 眶外侧壁；4. 眶底壁；5. 眶尖；6. 泪囊窝；7. 筛窦；8. 上颌窦

图 4.1-6b 眶壁和眶尖 - 冠状面

图①至图④为自前往后的 CT 冠状面重建图像,显示眶壁和眶尖。

冠状面的 CT 图像可观察眼眶上、下、内、外四壁。

顶壁:接近水平走行,为因脑回压迹而厚薄不均的前颅窝底。

内侧壁:前后走行,以筛窦为主构成,为极薄的筛窦纸板,因外伤时的压力传递极易发生内侧壁筛窦纸板的爆裂骨折。内侧壁下方层面自前往后依次可见鼻骨、上颌骨额突和泪骨以及由后两者构成的泪囊窝。

外侧壁:自后内向前外倾斜走行,以蝶骨大翼为主构成,骨质厚实、坚固,前方外围为颞窝,后方外围为中颅窝内的脑组织。

底壁:为前低后高的上颌窦顶壁,在横断面图像上显示前方为眼眶,后方为上颌窦。

a present:进出眶尖的颅神经和血管

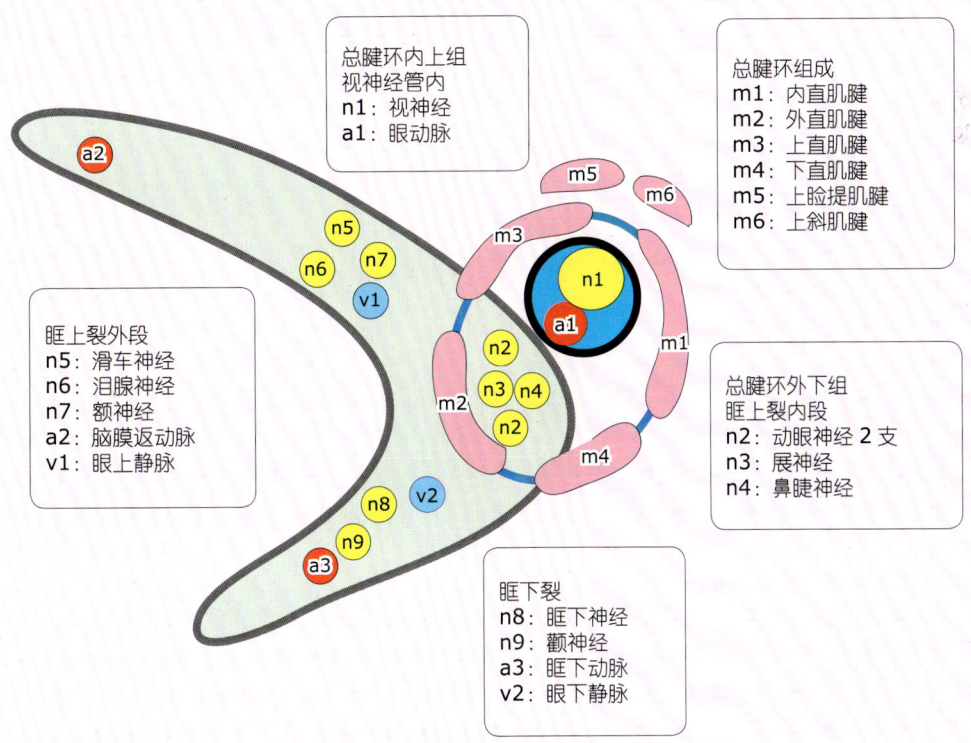

在眶尖有 3 个骨性孔道和 1 个肌腱环,即视神经管、眶上裂、眶下裂和总腱环。进出眶尖的这些骨性孔道和腱环的眼外肌肌腱有 6 条,颅神经有 9 支,另外还有 3 支动脉和 2 支静脉。这些肌肉、神经和血管多达 20 条,对其进行解剖上的梳理就显得十分必要。为方便记忆,我们可先将经过眶尖的眼外肌肌腱构成的总腱环弄清楚,再整理进出的血管和神经。6 条肌腱中的 4 条眼直肌在上、下、内、外 4 面构成总腱环,上斜肌和上睑提肌位于总腱环的内上方。神经和血管分为 4 组,其中总腱环内、外各有 2 组:

①总腱环内上组在视神经管内,为视神经和眼动脉。

②总腱环外下组实际上是分布于眶上裂内段,有动眼神经、展神经和从三叉神经眼支分出的鼻睫神经。

③眶上裂外段组有滑车神经和三叉神经眼支的泪腺神经、额神经、眼上静脉和脑膜返动脉支。

④眶下裂组有三叉神经上颌支终支的眶下神经、眶下动脉、颧神经和眼下静脉。

4.2 外耳、中耳和内耳

耳在解剖学上又称"前庭蜗器（vestibulocochlear organ）"，是负责位觉和听觉的感觉器官，分外耳、中耳和内耳 3 部分。外耳大部分可以直接看到和触摸检查，其问题常可"一目了然"。其外耳道伸入颅面内部，需借助耳镜或 CT、MRI 等影像学手段方能对其进行解剖观察。中耳的核心部位鼓室是位于颞骨岩锥内的 1 个含气腔室，内有听小骨链不停地将外界传达至鼓膜的声波加工成耳蜗可以接受的听觉信号，酷似 1 个"小作坊"。而真正能够产生听觉和位觉冲动信号的是深藏在颞骨岩锥中的内耳迷路，即耳蜗、半规管等。内耳是耳的核心，而外耳和中耳则属于耳的附属器官。

耳是位觉器和听觉器二部合一的器官。两者功能完全不同，大脑中枢也处于不同的皮质区域，但在神经核之下至颅神经、感受器等环节，两者却异乎寻常地走到了一起，形成密不可分的解剖联合体。另外，在内耳道和颞骨内走行的面神经，也与位、听神经有极为密切的解剖关系。

4.2.1 外耳

外耳（external ear）包括耳廓、外耳道及鼓膜 3 部分，这里重点讲述外耳道和鼓膜。

Point-01: 外耳道和鼓膜

区域解剖简析

外耳道和鼓膜虽然可在耳镜中窥视，但是其外耳道内腔的具体宽度和高度，鼓膜的厚度以及它们的毗邻解剖结构的详细情况则不易观察，需借助 CT/MRI 技术进行进一步的观察。

①外耳道（external acoustic meatus）：是外耳门至鼓膜的一段由骨骼和软骨支撑的盲管，外口敞开，内口被鼓膜封闭。

a. 长度与管径：外耳道腔自耳甲腔底的外口至鼓膜全长约为 25~35mm，多数个体的软骨部约占其外 1/3，骨部占其内 2/3。部分人的骨部与软骨部等长，个别人的软骨部比骨部长。外耳道腔的截面为竖椭圆形，平均前后径为 8mm。外耳道口最宽大，底部次之，软骨部与骨部的交界处最窄，为峡部。

b. 毗邻特点：软骨部的前下壁与腮腺毗邻，有 2 个软骨裂隙被称为 Santorini 裂。此裂隙既可以增加外耳道的可动性，也可以成为腮腺与外耳道感染互相扩散的途径；外耳道后上壁以薄骨板毗邻乳突小房；外耳道上壁含与鼓室相通的小房，再往上毗邻颅中窝，可形成外耳道、中耳和颅内之间感染的通路。

②鼓膜（tympanic membrane）：是分隔外耳与中耳的薄层纤维组织膜。

a. 形态、大小和方向：鼓膜呈卵圆形，柔韧半透明，具有浅灰色的珍珠样光泽。上部稍宽，整体向内凹陷。上下径约为 10mm，前后径约为 9mm。其周边部与中央部较厚，两者中间区域较薄。鼓膜面积均值约为 8.6mm^2。鼓膜坐落在鼓沟中，其表面向前、外、下方倾斜，与外耳道下壁和前壁各成 45°~55° 角，与外耳道上壁约成 140° 之钝角。

b 内部结构和厚度：鼓膜由 3 层组织组成。自外向内分别为表皮层、纤维层和黏膜层，表皮层厚度约为 50~60 μm，纤维层主要环绕鼓膜的周边部，中心部和松弛部较稀疏，为鼓膜的薄弱区域，容易发生外伤性鼓膜穿孔；黏膜层厚度约为 20~40 μm。正常鼓膜的总厚度极薄，约为 0.1mm(100 μm)。

图 4.2-1　外耳道和鼓膜

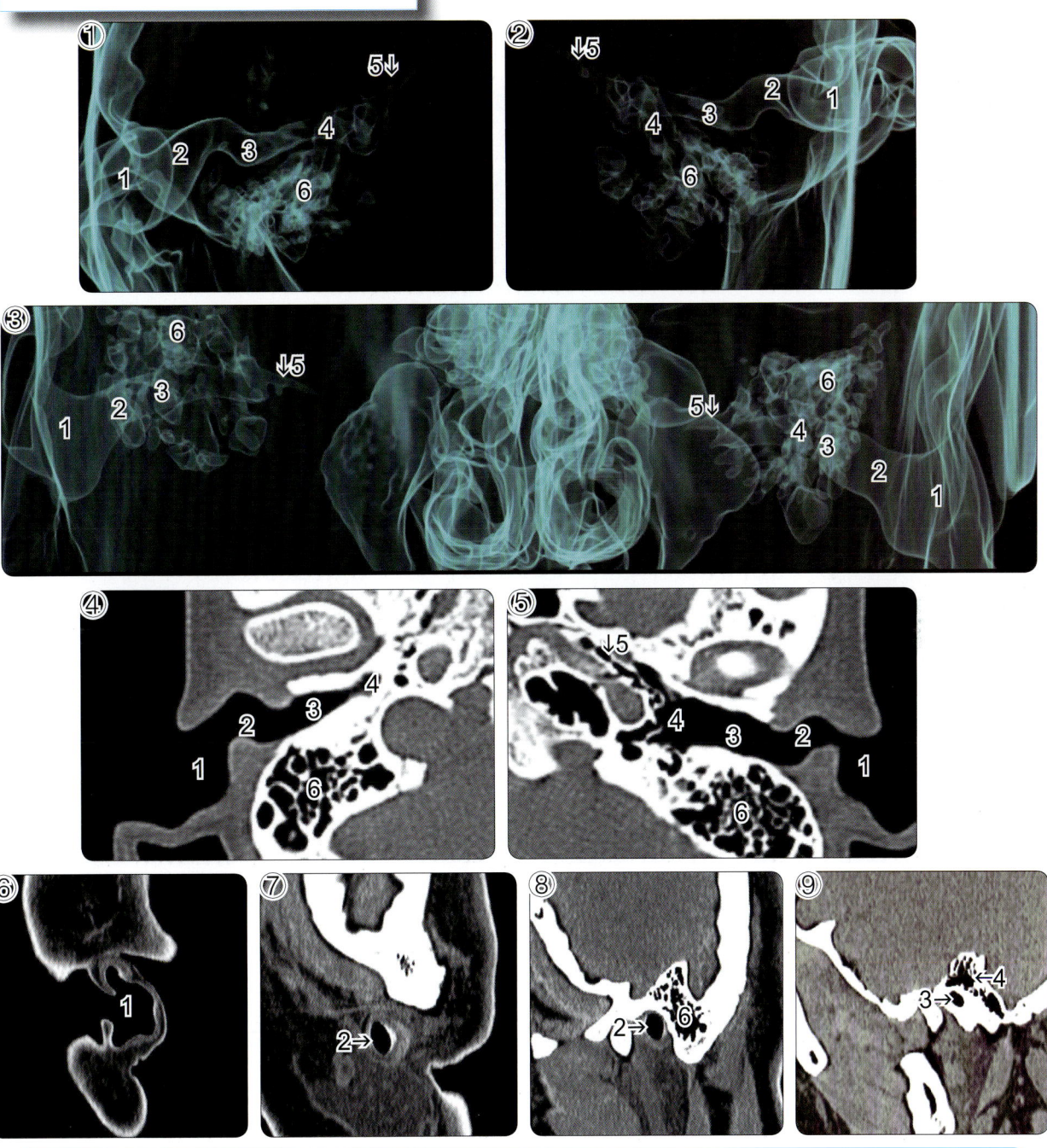

1. 耳甲腔；2. 外耳道软骨部；3. 外耳道骨部；4. 鼓室；5. 咽鼓管骨段；6. 乳突蜂房

图 4.2-1a 外耳道的分段和走行

图①至图③为两侧耳部含气腔隙的 VR 成像，图④和图⑤为两侧外耳道层面的 CT 图像，图⑥至图⑨为外耳道自外向内序列的矢状面重建 CT 图像，显示外耳道的分段和走行。

正常外耳道是自耳甲腔底至鼓膜之间的 1 段含气管腔，外耳道的观察要着重于 3 点，即管腔走行方向、外耳道分段、管腔通畅和管壁完整。

走行方向：外耳道从外口开始整体呈"S"字形走行，开始向前内方向水平走行，继而向后内上方走行，最后向前内下方到达鼓膜。此种走行可保护鼓膜和中耳免受外伤和炎症的侵犯。

外耳道分段：图中可见外耳道分为外侧的软骨部和内侧的骨部，但是各个壁骨部和软骨部并非同时转换，而是各有不同长度，在 CT 图像上可以准确观察。

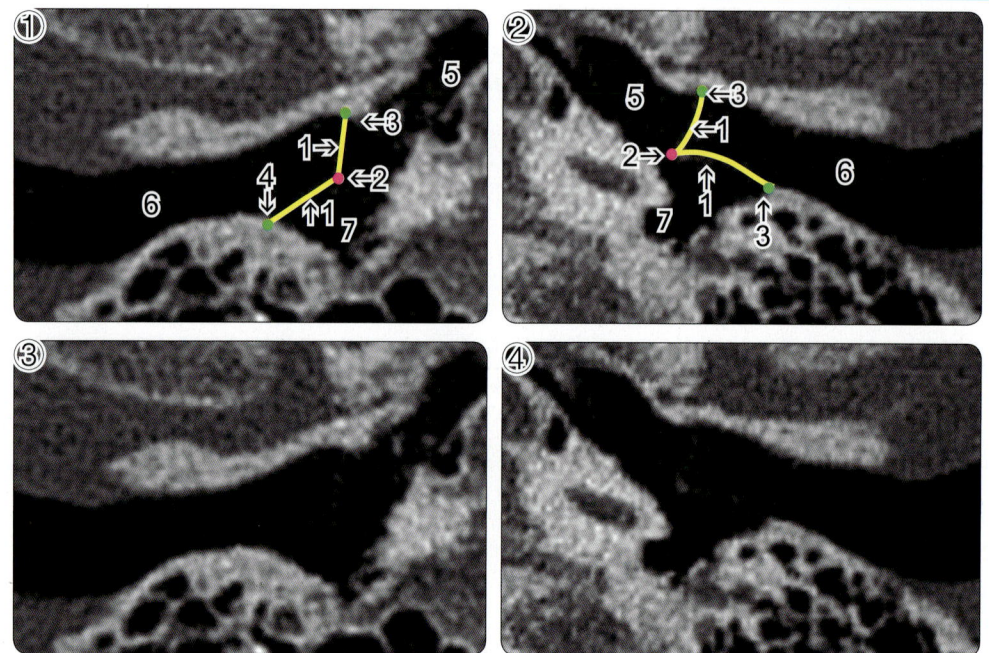

1. 鼓膜；2. 脐点；3. 前壁附着点；4. 后壁附着点；5. 鼓室；6. 外耳道；7. 鼓室下隐窝

图 4.2-1b 鼓膜

图①和图②为两侧外耳道层面的横断面图像，图③和图④为相同层面的 CT 图像，显示鼓膜形态。

鼓膜自身的厚度平均为 0.1mm，极薄。另外其布局方向并非都与横断面平面垂直，故只有极少数个体在其厚度与扫描角度均适合的情况下可以隐约显示其鼓膜影像和形态。

形态：观察鼓膜时应注意其形态、位置和完整性。图①和图②将鼓膜明显地勾画出来。请读者参考图①和图②自行观察图③和图④。由于个体差异和声音强度不同，鼓膜是出于震动和变化的，随张力变化，其向鼓室侧凹入的程度不同。鼓膜的观察点包括：a. 鼓膜；b. 脐点；c. 前壁附着点；d. 后壁附着点。

临床意义：显示细薄的鼓膜或未能显示并无特殊意义，临床不能依据其显示与否确定其是否有病变存在。在病理情况下，鼓膜既可以增厚，也可以破坏消失。

外耳道和鼓膜 CT/MRI 观察小结

1.CT/MRI 建议观察平面：

①横断面图像为主要观察和分段的平面。

②冠状面和矢状面图像可以补充观察，冠状面图像可以观察外耳道上壁和下壁，矢状面图像可以观察外耳道腔口径。

2.CT/MRI 观察要点提示：

①外耳道各壁的观察要注意有否骨质破坏、肿物、耵聍、异常狭窄以及周围毗邻组织结构有无病变及其与外耳道腔的关系。

②正常鼓膜的厚度在理论上是处于肉眼识别的临界线之下，能显示者并不多见。

4.2.2 中耳

中耳（meddle ear）位于内耳和外耳之间，将整个耳连成一体。中耳为最常见的耳疾病，即"中耳乳突炎"的发病区域。在解剖学上，中耳包括鼓室腔、听小骨、咽鼓管和乳突 4 个部分。

Point-02: 鼓室腔

区域解剖简析

鼓室腔位于中耳的中心部位。

①鼓室腔（tympanic cavity）：是埋藏在颞骨内的含气腔室，其内容纳听小骨链。

a. 形态和大小：鼓室腔在冠状面和横断面图像上均呈不规则的双凹透镜状，前后径和上下径分别约为 12.62mm 和 15.24mm，内外径较短，在鼓膜脐部最小仅为 2mm 左右。鼓室容积仅为 1~2mL。

b. 分部：鼓室腔分为鼓室和上鼓室 2 部分，鼓室大致与鼓膜的位置持平，占整个鼓室腔高度的 2/3 左右；上鼓室大致在鼓膜上缘以上，又称上鼓室隐窝，约占鼓室腔的上 1/3 左右。

②鼓室腔的壁：

a. 顶壁：亦称天盖（baldaquin），为薄层的密质骨板，一般厚度约为 0.5~1.4mm，厚者可达 2~3mm，严密分隔鼓室与中颅窝。顶壁向后延续移行为乳突窦顶壁。偶有顶壁骨板发育不全时可由结缔组织代之，另外顶壁与颞鳞之间的岩鳞裂在小儿颅骨未骨化时裂隙较大，中耳炎可经此自鼓室蔓延至颅内。

b. 底壁：又称颈静脉壁（jugular wall），较薄时与下方的颈静脉球仅隔一层纸样骨板。甚至在少数个体中仅有 1 层纤维结缔组织或黏膜，当颈静脉球疝入鼓室腔内时，透过鼓膜可窥见鼓室内蓝色的颈静脉球，称蓝色鼓膜（blue drum）。偶尔颈静脉球明显上突形成颈静脉球高位。CT/MRI 检查时应仔细观察和报告，避免中耳手术时伤及颈内静脉。

c. 前壁：也称颈动脉壁（carotid wall），前壁上半部为肌咽鼓管开口，此开口分为上部的鼓膜张肌半管和下部的咽鼓管半管，两者之间有不完全的骨隔为匙突。后者也成为寻找面神经的重要标志。前壁的下半部为颈动脉管后壁。咽鼓管为咽部炎症扩散至中耳的重要途径。

d. 后壁：也称乳突壁，有一口、一凸和两个窝。"一口"即最上方直径约为 5mm 的乳突窦入口。"一凸"为外半规管凸（prominence of lateral semicircular canal），为乳突窦入口内缘的半圆形隆起，"两个窝"即砧骨窝（incudal fossa）和隐窝，前者在乳突窦入口的下方，容纳砧骨短突，因此窝恰位于面神经管水平段与垂直段拐角的外侧，故成为术中保护面神经的重要解剖标志；隐窝是砧骨窝下方凹凸不平的区域，中耳炎性肉芽或胆脂瘤均可潜藏于此，如不彻底清除可导致炎症经久不愈。

e. 内壁：又称迷路壁（labyrinthine wall），内侧壁上有一岬、两窗和一凸。"一岬"是指鼓岬，是耳蜗底圈形成的丘状隆起。"两窗"即前庭窗和蜗窗，前庭窗又称卵圆窗，位于鼓岬的后上方，前后径约为 3.15mm，上下径约为 1.68mm，被镫骨底封闭；蜗窗也称圆窗，位于前庭窗的下方，被蜗窗膜所封闭；后者也称第二鼓膜，是植入电子耳蜗的入路，前后径约为 1.11mm，上下径约为 1.04mm。"一凸"为面神经管凸，由面神经管水平段形成，位于前庭窗的外侧和水平半规管的前方。

f. 外壁：也称鼓膜壁（membranous wall），下方大部分为鼓膜，上方小部分由颞骨鳞部形成鼓室上隐窝的外壁。

图 4.2-2　鼓室腔

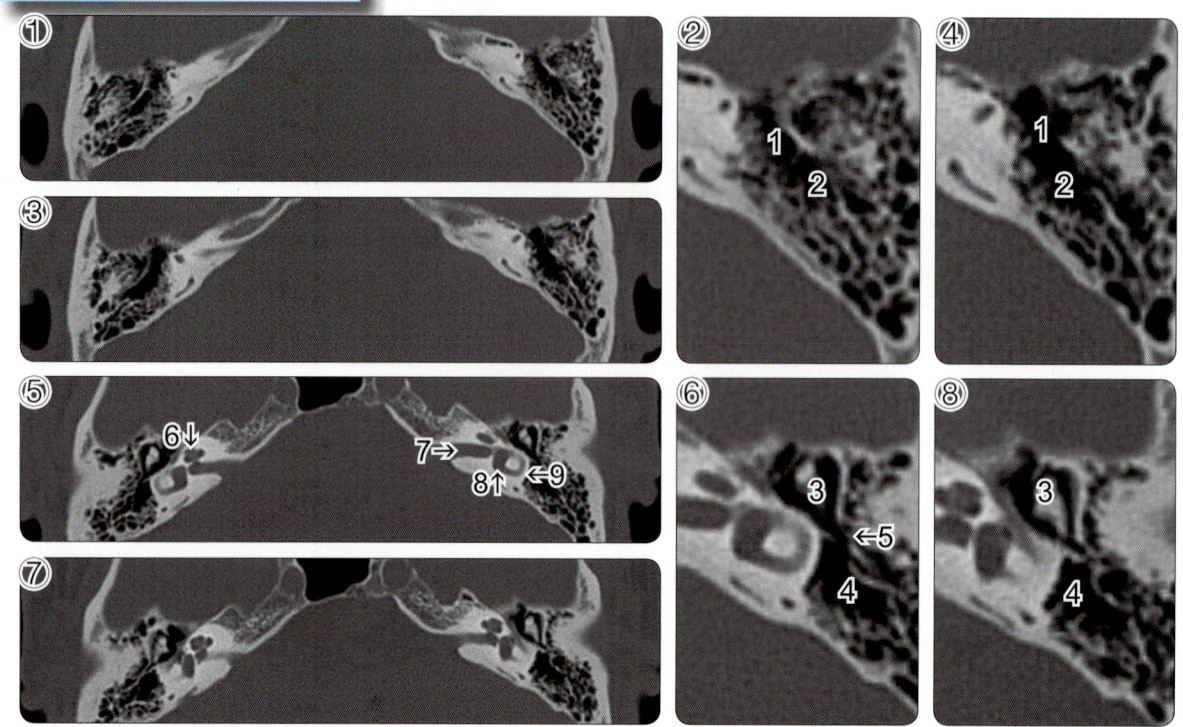

1. 鼓室上隐窝；2. 乳突窦；3. 上鼓室；4. 乳突窦向后下方延伸；5. 乳突窦入口；6. 耳蜗；7. 内耳道；8. 前庭；9. 水平半规管

图 4.2-2a　鼓室腔 - 上鼓室

图①、图③、图⑤和图⑦为两侧上鼓室的横断面图像，图②、图④、图⑥和图⑧分别为图①、图③、图⑤和图⑦中左侧上鼓室的放大图像，显示两侧上鼓室的解剖结构。

上鼓室由最上方的上鼓室顶部和其下方的上鼓室下部构成。

上鼓室顶部：实际上为上鼓室隐窝，其腔隙略狭窄且不规则，周围由细小乳突蜂房包围，向后开口于乳突窦，乳突窦为鼓室之外的 1 个大而独立的孤立蜂房，两者的上方为鼓室盖（见图①至图④）。

上鼓室下部：为真正意义上的上鼓室，因为这里是锤骨和砧骨主体及两者关节和附带的肌肉、韧带所在的空间，内侧壁为水平半规管和面神经管，外侧壁为少量蜂房和外耳道顶。后方有 1 个狭窄的乳突窦口通往乳突窦（见图⑤至图⑧）。

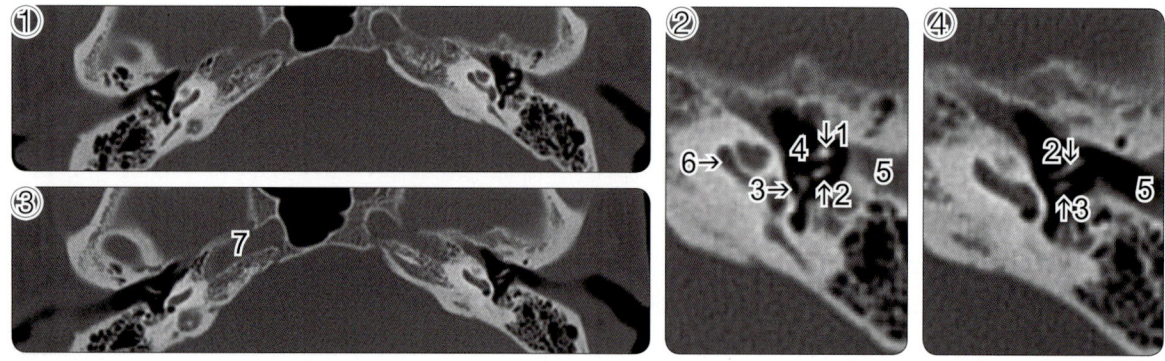

1. 锤骨柄；2. 砧骨长脚；3. 镫骨；4. 鼓室；5. 外耳道；6. 耳蜗；7. 颈内动脉管

图 4.2-2b 鼓室腔 - 鼓室

图①和图③为两侧鼓室的横断面图像，图②和图④分别为图①和图③中左侧鼓室的放大图像。

鼓室外侧面临鼓膜，内侧面对以前庭为主的迷路。

鼓室的内容：鼓室是锤骨柄、砧骨长脚和镫骨等所处的空间，前者向外伸向鼓膜脐部，后者向内并以镫骨连接前庭。锤骨柄在后，其连接的鼓膜不易显示；砧骨长脚及其所连接的镫骨在前，紧靠在前庭窗上（见图②和图④）。

鼓室的四壁：鼓室下部的内侧壁自前往后依次为耳蜗、前庭和半规管，为迷路侧；外侧壁上方小部分为颞骨鳞部，下方大部分为较难显示的鼓膜；向前内通往咽鼓管（见图②和图④）。

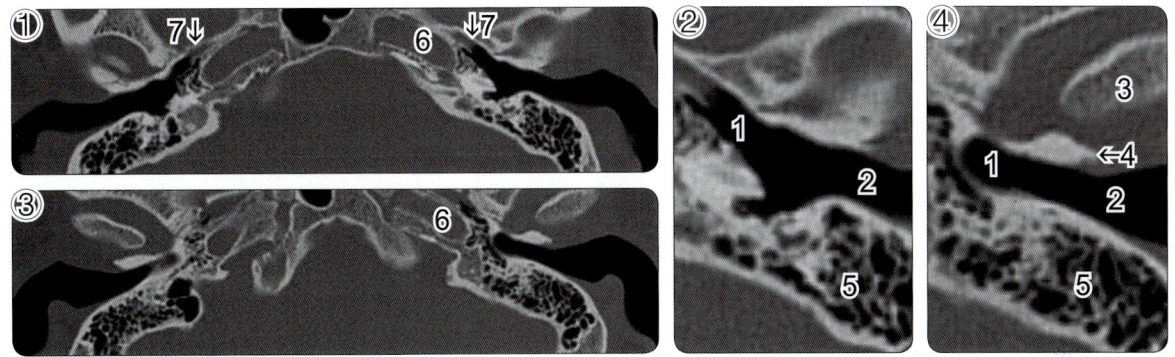

1. 鼓室底；2. 外耳道；3. 下颌骨髁状突；4. 鼓骨；5. 乳突；6. 颈内动脉管；7. 咽鼓管骨部

图 4.2-2c 鼓室腔 - 底部

图①至图④为鼓室底部的横断面 CT 图像，显示鼓室底解剖。

鼓室底部是鼓室下方的深浅不一的隐窝样结构，下方与颈静脉球毗邻。

鼓室底部的参考标志：前方有颈内动脉管、咽鼓管和下颌骨头等，提示为鼓室底层面。

临床意义：鼓室底位置最低，前面经咽鼓管与鼻咽相通，感染极易经咽鼓管进入鼓室，并在此最低处产生分泌物堆积和细菌滋生，加之此处骨质参差不齐，形成鼓室下隐窝，不利于分泌物和感染物质引流，从而常常成为中耳炎的发源地。

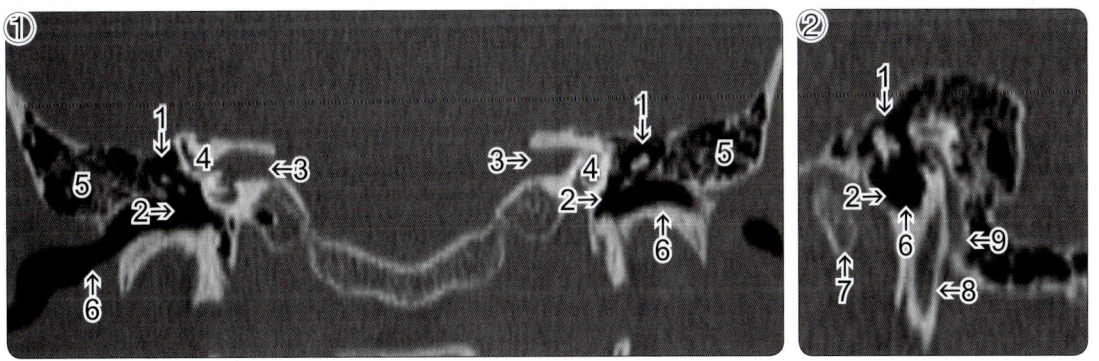

1. 上鼓室；2. 鼓室；3. 内耳道；4. 迷路；5. 乳突；6. 外耳道；7. 下颌骨髁状突；8. 茎突；9. 面神经管降段

图 4.2-2d 鼓室腔 - 冠状面和矢状面

图①为两侧鼓室腔的冠状面重建 CT 图像，图②为一侧鼓室腔的矢状面重建 CT 图像。

冠状面和矢状面重建 CT 图像所显示鼓室腔的表现基本符合我们在横断面 CT 图像上所见。

鼓室腔的冠状面表现：图①显示两侧鼓室腔基本对称，均表现为自外上方向内下方略微倾斜的长方形空腔，锤骨头和砧骨体位于上方的上鼓室内，锤骨柄和砧骨长脚则向下伸入鼓室内。鼓室盖和鼓室腔底均可清晰地显示。

鼓室腔的矢状面表现：图②显示图像位于锤骨头层面的上鼓室内，其下方的鼓室部分与外耳道可出现一定的重叠。鼓室与外耳道的前方为下颌骨髁状突，后方为茎突和面神经管降段。

鼓室腔 CT/MRI 观察小结

1.CT/MRI 建议观察平面：

CT 图像是对以骨骼和空气为主的鼓室腔进行观察的最佳手段。

①横断面图像应为主要的观察平面，可以清晰而全面地了解鼓室腔的整体形态、分部和前后内外壁的细节。

②冠状面和矢状面图像可对鼓室腔上下壁进行补充观察，并且进一步了解鼓室腔的形态和分部。

2.CT/MRI 观察要点提示：

①鼓室各壁的解剖结构细节是观察鼓室的重点和难点，特别需要注意面神经、颈内动脉和颈静脉球等的所在和经过的具体位置。

②鼓室是中耳炎发生的第一站，在急性感染之后的慢性中耳炎期，慢性炎症和胆脂瘤形成过程中，鼓室周围的上鼓室、乳突窦、鼓室腔的各个隐窝等鼓室周边结构和窄小缝隙、隐窝或死腔，可能成为细菌的滋生地或感染的策源地，因此应当成为影像学观察的重点区域。

Point-03：听小骨

区域解剖简析

听小骨 (auditory ossicles) 有 3 块，分别位于上鼓室和鼓室的上部和中部。

鼓室内的听小骨、韧带和肌肉就像是作坊里的机械设备，只要外界有了声音，这套设备就不停地将外界传来的声音从鼓膜传递到内耳。

①听小骨的衔接关系：由锤骨、砧骨和镫骨三者衔接成听骨链，位于鼓膜与内耳的前庭窗之间，3 块听小骨由外向内依次的衔接关系是：

a. 锤骨柄附于鼓膜内面的鼓膜脐。

b. 锤骨头与砧骨体组成锤砧关节。

c. 砧骨长脚与镫骨小头构成砧镫关节。

d. 镫骨底以环状韧带固定于前庭窗。

这样环环相扣，声波就在鼓膜与前庭窗之间实现了传递。

②听小骨的位置：锤骨头、砧骨体及其短脚等听骨链的主体的大部分位于上鼓室上部，锤骨柄、砧骨长脚和镫骨则向下伸延至鼓室的中部。

③各个听小骨的大小、形态和功能以及它们的连接：

a. 锤骨 (malleus)：最大，长度约为 8~9mm，宽度约为 2~3mm，形似鼓槌。上端圆形的膨大部为锤骨头，在上鼓室前部与后方的砧骨体的球面凹窝构成锤砧关节。锤骨头下方略细部分为锤骨颈，自锤骨颈再向下伸出的细长棒状结构为锤骨柄，后者于鼓膜内面的黏膜层与纤维层之间伸至鼓膜脐；鼓膜张肌肌腱附着于锤骨柄上部的内侧面并借助杠杆力向内拉紧鼓膜。换而言之，这个锤骨不是在敲鼓，而是被鼓膜紧紧拉动在运动。

b. 砧骨 (incus)：居于锤骨和镫骨之间并与两者分别形成关节。砧骨的形状酷似 2 个牙根分开的双尖牙，砧骨体像牙冠位于上鼓室后部，与锤骨头组成锤砧关节；砧骨的短脚和长脚像 2 个牙根，伸向不同方向。短脚长约 5mm，呈锥形伸向后方，借砧后韧带附着于乳突窦入口下方的砧骨窝内；长脚长约 7mm，向后内下方伸入锤骨柄后方的中鼓室内，以膨大的豆状突与镫骨头连接成砧镫关节。

c. 镫骨 (stapes)：最小，形如马镫 (stirrup)，分头、颈、前脚、后脚和底板，高 3~4mm。镫骨头与砧骨长脚豆状突组成砧镫关节。镫骨颈很短，分成镫骨的前脚和后脚再连接椭圆形的镫骨底板，该底板对准前庭窗并借环状韧带固定于前庭窗的边缘。

至此，从鼓膜脐到前庭窗之间就形成了完整的听骨链。鼓膜振动的效果带动鼓室内的听小骨链将声波以机械的方式从外耳传递至内耳。

图 4.2-3　听小骨

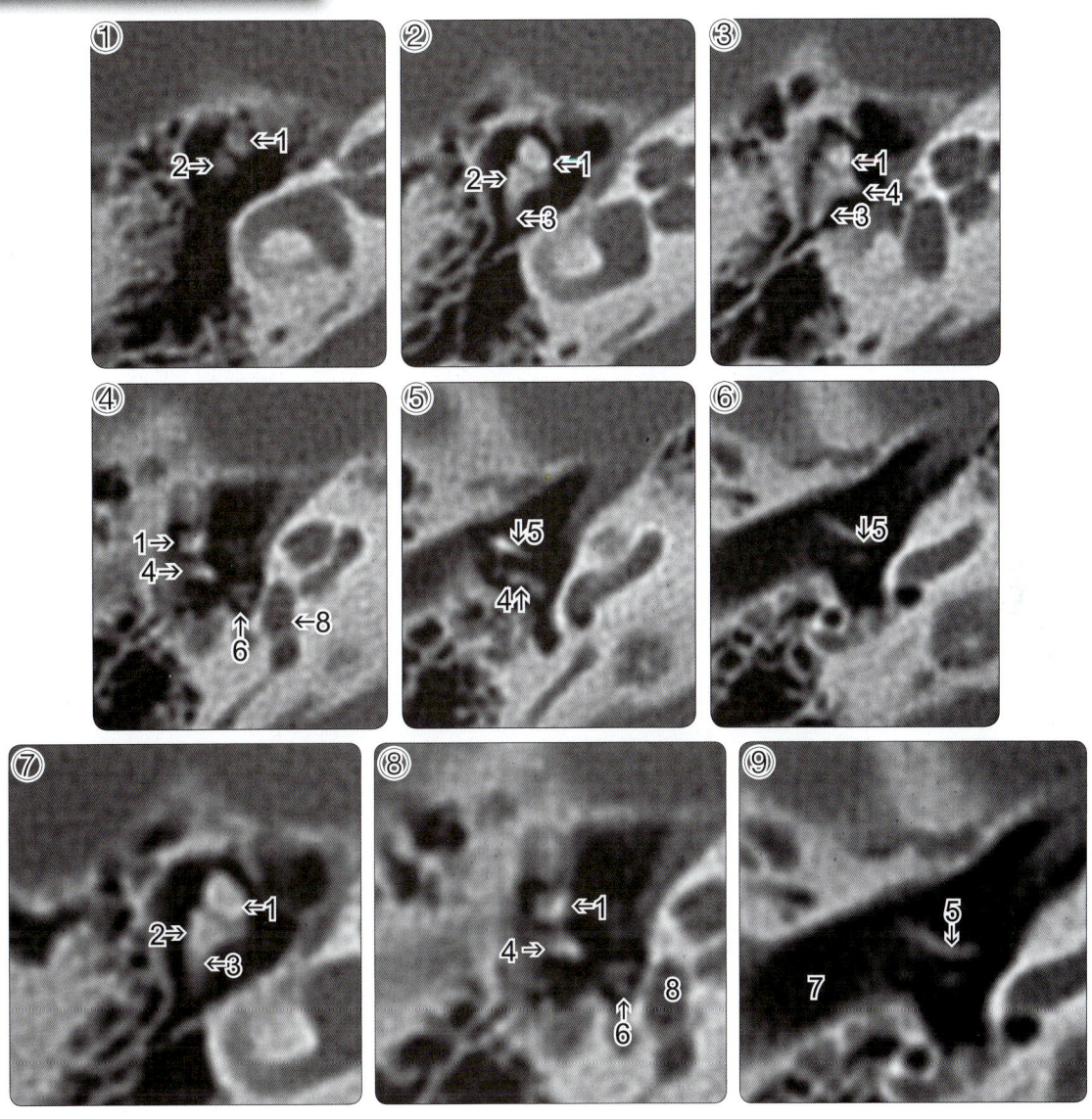

1. 锤骨头；2. 砧骨体；3. 砧骨短脚；4. 砧骨长脚；5. 锤骨柄；6. 镫骨；7. 外耳道；8. 前庭

图 4.2-3a　听小骨-横断面

图①至图⑥为自上而下的 CT 图像，图⑦至图⑨分别为图②、图④和图⑥的放大图像，显示听小骨。使用 CT 横断面图像自上而下可以清晰而全面地观察听小骨的主要结构。

上鼓室部分听小骨的观察：锤骨头和砧骨体位于上方的上鼓室内，故我们观察 CT 横断面图像时，首先在上方的上鼓室层面看到锤骨头和砧骨体这 2 个听小骨最大的部分，锤骨头位于前方，呈圆形，而砧骨体则位于后方并与锤骨头形成关节。两者合起来酷似蛋卷碗糕冰激凌，中间为砧锤关节。在此层面常常可同时看到砧骨的短脚向后方延伸，如同砧骨的尾巴。

鼓室内听小骨的观察：锤骨柄和砧骨长脚向下伸入鼓室内，这一部分听小骨的观察比较困难，但是非常重要。观察主要包括 3 点内容。a. 砧骨的 2 只脚：一是自砧骨体部向后方延伸的砧骨短脚，如同砧骨体的尾巴，在横断面上向后方延伸变细；二是砧骨长脚非常重要，是砧骨与镫骨连接的桥梁，先向下，继而向内走行并最终与镫骨连接。b. 镫骨：镫骨的前脚和后脚与底构成半环形或"D"字形，紧密贴靠在前庭外侧的骨壁上。c. 锤骨柄：自锤骨头、锤骨颈继续向下走行于砧骨长脚的前方，其末端稍向前外侧弯曲伸至鼓膜脐。

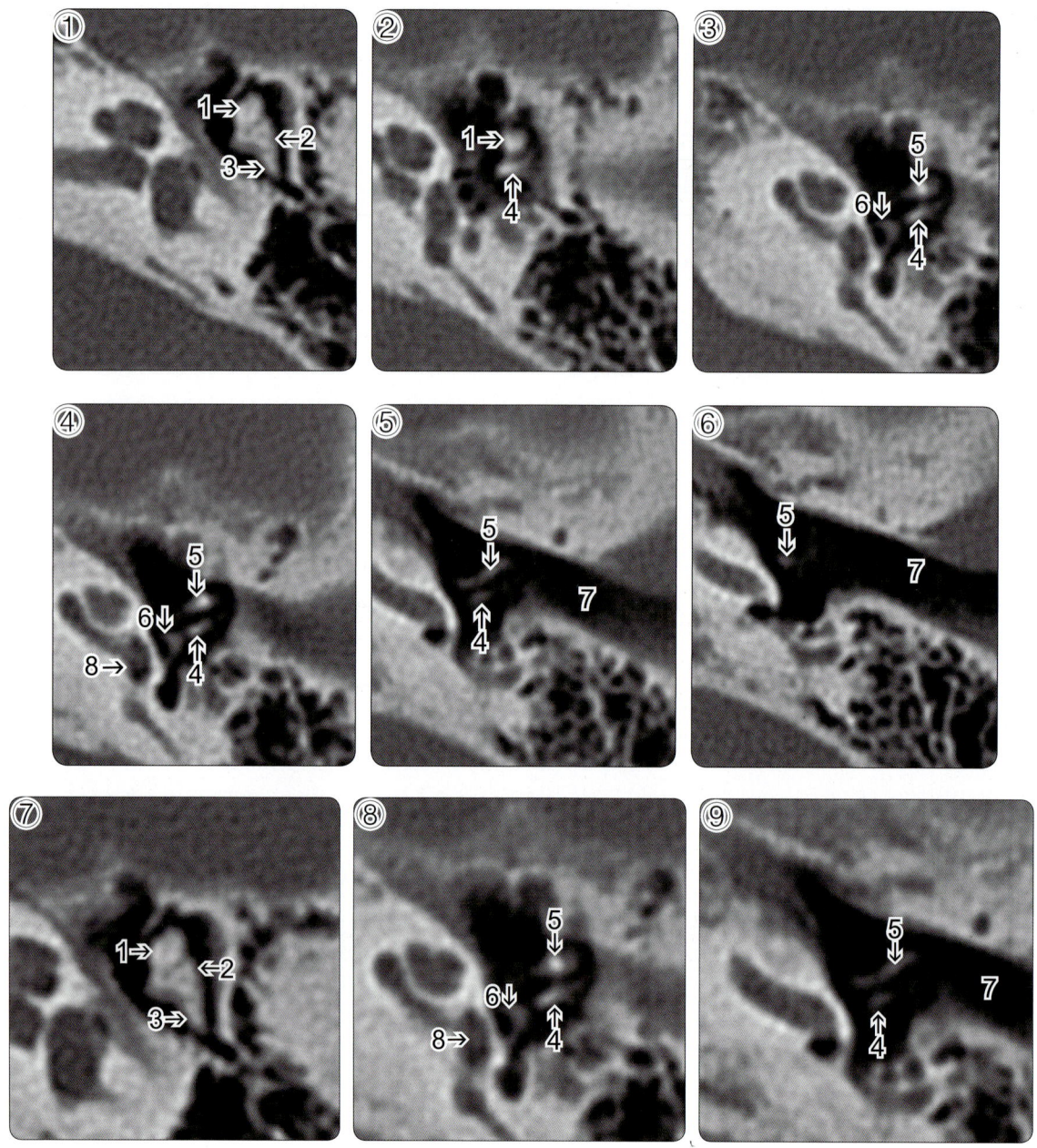

1. 锤骨头；2. 砧骨体；3. 砧骨短脚；4. 砧骨长脚；5. 锤骨柄；6. 镫骨；7. 外耳道；8. 前庭

图 4.2-3b 听小骨 - 横断面 - 个例 2

图①至图⑥为另外一个个体自上而下的 CT 图像，图⑦至图⑨分别为图②、图④、图⑥的放大图像，显示听小骨。

使用 CT 横断面图像自上而下可以清晰而全面地观察听小骨的主要结构。

上鼓室部分听小骨的观察：我们观察 CT 横断面图像时，首先在上鼓室层面看到锤骨头和砧骨体，锤骨头位于前方，呈圆形，而砧骨体则位于后方并与锤骨头形成关节。两者合起来酷似蛋卷碗糕冰激凌，中间为砧锤关节。向后方延伸者为砧骨的短脚。

鼓室内听小骨的观察：重点依然是锤骨柄、砧骨长脚和镫骨的观察。砧骨长脚与镫骨连接，位于后方。锤骨柄向下走行，其末端稍向前外侧弯曲伸至鼓膜脐。镫骨则紧密贴靠在前庭外侧的骨壁上。

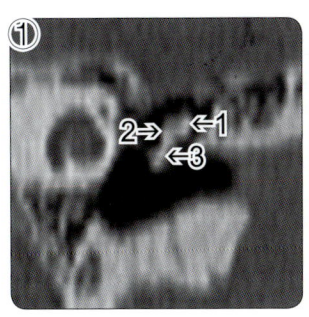 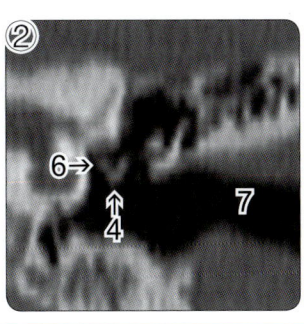 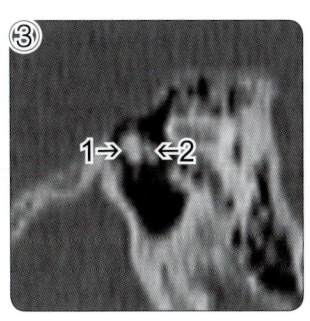 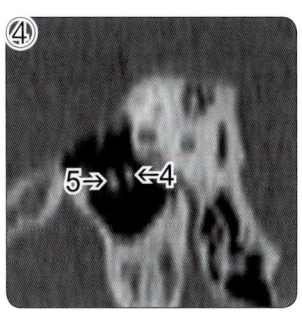

1. 锤骨头；2. 砧骨体；3. 砧骨短脚；4. 砧骨长脚；5. 锤骨柄；6. 镫骨；7. 外耳道

图 4.2-3c　听小骨 - 冠状面和矢状面
　　图①和图②为冠状面 CT 重建图像，图③和图④为矢状面 CT 重建图像，显示听小骨。
　　矢状面和冠状面 CT 图像重建可补充显示听小骨的具体位置，但其分辨率和准确度较差。
　　冠状面与矢状面 CT 重建的应用价值：听骨链的连接关系和各个骨突和垂体柄的走行比较复杂，以横断面 CT 图像为基础，结合冠状面和矢状面重建图像，可以在各个听小骨的位置感和进一步了解听骨链的上下关系方面获得更多的解剖信息。

Point-04: 咽鼓管

区域解剖简析

咽鼓管 (pharyngotympanic tube)，又名耳咽管 (auditory tube)，是连接鼓室和鼻咽腔的 1 个扁管，全程约 40mm。

①咽鼓管分部：咽鼓管分为骨部、咽鼓管峡和软骨部 3 个部分。

a. 骨部：自鼓室口开始的咽鼓管后 1/3 段由骨质构成，长约 11mm。管腔横切面呈三角形，管径最宽大，上下径约为 3.79mm，内外径约为 3.58mm。

b. 咽鼓管峡：是骨部和软骨部之间的移行段，长 3~4mm。管径骤然变细，上下径约为 2.54mm，内外径约为 2.39mm。

c. 软骨部：为咽鼓管前 2/3 至咽口的一段，长约 25mm。管径是变动的，通常处于闭合状态，内外侧壁互相接触，管腔呈垂直裂隙状。咽鼓管咽口位于鼻咽外侧壁，其上方和后方各有一皱襞样软组织隆起，称咽鼓管圆枕 (tubal torus)。

②咽鼓管的走向：成人的鼓室口高于咽口约 20~25mm，故咽鼓管自鼓室口向前、下、内方向到达咽侧壁的咽口，向前内约成 45°，向下约成 30°~40°。

③咽鼓管的毗邻解剖：

a. 骨部上方：骨部咽鼓管位于颞骨鳞部和岩部之间，其上方为鼓膜张肌半管，两者合称肌咽鼓管，在 2/3 的个体，两管之间以一层薄骨板完全分隔，余者分隔不全。

b. 骨部内侧：为颈内动脉管水平段的外侧骨壁。在约 1/3 的个体，颈内动脉管壁明显外突致咽鼓管腔变窄。该骨壁厚度约为 1.5mm，也可先天缺如，在手术前阅片时应特别注意观察，以避免手术时伤及颈内动脉。

c. 骨部下壁与外侧壁：为岩鼓裂，骨质较厚。当下壁骨板气化时可与中耳乳突的气房相通，感染可在咽部、鼓室和乳突之间互相蔓延。

d. 软骨部下外侧：此处的软骨壁常由结缔组织膜替代予以补充和封闭，在吞咽或呵欠时，腭帆张肌、腭帆提肌、咽鼓管咽肌等的收缩可使咽鼓管开放以调节压力保持鼓室与外界间的压力平衡。

④咽鼓管黏膜与开通机制：咽鼓管骨部和软骨部黏膜迥然不同，骨部黏膜上皮细胞为低柱形，基底膜与骨膜密接，管腔保持开通；软骨部黏膜上皮细胞为高柱状，有许多杯状细胞，基底膜下有疏松结缔组织形成较厚的固有膜和黏膜下层并形成黏膜皱襞，正常情况下处于闭合状态，且通过咽鼓管圆枕阻止咽部分泌物进入。

图 4.2-4　咽鼓管

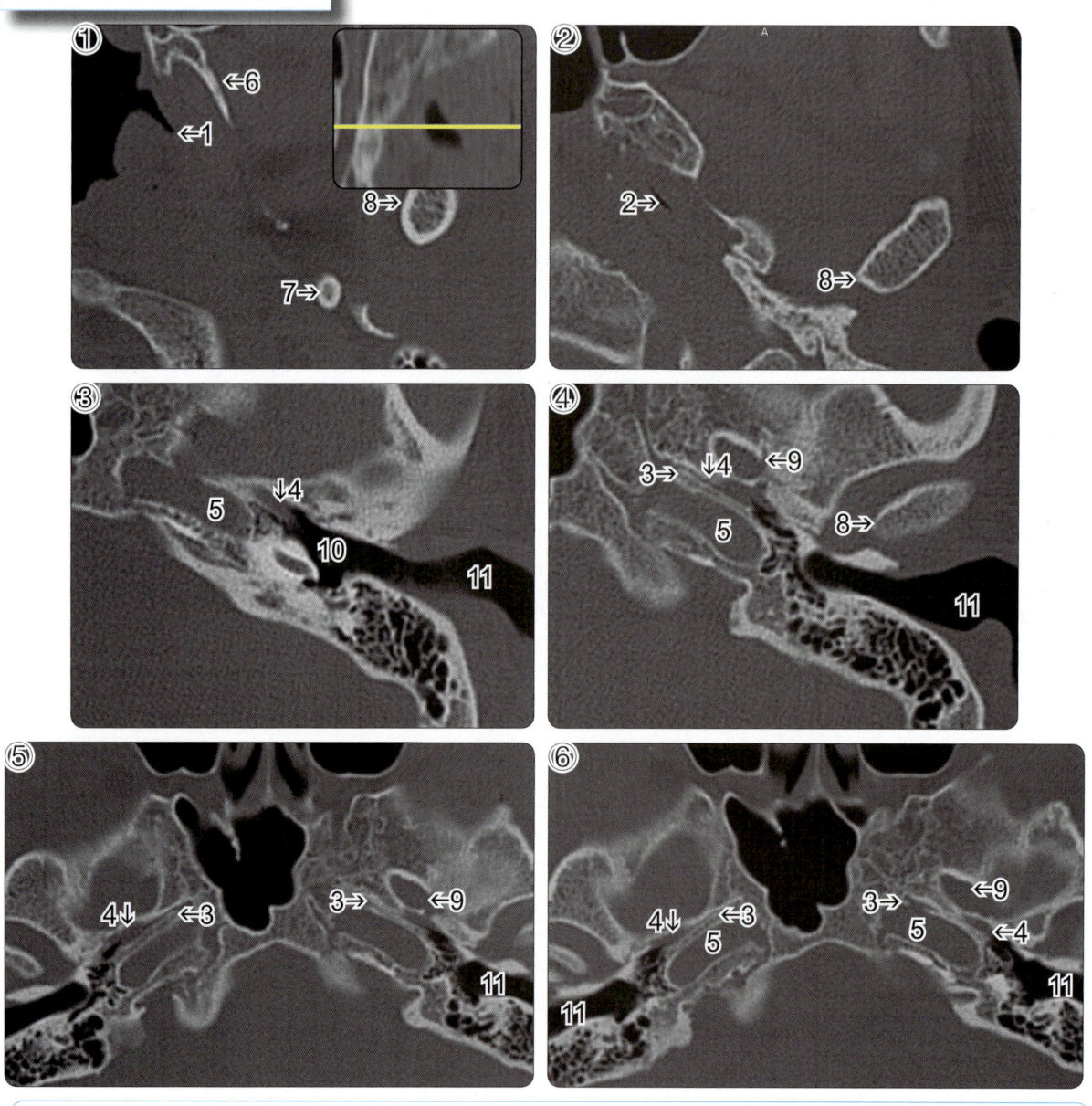

1. 咽鼓管咽口；2. 咽鼓管软骨部；3. 咽鼓管骨部；4. 鼓膜张肌半管；5. 颈内动脉管；6. 翼突外侧板；7. 茎突；8. 下颌颈；9. 卵圆孔；10. 鼓室；11. 外耳道

图 4.2-4　咽鼓管 - 横断面

图①至图④为左侧颞骨的 HRCT 图像，显示咽鼓管各段；图⑤和图⑥为另 1 个体两侧颞骨的薄层 CT 图像，显示咽鼓管骨段及其毗邻关系。

HRCT 和薄层 CT 颅底扫描是观察咽鼓管唯一可行的方法。熟悉咽鼓管的解剖位置和主要毗邻关系是识别咽鼓管的基础。

咽鼓管骨段的解剖毗邻关系：咽鼓管的骨段是 CT 观察的重点，其解剖毗邻又是我们准确观察咽鼓管的基础。咽鼓管位于鼓室底部的前方，自后外向前内走行于蝶骨大翼和岩锥之间，为中颅窝后壁的解剖结构。其上方和外侧与之伴行的是鼓膜张肌管，内侧紧邻颈内动脉管，这三者呈平行关系，成为识别咽鼓管的关键。往前，咽鼓管进入颅底下方和鼻咽后方的软组织内，为咽鼓管的软骨段；向后，咽鼓管的鼓室口开口于鼓室前方的底部。

咽鼓管各段的表现：a. 咽鼓管咽口：位于鼻咽侧壁的咽鼓管隐窝处，呈三角形，开口处大，向内逐渐收紧。咽鼓管口的矢状面重建图像显示也呈三角形（见图①中 1）；b. 咽鼓管软骨段：在软组织内，管壁无支撑力，故通常为关闭状态，偶尔可见其内充气呈线条样阴影（见图②中 2）；c. 咽鼓管骨段：是唯一可以比较清晰地观察到的部分，位于鼓膜张肌管与颈内动脉管之间，管腔比较细，形态笔直固定，容易识别。

咽鼓管的 CT/MRI 观察小结

1.CT/MRI 建议观察平面：
① HRCT 横断面图像可全面观察骨性咽鼓管及其鼓室口和咽口。
②横断面图像结合冠状面和矢状面重建图像可观察咽鼓管咽口的形态和位置，也可以了解咽鼓管骨部的详细解剖细节和毗邻关系。

2.CT/MRI 观察要点提示：
骨性咽鼓管和咽口应该成为 CT/MRI 观察的重点内容。

a present：为什么小儿易患中耳炎，成人的中耳炎常经久不愈

● 小儿时期的下述因素是促使小儿易患中耳炎的原因：
①鼓室口高于鼓室腔的底部，因而在鼓室腔底部易于发生分泌物堆积滞留而不易经咽鼓管引流。
②小儿咽鼓管相对短而宽且其走行方向更接近于水平位等原因，致使小儿在发生咽部炎症时，渗出物容易逆向进入鼓室而引发中耳的感染。
③当儿童时期患急性鼻咽炎时，咽鼓管咽口处存在的大量黏液腺和淋巴组织（咽鼓管扁桃体，tubal tonsil）引发的炎症可直接蔓延至咽鼓管和鼓室，同时极易引起管腔和咽鼓管咽部管口阻塞而使炎症加剧和迁延。
而在成人，由于成人咽鼓管的合理走行方向使咽部炎症逆流引发中耳炎的概率大大减少。

● 成人中耳炎经久不愈与以下因素有关：
①因为鼓室口距鼓室底有一定的距离，故一旦发生中耳感染时，其炎症渗出物不易排空，此时，患者俯卧位面向下方是最为理想的引流体位。如仍然采取仰卧位则无法达到理想的引流效果。
②鼓室腔上方的乳突窦以及鼓室前、后、内、外壁和鼓室底壁隐窝等许多隐窝或缝隙都是炎症性分泌物和病原菌容易集聚和滋生的场所。这些是导致中耳感染发生的潜在危险因素。
③加之鼓室底与咽鼓管开口之间与儿童一样的高度逆差，使炎症渗出物不易排出。
这些原因综合起来，致使在成人中耳炎非常容易进入反复发作和经久不愈的慢性期。

Point-05：乳突窦和乳突小房

区域解剖简析

乳突内含大量乳突小房，围绕在鼓室周围并成为鼓室的副腔，这非常类似于鼻旁窦与鼻腔之间的关系。乳突蜂房有乳突窦和乳突小房。

1. 乳突窦 (mastoid antrum)：该窦出生时即存在，也称鼓窦，为鼓室通向乳突蜂房的门户，也是除鼓室腔之外的 1 个最大的含气腔隙，在众多乳突蜂房中"鹤立鸡群"。

　　a. 位置、大小和形态：乳突窦位于上鼓室后方，新生儿时位置比较高，其后随着乳突的发育而逐渐移向后下方并扩大。成人期乳突窦容积接近 $1ml$，其直径的上限为 10mm；形态以椭圆形居多，也可呈圆形。其位置、形态和大小因人而异，有一定的正常变化范围。

　　b. 顶壁：为鼓室盖向后的延续部，借之与颞叶底面分隔。

　　c. 前壁：上方为窦入口，下方毗邻面神经垂直段的起始部。

　　d. 内侧：为外半规管凸。

　　e. 外侧、后方和下方：以乳突小房为壁并与之沟通，其中后方与乙状窦之间的距离、间隔以及乳突小房的数目等变异较大，为影像学观察的重点。

2. 乳突小房 (mastoid cell)：除乳突窦外，乳突内还有许多大小、形状不一且互相交通的蜂窝状的小腔，称乳突小房。刚出生的婴儿其乳突呈海绵状松质骨，1 周岁后开始逐步气化发育成众多的乳突小房。个体间乳突小房的气化程度与个体发育过程、营养、遗传、环境和细菌感染等诸多因素有关，因而差异很大。

①乳突小房的位置和分群：乳突小房分布在乳突的不同部位，主要分布在鼓室周围，因为鼓室的上方是鼓室盖，内侧为迷路，所以大部分乳突小房是在鼓室的前、后和外侧，有人依据乳突小房向周边伸入的一些特殊解剖结构和位置，又将乳突小房分为下述不同的特殊群体：

　　a. 乳突群 (mastoid air-cell)：伸向乳突尖部，少而大，偶有延伸至茎突者。

　　b. 乙状窦周围群 (perisigmoid sinusal air-cell)：位于乙状窦周围，与乙状窦仅以 1 层薄骨板相隔，中耳乳突的炎症可累及乙状窦而形成乙状窦内血栓。

　　c. 颞骨鳞部群 (temporosquamous air-cell)：沿鼓室附近的颞骨鳞部向上发展。

　　d. 颧弓群 (air-cell of zygomatic arch)：位于颧突的根部或向前发展至颧骨弓内。

　　e. 面神经管周围群 (air-cell of periphery facial nervous canal)：位于面神经管周围，直接裸露在乳突小房中的面神经易因感染而受累。

　　f. 岩尖群：向岩尖区域沿颈内动脉周围分布。

②乳突小房的气化分型：根据气化程度可分为气化型、板障型和硬化型 3 种。

　　a. 气化型 (pneumatic type)：蜂房数目多、范围大。通常鼓窦周围为小气房，外围为较大气房。气房大小不同，但其骨间隔厚度相仿，呈完整的网线状，该型占大多数，约占 76.5%。此型根据气化程度，又进一步分为轻度气化、中度气化和高度气化 3 种。高度气化者可显示乳突尖端、颞骨鳞部、岩尖区等均有大量气房，气房的间隔线纤细甚至不连续。

　　b. 板障型 (diploetic type)：显示整个乳突部分气化，其他部分仍为板障骨松质。至成年后气房仍然少而小，有时称作婴儿型乳突。该型约占 18.5%。

　　c. 硬化型 (sclerotic type)：又称坚实型乳突或象牙乳突。乳突窦周围为浓白致密骨组成，难以见及骨小梁结构。此型乃婴幼儿期中耳乳突窦慢性低毒感染导致气化终止和成骨细胞增生等后遗改变，故硬化型乳突实非正常之乳突类型。因乳突窦周围有坚实致密骨包围，乳突窦内炎症不易向周围扩散。若无耳道流液，则多为炎症后纤维结缔组织增生。此型乳突在临床上属相对比较安全类型的乳突，故也常常被作为乳突正常类型之一，该型约占 5%。

图 4.2-5　乳突窦和乳突小房

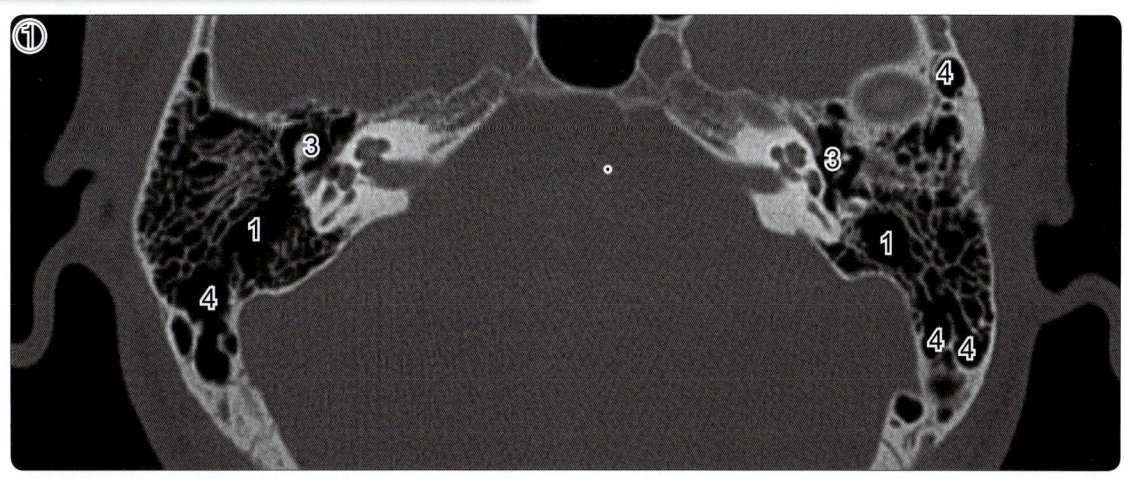

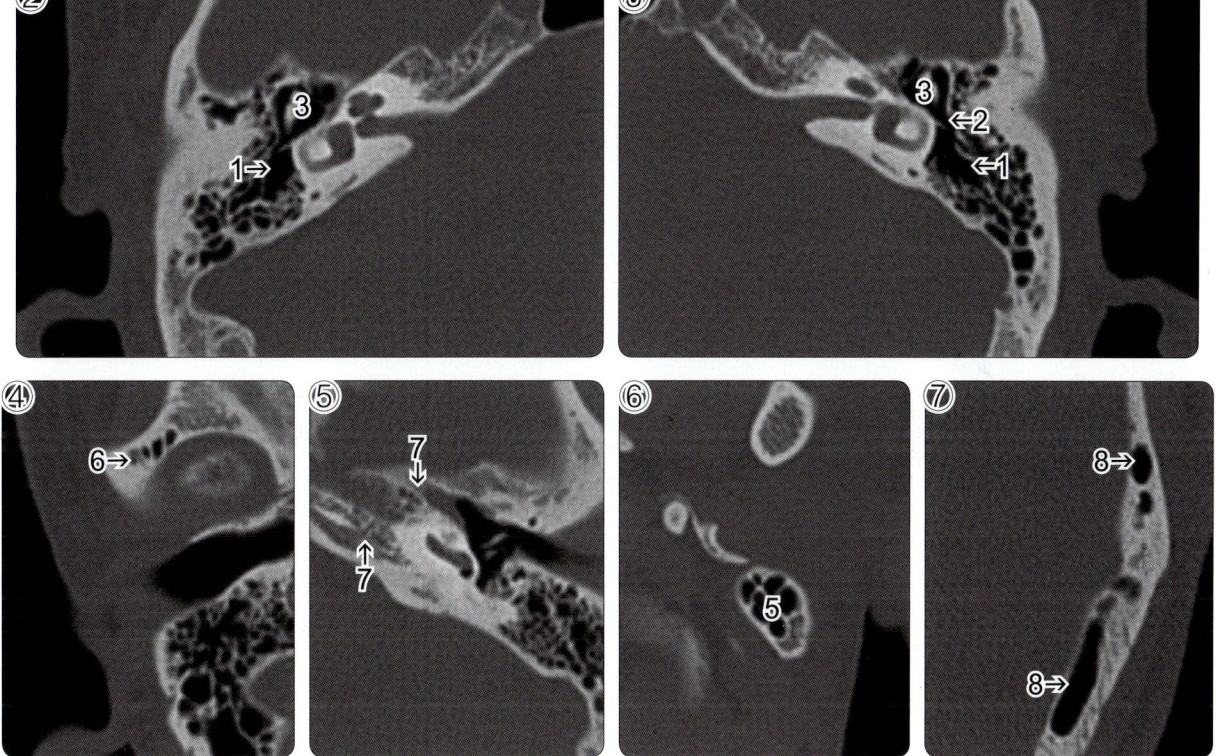

1. 乳突窦；2. 乳突窦入口；3. 鼓室；4. 其他部位的乳突大房；5. 乳突末端蜂房；6. 颧骨乳突蜂房；7. 岩尖颈内动脉周围乳突蜂房；8. 颞骨鳞部颅板内蜂房

图 4.2-5　乳突窦和乳突小房 - 横断面 HRCT

图①至图③为两侧乳突蜂房的整体观察，图④至图⑦显示相对少见乳突蜂房的位置。

乳突蜂房集中在鼓室周围，大小、形态和分布情况在个体间大同小异，蜂房发育较多时可能出现在一些少见部位，如颅板、视神经孔周围等。

乳突窦是最常见且位置恒定的一个较大的孤立蜂房，也是炎症经鼓室进入乳突的第一站。

其他部位大蜂房：在其他末梢部位也可以发现的较大蜂房，是个体发育差异，多见于乳突气化明显的个体，大小本身无重要临床意义。

乳突窦和乳突蜂房是炎症和胆脂瘤性骨破坏发生频繁的区域，对乳突蜂房进行分组以及将与乙状窦、面神经管等重要解剖结构关系密切的乳突蜂房进行详细的 CT/MRI 观察和报告十分必要。

4.2.3 内耳与内耳道

内耳 (internal ear) 位于中耳内侧，又称迷路 (labyrinth)，为听觉、位置觉的重要感受器所在地。迷路分骨迷路 (bony labyrinth) 和膜迷路 (membranous labyrinth)。骨迷路以 CT 显示最佳，内外淋巴液皆可以 MRI 水成像清晰显示，但是内外淋巴液和膜迷路的膜尚难区分和识别。

Point-06: 骨迷路

区域解剖简析

骨迷路 (bony labyrinth) 由耳蜗、前庭和半规管组成。整个骨迷路犹如蜿蜒曲折的隧道被埋藏在鼓室和内耳道之间的岩锥致密骨中，全长约为 18.59mm。其形状酷似 1 只在岩锥内向后爬行的蜗牛，耳蜗位于岩锥前内侧似蜗牛的背壳，前庭相当于蜗牛的头身居于岩锥的中间，岩锥后外侧的 3 个半规管犹如从蜗牛身上伸出的 3 只奇特的半环状触角。

①耳蜗 (cochlea)：位于岩锥的前内侧段，由圆锥形的蜗轴和环绕蜗轴外周的蜗螺旋管 (cochlear spiral canal) 构成，蜗底朝向后、内、上方的内耳道底，蜗顶朝向前、外、下方的鼓室和咽鼓管。耳蜗高度约为 5mm，蜗底直径约为 8~9mm，耳蜗管展开之全长约为 30~32mm，耳蜗大约旋转 2.75 圈。

②前庭 (vestibule)：是骨迷路的中段，呈膨大的椭圆形结构，其前后径约为 6mm，垂直径约为 4~5mm，横径约为 3mm。前庭既占据迷路的中心位置，整合与串联耳蜗与半规管，也是迷路衔接中耳和内耳道的桥梁。

a. 与鼓室和内耳道的关系：前庭外侧壁面向鼓室，壁上有前庭窗和蜗窗，前庭窗被镫骨底封闭，蜗窗被第二鼓膜封闭。前庭内侧壁面向内耳道底，壁上有 1 条自前上向后下呈弓形走行的前庭嵴，嵴后上方为椭圆囊隐窝，窝底为上筛斑；嵴前下方为球囊隐窝，窝底为中筛斑，中筛斑后方为下筛斑。前庭蜗神经纤维分别通过这些筛斑的孔道进入内耳道。

b. 与耳蜗和半规管的关系：前庭的前下方较窄，有 1 个大口对应耳蜗螺旋管；后方较宽大，有 5 个小口对应 3 个半规管。

③骨半规管 (bony semicircular canals)：为 3 个 2/3 周长的半环状骨管，位于迷路后段。

a. 前半规管 (anterior semicircular canal)：位置最高并最靠前，向上弓起，也称上半规管。其展开长度约为 18~20mm，走行平面与颞骨岩部长轴和人体的横断面均呈垂直关系，与正中矢状面约成 45°角，埋伏于颞骨岩锥部的弓状隆起内。

b. 外半规管 (lateral semicircular canal)：其长度最短，长约 14~16mm，位于前、后半规管之间，在人体横断面上弓向外后方，也称水平半规管。该半规管突出于乳突窦口的内侧壁上，称外半规管凸。

c. 后半规管 (posterior semicircular canal)：位置最后、最低，其展开长度最长，约为 32mm。其走行平面和弓起方向均与前半规管相反，走行平面与岩锥长轴一致，向下方弓起。因其与前半规管呈互相垂直的关系，也称为垂直半规管。3 个半规管长度不同，但管径均为 1mm 左右，在壶腹处增粗为 2mm 左右。3 个半规管的不同走行平面和弓起方向可使人类完成对任何方向旋转运动的感知。在这里请注意，每个半规管都有 2 个名称，可以用"前上后垂外水平"的口诀记忆半规管的 2 套名称。每个半规管的 2 个名称可以更详尽和准确地说明各半规管的方位特点和它们之间的相互关系，把 2 套名称都记住有益无害。

图 4.2-6 骨迷路

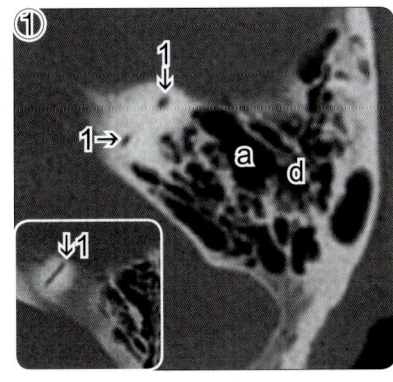
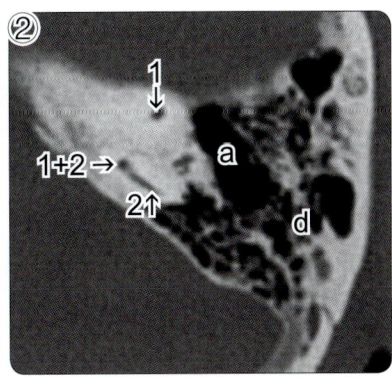
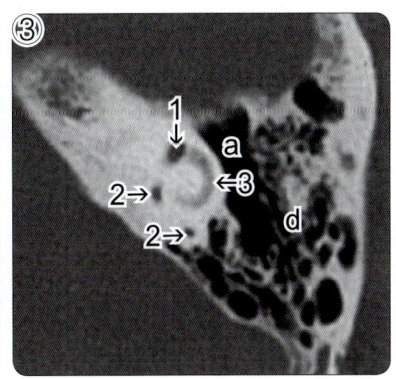
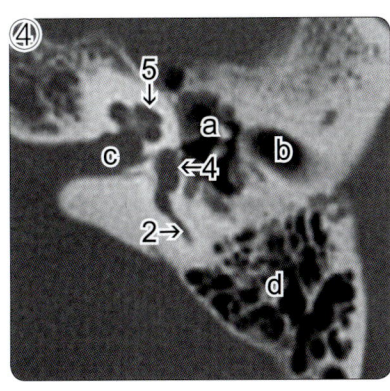
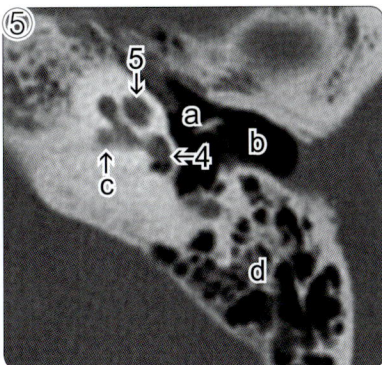
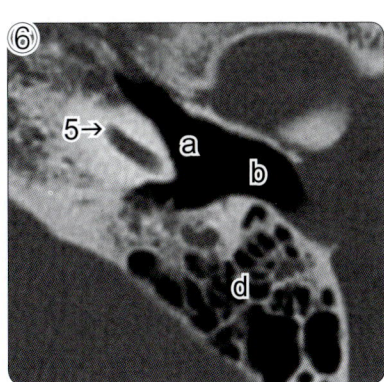

1. 前半规管；2. 后半规管；3. 外半规管；4. 前庭；5. 耳蜗；a. 中耳鼓室腔；b. 外耳道；c. 内耳道；d. 乳突蜂房；1+2. 前、后半规管总骨脚

图 4.2-6a 迷路-横断面 HRCT

图①至图⑥为左耳迷路自上而下的 HRCT 图像。

迷路是内耳藏身于颞骨岩锥的密质骨内的复杂路径结构，现以自上而下逐次显示的结构加以说明。内耳整体位于中耳和内耳道之间，耳蜗、前庭和3个半规管自前往后沿岩锥长轴排列，耳蜗在前，半规管在后，前庭居中。整个迷路结构酷似沿岩锥向后爬行的蜗牛，耳蜗就像蜗牛的硬壳，前庭就像蜗牛伸出的头颈，3个半规管就像蜗牛的触须。

前半规管：位置最高，首先在岩锥后方的密质骨内出现1个与岩锥长轴垂直的线条，即前半规管顶的弧形穹窿部，表现为1条黑线（见图①中的小图），然后是上下走行的2个骨脚，表现为2个黑点。因其位置最高又称"上半规管"（见图①）。

后半规管：后半规管位于前半规管的后方，同时是沿岩锥的长轴走行的。首先出现的是1条黑线，故为该半规管的上方弧形穹窿段（见图②）。然后是前后2个黑点，为该半规管的2个骨脚（见图③）。再往下可见又是1条黑线通往前庭，其与前庭汇合处增粗，为后半规管进入前庭之前形成的壶腹（见图④）。

外半规管：位于前、后半规管之间，因与人体横断面一致，故在横断面图像上呈"马蹄铁"的形状。几乎在1个层面上即可完全显示（见图③）。

前庭：前庭位于3个半规管和耳蜗之间，前庭同时承担与中耳连接的作用，是沟通中耳和内耳以及联络整个迷路的中心区域。呈长椭圆形的前庭大致出现在内耳道水平层面（见图④）。

耳蜗：位于岩锥的前部，其螺旋成两圈半多，在图像中可见其大约为3层排列，耳蜗底对着内耳道口，耳蜗底圈与前庭相连。

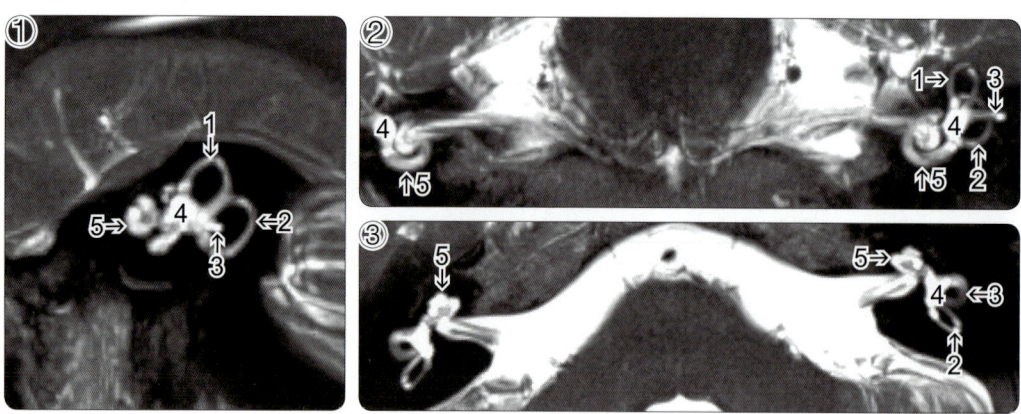

1. 前半规管；2. 后半规管；3. 外半规管；4. 前庭；5. 耳蜗；

图 4.2-6b　迷路 -MRI-T2 加权 3D 重建图像

图①为矢状面 T2 加权 3D 重建图像，图②为冠状面 T2 加权 3D 重建图像，图③为横断面 T2 加权 3D 重建图像，显示含水的内耳迷路系统。

注意：上述矢状面、冠状面和横断面 3 个方向上的 T2 加权 3D 重建图像可以显示含水的全部迷路系统，同时显示周围，所以含水的解剖结构均呈高信号表现。可以充分显示迷路与内听道等解剖结构之间的关系，但是因为骨骼与气体均为低信号，这是对骨骼与空气难以观察的不足点。

T2 加权 3D 重建图像的观察：优点是具有大局观，可以观察整体迷路的表现，并可以同时观察到迷路与内耳道之间的解剖关系，缺点是迷路自身的解剖结构会互相重叠，对于某些具体的解剖结构的观察可出现一定程度的干扰和影响。

迷路的观察：a. 前半规管：位置总是偏前和偏上，在矢状面和冠状面上容易确定；b. 外半规管与人体横断面一致，同样可以在矢状面和冠状面上得以良好显示；c. 后半规管顾名思义总是位于后方，在矢状面和横断面上容易识别。d. 前庭位于迷路的中心部位，前有耳蜗，后有半规管；e. 耳蜗最接近内耳道底，在横断面图像上，尖在前，底在后，可以清晰显示 3 层螺旋管排列。在冠状面图像上，可见耳蜗自内向外的螺旋样回旋。

迷路 CT/MRI 观察小结

1.CT/MRI 建议观察平面：

① HRCT 横断面图像可全面观察迷路的全部结构。

②横断面图像结合冠状面和矢状面重建图像可以更准确地显示迷路的形态、位置、解剖细节和毗邻关系。

③ MRI-T2 多平面 3D 重建图像可以显示迷路的总体形态和解剖关系。

2.CT/MRI 观察要点提示：

迷路的各部结构的位置和相互关系应该成为 CT/MRI 观察的重点内容。

Point-07: 内耳道和内耳道底

区域解剖简析

内耳道为横贯颞骨岩锥内侧半的短管，内侧向颅腔开放，外侧为盲端，以布满筛孔的分区状骨板通过神经和血管来连接内耳与脑。内耳道包括内耳道口、内耳道腔和内耳道底 3 部分。

①内耳道口 (internal acoustic pore)：朝向内后方，位于岩锥后面中段，其后缘锐利而明显。内耳道口以横椭圆形者居多，约占 77%。其前后径约为 8mm，上下径约为 5mm。

②内耳道腔 (internal acoustic meatus)：

a. 长度：由于内耳道口呈倾斜状，故内耳道腔各壁的长度其实是不同的。有测定结果显示内听道上边长度在 5.8~18.2mm 范围，平均值为 12.33mm；下边长度为 7.3~24.3mm，平均值为 11.29mm。

b. 孔径：纵径长度为 4~7.5mm，平均值为 5.9mm；横径长度为 4~7mm，平均值为 5.7mm。多数作者认为两侧内径差大于 2mm 有一定意义，但也有约 10% 的正常个体内径差大于 2mm，也属于正常发育的差异。因此，若无典型临床体征和症状，仅有内耳道径线轻度差异，不可轻率定为异常。

c. 内容：内耳道含有面神经、前庭蜗神经和迷路动静脉，有时还有小脑下前动脉袢。由于血管、神经之间的关系极为密切，有时可因动脉与神经之间的相互压迫而出现各种症状。

③内耳道底 (fundus of internal acoustic meatus)：内耳道底为颅腔与内耳之间的骨性隔板。其颅侧面有一横行的骨嵴，称为横嵴或镰状嵴，将内耳道底分成上、下 2 部。上部和下部又各以垂直的骨板分为前区和后区，使整个内耳道底分成 4 个区域，其总面积约为 5mm×8mm。

a. 上部前区：为面神经区，供面神经通过。
b. 上部后区：为前庭上区，前庭上支由此区进入，终止于椭圆囊、前半规管和外半规管。
c. 下部前区：为蜗区，蜗支由此区进入耳蜗。
d. 下部后区：为前庭下区，前庭下支由此区进入，终止于球囊。

图 4.2-7 内耳道和内耳道底

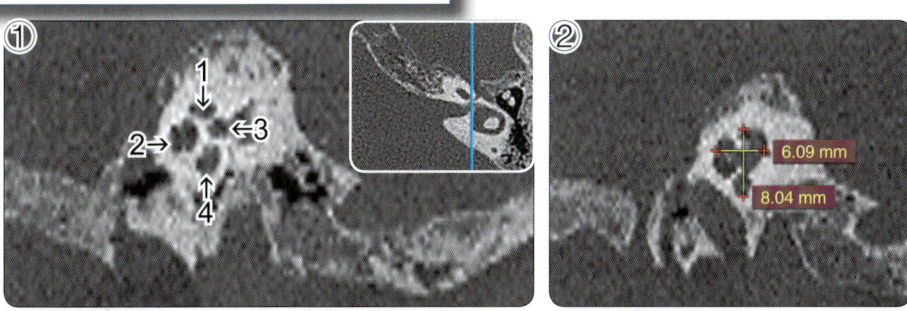

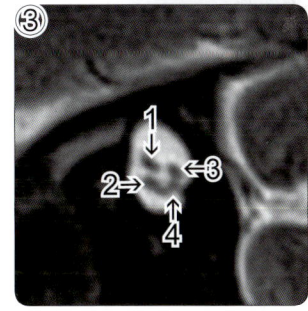 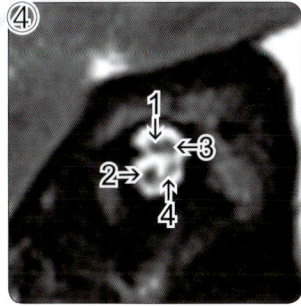 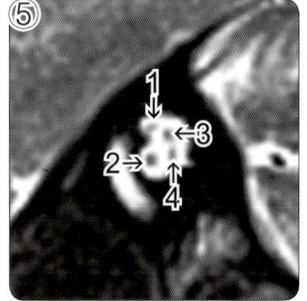 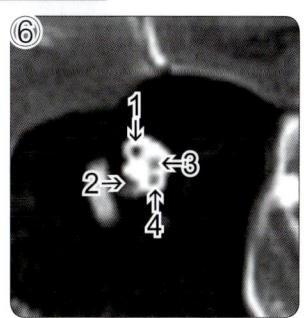

1. 面神经（开口）；2. 蜗神经（开口）；3. 前庭神经上支（开口）；4. 前庭神经下支（开口）

图 4.2-7a　内耳道和内耳道底 -CT/MRI 矢状面图像

图①和图②为 HRCT 内耳道底矢状面重建图像及其定位片，图③至图⑥为 MRI-T2 加权矢状面图像，显示内耳道和内耳道底通过的 4 支神经。

注意：上述图像中，内耳道底的骨骼被横嵴和垂直骨片分成 4 个区，每个区有若干细小孔道，通过 4 条神经的神经纤维。HRCT 图像显示的是 4 个区和众多骨孔，MRI-T2 加权图像显示的是在内耳道底走行的 4 条神经支。

面神经通过前上区，即图中的"1"；耳蜗神经通过前下区，即图中的"2"；前庭神经上支通过后上区，即图中的"3"；前庭神经下支通过后下区，即图中的"4"。

在不同个体，内耳道底 4 支神经通过孔道的总面积如图②所示为 6mm×8mm 左右。并且每一个体的这些神经分支排列的情况可以有所不同。

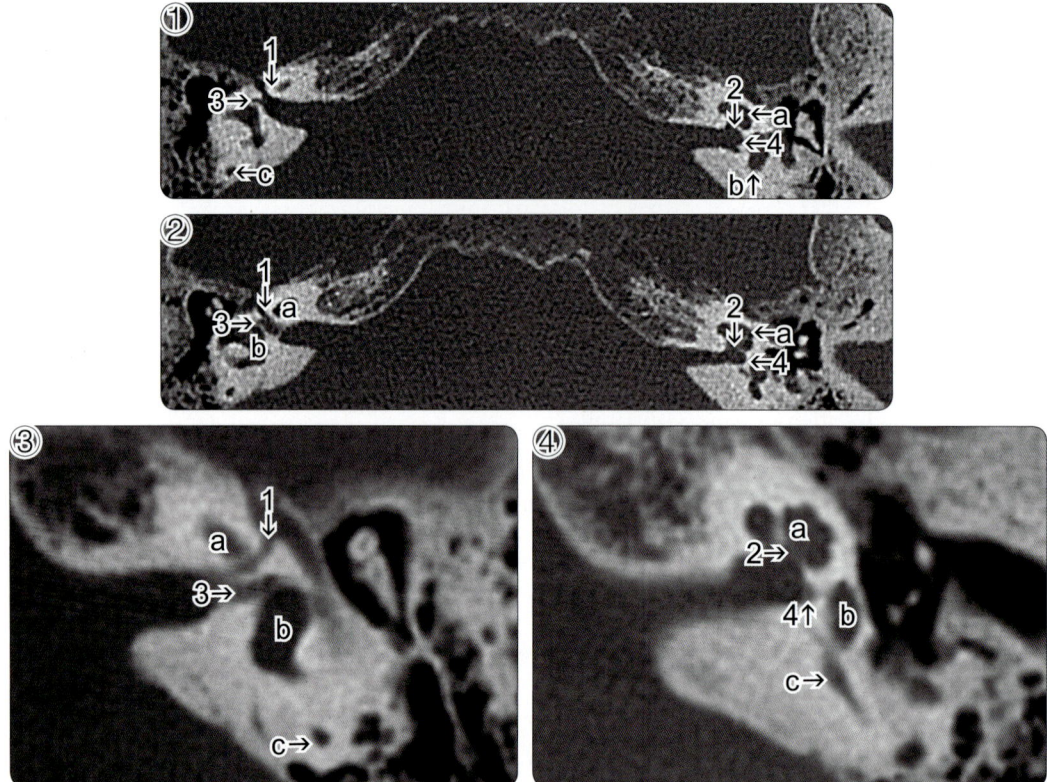

1. 面神经；2. 蜗神经；3. 前庭神经上支；4. 前庭神经下支；a. 耳蜗；b. 前庭；c. 半规管

图 4.2-7b　内耳道和内耳道底 -HRCT 横断面图像

图①和图②为 HRCT 横断面图像，显示两侧内耳道和内耳道底的层面高度和各个解剖结构的大致位置；图③和图④为图左侧内耳道的放大图像，显示各个解剖结构的细节表现。

图①和图②显示右侧层面较高，在面神经层面，故可以显示面神经和前庭神经上支所通过内耳道底的位置，即上图中的"1"和"3"；左侧层面大致在耳蜗层面，位置较低，可以看到前方的蜗神经和后方的前庭神经下支通过外耳道底的位置。

图③和图④为左侧内耳道底上方和下方的放大图像，可以更准确地看到内耳道底这些神经支通过的具体位置和它们之间的位置关系。注意：应以"丁"字形走行的面神经和耳蜗底来确定上下 2 个层面。

a present：人类与声音

人类是怎样听到和辨识声音的呢？从接受声波到感知声音的过程大致经历了收集声波、传导声波、淋巴波动产生电位信号和电位信号传递至大脑皮质 4 个阶段。

①收集声波：即所谓"竖起耳朵听"，外界的声音首先接触到的是人类外耳底部紧张而富有弹性的鼓膜，就像敲鼓产生声音一样，开启了听路历程的第一步。

②传导声波：鼓膜的振动牵动了紧密附着在鼓膜脐上的锤骨柄，继而连动锤砧关节、砧骨长脚、砧镫关节、镫骨底板和前庭窗。整个听骨链就像是拴在鼓膜和前庭窗之间的摇动而弯曲的杠杆一样，将不同振动频率的声波从外耳传递至内耳。

③淋巴波动产生电位信号：前庭窗受到镫骨底的撞击后，声波的能量就传递给自耳蜗底至耳蜗顶封闭在前庭阶和鼓阶内的外淋巴，外淋巴将波动传递给蜗管中的内淋巴，内淋巴的波动直接刺激附着在基底膜上的听觉感受器（Corti 器），使之兴奋而产生电位信号。

④电位信号传递至大脑皮质：不同高度上的 Corti 器所形成的电位信号又像不同部位的琴弦一样进一步附加了不同声调和方位等特点，经 Corti 器下方的神经纤维传至耳蜗中心的螺旋神经节，由此神经节再发出的神经纤维组成蜗神经；蜗神经进一步将这些电位信号经脑桥的蜗腹侧核、蜗背侧核，中脑的下丘、底丘脑的内侧膝状体等传递至以颞横回为中心的听觉皮质，这些电位信号经过皮质的分析最终产生各种各样的美妙声音。

4.3 鼻、副鼻窦和鼻咽

4.3.1 鼻

鼻是五官之一，兼有呼吸、嗅觉、发声等多项生理功能，在耳鼻喉科临床医学中占有重要的地位。这里重点讲述鼻腔的区域解剖学知识。

Point-01: 外鼻

区域解剖简析

外鼻除参与呼吸、嗅觉、发音等多重功能和构筑保护鼻腔的外部屏障外，因其位居五官中心而成为医学美容界的宠儿。外鼻以鼻骨和鼻软骨为主要成分，与其周围的额骨鼻突、上颌骨额突、筛骨垂直板和鼻中隔软骨等塑造出完美的外鼻。

①鼻骨(nasal bone)：左右对称的 2 块鼻骨位于鼻根部和鼻梁上部，与外侧的上颌骨额突、上方的额骨鼻突之间以骨缝紧密连接，两侧鼻骨则在正中线上紧密连接。每侧鼻骨为 1 小块长方形的骨片，有内、外 2 面和 4 个边缘。

a. 外面：从上缘至下缘是略微凹陷的，而从内侧至外侧又略微外凸一点。在中央或略偏上处有 1 个明显的静脉小孔。

b. 内面：中间区域略凹陷，靠近前缘处有 1 条上下纵行的筛前神经沟(groove for anterior ethmoidal nerve)，注意不要将之误为骨折线。

c. 上缘：坚厚，呈锯齿状，与额骨鼻突紧密衔接形成鼻额缝，结实而不易骨折。

d. 下缘：锐利、菲薄，与鼻外侧软骨接续，为软骨与硬骨交界处，极易发生骨折，所以鼻骨的骨折大多数发生在鼻骨的下缘。

e. 外侧缘：与上颌骨额突相连形成鼻颌缝。

f. 内侧缘：2 块鼻骨的内侧缘在中线处紧密对接，形成隆起的鼻梁上部。

② 鼻软骨(nasal cartilage)：只有鼻骨是很难看的，一个完整美观的鼻子必须由鼻软骨与鼻骨共同建起外鼻的支架，鼻软骨有鼻外侧软骨、鼻翼大软骨、鼻翼小软骨和籽粒软骨。

a. 鼻外侧软骨(lateral nasal cartilage)：呈三角形，左右各一，又称鼻侧软骨或鼻背板(lamina dorsi nasi)。位于鼻骨的下方和两侧的鼻外侧软骨由 2 部分构成，靠中线侧为鼻梁部，靠外侧为两翼部。鼻梁部在中线上合拢，形成鼻正中隆起。两翼部较薄，上缘向上附着于鼻骨和上颌骨额突下方的切迹缘。鼻外侧软骨与鼻中隔软骨构成"个"字形的支架，撑起并塑形外鼻的下半部。

b. 鼻翼大软骨(major alar cartilage)：为 1 对弯曲的软骨板，由内侧脚、穹窿部和外侧脚组成。穹窿部为该软骨前方的弯曲部，围绕在鼻孔前面，参与构成鼻尖。外侧脚自穹窿部向外向后伸出，比较宽大而富于弹性，构成鼻翼呈外凸状，以纤维组织与上方的鼻外侧软骨和后方的鼻翼小软骨相连。内侧脚狭细，又称隔突，与对侧的内侧脚合并起来构成鼻中隔的前下方部分。3 块鼻翼大软骨围成两侧鼻前庭。

c. 鼻翼小软骨(minor alar cartilages)：在两侧鼻翼大软骨的外侧缘处各有 3~4 块鼻翼小软骨，进一步充填补充完成鼻翼的塑形。

d. 籽粒软骨 (kernal cartilages)：数目不定，比鼻翼小软骨更细小些。起进一步填充空间以协同鼻翼大软骨共同完成鼻翼的塑造和完善。这些软骨之间均以纤维组织连接或包埋在纤维脂肪组织之中。

图 4.3-1　外鼻

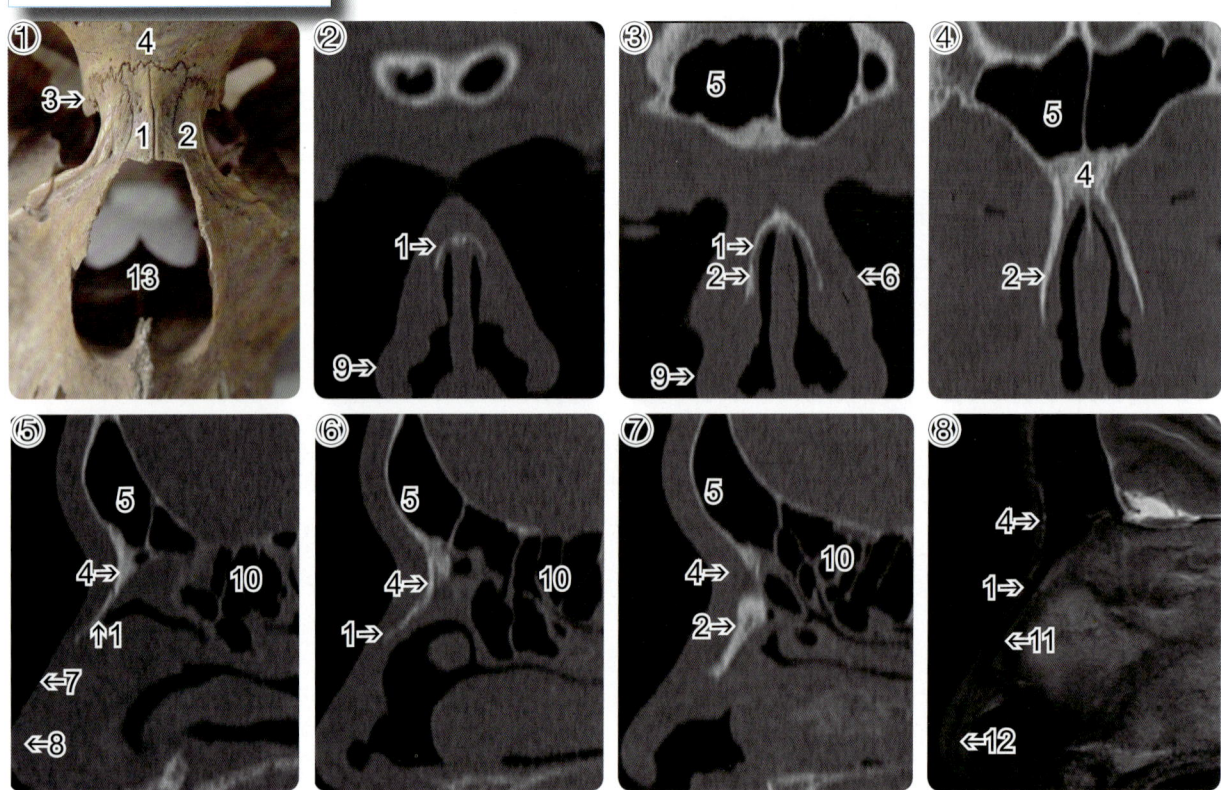

1.鼻骨；2.上颌骨额突；3.泪骨；4.额骨；5.额窦；6.鼻背；7.鼻梁；8.鼻尖；9.鼻翼；10.筛窦；11.鼻外侧软骨；12.鼻翼大软骨；13.梨状孔

图 4.3-1a　外鼻 -CT 冠状面和矢状面重建图像

图①为颅骨的正面照片，图②至图④为 CT 冠状面重建图像，图⑤至图⑦为 CT 矢状面重建图像，图⑧为正中矢状面 MRI-T2 加权图像，显示外鼻的解剖结构。

外鼻裸露在体表，其形态可以直观和触摸。我们在 CT/MRI 上要观察的外鼻解剖结构，一是鼻骨及其周围骨骼结构，二是支撑外鼻的鼻梁、鼻背、鼻尖和鼻翼等形态的软骨结构。

鼻骨的观察点：a. 位置：鼻骨位于额骨鼻突下方，居于正中，向外依次为上颌骨额突和泪骨。b. 鼻骨的毗邻：鼻骨为中线旁的 2 块长方形薄骨板，上方为额骨鼻突，两侧为上颌骨额突，上颌骨额突外侧为泪骨。c. 冠状面和矢状面 CT 重建图像表现：鼻骨的影像学观察应以 X 线平片和 CT 检查为主，上图中冠状面 CT 重建图像显示鼻骨呈"人"字形，其上方的致密骨质区域为额骨鼻突，下方向外下方延伸较长的部分为上颌骨内缘，注意依据位置和距离正中线的位置区分鼻骨与上方的额骨和外侧及下方的上颌骨成分。上图中的矢状面图像显示鼻骨位于中线附近，上方和外侧的额骨鼻突骨质相对比较厚实一些而鼻骨较薄，略微在额骨与鼻骨之间形成一定角度，并有 1 处不明显的鼻额缝。

鼻外形的分部和鼻软骨的观察：a. 鼻外形的分部：鼻与耳作为面部对外界开放的器官，具有的共同特点是以骨骼和软骨作为支架，以帮助各自的塑形。鼻子作为面部正中的器官呈对称美观的三角形，鼻尖冲前下方，鼻梁位于前方，2 个鼻翼位于前方两侧并包围鼻孔。其中有软骨存在使之笔挺有型，这一点在图像上显示得比较明显，但是无法将软骨与外面的皮肤和内里的黏膜加以区分和识别。b. 软骨板的识别：两侧的外侧软骨板与鼻中隔软骨在鼻前方中线上交接形成笔直坚挺的鼻梁，鼻外侧软骨在鼻两侧构成鼻的三角形外形，在鼻外侧软骨的前下方，大小鼻翼软骨形成两侧对称的鼻翼外形。这些从鼻外形及其各个相应位置上即可识别，在 MRI 图像，特别是 T2 加权图像上可以对上述各个软骨进行识别和定位。

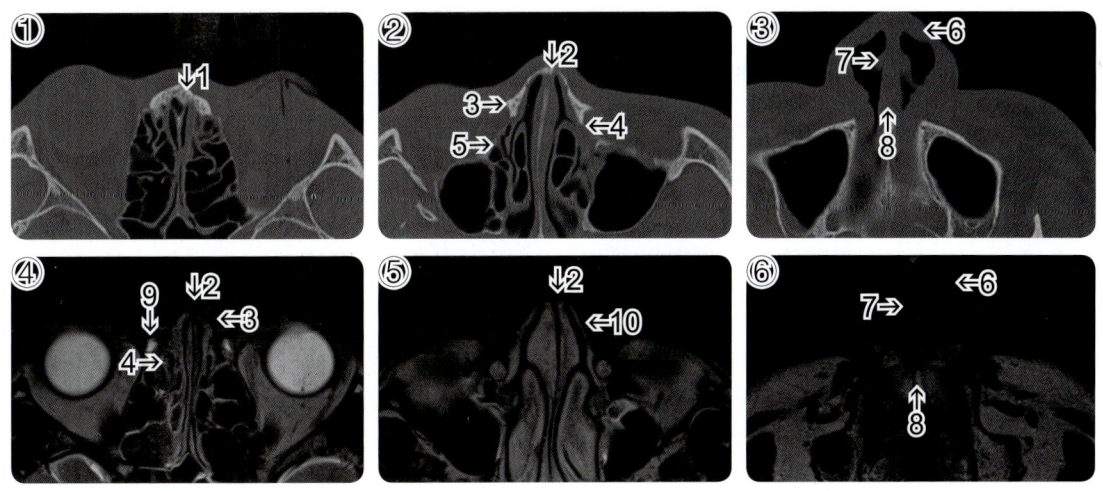

1. 额骨鼻突；2. 鼻骨；3. 上颌骨额突；4. 泪骨；5. 筛骨；6. 鼻翼大软骨外侧脚；7. 鼻翼大软骨内侧脚；8. 鼻中隔软骨；9. 泪囊；10. 上颌骨

图 4.3-1b　外鼻 - 横断面 CT 与 MRI-T2 加权图像

图①至图③为 CT 图像，图④至图⑥为横断面 MRI-T2 加权图像，显示外鼻的解剖结构。

横断面 CT/MRI 图像虽然无法观察外鼻解剖结构的整体表现，但是可以自上而下地详细观察外鼻的骨骼和软骨结构，CT 图像可以重点观察鼻骨及其毗邻结构，MRI 图像可详细观察外鼻的各个软骨结构。

鼻骨的观察点：以 CT 为主进行。a. 在鼻骨上方层面，显示额骨鼻突为钝圆形较厚的骨板，后方为狭细的嗅区鼻腔，额骨鼻突的两侧后方为筛窦和筛骨（见图①）。b. 在鼻骨层面，鼻骨位于距中线 1cm 区域，骨质极薄，呈向前外侧突出的弧形，或尖角形状。其两侧骨质略厚的上颌骨额突与后方的泪骨构成完整的泪囊窝（见图②）

鼻软骨的观察：与外鼻相关的鼻软骨在 CT 图像上表现为构成鼻外围、鼻中隔和鼻翼的软组织结构，与皮肤和皮下无法区分，均为软组织密度。a. 鼻中隔与外侧鼻软骨在鼻前方构成 1 个 "个" 字形，形成向前坚挺的鼻梁（见图⑤）。b. 鼻翼软骨：鼻翼大软骨为构成鼻翼的主体，其内侧脚与后方的鼻中隔在鼻翼的中线上构成鼻尖后方的又一个 "个" 字形。鼻翼外侧脚构成鼻翼的外侧轮廓，后方的鼻翼根部区域为鼻翼小软骨（见图⑥）。

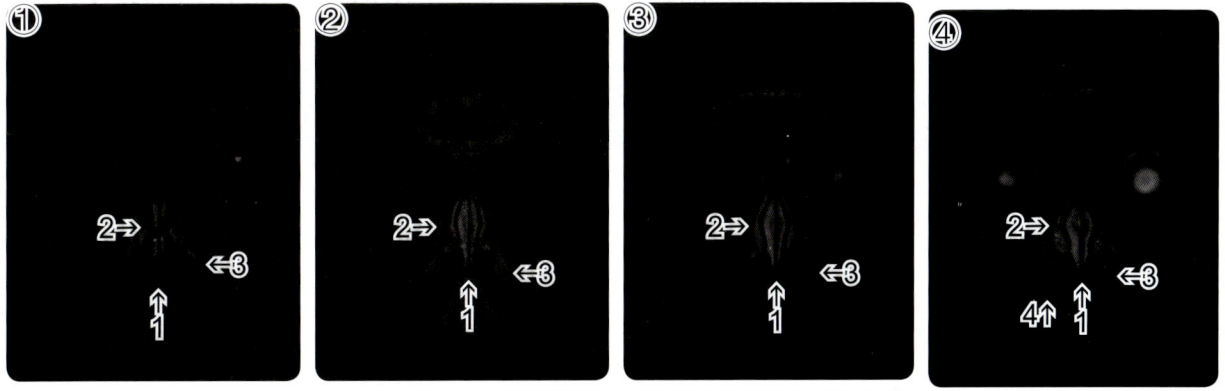

1. 鼻中隔软骨；2. 鼻外侧软骨；3. 鼻翼大软骨外侧脚；4. 鼻翼大软骨内侧脚

图 4.3-1c　外鼻 - 冠状面 MRI-T2 加权图像

图①至图④为冠状面 MRI-T2 加权图像，显示外鼻的解剖结构。

鼻软骨的观察：冠状面图像为观察鼻软骨的最佳平面。皮肤为中等信号，其内包裹的支撑鼻外形的鼻软骨为低信号，再往里为鼻软骨表面覆盖的鼻腔黏膜。良好的信号对比大大提高了对鼻软骨的观察能力和分辨能力。但鼻翼相关软骨仍然以横断面图像为佳。

Point-02: 鼻腔

区域解剖简析

位于口腔与颅底之间的两侧鼻腔左右并排且前后开放，在冠状面，两侧鼻腔合成上窄下宽的小提琴状，每侧鼻腔顶壁宽度仅为 3.5~5mm，底壁宽度约为 12~23mm。在矢状切面上，鼻腔呈上窄下宽的梯形，顶壁长约 35mm，底壁长约 75mm。由鼻中隔分隔的两侧鼻腔呈双管配置，有利于发挥交替开通换气和互为补偿的生理机制。

①内侧壁：鼻腔的内侧壁即鼻中隔 (nosal septum)，由筛骨垂直板、犁骨和鼻中隔软骨三者组成，筛骨垂直板位于后上方，犁骨位于后下方，两者构成的骨性鼻中隔的前方有 1 个"V"字形缺口，鼻中隔软骨正好镶嵌其中。鼻中隔将鼻腔一分为二。

②外侧壁：最复杂，除了鼻骨、鼻软骨、泪骨、筛骨迷路、上颌骨内侧壁、腭骨垂直板之外，还有鼻甲和副鼻窦开口等结构布局于此。向鼻腔内伸入并向下方卷曲如贝壳状的上、中、下鼻甲又将鼻腔分割为总鼻道和上、中、下鼻道。这些鼻甲和鼻道缩小了鼻腔空间却大大地扩展了黏膜的面积，有利于对空气的加温和湿润。

　　a. 下鼻甲和下鼻道：下鼻甲最大，由附着在上颌骨鼻甲嵴和腭骨垂直板上向下卷曲的骨片和被覆的软组织构成，其前后长度约为 30~35mm，贯通整个鼻腔。后端毗邻咽鼓管咽口。下鼻道是下鼻甲下方的 1 个 "6" 字形或 "C" 字形卷曲的腔隙。下鼻道侧壁上只有 1 个鼻泪管的开口紧邻下鼻甲根部，多数位于该鼻道的前 1/3 段，少数在中 1/3 段。开口处有鼻泪管皱襞，又称 Hasner 瓣覆盖，以避免炎症逆袭泪道和结膜腔。上颌窦造口术应选在下鼻甲后 1/3 处以免伤及鼻泪管。

　　b. 中鼻甲和中鼻道：中鼻甲占据鼻腔中后 2/3 段，附着于筛骨迷路内侧壁骨板上，分泌黏液、IgA 等免疫物质，承担鼻腔的免疫屏障。手术时应尽量注意予以保留。中鼻甲前段水平走行，后段略向后下倾斜。中鼻道侧壁上有 2 个隆起、1 个裂隙和 4 个副鼻窦开口。后上方的隆起为筛泡，前下方的隆起为筛骨钩突；裂隙即筛泡与钩突之间的半月裂孔，长 10~20mm，宽 2~3mm，呈弧形；4 个副鼻窦开口分别是额窦开口于半月裂孔前段筛漏斗内，前组筛窦开口于半月裂孔中段，上颌窦开口于半月裂孔后段，中组筛窦开口于半月裂孔的后上方。这 4 组副鼻窦被划分为前组副鼻窦。

　　c. 上鼻甲和上鼻道：上鼻甲在 3 个鼻甲中最小且位置最高，附着于中鼻甲后上方的筛骨迷路内侧壁，其前后范围小于鼻腔的后 1/3，前鼻镜检查不易发现，有时仅为一低矮的黏膜皱襞。上鼻道十分狭小，只有 2 个副鼻窦开口于此，后组筛窦开口于上鼻道侧壁，蝶窦开口于上鼻道后方的蝶筛隐窝处，两者被划分为后组副鼻窦。因其邻近筛板，手术时应注意勿损伤筛板而造成脑脊液鼻漏和嗅觉丧失。

③顶壁：由筛骨垂直板两侧的狭窄骨骼结构构成，宽度仅为 5mm 左右。

　　a. 前段：向前下方呈陡峭坡度，由额骨鼻突和额窦底壁构成。
　　b. 中段：为水平走行的筛骨筛板，上有多数筛孔通过嗅神经和血管。
　　c. 后段：为蝶骨体，呈向后下方陡峭斜坡状，其上方为蝶窦，窦口开放于此。

④底壁：由硬腭构成的底壁两侧略高而中间凹陷，覆盖黏膜后较平滑。整体水平而略向后下倾斜。前 3/4 为上颌骨腭突，后 1/4 为腭骨水平板。硬腭的后缘与软腭相连，腭骨前厚后薄。

⑤前壁和鼻孔：前壁的上方为外鼻的内面，下方为鼻孔。

⑥后壁与后鼻孔：后壁的上方由蝶骨体的前壁构成，紧贴中线两侧各有 1 个蝶窦开口。下方为双洞桥形的后鼻孔 (choanae)，上缘为蝶骨体和犁骨翼，下缘为软腭和硬腭交界处，外侧缘为蝶骨翼突内侧板，内侧缘为犁骨。后鼻孔高约 25mm，宽约 12.5mm。

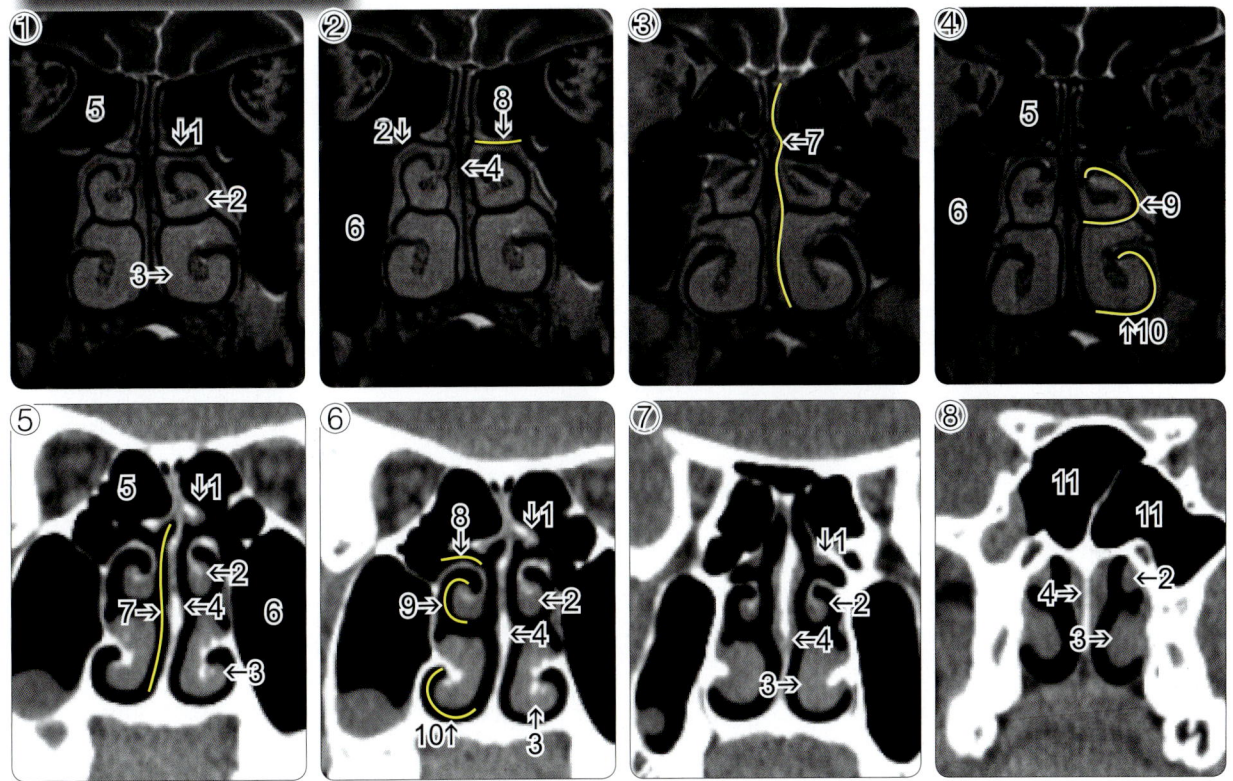

图 4.3-2 鼻腔

1. 上鼻甲；2. 中鼻甲；3. 下鼻甲；4. 鼻中隔；5. 筛窦；6. 上颌窦；7. 总鼻道；8. 上鼻道；9. 中鼻道；10. 下鼻道；11. 蝶窦

图 4.3-2a 鼻腔 - 冠状面

图①至图④为鼻腔的冠状面 MRI-T2 加权图像，图⑤至图⑧为鼻腔的 CT 冠状面重建图像，显示鼻腔结构。

鼻腔位于两侧筛窦和上颌窦之间，整体结构主要包括鼻中隔及其两侧的各 3 个鼻甲和鼻道。在冠状面图像上，鼻腔的整体形态酷似一把竖立的小提琴。

鼻腔的冠状面分区：在冠状面图像上，大致以上鼻甲为界可以将鼻腔分为嗅觉区和空气加湿、加温区：a. 嗅觉区：上鼻甲以上为嗅觉区，约占据鼻腔的上 1/3，鼻中隔与鼻腔两侧壁的表面覆盖嗅上皮和嗅神经，其空间狭小，主要功能是感知吸入空气的气味。b. 空气加湿、加温区：上鼻甲以下为空气加湿和加温区，约占据鼻腔的下 2/3 的宽大空间，在这里厚厚的鼻甲黏膜以及黏膜内丰富的血管和腺体充满其间，为空气的主要通道并对空气进行湿度和温度的调节。

鼻甲发源和走行的观察：冠状面图像可以对上、中、下鼻甲进行细致的观察，是对其解剖表现的一个非常重要的补充。从上图中可以看出：a. 中鼻甲和下鼻甲均从鼻腔外侧壁，即上颌窦的内侧壁骨质发出，然后左侧呈"C"字形骨板，右侧呈反"C"字形骨板，外表覆盖的较厚黏膜在鼻腔内延伸屈曲，"C"字的背贴近鼻中隔，而"C"字形的底和末端分别向下和外侧。b. 上鼻甲很小，形态上也与中、下鼻甲完全不同，上鼻甲不是起源于鼻腔外侧壁，而是以中鼻甲上方的筛窦下壁为基础，覆盖 1 层比中、下鼻甲要薄许多的黏膜而形成，常常形成横行的"一"字形，与中、下鼻甲的"C"字形的形态具有明显的差异。需要注意的是，这些鼻甲的形态在少数个体会有少见的变异出现。

鼻道的划分：a. 中鼻甲和下鼻甲与鼻中隔之间的空隙为总鼻道，而中、下鼻甲的底部和外侧的空隙构成中鼻道和下鼻道。中、下鼻道与中、下鼻甲都呈"C"字形，相互对应但方向相反。b. 上鼻甲下方为上鼻道，上鼻甲与鼻中隔之间为总鼻道。c. 在上鼻甲的上方，即鼻中隔上 1/3 处仅有总鼻道，且此段总鼻道极其狭窄，特别是前方总鼻道因黏膜略有增厚即可堵塞总鼻道（见图⑤和图⑥），在后方层面，该段总鼻道又可敞开，以保持气流通过嗅黏膜区域。

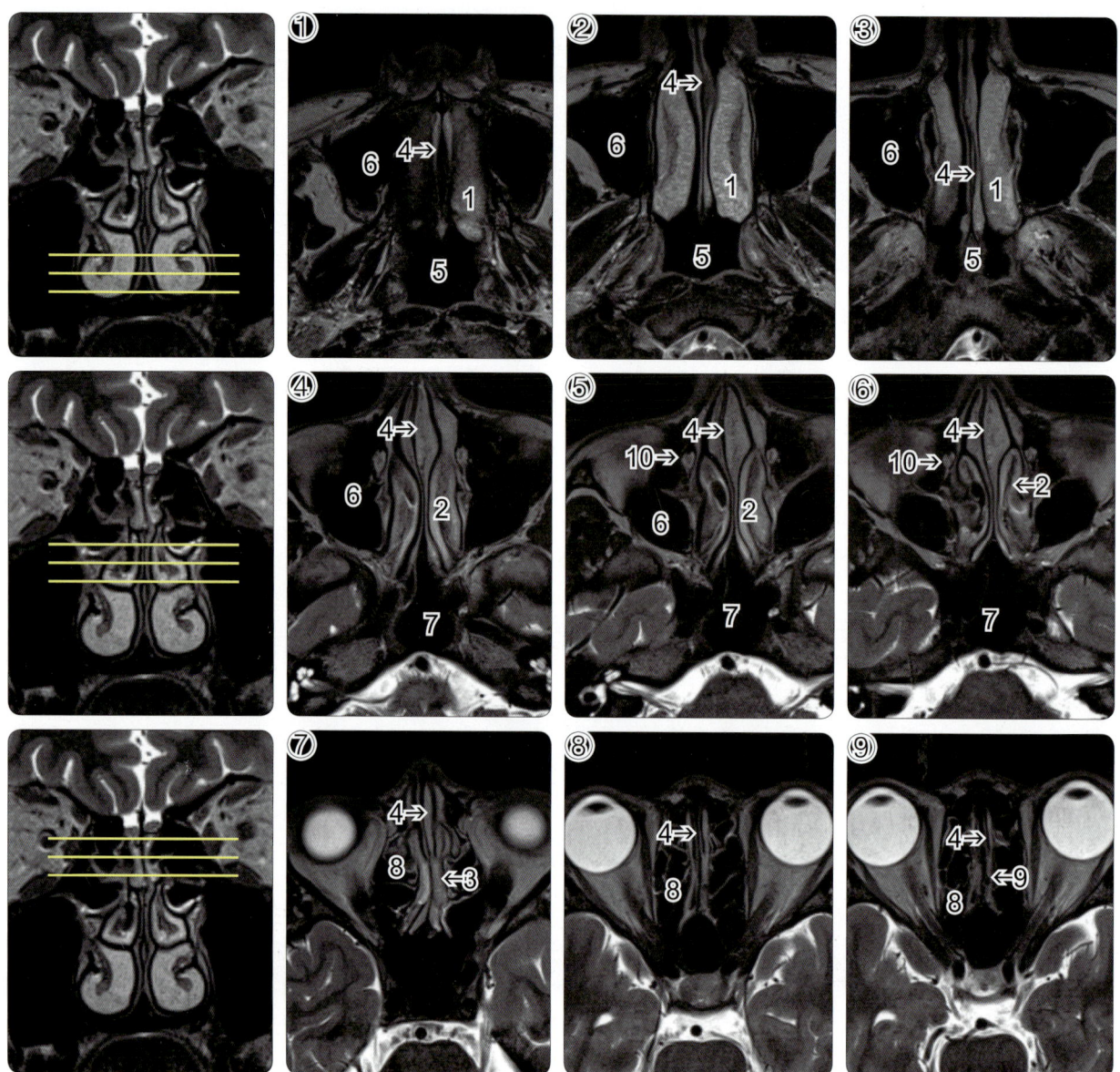

1. 下鼻甲；2. 中鼻甲；3. 上鼻甲；4. 鼻中隔；5. 鼻咽；6. 上颌窦；7. 蝶窦；8. 筛窦；9. 筛板；10. 鼻泪管

图 4.3-2b　鼻腔 - 横断面

左侧带定位线的图像分别为各组图像的定位示意图，图①至图③为下鼻甲横断面 T2 加权图像，图④至图⑥为中鼻甲横断面 T2 加权图像，图⑦至图⑨为上鼻甲和以上层面横断面 T2 加权图像，显示鼻甲等的解剖结构。

鼻中隔和上、中、下鼻甲为鼻腔内解剖结构中的重点观察内容，这些当中尤以上鼻甲等为观察的重点和难点。

鼻中隔：位于鼻腔中央的正中线上，其内显示的低信号线条阴影为鼻中隔的软骨或骨骼，其中以基底部的犁骨最为宽厚。附着在软骨和骨骼两侧的为鼻中隔黏膜，其厚度不同，在呼吸部黏膜较厚，在嗅觉部则菲薄。

鼻甲：自下而上依次为下鼻甲、中鼻甲和上鼻甲，鼻甲的核心为卷曲的鼻甲骨片，鼻甲骨片上面附着厚厚的鼻甲黏膜，当然，上鼻甲的黏膜非常薄，或者达到看不到的程度。上鼻甲的识别相对困难，若看到黏膜成分则便于确定，上鼻甲应该紧邻中鼻甲上方，且在大小上要小很多。

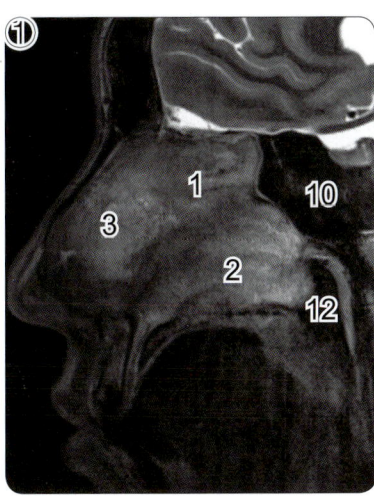 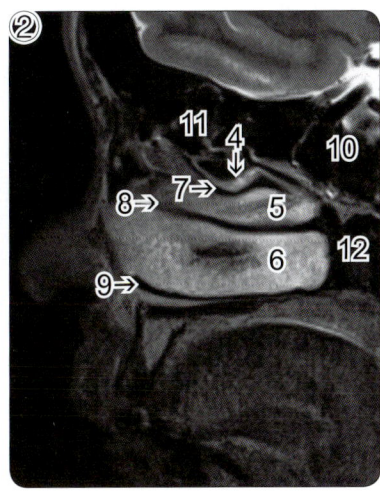 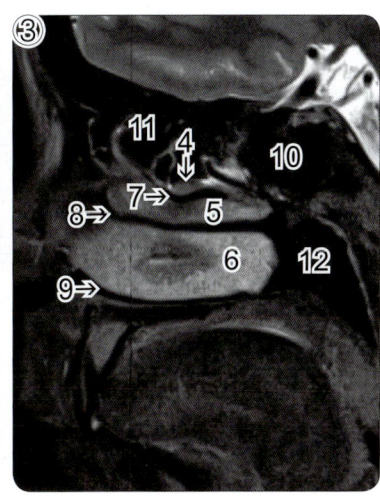

1. 筛骨垂直板；2. 梨骨；3. 鼻中隔软骨；4. 上鼻甲；5. 中鼻甲；6. 下鼻甲；7. 上鼻道；8. 中鼻道；9. 下鼻道；10. 蝶窦；11. 筛窦；12. 鼻咽

图 4.3-2c　鼻腔 - 矢状面

图①至图③为鼻腔的矢状面 T2 加权图像，显示鼻中隔和鼻甲等的解剖结构。

鼻中隔和上、中、下鼻甲为鼻腔内解剖结构中的重点观察内容。

鼻中隔：鼻中隔上方为额窦、前颅窝底，前方为鼻骨和鼻软骨，下方为鹗骨，后方为蝶窦和鼻咽。可大致分辨出后上方的筛骨垂直板、后下方的梨骨和前方的鼻中隔软骨三者的大致轮廓。

鼻甲：上、中、下鼻甲横行排列，其中下鼻甲最长、最宽，几乎占据整个鼻腔的前后径；中鼻甲的长度约为下鼻甲的 2/3~3/4，宽度不足下鼻甲的 1/2，后缘略短于下鼻甲，前缘则向后退缩 1/3 左右；上鼻甲的长度约相当于中鼻甲的 1/3，大致位于中鼻甲上方的中段，其黏膜极少，显示呈凹面向上的弯曲状。上、中、下鼻道显示于各鼻甲下方并与之平行，长度也与相应的鼻甲一致。三者像是体积逐渐减少的 3 层楼房。各个鼻甲起自外侧壁，故在鼻中隔上看不到有鼻甲接触或附着的痕迹。

鼻腔 CT/MRI 观察小结

1.CT/MRI 建议观察平面：

观察鼻中隔和鼻甲的骨骼成分有否骨折等，以 CT 检查最佳。对于鼻中隔和各个鼻甲的黏膜表现则以 MRI 图像，特别是 T2 加权图像为最佳选择。

① 冠状面可以作为鼻中隔和鼻甲的主要观察平面，可以显示鼻中隔有否偏曲及其偏曲的程度，同时可以观察各个鼻甲的形态及大小、相应鼻道的宽度。同时更容易观察上鼻甲和上方总鼻道的详细情况。对于鼻腔的嗅区和呼吸区的划分更准确。

② 辅以横断面和矢状面图像，可以更好地补充观察鼻中隔和各个鼻甲。横断面图像对于与扫描平面平行的上、中、下鼻道不易观察，但结合冠状面图像则可以较好地评估总鼻道的情况；矢状面图像可以对各个鼻甲的长度、形态和位置有清晰准确的观察和测量。

2.CT/MRI 观察要点提示：

鼻中隔是否偏曲、各个鼻甲的大小以及各个鼻道是否通畅的评估是鼻腔观察的重点内容。

① 鼻中隔偏曲：鼻中隔偏曲的诊断应以其偏曲的程度结合与各个鼻甲有无接触和鼻道有否关闭为主要标准，结合个体的临床表现及其程度确定诊断。

② 鼻甲是否肥大和鼻道是否闭塞是鼻腔 CT/MRI 观察的另外一个重点。鼻道与鼻中隔和鼻腔的底壁和外侧壁之间是否存在闭塞及其程度如何是诊断鼻中隔偏曲和鼻道闭塞的重要依据，应结合临床表现准确评估和诊断鼻腔闭塞。

a present：关于鼻腔的几个问题

小花絮 1. 关于鼻腔嗅黏膜分布与嗅觉

在日常生活中，常常会出现可以闻到别人的口臭，却闻不到自己的口臭这样有趣的现象，这与嗅上皮的分布和进出气流路径之间有密切关系。整个鼻腔上壁呈穹窿样布局，其中嗅上皮只分布在鼻腔上 1/3 的黏膜区域。自鼻孔吸入的空气先向上到达嗅区，然后被蝶骨体所阻挡而折向后下方进入咽部和气管。这样的流程一方面可以以宽阔的黏膜加温和加湿空气，另一方面可以嗅出空气的气味；而呼出的气流则因被蝶骨体阻挡而折向前下方，不再经过嗅区，而由鼻孔呼出。故呼出的气体即使有异味也不易察觉，这可以解释人们常常闻不出自己的口臭。另外感冒时，由于鼻腔黏膜的肿胀，改变或阻挡了正常气流的路径，加之嗅黏膜功能因为炎症肿胀而减退，故此种辨别气味的嗅觉功能也随之降低乃至消失。

小花絮 2. 关于鼻中隔偏曲的评估

鼻中隔多数并非完全笔直，大部分个体的鼻中隔或多或少存在偏曲，但这并不造成功能上的障碍。我国居民鼻中隔完全居中者仅占 10%±5.84%；鼻中隔偏向左侧者约占 44.2%，偏向右侧者约占 37.3%，S 状鼻中隔约占 18.5%。鼻中隔偏曲的出现率高达十之八九。若鼻中隔偏曲过大，压迫中鼻甲和下鼻甲，致中、下鼻道及总鼻道狭窄时将影响呼吸或阻断副鼻窦的正常引流而导致副鼻窦炎。所以鼻中隔偏曲的判断标准既不能太严，也不能太松。标准太严，过多戴上"鼻中隔偏曲"的帽子没有实际的临床意义；标准太松，有临床价值的鼻中隔偏曲则易被漏掉。一般以鼻中隔完全偏离中线的局部偏曲，以及偏侧明显接触一侧的鼻甲导致鼻道显著狭窄并有临床症状者为鼻中隔偏曲的判断标准。既往临床医师常常因为影像学医师做出鼻中隔偏曲的"肯定性诊断"而感到纠结。我们认为比较稳妥的处理方法是充分利用影像学的优势，对鼻中隔的形态及其与鼻腔、鼻甲的解剖关系进行细致的定量描述和分析，为专科医师提供影像学方面的一手材料，这样做比简单地报告为"鼻中隔偏曲"而不加细致描述的做法似乎更为明智一些。

4.3.2 副鼻窦

副鼻窦（accessory nasal sinus）又称鼻旁窦或鼻窦，为鼻腔周围颌面骨内的含气腔隙，常以其所在的颌面骨命名。副鼻窦左右成对，上颌窦位于两侧上颌骨内，筛窦以鼻腔分隔，额窦和蝶窦虽位于中线，但以中隔分为两侧。有时中隔可偏离中线、不完整乃至缺如。副鼻窦在胚胎时期由鼻腔黏膜突入颅面骨内形成始基，以后随年龄增长而发育增大，其生长发育程度因人而异，个体间的差异可以很大。

Point-03: 额窦

区域解剖简析

额窦在副鼻窦群的前上方，后下方与筛窦相通并经筛漏斗引流至中鼻道。

①位置：额窦位于额骨眉弓后方的内、外 2 层骨板之间。

②形态和大小：额窦呈三角形，左右各一。上下径约为 3cm，内外径约为 2cm，前后径约为 1.5~2mm。额窦的形状和大小因发育程度而各不相同。可以向额骨鳞部和眼眶方向明显延伸，也可一侧或两侧未发育。额窦中隔多偏向一侧，左右常不对称。少数人可表现为巨大额窦。

③窦壁：额窦的四壁厚薄不一。

a. 前壁：为较坚厚的额骨外板，内含有板障或骨松质。

b. 后壁：以较薄的额骨内板与前颅窝分隔。额窦的黏膜静脉可经后壁与硬脑膜静脉通连，故额窦炎可波及颅内。

c. 底壁：为眼眶的上壁，内侧与筛窦小房仅以薄骨板相隔，亦可相互沟通，故额窦炎极易累及前组筛窦。

d. 内侧壁：为额窦的骨性中隔，可仅仅为膜性，少数人可能缺如。

④额窦开口：据文献报告，额窦可开口于多个部位：

a. 筛漏斗处最多，约占半数 (49.5%)。

b. 额隐窝区 (26.2%)。

c. 漏斗上隐窝 (20.5%)。

d. 直接开口于附近筛泡者最少 (3.8%)。

因额窦开口情况不同，故额窦阻塞的原因也多种多样，包括：中鼻道阻塞、筛房发育巨大形成的额泡压迫额鼻管上段、前组筛房过度发育压迫筛漏斗以及额鼻管冗长、狭窄、扭曲或黏膜炎性肿胀等。

图 4.3-3　额窦

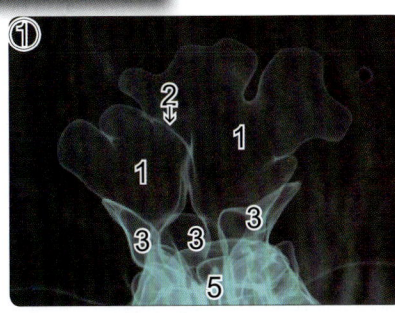
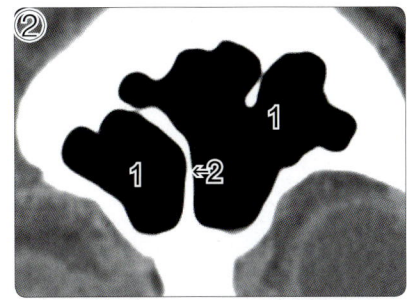
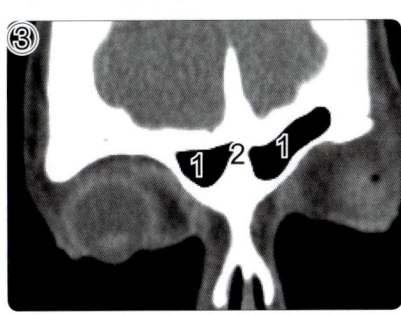
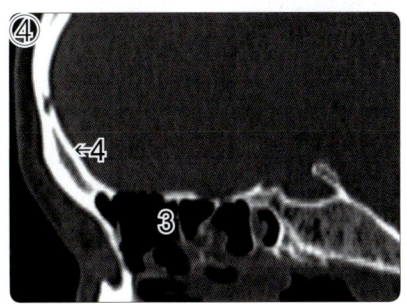

1. 额窦；2. 额窦间隔；3. 筛窦；4. 额窦未发育；5. 蝶窦

图 4.3-3a　额窦 - 冠状面和矢状面

图①为气腔表面的重建图像，图②和图③为 CT 冠状面重建图像，图④为 CT 矢状面重建图像，显示不同个体的额窦发育情况不同。

额窦为额骨眉弓上方内外板之间的副鼻窦，是副鼻窦中前上方的组群，大小、形态可以有极大差异，或者少数出现完全不发育的情况。

大额窦：图①和图②显示额窦的发育非常明显，气腔表面重建图像可以很好地显示窦腔的内表面，但是额窦间隔的真实厚度不易显示，后者在 CT 冠状面重建图像上可以得到良好的观察。

额窦较小或者完全不发育：图③的冠状面 CT 重建显示额窦发育较小，图④的矢状面 CT 重建显示额窦没有发育。额窦不发育并不少见。

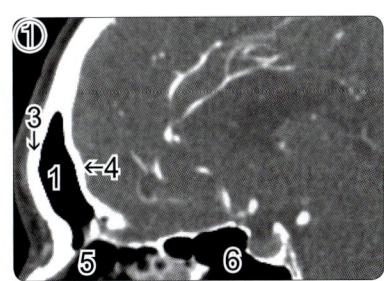
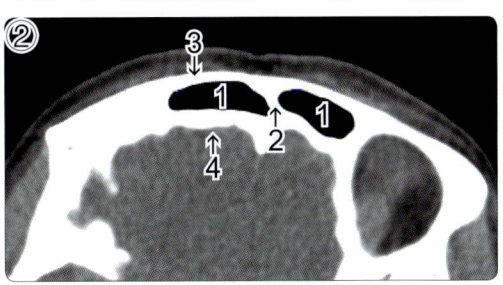

1. 额窦；2. 额窦间隔；3. 额窦前壁骨板；4. 额窦后壁骨板；5. 筛窦；6. 蝶窦

> 图 4.3-3b 额窦 - 矢状面和横断面
> 　　图①为 CT 矢状面重建图像，图②为 CT 横断面图像，显示额窦前后壁的情况。
> 　　额窦前后壁和间隔：实际临床 CT/MRI 观察发现，额窦前后壁的厚薄以及间隔的有无和厚薄均可因个体发育、额窦发育和部位不同等情况而各不相同，不能笼统地说前壁厚、后壁薄。
> 　　额窦大小的观察：单纯使用矢状面和横断面图像不易观察额窦的准确大小和范围，必要时可以使用 CT 矢状面重建图像进行观察。

a present：额窦炎症的特殊临床表现

　　小花絮：额窦炎症的特殊临床表现：
　　因位居高位，在额窦发生炎症后可有一些特殊的临床表现如下：
　　a. 眼球移位和复视：额窦内分泌物潴留形成的巨大黏液囊肿或脓肿时可压迫眼球向外下方移位，产生复视、流泪乃至视力下降。有时产生头痛和眼球胀痛。
　　b. 真空性头痛：有部分额窦炎病例无脓涕而仅有重度头痛。其原因可能是被阻塞的额窦内空气渐被吸收而产生负压所致。CT/MRI 检查显示额窦内无明显炎性渗出物。
　　c. 症状程度可以因体位而改变：早晨起床后，可能因为站立使额窦处于高位而改善了额窦的引流，从而使头痛等症状有明显减轻的情况出现；而仰卧头低位可以使药液较长时间滞留在额窦，可以提高额窦炎症的治疗效果。

Point-04：筛窦

区域解剖简析

　　筛窦位于鼻腔两侧，前上方连接额窦，后方毗邻蝶窦，外下方为两侧上颌窦。
　　①位置：筛窦位于上段鼻腔两侧与眼眶内壁之间。
　　②形态和大小：筛窦是由许多薄壁筛泡组成的 2 个前窄后宽、上窄下宽的楔形立方体。其前后径为 40~50mm，上下径为 25~30mm，前部横径约为 10mm，后部横径约为 20mm。整个筛窦容量 15~20mL，每侧有 3~18 个大小不一的筛泡。
　　③窦壁：筛窦的窦壁除前壁和顶壁外，几乎均为薄薄的纸板样骨质。
　　a. 前壁：与额骨鼻突、上颌骨额突及泪骨相接，筛窦与额窦和泪道的此种密切毗邻可能成为互相间感染的途径。
　　b. 后壁：以蝶筛板与蝶窦分隔。
　　c. 内侧壁：为鼻腔外侧壁的上部，附着上鼻甲和中鼻甲。
　　d. 外侧壁：与眼眶仅隔一层薄骨板，其薄如纸，故称纸板 (paper plate)。炎症经此可扩散至眼眶。
　　e. 顶壁：以骨板与颅腔分隔，构成前颅窝底的一部分。
　　f. 底壁：坐落在上颌窦的内上方，两者间为较薄的筛上颌窦板。
　　筛窦位居鼻腔两侧，得天独厚的气化条件使筛骨成为气化率最高的颌面骨。其气化范围常常超出筛窦涉及周边骨质如眶上板、视神经管周围甚至蝶鞍等处。这一方面可以很好地发挥副鼻窦的功能，另一方面也为炎症向周围扩散创造了条件。
　　④筛窦的分组和开口：筛窦开口的解剖特点是数目多，变化大。每侧筛窦大致可依开口位置分为前、中、后 3 群。是唯一可开口于 2 个鼻道的副鼻窦。
　　a. 前组筛窦：也称前漏斗群。该组筛窦小房多达 11 个，可经 1 个或多个小口开口于筛漏斗、额鼻管等处。但开口位置最多的还是在中鼻道的半月裂孔中部。
　　b. 中组筛窦：又称 Bullar 窦，一般不超过 3 个小房。多开口于半月裂孔之外，位于前组筛窦的后上方。

c. 后群筛窦：由 1~7 个小房组成。多数开口于中鼻甲基板后方的上鼻道侧壁。因后组筛窦紧邻视神经和嗅神经，故炎症或手术可影响上述颅神经的功能。

图 4.3-4　筛窦

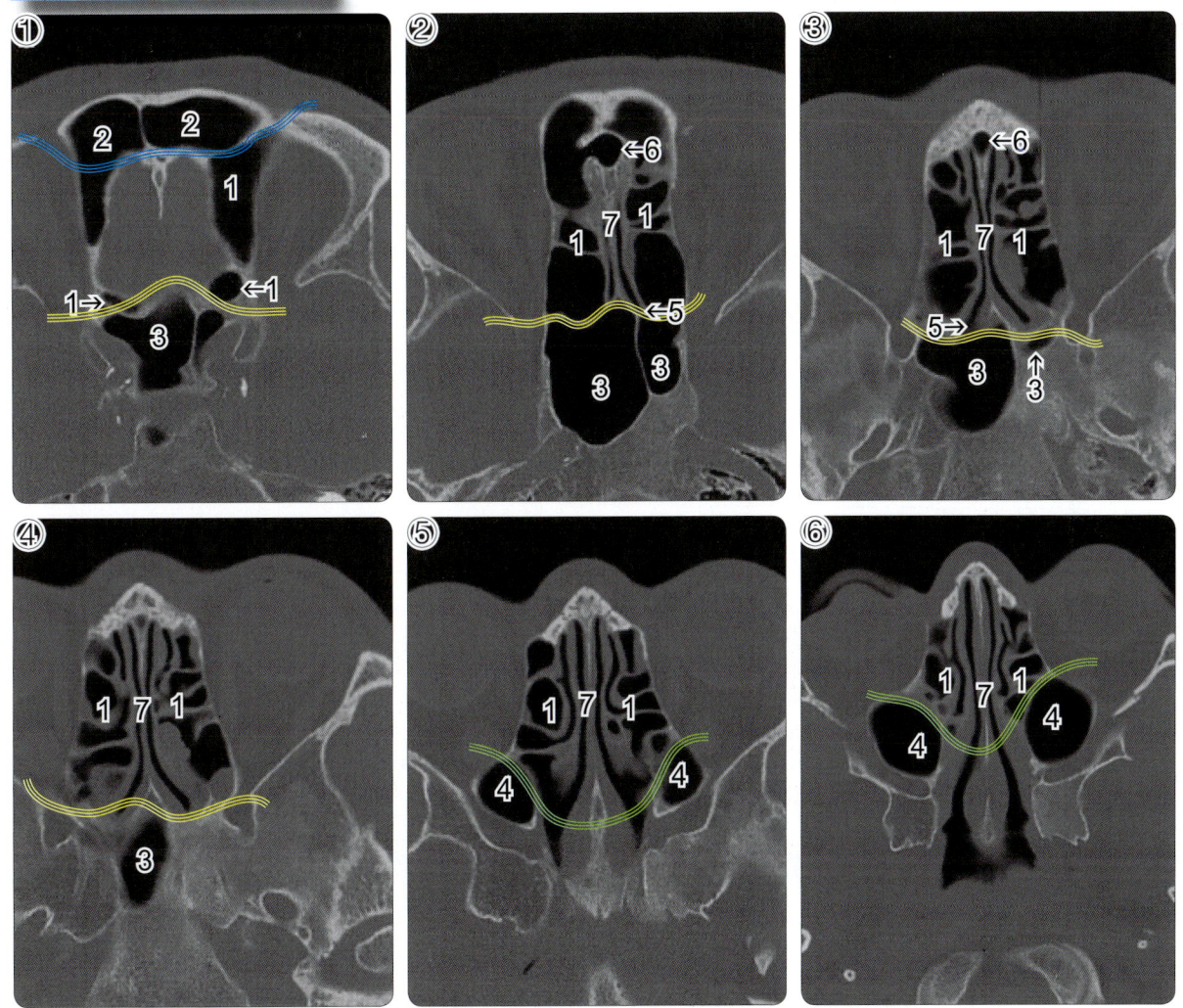

1. 筛窦；2. 额窦；3. 蝶窦；4. 上颌窦；5. 蝶窦开口；6. 额鼻管；7. 鼻中隔和总鼻道

图 4.3-4a　筛窦 - 横断面

图①至图⑥为 HRCT 横断面重建图像，显示筛窦与额窦、蝶窦和上颌窦的位置关系及彼此的分界情况。

筛窦位于副鼻窦的中心位置，是唯一与所有副鼻窦相连接和毗邻的副鼻窦。

筛窦与额窦的分界（蓝线）：筛窦位于嗅区总鼻道的两侧，由筛骨构成，不管其范围在每个个体之间有多么不同，其位于嗅区总鼻道两侧是定位和寻找筛窦的最重要依据。额窦只与筛窦毗邻和连接，额窦位于额骨垂直板的下段附近，一般不超过额骨下端，有时发育可能向下方和后方延伸，此时就会超出其常见位置或区域。

筛窦与蝶窦的分界（黄线）：筛窦的高低位置大致与蝶窦近似，故其后方与蝶窦紧邻。两者之间有完整的间隔存在，蝶窦只开口至总鼻道而与筛窦无沟通。

筛窦与上颌窦的分界（绿线）：筛窦的下段后方和两侧为上颌窦的上段，两者的分界线大致成 45°角，两者在正常情况下是不沟通的。

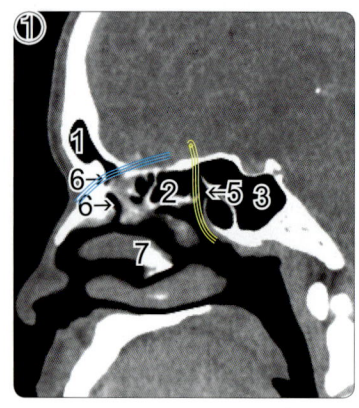 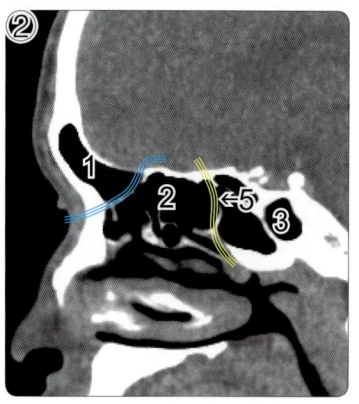 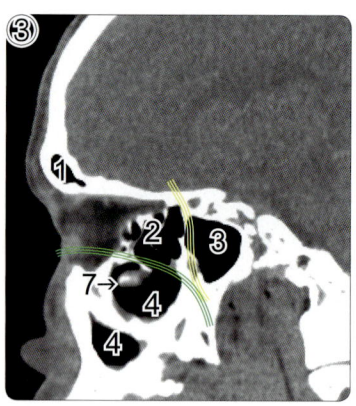

1. 额窦；2. 筛窦；3. 蝶窦；4. 上颌窦；5. 蝶窦开口；6. 额鼻管；7. 中鼻甲

图 4.3-4b 筛窦 - 矢状面

图①至图③为 CT 矢状面重建图像，显示筛窦与额窦、蝶窦和上颌窦的位置关系及彼此的分界情况。

筛窦位于副鼻窦的中心位置，是唯一与所有副鼻窦相连接和毗邻的副鼻窦。

筛窦与额窦的分界（蓝线）：筛窦位于嗅区总鼻道的两侧，即凡是嗅区总鼻道范围即应该是筛窦所在范围，但是实际上额窦和筛窦的分界要看额窦发育的大小和形状，有时会向后下方延伸侵占筛窦的范围，也可以筛窦向上方进入额窦的范围。

筛窦与蝶窦的分界（黄线）：蝶窦与筛窦的分界一般是比较清楚的，但是视蝶窦发育程度可以向前更多一些，或者欠发育而退后一些，个体之间的差别可以比较明显。

筛窦与上颌窦的分界（绿线）：筛窦与上颌窦的分界可能取决于上颌窦的发育程度，有可能受筛窦发育程度的影响。总之发育良好的一方将占据相对大的空间，另一方则相对较小。

总之，各个副鼻窦的大小和它们之间的界限只有大致范围，一切视各自发育的情况决定。

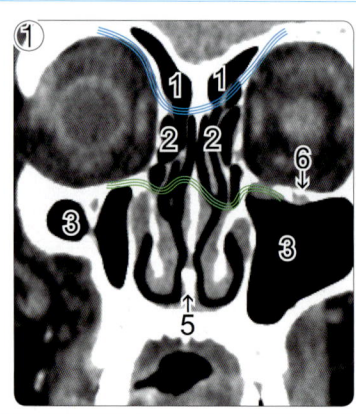 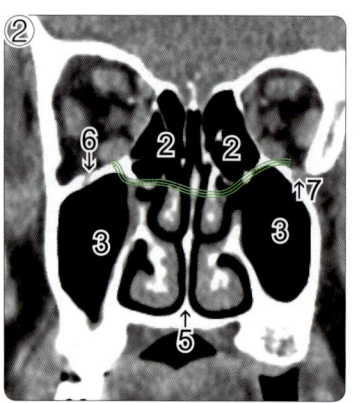 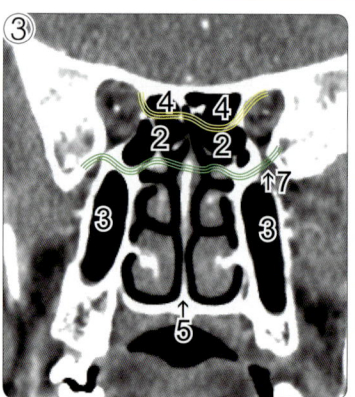

1. 额窦；2. 筛窦；3. 上颌窦；4. 蝶窦；5. 鼻中隔和总鼻道；6. 眶下神经；7. 眶下裂

图 4.3-4c 筛窦 - 冠状面

图①至图③为 HRCT 冠状面重建图像，显示筛窦与额窦、蝶窦和上颌窦的位置关系及彼此的分界情况。

筛窦位于副鼻窦的中心位置，是唯一与所有副鼻窦相连接和毗邻的副鼻窦。

筛窦与额窦的分界（蓝线）：筛窦位于嗅区总鼻道的两侧，即凡是嗅区总鼻道范围即应该是筛窦所在范围，但是实际上额窦和筛窦的分界要看额窦的发育和向下延伸的情况，有时会向后下方延伸侵占筛窦的范围，也可以筛窦向上方进入额窦的范围。

筛窦与蝶窦的分界（黄线）：蝶窦与筛窦的分界在冠状面图像上不易观察，视蝶窦和筛窦的发育程度而定，个体之间的差别可以比较明显。

筛窦与上颌窦的分界（绿线）：筛窦与上颌窦的分界可能取决于上颌窦的发育程度，有可能受筛窦发育程度的影响。总之发育良好的一方将占据相对大的空间，另一方则相对较小。

总之，各个副鼻窦的大小和它们之间的界限只有大致范围，一切视各自发育的情况决定。

Point-05: 蝶窦

区域解剖简析

蝶窦位于副鼻窦群的后上方，与脑垂体和颈内动脉等重要解剖结构关系密切。

①位置：蝶窦位于蝶骨体内，向前下方开口于上咽顶后壁中线。

②形态和大小：蝶窦两侧多不对称，往往一侧较大并跨过正中线延至另一侧的后方或上方，但两侧蝶窦直接相通者很少。蝶窦的气化程度对其形态和大小有重要的影响。依据窦腔在蝶骨体内的比例可将蝶窦分为6型：

　　a. 鞍枕型：窦腔范围最大，从蝶鞍底伸入枕骨斜坡内，约占13.7%。
　　b. 全鞍型：蝶窦腔围绕鞍底但不向后方延伸，约占34.7%。
　　c. 半鞍型：蝶窦后缘仅至鞍底中点处，约占27.7%。
　　d. 鞍前型：蝶窦腔后缘在鞍结节以前，约占18.5%。
　　e. 甲介型：蝶窦腔极小，周围以蝶骨体为厚厚的"装甲"，约占3.6%。
　　f. 未发育型：完全无窦腔，约占1.7%。

③窦壁：虽然蝶窦的各个壁均由蝶骨体组成，但是所毗邻的解剖结构各不相同。

　　a. 前壁：面向前下方，与鼻腔和筛窦相毗邻。前壁外侧厚度约为0.5mm。上3/4与后组筛窦相隔，下1/4与翼腭窝相毗邻。前壁内侧较薄，毗邻鼻腔。
　　b. 后壁：呈阶梯状，上部位于蝶鞍前方，下部不同程度向后延伸至鞍底的前部、中部、后部或进入斜坡，是蝶窦壁最厚处。
　　c. 上壁：毗邻前、中、后颅窝底。自前向后依次为蝶平面、蝶鞍底和斜坡。
　　d. 下壁：为鼻后孔、鼻咽腔顶壁和斜坡。
　　e. 内侧壁：为蝶窦中隔，常偏向一侧。
　　f. 外侧壁：呈斜坡状，毗邻海绵窦及颈内动脉、眼动脉、视神经、动眼神经、滑车神经、三叉神经和展神经等重要解剖结构。

③蝶窦开口：每侧蝶窦在前壁上方近鼻中隔旁开口于蝶筛隐窝，骨性窦口约为10mm，被黏膜覆盖后约为2~3mm。因开口位于蝶窦前上方，故炎症引流时应采取俯卧位。

图 4.3-5 蝶窦

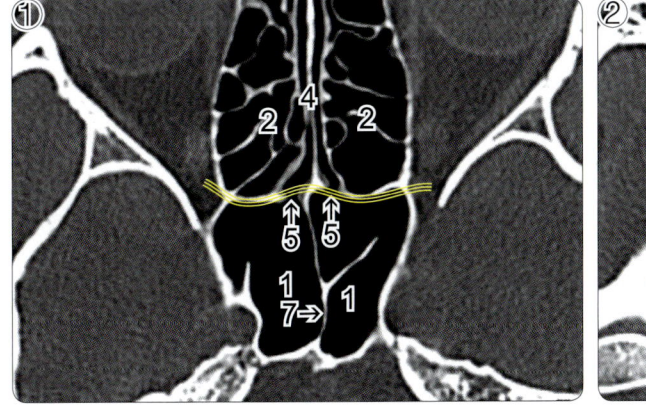 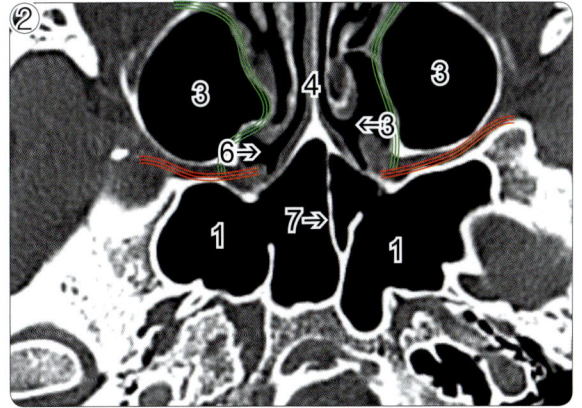

1. 蝶窦；2. 筛窦；3. 上颌窦；4. 鼻中隔和总鼻道；5. 蝶窦开口；6. 筛窦开口；7. 蝶窦间隔

图 4.3-5a 蝶窦 - 横断面

图①和图②为 HRCT 横断面重建图像，显示蝶窦与筛窦和上颌窦的位置关系及彼此的分界情况。

蝶窦位于副鼻窦的后方，前方与鼻腔、筛窦和上颌窦相连接。

蝶窦与鼻腔的分界（黄线）：蝶窦与鼻腔之间以蝶窦前壁分隔，仅在前方上段的近正中线处有 1 对开口（见图①），其余部分两者有完好的分隔。蝶窦开口于前方总鼻道的位置决定了其一旦发生炎症积液，在除俯卧位之外的体位难以缓解症状。

蝶窦与筛窦之间的分界（黄线）：蝶窦与筛窦之间以蝶骨体的骨质分隔，当蝶窦发育良好时，两者之间仅有薄骨壁分隔，而发育较差时则有较厚的松质骨分隔。

蝶窦与上颌窦的分界（红线）：蝶窦与上颌窦之间以翼腭窝分界，中间隔了 2 层骨壁。

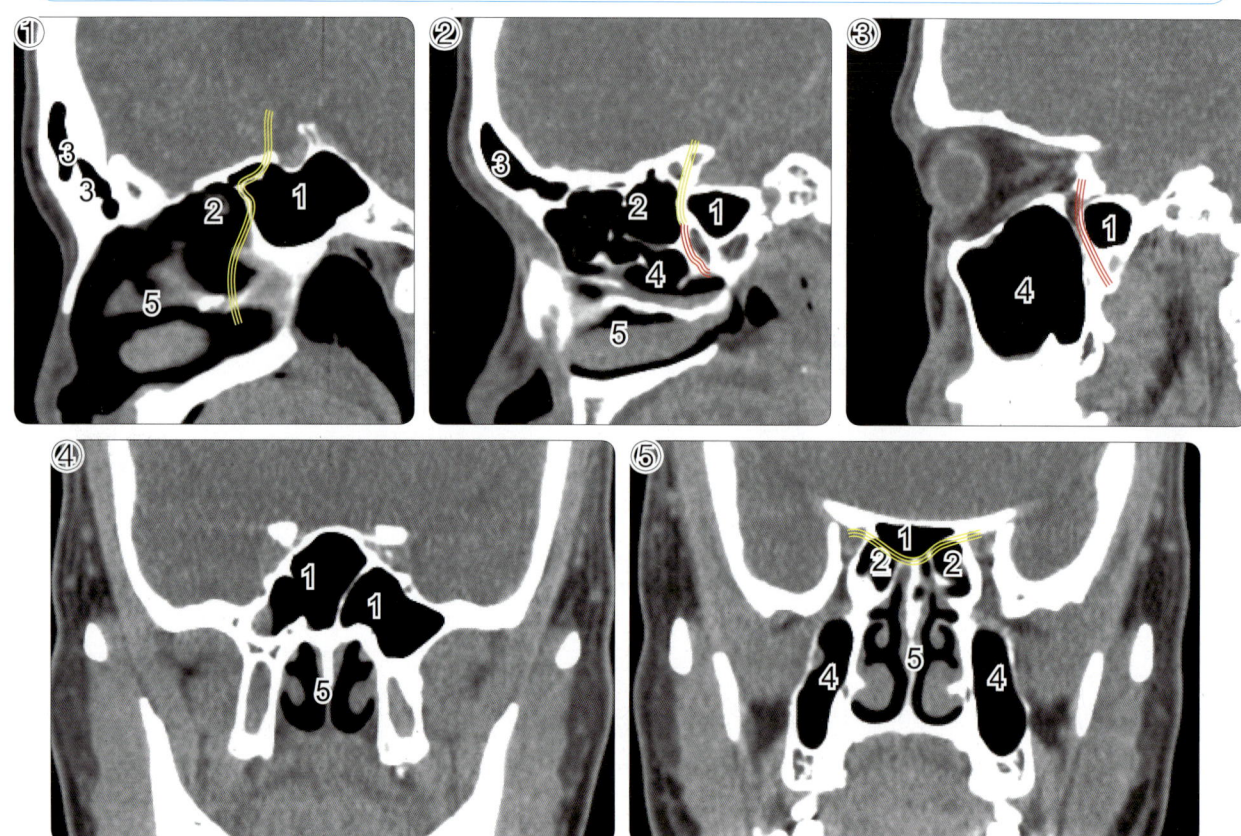

1. 蝶窦；2. 筛窦；3. 额窦；4. 上颌窦；5. 鼻腔

图 4.3-5b 蝶窦 - 矢状面和冠状面

图①至图③为 CT 矢状面重建图像，图④和图⑤为 CT 冠状面重建图像，显示蝶窦与周围副鼻窦和鼻腔的位置关系及彼此的分界情况。

蝶窦在矢状面图像上的表现：蝶窦与前方的鼻腔和筛窦以及与前外侧的上颌窦均密切毗邻，在矢状面图像上可以进一步对蝶窦与前方的 2 个副鼻窦划界（图中的黄线）。在正中矢状面和正中线旁层面可见蝶窦以其前壁与前方的总鼻道和其两侧的筛窦分界，若位置合适可观察到蝶窦开口；再往外侧的层面可见蝶窦与其前外侧的上颌窦之间以翼腭窝等较宽的间隙和 2 层骨壁，即蝶窦前壁和上颌窦后壁进行分隔（图中的红线）。

蝶窦在冠状面图像上的表现：在前后不同层面上，蝶窦的大小和形态不同，不易观察筛窦与蝶窦之间的界限，在前方层面当部分蝶窦伸向前方部分筛窦的上方时，可见蝶窦与筛窦形成两侧高、中间低的分界线（图中的黄线）；而蝶窦与上颌窦的分界线因为在冠状面上走行故不易观察到。

Point-06：上颌窦

区域解剖简析

上颌窦位于副鼻窦群外下方的上颌骨内。

①位置：上颌窦位于上颌骨体中心。

②形态和大小：上颌窦几乎占据整个上颌骨体，故其形状也以上颌骨体为基础而形成。正面观察呈尖向外的横置三角形，内外径为 10~37mm，前后径为 20~45mm，高径为 20~35mm，容积为 3.5~35ml。上颌窦两侧基本对称，故两侧比较非常重要。

　　a. 窦壁：除前壁外，其余上颌骨各壁分别毗邻眼眶、牙槽、鼻腔、颌面软组织间隙等重要解剖结构。

　　b. 顶壁：为眶底，前宽后窄，有眶下神经及伴行血管经眶下沟和眶下管前行经眶下孔出眶。面部感染可经眶下神经管进入眼眶。

　　c. 底壁：即牙槽突，上齿根紧靠窦壁，甚至可将窦壁顶起，为牙源性上颌窦炎的解剖学基础。因气化不同，底壁常凹凸不平，有时可见牙根突入窦腔内。

　　d. 内侧壁：毗邻鼻腔和筛窦，骨质厚薄不一。筛窦处菲薄而平直，中鼻道区域的半月裂孔大部分为膜状结构，为上颌窦穿刺的最佳位置。此壁前部有时可见鼻泪管，故此处构成的窦口鼻道复合体成为副鼻窦疾病的多发区域。

　　e. 后外侧壁：外侧段略内凹，毗邻颞下窝；后段外凸，其后毗邻翼腭窝。

　　f. 前壁：较厚，唯其中央处薄而凹陷为犬齿窝。行上颌窦根治术时可选择在此处开窗。尖牙窝上方的眶下孔内有眶下神经及血管通过。

上颌窦内常有不完全间隔，有完整分隔者极为少见。

③开口：上颌窦开口的直径约为 3mm 或更大。大多数开口于半月裂孔后部，直接注入中鼻道。少数亦可直接开口至筛漏斗下部的中鼻道外侧壁或向后上开口于筛窦后再经筛漏斗至中鼻道。

图 4.3-6　上颌窦

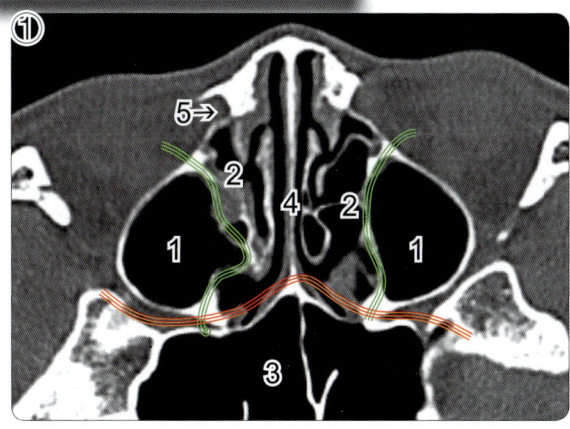 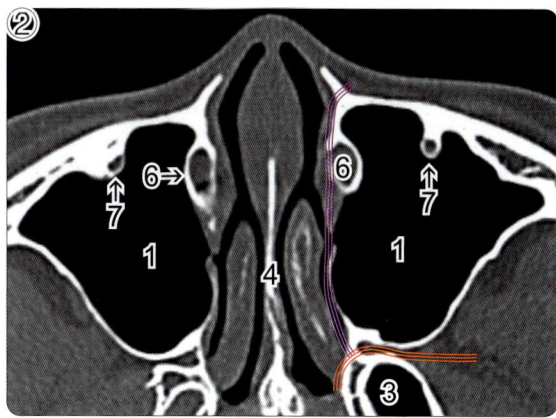

1. 上颌窦；2. 筛窦；3. 蝶窦；4. 鼻中隔和总鼻道；5. 泪囊窝；6. 鼻泪管；7. 眶下神经

图 4.3-6a　上颌窦 - 横断面

图①和图②为 CT 横断面重建图像，显示上颌窦的形态和毗邻结构。

上颌窦位于鼻腔两侧，是位于外下方的副鼻窦，横断面图像上呈两侧对称的三角形。

上方层面的表现：图①显示在筛窦水平层面，两侧上颌窦较小，内侧以筛窦为不规则的底边，前壁和后壁倾斜走行，壁厚度均匀、光滑整齐并在外侧相交成圆滑的角。

下方层面的表现：图②显示在鼻腔的中鼻甲水平层面上，上颌窦呈大三角形。前壁较厚，可见沿上颌窦前壁下行的眶下神经。外侧壁呈浅"S"字形，壁较薄而均匀、光滑。内侧壁骨质最薄，可见鼻泪管和其后方的上颌窦开口。内、外侧壁在后方相交形成圆滑的后角。

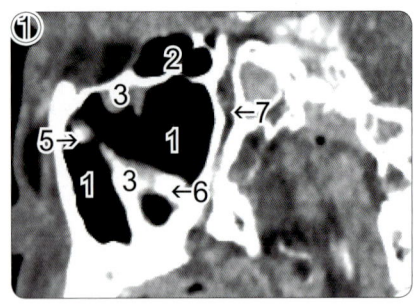 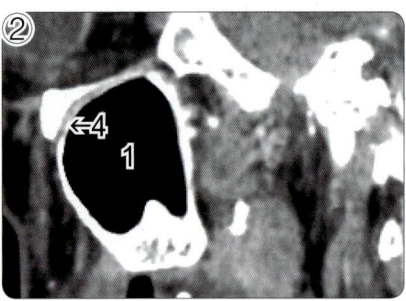 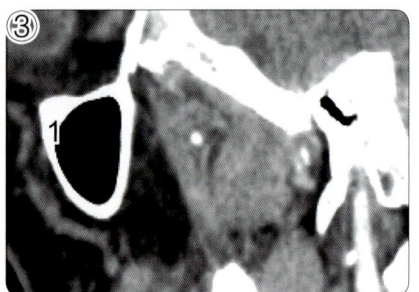

1. 上颌窦；2. 筛窦；3. 上颌窦内侧壁；4. 眶下神经；5. 鼻泪管；6. 下鼻甲；7. 翼腭窝

图 4.3-6b　上颌窦 - 矢状面

图①至图③为 CT 矢状面重建图像，自内而外显示上颌窦及其毗邻结构。

内侧层面显示上颌窦与内侧壁及鼻腔内解剖结构之间的重叠，部分外突的内侧壁、下鼻道和下鼻甲、鼻泪管等出现在该层面内。上方可见部分筛窦，后方为翼腭窝内侧。

中间层面显示上颌窦近似四方形，各壁较光整，底壁出现骨嵴，前上方见眶下神经走行于眶下神经沟中进入眶下间隙。

外侧层面显示上颌窦腔明显缩小，呈圆滑的三角形。

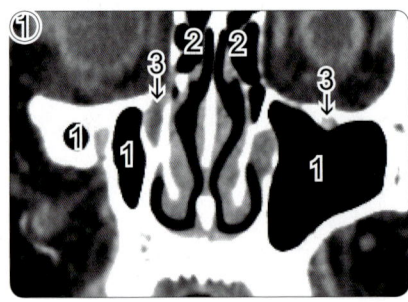 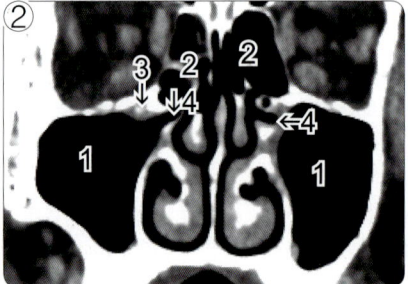 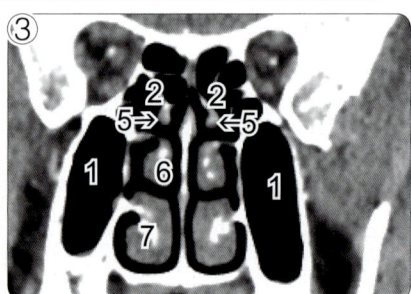

1. 上颌窦；2. 筛窦；3. 眶下神经；4. 上颌窦开口；5. 上鼻甲；6. 中鼻甲；7. 下鼻甲

图 4.3-6c　上颌窦 - 冠状面

图①至图③为 CT 冠状面重建图像，自前往后显示上颌窦及其毗邻结构。

前方层面显示两侧上颌窦因层面前后的偏差而大小明显不同，右侧接近前壁显示眶下神经沿前壁下行将前壁窦腔一分为二的表现，而左侧仍然显示为典型的三角形上颌窦腔形态，眶下神经走行于眼眶底面的眶下神经沟中。

中间层面显示上颌窦呈较圆滑的三角形，上颌窦开口位置偏上，向中鼻道内开放。开口上方即为筛窦，故较大的筛窦泡完全可能压迫阻塞上颌窦开口导致炎症时引流不畅。

后方层面显示上颌窦呈竖椭圆形。该层面接近眶尖，同时可见上鼻甲显示。

上颌窦 CT/MRI 观察小结

1.CT/MRI 建议观察平面：
①横断面图像为主要观察平面。
②冠状面和矢状面图像有利于观察上颌窦顶壁和底壁以及上方和下方的解剖毗邻结构。

2.CT/MRI 观察要点提示：
两侧对比观察是上颌窦解剖观察的重要方法，进行两侧对比观察时应充分发挥横断面和冠状面图像上便于进行两侧对比的优点，以及指导耳鼻喉科对上颌窦内壁是否适合穿刺等做出判断。

a present：副鼻窦开口与"窦口-鼻道复合体"

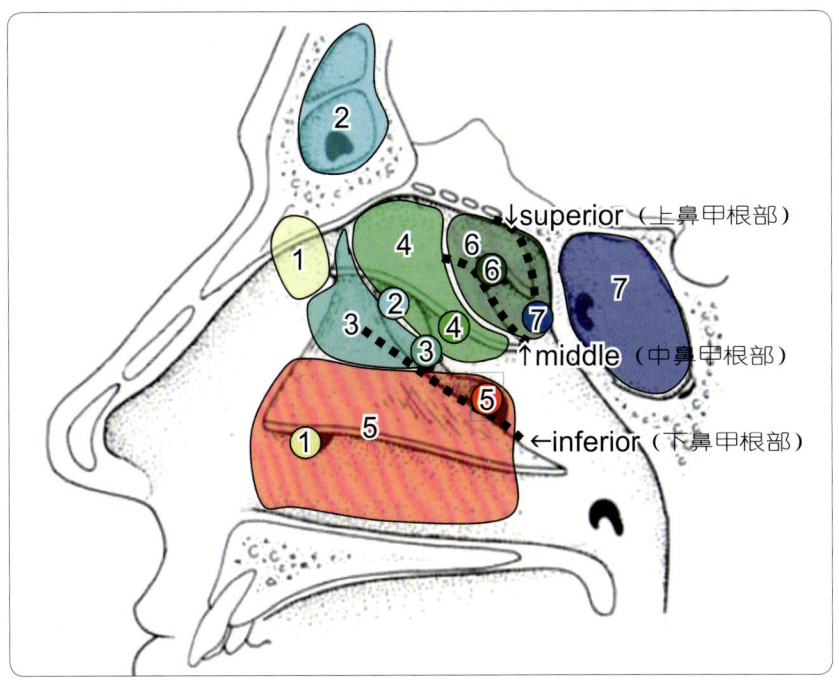

1. 泪囊；2. 额窦；3. 前组筛窦；4. 中组筛窦；5. 上颌窦；6. 后组筛窦；7. 蝶窦；○：各副鼻窦的开口；■■■：各鼻甲根部

副鼻窦开口：各个副鼻窦开口位置如下：

①下鼻道：只有 1 个开口，即自泪囊经鼻泪管下口排泄至下鼻道的泪液，此开口接近下鼻甲根部，其中位于下鼻道前 1/3 处者占多数，位于下鼻道中 1/3 处者为少数。

②中鼻道：有 4 个副鼻窦的开口，包括额窦、前组筛窦、上颌窦和中组筛窦等副鼻窦的开口，前三者分别开口于半月裂孔的前、中、后段，后者开口于半月裂孔外并位于前组筛窦的后上方。开口于中鼻道和下鼻道的副鼻窦统称"前组副鼻窦"。

③上鼻道：有 2 个副鼻窦开口，同属于"后组副鼻窦"。其中后组筛窦开口于上鼻道侧壁，蝶窦开口于上鼻道后方的蝶筛隐窝。中鼻甲根部，特别是其后段的中鼻甲基板 (basal lamella) 处为前组副鼻窦开口与后组副鼻窦开口的分界线。当脓液溢出于中鼻道时，问题出在前组副鼻窦，如上颌窦、额窦、前组筛窦和中组筛窦等；若上鼻道或嗅裂内有脓液则代表是由于后组副鼻窦，即筛窦和蝶窦的炎症所致。

"窦口-鼻道复合体"(ostiomeatal complex, OMC)：是在鼻腔内镜和相关手术开展后提出的一个新的临床解剖学概念，而非单纯的解剖学名词。它是指以中鼻道筛漏斗为中心的一组解剖结构组合，是一个解剖功能关系非常密切，副鼻窦疾病的发生极其频繁的热点区域。这个区域的解剖结构包括：筛漏斗、钩突、筛泡、半月裂孔、中鼻甲、中鼻道、前组筛窦开口、中组筛窦开口、额窦开口和上颌窦开口等。在疾病发生时，这些结构之间常常有牵一发而动全身的效应。为强调这些解剖结构的关联性和临床重要性，特别提出"窦口-鼻道复合体"这样一个新的临床解剖学概念，以期对该部位疾病的发生、发展有一个整体的和深入的理解。

4.3.3 鼻咽

鼻咽 (nasopharynx) 为蝶骨体、枕骨基底和第 1、2 颈椎前壁与鼻后孔之间的穹窿状开放间隙，上起颅底下至软腭水平，居整个咽腔的上段，故又称为"上咽"。

Point-07: 鼻咽

区域解剖简析

鼻咽是位于鼻腔后方的半穹窿状体腔，有顶后壁和两侧壁，其横径和上下径为 30~40mm，前后径为 20~30mm。前方以鼻后孔与鼻腔沟通，向下续为口咽。鼻咽和鼻腔是上呼吸道的重要前哨，是为机体预防呼吸道感染的第一站。

①鼻咽顶后壁：鼻咽的顶壁和后壁连成拱形，称咽穹窿 (pharyngeal fornix)，范围自顶壁至软腭水平。顶后壁为蝶骨体及枕骨基底部的前下面，黏膜下有丰富的淋巴组织称为咽扁桃体或 Luschka 扁桃体。该扁桃体在胚胎第 4 个月时发生，至 6~8 岁时即开始萎缩，成年后完全退化。若在儿童期出现异常增大时则被称为增殖体或腺样体 (adenoids)。日本学者 Fujioka 等将顶后壁软组织厚度定为 A，将顶后交界点至硬腭后端的鼻咽腔宽度定为 N，使用 A/N 值来判定儿童增殖体的大小是否正常。将 A/N 正常值的上界定为 0.59，超过此值定为增殖体肥大。后来有人将 A/N 值 0.61~0.70 定为中度肥大；超过 0.71 定为病理性肥大。

②鼻咽侧壁：鼻咽的两侧壁是对称的，通常以咽鼓管为解剖标志分成 3 区：

a. 咽鼓管前区：指咽鼓管咽口前缘至鼻后孔之间的区域。

b. 咽鼓管区：由咽鼓管咽口和其周围的"U"字形隆起构成。咽鼓管咽口位于下鼻甲后方约 10mm 处，呈三角形。"U"字形隆起指咽鼓管咽口前后方的唇状隆起，此隆起由钩状弯曲的咽鼓管软骨支撑，前后唇在后上方融合，称为咽鼓管隆起或圆枕 (cushion)，常为探寻咽鼓管咽口的解剖标志。圆枕前唇有 1 处黏膜皱襞向前下方延续至软腭，称咽鼓管腭襞 (salpingopalatine fold)，内有腭帆提肌；而圆枕后唇有一条向后下方延续的黏膜皱襞，为咽鼓管咽襞 (salpingopharyngeal fold)，由咽鼓管咽肌、腭帆提肌和腭帆张肌控制咽鼓管口的开闭。

c. 咽鼓管后区，即咽隐窝 (pharyngeal recess)，又称 Rosenmuller 窝，是咽向两侧深部颅底蝶骨棘延伸所形成的裂隙样深窝，直达颅底，深约 10mm，为盲袋样结构。该区后邻颈动脉管，上为破裂孔，后外侧与颈内动脉、颈内静脉、颈交感神经节及后组 4 对颅神经毗邻。

图 4.3-7 鼻咽

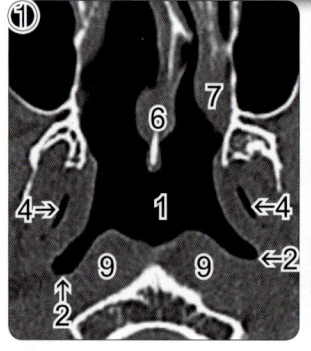
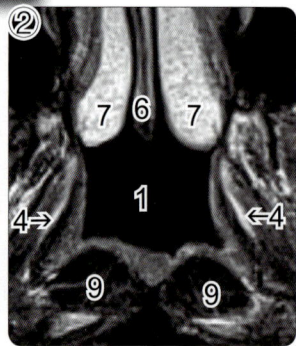
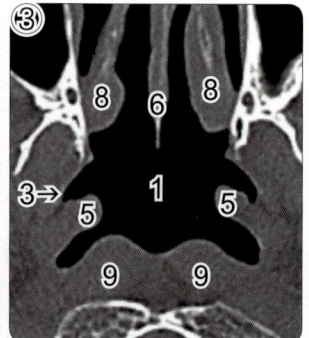
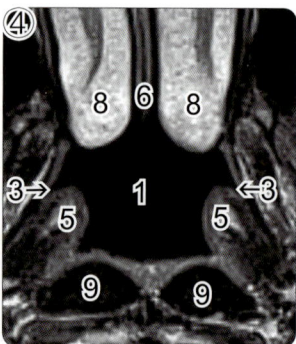

1. 鼻咽腔；2. 咽隐窝；3. 咽鼓管口和隐窝；4. 咽鼓管腔；5. 咽鼓管圆枕；6. 中鼻甲；7. 中鼻甲；8. 下鼻甲；9. 头长肌

图 4.3-7a 鼻咽 - 横断面

图①和图③为 CT 横断面重建图像，图②和图④为 MRI-T2 加权横断面图像，显示鼻咽的解剖结构。

上方层面：鼻咽腔上方前面对准中鼻甲下部，大致位于咽鼓管圆枕的下方水平，故两侧壁是平滑的，侧壁和后壁之间向后外方延伸形成咽隐窝，有时隐窝深而长形成"八"字形的侧隐窝形态，甚至形成 1 段长管状；当咽隐窝较浅时，咽隐窝可以表现圆钝，甚至不能显示咽隐窝。

下方层面：鼻咽腔下方层面前面对应下鼻甲，大致位于圆枕水平，故在两侧壁的侧隐窝前方会出现咽鼓管隐窝和向鼻咽腔内突出的咽鼓管圆枕，形成前后双"八"字形的形态。

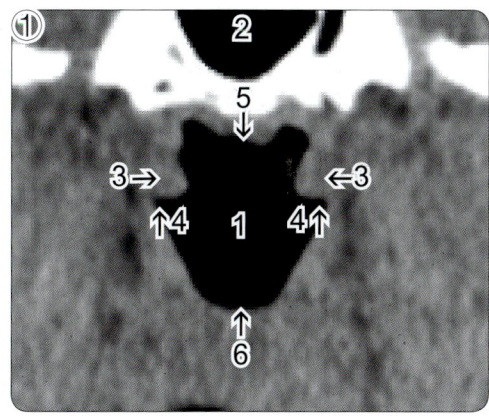
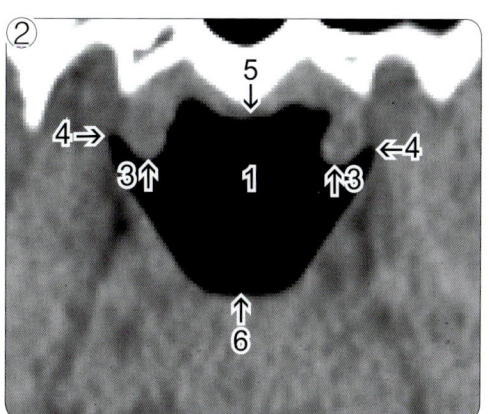
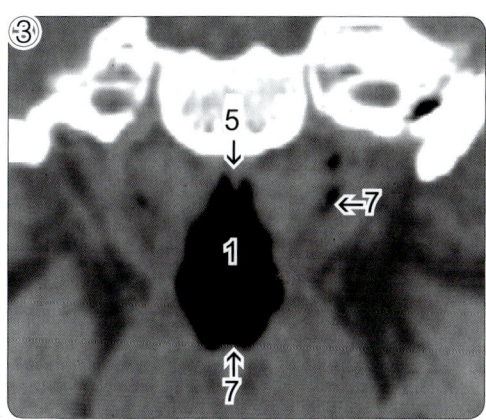
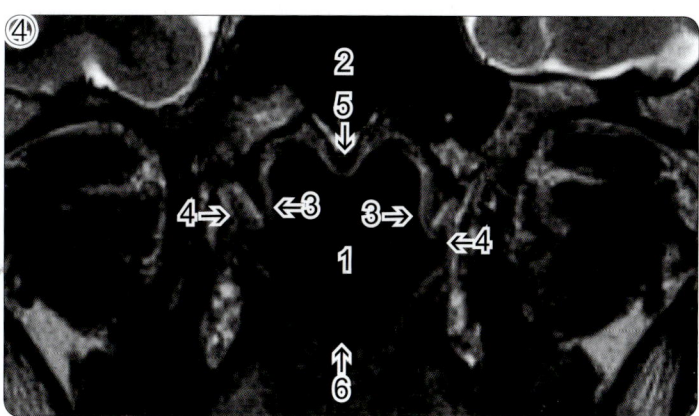

1. 鼻咽腔；2. 蝶窦；3. 咽鼓管圆枕；4. 咽鼓管隐窝；5. 鼻咽顶壁；6. 软腭；7. 左侧咽鼓管

图 4.3-7b 鼻咽 - 冠状面

图①至图③为 CT 冠状面重建图像，图④为 MRI-T2 加权冠状面图像，显示鼻咽的解剖结构。

鼻咽侧壁：在鼻咽腔冠状面的中部层面同样可见侧壁上的咽鼓管圆枕、咽鼓管隐窝和咽鼓管开口，圆枕位于咽鼓管隐窝的后方，但是不能显示咽鼓管的走行，只能偶尔看到充气咽鼓管的断面。

鼻咽顶壁和底壁：在鼻咽前段冠状面可见顶壁较薄，底壁为软腭或悬雍垂；在鼻咽冠状面的后段层面，可见顶后壁软组织较厚，而底壁为悬雍垂。在两侧侧壁的上方可见侧隐窝和咽鼓管隐窝的少量充气阴影（图③中 7），其上方类似的气体影可能为侧隐窝内的积气。

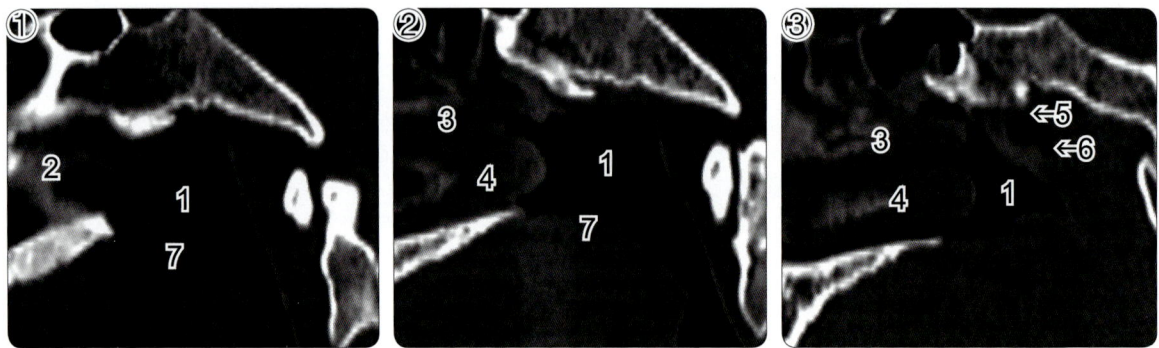

1.鼻咽腔；2.鼻中隔；3.中鼻甲；4.下鼻甲；5.咽鼓管圆枕；6.咽鼓管隐窝；7.悬雍垂

图 4.3-7c　鼻咽 - 矢状面

图①至图③为 CT 矢状面重建图像，自正中矢状面向外依次显示鼻咽的解剖结构。

鼻咽的正中矢状面表现：可清楚显示顶壁和后壁软组织厚度、鼻中隔后缘和悬雍垂的表现等，顶壁和后壁交界处呈上凹的曲线状或角状，但是若有向前下方突出应属异常（见图①）。

鼻咽的侧壁矢状面表现：咽侧壁层面矢状面图像显示咽鼓管圆枕围绕咽鼓管口前、上、后方，形成拐杖状钩形，若下方软组织有隆起则可形成弯月形咽鼓管隐窝（见图③中 6）。

鼻咽 CT/MRI 观察小结

1.CT/MRI 建议观察平面：

①横断面图像为主要观察平面，冠状面和矢状面图像可补充使用。

②鼻咽腔的顶后壁厚度应予以关注和测量，必要时可以在呼吸气时和吞咽时进行动态影像学观察。

2.CT/MRI 观察要点提示：

鼻咽顶后壁和鼻咽侧壁为 CT/MRI 观察的重点。

a present：关于增殖体肥大的诊断

"增殖体肥大"一词常常见诸影像科医师的报告中。那么我们该怎样描述和报告增殖体肥大呢？到底怎样定义增殖体肥大，如何判断某个个体的增殖体是否属于病理性肥大等应该有一个清晰的概念。在这里我们不妨先回顾一下正常青少年群体增殖体肥大的背景情况，学会尽量以科学的态度对待自己所写出的每一份报告。日本学者 Fujioka 等针对鼻咽顶后壁厚度的问题做了 1 项聪明而又颇有意义的研究工作。他们不只是简单地只去关注鼻咽顶后壁软组织的具体厚度本身，而是在考虑到底达到怎样的厚度才真正具有临床意义。他们在对千余名不同年龄组健康儿童进行统计学分析之后，发现在此时期，增殖体本身就是增大的，到底是什么时候方可冠以"增殖体肥大"和肥大到什么程度，这就需要揭示增殖体发育的真实规律。为此，他们先将顶后壁的软组织厚度定为 A，将鼻咽腔的前后径定为 N，以两者构成的 A/N 值代表增殖体的客观比率。选出其比率的最高值定为正常儿童增殖体的上限值。再对增殖体肥大的程度进行分级。他们在对 1398 例 0~15 岁的正常儿童进行 A/N 值检测后发现，5 岁时增殖体的 A/N 值达到峰值，即 0.588；12 岁前保持在 0.5 以上，15 岁后降低至 0.4 以下，基本达到成人大小，约占鼻咽腔的 1/3 左右。为此，Fujioka 将 A/N 正常值的上界定为 0.59，超过此值方为增殖体肥大。以后有作者将 A/N 值 0.61~0.70 定为中度肥大；0.71 以上定为病理性肥大。从他们的研究中我们可以汲取的是什么呢？首先，我们要尊重他们的学术成果，在我们的 CT/MRI 报告中用正确的方法进行测量，然后严谨地参考使用这些数据，而不是简单地依据一个横断面图像就匆忙写下"增殖体肥大"这种模棱两可、让临床医师摸不着头脑的结论。在报告中注明增殖体是否肥大，肥大的程度及其数据依据，以供临床医师参考使用。

4.4 口腔、涎腺和口咽

口腔属于消化道的一部分，以进食为主要功能的口腔还有兼理呼吸、参与会话和发声等重要生理和社会活动。口腔与鼻腔有诸多相似之处，两者均为以前后开放为主要特点的体腔。但是因为功能不同，口腔又有自己的特点。既有非常坚硬的颌骨和牙齿，也有极为柔软灵活的舌和其他口腔肌肉与黏膜。口腔前外侧始于唇、颊，向后止于咽腭弓。口腔具有完整的顶壁、底壁，可向前外侧方开放的前外侧壁，向后完全开放面对口咽。以牙齿为界，可将口腔分为口腔前庭和固有口腔两部分。口腔内的主要器官是舌和牙齿，口腔周围则分布大、小唾液腺。牙齿大部暴露于外界，又专属牙科专业，故在此只对其排序和名称做简要介绍。口咽兼有呼吸和进食两项功能，口咽上通鼻咽，前对口腔，下连喉咽。

4.4.1 口腔

口腔由口腔前庭、固有口腔、牙齿和舌等解剖结构组成一个解剖和功能的整体，其中，牙齿和舌为口腔内的主要功能结构。口腔的各个解剖结构似乎是只要张开嘴就可以观察到，其实不然，不要说舌外肌等无法直视，就是舌肌和牙齿等暴露在外界的解剖结构在真正要"短兵相接"，准确掌握其解剖细节情况时也离不开 CT/MRI 等影像学手段。口腔解剖的重点是口腔的四壁和舌内、外肌。

Point-01: 口腔前庭

区域解剖简析

口腔与口腔前庭 (oral vestibule) 以牙齿为界，牙齿之外为口腔前庭，牙齿之内为固有口腔。所谓的"口腔前庭"是指上颌骨和下颌骨的牙槽、牙齿和牙龈与其外围口唇、面颊之间所形成的马蹄铁形，即"U"字形的裂隙状空间。

①口腔前庭：牙齿咬合之后，从切面上观察，自内而外属于口腔前庭的解剖结构依次为牙齿、牙槽骨、牙龈、前庭沟、唇颊黏膜和系带。

②口腔前庭沟：指口腔前庭中中牙龈水平以下的牙龈与唇颊黏膜组成的沟。

③口腔前庭沟中的重要解剖结构有黏膜、系带、腮腺乳头和磨牙后区。

a. 黏膜：此区的黏膜下组织异常松软，是局部麻醉、穿刺及手术的理想部位。

b. 唇系带和颊系带 (frenum of lip and cheek)：两者均为横过口腔前庭沟的扇形或线形的黏膜皱襞。上唇系带比下唇系带更为明显。颊系带为尖牙或前磨牙区域之后的黏膜皱襞，数目不定，同样是上颊系带比较明显。

c. 腮腺管乳头 (papilla of parotid duct)：位于正对上颌第 2 磨牙牙冠的颊黏膜上。

d. 磨牙后区：位于磨牙后方，为沟通口腔前庭与固有口腔的主要通道。

图 4.4-1 口腔前庭

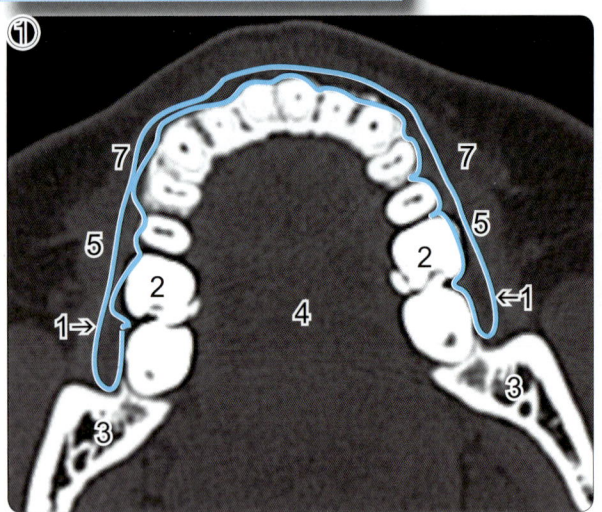 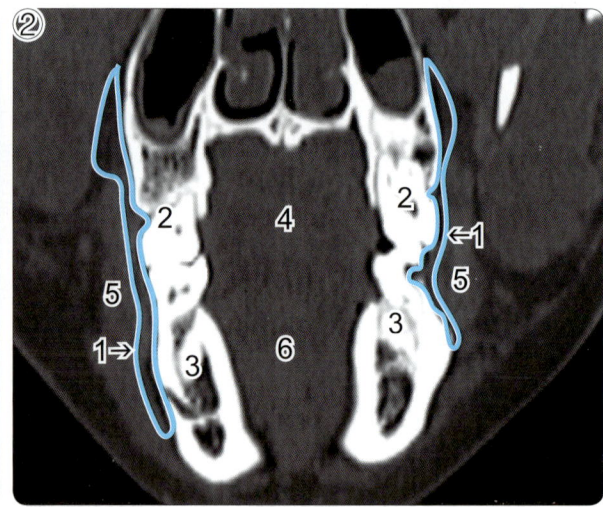

1. 口腔前庭；2. 上颌齿槽和牙；3. 下颌齿槽和牙；4. 舌；5. 颊肌；6. 舌底；7. 口轮匝肌

图 4.4-1a 口腔前庭 - 横断面和冠状面

图①和图②分别为 CT 横断面和冠状面重建图像，显示口腔前庭的解剖结构。

口腔前庭的观察：正常情况下，口腔前庭的外侧壁上的口唇和面颊是紧贴内侧壁上的牙齿和牙龈的，两者之间几乎没有留出空间，不能显示。只有当此处含有水和鼓气时才可以以 CT/MRI 等影像学手段显示。故我们可以依据上下颌骨的齿槽和牙齿及与其相对的颊肌等解剖结构来划定口腔前庭的大致范围和轮廓。

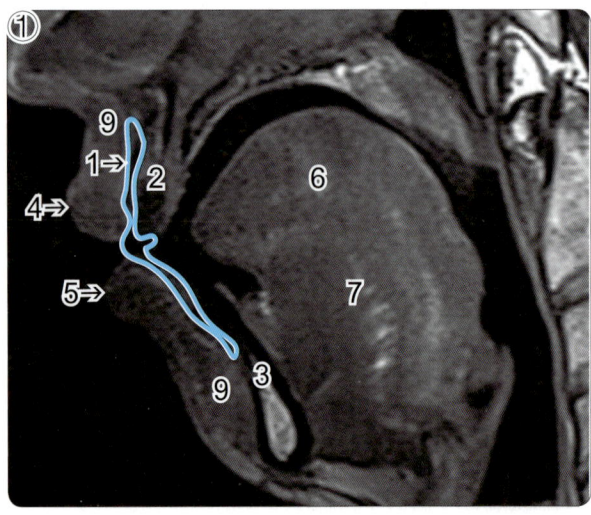 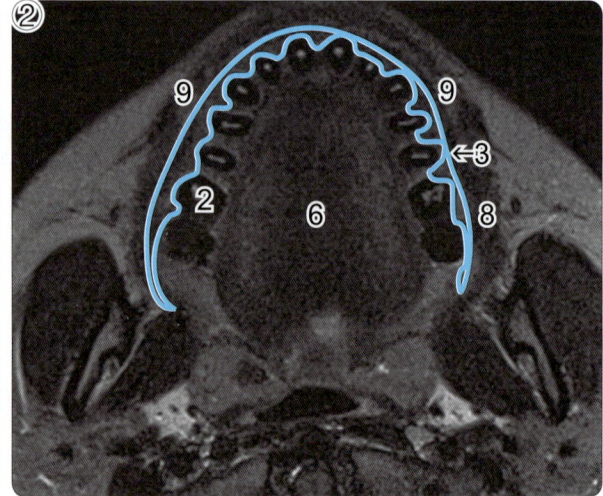

1. 口腔前庭；2. 上颌骨齿槽和牙齿；3. 下颌骨齿槽和牙齿；4. 上唇；5. 下唇；6. 舌；7. 颏舌肌；8. 颊肌；9. 口轮匝肌

图 4.4-1b 口腔前庭 - 横断面和矢状面

图①和图②分别为横断面和冠状面 MRI-T2 加权图像，显示口腔前庭的解剖结构。

口腔前庭的观察：在矢状面图像上，可以从侧面观察上下颌牙齿咬合与上下唇之间的口腔前庭部分。内侧面为牙齿表面，外侧面为上下唇的内侧面。横断面观察时同样以牙齿为内侧面，前方外侧面为口唇，两侧外侧面为面颊内侧的黏膜面。

Point-02: 固有口腔

区域解剖简析

固有口腔是 1 个半穹窿状空间，具有前外侧壁、顶壁和底壁，向后通往口咽。

①前外侧壁：由牙齿、牙龈和牙槽骨内面构成。当牙齿咬合时，上颌骨与下颌骨的牙齿、牙龈和牙槽骨组成了固有口腔的马蹄形前外侧壁。

②顶壁：由硬腭 (hard palate)、软腭 (soft palate) 和悬雍垂 (uvula) 组成的顶壁分隔固有口腔和上方的鼻腔。

a. 硬腭：前 2/3 为上颌骨腭突，后 1/3 为腭骨水平板。硬腭向前方和两侧接续于上颌骨牙槽，向后方接续于软腭。硬腭表面有较厚的黏膜紧密附着，外侧的黏膜下有神经血管束走行，边缘接续于牙龈。硬腭后半的黏膜下层有许多小型的黏膜唾液腺。

b. 软腭：为接续于硬腭后方的一片肥厚且能活动的软组织板，在口咽与鼻咽分界线处向后下方倾斜。内有腭腱膜、肌肉、血管、神经、淋巴组织和黏液腺。在多数人软腭中线两侧的腭凹内有软腭小黏液腺导管开口。软腭两侧融合于咽壁，向后延续成悬雍垂。

c. 悬雍垂：也称腭垂或小舌，为软腭后方的 1 个圆锥状突起，进一步伸向后下方。悬雍垂表面极富敏感神经，为吞咽反射和会厌关闭的引擎。

③底壁：由下颌舌骨肌、颏舌骨肌、二腹肌前腹等肌肉共同构成。

a. 下颌舌骨肌 (mylohyoid muscle)：为口底的主要肌肉，两侧起自下颌骨内缘的下颌舌骨肌线，斜向后内方向走行，其中两侧肌纤维在正中线上汇合同时向后集中附着于舌骨，两侧的三角形下颌舌骨肌融合后形成完整的口腔底壁。

b. 颏舌骨肌 (geniohyoid muscle)：为在下颌舌骨肌上方中线两侧走行的扁平带状肌肉，自下颌骨颏棘后面的颏结节向后走行附着于舌骨体前缘。

c. 二腹肌前腹 (digastric muscle anterior belly)：为在下颌舌骨肌下方中线两侧走行的带状肌肉，自下颌骨颏棘下方的二腹肌窝向后下方逐渐离开中线走行至舌骨体外侧缘处经中间腱移行为二腹肌后腹。

总之，底壁是以下颌舌骨肌为主体，再由颏舌骨肌和二腹肌前腹分别在上面和下面的中线两侧予以补充和加固。

④后界：固有口腔的后方以口咽峡与口咽分界。口咽峡是由软腭、悬雍垂、腭舌弓、腭咽弓和舌根等组成的 1 个活动的软组织环，既是口腔的解剖学后界，也是口腔向后进入口咽的出口。

图 4.4-2 固有口腔

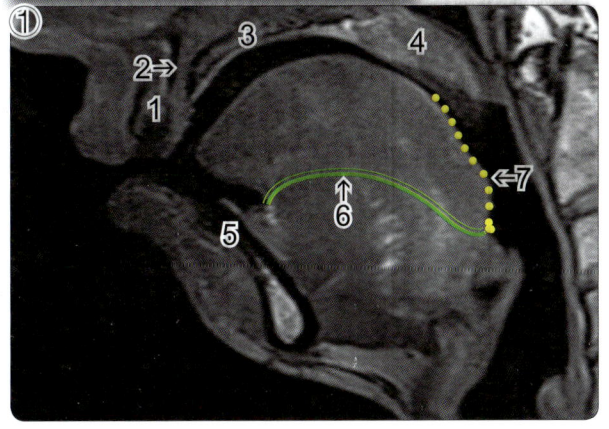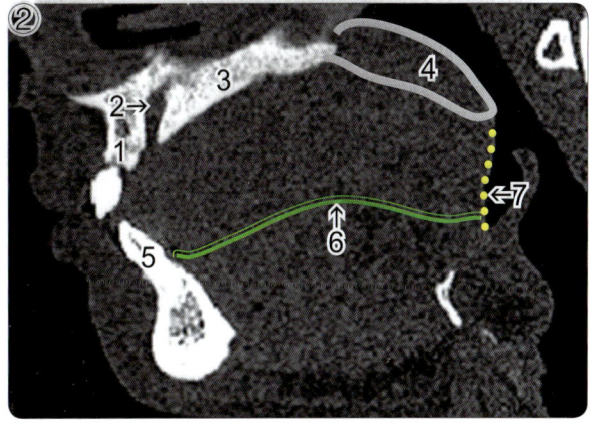

1. 上颌齿槽和牙；2. 切牙管；3. 硬腭；4. 软腭和悬雍垂；5. 下颌齿槽和牙；6. 舌底；7. 口咽界

图 4.4-2a 固有口腔 - 矢状面

图①为 MRI-T2 加权口腔正中矢状面图像，图②为 CT 口腔正中矢状面重建图像，显示固有口腔界限的解剖基础。

固有口腔内的器官只有舌：在正中矢状面的 CT/MRI 图像上，我们可以看到被包围在口腔中的主要器官就是舌，舌就像是一棵巨大的蘑菇从舌底伸向口腔，由于舌的大小和舌肌紧张状态的不同，有时在闭口的情况下，口腔内的空间几乎全部被舌所填满（见图②）；有时在舌的上方和前方还留有一些空隙（见图①）。

固有口腔的壁：固有口腔实际上只有上壁、前壁和两侧壁，上壁自前往后依次是前方的上颌骨腭突和腭骨水平板组成的硬腭、软腭和悬雍垂；前壁为上下颌骨齿槽和牙齿；两侧壁为两侧上下颌骨的齿槽和牙齿。余下的下界和后界的表现有所不同：下界为舌底肌群，以颏舌肌为主的舌底肌群与舌之间是紧密相连且交织在一起，不能截然分隔，只能借肌肉间隔或肌纤维表现进行简单示意（图中的双绿线）；后界就更奇妙了，口腔后面为口咽，故舌根的后面就可以视作口腔的后界（图中的黄点线）。

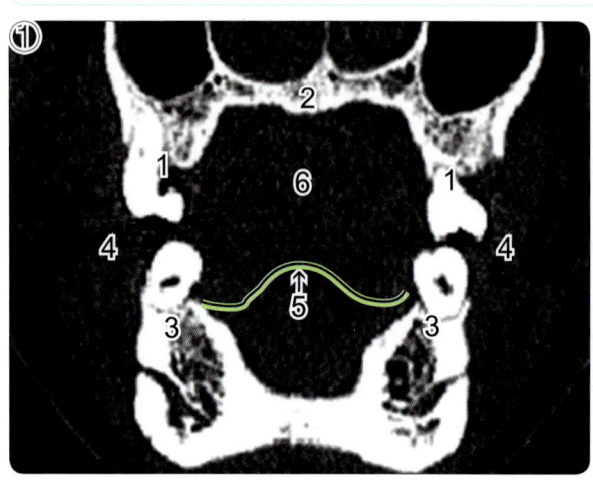 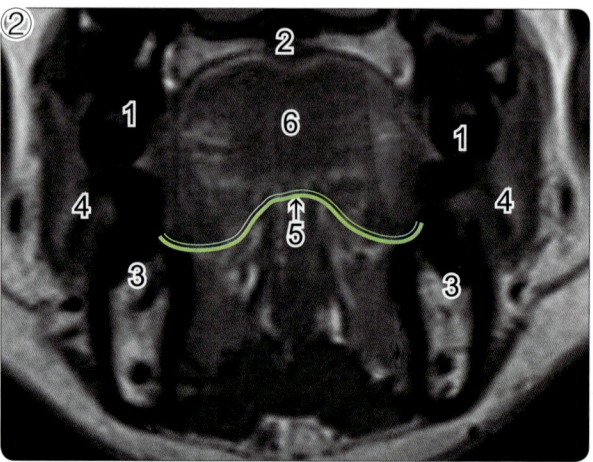

1. 上颌齿槽和牙；2. 硬腭；3. 下颌齿槽和牙；4. 颊肌；5. 舌底；6. 舌

图 4.4-2b 固有口腔 - 冠状面

图①为 CT 冠状面重建图像，显示固有口腔前部的解剖结构；图②为 MRI-T2 加权冠状面图像，显示固有口腔后部的解剖结构。

冠状面图像主要观察固有口腔的两侧壁结构：固有口腔两侧壁在咬合状态之下为两侧咬合的上颌与下颌的齿槽和牙齿；在开口状态下，则两侧的颊部黏膜就成为开口部固有口腔外侧壁的补充。

Point–03：牙齿

区域解剖简析

人类的恒齿共计 28~32 颗，分别镶嵌在上、下颌骨的齿槽中，全部牙齿是呈左右对称、上下对应排列的。即上下左右各有 7~8 颗名称和排序相同的牙齿。人类全口有 4 种牙齿：

①切牙：有 2 颗，位于中线两侧。牙齿的齿刃呈"一"字形，如锋利的切菜刀，故名"切牙"。包括中线两侧的中切牙和排列在其外侧的侧切牙。

②尖牙：仅 1 颗，又称犬齿，排列于侧切牙的外侧，主攻撕咬。

③前磨牙：有 2 颗，自前往后依次为第 1 前磨牙和第 2 前磨牙，排列于尖牙的外侧。

④磨牙：有 3 颗，为位于口腔最后方的 3 颗牙齿，自前往后依次为第 1 磨牙、第 2 磨牙和第 3 磨牙，第 3 磨牙最后长出，又被称为智齿。约有 1/3 成年人的下颌第 3 磨牙终生缺如，有人统计，30 岁之后仍无下颌第 3 磨牙的男性约占 29.5%，女性约占 33.1%。

临床上准确记录牙位非常重要，国内应用十字法记录牙位，排序是将十字放在面对病人的牙齿上，十字的左上方为病人的右上颌牙齿，十字的右下方为病人的左下颌牙齿，以此类推。而国际牙科联合会推荐的成人恒齿双位数牙位记录法是十位数上的"1"代表右上颌牙齿，"2"代表左上颌牙齿，"3"代表左下颌牙齿，"4"代表右下颌牙齿。注意不要混淆。

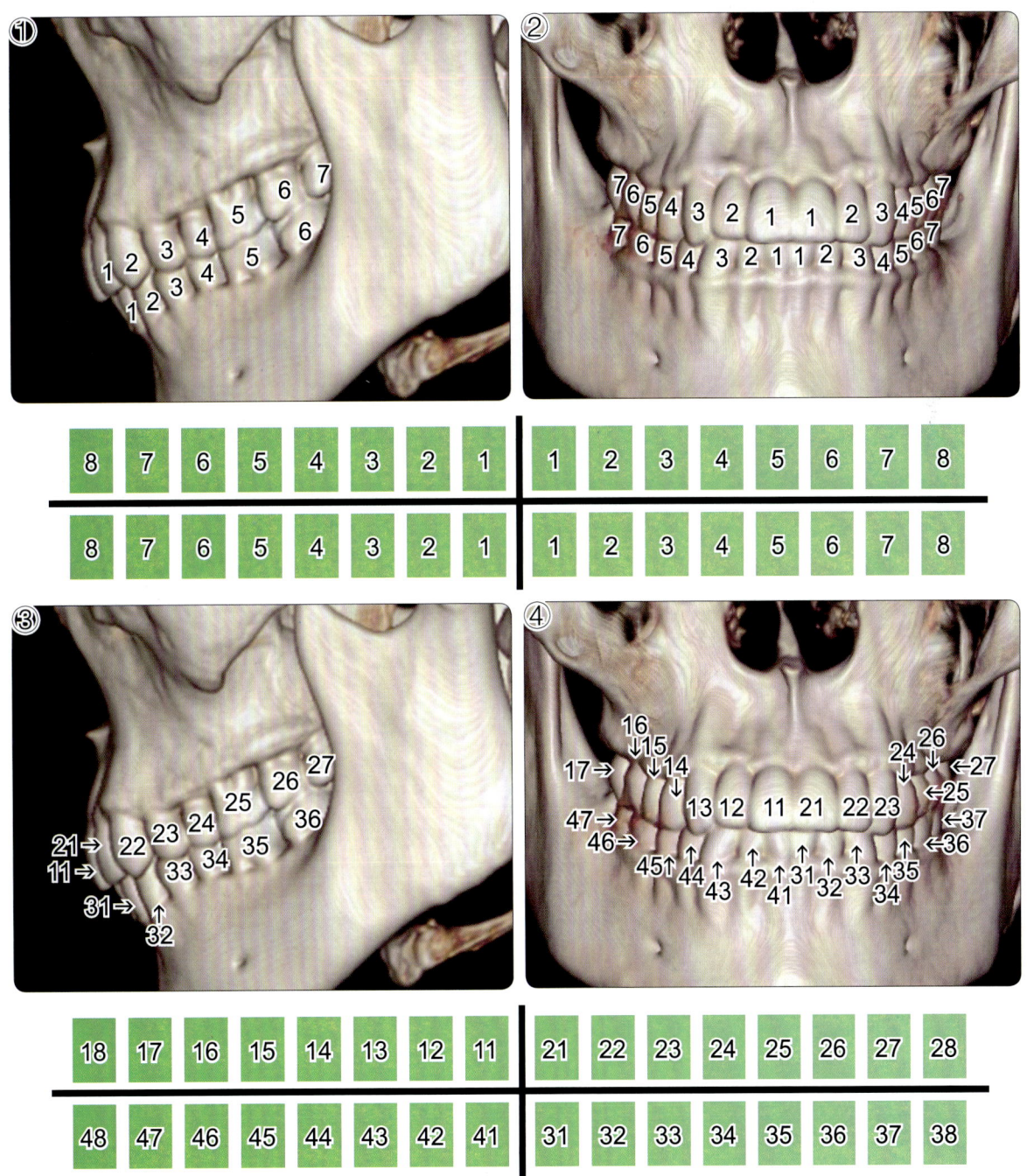

图 4.4-3a　全部牙齿在口腔内的排列

图①和图③为 CT-3D 重建图像右侧面观，观察右侧上下颌牙齿；图②和图④为 CT-3D 重建图像正面观，显示全部牙齿在口腔内的排列。

正常发育，人类有牙齿 28~32 颗，为临床诊断和治疗方便，文献中将全口牙齿依序排列，以准确识别和治疗，可快捷、准确地传达和认知每一颗牙齿，以达到治疗和诊断准确无误。

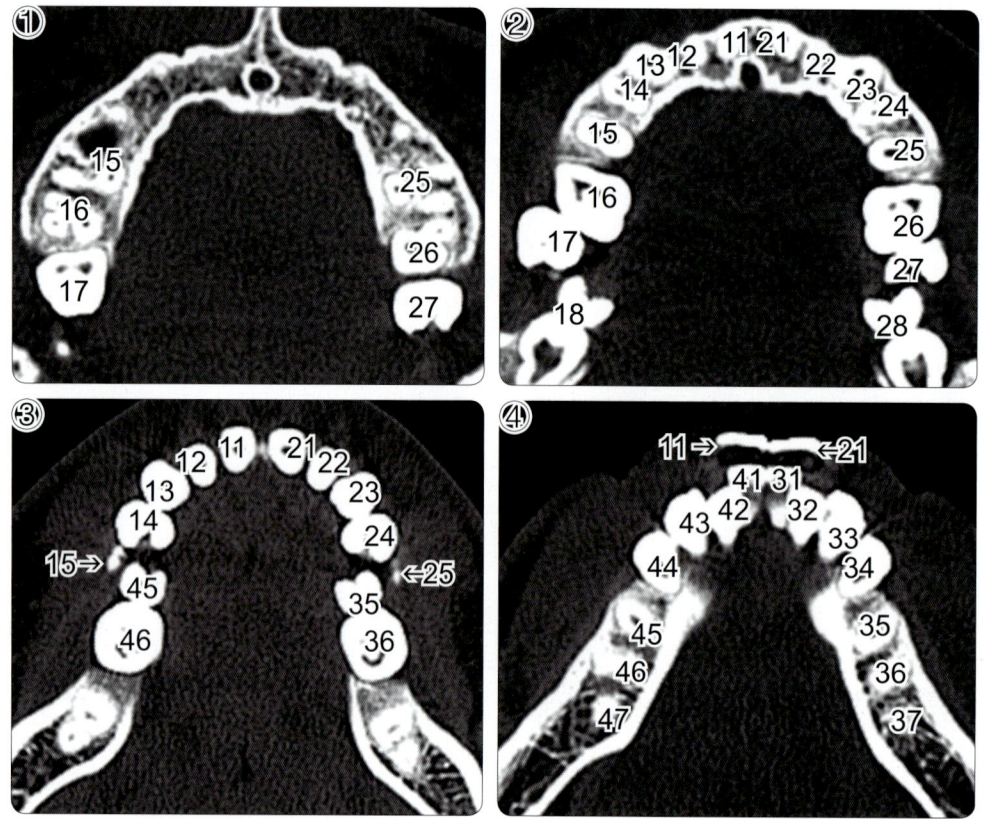

图 4.4-3b 牙齿 - 横断面

图①至图④为自上而下的 CT 横断面重建图像，显示全部牙齿在横断面图像上的排列。

牙齿的横断面 CT 观察：牙齿为釉质构成，密度极高，CT 图像上显示为亮度最高的阴影，即纯白色。MRI 图像上为极低乃至无信号的纯黑色阴影，两者比较以 CT 观察最佳，CT 图像中又以横断面图像为最准确和最全面地观察全部牙齿的最佳方法。

观察方法：上下颌骨齿槽上的牙齿因体位和牙齿发育的原因，常常出现牙齿排列不在一个平面的情况，一般情况下，牙齿排列为后高前低，即自上而下进行观察时，是后方的牙齿先出现，前方的牙齿后出现。

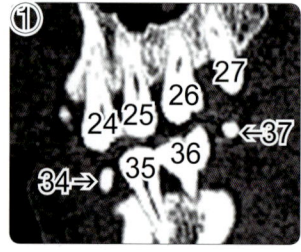 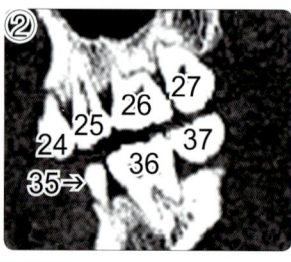 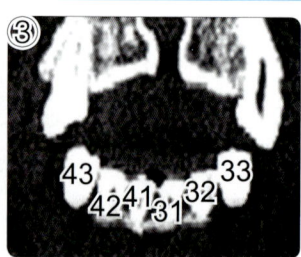 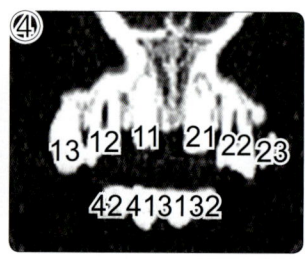

图 4.4-3c 牙齿 - 矢状面和冠状面

图①和图②为 CT 矢状面重建图像，图③和图④为 CT 冠状面重建图像，显示牙齿的排列情况。

矢状面 CT 图像观察：上下颌牙齿排列均为水平面，即人体轴位平面上的马蹄铁状，故在矢状面图像上有助于观察臼齿以后的各个牙齿，偏外层面易于显示前磨牙和磨牙，偏内层面易于显示犬齿和前磨牙。矢状面图像观察的不足是左右侧牙齿容易混淆。

冠状面 CT 图像观察：冠状面图像有利于观察上下颌骨前排的牙齿，包括上下排各 2 颗切齿和 1 颗犬齿，其他牙齿仅能个别显示，且极难定位牙齿，故不宜使用。

总之，矢状面和冠状面仅可以在个别情况下对某些牙齿进行补充观察，欲全面观察牙齿还是以全景牙齿平片和 CT 横断面观察比较适用。

Point-04: 舌

区域解剖简析

舌是一个纯肌性器官,舌内、外肌均为横纹肌。舌内肌组成舌的本体,舌外肌则将舌附着并固定于舌骨、下颌骨、茎突、软腭和咽壁上。

①舌内肌:位于舌内,其作用主要是改变舌的形状,包括厚薄、宽窄和长短,舌内肌依据其肌纤维的方向被分为3组:

a. 舌纵肌:整体收缩使舌变短回缩,上纵肌收缩使舌尖上扬,下纵肌收缩使舌尖下卷,一侧纵肌收缩可使舌尖向同侧弯曲。

b. 舌横肌:收缩时可使舌增厚变窄。

c. 舌垂直肌:收缩时可使舌变薄增宽。

②舌外肌:舌外肌的肌肉纤维从舌内延伸至舌外的某一支点附着,决定舌的运动而不改变其形状。

a. 颏舌肌 (genioglossus muscle):以短腱起自颏棘,向后方在矢状面上呈扇形散开,进入舌内并与舌内肌交织在一起,收缩可使舌伸向前下方。

b. 舌骨舌肌 (hyoglossus muscle):为四边形的薄肌,自舌骨体前面和舌骨大角垂直向上在茎突舌肌和下纵肌之间进入舌内,收缩时将舌拉向后下方。

c. 茎突舌肌 (styloglossus muscle):起自茎突,向前下方以一纵行纤维束进入舌的背外侧,收缩时将舌拉向后上方。

d. 腭舌肌 (palatoglossus muscle):起自腭腱膜的口腔段,止于舌根外侧。收缩时可上提舌根。也是吞咽的肌肉之一。

③舌的分部:舌分为前方的口部和后方的咽部。

a. 口部:包括舌尖、舌背和舌下面,占据舌的前 2/3。

b. 咽部:即舌根部,面向口咽方向,占据舌的后 1/3。

图 4.4-4 舌

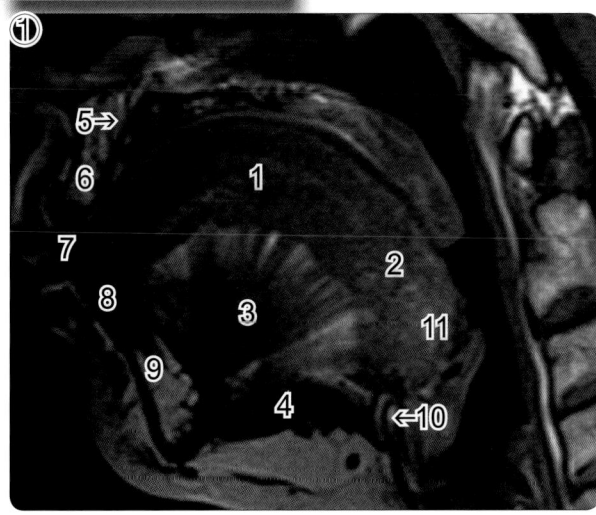
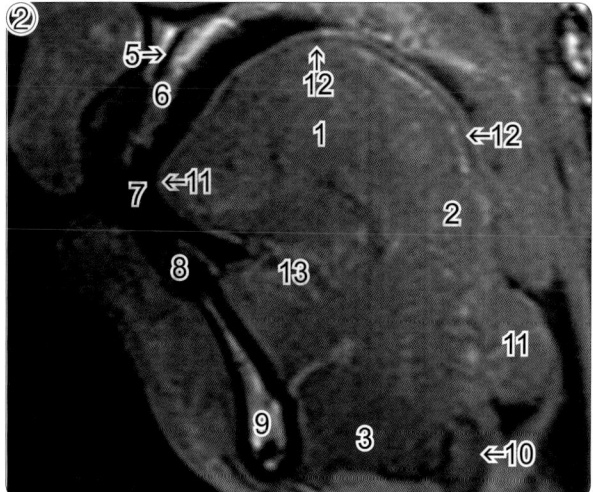

1. 舌的口部;2. 舌的咽部;3. 颏舌肌;4. 颏舌骨肌;5. 切牙管;6. 上颌骨齿槽;7. 上颌切牙;8. 下颌切牙;9. 下颌骨齿槽;10. 舌骨;11. 舌扁桃体;12. 舌表层;13. 舌系带

图 4.4-4a 舌 - 矢状面

图①为 MRI-T1 加权矢状面图像，图②为 MRI-T2 加权矢状面图像，显示舌的解剖表现。

舌的矢状面观察：舌是人体中唯一完全由肌肉组成的器官，"巧舌如簧"就是形容舌这个器官的灵活性和功能上的多样性。灵活的运动是舌必备的功能，而这些功能是由舌内肌和舌外肌共同完成的。在 CT/MRI 图像上，舌的观察既容易又复杂，容易的是没有看不到舌的图像，难点是具体将紧密构筑在一起的舌内肌和舌外肌区分开还是十分困难的。

舌的观察要点：舌的观察主要包括舌的分部、范围和舌外肌的观察。a. 舌的分部：在 CT/MRI 图像上，可将舌分成舌体、舌根和舌系带 3 部分，舌体约占舌前后径的前 2/3，舌根约占舌前后径的后 1/3。b. 舌的范围：舌的整个舌表层因为有丰富的腺体和味蕾组织，而表现为一个明显的表层结构（见图中 11），该表层结构可以指示舌的表面范围。c. 舌底肌群的观察：舌的下方主要经舌外肌连接口腔周围的骨骼，舌外肌肌纤维的方向与内肌不同，另外各个舌外肌之间的肌肉间隙也可以提示舌外肌的大致位置，这些都可以帮助在影像学解剖上对舌与舌底肌群的区分。

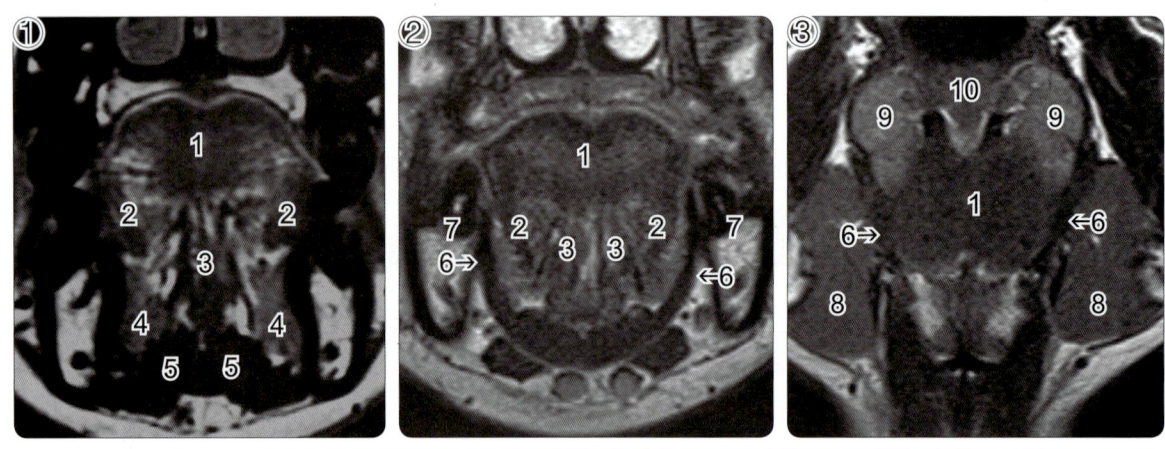

1. 舌；2. 舌骨舌肌；3. 颏舌肌；4. 舌下腺；5. 颏舌骨肌；6. 下颌舌骨肌；7. 下颌齿槽和牙；8. 下颌下腺；9. 腭扁桃体；10. 软腭 + 悬雍垂

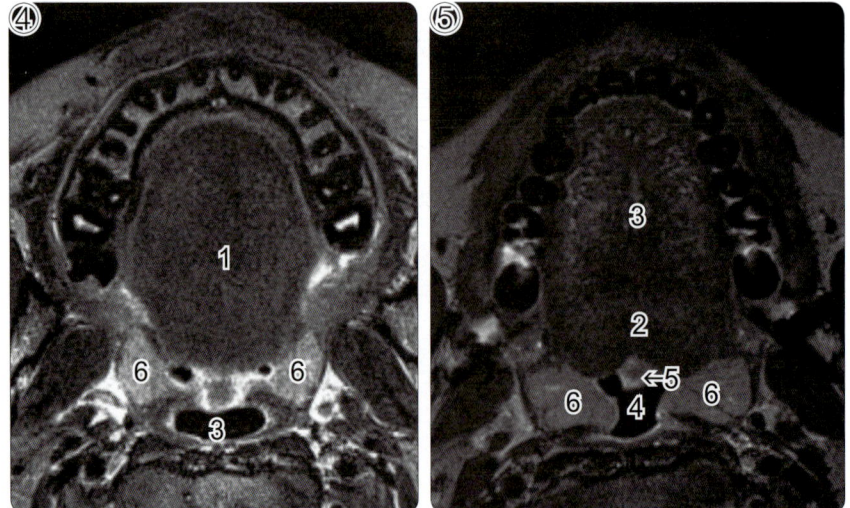

1. 舌体部；2. 舌根部；3. 颏舌肌；4. 口咽；5. 舌扁桃体 + 悬雍垂；6. 腭扁桃体

图 4.4-4b 舌 - 冠状面和横断面

图①至图③为 MRI-T1 加权冠状面图像，图④和图⑤为 MRI-T2 加权横断面图像，显示舌的解剖表现。

舌的冠状面观察：前部冠状面显示舌体和舌下的舌下肌群等解剖结构；后部层面显示舌根部及腭扁桃体和下颌下腺等。

舌的横断面观察：在较高层面显示舌体的大部分，主要为舌内肌成分，故整体表现为均匀一致的肌肉信号；在较低层面后半部显示舌根部，为均匀一致的舌肌信号，前半部中间为颏舌肌及颏舌肌间间隙，两侧为不均匀的舌下其他组织。

4.4.2 涎腺

涎腺即唾液腺（major salivary glands），包括腮腺、下颌下腺和舌下腺等大唾液腺，此外在口腔黏膜和黏膜下还有许多"小唾液腺"（minor salivary glands）。唾液腺每天能分泌唾液 1~1.5L，其中，下颌下腺占 60%~65%，腮腺占 20%~25%，舌下腺占 7%~8%，而小唾液腺的总量不足 7%~8%。无刺激时，唾液的分泌速度是 0.3mL/min；而受到刺激时，分泌速度可达到 1.5~2mL/min，其中腮腺分泌可骤升，占全部唾液的 50%。

Point-05：腮腺

区域解剖简析

腮腺（parotid gland）是最大的唾液腺。重 15~30g，平均为 25g，等于半个鸡蛋大小。腮腺是一个不规则分叶状的淡黄色浆液性腺体，被覆坚硬的被膜，其深部被颈深筋膜层包埋。腮腺感染、腮腺管阻塞或损伤等可导致颞下颌关节前剧烈疼痛，这是刺激耳大神经和牵拉被膜的结果，疼痛常在进餐时因腮腺急剧膨胀而加剧。

①腮腺的位置：腮腺浅部总是恒定地位于外耳道下方，故日本学者将其命名为耳下腺。

②腮腺的形态和大小：从外侧面观察浅部腮腺时，显示其形态多样，有三角形 (36%)、卵圆形 (28%)、半月形 (10%) 以及其他形态 (26%)。腮腺上下径为（6.20±0.57）cm，前后径为（5.20±0.75）cm。从横断面观察，腮腺呈尖向内侧的金字塔形状。浅部为金字塔底，腮腺深部逐渐变细变尖或呈钝圆形的塔尖状。部分个体的腮腺在下颌骨体内面向前伸入，腺体围绕下颌骨体的内、后、外缘呈"C"字形分布。

③腮腺的分部：腮腺分深、浅 2 部分。

a. 浅部：向前突出于后段咬肌的表面。

b. 深部：位于下颌后窝内和下颌支的深面，与茎突诸肌及深部血管神经毗邻。这些肌肉、血管神经，如颈内动、静脉，舌咽神经、迷走神经、副神经及舌下神经等被包埋在腮腺深面，共同组成腮腺床。

④腮腺的界限和毗邻：

a. 上界：腮腺上缘的后部向上伸入外耳道软骨部和颞下颌关节之间，形成 1 个上突的腮腺嵴。上缘的前部向前方伸入颧弓下方。

b. 前内侧面：由浅入深依次贴附于咬肌、下颌支后缘和翼内肌内侧面。再往深部则借茎突下颌韧带与下颌下腺分隔。

c. 后内侧面：有一排解剖结构对腮腺形成压迹，由外向内依次为乳突前缘、胸锁乳突肌前缘、二腹肌后腹、茎突以及附于茎突的诸肌和颈部大血管、神经。面神经干从乳突压迹和茎突压迹之间进入腮腺。腮腺的下端嵌入下颌角与胸锁乳突肌之间的窄隙内，往往与颈深淋巴结接触。腮腺的前内侧面与后内侧面交界的内侧缘伸向咽侧壁。

d. 浅面：腮腺浅面覆盖皮肤、浅筋膜、颈阔肌、耳大神经分支及深筋膜，并散在分布有数个淋巴结，浅面的后缘接近乳突和胸锁乳突肌，上方毗邻颧弓后段下缘和外耳道。

⑤腮腺内的其他重要解剖结构：颈外动脉、下颌后静脉和面神经等穿过腮腺并在其内分支。这些结构自内向外依次是颈外动脉、下颌后静脉和面神经。其中下颌后静脉的管径粗细差异较大，常常成为其浅面面神经的间接解剖标志。

⑥腮腺导管：多数在腮腺前部，由 2 条主支汇合形成。

a. 分型：单干型约占 68%，双干型约占 28%，三干型约占 4%。

b. 走行：导管从腺体前部上缘发出后呈水平前行，从浅面跨越咬肌后在咬肌前缘穿过颊脂肪垫和颊肌，在颊肌和口腔黏膜之间向后潜行一小段后开口于第 2 上磨牙的颊面。

c. 大小：腮腺管长为 5~6cm，管径为 3~4mm，开口较窄。

d. 定位：腮腺管的体表投影大致相当于自鼻翼与口角间的中点至耳屏间切迹连线的中 1/3 段。

图 4.4-5　腮腺

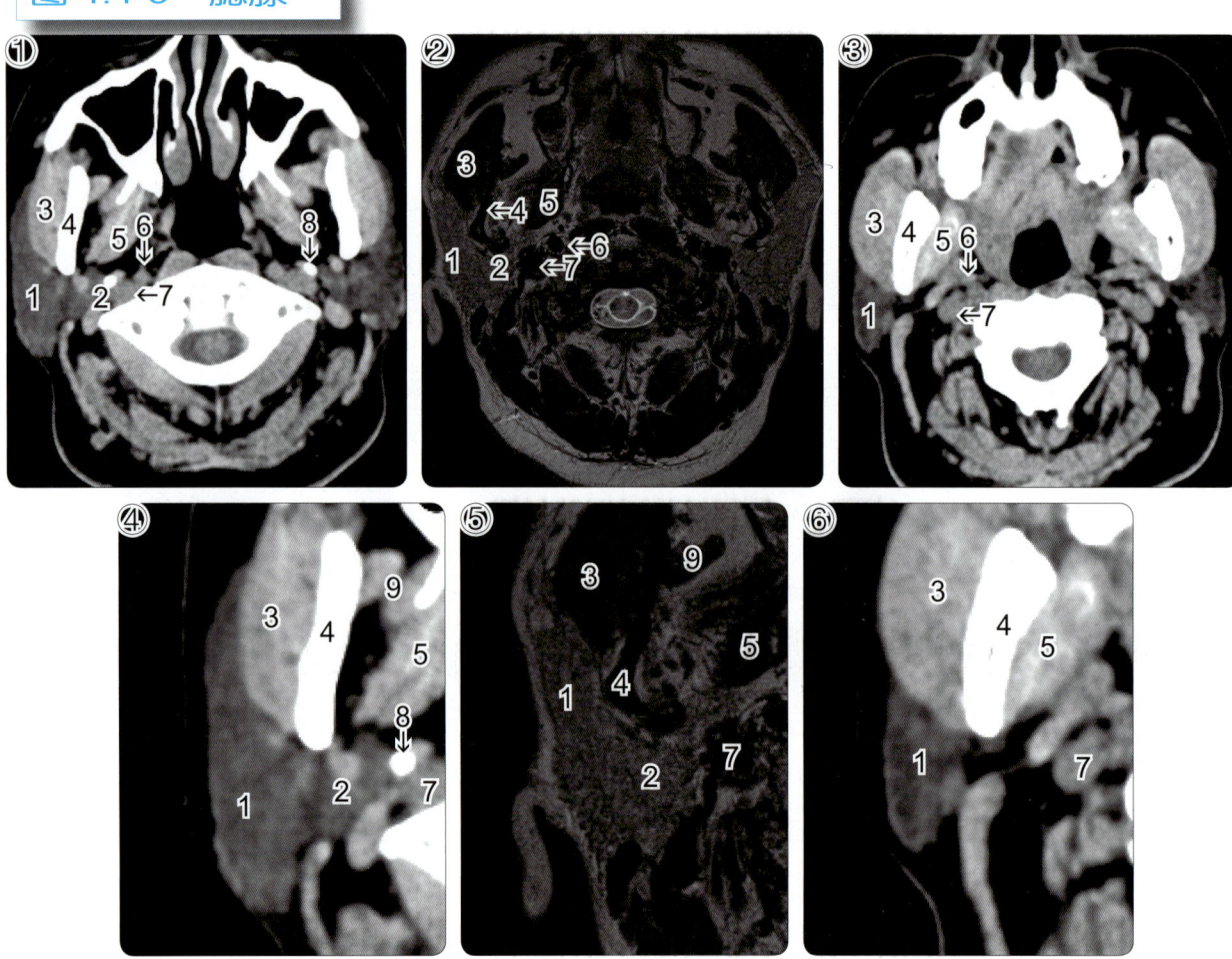

1. 腮腺浅部；2. 腮腺深部；3. 咬肌；4. 下颌骨支；5. 翼内肌；6. 颈内动脉；7. 颈内静脉；8. 茎突；9. 翼外肌

图 4.4-5a　腮腺 - 横断面

图①和图②分别为上方层面的 CT 和 MRI-T2 加权横断面图像，图③为下方层面的 CT 横断面图像，图④至图⑥分别是图①至图③的放大图像，显示腮腺的解剖表现。

腮腺的位置和形态：位于外耳道的后方和下方，浅部面积较大，向前、后和下方延伸并覆盖在咬肌和胸锁乳突肌等的表面，深部向颌面部与颈部之间深部的空隙内延伸。腮腺整体呈外大内小的三角形状，其深部与颈内动脉和颈内静脉等血管的关系极为密切，成为解剖学应予以关注的解剖要点部位。

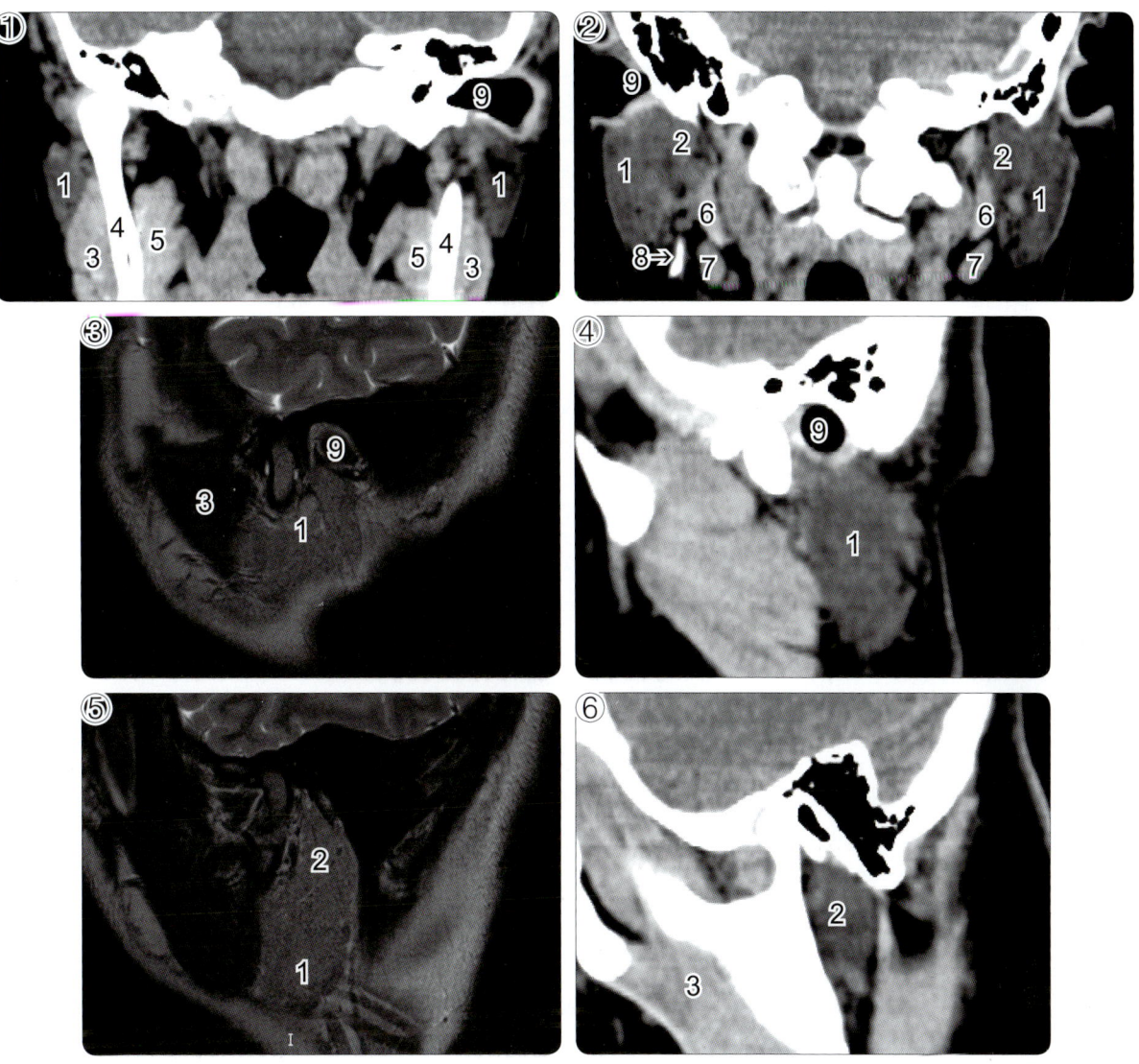

1. 腮腺浅部；2. 腮腺深部；3. 咬肌；4. 下颌骨支；5. 翼内肌；6. 颈内动脉；7. 颈内静脉；8. 茎突；9. 外耳道

图 4.4-5b　腮腺 - 冠状面和矢状面

图①和图②分别为前方和后方层面的 CT 冠状面图像，图③和图⑤为 MRI-T2 加权图像，图④和图⑥为 CT 矢状面重建图像，显示腮腺的解剖表现。

腮腺的冠状面观察：前方层面显示腮腺于外耳道下方向前伸向咬肌上方的表面，为腮腺浅部的前部；后方层面显示腮腺于外耳道的后方向内侧伸入颅底的软组织间隙，与颈内动脉和颈内静脉等血管和面神经紧密毗邻或伸入其中。

腮腺的矢状面观察：从腮腺的矢状面 CT/MRI 图像上，我们可以观察到腮腺浅部向外耳道下方和前后方延伸的具体形态，图③显示向前方的延伸，图④显示向后方和下方的延伸。故日本文献将腮腺又称为"耳下腺"是有道理的。但是在观察腮腺深部解剖时，矢状面图像远不及横断面和冠状面图像。

腮腺 CT/MRI 观察小结

1. CT/MRI 建议观察平面：
①横断面和冠状面图像可全面观察腮腺的深部和浅部。
②矢状面图像很适合观察腮腺浅部的整体形态。
2. CT/MRI 观察要点提示：
①腮腺的毗邻、轮廓界限以及其与颈内动静脉和面神经之间的关系是 CT/MRI 观察的重点。
②由于腮腺深部无法触诊，因此深部腮腺的手术前观察显得非常重要和必要。

a present：腮腺深叶和副腮腺

①腮腺深叶：虽然只占腮腺的一小部分，但它延伸到下颌支后方乃至下颌支内侧，被下颌骨支掩盖在深处，其深面为咽上缩肌。故无论发生在"深叶"肿瘤的良恶性，在初期，肿块常表现为向咽侧壁的凸起，而不能从外表看到面部腮腺区的凸起改变。因此在手术前后仅仅局限于对面部，即浅部腮腺的检查是不够的，注意在手术前后对口咽部进行专科体检或 CT/MRI 检查对于早期发现腮腺深部的病变和全面评估病变有否残留和复发等都是十分必要的。

②副腮腺：有少数个体，在腮腺主体之外还有 1 个小的、分离部分的腮腺组织，称为副腮腺，它常常位于颧弓下方与腮腺管上方之间，多与腮腺管紧密贴附。其出现率为 20%～38%。长度为（1.70±0.50）cm，宽度为（1.10±0.33）cm。因体积较小，需结合密度、信号等进行仔细辨认，增强扫描 CT/MRI 检查更容易使之浮出水面。

上述 2 个问题对于腮腺的临床诊断和处置十分重要，在 CT/MRI 检查得以普及和发展的今天，注意仔细检查防止不必要的误诊和漏诊实属必要。

Point-06：下颌下腺

区域解剖简析

下颌下腺（submandibular glands）也称颌下腺，为第二大唾液腺。

①位置：下颌下腺位于下颌角内下方，成为三大唾液腺链的中间环节。浅部位于下颌骨角内侧，下颌舌骨肌下面的下颌下三角内。深部是浅部经下颌舌骨肌后缘向上爬升至下颌舌骨肌上面的舌下间隙内的部分。

②大小和分部：下颌下腺约相当于腮腺体积的一半，重约 15g。有较大的浅部和较小的深部，2 部在下颌舌骨肌后缘相互延续。该腺体属于浆液性和黏液性混合的腺体，以浆液性为主。脂肪含量低于腮腺。

③界限和毗邻：

a. 浅部：内侧为二腹肌前腹，上方为下颌舌骨肌，外侧为下颌骨内面与下颌下淋巴结相邻或将之包埋于腺体内，下方由皮肤、颈阔肌和颈深筋膜覆盖，后上方外侧与腮腺前端邻接，两者之间仅以颈筋膜及下颌茎突韧带分隔。

b. 深部：与位于其前面的舌下腺首尾相接，同位于舌下间隙内。深部的内上方为舌神经，外侧为舌下神经和舌下动、静脉血管。

④导管：长度为 5~6cm，由腺体深叶发出后，在舌骨舌肌与下颌舌骨肌之间前行经舌下腺与颏舌肌之间至口底黏膜，开口于舌系带两侧的舌下肉阜处，也称舌下乳头（sublingual papilla）。

图 4.4-6　下颌下腺

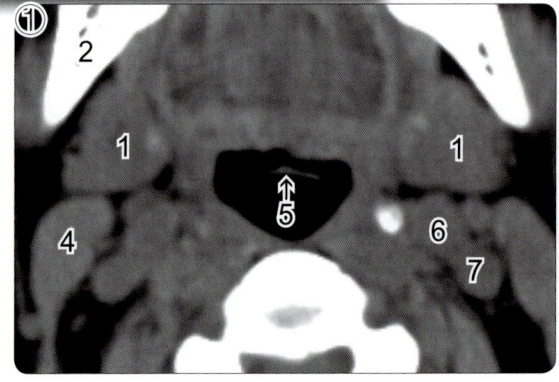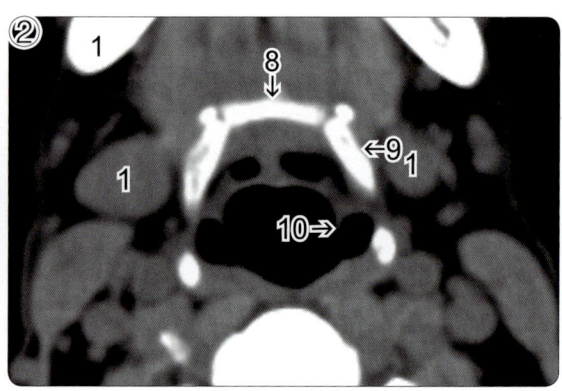

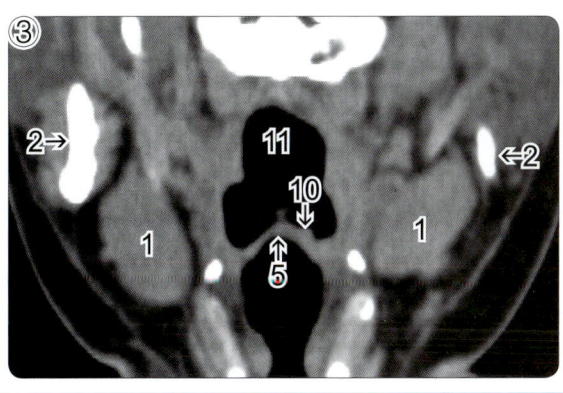 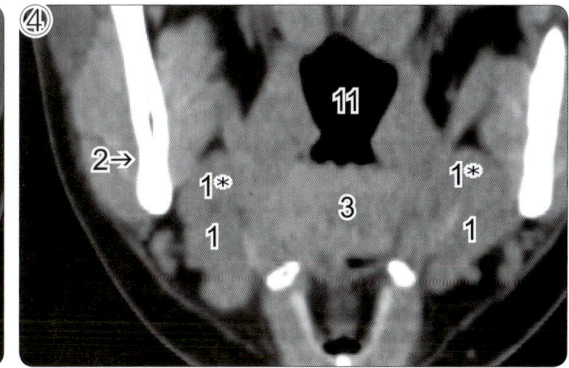

1. 下颌下腺；1*. 下颌下腺深部；2. 下颌骨体；3. 舌根部；4. 胸锁乳突肌；5. 会厌；6. 颈内动脉；7. 颈内静脉；8. 舌骨体；9. 舌骨大角；10. 杓会厌皱襞；11. 口咽

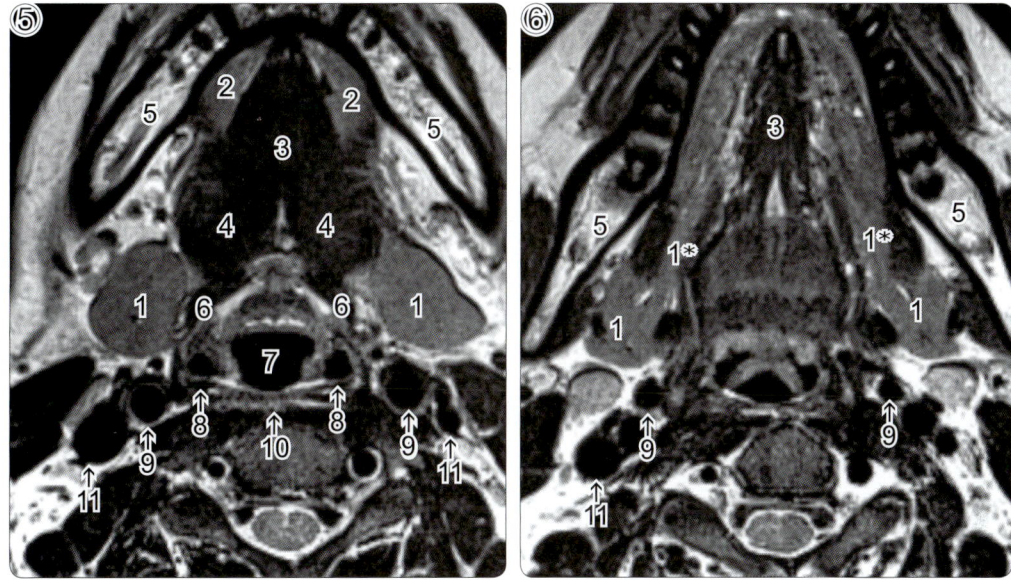

1. 下颌下腺；1*. 下颌下腺深部；2. 舌下腺；3. 颏舌肌；4. 舌骨舌肌；5. 下颌骨体；6. 舌骨；7. 声门上区；8. 梨状窝；9. 颈内动脉；10. 下咽；11. 颈内静脉

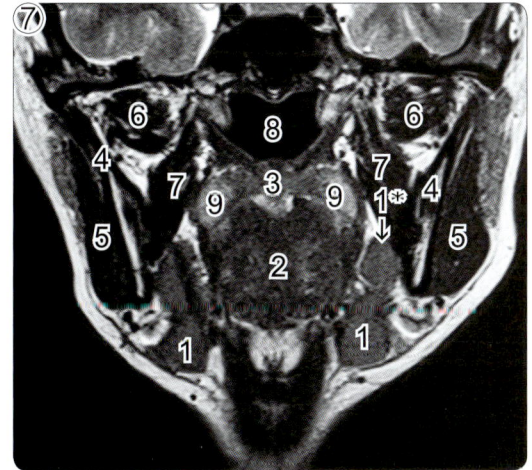 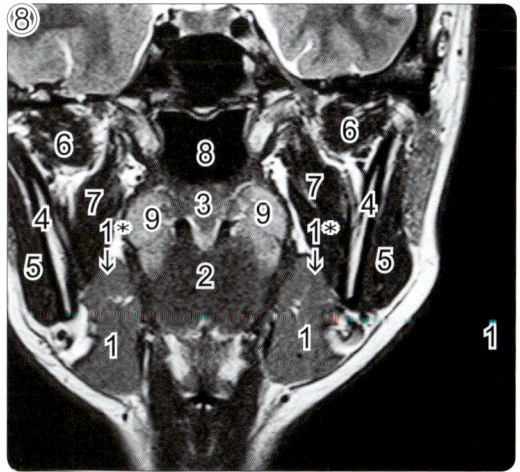

1. 下颌下腺；1*. 下颌下腺深部；2. 舌；3. 软腭；4. 下颌骨支；5. 咬肌；6. 翼外肌；7. 翼内肌；8. 鼻咽；9. 腭扁桃体

图 4.4-6　下颌下腺-CT 和 MRI 表现

　　图①和图②为 CT 横断面图像，图③和图④为 CT 冠状面重建图像，图⑤和图⑥为 MRI-T2 加权横断面图像，图⑦和图⑧为 MRI-T2 加权冠状面图像，显示下颌下腺的解剖形态、位置及其解剖毗邻。

　　下颌下腺浅部：下颌下腺位于下颌角附近的下颌下间隙内，下颌下腺浅部为该腺体的主要部分，在下颌舌骨肌的下方，所在的下颌下间隙实际上属于舌骨前颈部，但本腺体属于口腔附属涎腺，即唾液腺之一，且其深部完全在颌面部范围之内，故下颌下腺仍为颌面部的解剖成分。下颌下腺浅部呈长椭圆形或适应下颌下间隙的近似圆角三角形，其大小仅次于腮腺，两侧基本对称。在 CT 图像上下颌下腺与肌肉和脂肪不易分辨，而在 MRI-T2 加权图像上，下颌下腺与附近的肌肉和下颌下间隙内的脂肪有明显的信号强度差异，故更容易显示和观察。

　　下颌下腺深部：下颌下腺深部是该腺体向前上方延伸至下颌舌骨肌上方的部分，相对较小，且延伸程度和形态不一。因下颌舌骨肌为 1 个薄片状肌肉，并且自舌骨向两侧下颌骨体内侧面呈扇面状走行，故在各个 CT/MRI 平面的图像上难以清晰地显示，因深部与浅部之间有腺体卷曲，故可见两者之间有拐角或切迹形成。故在影像学上可间接提示其深部的存在。

下颌下腺 CT/MRI 观察小结

1.CT/MRI 建议观察平面：

①横断面和冠状面图像相结合可以比较全面地观察两侧基本对称的下颌下腺浅部。结合层面和位置可以同时观察该下颌下腺深部的表现。

②必要时可以结合矢状面图像进行进一步的观察和分析，特别是可以观察下颌下腺浅部与深部的关系。

2.CT/MRI 观察要点提示：

下颌下腺浅部容易观察，深部较小且界限欠清晰是观察的难点。

Point-07：舌下腺

区域解剖简析

　　舌下腺(sublingual glands)是唾液腺中最小的一对，仅重 2~4g，是以黏液为主的混合性腺体。

①位置：舌下腺位于舌下方两侧口底前部黏膜之下的舌下间隙内。

②形态和大小：舌下腺为细长、扁平的卵圆形腺体，如杏仁大小。

③界限和毗邻：舌下腺的包膜和轮廓不如腮腺和下颌下腺清楚。其下面为下颌舌骨肌，上方的口底黏膜可见因该腺体向上拱起而形成的舌下襞(sublingual plica)，两侧舌下腺之间正中线上的为颏舌骨肌和颏舌肌，舌下腺周围间隙内充填脂肪，有舌神经、舌动脉和下颌下腺腺管等结构通过，外侧紧贴下颌骨的牙槽骨，前端指向下颌骨颏部，后端与同侧的下颌下腺深部邻接。

④导管：自舌下腺发出 8~20 条细小的导管，其出路有 3 种类型：

a. 后部的舌下腺小管直接开口于舌下襞的顶端。

b. 部分舌下腺小管汇入下颌下腺管。

c. 腺体前部形成一条舌下腺大管，单独或与下颌下腺管合并后开口于舌下阜。

图 4.4-7 舌下腺

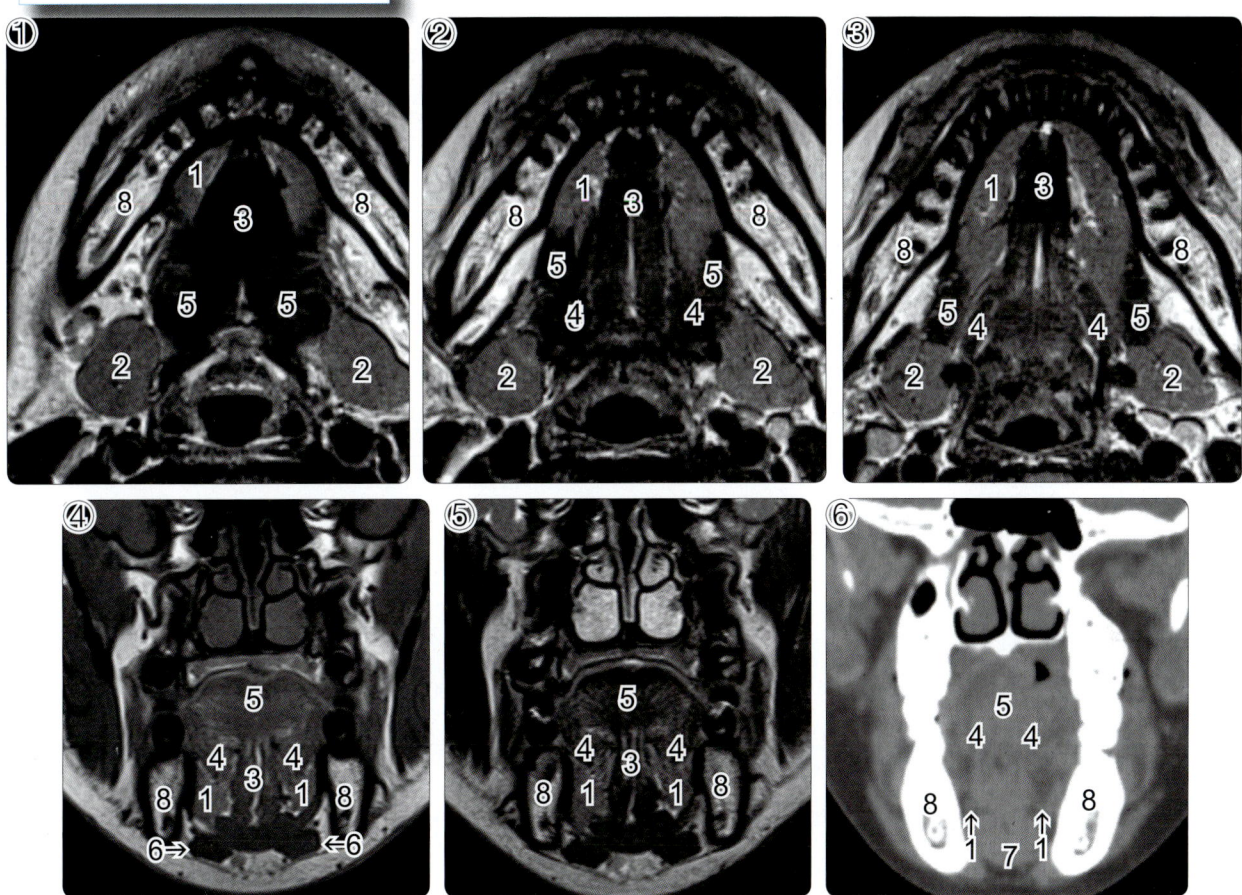

1. 舌下腺；2. 下颌下腺；3. 颏舌肌+颏舌肌间间隙；4. 舌骨舌肌；5. 舌；6. 二腹肌前腹；7. 下颌舌骨肌；8. 下颌骨体

图 4.4-7 舌下腺-CT 和 MRI 表现

图①至图③为 MRI-T2 加权横断面图像，图④至图⑥分别为 MRI-T1 加权、MRI-T2 加权和 CT 冠状面重建图像，显示舌下腺的解剖形态、位置及其解剖毗邻。

舌下腺的横断面观察：在 MRI-T2 加权图像上，舌下腺位于舌体下方的颏舌肌两侧，其信号高于肌肉但低于脂肪，信号强度位于两者之间，与同样以黏液为主的下颌下腺一样呈灰色。在上方层面的横断面图像上，颏舌肌等位于中线呈三角形，其两侧的舌下窝区充填舌下腺，外缘呈弧形，内缘笔直，整体呈新月形，约占全舌长度的 1/2；在中间层面的横断面图像上，中间的颏舌肌与中线两侧呈长条形，舌下腺增宽，长度也向后延伸，仍然为新月形，约占舌长度的 1/2；在下方层面的横断面图像上，舌下腺形状不变而长度约增加至占全舌长度的 2/3。

舌下腺的冠状面观察：下排的舌前段层面的冠状面 MRI-T1 和 MRI-T2 加权图像上，显示舌下腺位于舌下方外侧的下颌骨体内侧缘与颏舌肌之间，呈长方形，其信号强度介于肌肉和脂肪之间，呈灰色；在大致同层面的冠状面 CT 重建图像上，显示在与图④和图⑤相同位置上有 1 个长条形的低密度阴影，考虑为两侧舌下腺。

舌下腺 CT/MRI 观察小结

1. CT/MRI 建议观察平面：

横断面、冠状面和矢状面图像均可观察到舌下腺的大致形态和其所处的位置在两侧舌下窝内。

2. CT/MRI 观察要点提示：

舌下腺的观察主要以其特定的解剖位置为依据，在舌下方的颏舌肌两侧的舌下窝内出现，为前后长条状，CT 表现为低密度，MRI-T1 和 MRI-T2 加权时其信号均位于脂肪和肌肉之间，呈灰色。与下颌下腺不同，其形状大致与两侧舌下窝的形状一致。

4.4.3 口咽

口咽 (oropharynx) 也称"中咽"，横径约为 50mm，前后径约为 40mm。其上下范围介于软腭水平和会厌上缘水平之间，大约相当于第 2~3 颈椎水平。口咽是具有呼吸和消化双重功能的通道，前方经口咽峡通向口腔，上方为鼻咽腔，下方为喉和下咽。口咽成为衔接上述腔室的通道。

Point-08：口咽

区域解剖简析

口咽为口腔后方的圆柱状腔隙，前方和上下开放，仅有后壁和两侧壁。

①后壁：位于第 2~3 颈椎前面，表面平滑。咽后壁由表及里依次为黏膜、咽缩肌、咽颊筋膜、咽后间隙、椎前筋膜、椎前间隙、前纵韧带和椎体。

②两侧壁：结构较复杂。

a. 腭舌弓 (palatoglossal arch)：位于口咽侧壁的前段，是从软腭后缘向前下方舌根延伸的腭舌皱襞，内含腭舌肌。

b. 腭咽弓 (palatopharyngeal arch)：即腭咽皱襞，位于口咽侧壁的后段，为软腭后缘向后下方口咽侧壁延伸的黏膜皱襞，内含腭咽肌。

c. 腭扁桃体和腭扁桃体窝：在腭舌弓和腭咽弓之间有 1 个向下开放的三角形凹窝，称扁桃体窝 (tonsillar fossa)，其内容纳咽部最大的腺体状淋巴组织，称腭扁桃体 (palatine tonsil)，也就是临床上通常所说的扁桃体。腭扁桃体呈卵圆形，上下径为 20~25mm，宽径约为 15mm，厚度约为 10mm。

③口咽的前界和上下界：

a. 前界：口咽向前以口咽峡 (oropharyngeal isthmus) 与口腔沟通，口咽峡是由软腭、悬雍垂、腭舌弓、舌根和会厌等结构围成的。

b. 上下界：口咽与上方的鼻咽和下方的喉咽是连通的，其所谓的解剖上下界是人为确定的。在平静呼吸的状态下，可将硬腭后端引出的水平线定为上界，将会厌上缘引出的水平线定为下界。口咽和喉咽都是 1 个随吞咽而变化的空间或腔隙。在吞咽的不同时相或状态之下，其形态和经线并不相同，这些都需要在影像学检查时加以注意。

图 4.4-8　口咽

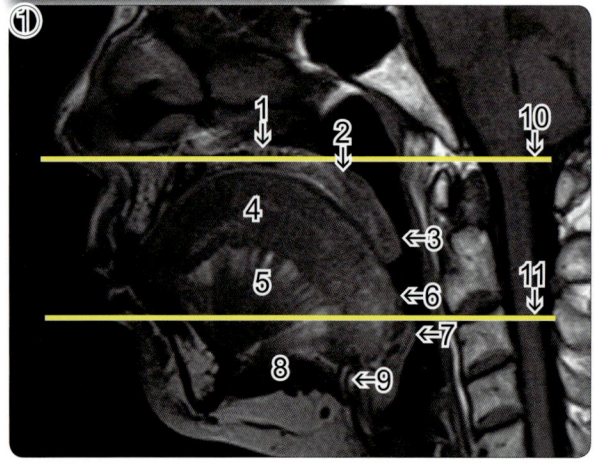
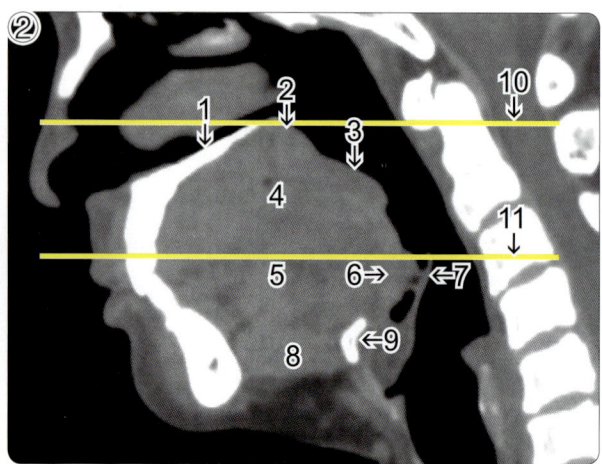

1. 硬腭；2. 软腭；3. 悬雍垂；4. 舌；5. 颏舌肌；6. 舌扁桃体；7. 会厌；8. 颏舌骨肌；9. 舌骨；10. 口咽上线；11. 口咽下线

图 4.4-8a　口咽 - 矢状面

图①为 MRI-T1 加权矢状面图像，图②为 CT 矢状面重建图像，显示口咽的解剖界限和解剖形态、位置及其解剖毗邻。

口咽的矢状面观察：口咽为面对口腔的一段咽腔，向上接续鼻咽，向下接续口咽，是咽腔的中段。其上界可以以硬腭水平及其延长线划定，下界可以以会厌顶的水平线为界。因为软腭、悬雍垂和会厌都是软组织并且处于一定程度的运动状态，故以其划界时要注意其变动性和合理性。当硬腭与人体轴位一致时，可以使用硬腭及其延长线，若两者不一致时可以使用其最高点；同样会厌也是活动的，一般可以以其直立位时的顶点为划线依据。

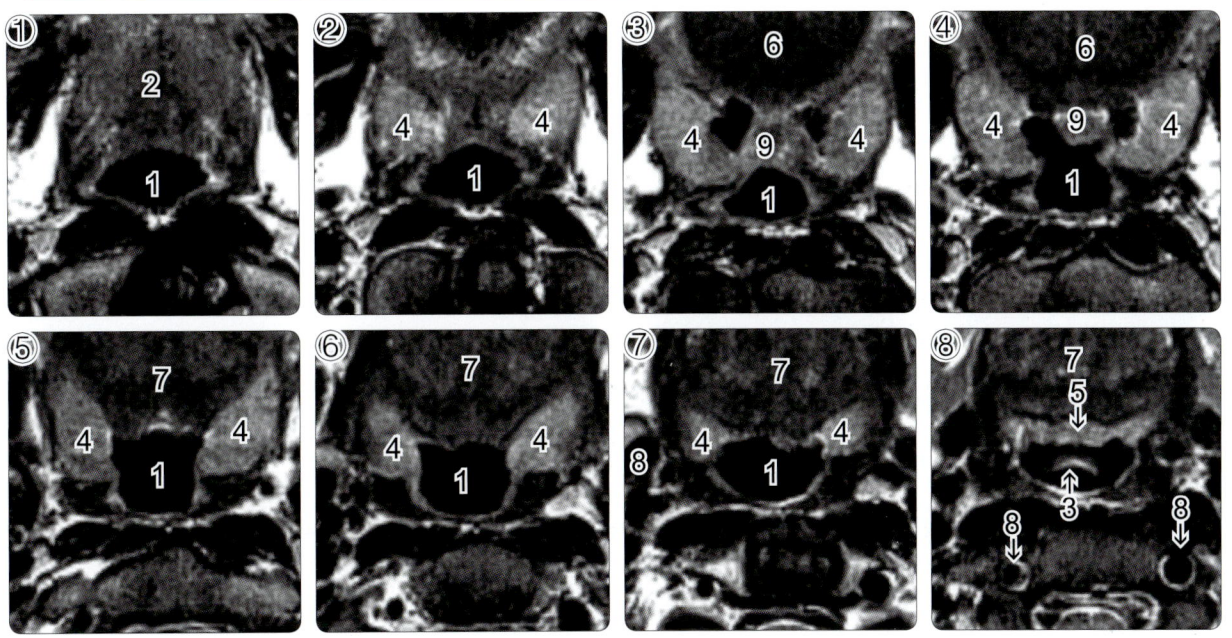

1. 口咽；2. 硬腭；3. 会厌；4. 腭扁桃体；5. 舌扁桃体；6. 舌；7. 舌底；8. 椎动脉；9. 软腭 + 悬雍垂

图 4.4-8b　口咽 - 横断面

图①至图⑧为自上而下的 MRI-T2 加权横断面图像，显示口咽的解剖形态及其解剖毗邻。

口咽的横断面观察：口咽的形态及其周围的解剖毗邻以横断面可获得最佳的显示。在最上方层面，其前方为硬腭，两侧为咽旁间隙，后方为咽后壁（见图①）。自硬腭以下，其前方为舌根部，两侧壁前半为腭扁桃体，两侧壁后半和后壁为咽侧壁和后壁。与鼻咽侧壁以咽鼓管隐窝为主要解剖结构不同，口咽侧壁最重要的就是腭扁桃体，腭扁桃体位于口咽两侧的扁桃体窝内，成为常见的扁桃腺炎的发源地。正常腭扁桃体两侧对称呈椭圆形或肾形。至会厌顶端出现，口咽可告结束。在此层面上，前方的舌根部可见舌扁桃体的存在。

口咽 CT/MRI 观察小结

1. CT/MRI 建议观察平面：

①矢状面图像可观察到整个口咽的上界和下界及其整体形态。

②横断面图像可观察口咽前后左右咽壁及其毗邻的解剖结构。

因口咽自身及其周围主要由软组织构成，故口咽的观察以 MRI 图像优于 CT，但是因为 CT 对咽腔的观察可做到一目了然，故必要时可以结合应用。

2. CT/MRI 观察要点提示：

口咽的观察以其周围咽壁和毗邻结构的观察为主，尤其以腭扁桃体为观察的重点。

a present：口咽峡与吞咽动作

在口腔后方舌根部，口咽周围解剖结构，包括软腭、悬雍垂、腭舌弓、舌根和会厌等在口腔后部与口咽交界处围成的一个狭窄的出口，该结构在解剖学上称为"口咽峡 (oropharyngeal isthmus)"。在吞咽过程中，由于口咽峡的收紧和开放，以完成食物团的运送和吞咽过程。

①吞咽：当食物团到达舌根部时，刺激口咽峡周围黏膜下的舌咽神经末梢，引发吞咽反射，致使口咽峡的肌肉群运动，舌根前移，软腭和悬雍垂上抬，腭舌襞向两侧张开，会厌后翻封盖喉腔，口腔内的食物团被推向后方，顺利通过敞开的口咽峡进入口咽、下咽和食道，此时的口腔无后壁，口咽无前壁，两者融为一体。

②呼吸：在吞咽结束之后的呼吸状态下，口咽峡做相反的动作，即舌根后移，软腭和悬雍垂下降，腭舌襞向中线靠拢，会厌上举，整个口咽峡环收拢，形成口咽临时的前壁，将口咽与口腔隔开。此时，鼻咽、口咽、喉咽和气管则全部连通形成上下畅通的呼吸通路，以供气体顺利通过。

③吞咽失能：在幼儿发育尚未健全和老年人生理功能逐步退化的情况之下，上述解剖结构的运动功能随之降低，吞咽与呼吸的互换变得迟缓，会有吞咽无力、吞咽不完全以及时不时地发生呛咳甚至有吸入性肺部感染等严重病症出现。

a present：扁桃体上隐窝和扁桃体上窝

扁桃体上隐窝和扁桃体上窝是 2 个不同的解剖概念。

①扁桃体上隐窝：在扁桃体表面有 8~20 个向腺体内凹入的隐窝，称为扁桃体隐窝 (tonsillar crypts) 或扁桃体小窝，是扁桃体自身的结构。其中在腭扁桃体内侧面的上部有一个最宽大的、开口呈半月形的隐窝，被称为扁桃体上隐窝 (supratonsillar recess)。扁桃体隐窝，特别是扁桃体上隐窝，可因异物停留而成为扁桃体感染的策源地。手术时应注意不可将扁桃体上隐窝误为扁桃体上窝，若由此进行手术剥离，可能残留扁桃体的上极而导致手术失败。

②扁桃体上窝：在口咽侧壁上，由腭舌弓和腭咽弓所形成的三角形穹窿状深凹为"扁桃体窝 (tonsillar fossa)"，在腭扁桃体与扁桃体窝之间以疏松结缔组织松散连接，在两者之间留有的间隙称为扁桃体周围间隙。当扁桃体上极不能充满扁桃体窝时，则在此处留有一个较大的空间，称为扁桃体上窝 (supratonsillar fossa)，可见扁桃体上窝为扁桃体外的结构。

扁桃体上窝的意义有 3 点：

a. 这里是腭扁桃体根治手术的最佳切除部位。

b. 异物停留于此也可引发扁桃体感染。

c. 此窝深部富含淋巴组织，如不一并清除恐难以达到根治的目的。

在认识了扁桃体上隐窝与扁桃体上窝两者之间的差别之后，我们在进行扁桃体摘除手术时就能够有的放矢地部署手术方案，减少乃至杜绝导致手术失败或疏漏等情况的发生。

4.5 颌面软组织间隙

在颌面部的筋膜与筋膜间、筋膜与肌肉间、肌肉与肌肉间、肌肉与骨骼间以及骨骼与骨骼之间的软组织间隙统称为颌面软组织间隙。这些间隙主要由脂肪蜂窝组织所充填，可有血管、神经等穿行其间，也可含有唾液腺及淋巴结等。这些软组织间隙彼此通连，当某一间隙感染时，病变既可局限于该间隙之内，也可循间隙之间的通连途径由近及远地波及一个或数个间隙，有时还可向下经颈部侵及纵隔、心包和腹腔，向上经颅底进入颅内。因此，了解颌面软组织间隙的部位、界限、内容及其互相间的通连关系，是正确诊断和治疗颌面软组织间隙感染或判定肿瘤扩散途径等的重要解剖基础。

依据解剖位置，我们可将颌面软组织间隙分为颌周组、口底组和咽旁组，其中颌周组又可分为浅组和深组。

4.5.1 颌周组软组织间隙

上颌骨和下颌骨的周围是颌周组软组织间隙最为集中的区域，局部解剖关系复杂，既是难点也是学习的重点。颌周组软组织间隙可分浅组和深组。

Point-01：颌周组软组织间隙浅组

区域解剖简析

颌周组软组织间隙浅组包括颞间隙、眶下间隙、颊间隙、咬肌间隙和腮腺间隙，围绕在上下颌骨的前面和外侧面的表浅位置。

①颞间隙(temporal space)：位于颞肌前后，其范围与颞肌一致，分为颞浅间隙和颞深间隙。

a. 颞浅间隙：位于颞深筋膜与颞肌表面之间，上界为颞深筋膜附着的颞上线，呈完整封闭的扇面状；下界呈扇柄状，于颧弓水平处移行为颞下间隙。

b. 颞深间隙：位于颞肌深面与颞骨之间，上界为颞肌附着的颞下线，下界与颞下间隙相通。外侧面为颞肌深面，内侧面为颞下线以下的额、顶、颞骨的骨面。整个颞间隙的外面为致密而坚厚的颞深筋膜，故该间隙内的脓肿难以向外突破，只能向内侵蚀、压迫菲薄的颞鳞部骨质发生骨髓炎和坏死并进而蔓延至颅内，导致脑膜炎、脑脓肿等颅内并发症。向下方则可经颞下间隙等进一步扩散。

②眶下间隙(infraorbital space)：又称尖牙窝间隙，位于眼眶前下方。

a. 界限：眶下间隙的上界为眶下缘，下界为上颌骨牙槽突，内界为鼻侧缘，外侧至颧骨和颧大肌，后界为上颌骨前表面。

b. 内容：该间隙内有提口角肌、提上唇肌、上唇方肌、尖牙肌、颧小肌和眶下神经血管以及充填在这里的脂肪蜂窝组织。

c. 炎症来源与扩散：来自尖牙根、前磨牙根、鼻外侧部及上唇等处的炎症可侵及眶下间隙，从眶下间隙可进一步向后外通入颊间隙、咬肌间隙等，向后内通入深组的翼下颌间隙、颞下间隙等，向内侧通往鼻翼区域的危险三角乃至进一步引发颅内感染。

③颊间隙 (buccal space)：分为广义颊间隙和狭义颊间隙。

a. 狭义颊间隙：使用较少，通常是指下颌骨支之前咬肌与颊肌所形成的狭小三角形间隙，也称为咬颊间隙 (masseteric-buccal space)。

b. 广义颊间隙：以全部颊肌为底，以颊部皮肤为覆盖，中间充盈以颊脂体。除后界不变外，其余方向均较狭义颊间隙大大向外拓展。其前界至口轮匝肌外侧缘，上下界超出颊肌的上下缘，内侧面无颊肌部分由颊黏膜递补，外侧面超出咬肌部分以皮肤和皮下组织代之。另外，颊间隙的范围以"颊脂体"代表最为形象、准确，其容积约为 6.6cm×3.6cm×0.7cm，与个体的胖瘦不成正比。颊脂体有 4 个突起。上突最大，伸向颞肌的深、浅部，内突伸入翼上颌裂，前突伸向颧大肌周围，后突伸入翼下颌间隙。

c. 内容：本间隙内有颊神经、颊动脉、面深静脉、脂肪组织、淋巴结等。

d. 炎症来源与扩散：上下磨牙根尖的炎症可侵入本间隙。向上扩散至颞下间隙及颞间隙等，向后内至翼下颌间隙，向后外进入咬肌间隙，向前至眶下间隙。

④咬肌间隙 (masseteric space)：又称咬肌下颌间隙。

a. 位置：关于该间隙的具体位置也有不同观点，一种观点认为该间隙位于咬肌与下颌支外侧的骨壁之间，另有学者认为真正的咬肌间隙存在于咬肌本身的各层肌肉之间。

b. 界限：前界为下颌支前缘，后界为腮腺或下颌支后缘，上界为颧弓下缘，下界至下颌骨体下缘，可以用下颌支边缘的投影来定界此间隙。

c. 内容：间隙内仅存少量疏松蜂窝组织。

d. 炎症来源与扩散：咬肌间隙蜂窝织炎比较常见，感染多来自下颌第 3 磨牙。其扩散途径是向内通往翼下颌间隙，向前通往颊间隙，向上方通往颞间隙和颞下间隙等。

⑤腮腺间隙 (parotid space)：

a. 位置：位于腮腺鞘内。

b. 界限：除内侧外，该间隙绝大部分被完整的筋膜所包绕，故又称筋膜间隙。上界为外耳道下缘及颞颌关节，下界为下颌角下缘、茎突舌骨肌及二腹肌后腹，前界为咬肌、下颌支及翼内肌后缘，前下界以茎突下颌韧带与下颌下腺分界，后界为胸锁乳突肌、乳突及二腹肌后腹之前缘等，内侧仅有茎突诸肌，未被筋膜完全封闭，外侧为腮腺鞘的外层。

c. 内容：该间隙内包括腮腺、面神经、下颌后静脉、颈外动脉和腮腺区淋巴结等结构。

d. 扩散方向：感染主要向内侧经未封闭的内侧面直接通往深部后方的咽旁前间隙，继而再向前通往咬肌间隙、翼下颌间隙、颞下间隙和翼颚窝等诸多间隙，向后内侧可通往咽旁间隙、颈动脉间隙等。

图 4.5-1　颌周组软组织间隙浅组

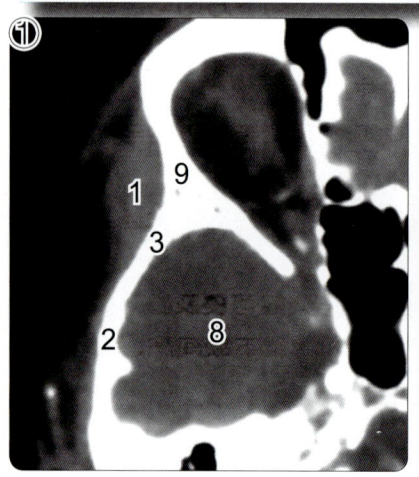
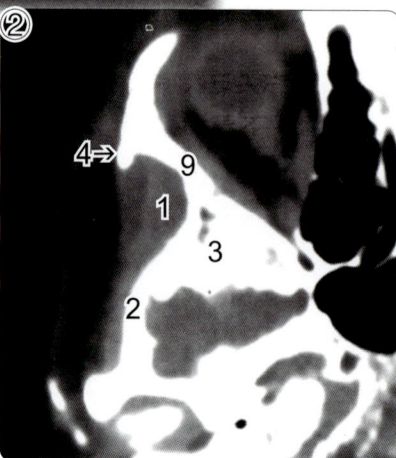
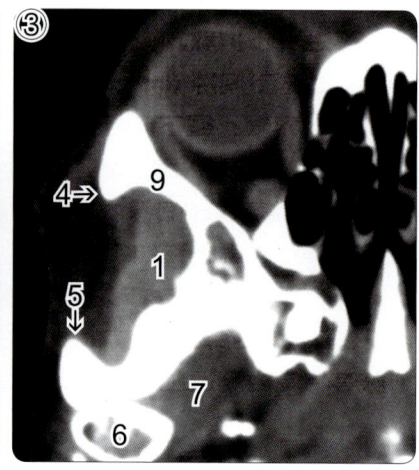

1. 颞肌 + 颞肌间隙；2. 颞骨；3. 蝶骨大翼；4. 颧骨颞突；5. 颞骨颧突；6. 下颌骨头，7. 翼外肌；8. 中颅窝；9. 眼眶外侧壁（颧骨）

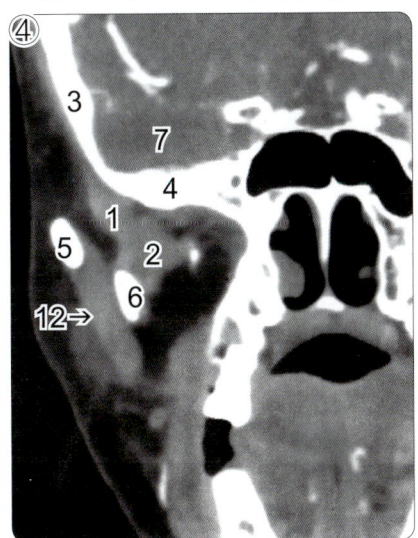
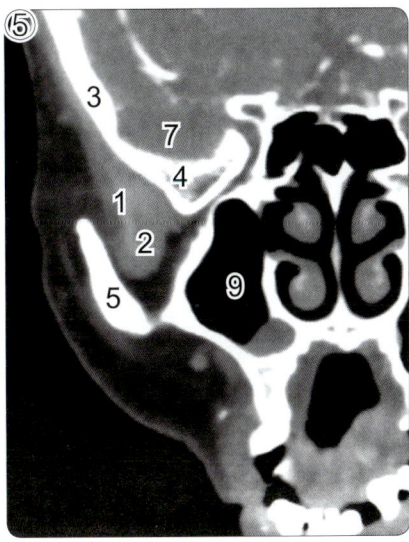
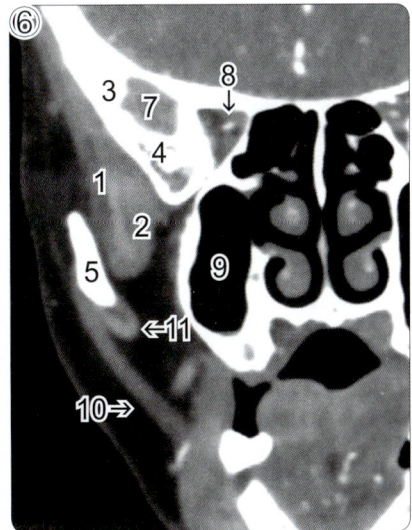

1. 颞肌 + 颞肌间隙；2. 翼外肌；3. 颞骨；4. 蝶骨大翼；5. 颧骨；6. 下颌骨冠状突；7. 中颅窝；8. 眼眶尖；9. 上颌窦；10. 颧大肌；11. 颧小肌；12. 咬肌

图 4.5-1a 颌周组软组织间隙浅组 - 颞间隙

图①至图③为自上而下的横断面 CT 图像，图④至图⑥为自后往前的冠状面重建 CT 图像，显示颞间隙及其解剖毗邻。

颞间隙的观察：颞间隙位于本组间隙的最上方，也称"颞肌间隙"，以扇面形状贴附在颞骨上面的颞间隙就是以颞肌为解剖标志分布的，故在解剖上很好识别，因为看到颞肌就看到了颞间隙；在正常情况之下也不易识别或无法识别，因为颞肌筋膜，即颞部深筋膜无法独立显示。另外，理论上说颞浅间隙位于颞肌与筋膜之间，颞深筋膜位于颞肌与颞骨骨膜之间，而实际上有时这两者与颞肌无法被清晰地分开。

颞肌间隙与颞下间隙的划分：颞肌贴附于颞骨，向下延伸超过颧弓的部分离开颞骨形成肌腱，故在颧弓以上为颞肌间隙，而颧弓以下则为颞肌肌腱和颞下间隙的范围。

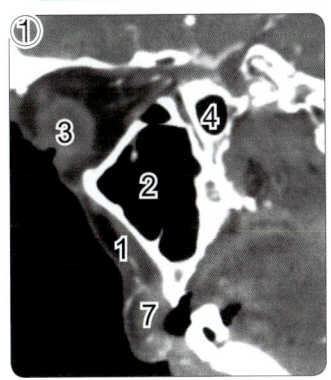
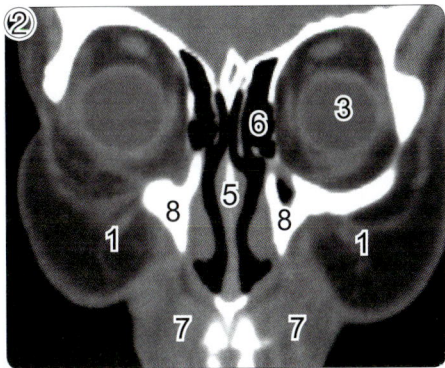
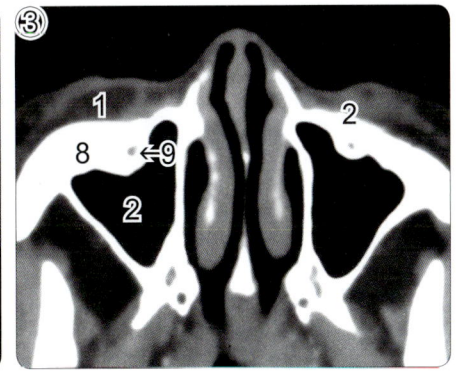

1. 眶下间隙；2. 上颌窦；3. 眼球；4. 蝶窦；5. 鼻中隔；6. 筛窦；7. 上唇；8. 上颌骨；9. 眶下神经管

图 4.5-1b 颌周组软组织间隙浅组 - 眶下间隙

图①至图③分别为矢状面、冠状面和横断面 CT 图像，显示眶下间隙及其解剖毗邻。

眶下间隙的观察：眶下间隙位于本组间隙的最前方，即眼眶下方前面的一个小的三角形区域内。大致涵盖上颌窦前壁前方的皮肤和皮下区域，该间隙内最重要的解剖结构是眶下神经和伴行血管。

眶下间隙与危险三角区：危险三角是指鼻根部至两侧口角的三角区域，此区静脉无瓣膜且与颅内沟通，一旦感染极易殃及颅内，出现头痛、高热症状，甚至危及生命。

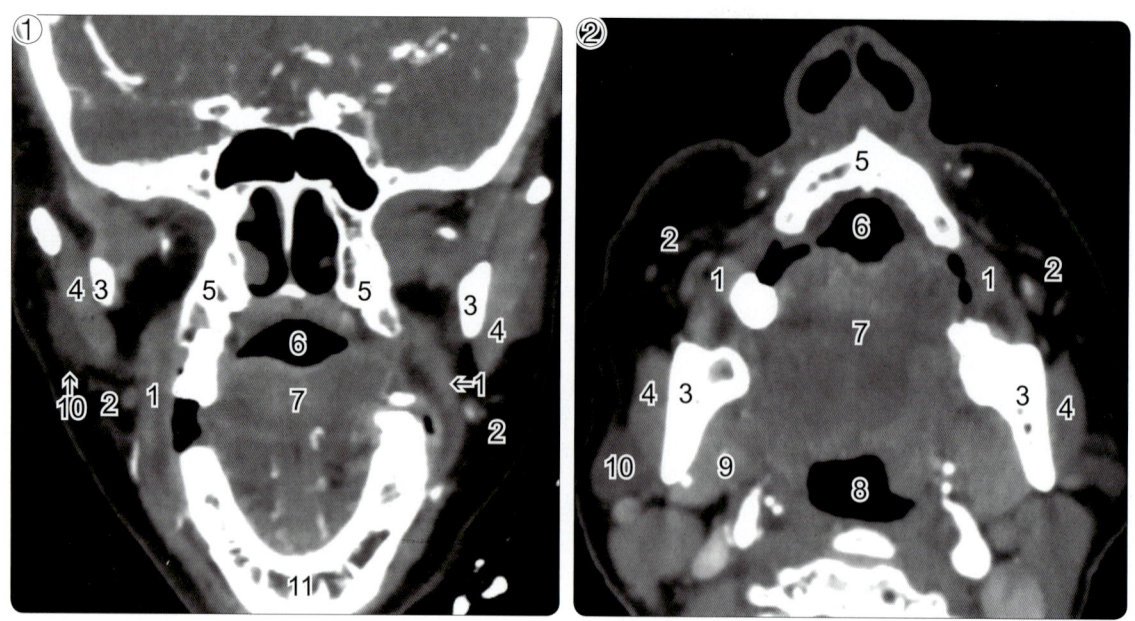

1. 颊肌；2. 颊间隙；3. 下颌骨支；4. 咬肌；5. 上颌骨齿槽；6. 口腔；7. 舌；8. 口咽；9. 翼外肌；10. 腮腺；11. 下颌骨齿槽

图 4.5-1c　颌周组软组织间隙浅组 - 颊间隙

图①为冠状面 CT 图像，图②为横断面 CT 图像，显示颊间隙及其解剖毗邻。

颊间隙的观察：颊间隙的观察关键是先识别出颊肌，无论是在横断面还是在冠状面图像上，颊肌都是起自上下磨牙齿槽区，向前与口轮匝肌汇合。故在这 2 幅图像上，颊肌均表现为包围在口腔外围的两侧近乎对称的弧线形肌肉。自颊肌向外至皮肤之间的软组织间隙即为颊间隙，整体看颊间隙内充满脂肪，故以"颊脂体"概括代表颊间隙非常贴切。

颊间隙的解剖毗邻：颊间隙前上方为眶下间隙，向后为咬肌间隙和腮腺间隙，向内为口腔、口底和翼下颌间隙等软组织间隙。

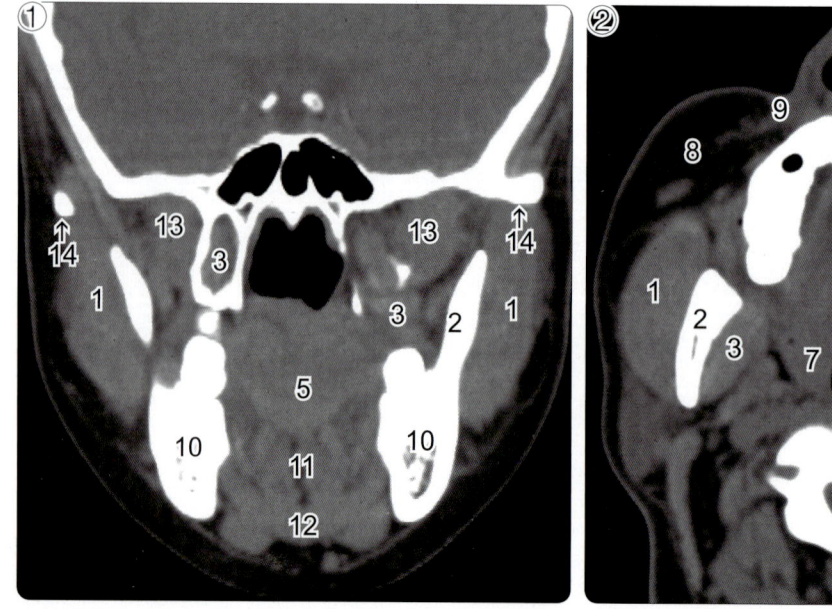
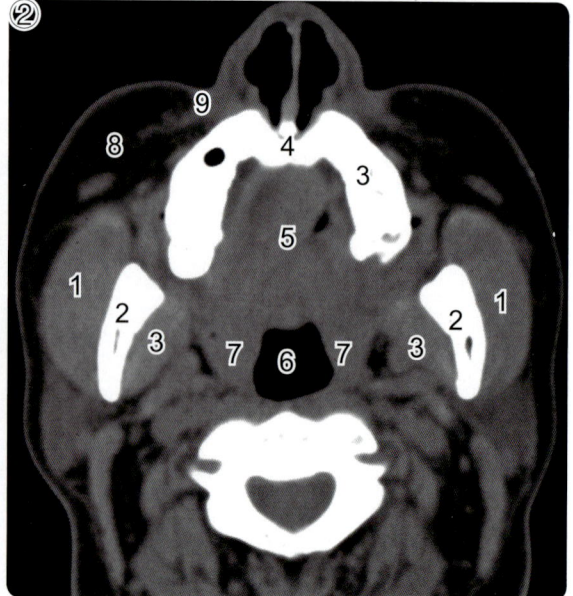

1. 咬肌；2. 下颌骨支；3. 翼内肌；4. 上颌骨齿槽；5. 口底肌群；6. 口咽；7. 咽侧壁；8. 颊间隙；9. 危险三角；10. 下颌骨齿槽；11. 口底肌群；12. 下颌舌骨肌；13. 翼外肌；14. 颧骨

图 4.5-1d 颌周组软组织间隙浅组 - 咬肌间隙

图①为 CT 冠状面图像，图②为 CT 横断面图像，显示咬肌间隙及其解剖毗邻。

咬肌间隙的观察：咬肌间隙的观察关键是咬肌的确认，咬肌紧贴于下颌骨外表面上；咬肌间隙的范围应以其整个肌肉，即自咬肌表面筋膜至骨表面均为咬肌间隙的范围。

咬肌间隙的解剖毗邻：咬肌间隙的前方为颊间隙，上方为颞间隙，内侧为翼下颌间隙、口腔和咽旁间隙等，后方为腮腺间隙。

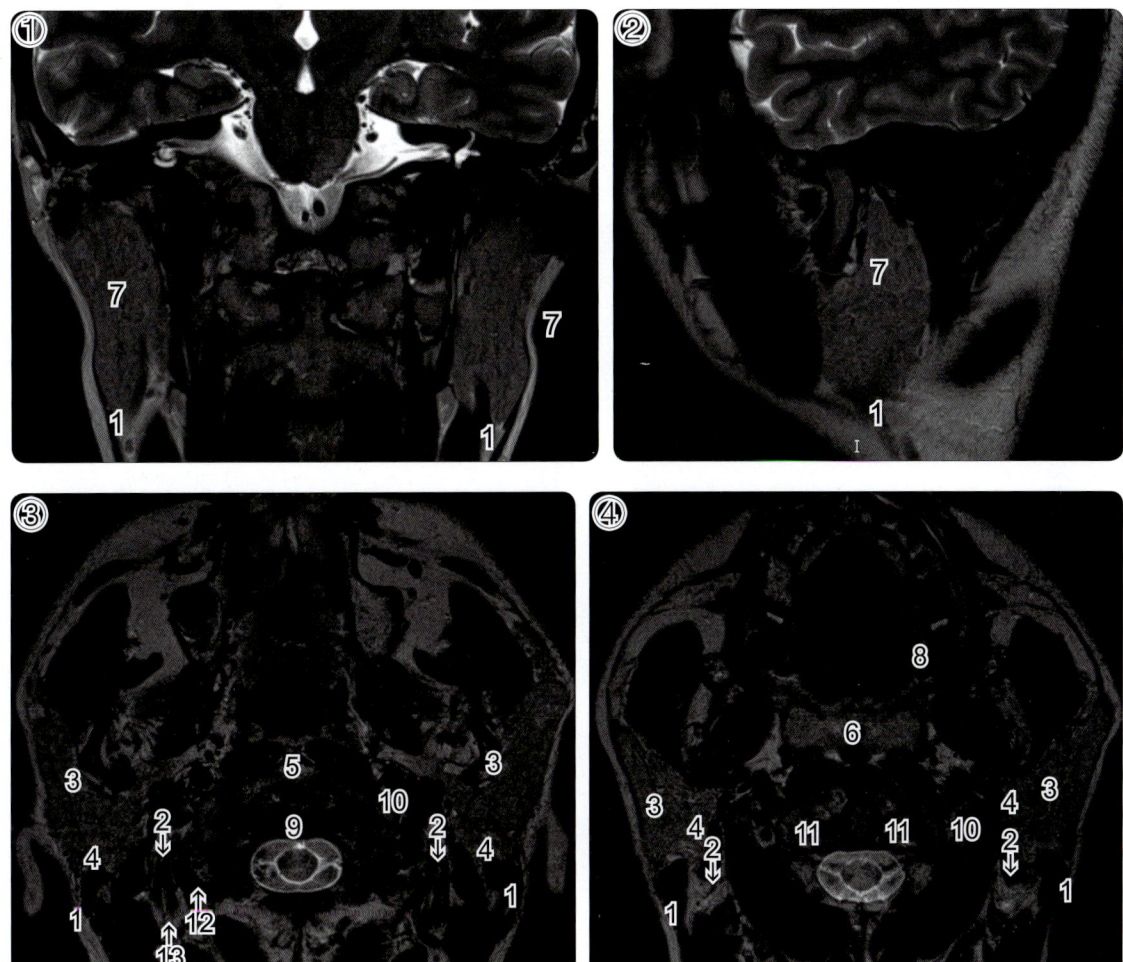

1. 腮腺；2. 腮腺深部；3. 咬肌；4. 下颌骨支；5. 硬腭；6. 舌；7. 外耳道；8. 上颌骨齿槽；9. 口咽；10. 翼内肌；11. 腭扁桃体；12. 颈内动脉；13. 颈内静脉

图 4.5-1e 颌周组软组织间隙浅组 - 腮腺间隙

图①为 MRI-T2 加权冠状面图像，图②为 MRI-T2 加权矢状面图像，图③和图④为 MRI-T2 加权横断面图像，显示腮腺间隙及其解剖毗邻。

MRI-T2 加权图像可比 CT 图像更能准确观察到腮腺的解剖细节，另外有炎症时也可及时发现早期的轻微改变。

腮腺间隙的观察：腮腺间隙同样以整个腮腺的轮廓为其范围。腮腺大部分为浅部，深部很小，两者之间以下颌骨支为界，其内侧的为深部，外侧的为浅部。注意腮腺深部与颈内动脉和颈内静脉之间的密切关系。

腮腺的解剖毗邻：腮腺有比较完整的筋膜囊包裹，腮腺感染通常较为局限。若出现感染扩散时，向前可累及咬肌间隙，向上累及外耳道周围，向内侧与颈动脉鞘和咽旁间隙互相沟通和关联。

颌周组软组织间隙浅组 CT/MRI 观察小结

1. CT/MRI 建议观察平面：

本组软组织间隙的位置不同，各自观察平面的要求也不一样。颞肌间隙应以横断面和冠状面为主进行观察，总体来看，应该以横断面为最基本的观察平面，必要时结合冠状面可以比较各个间隙的对称关系和间隙的上下毗邻，矢状面可对间隙的前后和上下进行全面的评估。

2. CT/MRI 观察要点提示：

本组各个软组织间隙的识别主要是识别相关的同名肌肉，另外本组间隙之间以及它们与深组软组织间隙之间的沟通和关联关系应为观察时注意的重点。

Point-02：颌周组软组织间隙深组

区域解剖简析

颌周组软组织间隙深组包括颞下间隙、翼下颌间隙和翼腭间隙 3 个间隙，这些软组织间隙藏于颌骨之间或更深部，体检无法触及。

①颞下间隙 (infratemporal space)：

a. 位置：位于颞间隙下方，为颞间隙等前述颌周组软组织间隙浅组与翼下颌间隙等颌周组软组织间隙深组之间的过渡区或连接点。

b. 界限：颞下间隙的前界至上颌骨颧突根部，后界为腮腺深叶，内界为蝶骨翼突外侧板，外界为颧弓，上界为蝶骨大翼颞面与颞鳞交界处，下界为翼外肌。简而言之，此间隙大致相当于颧弓所围绕的区域。

c. 内容：有翼丛、上颌动脉、上颌神经和下颌神经等重要的神经及血管通过。

d. 扩散方向：颞下间隙的感染极易向周围间隙扩散。向上至颞间隙，向下经翼下颌间隙通往颊间隙、翼腭间隙及咽旁间隙等，借眶下裂通向眼眶，经卵圆孔、棘孔通入颅腔，借翼丛与海绵窦相通。

②翼下颌间隙 (pterygomandibular space)：

a. 位置：位于全部颌面软组织间隙的中心，故又称"中央间隙"。该间隙的具体位置在下颌支内侧面与翼内、外肌之间。

b. 界限：前界为颞肌和颊肌，后界为腮腺，上界为翼外肌下缘，下界为翼内肌在下颌支的附丽处，内侧面上部为翼外肌下外侧面，内侧面下部为翼内肌上外侧面，外侧面为下颌支。简单说该间隙就在下颌支与翼内、外肌之间。

c. 内容：间隙内有舌神经、下牙槽神经及下牙槽动、静脉等神经及血管通过，下牙槽神经阻滞术时可将局麻药物注入此间隙内。

d. 炎症来源与扩散：该间隙的感染来自下齿槽的牙齿，向上扩散至颞下间隙、颞间隙和翼腭窝等，向下可扩散至下颌后窝、舌下间隙、下颌下间隙等，向前可进入颊间隙，向后可进入腮腺间隙、颈动脉血管鞘，向内可扩散至咽旁间隙，向外可侵及咬肌间隙等。

③翼腭间隙 (pterygopalatine space)：

a. 位置和界限：为上颌窦后壁、翼突基板和腭骨垂直板围成的 1 个纯粹的骨与骨之间的间隙。这既是该间隙的位置，也是该间隙的界限。

b. 内容：翼腭间隙内的解剖结构主要集中于翼腭窝内，包括来自上颌神经的蝶腭神经节及伴随的上颌动脉分支。翼腭间隙向外经由 8 个通道通往 7 个区域。其中主要通道有：向前上方经眶下裂通入眼眶，向后上经圆孔通往中颅窝，向内经蝶腭孔通向鼻腔，向外经翼上颌裂连通颞下间隙以及咬肌间隙，向下经腭大管和腭小管通往口腔。

图 4.5-2　颌周组软组织间隙深组

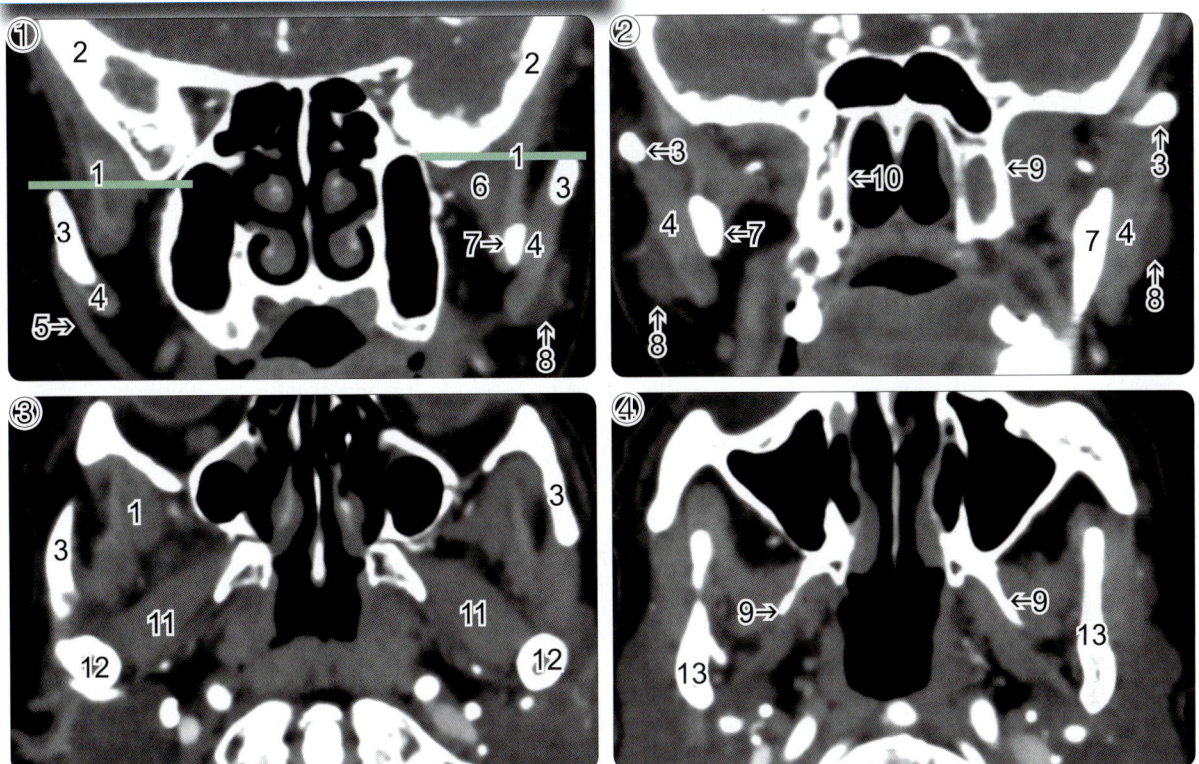

1. 颞肌腱；2. 颞骨；3. 颧骨弓；4. 咬肌；5. 颧肌；6. 翼内肌；7. 下颌骨冠突；8. 腮腺；9. 翼突外板；10. 翼突内板；11. 翼外肌；12. 下颌头；13. 下颌支；绿线：颞间隙下线

图 4.5-2a　颌周组软组织间隙深组 - 颞下间隙

图①和图②为冠状面 CT 图像，图③和图④为横断面 CT 图像，显示颞下间隙及其解剖毗邻。

颞下间隙的高度：颞下间隙是颞间隙与翼下颌间隙之间的过渡区，其观察的关键就是其高度的定位，条件包括 3 点：a. 颞肌离开颞骨表面，即颞间隙结束；b. 颧弓的高度即该间隙的水平；c. 翼外肌出现，即该间隙结束。

颞下间隙的界限和内容：其前后内外界限分别是前面的颧弓根，后面的下颌头，内界的上颌窦外侧壁和外界的颧弓。其内容为颞肌肌腱和其周围的脂肪组织。

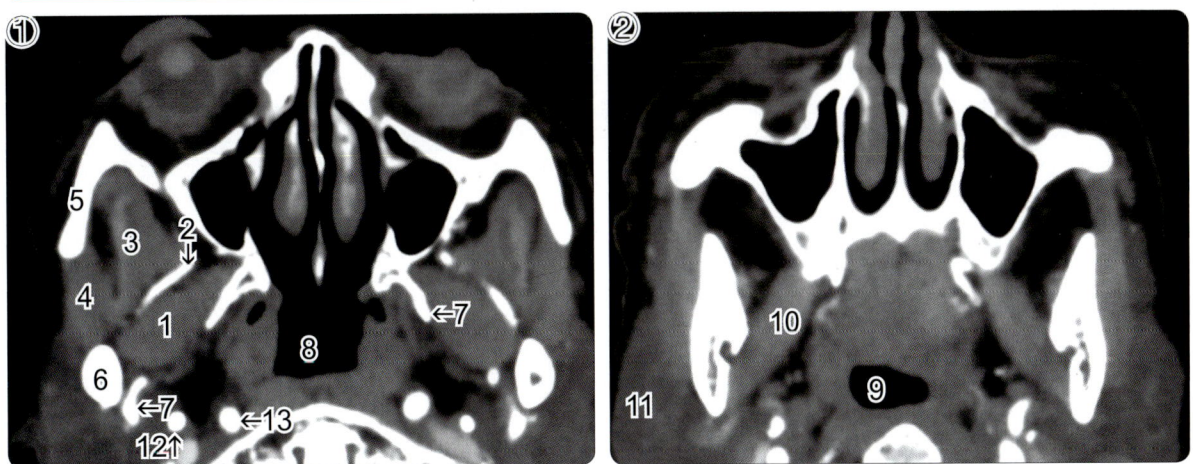

1. 翼外肌；2. 上颌动脉；3. 颞肌；4. 咬肌；5. 颧弓；6. 下颌头；7. 颈外动脉；8. 鼻咽；9. 口咽；10. 翼内肌；11. 腮腺；12. 茎突；13. 颈内动脉

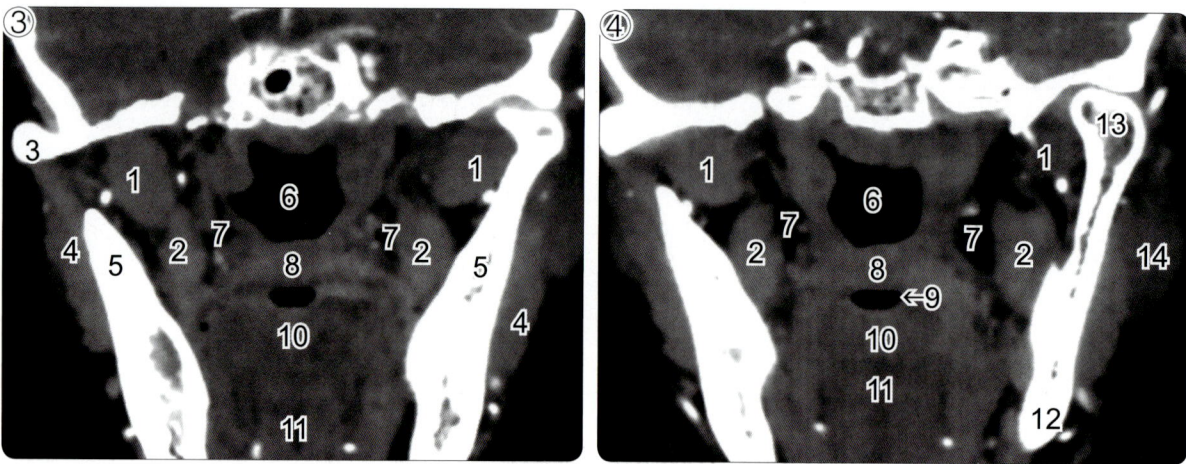

1. 翼外肌；2. 翼内肌；3. 颧弓；4. 咬肌；5. 下颌支；6. 鼻咽；7. 咽旁间隙；8. 软腭；9. 口腔；10. 舌；11. 颏舌肌；12. 下颌体；13. 下颌头；14. 腮腺

图 4.5-2b　颌周组软组织间隙深组 - 翼下颌间隙

图①和图②为横断面 CT 图像，图③和图④为冠状面 CT 重建图像，显示翼下颌间隙及其解剖毗邻。

翼下颌间隙的观察：该间隙在下颌骨的深面，位于下颌支与鼻咽腔之间，有翼内肌和翼外肌充填其间。文献称该间隙为翼内肌和下颌支之间的间隙，其实这 2 块肌肉本身也是间隙的组成成分。这一点与其他软组织间隙是一样的。

翼下颌间隙的作用：翼下颌间隙在整个颌面软组织间隙中处于中心位置，是各个软组织间隙串联沟通的桥梁。其内侧为咽旁间隙，下方为口底组软组织间隙，外侧为咬肌间隙，上方为颞下间隙。从上图中可以看出正是本间隙把颌周间隙深组、浅组以及口底间隙和咽旁间隙等联系在一起，成为颌面软组织间隙的中心。

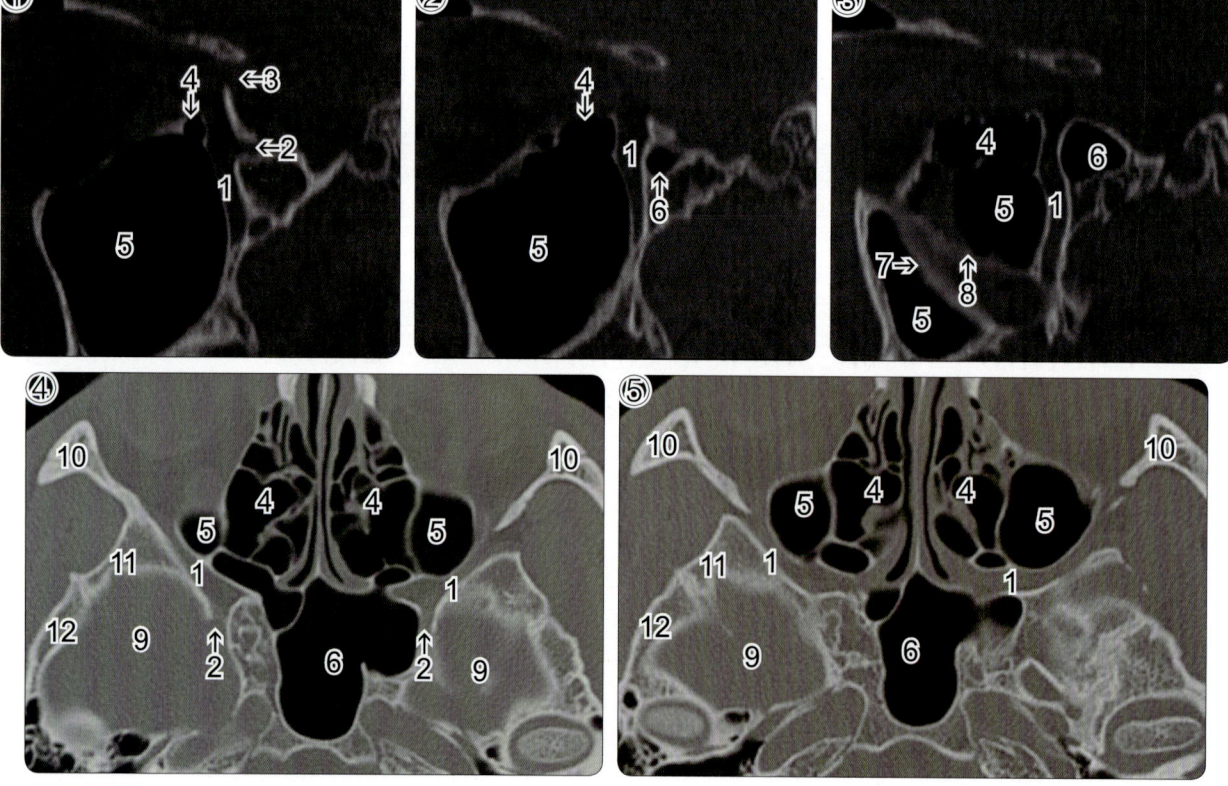

1. 翼腭间隙；2. 圆孔；3. 视神经孔；4. 筛窦；5. 上颌窦；6. 蝶窦；7. 下鼻甲嵴；8. 中鼻甲嵴；9. 中颅窝；10. 颧骨；11. 蝶骨大翼；12. 颞骨鳞部

图 4.5-2c　颌周组软组织间隙深组 - 翼腭间隙

图①至图③为矢状面 HRCT 重建图像，图④和图⑤为横断面 HRCT 图像，显示翼腭间隙。

翼腭间隙的观察：在颌周组软组织间隙深组中，只有翼腭间隙为纯由骨骼结构构成的间隙，将之包含在颌面软组织间隙中有些牵强。翼腭间隙的解剖结构非常细腻而复杂，为颌面软组织间隙中观察的重点和难点，需仔细观察的有翼腭窝、翼上颌裂、翼腭管、翼管和圆孔等结构。

　　a. 翼腭窝：最受关注，位于翼腭间隙上方的内侧，呈扁平状或窄三角形。国内提出的形状中以窄带形、三角形、喇叭口状3种形态比较具有代表性。矢状面图像可显示其上宽下窄的三角形或喇叭口形的全貌，最大前后宽度可达 4mm。

　　b. 翼上颌裂：位于翼腭窝的下方，呈垂直裂隙状，后壁为翼突基板或翼突，前壁为上颌窦后壁。上下高度约为 24.4mm，前后宽度为 1~1.5mm。

　　c. 翼腭管：前方的腭大管全长为 23~32mm，内有腭大神经及腭降动脉。后方的腭小管长度为 8~15mm，内有腭小神经和腭大动脉的分支通过。

　　d. 翼管：位于翼突和蝶窦之间，在蝶窦下方走行，连接翼腭窝和破裂孔。翼管内有翼管动脉和翼管神经通过。翼管多在距离蝶窦下壁 0~5mm 处走行，在蝶窦内走行时与蝶窦有分隔的约占 31%，分隔不全或完全无分隔的约占 8%，术前需要仔细读片以免蝶窦手术时伤及翼管内的神经和血管。

　　e. 圆孔：位于翼腭窝后上方，是三叉神经上颌支自中颅窝进入翼腭窝的通道。圆孔紧邻蝶窦外侧壁，前后走行，长约 3.1mm，其前口直径平均约为 3.3mm，后口直径平均约为 2.5mm，在冠状面图像上显示为清晰的圆形影。

颌周组软组织间隙深组 CT/MRI 观察小结

1. CT/MRI 建议观察平面：
①应以横断面图像为主要观察平面，矢状面和冠状面图像仅仅在必要时补充应用。
②翼腭间隙自身为冠状面布局，故冠状面对其显示效果最差。

2. CT/MRI 观察要点提示：
①除翼腭间隙之外，基本上是以相关的肌肉为识别各个间隙的线索。
②颞下间隙和翼腭间隙为观察的难点，其中颞下间隙需要依据颧弓来解决定位问题，而翼腭间隙的问题是需要观察许多细小的解剖结构，且要充分了解其中包含的解剖结构，如神经和动静脉血管的分支等。

a present：翼腭间隙和翼腭窝

有文献将翼腭间隙等同于翼腭窝，其实这是不准确的。翼腭间隙的涵盖范围较大，而翼腭窝只是翼腭间隙的一部分。

翼腭间隙是上颌窦后壁后方的一个狭长的、上宽下窄的漏斗状或长三角形间隙。前壁为上颌窦后壁，后壁为蝶骨翼突基板，顶壁为蝶骨体，内侧壁为腭骨垂直板，下方和外侧则是开放的；翼腭间隙的全部解剖结构可以归纳成"一窝"、"一裂"、"三板"和"两管"：

①一窝：是指该间隙上方较为宽大的"翼腭窝 (pterygopalatine fossa)"。
②一裂：是指翼腭窝下方较窄的裂隙，即"翼上颌裂 (pterygomaxillary fissure)"。
③三板：指围成翼腭间隙的3块骨板，即上颌窦后壁、翼突基板和腭骨垂直板。
④两管：为腭大管和腭小管。所以翼腭间隙是整个间隙的整体，而翼腭窝只是翼腭间隙上方较为宽阔的被称为"窝"的空间而已。翼腭窝的一个特殊之处，在于这里有来自上颌神经的翼腭（蝶腭）神经节及其伴随的上颌动脉分支等重要的解剖结构。

4.5.2 口底组软组织间隙

本组软组织间隙是位于以口底黏膜为顶，以颏下皮肤为底，以两侧下颌骨体的内面为侧壁所围成的1个马蹄铁形的空间之内；被下颌舌骨肌分隔为上、下2层，上层有舌下间隙和舌深间隙，下层有下颌下间隙和颏下间隙，整个口底组软组织间隙酷似口腔底部由8个房间组成的"双层小阁楼"。

Point-03: 口底组软组织间隙

区域解剖简析

口底组软组织间隙包括口底黏膜与颈深筋膜浅层之间的所有软组织间隙。其中位于下颌舌骨肌上方的有舌下间隙和舌深间隙，位于下颌舌骨肌下方的有下颌下间隙和颏下间隙。

①舌下间隙 (sublingual space)：

a. 位置：位于舌下方两侧，被中线的颏舌肌及颏舌骨肌分隔成左、右2个间隙。

b. 界限：舌下间隙顶壁为口底黏膜，底壁为下颌舌骨肌，外侧壁为下颌骨体内侧面，内侧壁由颏舌肌和颏舌骨肌构成，后界为舌根。两侧舌下间隙在前方的舌系带深面相互交通。

c. 内容：间隙内含全部舌下腺、下颌下腺深部、舌神经、舌下神经和舌下动、静脉等。

d. 炎症来源与扩散：下颌尖牙及第1前磨牙根尖处的牙源性感染可进入舌下间隙。该间隙可向后下通往下层的下颌下间隙，向内侧通往舌深间隙，向后通往翼下颌间隙和咽旁间隙等。

②舌深间隙 (deep glossal space)：有颏舌肌间间隙和颏舌肌-舌骨舌肌间隙。

a. 颏舌肌间间隙 (intergenioglossus space)：为两侧颏舌肌之间的窄带状间隙，位于正中矢状面，在冠状面上呈线形，在矢状面上呈扇形。上界为舌中隔，下界为颏舌骨肌，两侧为颏舌肌，向后下方通入舌下间隙。内含少许脂肪蜂窝组织。

b. 颏舌肌-舌骨舌肌间隙 (genioglossus-hyoglossus space)：分左、右2个，位于颏舌肌与舌骨舌肌之间。顶壁为舌底，内侧壁为颏舌肌，外侧壁为舌骨舌肌，向前方和后方通入舌下间隙，向后上方通往咽旁间隙。间隙内除蜂窝组织外，尚有舌动脉通过。

③下颌下间隙 (submandibular space)：

a. 位置：位于尖向后的下颌下三角内。

b. 界限：顶壁为下颌舌骨肌，底壁为颈深筋膜浅层，外侧壁为下颌骨体内侧面，内侧为二腹肌前腹。

c. 内容：间隙内含有下颌下腺、下颌下淋巴结及面动、静脉等。

d. 炎症来源与扩散：下颌第1、2、3磨牙及第2前磨牙的根尖位于本间隙，其牙根的炎症可穿破下颌骨内侧骨板侵入下颌下间隙。该间隙向上通往舌下间隙，向内通往颏下间隙，向后通往翼下颌间隙及咽旁间隙。

④颏下间隙 (submental space)：

a. 位置：位于颏下三角内。

b. 界限：顶壁为下颌舌骨肌，底壁为颈深筋膜浅层，两侧壁为两侧二腹肌前腹，后方为舌骨体。

c. 内容：间隙内主要含有颏下淋巴结。

d. 炎症来源与扩散：该间隙远离磨牙的根尖，无牙源性感染波及，但其内的颏下淋巴结收集下唇中部、颏部、下颌前牙及舌尖等处的淋巴，故上述部位的感染侵及颏下淋巴结可引发该间隙内的腺源性感染。

图 4.5-3 口底组软组织间隙

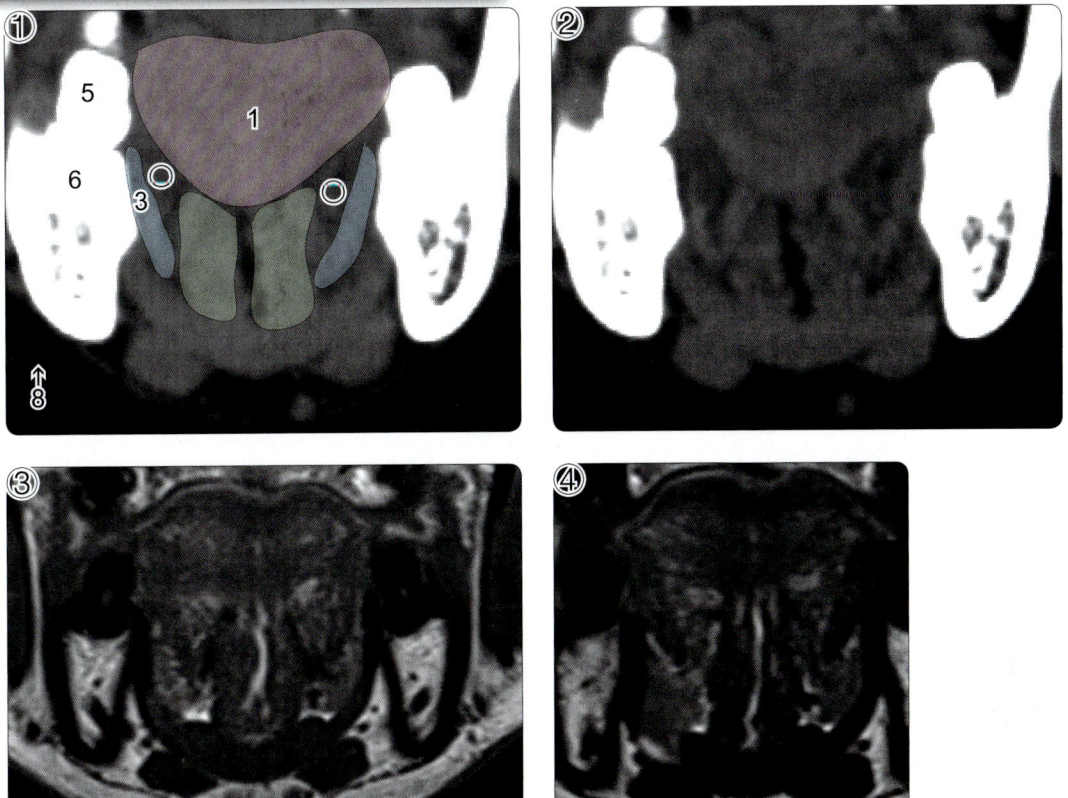

1. 舌；2. 颏舌肌；3. 舌骨舌肌；4. 下颌舌骨肌；5. 下颌牙齿；6. 下颌骨齿槽；7. 二腹肌前腹；8. 颈阔肌；○：颏舌肌-舌骨舌肌间隙；●：颏舌肌间间隙；★：舌下间隙

图 4.5-3 口底组软组织间隙

图①和图②为同一个体的冠状面重建 CT 图像，图③和图④为 2 个个体的 MRI-T2 加权冠状面图像，显示口底组软组织间隙。图①中对本层面解剖结构已经进行标记，图②至图④为不同个体相似层面的 CT/MRI 冠状面图像，请对照图①自行观察和解读。

口底组软组织间隙的观察方法：观察口底组软组织间隙的关键是弄清楚分组概念。在舌下方两侧黏膜下的软组织间隙为舌下间隙，是位于舌和舌下方肌肉外面的间隙，大体呈三角形。而位于舌底肌肉群之间的为舌深间隙，在正中线上位于两侧颏舌肌之间的窄条间隙为颏舌肌间间隙，位于同侧颏舌肌和舌骨舌肌之间的三角形间隙为颏舌肌-舌骨舌肌间隙。

口底组软组织间隙的毗邻沟通关系：口底组软组织间隙经舌根和口底软组织可以与咽旁间隙以及下颌下间隙和颏下间隙等沟通，并进而进一步扩散。

口底组软组织间隙 CT/MRI 观察小结

1. CT/MRI 建议观察平面：
①冠状面图像可清晰地显示口底组间隙的布局。
②横断面和矢状面图像可进一步协助观察各个间隙与周围各个软组织间隙之间的沟通与关联。

2. CT/MRI 观察要点提示：

MRI 冠状面图像观察口底组软组织间隙的步骤：
①以下颌舌骨肌将口底组软组织间隙分隔为上、下 2 层。
②上层分为 5 个间隙，即中线上的颏舌肌间间隙，中线两侧为颏舌肌-舌骨舌肌间隙。这 2 组间隙位于舌底肌肉群内，再往两侧，位于舌骨舌肌外的为两侧的舌下间隙，该间隙位于舌下的黏膜下。
③下层有 3 个间隙，即前方的颏下间隙，后方两侧的下颌下间隙。因这些软组织间隙所在范围属于颈部，故在此不予赘述。

4.5.3 咽旁组软组织间隙

咽旁组软组织间隙位于颌面部的后方，围绕在咽腔周围。本组间隙具有以下解剖特点：其一是围绕咽腔以上下延伸走行为主，其二是该组间隙成为颌面软组织间隙与颅腔以及颈、胸、腹部软组织间隙沟通的桥梁。这些特点凸显了该组软组织间隙的临床重要性及其解剖学价值。本组包括 1 个咽后间隙、1 个椎前间隙和 2 个咽旁间隙。

Point-04: 咽旁组软组织间隙

区域解剖简析

咽旁组软组织间隙包括咽后间隙、咽旁间隙和椎前间隙。

①咽后间隙 (retropharyngeal space)：

a. 位置：位于上下走行的咽腔后面的软组织间隙。

b. 界限：该间隙上起颅底，向下延续为食管后间隙，后者到达 $T_3 \sim T_4$ 气管分叉水平或直达膈肌。间隙的前壁为颊咽筋膜，后壁为椎前筋膜，外界为颈动脉鞘，内界为正中线上的咽缝，后者为将咽后间隙分隔成 2 个互相隔绝间隙的纤维性隔膜 (pharyngeal raphe)。

c. 内容：间隙内含少许脂肪和咽后淋巴结，淋巴结分为内、外 2 组，外侧组比较明显，又称"Rouvieres 淋巴结"。

d. 对外沟通：该间隙向上可直达颅底侵犯颅腔，向下可经颈部到达纵隔乃至腹腔，向外可经菲薄且不完整的咽 - 椎前筋膜与咽旁间隙相互蔓延并进而向外侧侵蚀穿破颈动脉鞘，唯独在中线被咽缝所隔绝。故该间隙发生的脓肿常常局限在一侧。

②咽旁间隙 (parapharyngeal space)：也称咽侧间隙或咽翼间隙。

a. 位置：位于咽后间隙的两翼，呈上宽下窄的倒立锥体形。

b. 界限：外侧为翼内肌和腮腺深叶，内侧为咽侧壁，前界为翼下颌韧带，后界为椎前筋膜的外侧部，上界直达颅底，下界延伸至舌骨水平的舌骨舌肌与下颌下腺水平。茎突及茎突诸肌将咽旁间隙分为咽旁前间隙和咽旁后间隙，茎突前间隙和茎突后间隙。茎突前间隙较小，内含蜂窝组织，腭扁桃体周围脓肿穿破咽侧壁可进入该间隙。茎突后间隙较大，内有颈内动、静脉及第 9~12 对颅神经和颈深淋巴结上组，咽旁脓肿手术时应避免伤及上述血管和神经。

c. 对外沟通：咽旁间隙向前上方通往翼下颌间隙和颞下间隙，向前通入舌下间隙和下颌下间隙，向外通往腮腺间隙，向后内侧通入咽后间隙，向上方可沿血管神经束通往颅底乃至颅内，向下接续内脏旁间隙可经颈部通往纵隔。

③椎前间隙 (prevertebral space)：

a. 位置：位于椎前筋膜与椎骨骨膜之间，围绕脊椎前方和两侧。

b. 界限与扩散：椎前间隙与咽旁间隙和咽后间隙在界限与扩散上有以下区别：一是分别位于椎前筋膜的后方和前方。二是形态和扩散的方向不同，咽后间隙和咽旁间隙构成开口向前的"U"字形间隙，在正中线被咽缝隔绝，向外则四通八达，向周围可累及颈动脉鞘、腮腺、翼下颌间隙等诸颌面间隙，另外可上通颅底，下达纵隔、心包和腹腔。而椎前间隙呈开口向后的"U"字形布局，可沿脊椎周围上下蔓延，可侵及骨骼，但因椎前筋膜的局限，与周围软组织间隙以及颅底、纵隔等并无关联。三是感染的来源不同：咽后间隙和咽旁间隙接受来自咽腔内部扁桃体等的感染，而椎前间隙的感染主要来自脊椎结核等脊柱骨关节的感染，感染发生后也大多局限于本间隙内向上下发展，进而向周围的肌肉、关节扩散发展形成椎旁脓肿，能够穿破椎前筋膜进入颌面间隙、颅底、颈动脉鞘或纵隔的机会极少。

图 4.5-4 咽旁组软组织间隙

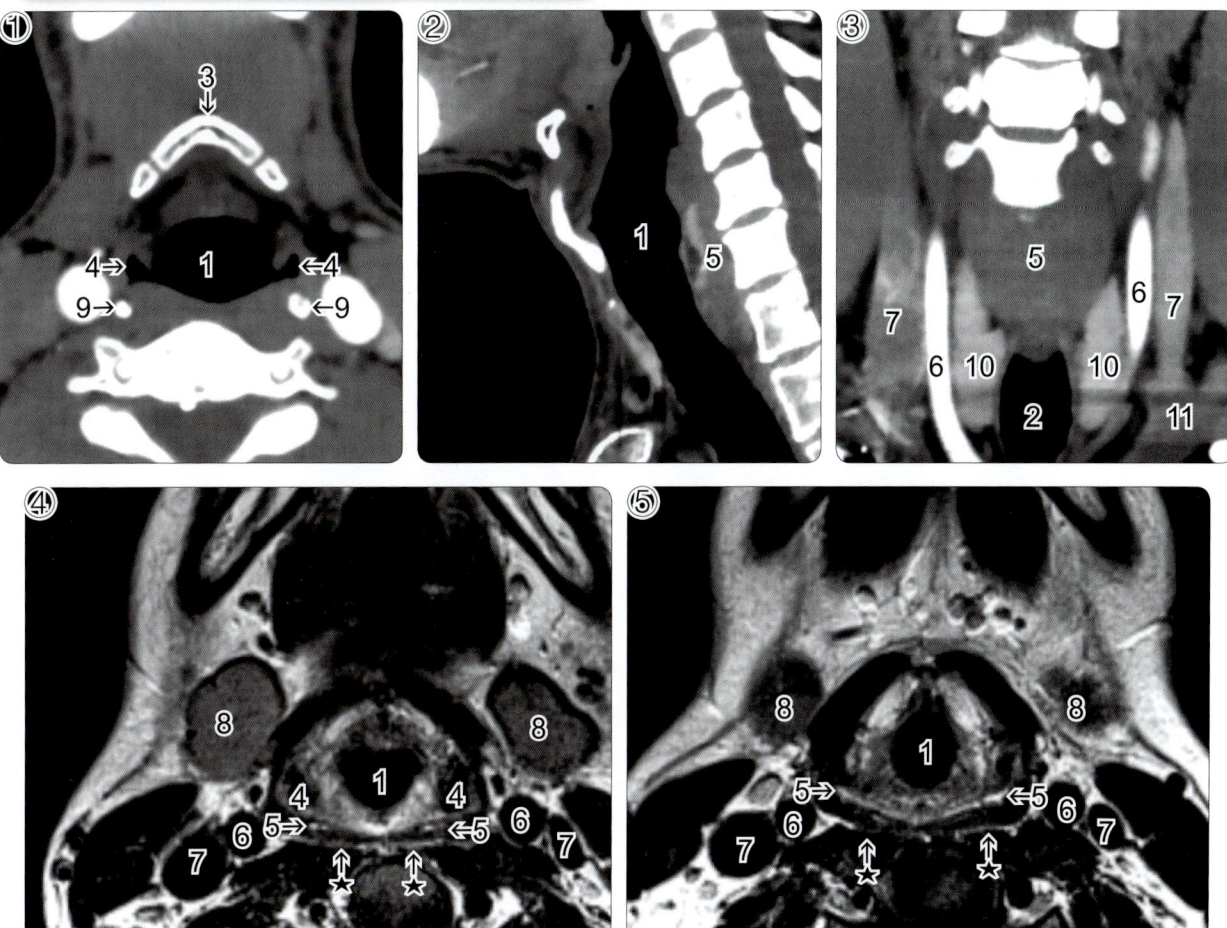

1. 喉；2. 气管；3. 舌骨；4. 梨状隐窝；5. 喉咽；6. 颈内动脉；7. 颈内静脉；8. 下颌下腺；9. 甲状软骨上角；10. 甲状腺；11. 颈静脉角；★：咽后间隙

图 4.5-4a 咽旁组软组织间隙 - 咽后间隙

图①至图③分别为同一个体的横断面、矢状面和冠状面重建 CT 图像，图④和图⑤为同一个体喉咽层面的 MRI-T2 加权横断面图像，显示咽后间隙及其解剖毗邻。

咽后间隙的观察：咽后间隙在没有吞咽的状态下是 1 个闭合的腔隙，MRI-T2 加权图像上因为黏膜和黏液的存在显示为高信号阴影，图中常常可以观察到咽腔，其后方与咽腔平行的脂肪信号的条状阴影即为咽后间隙（见图③和图④）。在 CT 图像上可以观察咽部的组织，但是在咽腔闭合的情况下，无法观察到咽腔和咽后间隙。

咽后间隙的毗邻沟通关系：一侧咽后间隙因正中线上咽缝的隔绝而与另外一侧互不沟通；向前可能突破颊咽筋膜和咽缩肌而进入咽腔；向后方则较难突破椎前筋膜累及颈椎；向外侧可直接通入咽旁间隙，故两者的感染可以互相累及。另外经咽后间隙或咽旁间隙均可向上到达颅底，向下到达纵隔或腹腔，故咽旁组软组织间隙被称为"危险间隙"。

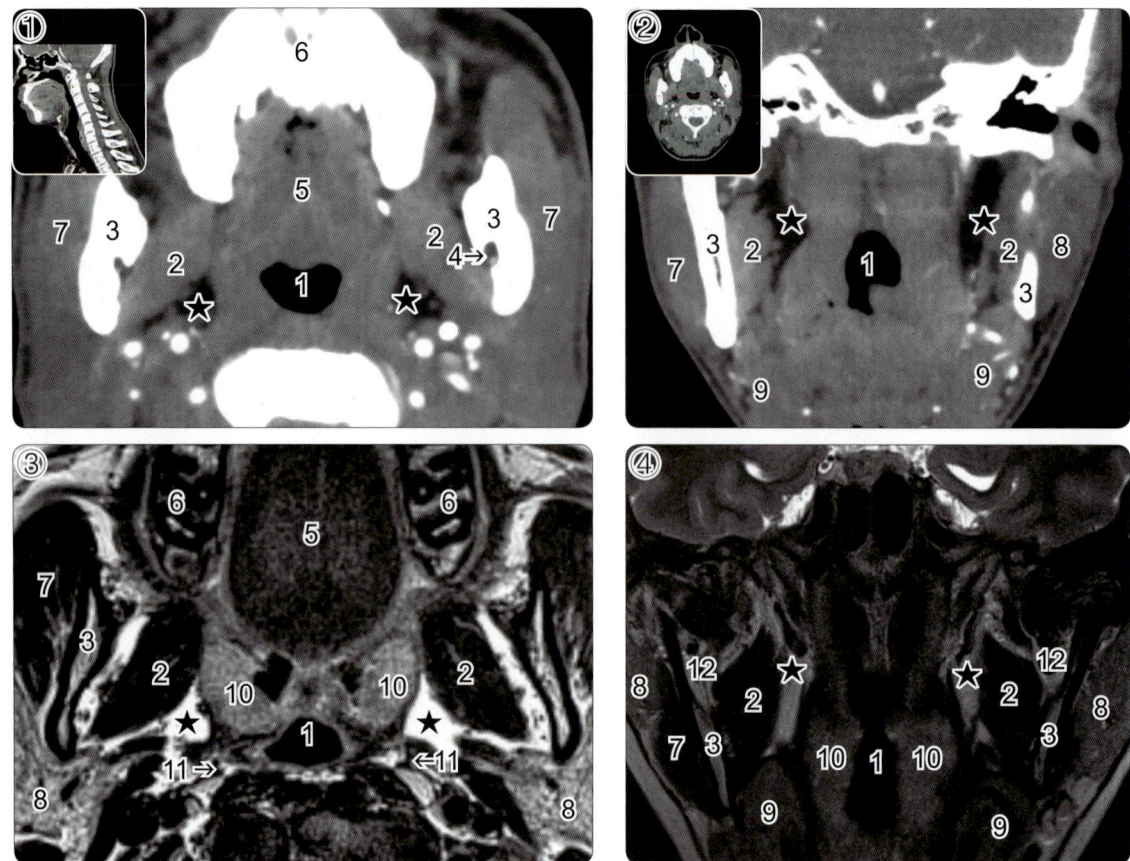

1.口咽；2.翼内肌；3.下颌骨支；4.下颌舌骨沟；5.舌＋舌下；6.上颌骨齿槽；7.咬肌；8.腮腺；9.下颌下腺；10.腭扁桃体；11.咽后间隙；12.翼下颌间隙；★：咽旁间隙

图 4.5-4b 咽旁组软组织间隙 - 咽旁间隙

图①和图②分别为 CT 横断面和冠状面重建图像，图③和图④分别为与图①和图②近似层面的 MRI-T2 加权横断面和冠状面图像，显示咽旁间隙及其解剖毗邻。

咽旁间隙的观察：咽旁间隙，顾名思义为各段咽腔两侧的软组织间隙，但该间隙为宽大而对称的宽大软组织间隙，在颌面软组织间隙中也起重要作用。在 CT 和 MRI 图像上均可清晰地观察到。在横断面图像上表现为咽腔两侧对称性的三角形间隙，在冠状面图像上，显示为咽腔两侧向上直达颅底的软组织间隙。

咽旁间隙的毗邻沟通关系：咽旁间隙内后方毗邻咽后间隙，故两者的感染可以互相累及。另外经咽后间隙或咽旁间隙均可向上到达颅底，向下到达纵隔或腹腔，故咽旁组软组织间隙被称为"危险间隙"。另外，咽旁间隙向内侧毗邻口咽的腭扁桃体，向后方毗邻颈动脉鞘，向外侧毗邻腮腺深部。

咽旁间隙与翼下颌间隙的关系：两者关系十分密切，分别位于翼内肌的内侧和外侧，既可进行区分识别，也可互相沟通关联。

咽旁组软组织间隙 CT/MRI 观察小结

1. CT/MRI 建议观察平面：
①以横断面图像为主要观察平面。
②冠状面图像可以帮助两侧对比观察，而矢状面图像只在进一步观察时应用，可以补充对前后关系的观察。

2. CT/MRI 观察要点提示：
咽后间隙和咽旁间隙又称"危险间隙"，故除了对其与颌面其他间隙之间的沟通关系注重了解之外，对其向上至颅内，向下至纵隔、心包和腹腔等处扩散的表现也必须倍加关注，以警惕重危并发症的发生或存在。

a present：颌面软组织间隙的分组、沟通和关联

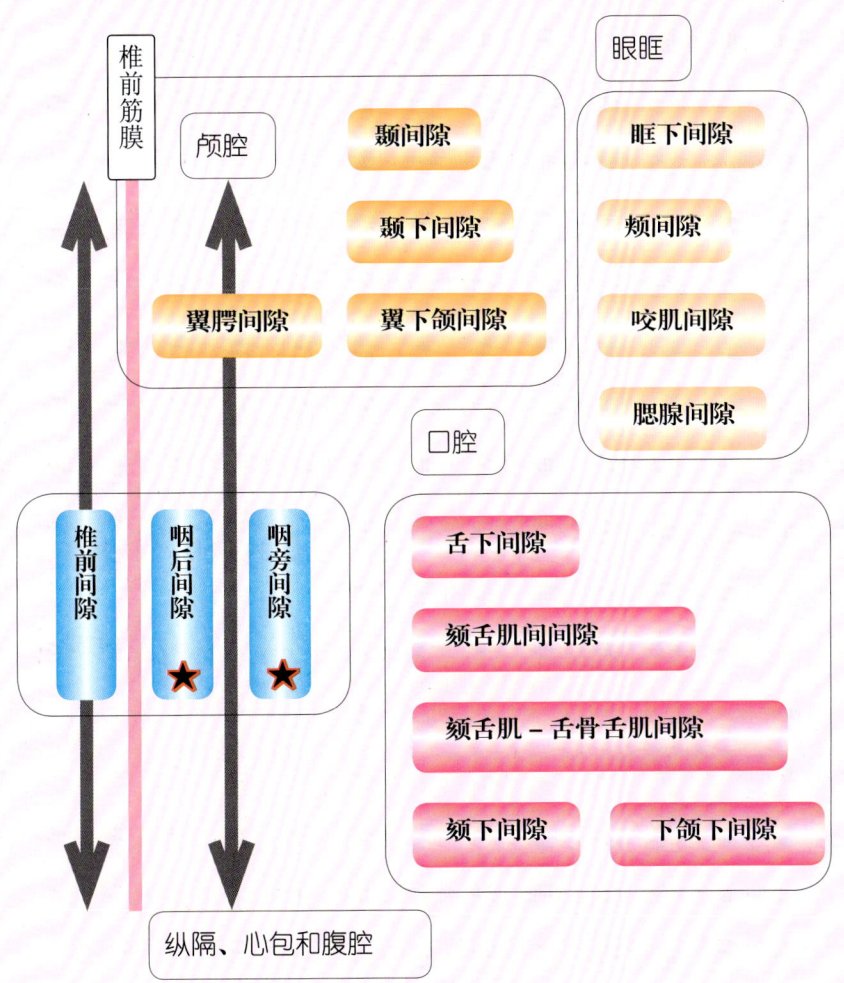

颌面软组织间隙的数目和分组：颌面软组织间隙分为 3 个组，有颌周组、口底组和咽旁组。
- 颌周组：依据位置又分深组和浅组。颌周组有 8 个两侧对称的软组织间隙，总数是 16 个。
- 口底组：有 2 个位于中线的单个间隙，3 个为两侧对称分布的，总数是 8 个。
- 咽旁组：有 2 个位于中线的单个间隙，1 个为两侧对称分布的，总数是 4 个。

这样颌面软组织间隙的总数达到 28 个。当然，文献中可能有其他不同的命名方法和数目。
关于这些软组织间隙彼此之间的相互沟通关系及其临床意义方面要特别注意以下 4 点：

①翼下颌间隙居于中心区域，将上述各组颌面软组织间隙沟通串联起来，成为炎症和肿瘤蔓延扩散的重要枢纽和桥梁，被称为"中央间隙"。

②除了椎前间隙与其他间隙被椎前筋膜隔绝之外，其他的颌面软组织间隙几乎都是可以完全沟通的。

③有的软组织间隙通往人体的一些重要的体腔或其他重要解剖结构，可能造成严重的后果。如咽后间隙和咽旁间隙可直接与颅腔、纵隔、心包乃至腹腔相通，故这 2 个软组织间隙被称为"危险间隙"。

④腮腺、咬肌和舌下间隙等可通往口腔；眶下间隙与眼眶相沟通等。这些关联关系具有特别的临床意义，应予以重视。

4.6 面部其他解剖结构

除前面所讲述的五官以及面部软组织间隙之外，还有一些具有重要临床意义的解剖结构既不属于五官，也非颌面软组织间隙，但这些解剖结构却是临床上无法忽视的颌面部重要解剖成分和内容。为此我们在本章的末尾专门设置一节，将我们想到的解剖结构进行归纳和总结，以期起到补漏的作用，使本章内容能更完整地反映全部颌面和五官的CT/MRI区域解剖。本节将讲述颞下颌关节、咀嚼肌群和茎突。

4.6.1 颞下颌关节

颞下颌关节（temporomandibular joint，TMJ）另有"颞颌关节""下颌关节""颌关节"或"颅下颌关节"等名称，是颌面部唯一的关节。该关节无论在解剖形态抑或生理功能上，均堪称全身最为复杂的关节之一。在解剖形态上，它是由"盘-颞关节"和"盘-颌关节"所组成的复合关节；在运动形式上，兼有转动运动和滑动运动；在生理功能上，不仅参与人们赖以生存的咀嚼和吞咽活动，承受数十千克的压力，而且还具备言语和表情等功能，表现极为灵活、细腻，堪称稳定性和灵活性高度协调统一的关节。

Point-01：颞下颌关节

区域解剖简析

颞下颌关节由上关节面、下关节面、关节盘和关节腔组成。

①上关节面（superior articular facet）：分前、后2段，后段为凹陷的关节窝，前段为突出的关节结节，整个上关节面组构成倒卧的"S"字形。

a. 关节窝（articular fossa）：关节窝是复杂的上关节面后段的凹陷部分，又称下颌窝（mandibular fossa），面向下方，呈卵圆形凹窝。在闭口休息状态下容纳下颌骨髁状突。关节窝的四周由突起的骨质筑成窝的边缘以加强关节的稳定性，使关节不发生脱位。关节窝前方为关节结节，后方为鼓环，内侧毗邻蝶骨棘，外侧毗邻颞骨颧突根部。

b. 关节结节（articular tubercle）：由颞骨颧突根部的前脚形成的关节结节中间是1个横行且圆滑的结节嵴，其前后为前斜面和后斜面。做开闭口位运动时，下颌骨髁突沿上关节面前后滑动。其中后斜面为髁突运动区域，其倾斜度大于前斜面，这有利于下颌骨髁突的回归和关节的稳定。结节嵴和后斜面在关节运动中与髁突骨面紧密对接且活动频繁，故它们的表面均被覆有较厚的软骨板，即使如此这里仍是最容易发生关节软骨损伤的部位。

②下关节面（inferior articular facet）：下颌骨的髁突（condylar process）就是下关节面，呈前后扁薄的横椭圆形，前后径为8~10mm，内外宽径为15~30mm。与关节结节类似的是髁突头上面也有1个横嵴，在横嵴的前后也有1个前斜面和1个后斜面。髁突头的前斜面与关节结节后斜面构成开闭口时使用的关节功能区。此外，髁突头上还有内、外2个斜面，外斜面较大，负责同侧关节的侧方运动；内斜面与对侧关节的侧方运动有关。髁突表面的纤维软骨也以前斜面的运动区域最厚。

③关节盘（articular disc）：关节盘的形态和分部充分体现了人体解剖的合理性。

a. 形态：位于上下关节面之间的关节盘如同下颌骨髁突头上的一顶小帽子。关节盘与下颌骨髁突头一样也呈横椭圆形，中心薄而周缘厚，下面凹入与髁突头相吻合，上面呈前凹后凸的"S"字形与上关节面相吻合，关节盘此种特别的形态既可减少下颌骨髁头在运动中的过度起伏，也具有使上下关节面进一步吻合的功能，适应颞下颌关节前后运动和内外运动，具备缓冲强大外力、营养和润滑等功能。整个关节盘分前伸部、关节盘部和双板区。

b. 前伸部：为附着于关节结节前斜面、髁突头前斜面及关节囊上的部分。

c. 关节盘部：为真正意义上的关节盘。由胶原纤维和弹力纤维构成的关节盘分前带、中间带、后带，其厚度分别约为 2mm、1mm 和 3mm。

d. 双板区：为关节盘后附着部。上板附着于鼓鳞裂和岩鳞裂，下板附着于髁突后斜面下缘。

关节盘结构稳定地附着在关节囊和上下关节面的周缘，与髁突附丽尤为紧密形成盘-髁突复合体 (disc-condyle complex)。

④关节腔 (articular cavity)：关节腔被关节盘分为上、下2个功能不同的关节腔。

a. 上关节腔：上方的"盘-颞关节"的关节腔大而松弛，允许关节盘和髁突在上关节面的下方充分滑动，为滑动关节。

b. 下关节腔：下方的"盘-颌关节"小而紧，仅供髁突做有限的转动运动，为铰链关节。

图 4.6-1　颞下颌关节

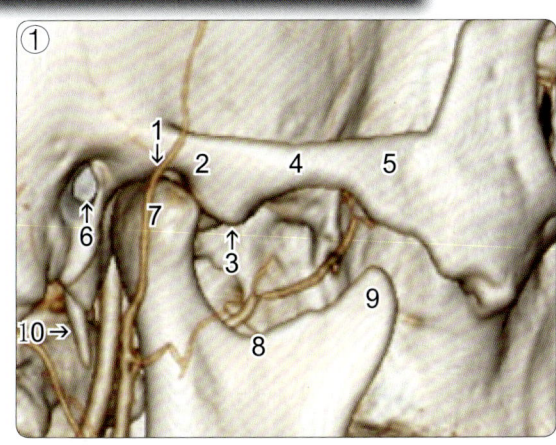
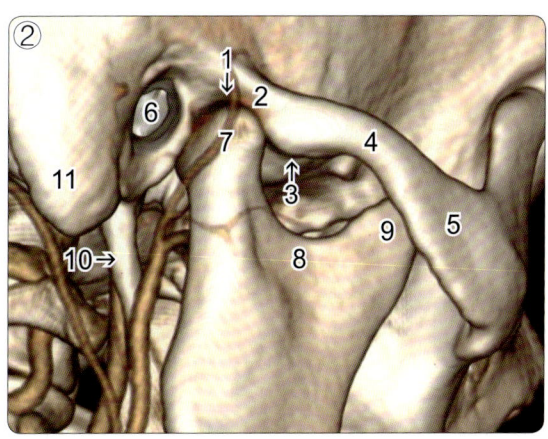
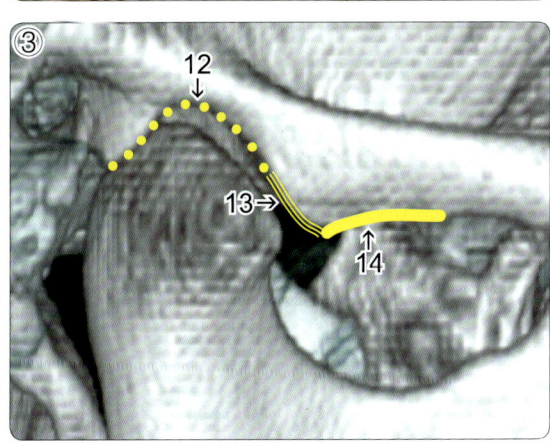
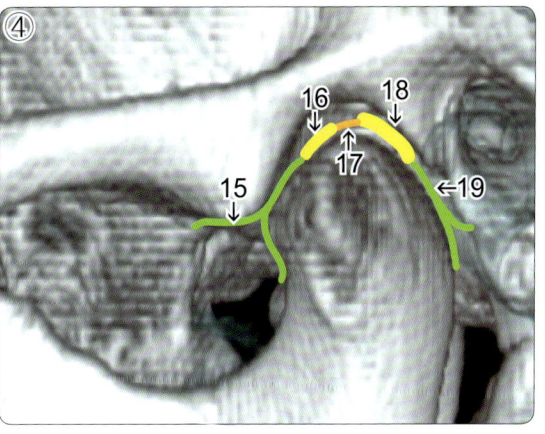

1. 关节窝；2. 颞骨颧突；3. 关节结节；4. 颧弓；5. 颧骨颞突；6. 外耳道口；7. 下颌骨髁突；8. 下颌骨切迹；9. 下颌骨冠突；10. 茎突；11. 乳突；12. 关节窝；13. 关节结节后斜面；14. 关节结节前斜面；15. 关节盘前伸部；16. 关节盘部前带；17. 关节盘部中间带；18. 关节盘部后带；19. 关节盘双板区

图 4.6-1 颞下颌关节 - 解剖组成

图①和图②分别为 CT-3D 重建图像右侧面观和轻度上斜位观，图③和图④为 CT-3D 重建图像的局部放大图像，显示颞下颌关节。

颞下颌关节的解剖重点：颞下颌关节的解剖有 3 部分内容，即上关节面、下关节面和关节盘结构。a. 上关节面：为后方的关节窝和前方的关节结节，前者是与下颌骨头对应，组成颞下颌关节的主要部分，后者为颞下颌关节运动补充区域，以增加颞下颌关节的运动度。b. 下关节面：即下颌骨髁状突，又称下颌头，该髁突为 1 个横椭圆形，以保证其转动与滑动并举的运动形式。c. 关节盘：该关节盘的结构分 5 个部分，在全身绝无仅有。

关节盘的特点：该关节盘在形态和功能方面均与众不同：a. 关节盘分 3 部；b. 这 3 部分的厚度不同，自前往后依次约为 2mm、1mm 和 3mm；c. 关节盘随下颌头运动。

颞下颌关节 CT/MRI 观察小结

1. CT/MRI 建议观察平面：
① MRI/CT 矢状面图像有利于观察关节的全貌和运动情况。
② 横断面图像可全面观察关节解剖结构的细节。
③ 冠状面图像有助于观察关节的内外侧方运动或位移。

2. CT/MRI 观察要点提示：
颞下颌关节的观察要注意关节组成骨和关节盘的解剖细节：a. CT 图像有助于观察关节间隙、关节组成骨骨质改变。b. MRI 图像有助于观察关节软骨改变，以及关节积液和周围软组织等毗邻结构的异常改变。

Point-02: 颞下颌关节运动解剖

区域解剖简析

颞下颌关节是人体复杂关节之一，在此只介绍其最基本的运动模式的开口位和闭口位。

① 颞下颌关节的闭口状态：颞颌关节的闭口状态包括休息位、闭口位和咬合位 3 种情况。虽然这 3 种状态时下颌骨髁突均位于下颌窝内，但是关节的相关肌肉、韧带和关节囊等实际上是处于不同状态的。

a. 休息位：此时关节处于轻微闭合的状态下，参与下颌骨运动的各个肌肉、韧带乃至颞下颌关节的关节囊等都处于适中和舒适的位置而使关节得以休息，可以维持较长时间而不会出现疲劳，故此种轻微闭合状态才是颞下颌关节真正的休息位 (rest position)。

b. 闭口位：此时口唇和牙齿需要进一步严密对接，与休息位比较，各相关肌肉和关节囊开始处于轻度紧张状态，较休息位时要用力一些。

c. 咬合位：在咀嚼和撕咬食物的咬合位时，则需要咬紧牙关，在牙齿咬合的基础上进一步发力。此时口腔的位置虽然与闭口位接近，但是各肌肉和关节囊皆处于相当紧张的状态，所消耗的力量明显大于普通的闭口位，会很快出现颞下颌关节的疲劳状态。

② 颞下颌关节的开口运动包括开口位和最大开口位 2 种状态。做开口运动时，构成颞下颌关节上关节面的颞骨部分是固定的，由下颌骨髁突带动关节盘离开下颌窝，沿着关节结节的后斜面做前移运动。在闭口位、开口位和最大开口位的不同时段，髁突与关节盘的运动是不同的。

a. 闭口位：关节盘位于关节窝内，髁突横嵴位于关节盘部最厚的后带下方。

b. 开口位：开口 10~30mm 时，先是髁突与关节盘一起沿关节结节后斜面向前下方滑动，继而髁突相对于关节盘做外移的转动运动，髁突横嵴位于关节盘最薄的中带下方以巩固开口位。

c. 最大开口位：在开口至 40mm 及其以上的最大开口位时，首先髁突进一步前移超过结节顶至前倾斜面的起始段，运动主要发生在关节盘上腔，为滑动运动。然后关节运动发生在关节盘下腔转变为髁突与关节盘之间的铰链运动，髁突横嵴较关节盘进一步前移至关节盘前带或中带前部的下方。

图 4.6-2 颞下颌关节运动解剖

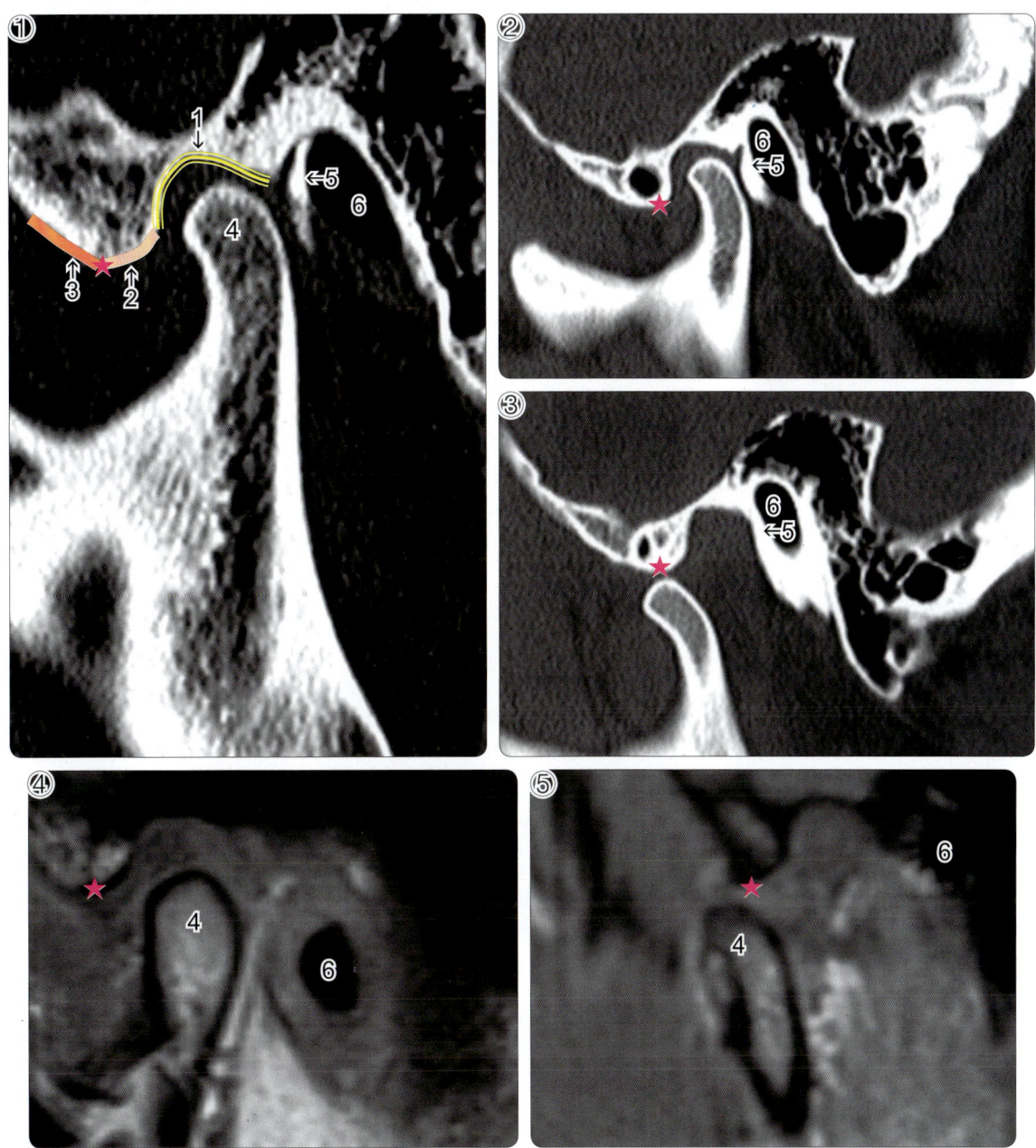

1. 关节窝；2. 关节结节后斜面；3. 关节结节前斜面；4. 下颌头；5. 外耳道前壁；6. 外耳道口；
★：关节结节最低点

图 4.6-2 颞下颌关节 - 运动解剖

图①为矢状面 CT 重建图像，图②和图③为矢状面 CT 重建图像，图④和图⑤为矢状面 MRI-T1 加权图像，显示颞下颌关节运动解剖。

颞下颌关节运动解剖的观察：颞下颌关节运动解剖观察的标准是看下颌头处在上关节面的什么位置，处于关节窝区域，说明该关节为休息位；处于关节结节后斜面，说明该关节为开口位；处于关节结节前斜面，说明该关节为大开口位。

图②和图④为休息位，图③和图⑤为大开口位。

> **颞下颌关节运动解剖 CT/MRI 观察小结**
> 1. CT/MRI 建议观察平面：
> ①颞下颌关节的运动主要靠矢状面图像进行观察。
> ②横断面和冠状面图像可协助观察关节间隙、关节面和关节软骨等的细节表现。
> 2. CT/MRI 观察要点提示：
> 在颞下颌关节闭口位、开口位和大开口位运动过程中，主要观察内容包括先观察下颌骨髁突头与关节盘一起相对于上关节面的滑动运动进度，再观察下颌骨髁突头相对于关节盘所做的进一步的铰链运动的进度。除了观察测量前进的程度外，还要注意观察关节盘与上关节面、下颌骨髁突头与关节盘之间压紧用力的程度等。

4.6.2 咀嚼肌群

咀嚼是人体进食以维持生命的重要活动，咀嚼主要是依靠肌肉牵拉和运动下颌骨来完成的。参与完成咀嚼运动的肌肉非常多，比如舌肌自身和颏舌肌、舌骨舌肌等舌外肌等均参与咀嚼，被称为"广义咀嚼肌"。另外，口唇、口轮匝肌等也与咀嚼有关。这里讲述的咀嚼肌群是指对于咀嚼运动最为重要和最直接作用于下颌骨的 4 块肌肉，包括颞肌、咬肌、翼内肌和翼外肌。

Point-03: 咀嚼肌群

区域解剖简析

咀嚼肌 (masticatory muscles) 是完成进食任务必不可少的解剖结构，与咀嚼相关的肌肉群包括颞肌、咬肌、翼内肌、翼外肌、下颌舌骨肌、颏舌骨肌、甲状舌骨肌、胸骨舌骨肌、肩胛舌骨肌、胸骨甲状肌、胸锁乳突肌、斜方肌以及颈深部肌等 10 余条肌肉。其中前 4 块直接控制下颌骨运动的最强有力的肌肉称为狭义咀嚼肌，其余间接参与咀嚼的肌肉称为广义咀嚼肌。我们在这里重点讲述狭义咀嚼肌。

①颞肌 (temporalis)：为扇形扁肌。
a. 起点：颞肌纤维如扇面状散开并附着于颞骨表面颞下线下方颞窝区骨面上。
b. 止点：全部肌纤维向下汇合集中形成 1 条肌腱，如扇柄一样穿越颧弓下方终止于下颌骨喙突、下颌支前缘至下颌支内侧面第 3 磨牙附近区域的骨面上。
c. 功能：主要是上提和后牵下颌骨，完成闭口和上下牙齿咬合的功能。

②咬肌 (masseter)：厚实健壮的四边形咬肌由 3 层起止点和行程各不相同的肌肉纤维组成。
a. 浅层：最厚，以厚腱膜起于颧骨的上颌突和颧弓前 2/3 下缘，向后下方走行，止于下颌角和下颌支下后部外侧骨面的咬肌粗隆。
b. 中层：起于颧弓前 2/3 的内侧面和后 1/3 的下缘，止于下颌支外侧面的中段。
c. 深层：起于颧弓深面，止于下颌支上段和喙突。

中层和深层合称咬肌深部。咬肌粗大且浅在，咬牙时极易触及。咬肌的总体功能是向上、向前提拉下颌骨体，咀嚼食物。各层咬肌协调收缩可产生下颌骨灵活多方向的咀嚼运动。

③翼内肌 (medial pterygoid)：为相对扁宽状的双头肌肉。
a. 起点：翼内肌深部起于蝶骨翼突外侧板的内面和腭骨锥突沟内，浅部起于锥突的外侧面和上颌结节。
b. 止点：以一强劲的腱板止于下颌角及下颌支内侧面的后下部的翼肌粗隆，其止点附着范围上至下颌孔，前至下颌舌骨沟。

c. 走行与功能：深、浅2部的肌纤维环抱翼外肌下头，向下、后、外方向走行，更接近于上下方向。其功能与咬肌类似，从下颌骨内侧向上、向前提拉下颌骨。

④翼外肌 (lateral pterygoid)：为1块内外横向走行为主的短、粗、胖双头肌。

a. 起点：翼外肌前内方有2个头分别起自颅底，上头起自颞下窝和蝶骨大翼的颞下嵴，下头起自下方的翼突外侧板的外面。

b. 走行：翼外肌的2股肌肉向后、外、上方近乎水平走行。

c. 止点：翼外肌集中终止于颞下颌关节囊前面及其髁突颈部的翼肌窝。

d. 功能：翼外肌功能复杂，单侧收缩使下颌骨向对侧移动；双侧收缩使下颌骨向前移动；上头与下头肌纤维协调收缩可使下颌骨的运动更加灵活和多样化。

图 4.6-3　咀嚼肌群

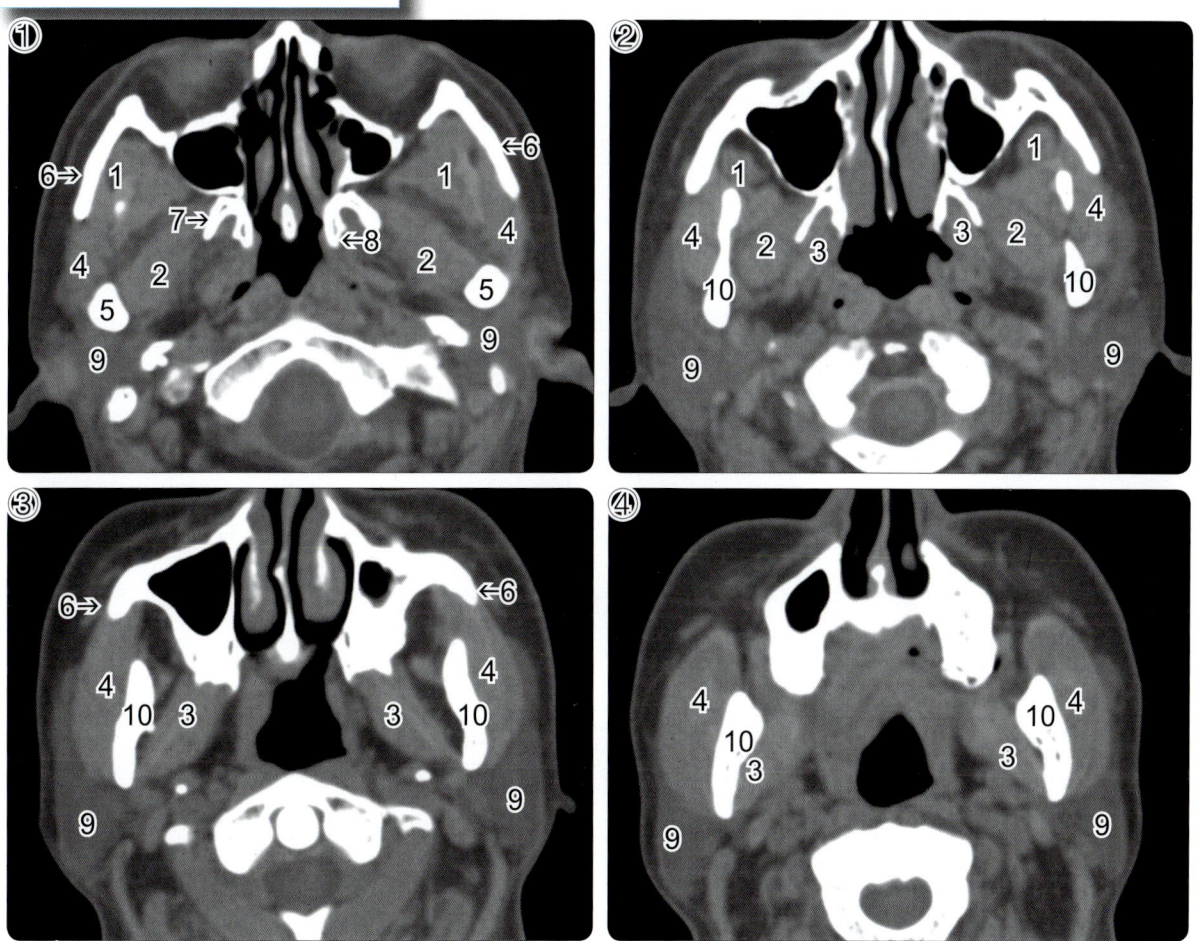

1. 颞肌；2. 翼外肌；3. 翼内肌；4. 咬肌；5. 下颌头；6. 颧弓；7. 翼外板；8. 翼内板；9. 腮腺；10. 下颌骨支

图 4.6-3a　咀嚼肌群 - 横断面

图①至图④为 CT 横断面图像，自上而下显示各咀嚼肌。

咀嚼肌的观察：a. 颞肌下段：从片状肌束逐渐集中成粗大的扇柄样肌腱，位于颧弓与上颌窦外侧壁之间的颞下间隙中，向下附着于下颌骨喙突和上颌骨齿槽骨壁等处。b. 翼外肌：自翼突外侧板外面向后外上方走向下颌头和其下方的髁突颈部。c. 咬肌：自颧骨弓向后，向下走行于下颌支外侧面并紧密附着其骨面。d. 翼内肌：自翼突窝向外下方走向下颌骨角的翼肌粗隆。

咀嚼肌的走行和分布方向：记住各个肌肉的走行和分布方向也非常重要。例如颞肌肌腱为上下走行，咬肌沿下颌骨支的外侧骨面附着分布，翼外肌接近水平走行，翼内肌自翼突窝向下颌骨角走行。

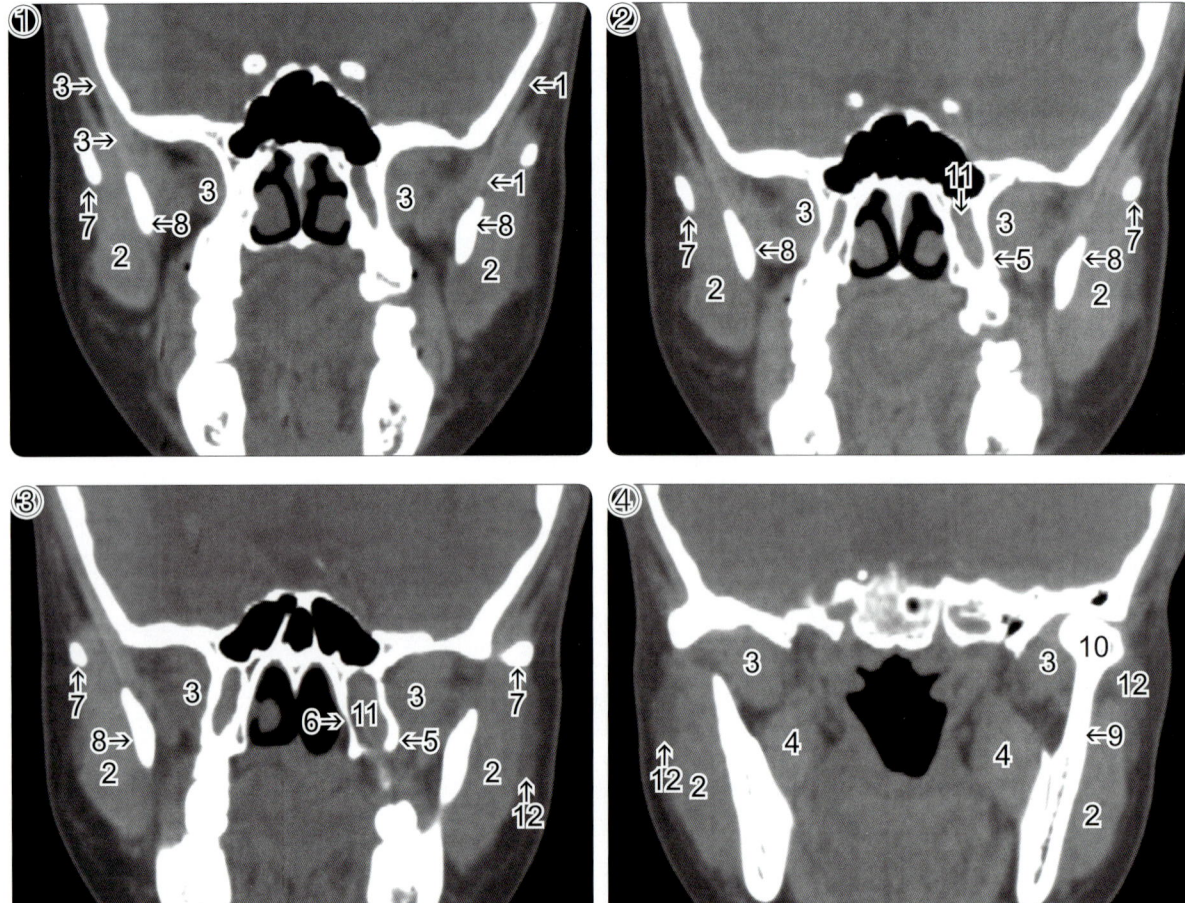

1. 颞肌；2. 咬肌；3. 翼外肌；4. 翼内肌；5. 翼突外侧板；6. 翼突内侧板；7. 颧弓；8. 下颌骨喙突；9. 下颌骨支；10. 下颌头；11. 翼腭窝；12. 腮腺

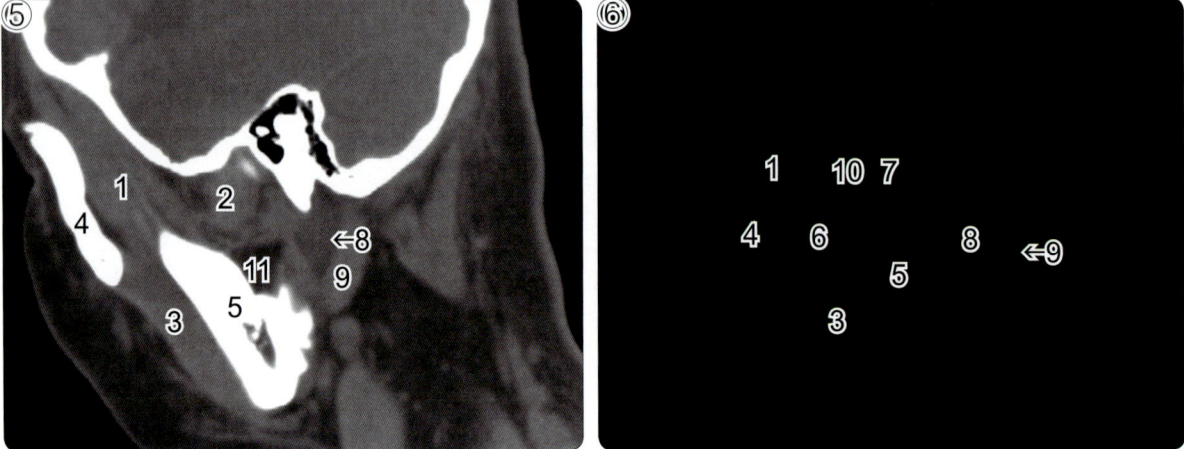

1. 颞肌；2. 翼外肌；3. 咬肌；4. 颧骨；5. 下颌骨支；6. 下颌骨喙突；7. 下颌骨髁突；8. 腮腺；9. 二腹肌后腹；10. 关节结节；11. 翼下颌间隙

> **图 4.6-3b　咀嚼肌群 - 冠状面和矢状面**
> 　　图①至图④为 CT 冠状面图像，图⑤和图⑥为 CT 矢状面图像，显示各咀嚼肌的表现。
> 　　冠状面观察：咀嚼肌群的冠状面观察很重要，常常可以对各个咀嚼肌的解剖位置和起点与止点一览无余。a. 颞肌以索条状肌腱向内下方于颧弓内侧延伸至下颌骨喙突和下颌骨支的内侧骨面，以及自颧弓向下沿下颌骨支外面走行并附着于其外侧骨面。b. 翼外肌自翼突外侧板发出至后外上方的下颌骨髁突和下颌颈处，整体近似水平走行。c. 翼内肌自翼突窝向外下方走行，以粗大的肌腱附着于下颌角及其附近的下颌支内侧面。
> 　　矢状面观察：可以对部分咀嚼肌进行补充观察。a. 颞肌肌腱向后下方集中附着于下颌骨喙突及其附近的下颌骨支内侧骨面。b. 咬肌自颧骨和颧弓向下，贴下颌骨支外侧面走行并紧密附着于其外侧骨面。c. 对翼内肌和翼外肌的起止点则不易显示。

4.6.3　茎突

茎突 (styloid process) 是形态复杂的颞骨的一个特殊的部分，为颞骨底面向前下方突出的细长的针锥样骨结构。其临床解剖学意义主要有 2 点：一方面，在茎突的中下段附着多条参与下颌骨、舌及口腔运动的肌肉，一旦发生骨折将给上述运动功能带来影响和造成紊乱；另一方面，其尖锐的下端的长度和伸出的方向可能各有不同，当其紧密毗邻颈动脉鞘和咽侧壁时，过长而又异位的茎突将产生咽部针刺感、异物感等不适，以及压迫颈动脉鞘内血管、神经而产生颈内动脉供血障碍和神经疼痛等症状。因为其自身比较细，周围相关的咽壁、肌肉和血管、神经均为软组织结构，增加了 CT/MRI 的观察难度。

Point-04: 茎突

> **区域解剖简析**
> 　　茎突 (styloid process) 是颞骨底面向前下方突出的细长锥形骨结构，向远侧逐渐变细，其出现率约为 92.5%。
> 　　①茎突的胚胎发育：茎突来源于胚胎的第二腮弓，由 2 段融合形成。
> 　　a. 近段：为鼓舌部 (tympanohyal)，又称鼓室舌骨弓，是出生前出现的骨化中心，出生后 1 年方与颅底连接并逐步骨化完成，其周围被鼓板形成的鞘紧密包绕。
> 　　b. 远段：为茎舌部 (stylohyal)，其骨化中心在出生后出现，生长比较缓慢，直至青春期方与近段融合形成 1 个完整的茎突。有的个体近段和远段可终身不连接而分为 2 段。
> 　　②大小：
> 　　a. 长度：茎突整体长度范围约为 2~52mm，个体间可有相当大的悬殊，但在多数个体其长度约为 20~30mm。
> 　　b. 口径：茎突根部口径最粗，直径可达 3~3.5mm，中段直径为 2.5~3mm，远端明显变细而尖锐，直径仅为 1~1.5mm。

③走行和形态：茎突大多数为笔直走行，也可以出现一定曲度，以略微弯曲成凹面向内，走行向前内方者比较多见。有人将其形态归纳为以下 5 种，可供参考：

　　a. 圆直光滑型，约占 33.80%。

　　b. 弯曲结节型，约占 24.05%。

　　c. 未发育型，约占 21.20%。

　　d. 圆直结节型，约占 16.14%。

　　e. 分叉型最少，约占 4.54%，其中双叉型约占 2.22%，三叉型约占 0.32%。

④茎突的解剖位置和毗邻结构：

　　a. 根部：根部位于茎乳孔之前。前方以鼓板与下颌关节窝相隔，后方为茎乳孔，内侧为颈静脉孔，外侧为外耳孔下壁。

　　b. 尖端：内侧紧邻颈内动脉和颈内静脉，再往内为咽侧壁；后方为自茎乳孔出颅的面神经越过茎突根部围绕茎突外侧前行进入腮腺；前方有腮腺深叶和颈外动脉。

　　c. 茎突中段和远段：附着茎突咽肌、茎突舌肌、茎突舌骨肌、茎突舌骨韧带和茎突下颌韧带等多条肌肉和韧带。

　　茎突与其周围的肌肉、血管、神经和咽侧壁等解剖结构之间均可发生相互的关联和影响。

图 4.6-4　茎突

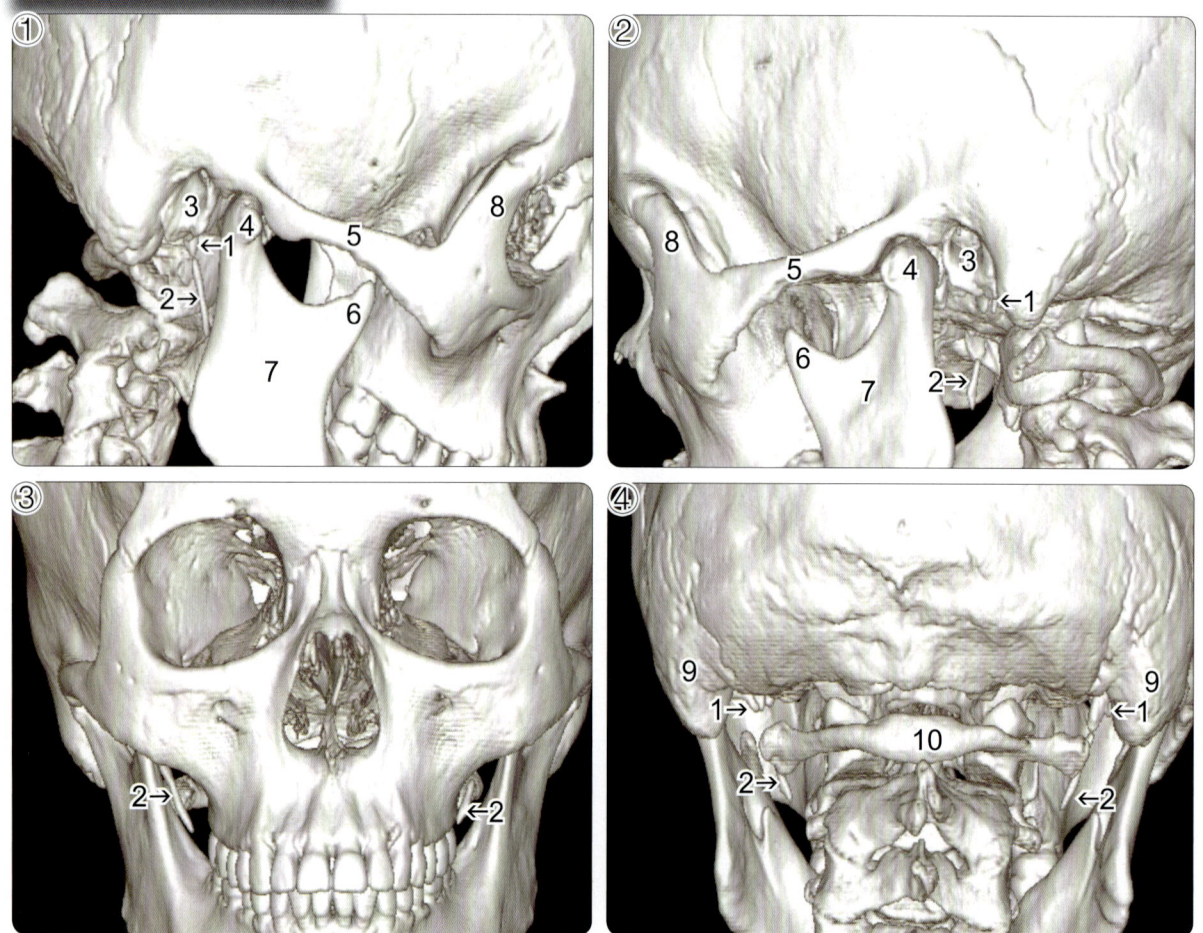

1. 茎突根部；2. 茎突；3. 鼓骨 + 外耳道口；4. 下颌头；5. 颧骨弓；6. 下颌骨喙突；7. 下颌骨支；8. 颧骨额突；9. 乳突；10. 寰椎

图 4.6-4a 茎突

图①至图④为 CT-3D 重建图像，从前、后、左、右 4 个方向上显示两侧茎突的表现。

两侧茎突的观察：茎突成对位于颅底后部两侧的深部，为乳突前方向前内下方延伸出指向鼻咽和口咽段两侧后方的咽壁，伸入两侧的咽旁间隙中。几乎都可以看到 1 个较粗大的根部和 1 个比较均匀细小的干，两侧茎突在位置、方向和形态上几乎完全一致，并且都可以显示根部和干 2 部分，中间可以是分离的，说明两者在胚胎发育上是由 2 个骨化中心所形成的。

在大多数个体，与本例一样，其长度未到达咽的侧壁，故大多数不会产生异常不适乃至出现临床症状。只有当其长度大大超过正常范围时方能刺激周围的解剖结构而产生症状。

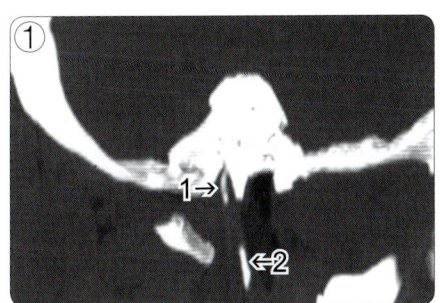
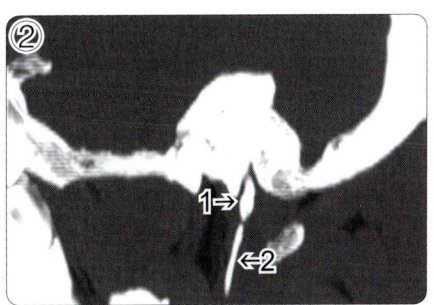
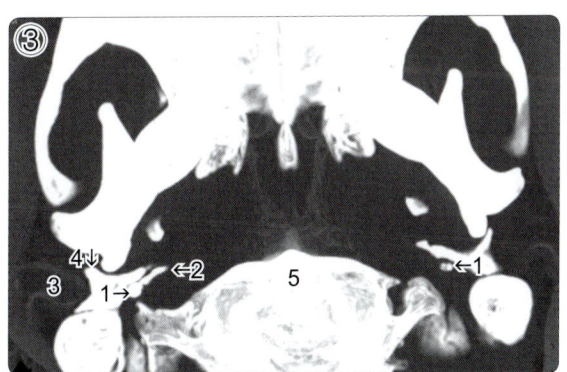
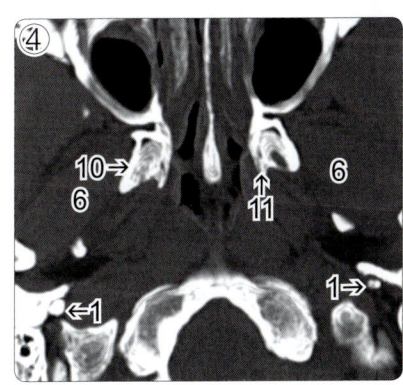
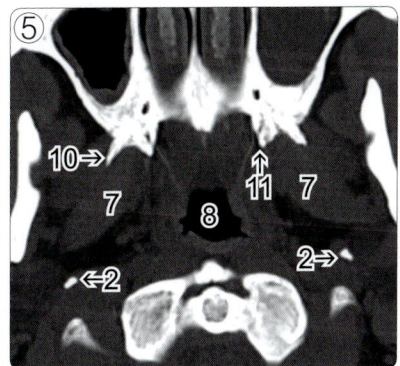
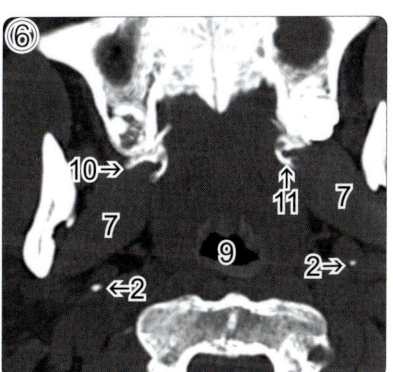

1. 茎突根部；2. 茎突；3. 外耳道；4. 鼓骨；5. 寰椎；6. 翼外肌；7. 翼内肌；8. 鼻咽；9. 口咽；10. 翼突外侧板；11. 翼突内侧板

图 4.6-4b 茎突 - 矢状面和横断面

图①和图②为 CT 矢状面厚层重建图像，图③为 CT 横断面厚层重建图像，图④至图⑥为 CT 横断面薄层重建图像，显示两侧茎突的位置、形态表现。

矢状面观察：两侧茎突在矢状面上均显示向下方并略偏前方的方向，尽管根部和干两者可能不连接，但是两者在方向和连续性方面的一致说明根部和干是一体的，在功能上是统一的，中间缺如的部分可能仅仅是没有骨化而已。

横断面观察：横断面厚层重建图像可见两侧茎突的完整表现，以基本相同的角度伸向前内方向（见图③）；横断面薄层重建图像显示茎突的根部最粗且呈圆形，与前方的鼓骨紧密毗邻并且呈镶嵌状，干段则显示其口径逐渐变细，有时表现为不规则形态，可能因进入附着所致。

茎突 CT/MRI 观察小结

1.CT/MRI 建议观察平面：

① 3D-CT 重建图像、冠状面或矢状面 CT 图像等可观察茎突的全程表现。

②横断面图像可详细观察茎突骨质及其与周围毗邻结构及附着肌肉、韧带之间的关系。

2.CT/MRI 观察要点提示：

①茎突延伸的长度和角度是观察的重点之一，以 CT 冠状面和矢状面重建图像以及 CT-3D 重建图像观察可获得最佳效果。要注意区分茎突过长和茎突舌骨韧带钙化与骨化。

②茎突与颈内动脉和咽腔侧壁之间的位置关系具有重要的临床意义，需仔细读片观察、测量和报告。必要时应当结合颈内动脉造影以准确观察茎突的远端与颈内动脉之间的确切关系。

a present：茎突过长

茎突的临床意义取决于其长度、弯曲方向、弯曲度、茎突舌骨韧带的骨化情况以及茎突与周围毗邻解剖结构之间的关系等多种因素。茎突过长、走行弯曲、茎突骨折、扁桃体手术后瘢痕形成等都可能导致茎突和茎突舌骨韧带牵拉、压迫周围的神经、血管乃至咽侧壁引起相应的临床症状，如持续咽痛转头时加剧、流涎、吞咽困难或异物感、扁桃体窝区触诊可触及骨性结构及疼痛加剧等。能够产生临床症状的茎突异常大致有以下几种情况：①过长；②弯曲；③增粗；④茎突舌骨韧带明显骨化。但是，从另外一个角度看，有时即使是茎突过长或者弯曲，但是因为与周围的毗邻结构之间的合理布局，相互之间并无牵扯、压迫等影响，从而可以完全不产生症状。

茎突过长综合征：如茎突过长、向内侧弯曲或茎突舌骨韧带部分骨化等解剖学改变引起咽部、血管、神经等受压而出现不适和明显临床症状者被称为"茎突过长综合征 (elongated styloid process syndrome)"。诊断茎突过长综合征应当注意以下几点：

①长度应在 2.5cm 以上方可定为茎突过长。

②单纯长度超过 3cm，没有症状也不可贸然诊断，应密切结合查体和临床表现后做出诊断。

③茎突舌骨韧带骨化不能误为茎突过长，可注意观察茎突与茎突舌骨韧带之间有无假关节形成。

④ CT/MRI 读片时应当注意茎突与相关血管、神经和咽侧壁之间的关系。

以下几点有助于鉴别茎突过长与韧带钙化：

a. 位置与形态：茎突根部位于乳突和鼓环之间，大致以向前和向内各 10°~30° 的角度走行；韧带钙化则与相关韧带的起止点和位置一致。

b. 出现率：茎突虽然形态、长度等各不相同，但是几乎所有个体均可见到，出现率为 92.5%。而韧带钙化的出现率要低得多，并且多为单侧或局部出现，行双侧对比就更明确。

c. 钙化与骨质结构不同：茎突是来自骨化中心正常成骨所形成，骨质均匀，轮廓光整；韧带钙化多不均匀，呈线条或粗糙散在的斑片状等。

d. 茎突发生骨折时与茎突与韧带之间、韧带与韧带之间的断续、连接的表现有所不同。

参 考 文 献

[1] Susan Standring. Gray's anatomy the anatomical basis of clinical practice. 39th ed.Amsterdam:Elsevier, 2008.
[2] Lee J K T, Sagal S S, Stanley R J, et al. Computed body tomography with MRI correlation. 4th ed. Philadelphia:Lippincott-Raven ,2006.
[3] Baert A L, Knauth M, Sartor K. Clinical Functional MRI Presurgical Functional Neuroimaging.Berlin Heidelberg:Springer-Verlag ,2007.
[4] Tamraz J C, Comair Y G. Atlas of Regional Anatomy of the Brain Using MRI With Functional Correlations. New York:Springer-Verlag Berlin Heidelberg ,2006.
[5] Moeller T B, Reif E. Pocket Atlas of Sectional Anatomy ,Computed Tomography and Magnetic Resonance Imaging,Volume I:Head,Neck ,Spine ,and Joints.3th ed. Leipzig:Theme ,2000.
[6] Torsten B, Moeller Emil Reif. MRI Parameters and Positioning.New York:Thieme Stuttgart ,2003.
[7] Jamie Weir , Peter H Abrahams. Imaging Atlas of Human Anatomy.3th.ed Mosby:Elsevier ,2003.
[8] 前原忠行．画像诊断のための正常解剖图谱．东京：新兴医学出版社，1990.
[9] 坂井建雄，桥本尚词．3D人体解剖图．唐晓艳，译．沈阳：辽宁科技出版社，2013.
[10] Patrick W Tank, Thomas R Gest. LWW解剖图谱．钟世镇，欧阳钧，译．北京：北京科技出版社，2010.
[11] David L Felten, Ralph F Jozefowicz.奈特人体神经解剖彩色图谱．崔益群，译．北京:人民卫生出版社，2006.
[12] Massimo Gallucci, Silvia Capoccia, Alessia Catalucci.颅脑放射影像解剖图谱．屈延，匡永勤，译．北京：人民卫生出版社，2009.
[13] Putz R, Pabst R.Sobotta人体解剖学图谱．董大翠，宋本才，译．北京：北京大学医学出版社，2005.
[14] 郭光文，王序．人体解剖彩色图谱．北京：人民卫生出版社，1986.
[15] 韩玉成．实用CT解剖图谱．西安：陕西科学技术出版社，1998.
[16] 姜树学，马述盛．CT与MRI影像解剖学图谱．沈阳：辽宁科技出版社，2000.
[17] 高士廉，吕永利，张力伟．实用脑血管图谱．2版．北京：科学出版社，2008.
[18] 蒋文华．神经解剖学．上海：复旦大学出版社，2007.
[19] 朱长庚．神经解剖学．北京：人民卫生出版社，2002.
[20] 陈兴荣，沈天真，段承祥，等．全身CT和MRI．上海：上海医科大学出版社，1994.
[21] 隋鸿锦．人体解剖学彩色图谱．北京：人民军医出版社，2010.
[22] 朱杭军．耳鼻咽喉临床解剖彩色图谱．南京：江苏科技出版社，2004.
[23] 王斌全．耳鼻咽喉-头颈应用解剖学．北京：人民卫生出版社，2003.
[24] 秦登友，王震寰，赵莉．实用断层影像解剖学．北京：人民军医出版社，2001.
[25] 巫北海，王兆熊，李建军，等．活体形态学：颅脑卷．北京：科学出版社，2006.
[26] 巫北海，韩丹，唐震，等．活体形态学：面颈卷．北京：科学出版社，2006.
[27] 王玮，杨广夫，张建军，等．人体三维断面解剖图谱．西安：陕西科学技术出版社，1991.
[28] 苏济豪，卢鹏．中国正常成人横断解剖、X线、超声与CT图像．郑州：河南科学技术出版社，1988.
[29] 汪文胜，胡春洪．颅脑与头颈部影像图解．北京：人民军医出版社，2011.
[30] 许庚，王跃建．耳鼻咽喉科临床解剖学．济南：山东科技出版社，2010.
[31] 高勇安，张念察．临床颅底影像学．北京：科学技术文献出版社，2007.
[32] 芮德源，陈立杰．临床神经解剖学．北京：人民卫生出版社，2007.
[33] 李振平，刘树伟．临床中枢神经解剖学．2版．北京：科学出版社，2009.
[34] 崔世民，刘梅丽，靳松．脑MRI局部解剖与功能图谱．北京：人民卫生出版社，2006.

[35] 韩德民．颞骨断层解剖与 CT．北京：人民卫生出版社，2007．
[36] 张朝佑．人体解剖学．2 版．北京：人民卫生出版社，1998．
[37] 王启华．实用耳鼻咽喉头颈外科解剖学．2 版．北京：人民卫生出版社，2010．
[38] 李秋明，郑广瑛．眼科应用解剖学．郑州：郑州大学出版社，2002．
[39] 张雪林．影像断层解剖学．北京：人民卫生出版社，2000．
[40] 王翰章，周学东．中华口腔科学．2 版．北京：人民卫生出版社，2009．
[41] 鲜军舫，王振常，罗德红，等．头颈部影像诊断必读．北京：人民军医出版社，2007．
[42] 孟庆学，柳澄，田军．实用 CT 诊断学．北京：人民卫生出版社，2009．
[43] 王怀经．局部解剖学．北京：人民卫生出版社，2005．
[44] 胡春洪，彭卫斌，李敏．医学影像解剖学．苏州：苏州大学出版社，2007．
[45] 陈日亭．颌面颈手术解剖．北京：人民卫生出版社，1984．
[46] 靳激扬，滕皋军．影像诊断应用解剖基础．北京：人民军医出版社，2007．
[47] 姜树学．人体断面解剖学．2 版．北京：人民卫生出版社，2008．
[48] Moeller T B, Reif E. Pocket Atlas of Sectional Anatomy-CT and MRI. Vol. I: Head and Neck. 2th ed. Leipzig: Thieme, 2000.